からだの年齢事典

鈴木隆雄
衞藤　隆
・・・・[編集]・・・・

朝倉書店

序

　ヒトは受精から死に至るまで，時間軸に沿って刻々と個体は変化してゆく．すなわち受精後，胎児期を経て出生し，新生児期，乳児期，幼児期，思春期，そしておよそ20代の青年期へと発育・発達しながら成熟してゆく．さらにその後40代までの壮年期，64歳までの実年期を経て，65歳以上の老年期（高齢期）へと年齢を重ね人間として熟成してゆく．さらに高齢期においても，わが国のような著しく進行した高齢社会では，65〜74歳を前期高齢者，75〜84歳を後期高齢者，そして85歳以上を超高齢者などとも区分する時代にもなっている．いわば寿命が80歳を超える時代にはその長い生涯に，いくつもの「からだの年齢」的変化に応じたライフステージが存在するといえよう．

　一方，ヒトは刻々と加齢によりその心身の機能や特徴が変化し続けてゆく．それは決して静的な状態が持続するのではなく，複雑で動的な変化を示しながら全体として平衡調和を保ちつつ，一生涯にわたり変化を積み重ねてゆく．本書はこのような長期間にわたるヒトの心身，すなわち身体と精神の機能やそれらの特徴が各年齢あるいはライフステージでどのように現われているか？　そしてそれらはどのように変化してゆくか？　その変化を修飾する生活習慣や環境要因などがどのように関わっているか？　などについてできるだけ丁寧に系統的にまとめたものである．

　一般にからだの年齢とその変化を調べるためには多くの分析手法が知られている．すなわちそれらには，(1) 男女の性差に基づく分析はもちろんのこと，(2) 横断的研究と縦断的研究による分析，(3) 生理的変化から病理学的な変化についての分析，(4) 個体の変化と集団としての変化の分析，(5) 生物学的な要因と社会的な要因についての分析，さらには (6) 洋の東西における伝統的な分析など，さまざまな視点からの分析があり，いずれも興味深いデータを示す．「からだの年齢」という万人が等しく経験し，よく知られているようにも思われているが，長い時間軸に対し，それらの多様な分析方法という複合した視点によってからだの年齢をまとめた類書はこれまで皆無であった．本書はそういった意味からも極めてユニークな事典であり，世に問う意味のあるものと期待している次第である．

　本書は日常生活で経験し考えられるからだ全体の広汎な変化を新生児から超高齢者まで「年齢」という一つの基本軸に沿って系統的に記述し，できるだけ容易に理解されるよう編集したつもりである．ヒトの加齢現象に関わる各領域での専門家の方々にはもちろんのこと，からだの年齢による特徴や変化にについて興味をもつ方々や，関連する仕事に携わっておられる方々まで幅広く役に立ち，御利用頂けるものと思っている．執筆を担当した著者は，それぞれの分野における第一人者であるとともに加齢現象についても専門とする方々であり，最新の知見をふんだんに取り入れた概説を心掛けわかりやすく記述して頂いた．

　願わくば私達の意図するところを汲み取られ，少しでもからだとその年齢について理解を深めて頂くとともに，特に教育，保育，養護，体育，保健，医療，福祉，などに関わる多くの方々に入門書あるいは参考書として役立てて頂けるならば望外の喜びと考えている．

なお，最後となったが，本書の発行は朝倉書店編集部の方々の絶大なご支援，ご協力によっている．ここに改めて深甚の謝意を表したい．

2008年4月

鈴木隆雄

衞藤　隆

編集者

鈴木　隆雄（すずき　たかお）　国立長寿医療センター研究所所長
衞藤　隆（えとう　たかし）　東京大学教授

執筆者 (五十音順)

麻生　武志	東京医科歯科大学	加藤　則子	国立保健医療科学院
新井　冨生	都老人医療センター	川久保　清	共立女子大学
荒川　浩一	群馬大学	川崎　一輝	国立成育医療センター
飯塚　有紀	国立成育医療センター	川谷　淳子	熊本大学
五十嵐　隆	東京大学	菊池健次郎	旭川医科大学
石井　敏弘	聖隷クリストファー大学	北村　邦夫	日本家族計画協会
泉　達郎	大分大学	楠本　彩乃	（株）シンエイ
板見　智	大阪大学	桑島　成子	獨協医科大学
井樋　栄二	東北大学	五來　逸雄	国際医療福祉大学熱海病院
井藤　英喜	都老人総合研究所	近藤　和雄	お茶の水女子大学
乾　あやの	済生会横浜市東部病院	権藤　恭之	大阪大学
乾　重樹	大阪大学	坂田　栄美	東京女子医科大学
井原　成男	お茶の水女子大学	沢辺　元司	都老人医療センター
岩室　紳也	地域医療振興協会	島本　和明	札幌医科大学
内田　さえ	都老人総合研究所	清水　聖子	東京女子医科大学
内山　聖	新潟大学	清水　孝彦	都老人総合研究所
衞藤　隆	東京大学	下方　浩史	国立長寿医療センター
遠藤　英俊	国立長寿医療センター	白澤　卓二	順天堂大学
大澤　清二	大妻女子大学	新谷眞理子	田中外科・皮フ科
大関　武彦	浜松医科大学	須貝　研司	国立精神・神経センター
太田　博明	東京女子医科大学	杉村　智子	福岡教育大学
大津　文子	東京慈恵会医科大学附属看護学校	鈴木　一夫	秋田県立脳血管研究センター
大森　芳	東北大学	鈴木　隆雄	国立長寿医療センター研究所
岡田　知雄	日本大学	瀬戸口靖弘	東京医科大学
岡野　浩哉	東京女子医科大学	反町　吉秀	青森県十三保健所
荻野　利彦	山形大学	髙橋　文彦	道立羽幌病院
長村　敏生	京都第二赤十字病院	高本　光子	都老人医療センター
小澤　利男	都老人医療センター	田口　千恵	お茶の水女子大学
梶山　徹	関西電力病院	田久保海誉	都老人総合研究所
加藤　忠明	国立成育医療センター	田中喜代次	筑波大学

執筆者

田中 哲郎	長野県立こども病院
田中 敏章	たなか成長クリニック
種井 良二	都老人医療センター
樗木 晶子	九州大学
塚原 大輔	杏林大学
塚本 泰司	札幌医科大学
辻 一郎	東北大学
都島 基夫	医誠会病院ソフィア健康増進センター
土橋 和文	札幌医科大学
堤 久	多摩北部医療センター
丁 宗鐵	日本薬科大学
内藤 泰	神戸市立医療センター中央市民病院
内藤 陽子	慶應義塾大学
中澤 誠	東京慈恵会医科大学
中村 利孝	産業医科大学
中山 佳子	信州大学
難波 吉雄	前青森県健康福祉部
西嶋 尚彦	筑波大学
西村 甲	慶應義塾大学
沼賀 二郎	都老人医療センター
長谷川 聡	新潟大学
長谷川 浩	杏林大学
初田 裕幸	都老人総合研究所
埴原 恒彦	佐賀大学
氷見 徹夫	札幌医科大学
平井 俊策	老年病研究所附属病院
平倉朝映子	筑波大学
福生 吉裕	(財)博慈会老人病研究所
福岡 秀興	早稲田大学
福多 史昌	札幌医科大学
福永 仁夫	川崎医科大学
藤澤 知雄	済生会横浜市東部病院
藤原 敬三	神戸市立医療センター中央市民病院
別所 文雄	杏林大学
細井 孝之	国立長寿医療センター
本田 光芳	日本医科大学
前川 喜平	神奈川県立保健福祉大学
町田 尚子	お茶の水女子大学
松原 正男	東京女子医科大学
三橋 知明	埼玉医科大学
宮腰 尚久	秋田大学
村上 智明	北海道大学
村山 繁雄	都老人総合研究所
山﨑 要一	鹿児島大学
山科 章	東京医科大学
山田 拓実	首都大学東京
山田 信博	筑波大学
山田 博信	埼玉医科大学
湯田 聡	札幌医科大学
吉池 信男	青森県立保健大学
吉村 典子	東京大学
渡辺修一郎	桜美林大学

目　次

1. 概　観（からだ全体） ··· 1
　1.1 体型の年齢 ··· 1
　　A. 幼小児〜青年・成人 ·· [加藤則子] ··· 1
　　B. 成人〜老年 ·· [宮腰尚久, 井樋栄二] ··· 7
　1.2 心理的年齢 ··· 12
　　A. 幼小児〜青年・成人 ·· [井原成男, 飯塚有紀, 大津文子] ··· 12
　　B. 成人〜老年 ·· [権藤恭之] ··· 18
　1.3 東洋医学（漢方）からみた身体の年齢 ·· 22
　　A. 幼小児〜青年・成人 ·· [西村　甲] ··· 22
　　B. 成人〜老年 ·· [丁　宗鐵] ··· 27

2. 造血器・リンパ系 ··· 33
　2.1 骨髄・血液 ··· [堤　久] ··· 33
　2.2 血液成分 ·· 38
　　A. 幼小児〜青年・成人 ·· [別所文雄] ··· 38
　　B. 成人〜老年 ·· [清水孝彦, 白澤卓二] ··· 41

3. 神　経　系 ·· 49
　3.1 反　射 ·· 49
　　A. 幼小児〜青年・成人 ·· [前川喜平] ··· 49
　　B. 成人〜老年 ·· [内田さえ] ··· 57
　3.2 脳神経 ··· [泉　達郎] ··· 64
　3.3 大脳（画像による加齢変化） ·· 74
　　A. 幼小児〜青年・成人 ·· [桑島成子] ··· 74
　　B. 成人〜老年 ·· [平井俊策] ··· 79
　3.4 脳の病理 ·· [初田裕幸, 村山繁雄] ··· 84
　3.5 運動系 ··· 91
　　A. 幼小児〜青年・成人 ·· [須貝研司] ··· 91
　　B. 成人〜老年 ·· [山田拓実] ··· 97
　3.6 知能年齢 ·· 103
　　A. 幼小児〜青年・成人 ·· [杉村智子] ··· 103
　　B. 成人〜老年 ·· [遠藤英俊] ··· 107

3.7　知覚・感覚………………………………………………………[難波吉雄]…111
　　3.8　自律神経……………………………………………………………………114
　　　A. 幼小児〜青年・成人…………………………………………[川谷淳子]…114
　　　B. 成人〜老年……………………………………………………[下方浩史]…118

4. 皮　　　膚………………………………………………………………………123
　　4.1　皮　膚………………………………………………………………………123
　　　A. 幼小児〜青年・成人…………………………………………[荒川浩一]…123
　　　B. 成人〜老年……………………………………………………[種井良二]…128
　　4.2　毛　髪………………………………………………………………………133
　　　A. 幼小児〜青年・成人……………………………………[板見　智, 乾　重樹]…133
　　　B. 成人〜老年…………………………………………[新谷眞理子, 本田光芳]…138

5. 運動器系……………………………………………………………………………145
　　5.1　骨年齢………………………………………………………………………145
　　　A. 幼小児〜青年・成人…………………………………………[田中敏章]…145
　　　B. 成人〜老年……………………………………………………………………150
　　　　1. 骨量を中心として……………………………………………[福永仁夫]…150
　　　　2. 骨粗鬆症, 変形性骨・関節症…………………………………[中村利孝]…155
　　5.2　足の年齢……………………………………………………………………162
　　　A. 幼小児〜青年・成人…………………………………………[山田博信]…162
　　　B. 成人〜老年……………………………………………………[楠本彩乃]…168
　　5.3　手の年齢………………………………………………………[荻野利彦]…176
　　5.4　関節の年齢……………………………………………………[吉村典子]…181
　　5.5　運動機能年齢…………………………………………………[西嶋尚彦]…185
　　5.6　生活機能年齢…………………………………………………[鈴木隆雄]…190

6. 循環器系……………………………………………………………………………197
　　6.1　心臓・心機能…………………………………………………………………197
　　　A. 幼小児〜青年・成人……………………………………[村上智明, 中澤　誠]…197
　　　B. 成人〜老年……………………………………………………………………202
　　　　1. 概　説………………………………………[湯田　聡, 土橋和文, 島本和明]…202
　　　　2. 心電図・不整脈………………………………………………[樗木晶子]…207
　　6.2　血管年齢……………………………………………………………………213
　　　A. 幼小児〜青年・成人……………………………………[内山　聖, 長谷川　聡]…213
　　　B. 成人〜老年……………………………………………………………………217
　　　　1. 病　理…………………………………………………[沢辺元司, 小澤利男]…217

2. 血管・脈波 ……………………………………………………………[山科　章]…226

7. 呼吸器系 ………………………………………………………………………………231
　　A. 幼小児～青年・成人 ………………………………[川崎一輝, 内藤陽子]…231
　　B. 成人～老年 ………………………………………………………[瀬戸口靖弘]…237

8. 消化器系 ………………………………………………………………………………245
　　A. 幼小児～青年・成人 …………………………………………………………245
　　　1. 肝・胆・膵 …………………………………………[乾あやの, 藤澤知雄]…245
　　　2. 消化管 ………………………………………………………[中山佳子]…251
　　B. 成人～老年 ………………………………………………………[梶山　徹]…256

9. 腎・尿路系 ……………………………………………………………………………261
　9.1　体液の量・組成 ……………………………………………………[五十嵐　隆]…261
　9.2　腎機能 ……………………………………………………………………………261
　　A. 幼小児～青年・成人 ………………………………………………[五十嵐　隆]…263
　　B. 成人～老年 ………………………………………………………[長谷川　浩]…267

10. 生殖器系 ……………………………………………………………………………273
　10.1　性周期と排卵 ………………………………………………………[福岡秀興]…273
　10.2　性周期の年齢 ………………………………………………………………………281
　　A. 幼小児～青年・成人 ………………………………………………[福岡秀興]…281
　　B. 成人～老年 …………………………………………………………………………285
　　　1. 女性ホルモンを中心として …………………………………………[麻生武志]…285
　　　2. 更年期以降の変化 ……………………………………………………[岡野浩哉]…291

11. 内分泌系 ……………………………………………………………………………297
　11.1　下垂体・副腎 ………………………………………………………………………297
　　A. 幼小児～青年・成人 ………………………………………………[大関武彦]…297
　　B. 成人～老年 ………………………………………………[清水聖子, 太田博明]…301
　11.2　甲状腺 ……………………………………………………………[三橋知明]…306
　11.3　副甲状腺 …………………………………………………………[細井孝之]…311

12. 特殊感覚器系 ………………………………………………………………………317
　12.1　歯の年齢 ……………………………………………………………………………317
　　A. 幼小児～青年・成人 ………………………………………………[山﨑要一]…317
　　B. 成人～老年 …………………………………………………………[埴原恒彦]…321

12.2　目の年齢 …………………………………………………………………330
　　A．幼小児〜青年・成人 ……………………………[坂田栄美，松原正男]…330
　　B．成人〜老年 ………………………………………[高本光子，沼賀二郎]…334
12.3　耳の年齢 …………………………………………………………………339
　　A．幼小児〜青年・成人 ……………………………[藤原敬三，内藤　泰]…339
　　B．成人〜老年 …………………………………………………[氷見徹夫]…344

13. 集団としての年齢変化 …………………………………………………353
13.1　栄養に関する年齢（国民健康栄養調査から）………………[吉池信男]…353
　　A．幼小児〜青年・成人 …………………………………………………353
　　B．成人〜老年 ……………………………………………………………358
13.2　有訴（通院・受療）に関する年齢（国民生活基礎調査と患者調査）…363
　　A．幼小児〜青年・成人 ………………………………………[川久保　清]…363
　　B．成人〜老年 …………………………………………………[鈴木隆雄]…367
13.3　自殺と年齢 ………………………………………………………………374
　　A．幼小児〜青年・成人 …………………………………………[石井敏弘]…374
　　B．成人〜老年 ………………………………………………[渡辺修一郎]…383
13.4　不慮の事故と年齢 ………………………………………………………390
　　A．幼小児〜青年・成人 ……………………………[長村敏生，田中哲郎]…390
　　B．成人〜老年 …………………………………………………[反町吉秀]…396
13.5　体力と年齢 ………………………………………………………………402
　　A．幼小児〜青年・成人 …………………………………………[大澤清二]…402
　　B．成人〜老年 ……………………………………[田中喜代次，平倉朝映子]…408
13.6　年齢と病気（1）未病について ……………………………[福生吉裕]…413
13.7　年齢と病気（2）女性 …………………………………………………418
　　A．幼小児〜青年・成人 …………………………………………[北村邦夫]…418
　　B．成人〜老年 …………………………………………………[五來逸雄]…425
13.8　年齢と病気（3）男性 …………………………………………………432
　　A．幼小児〜青年・成人 …………………………………………[岩室紳也]…432
　　B．成人〜老年 ………………………………………[塚本泰司，福多史昌]…436
13.9　年齢と病気（4）高齢期の病気の特徴 ………………………………441
　　A．成人〜老年 …………………………………………………[都島基夫]…441
　　B．老年症候群 …………………………………………………[塚原大輔]…447
13.10　年齢と病気（5）環境との関係 ………………………………………452
　　A．幼小児〜青年・成人 …………………………………………[衛藤　隆]…452
　　B．成人〜老年 …………………………[町田尚子，田口千恵，近藤和雄]…455
13.11　生活習慣の形成 …………………………………………………………461

A．幼小児～青年・成人 …………………………………………［加藤忠明］…461
　　B．成人～老年 …………………………………………［大森　芳，辻　一郎］…465
13.12　年齢と生活習慣病……………………………………………………………472
　　A．幼小児～青年・成人 …………………………………………［岡田知雄］…472
　　B．成人～老年 ……………………………………………………………………478
　　　1．がん………………………………………………［田久保海誉，新井冨生］…478
　　　2．心臓病……………………………………………［高橋文彦，菊池健次郎］…482
　　　3．脳卒中……………………………………………………………［鈴木一夫］…487
　　　4．糖尿病……………………………………………………………［井藤英喜］…492
　　　5．メタボリックシンドローム……………………………………［山田信博］…497

索　　引……………………………………………………………………………………503

1. 概観（からだ全体）

1.1 体型の年齢

A. 幼少児～青年・成人

a. 身体発育の経過
1）身体発育の一般的経過

　身体発育の一般的な経過を把握するには発育曲線により概観するのがよい．図1は，胎児期から学童期，思春期を経て成人に達するまでの身長の発育経過を模式的に示したものである．身長の経過は二重S型，年間増加量は双峰型を示し，胎児期の終わりから乳児期にかけての急増と思春期の急増に対応している．図中のI期は胎児期から乳児期を経て幼児期前半に至る最初の急増期であり，II期は幼児期後半から学童期前半にかけての比較的安定した時期である．III期は思春期の急増がみられる時期，IV期はその後緩やかに発育停止に至るまでの時期である．乳幼児期はI期後半からII期前半に当たり，出生後，発育速度が漸減する時期に該当することがわかる．

　図1の経過は身長，体重をはじめとした一般的な計測値の年齢的変化であるが，身体のすべての器官がこのような発育の経過をたどるわけではない．臓器別発育曲線としては，Scammonが1930年に発表した，リンパ系型，神経系型，一般型，生殖器型の4型の類型がある

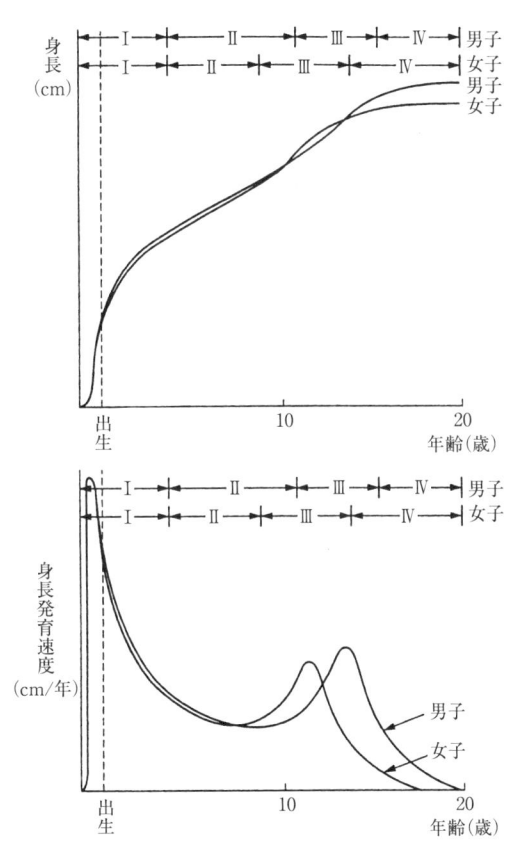

図1 身長の発育曲線（模式図）
（恩賜財団・母子愛育会小児保健部会編，1994）[5]

（図2）．生殖器型が思春期に入って初めて著しく成熟を示すのに対して，乳幼児期に成熟の早さが著しいのはリンパ系型と神経系型であろう．

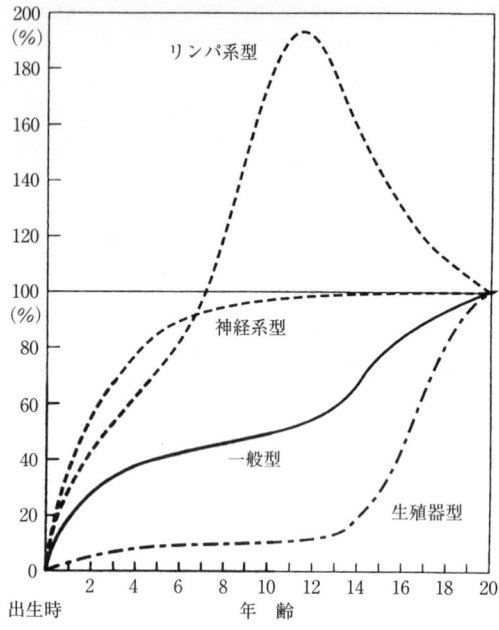

図2 Scammonの発育型（Tanner, 1962）[6]
体組織の発育の4型．図には，出生時から20歳（成熟時）までの発育増加量を100として，各年齢の出生時からの増加分をその100分比で示してある．
一般型：全身の外科計測値（頭径を除く），呼吸器，消化器，腎，心大動脈，脾，筋全体，骨全体，血液量．
神経系型：脳，脊髄，視覚器，頭径．
生殖器型：睾丸，卵巣，副睾丸，子宮，前立腺など．
リンパ系型：胸腺，リンパ節，間質性リンパ組織．

2）身体発育の要素

身体に対するさまざまな項目の計測により発育の状態を知ることができる．計測項目は身体発育の要素に対応する以下の5つに大別される．

①長育：身体の長軸に沿った発育を意味する．対応する計測項目は身長，座高，下肢長などである．身長は身体の大きさを表す代表的な表現であるとともに，これに比べて体重などがどのようであるかというような比較の基準にもなる．座高は乳児では計りにくいが，仰臥位による方法も考えられる．

②幅育：頭長，頭幅，肩幅など身体の長軸と直角に交わる方向の発育を意味する．対応する計測項目は頭長，頭幅，肩幅，骨盤幅などである．頭長，頭幅は，生後数年間の発育に関心が集中する．

③周育：頭囲，胸囲など身体各部の周囲の増大を意味する．対応する計測項目は頭囲，胸囲，上腕囲などである．頭囲は神経系の発達も反映する．上腕囲は栄養状態の評価においてよく用いられる．

④量育：身体の量的なものの発育で，体重がその代表的なものである．

⑤その他：皮膚および皮下脂肪の厚さを問題にした皮下脂肪厚，体表面の広さを問題にした体表面積など，さまざまな計測項目により把握される．身体発育においては総合的な把握も必要である．身体発育は決して相似的に大きくなっていくものではない．長育と幅育では発育の盛んな時期がずれているため，いわゆるからだつきは発育経過中にずんぐり型になったりやせ型になったりする．また，頭部と身長の割合，上肢や下肢の長さなどもからだつきの変化に影響を及ぼす．

b．身体発育の評価

発育評価は，経験に基づいて視診・触診などによりある程度可能であるが，その正確な把握のためには客観的な情報が必要である．身体発育の評価は発育の経過を問題にしなければならないので，正確で再現性のよい身体計測の結果を年月齢別の基準に参照するという方法がとられる．

健康管理あるいはマススクリーニングなどの場で用いられる計測項目は，ある程度簡便かつ正確なデータの得られる実際的なものでなければならない．一般的には体重と身長がからだ全体の大きさを知るためのものとして取り上げられる．乳幼児期には頭囲が計られるが，これは中枢神経系の発育を反映する．学童期には座高も計測される．身体計測は発育評価のための経時的な観察に耐えるものでなければならないので，1回1回の計測が不正確では意味がなくな

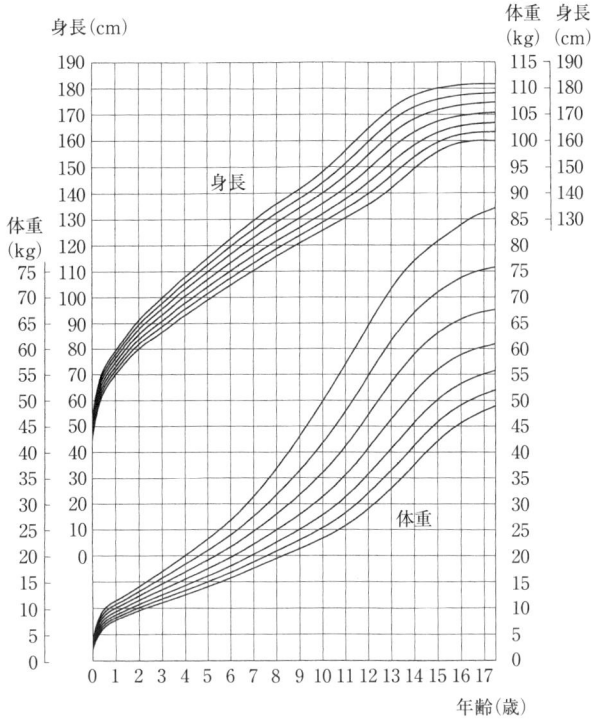

図 3 成長曲線（男子）
7 本の線はそれぞれ下から 3, 10, 25, 50, 75, 90, 97 の各パーセンタイル値を示す．

ってしまう．

現在，乳幼児期の発育評価に一般的に用いられている基準は，2000 年に厚生省（当時）が行政調査として全国的規模の調査を行った（1940 年に始まり 10 年に 1 度行われ行政調査としては 5 回目である）結果に基づいたものである．

最近では，体重および身長に関して 0 歳から 18 歳までの一貫した身体発育基準が作成された．これは「食を通じた子どもの健全育成（—いわゆる「食育」の視点から—）のあり方に関する検討会」の報告書に盛り込まれている．最近のめまぐるしい社会情勢の変化に伴って，子どもの心身の健康や食の情況にも大きな変化が起こっている．子どもの食べる力を育むことの重要性がますます認識されるなか，厚生労働省の「食を通じた子どもの健全育成（—いわゆる「食育」の視点から—）のあり方に関する検討会」が村田光範和洋女子大学教授を座長として行われることとなった．そして 2004 年 2 月 19 日には，第 7 回（最終回）会合が行われ，報告書の内容が固まった．子どもの食の偏りが，肥満や不健康なやせをもたらしていることが明らかになっている．

肥満や不健康なやせなどを早期に発見していくために，0 歳から発育が終了するまでの身体発育基準が必要となる．子どもの身体発育基準としては，従来は就学前までは厚生労働省の乳幼児身体発育調査結果が，小学校入学後は文部科学省の学校保健統計調査結果が用いられ，基準値が分析されていた．今回これを 1 つにつなげた発育基準値が作成された．これを図 3, 4 に示す．

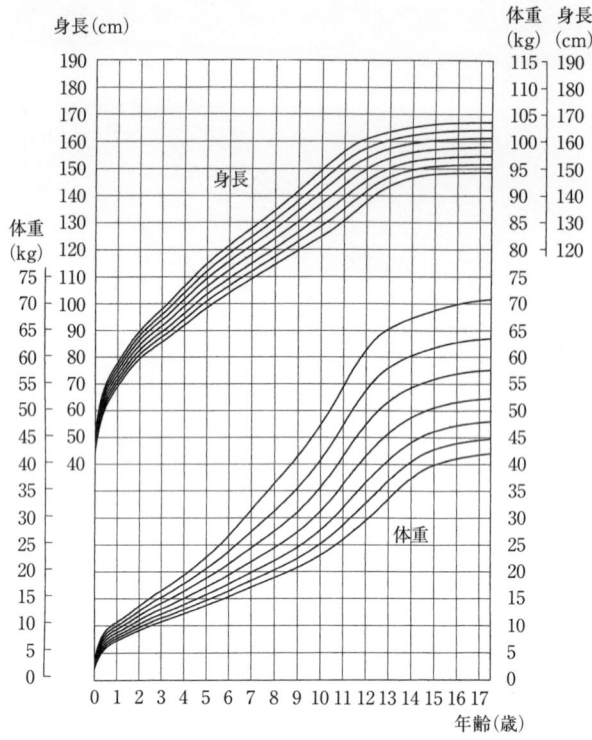

図4 成長曲線（女子）
7本の線はそれぞれ下から3, 10, 25, 50, 75, 90, 97の各パーセンタイル値を示す.

c. 発育曲線利用上の留意点

1) パーセンタイル法

示された身体発育曲線はパーセンタイル法によって表現されている．パーセンタイルとは計測値の統計的分布のうえで，小さい側から数えて何％目の値がどれくらいかを示す統計的表示法である．3, 10, 25, 50, 75, 90, 97のそれぞれのパーセンタイル値は，4つの計測項目の年月日齢階級別にみた統計分布のなかで，小さいほうから数え，それぞれ3％目，10％目，25％目，50％目，75％目，90％目，97％目の数値にあたっている．50パーセンタイルは中央値とも呼ばれ，この値よりも小さいものと大きいものが半数ずつ存在することになる．

2) 正常域について

3パーセンタイル値未満および97パーセンタイル値を超えるものを「発育の偏り」ととらえる．また，10パーセンタイル値未満および90パーセンタイル値を越えるものは偏りの疑いとして経過をみる場合が多い．3パーセンタイル未満および97パーセンタイルを超えるものは総合的な精密健診の対象となるが，精密健診を待たずに安易に発育異常と考えることは厳に慎まなければならない．出生時の計測値などを参考にすべき場合がある．

3) 個々の例の発育について

これらの発育値はほぼ同じ時期に調査された横断データに基づき，各年月齢間で同じレベルのパーセンタイル値を横にむすんだものであって，個々の例が実際にこのような曲線にのって発育することを示しているのではない．ことに生後4, 5か月は曲線を横切って経過するものが多い．比較的大きくあるいは小さく生まれたものも発育は中央に寄っていく傾向があること

4) 総合的な判断

2000年厚生労働省身体発育値は体重，身長，胸囲，頭囲がそれぞれ別々の数値および図表で示されているが，発育評価の実際においては，各計測値相互の関連を重視し評価を行わなければならない．また，乳幼児の発育に関連するような小児の状態をよく観察して，総合的に判断する必要がある．体重と身長の相互の関係は体形の評価を意味し，肥満やるいそうの状態の判断の際参考にされる．幼児期には年齢に左右されず比較的安定しているBMI（カウプ〈Kaup〉指数）（体重/(身長)^2）も，乳児期には月齢別にかなり変化するので，月齢を考慮して基準に照らし合わせるのがよい．乳幼児の肥満度を求めるためには身長に対応した標準体重の何％増しにあたるかを計算する．頭囲については大泉門の状況，発達遅滞の有無，中枢神経症状の合併などと考え合わせて評価する．

d．発育評価における留意点

1) 体質的に小柄な児

生れながらの体質として小柄な体格で発育していくタイプの子どもが存在する．生後2，3か月は発育の個人差が大きく，出生体重がごく標準的なものであって，発育に問題がなくても，体格がやや小さめのほうに推移していくこともある．生れつき小柄な児は，小柄な体を少しずつ大きくしていくのに必要な養分しか要求しないので，無理に人工乳などを加えても体重経過はそう変わらないことも多い．この場合，母乳栄養であっても人工栄養であっても決してあせることなく養育を続けるよう，適切な保健指導がなされる必要がある．

2) 低出生体重児における評価について

厚生労働省身体発育値は，出生体重の小さい場合にそのまま当てはめることはできない．極低出生体重児の発育評価基準は厚生省の研究班で作成されたものを参考にするとよい．出生体重が1,500g以上の低出生体重児については，在胎期間で修正した年月齢を用いれば，発育は一般的な場合とほとんど変わらないか，平行してやや低値を推移していくとする文献が多い．これに従えば，修正妊娠40週で厚生省発育値の3パーセンタイルをあまり下回らず，発育曲線にほぼ平行して大きくなっている傾向が認められれば，出生体重としてはほぼ標準的な範囲内の発育状態であるととりあえず判断することができる．SFD（small for dates）児は発育の速さがより遅い場合が多いので，注意して観察する必要がある．

3) 体重増加不良

failure to thrive（FTT）は一般的に乳児に妥当な体重増加のみられない状態をいう．体重（あるいは体重と身長）が3パーセンタイル未満の場合この可能性があるが，週齢4～8の間に到達した最高パーセンタイルより，パーセンタイル曲線2本以上を横切る体重増加不良が起こり，数か月のうちに元のパーセンタイル水準に戻らない場合これを疑い注意するのもよい．FTTは大別してnon-organicとorganicがある．後者は原因疾患がある場合で，前者は栄養法の問題，環境の問題，母子関係の問題，その他原因不明のもので，頻度としては大半を示す．FTTが認められたら家庭環境（職業，経済状態，婚姻状態，年齢など），放置ないし虐待の証拠，たとえば打撲傷，やけど，ひどいおむつかぶれ，斑状の脱毛などについても一応チェックする必要があろう．

4) 栄養法別の発育状況

かつては人工栄養児の体重増加が大きいといわれてきたが，1975年ごろからの人工乳の低カロリー化に伴って，一時その傾向が逆転した．ごく最近の報告によると，再び母乳栄養児と人工栄養児の間に差がなくなってきており，2，3か月では母乳児が比較的大きいという報告もある．乳児期の後半すぎまで調査したものになると，生後半年を過ぎると人工栄養児がや

や大きい体格であることが示されている．母乳栄養児固有の発育基準が必要であるという議論も頻繁になされるようになった．

5) 肥満, やせ

実測体重が標準体重の何％増しになっているかを表す肥満度も有効な評価方法である．幼児期では肥満度15％以上を肥満とされ，30％以上であればかなり高度の肥満である．また，肥満が疾病の一症状である症候性肥満は低身長を合併し，これも鑑別する必要がある．

0歳時期の肥満は症候性の徴候がなければほとんどが良性であり，乳汁量を減らすような指導は必要ない．ただし，この時期の肥満でも病的でないことを確かめておく必要がある．幼児期後半（3歳前後）からの肥満は成人肥満に移行する（tracking）確率が高い．幼児期においても一般的には成長期であることを考慮する．子どもは身長の伸びがあり，体重の増加を穏やかに押さえるだけでも肥満を解消できるため，短期で解決しようとせず，時間をかけて注意深く観察することが大切である．早い時期から生活，栄養面を重視しつつ根気よく相談にのるのがよい．

やせには，本来やせているという場合と何らかの疾患の徴候の1つとしての体重減少を意味する場合とがある．標準発育曲線上に今までの体重，身長をプロットし，成長が急に緩やかになり始める点はないか，もしあればその時点でのエピソードはないかなどを検討する．

6) 低身長

低身長は一般的に身長が当該年齢健常小児の平均身長−2SD以下あるいは3パーセンタイル以下の身長を呼ぶことが多いが，このなかには健常小児も多く含まれる．病的因子の関与のない体質性低身長（たまたま小さく育つ個体）は成長曲線が基準曲線にほぼ平行である．専門的な判断においても発育歴に関する情報は重要であるので低身長の疑いがもたれたら，経過をフォローして母子健康手帳などに記録しておくのがよい．

パーセンタイル法では3パーセンタイル以下を成長の偏りとして経過観察や精密健診などの対象とする．SDスコアでは−2〜−1.5SDは疑い，−3SD以下は明らかに異常とする．−1.5SD以下の成長速度が2年以上続いたときは病的状態を疑う．3歳児健診（3歳前半）の場合は男女とも88cm以下および1歳6か月からの伸びが7cm以下の場合に精密健診や経過観察の適応の目安とするとよい．成長ホルモン分泌不全症である場合，時間がたてばたつほど低身長の度合いがひどくなり，成長ホルモン治療を開始しても標準的な身長まで伸ばすことが困難になるので放置せず小学校入学前に一度専門的検査をするとよいと考える専門家も多い．

また，愛情遮断，被虐待児症候群における低身長はよく知られており，さまざまな原因で低身長をきたすことを念頭におき相談に応じる必要がある．

[加藤則子]

■文献

1) 加藤則子：身体発育．武谷雄二，前川澄子編，助産学講座4，基礎助産学4，乳幼児の成長発達・新生児の管理，pp 136-145，医学書院，東京，2004．
2) 加藤則子：身体発育の評価．小児科診療 47(10)：1502-1506，1984．
3) 加藤則子，村田光範，河野美穂，谷口 隆，大竹輝臣：0歳から18歳までの身体発育基準について―「食を通じた子どもの健全育成のあり方に関する検討会」報告書より．小児保健研究 63(3)：345-348，2004．
4) 加藤則子，奥野晃正，高石昌弘：乳幼児の身体発育値．加藤則子，高石昌弘編，乳幼児身体発育値―平成12年厚生省調査―，小児保健シリーズ No 56，pp 1-75，小児保健協会，東京，2002．
5) 恩賜財団・母子愛育会小児保健部会編：新乳幼児保健指針10版，日本小児医事出版社，東京，1994．
6) Tanner JM（前川喜平監修，熊谷公明訳）：小児発育学―胎児から成熟まで―，日本小児医事出版社，東京，1983．

B. 成人〜老年

a. 成人以降の体幹の変化

成人以降の体幹の加齢による変化は，主に，脊柱のアライメントの変化（弯曲の変化）により生じる姿勢の変化として現れる．正常姿勢では，頸椎は前方へ弯曲（前弯）し，胸椎は後方へ弯曲（後弯）し，腰椎は前方へ弯曲（前弯）している．この頸椎から腰椎までの弯曲は，加齢に伴い，図1のようにその程度が変化する．一般的には，加齢に伴い，頸椎と胸椎の弯曲が増大し，特に胸椎の弯曲が著明となり，腰椎の弯曲は減少すると考えられている[1]．

このような加齢に伴う脊柱の弯曲の変化は，健常人にも生じるが，高齢者では，骨粗鬆症による椎体骨折や，変形性脊椎症による椎間板の狭小化などを高頻度に合併するため，姿勢の変化はより顕著となり，さまざまな運動機能障害を伴うようになる[2]．ただし，椎間板の狭小化や椎体の骨棘形成などの変形性脊椎症性変化は，無症状者においても少なからずみられる．以下に，加齢に伴う脊柱の弯曲の変化を，無症状者，またはX線写真上異常のない健常人のデータを用いて脊柱の部位別に紹介する．さらに，姿勢保持に必要な体幹筋の変化についても述べる．

b. 頸椎弯曲の変化

佐々木[3]は，無症状である20歳代から60歳代までの日本人男女500人を対象として，単純X線写真を用いて頸椎前弯の弯曲度を検討した．頸椎前弯弯曲度とは，Bordenらの方法[4]により測定した，軸椎（第2頸椎）歯突起後面と第7頸椎椎体後下縁を結ぶ線と前弯の頂点と

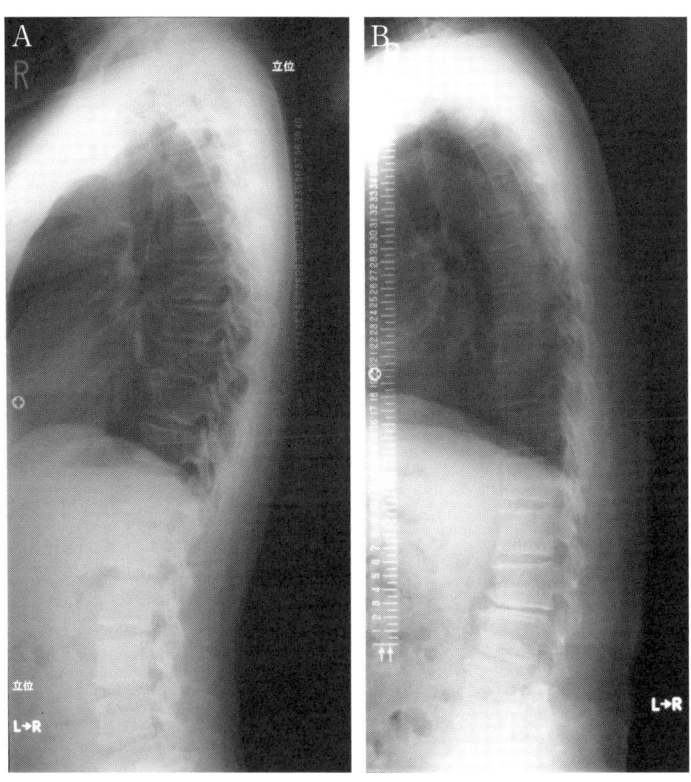

図1 30歳代男性（A）と70歳代男性（B）の立位全脊柱X線写真側面像

表1　健常日本人の頸椎前弯弯曲度[#]

年代	男性	女性
20歳代	7.1±4.0	5.4±4.6*
30歳代	7.8±5.4	6.7±4.2
40歳代	8.6±4.5	7.6±5.7[†]
50歳代	7.6±5.5	7.2±4.7
60歳代	9.1±5.6[†]	8.3±4.9[††]

平均値±標準偏差（mm）
[#]Bordenらの方法により，単純X線側面像において，軸椎（第2頸椎）歯突起後面と第7頸椎椎体後下縁を結ぶ線と前弯の頂点との距離を測定．
*$p<0.05$：同年代の男性と有意差あり．
[†]$p<0.05$, [††]$p<0.01$：同性の20歳代と有意差あり．
（佐々木，1980[3]）より改変）

表2　健常日本人の頸椎可動域[#]

年代	男性	女性
20歳代	73.4±14.4	81.3±15.3**
30歳代	73.9±11.0	76.4±13.8
40歳代	67.2±13.8[†,##]	70.9±11.2[††,‡]
50歳代	62.8±11.7[##]	67.3±8.9[**,††,##]
60歳代	59.8±8.1[††,##,§,§§]	67.1±7.3[**,††,##]

平均値±標準偏差（mm）
[#]単純X線側面像において，軸椎（第2頸椎）から第7頸椎までの屈曲・伸展角度を測定．
*$p<0.05$, **$p<0.01$：同年代の男性と有意差あり．
[†]$p<0.05$, [††]$p<0.01$：同性の20歳代と有意差あり．
[‡]$p<0.05$, [##]$p<0.01$：同性の30歳代と有意差あり．
[§]$p<0.01$：同性の40歳代と有意差あり．
[§§]$p<0.05$：同性の50歳代と有意差あり．
（佐々木，1980[3]）より改変）

の距離のことである．その結果，頸椎前弯弯曲度は20歳代女性で最小値を示し，また，男女ともに加齢に伴って高値となっていた（表1）．このように，頸椎前弯は加齢とともに増強するが，これは，後述する加齢に伴う胸椎後弯の増強に対する代償性変化であると考えられている．胸椎後弯が増強すると，バランスを保ち前方を注視するために頸椎は前弯を増強させる必要がある．胸椎の椎体骨折により，胸椎後弯が正常よりも増強する骨粗鬆症患者では，代償性の頸椎前弯の増強が生じることが知られている[5]．また，加齢に伴い，頸椎の前屈・後屈による可動域も徐々に減少する（表2）．

c．胸椎弯曲の変化

胸椎単純X線写真上，異常がなく，かつ無症状者を対象として胸椎の後弯角を測定したFonら[6]の測定値によれば，男女とも加齢に伴い後弯角が大きくなる（表3）．また，加齢とともに男女間の差が広がり，女性のほうが男性よりも後弯角がより大きくなる．このFonらの測定値は，加齢に伴う胸椎後弯角の標準値として現在，よく用いられているものである．

近年，Bartynskiら[7]により，再び大規模な加齢に伴う胸椎後弯角の検討が行われた．この

表3　加齢に伴う胸椎後弯角[#]の変化1

		20歳代	30歳代	40歳代	50歳代	60歳代	70歳代
男性	症例数	37	26	20	10	9	3
	平均値	26.27	29.04	29.75	33.00	34.67	40.67
	標準偏差	8.12	7.93	6.93	6.46	5.12	7.57
	最大値	48	49	44	45	62	66
	最小値	13	13	17	25	25	32
女性	症例数	24	26	32	17	7	6
	平均値	26.83	28.42	32.66	40.71*	44.86**	41.67
	標準偏差	7.98	8.63	6.72	9.88	7.80	9.00
	最大値	40	42	50	53	54	56
	最小値	7	10	21	22	34	30

[#]単純X線写真側面像でCobb法により後弯角度（度）を測定．
*$p<0.05$, **$p<0.01$：同年代の男性と有意差あり（70歳代は症例数が少ないため有意差の検討なし）．
（Fon, et al, 1980[6]）より改変）

表4 加齢に伴う胸椎後弯角[#]の変化2

		18〜35歳	36〜50歳	51〜65歳	66歳以上
男性	症例数	27	33	30	42
	平均値	26.9	30.1	34.8	40.0
	標準偏差	7.5	10.7	8.8	12.9
女性	症例数	36	34	30	48
	平均値	28.4	31.1	37.2	43.6
	標準偏差	11.8	9.8	10.5	13.6
男性＋女性	症例数	63	67	60	90
	平均値	27.8	30.9	36.0	42.0
	標準偏差	10.1	9.8	9.7	13.3

[#]単純X線写真側面像でCobb法により後弯角度（度）を測定．
（Bartynski, et al, 2005[7]より改変）

表5 加齢に伴う上位胸椎・中下位胸椎後弯角と腰椎前弯角[#]の変化

	40歳代	50歳代	60歳代	70歳以上
症例数	27	27	27	9
上位胸椎後弯角*	11±6	16±7	14±9	21±6
中下位胸椎後弯角**	36±11	32±10	36±11	33±14
腰椎前弯角***	68±11	62±11	63±10	59±10

平均値±標準偏差．
[#]単純X線写真側面像でCobb法により後弯角度・前弯角度（度）を測定．
*第1胸椎椎体上縁と第5胸椎椎体下縁とのなす角度（度）．
**第5胸椎椎体上縁と第12胸椎椎体下縁とのなす角度（度）．
***第12胸椎椎体下縁と第1仙椎椎体上縁とのなす角度（度）．
（Gelb, et al, 1995[9]より改変）

研究では，対象者を18〜35歳（140人），36〜50歳（175人），51〜65歳（200人），66歳以上（637人）に分け，初めにX線写真上，椎体変形などの異常所見がある例を除外した結果，加齢とともに除外症例の割合は増え，18〜35歳では44.9％（77人），36〜50歳では62.8％（108人），51〜65歳では70.0％（140人），66歳以上では85.9％（547人）が除外された．正常であった18〜35歳63人，36〜50歳67人，51〜65歳60人，66歳以上90人を対象として計測した胸椎後弯角は，Fonら[6]の値と同等であり，加齢に伴う後弯角の増強を示していた（表4）．さらにBartynskiらは，18〜35歳，36〜50歳，51〜65歳の3群では，後弯角は平均値付近が最頻値となる一峰性分布をとるのに対し，66歳以上の群では28.3°と51.5°に2つのピークをもつ二峰性分布をとると述べている[7]．このことは，高齢者では胸椎後弯が増強するだけではなく，胸椎弯曲のバリエーションも大きくなることを示している．

d. 腰椎弯曲と姿勢の変化

「80％の人は，その生涯において腰痛を必ず経験する[8]」といわれているように，腰椎は，脊椎のなかで最も疾患を有しやすく，正常像を把握しづらい部位である．Gelbら[9]は，腰痛歴のない100人の中高年者を対象として，腰椎前弯角を胸椎後弯角とともに測定している（表5）．その結果，加齢とともに腰椎前弯角は小さくなるが，これは胸椎後弯角の増強に伴っている．また，Gelbらの研究によれば，加齢に伴う胸椎後弯の増強は，中下位胸椎よりも上位胸

表6 加齢に伴う体幹筋横断面積[#]の変化 (cm^2)

		20歳代	30歳代	40歳代	50歳代	60歳代	70歳代
男性	症例数	5	6	4	6	6	6
	平均値	146.6	138.3	115.8	103.3	91.9	97.0
	最大値	195.2	179.6	153.6	135.4	108.8	107.2
	最小値	100.4	100.4	92.0	56.7	80.6	80.9
女性	症例数	7	8	3	5	9	8
	平均値	84.7	83.1	81.8	72.2	80.7	70.8
	最大値	89.3	108.6	118.8	92.1	118.2	82.5
	最小値	78.8	62.1	40.2	52.5	49.2	54.7

[#]第4腰椎椎体高のCT画像による腹直筋，側腹筋群，腰方形筋，大腰筋，脊柱起立筋の断面積の和．
（猪口ほか，2002[10]より改変）

椎で生じていた．このように胸椎の後弯が増強し，腰椎の前弯が減少する結果として，体幹の重心が前方へ移動していき，高齢者特有の前傾姿勢が形成されると考えられる．

e. 体幹筋の変化

加齢に伴って四肢の筋量や筋力が低下するように，体幹においてもその筋量や筋力は低下する．第4腰椎椎体レベルのCT画像により，体幹筋の横断面積を年代別に調べた研究[10]では，成人時に女性よりも筋量が多い男性において，特に顕著な加齢的減少がみられていた（表6）．

姿勢の保持には体幹筋のなかでも特に背筋力が重要であり，背筋力が低下すると脊柱の後弯が増強することが知られている[11]．脊柱の後弯が増強すると，さらに傍脊柱筋の萎縮がみられるようになるが[12]，これは後弯による傍脊柱筋の伸張や筋疲労により生じると考えられる[13]．傍脊柱筋の萎縮は，さらなる後弯変形の増悪因子となり，筋萎縮による背筋力の低下は胸椎や腰椎の可動性の減少も引き起こす．

以上のように，成人以降の体幹の変化は，主に脊柱のアライメントの変化による姿勢の変化として現れる．加齢に伴い頸椎の前弯と胸椎の後弯が増強し，腰椎の前弯は減少する．頸椎の前弯の増強は胸椎後弯の増強に対する代償性変化であり，胸椎の後弯の増強と腰椎の前弯の減少には背筋力の低下が関与している．

[宮腰尚久，井樋栄二]

■文献

1) 鈴木信正：日本人における姿勢の測定と分類に関する研究―その加令変化について―．日整会誌 52：471-492，1978．
2) 宮腰尚久，井樋栄二：高齢者の脊柱変形と生活運動機能障害．整・災外 45：731-737，2002．
3) 佐々木晃：健常人頸椎のX線学的研究．日整会誌 54：615-631，1980．
4) Borden AGB, Rechtman AM, Gershon-Cohen J：The normal cervical lordosis. Radiology 74：806-809, 1960.
5) 佐藤光三，阿部栄二，島田洋一ほか：脊椎骨粗鬆症における頸肩部痛．東北整災紀要 36：265-268，1992．
6) Fon GT, Pitt MJ, Thies AC Jr：Thoracic kyphosis：Range in normal subjects. Am J Radiol 134：979-983, 1980.
7) Bartynski WS, Heller MT, Grahovac SZ, et al：Severe thoracic kyphosis in the older patient in the absence of vertebral fracture：Association of extreme curve with age. Am J Neuroradiol 26：2077-2085, 2005.
8) Fast A：Low back disorders：Conservative management. Arch Phys Med Rehabil 69：880-891, 1988.
9) Gelb DE, Lenke LG, Bridwell KH, et al：An analysis of sagittal spinal alignment in 100 asymptomatic middle and older aged volunteers. Spine 20：1351-1358, 1995.
10) 猪口清一郎，菅宮斉，柴田昌和ほか：体幹筋のCT画像による年齢的変化の観察．Anthropologi-

cal Science 109：71-83，2002．
11) Sinaki M, Itoi E, Rogers JW, et al：Correlation of back extensor strength with thoracic kyphosis and lumbar lordosis in estrogen‐deficient women. Am J Phys Med Rehabil 75：370-374, 1996.
12) 笠間史夫，井樋栄二，佐藤光三ほか：脊椎骨粗鬆症における椎体CT値および脊柱支持筋群の量についての検討．骨形態計測 5：215-225，1985．
13) 井樋栄二，若林育子，鈴木浩司ほか：骨粗鬆症患者の姿勢と腰背部の筋疲労について．Osteoporosis Jpn 9：214-218，2001．

1.2 心理的年齢

A. 幼少期～青年・成人

a. 心理的年齢の里程標

心理的年齢は通常乳児期（0～1歳半），幼児期（1歳半～5歳），児童期（6～12歳），思春期（12～15歳），青年期（16歳から）におおよそ分けられる．心理的年齢の認知面については，知能の項でふれられるので，ここでは，情緒的な年齢について述べる．心理的年齢にはいくつかの目立った里程標がある．まず生後8か月．この時期，乳児の心には記憶が生まれ，目の前から対象が消えても，心に思い浮かべることができるようになる．この時期はまた，人見知りが生じる時期でもある．人見知りは，母親への信頼感が確立したこと，母と母以外の人を区別できるようになったことを意味する．続く里程標は，3歳ころにある．この時期，幼児は母親を心のなかに内化し，母子分離を成し遂げる．

続く里程標は12歳ころに始まる思春期の開始である．この時期，青年に向かう子どもは自己のアイデンティティ（identity）を確立し，家族を中心とした関係圏を離脱し，友人たちとの親密な交流を通して，社会のなかに自分の位置を見つけるべく，青年期へと向かう．

b. 心理的年齢の代表的な図式

心理的な年齢について代表的な3つの考え方，①Stern，②Mahler，③Eriksonについてふれる．この図式が考え出された順序は，提示順と逆である（これは心に関する興味がしだいに初期に進んでいった事情による）．しかし，ここでは，理解のしやすさを考えて，より初期

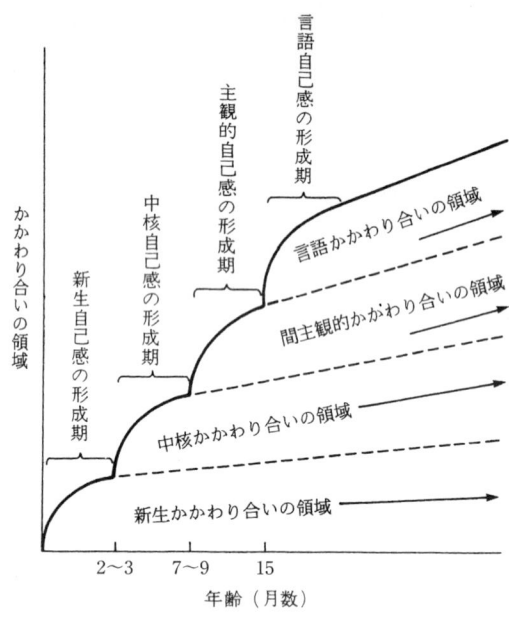

図1　Sternによる自己の発達図式（1989）[7]

的な発達図式から順次取り上げる．

1) Stern：0歳の心（図1）

ここでは心がどのように生成するかという初期の発達年齢について，自己の発達という観点からみる．これまで心は，初期には存在せず，後に自我として出現すると考えられていたが，Sternは，これに異議を唱え，心は生まれたばかりの初期から，感覚的に自己として感知されているとして，図1にあるような自己の発達段階を考えた．この図式によれば，自己は次の4つの段階を通って発達する．

①新生自己感：生後2か月ころまでに当たる．この時期，乳児は嗅覚，味覚，触覚，聴覚，視覚などの5感を総動員して外界の刺激を取り入れているが，得られた対象はいまだ相互に区別されず，また連関をもたない原始的な感覚である．それはしだいにまとまりをもったも

のになっていく．われわれの心のなかで最も初期的な関係性の感覚である（われわれが事態を直感的に怪しいと感じたときに使う「匂う」「臭い」といった言い方の由来はこの辺りにあるだろう）．

②中核自己感：これは生後 2〜6 か月ごろに出現する，一貫性とまとまりをもった自己の感覚である．ここで安定して一貫性をもった養育を受けることが，心に存在の連続性（continuity of being）の感覚を生み，後で述べる Erikson のいう基本的な信頼感の基礎になる．

③主観的自己感：これは里程標のところであげた 8 か月ころに対応する自己感である（生後 7〜9 か月に当たる）．このころになると乳児は，対象の表面の奥にある他者の感情や意図を理解するようになる．そのような意味で初めて他者が心の世界に出現する時期であるといえる．

④言語自己感（生後 15 か月から）：これは乳児期の終わりであり，幼児期の始まりを意味する．幼児は，言語のもつ象徴機能を使って，自分を客観的なものとして距離をもって認識し始めている．ここまで来ると基本的に乳児は幼児と呼ぶにふさわしい存在になっており，すでに普通の意味で「私とあなた」が生成しているといえる．この①から④の段階は，心が上位の段

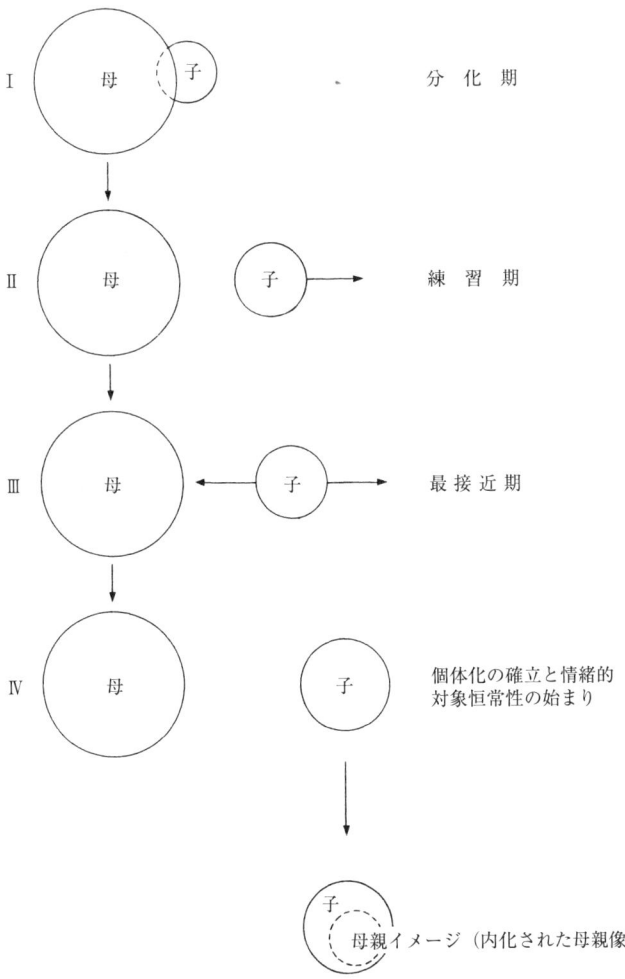

図 2　Mahler による分離個体化のプロセス（井原により一部改変）

階に発達しても，その下層にいつも潜在しており，さまざまに機能しているという階層的な考え方が，この図式の利点である（特に人間の心＝感情はたやすく退行する事実をも，この図式は的確に伝えている）．

2) Mahler：1歳から3歳の心（図2）

図2は心の年齢を乳児が母親から分離する，分離個体化のプロセスとして図式化したものである．

①分化期（生後5か月～9か月）：母親と母親以外の人の区別ができるようになり，抱っこされているだけでなく，母親の眼鏡を取ったり，母親の顔に触るなどして，積極的にかかわり始める．

②練習期（生後9か月～1歳2か月）：ハイハイしたり自分で歩行ができるようになった乳児は，外界への関心に夢中になるが，しばらくすると不安になり，母親の元に戻る．母親が見えない場所でしばらく遊んだ乳児は，確かめに母親の見えるところに戻るが，直接接する必要はなく，母親と目を合わせるだけで安心して，遊び始める．

③再接近期（1～2歳半）：母親と接近していたいという気持ちと，離れようとする気持ちの間を揺れ動く．自分の体験したものを母親と共有し分かち合うことで，自立への自信を深める．この時期は全プロセスのなかでも母親の側の取り扱いがとても重要な意味をもつ．この時期，母親の側の不安が強いと，育児不安は増強し，子どもの自立に心から保障や元気づけを与えられなくなり，分離は不完全になる．この時期は母子双方にとって試練のときである．母親自身がその親からよき関係をもらっていればこの時期はスムーズに進むが，ここに母親の受けたトラウマや傷が残っていたり，極端な場合，母親自身が受けた被虐待の体験がそのまま残っていると，分離や自立のプロセスはきわめて困難になる．

④個体化（自立）の確立（2歳半～3歳代）：

この時期になると，幼児は母親から離れて自分ひとりでやれる自信と能力を身につけ，いつでも自分を助けてくれる安定したgoodな母親像が心のなかに作られる．情緒的対象恒常性（object constancy）というのは母親が単に物理的にそばにいてくれるというだけでなく，心理的にもそこにいて受け止めてくれるということである．こうした①から④のプロセスを経て，安定したgoodな母親像が心のなかに作られ，幼児は母親から自立していくのである．

3) Erikson：心理的年齢の展望（図3）

Eriksonの発達図式（図3）は心の発達からみた心理的年齢についての最も総合的なモデルである．まず初めに，乳児期があるが，これは0歳から1歳半くらいまでを指す．Eriksonは，この時期に発達的に乳児が他者との間に築き上げなければならない最も大きな課題を「信頼（trust）」であるとしている．対になる否定面は，不信である．乳児は母親から満足のいく世話（good enough mothering）をしてもらうことでこの世界を受け入れる．次に幼児前期に入るが，この1歳から3歳までの課題は，発達する自らの能力と自信によって，「自律（autonomy）」を達成することである．ここでいう自律とは自分でいろいろなことをなし遂げる能力である．それに失敗すると幼児は，恥と自分の力に対する疑惑にとらわれる．続く幼時後期の課題は「積極性（initiative）」である．3歳から始まるこの時期は，子どもにとって最も自信に満ちた時期であり，後にイニシアチブをとれる能力にもつながるものであるが，その能力はいまだ社会性をもたないものであるために，大人から罰されることが多く，罪悪感のベースを作る．

これに続き6歳ころに始まる児童期は，「勤勉性（industry）」というテーマが発達的課題となる時期である．勤勉性というのは，自分を社会に適応させていくスキルを獲得していくことである．したがって，インダストリーが獲得

	1	2	3	4	5	6	7	8
Ⅷ 老年期 maturity								統合性 対 絶望 ego integrity V. despair
Ⅶ 壮年期 adulthood							生産性 対 停滞 generativity V. stagnation	
Ⅵ 成人期 young adulthood						親密 対 孤立 intimacy V. isolation		
Ⅴ 思春, 青年期 puberty and adolescence					同一性 対 同一性拡散 indentity V. role confusion			
Ⅳ 児童期 latency				勤勉性 対 劣等感 industry V. inferiority				
Ⅲ 幼児後期 locomotor-genital			積極性 対 罪悪感 initiative V. guilt					
Ⅱ 幼児前期 muscular-anal		自律性 対 恥・疑惑 autonomy V. shame, doubt						
Ⅰ 乳児期 oral sensory	信頼 対 不信 basic trust V. mistrust							

図3 Eriksonによる心理社会的発達の図式 (1950)[1]

されているということは，スキルをもち，対処していく力がある（社会的に有能である）ことを意味する．物を生産して生活しているわれわれの社会にあっては，働いていくための基本的なスキルを身につけていく，そういう場がこの時期に始まる．振り返ってみれば，われわれは，基本的な社会生活を送っていくために必要な（読み，書き，計算，人と付き合う）スキルの大部分を児童期に教えられる．児童期はまた，情緒的に不安定な幼児期と思春期の谷間に挟まれた，比較的情緒面の安定した時期である．この情緒の安定した時期に，知的なスキルを習得していくことは，そうした意味で理に適ったことである．

続く時期は子どものもつ，自分が自分であるという感覚（「アイデンティティの獲得」）が課題となる思春期・青年期である．里程標の説明でも述べたように，子どもはここから家族圏での関係性を超えてより広い社会に向かう．そして，この社会のなかで自分の位置を見つける長く険しい闘いが始まる．このアイデンティティ獲得の失敗（拡散）は，続く成人期の課題である特定の個人との親密な関係の構築を難しいものにする．「親密性（intimacy）」を獲得したとき，成人としてのライフサイクルは完成し，「次世代を生み出し（generativity）」育む，壮年期に入っていく．親密性獲得の失敗は「孤立（isolation）」であり，この孤立はやがて，社会のなかに自分の位置をいつまでも見いだせない「停滞（stagnation）」へと続くのである．

c. 年齢と心身症へのかかりやすさ（図4）

ここでは心理的年齢を心身症の症状からみる．図4は心身症症状の現れる年齢的な特徴をみたものである（この症状をおおよそ年齢順に並べ，番号をつけた．以下この番号に沿って述べる）．

(1)の夜泣きは最初期の問題行動であるが，だいたい2歳ぐらいまでには消えてしまう．筆者

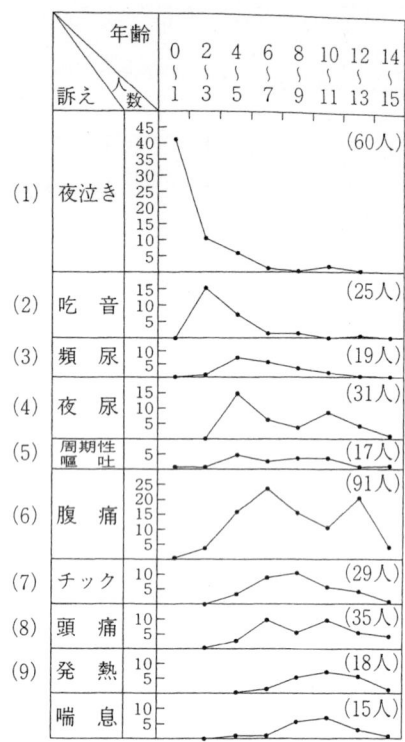

図4　心身症状の年齢差（今泉，1972を改変）

がかつて診ていた子は激しい夜泣きが2歳まで続いていたが，2歳になったとたん嘘のように消えた．その代わりチョロチョロ動き回る多動の問題が前面に出てきた．続いて保育園に入るに及んで，かみつき行動が出現し，さらには言葉による攻撃が増えていった．これを言葉という面からとらえ返してみると，こうした行動の変化は，夜泣きという身体行動的な表現方法しかなかった子どもが，歩けるようになり，かみつく行動もとれるようになって，夜泣きという表現を多動やかみつきに換え，さらに言葉に換えたのである．この子のなかにあった攻撃性が，その年齢段階に応じた表現形態をとって現れているのである．その表現形態の最終形態が言葉による攻撃（悪口）であったというのはとても興味深い．身体行動的な問題が言語的な方法へと発展し身体的に表現されていたものが言語的に表現されるようになったのである．

(2)の吃音が3歳ころに多く，(3)，(4)の頻尿や

夜尿の訴えが4，5歳に多いのは，このころの年齢になると，その問題が問題として目立ってくるということであろう．症状を年齢と関連づける考え方は，①その器官に問題が現れやすい年齢があるという生理的な問題と，②その問題が社会的（対人的）に問題となりやすい年齢があるという2側面からとらえるのがよい．こうした2側面に分けて考えると，症状は純粋に生理的な問題のみでなく，その症状がどんな風に評価されるかという社会的な問題だということがわかる．

(6)の腹痛は環境の変化（特に学校の変化）によるストレスに対応して現れやすい症状であり，小学校入学のころ（児童期の始まり）と中学入学のころ（思春期の始まり）にピークのあることがわかる．さらに，腹痛は頭痛がより高い年齢に偏っているのに比べると，より幼い年齢に現れやすい症状である．幼い子どもは，どこが痛いか特定できず，あらゆる痛みや不快感を「ポンポンがイタイ（あるいはオナカがイタイ）」と表現する．このくらいの年齢の子どもの言語世界にあっては，「身体＝オナカ」なのであろう．また，腹痛の現れ方からわかることは，①心身症状が，いかに社会的なストレスを契機として現れるかということである．これは，小学校の集団生活が，いかに家庭の延長たる幼稚園集団と異質であるかということによる．この異質性に必死で適応しようとしてできない部分，あるいはその疲れが腹痛という，より幼い表現形態をとって現れる．これは中学校入学後に腹痛の発生が多いことにも同様に当てはまる．

(7)のチックは運動が活発になるもののそれを十分に統御できない小学校低学年に多い．この年齢になると，自分をいかにコントロールできるか否かが発達的に大きな課題になる．この自己統制の課題に対応して，その失敗としてチックは現れる．この課題はいまだ運動レベルのものであるが，(8)の頭痛はさらに内面的な自己統制という課題への要請の結果として現れる（これを「からだことば」としてみると，今や大人への道を進まなければならない子どもは，難問が多くて「頭が痛い」し，考え疲れて「熱が出る(9)」と象徴的に理解することができる）．このような発達的知見を得ることによって，心身症のもつ意味がより深く理解されるのである．

［井原成男，飯塚有紀，大津文子］

■文献

1) Erikson EH：Childhood and Society, Penguin Books, New York, 1950.
2) 井原成男：心のケアー子ども相談の実際―心の基礎づくりから育てなおしへ，日本小児医事出版社，東京，1998.
3) 井原成男：食と身体の臨床心理学―摂食障害の発達心理学，山王出版，東京，2006.
4) 井原成男編：移行対象の臨床的展開―ぬいぐるみの発達心理学，岩崎学術出版社，東京，2006.
5) 今泉岳雄：子どもの心と体．現代幼児教育 12：8-12, 1981.
6) マーラー，M.（高橋雅士ほか訳）：乳幼児の心理的誕生，黎明書房，東京，1981.
7) スターン，D.（小此木啓吾ほか監訳）：乳児の対人的世界，理論編・臨床編，岩崎学術出版社，東京，1989, 1991.
8) ウイニコット，DW.（橋本雅雄ほか訳）：遊ぶことと現実，岩崎学術出版社，東京，1978.

B. 成人～老年

a. 心理年齢としての主観的年齢

年齢とは何かと問われれば，誕生日からの経過時間を元にした暦年齢を思い浮かべるに違いない．しかし，同じ暦年齢の個人でも，徹夜仕事ができる場合は「自分はまだまだ若い」と感じるだろうし，逆にコンピュータや新しい機械の操作が苦手な場合は「自分は老いている」と感じることもあるだろう．このような，自分自身の年齢に対する主観的な認識は主観的年齢と呼ばれており，必ずしも暦年齢とは一致しないことが知られている．ではどうして実際の年齢と主観的年齢には，ずれが生じるのであろうか．それは実際の年齢とどのような関係にあるのだろうか．そして，主観的年齢は人の加齢にとってどのような意味をもつのだろうか．

b. 主観的年齢の測定

主観的年齢を尋ねる場合に，単純に「あなたは自分を何歳ぐらいだと思いますか？」と尋ねるのも1つの方法である．しかし，そんなことを唐突に聞かれても回答に窮することもあるだろう．また，回答者がどのような視点で，どのような基準に基づいて回答しているのかを統一することも難しい．そこで，これまで主観的年齢の質問法についていくつかの手法が考案されてきた．Barakら[1]は，5つの質問法による異なる主観的年齢を代表的なものとしてあげている．自分が「青年」「中年」「老年」「かなり老年」のどのカテゴリに属するかを尋ねる方法をとった場合の主観的年齢は同一化年齢（identity age）と呼ばれる．また，暦年齢と比較して自分の相対的な位置を暦年齢より「若い」「同じ」「老いている」で尋ねる場合は比較年齢（comparative age），自分が感じる年齢を数値として尋ねる場合は感覚年齢（feel age），自分の見かけや行動などが何歳に該当するかを尋ねる場合は認知年齢（cognitive age）とそれぞれ呼ばれている．最後の方法は少し複雑で，対象者に直接年齢に関する質問をするのではなく「活動的である」「活動的でない」のように対になった12個の形容詞の両極の間で自分がどのあたりに位置するかを尋ねる．そして，高齢者のイメージにより近い「活動的でない」に近い位置を選べば高い得点が与えられ，若者のイメージにより近い「活動的である」に近い位置を選べば低い得点が与えられる．最終的な得点は，12個の形容詞対に対する回答から計算される．このようにして求められた年齢は，イメージ年齢（stereotype age）と呼ばれている．これらの主観的年齢の質問に対する回答は，比較年齢を除いてそれぞれ強く相関している．つまり，質問方法にかかわらず自分自身に対する主観的な年齢の認識は個人のなかで比較的安定しているのである．

c. 主観的年齢の実際

日本人の主観的年齢に関する最も代表的な研究として佐藤ら[2]の研究を紹介する．佐藤らは，8歳から92歳の一般住民約1,000人を対象として主観的年齢を調査している．測定した主観的年齢は，3種の感覚年齢，①何歳と感じるか（実感年齢），②他人に何歳と思われているか（外見年齢），③他人に何歳と思われたいか（希望年齢）であった．さらに，それらに加えて自分で理想の年齢を選択できるとしたら何歳を選ぶか（理想年齢）も尋ねている．図1に男女別に，暦年齢とともに4種類の主観的年齢を示した．図からわかるように，当然であるが暦年齢の上昇に伴って主観的年齢にも上昇がみられる．しかしながら，男女ともに青年期以降に自分のことを若く認識するといった，暦年齢と主観的年齢の乖離傾向がみられるようになる．また，感覚年齢に関しては尋ね方が異なってもほぼ同じ傾向がみられるが，理想年齢は感

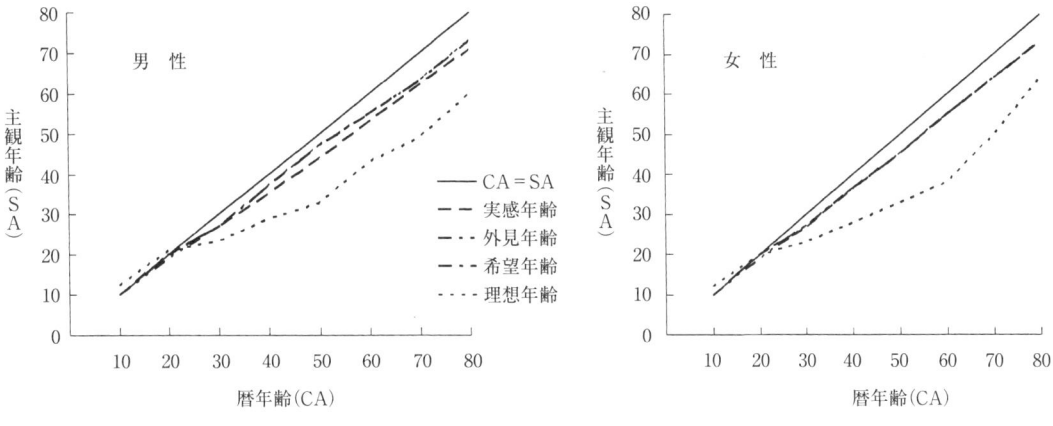

図1 主観的年齢と実年齢（佐藤ほか，1998から作成）[2]

覚年齢よりもはるかに若い年齢を示す傾向がある．さらに，年齢が高くなればなるほど，いずれの主観的年齢に関しても暦年齢と乖離が大きくなることがわかった．このように，青年期以降は年齢が高くなるに従って主観的年齢は暦年齢よりも若くなるのである．

d. 老いの自覚

暦年齢が高くなるにつれて暦年齢と主観的年齢の差，特に理想年齢との差が大きくなるという現象（図1）は，まるで人が年をとることから逃れようとしているように感じさせる．しかし，現実には加齢は避けることができない．逆に日常生活において自らの老いを感じることは加齢に伴って増加する．老いの自覚は，個人の経験に基づいた主観的年齢の指標といえる．図2は，中高年者約1,000人を対象に国立長寿医療研究センターで行われた調査結果から年齢群別に老いの自覚を経験したものの割合を示したものである（国立長寿医療研究センター：老化に関する縦断的研究Monograph）．対象者は40歳から79歳までの男女で，老いの自覚については，過去半年間に参加者が自らの老いを自覚したかどうかによって尋ねている．年齢群別の傾向をみると男性では70歳代，女性では60歳代以降で老いの自覚を経験しているものの割合が上昇していることがわかる．主観的年齢に

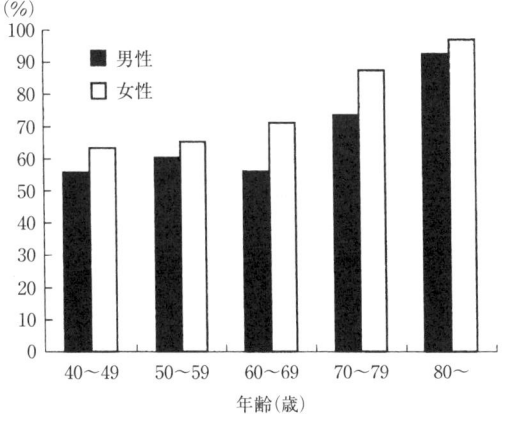

図2 過去6か月で自らの老いを自覚した人の割合（国立長寿医療研究センター：老化に関する縦断的研究から作成）

おいては年齢が高くなればなるほど，暦年齢から若く乖離していたが，老いの自覚という観点でみると年齢が高いほうが自覚する人の割合が多い．高齢者では主観的な年齢が暦年齢よりも若い傾向がみられるが，それは相対的なものであり，決して老いを感じていないわけではないことがうかがえる．図3には老いを自覚した主な原因を男女込みで表示した．相対的な頻度は少ないが，高い年齢になると病気や身体能力の変化が老いを自覚する原因として増加することがわかる．興味深い結果は，どの年代でも老いの自覚の最大の要因として外見の変化が高い割合であげられていることである．最も若い40

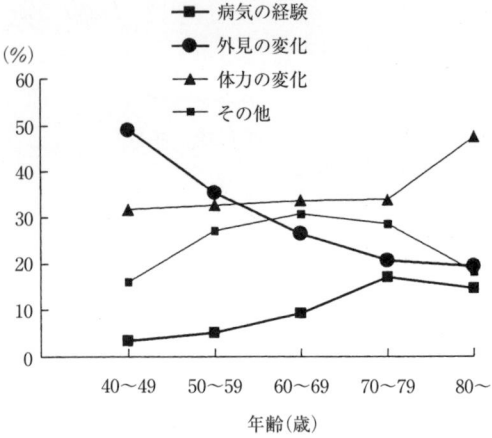

図3 老成自覚の最大の理由の年齢群間の比較
（国立長寿医療研究センター：老化に関する縦断的研究から作成）

歳代では約半数，最も高い年齢群である80歳代においても約20%が外見の変化を老いの自覚の原因としている．これには若さを肯定的に，老いを否定的にとらえるわが国の文化的背景と，その代表として見た目の若さがあることと無関係ではないだろう．確かに，頭髪の変化や顔のしわといった外見の変化は，自らの老いの自覚を促進するだけでなく，他者から見た年齢評定にも影響を与える．

しかし，外見の変化に関して，高齢期では自分が気にしているほどは，他人の目は厳しくないようである．男性における頭髪の減少と年齢評定の関係を例にあげる．頭部の毛髪量と他者による年齢の知覚の関係は中年期を対象に行われることが多い．具体的には頭髪量を細工した30歳前後の男性の写真の年齢評定を求め，頭髪量と年齢評定の関係を調べる．それらの研究では確かに，頭髪量の少ない男性は，多い男性に比べて年齢が高く評定される[3]．ところが，Rexbyeら[4]が，実際の高齢者の写真を用いて毛髪の量と年齢評定の関係を調べた結果，そのような関係は観察されなかった．頭部の毛髪が年齢の評定に影響するのは若年期であって相対的に毛髪の減少傾向が強い高齢期には年齢の判断基準としては機能しなくなるようである．

e. 主観的年齢に影響する要因

主観的年齢の知覚にはどのような要因が関連しているのであろうか．Barakら[1]は，主観的年齢の知覚に影響を与える要因として視聴覚機能，認知機能，疾病の有無などの身体的状況や学歴，就業状況や収入，家族や対人交流などの社会的背景などをあげている．

たとえば，身体的な機能は同じレベルでも40歳代の前半に老眼の進行を自覚した人は，そうでない人に比べて主観的年齢は高くなるだろう．同様に，記憶力や体力の衰えは，主観的年齢を高める要因になるし，逆に高い年齢でも仕事を続けていたり，対人関係が豊富で活動的な生活を送っていたりする人は，自分の主観的年齢を若いと感じるだろう．また，自らがもつ高齢者あるいは高齢期に対するイメージも影響するにちがいない．先に紹介した佐藤らの研究においても，主観的年齢に影響する要因を検討している．そして，教育年数が高いこと，病気がないことや健康度が高いこと，自分自身のことを肯定的に考えていることなどが，主観的年齢を低くする要因であると指摘している．

老いの自覚も主観的年齢と同じくさまざまな要因の影響を受ける．国立長寿医療研究センターの調査からは，老いを自覚をしている人は，自分の健康に対する評価や人生満足感が低いこと，さらに視聴覚機能が悪いことが報告されている．また，転職や親しい友人の死のようないくつかの人生の出来事，子どもや友人とのトラブルや性的な困難さといった日常生活の問題，生活習慣の変化なども老いの自覚を促進する要因として報告されている[5]．このように，主観的年齢は自らの人生経験に対する評価や心身機能の状態，さらには人生文脈上の経験などさまざまな要因の影響を受けるのである．

f. 主観的年齢は何を意味するのか

主観的年齢の本質は何であろうか．先に紹介したように，主観的年齢が低い人は，高い人に

比べて健康状態がよく士気（やる気）が高く，心身ともによい状態にある．このように，主観的年齢は個人の心身の健康と強い関係にある．たとえば水上[6]は，自分自身の健康状態に対する主観的判断（主観的健康感）と老いの自覚の間に関連があることを報告している．主観的年齢は個人の老化の具合を反映しているのかもしれない．実際に高齢者を対象に行った13年間の追跡調査では，主観的年齢がその後の死亡と関係することが報告されている[7]．彼らは調査の初年度に主観的健康感，病気の数，認知機能やうつ傾向とともに，精神的な側面および身体的な側面に対する主観的年齢を尋ねた．尋ねた方法は，暦年齢よりも自分が若いと感じるか，老いていると感じるかであった．まず初年度の段階で主観的年齢の評価は主観的健康感，病気の数，認知機能やうつ傾向と関連しており，老いていると回答したものほど状態が悪かった．このことから主観的年齢の知覚には個人のさまざまな状況が影響することが確認された．次に初年度の主観的年齢の報告とその後の死亡との関連を調べた結果，老いていると答えた群では他の群よりも13年間の調査期間における死亡者の割合が高かった．この影響は，教育歴などの他の要因を考慮した場合でも同様に観察され，精神的側面よりも身体的側面の年齢評価で傾向が強かった．この結果は主観的年齢が暦年齢よりも信頼できる老化の指標になりえることを示している．暦年齢が誕生の瞬間からの絶対的な時間経過であるに対して，主観的年齢は自らの心身の加齢の進行度合いに対する相対的な時間の認識といえるだろう． ［権藤恭之］

■文献

1) Barak B, Stern B：Subjective age correlates：A research note. Gerontologist 26(5)：571-578, 1986.
2) 佐藤眞一，下仲順子，中里克治，河合千恵子：年齢アイデンティティのコホート差，性差，およびその規定要因：生涯発達の視点から．発達心理学研究 8(2)：88-97, 1997.
3) Muscarella F, Cunningham M：The evolutionary significance and social perception of male pattern baldness and facial hair. Ethology and Sociobiology 17：99-117, 1996.
4) Rexbye H, et al：Hair loss among elderly men：Etiology and impact on perceived age. J Gerontol A Biol Sci Med Sci 60(8)：1077-1082, 2005.
5) Tsuboi S, et al：The factors related to age awareness among middle-aged and elderly Japanese. J Epidemiol 10(1 Suppl)：S56-62, 2000.
6) 水上喜美子：高齢者の主観的健康感と老いの自覚との関連性に関する検討．老年社会科学 27(1)：5-16, 2005.
7) Uotinen V, et al：Perceived age as a predictor of old age mortality：A 13-year prospective study. Age Ageing 34(4)：368-372, 2005.

1.3 東洋医学（漢方）からみた身体の年齢

A. 幼小児〜青年・成人

　小児は胎生期から成人に至るまで，体格，知能が絶え間なく成長する．小児の生理，病理，保健養育，疾病予防などに関して年齢を考慮した対応が必要である．このような点からも小児期をある程度区別することが重要である．本項では，まず，漢方医学の基礎理論である陰陽論，五臓の考え方，さらに小児の特徴について概略を紹介したうえで，漢方医学からみた身体の年齢について述べる．

a. 陰陽論と五臓
1）陰陽論

　陰陽論は中国の古代から中世にかけて支配した自然哲学思想の基本で，現代の科学思想とは相反するところがある．しかし，この陰陽思想なしには漢方医学の根本を理解することはできない．

　陰陽は互いに対立した性質をもち，人体，自然界のすべてのものは陰と陽の対立する属性をもった2つの要素に分けられる．陰陽のおのおのはさらに陰陽に分けられる．生理あるいは病態をとらえる場合に用いられる気血水を例にとると，気は陽であり，血水は陰である．気に対して血水は陰であるが，血水でみると血は陽，水は陰となるのである．また，陰陽は互いに相手を育てる，あるいは相手に依存する関係にもあり，この世のものは対立する陰陽が協力しあって存在しているといえる．陰陽は必ず交流していなければならない．この関係が崩れると病が起こると考えている．陰陽はシーソーのような相対関係をとることが多く，陰が盛んだと陽が病み，陽虚陰盛となり，逆に陽が盛んだと陰が病み，陽盛陰虚となる．そして，陰陽は役割の交替を繰り返しながら，極限において陰は陽に，陽は陰に変化する．

2）五臓

　漢方でいう五臓は西洋医学とかなり異なるところがある．

　腎は，両親から受け継いだもので，完成された真気の元になる先天の気，血の元になる腎精などを元にして成長，発育，生殖をつかさどり，骨，歯牙を形成維持し，心から受けた熱とともに水を温め，全身に供給する形で水分代謝を調節し，肺で完成された真気を取り込んで，吸気機能を安定させて呼吸機能を維持し，精神機能を保持する機能単位である．

　脾は，消化吸収により後天的な気血水の元である水穀の気および水穀の精微を生成し，これら水穀の気，水穀の精微と先天の気および腎での血水の元である腎精，腎陰を肝と協力して肺へ升提させることで気血の生成，気血水の散布を仲介し，血流をなめらかにし，筋の形成と維持を行う機能単位である．

　肺は，呼吸により，大気中にある後天の気で酸素に相当する清気を摂取し，升提された腎からの先天の気，脾からの水穀の気と清気を合体させ真気という完成された気とし，全身に散布させ，升提された腎精，水穀の精微と清気を合体させ血を生成し，皮膚の機能を制御し，その防衛力を保持する機能単位である．

　肝は，脾の升提作用を補助するなど，気血水を滞りなく全身に巡らせて，新陳代謝を行い，精神活動を調節し，血を貯臓して全身に栄養を供給し，筋緊張を維持する機能単位である．

　心は，すべての臓腑の機能を統括し，一方

で，特に腎に熱を供給する換わりに腎から水を補給され，意識レベルを保ち，覚醒，睡眠のリズムを調整し，血を循環させる機能単位である．

b. 漢方医学からみた小児の特徴
1) 生理的特徴

稚陰稚陽（ちいんちよう）：陰陽ともに，発育過程であり成人のように完成された状態ではないことを指す．陰陽の絶対量が安定している成人と異なり，成長に伴い陰陽がそれぞれ量的に増大しながら変動していく小児は陰陽を安定させることが難しいということである．これは不安定というマイナスの意味でもあり，病的状態において陰陽が素早く変動し，健全な状態に移行させることもできるというプラスの意味にもなる．

形気未充（けいきみじゅう）：形（人体を形成する有形のもの，気血水の血水を含む）と気（気血水の気）が発展途上にある．『黄帝内経霊枢』（紀元前500〜200年ころ）逆順肥痩篇に「嬰児なる者は，其の肉脆（もろ）く，血少なく，気弱し」とある．

臓腑嬌嫩（ぞうふきょうどん）：臓腑の機能が未熟である．『諸病源候論』（びょうげんこうろん）（610年）養小児候に「小児は臓腑の気軟弱なり」，『小児薬証直訣（しょうにやくしょうちょくけつ）』（1119年）変蒸（へんじょう）に「五臓六腑，成りて未だ全ならず，中略，全にして未だ壮ならず」，『小児病源方論』（1253年）養子十法に「小児，一周の内，皮毛，肌肉，筋骨，脳髄，五臓六腑，営衛，気血，皆未だ堅固ならず」，『育嬰家秘（いくえいかひ）』（1549年）発微賦（はつびふ）に「血気未だ充たず，中略，腸胃脆弱，中略，神気怯弱なり」と記載されている．

腎常虚：腎は常に虚す．これは『育嬰家秘（いくえいかひ）』五臓証治総論にみられる．成長のために腎気が旺盛に活動するため，結果として相対的に虚した状態である．もともと腎虚の状態にあるわけではない．

脾常不足：脾は常に不足す．これも『育嬰家秘（いくえいかひ）』五臓証治総論にみられる．完成された体のため消耗分のみ補充すればよい成人と異なり，

小児ではさらに成長のため水穀の気，水穀の精微を増産しなければならない．このため，水穀の気，水穀の精微が蓄えとならない．

肺嬌嫩：肺は嬌嫩．肺機能が未熟である．肺そのものばかりでなく，皮膚の防御機構も成人と比べ粗雑であるため，多汗，盗汗，易感冒，皮膚疾患を生じやすい．

肝常有余：肝は常に余り有り．これは『丹渓心法（たんけいしんぽう）』（1481年）にみられる．成長，発達のために，陽気を十分に発揚させることが重要である．このため，肝気の勢いは過剰な状態で，抑制不能な活発さ，感情変化の激しさなどが認められる．

心為火為熱：心は火と為し熱と為す．体全体を活発化させるために，機能亢進状態になっている．

生機蓬勃（しょうきほうぼつ），発育迅速（はついくじんそく）：力強く体格的に早くかつ速く成長する．

純陽（じゅんよう）：3つの意味がある．1に，陽気が発散せず，十分に保存されている．小児は成長過程にあり，十分に保持されている陽気が成長発達に利用されることを意味する．これは，生機蓬勃（しょうきほうぼつ），発育迅速（はついくじんそく）の考え方を支持するものである．『顱顖経（ろしんけい）』（唐宋時代）脈法に「凡そ孩子（おやこ）三歳以下は，純陽と為すと呼び，元気未だ散ぜず」とある．2に，腎気が不足し，腎の陰の精気である陰精を意味する天癸（てんき）が至らない．すなわち，陽気が盛んという見方ではなく，陰精の不足から捉えた考え方である．『馮氏錦嚢秘録（ひょうしきんのうひろく）』（1702年）に「天癸なる者は陰気なり．陰気未だ至らざるが故に純陽と曰う．原に陽気有余の論を謂うに非ず」とある．3に，抗病反応として熱が旺盛で陽的な状態をいう．『劉河間医学六書（りゅうかかんいがくりくしょ）』（1300年代後半）小児論に「大概，小児の病む者は，純陽にして，熱多く冷少なきなり」，『医学正伝（いがくせいでん）』（1515年）急慢驚風に「夫れ小児八歳以前は純陽と曰う．蓋（けだ）し其の真水未だ旺ならず，心火已に炎す」とある．

2）病態生理的特徴

発病容易：疾患に対する抵抗力が弱く，発病しやすい．これは『医学三字経』（1840年）小児にみられる．

伝変迅速：病気が変化，重症化しやすい．これは『温病条辨解児難』（1811年）にみられる．

易寒易熱，易虚易実：発病すると，寒にも熱にも変化しやすい．また，病邪は容易に実し，正気が容易に虚する．これは，『小児薬証直訣』原序にみられる．

臓気清霊，易趨康復：臓器は清く，疾患に敏感である．しかし，適切な治療により早期に治癒する．これは『景岳全書』（1624年）小児則にみられる．

c. 漢方医学からみた小児の年齢

1）年齢区分の記載

年齢区分について最も古い記載は，『黄帝内経素問』（紀元前500～200年ころ）の上古天真論にみられる．すなわち，「女子は七歳にして，腎気盛し，歯更り髪長ず．二七にして天癸至り，任脈通じ，太衝の脈盛し，月事時を以て下る．故に子有り．三七にして腎気平均す．故に真牙生じて長極まる」，「丈夫は八歳にして腎気実し，髪長じ歯更る．二八にして腎気盛し，天癸至り，精気溢写し，陰陽和す．故に能く子有り．三八にして腎気平均し，筋骨勁強たり．故に真牙生じて長極まる」である．これを現代語で解釈すると「女子は7歳になると，腎気が充たされだし，歯が抜け変わり，毛髪も長くなってくる．14歳になると，腎の陰精である天癸が発育・成熟し，経絡中の奇経八脈の1つで女子では子宮と密接な関係にある任脈がのびやかに通じ，腎脈と奇経八脈の1つで，任脈と同様に女子では子宮と密接な関係にある衝脈が合して盛大となった太衝の脈が旺盛になって，月経が時に応じて巡ってくる．このため子どもを産むことができる．21歳になると，腎気が充満し，智歯（親知らず）が成長して，身長も伸びきる」，「男子は8歳になると，腎気が充実し始め，毛髪も長くなり歯が生え変わる．16歳になると，腎気が旺盛になり天癸は発育・充実し，精気が充満し，射精することができるようになり，男女和合して子を産むことができる．24歳になると，腎気が充実し，筋骨もしっかりする．このため，智歯が成長し，身長も伸びきる」となる．この分類は腎気の充実度，性別による違い，年齢による発達の違いを根底にしたものである．これ以後，小児の年齢分類がしだいに詳細になる．『備急千金要方』（652年）には「以て十六歳以内は少と為し，六歳以内は小と為す」とある．『小児衛生総微論方』（1156年）大小論において明確に小児科の範囲を規定している．すなわち，「当に十四以下を以て小児の治と為すべし」とある．『幼科発揮』（1549年）病源論には「将に児童を三期に分かつべし．初生は嬰児と曰い，三歳は小児と曰い，十歳は童子と曰う」．『寿世保元』（1615年）児科総論での分類はさらに詳細になっている．すなわち，「夫れ小児，半周両歳は嬰児と為し，三四歳は孩子と為し，五六歳は小児と為し，七八歳は齠齔と為し，九歳は童子と為し，十歳は稚子と為す」とある．そして，歴代の小児科に関する著書の多くは，成長・発達について胎児期から記述を始めている．胎児期が人生の最初の段階という認識であったことは重要で意味深いことである．

2）現在の分類

現在では以下のように分類している．

①胎児期：『周易』（紀元前500～400年ころ）繋辞に，「天地氤氳して，万物化醇し，男女精を媾せて，万物化生す」とある．これは，自然界の天地陰陽の化生的一側面を示している．そして，男女の生殖の精が相合することにより始まる，一個の新たな生命が生じたことを胎児期が開始したこととして認識していた．胎児は母体の中に寄生し，その母と同じ脈を相承

1.3 東洋医学（漢方）からみた身体の年齢

表1 北斉の徐之才による胎芽，胎児期のとらえ方

妊娠月	胎芽，胎児の発育
第1月	「始胚と名づく」「陰陽新たに合して胎を為す」
第2月	「始膏と名づく」「始めて陰陽経に踞る」「是胎始めて結すと謂う」
第3月	「定形を為す」「始胎と名づく」「此の時に当たり，未だ定儀有らず」
第4月	「離経と為す」「始めて水精を受け，以て血脈を成す」「児の六腑順に成す」
第5月	「始めて火精を受け，以て其の気を成す」「耳の四肢成り，毛髪初めて生ず」「胎動き常の処無し」
第6月	「始めて金精を受け，以て其の筋を成す」「児の口耳皆成す」「是腠理を変じて筋を紐うと謂う」
第7月	「始めて木精を受け，以て其の骨を成す」「児の皮毛已に成す」
第8月	「始めて土精を受け，以て肤革を成す」「児の九竅皆成す」
第9月	「始めて石精を受け，以て皮毛，六腑百節を成し，備えに畢りあらざる莫し」「児の脈続縷として皆成る」
第10月	「五臓倶に備わり，六腑斉て通じ，天地の気を丹田に納む．関節をして人神皆備わり使むるが故に，時を俟ちて生ず」

し，母体の気血を供養して，子宮の中で成長する．胎児期は生命の始まりであり，生命の基である．いわゆる，先天的な素質である天性は父母の体質の強弱，遺伝的素質の影響を受け，また，胎児期の栄養状態，環境条件によって決定される．『格致余論』（1347年）慈幼論において「児の胎に在るは，母と同体なり．熱を得れば則ち倶に熱し，寒を得れば則ち倶に寒し，病めば則ち倶に病み，安ければ則ち倶に安し」とある．つまり，妊婦と胎児の間の生理，病理には広範な密接関係が存在することを説明している．また，北斉の時代（570年ころ）に徐之才がすでに胎芽，胎児について詳細な記載を遺している（表1）．

②新生児期（分娩後から生後28日まで）：この時期に小児は母の腹から離れ，一人独立して生存を開始する．五臓六腑は成り立っていても完全ではなく，体は柔軟で，各臓器の機能は均等に成熟していくわけではなく，外界の環境に適応する能力，病気に対抗する能力は弱い．出生後，さまざまな損傷，外因，内因，さらに栄養状態の不良などは，新生児期に各種疾患を引き起こす．新生児は容易に病気を発症し，その病気は容易に悪化するため，発病率，死亡率は比較的高い．先天不足の胎児期を過ごした場合には，発病率は最も高く，死亡率もはなはだしい．

③嬰児期あるいは乳児期（生後1か月から1歳まで）：この時期の小児の発育はすさまじい．1年間に体重は3倍に，身長は1.5倍になる．この時期は小児の臓腑が嬌嫩であることを示している．体の迅速な成長のために栄養物質を大量に必要として，脾胃が未充で，運化力が弱く，乳児食の消化吸収，転輸する能力が相対的に不足する．これに加えて家族の栄養に関する知識不足や栄養管理が不適当な場合には，嬰児の下痢，積滞，腹痛，嘔吐など，脾胃の病変の発症が高くなる．同時に嬰児は肺嬌嫩で，衛外がいまだ固まらない状態である．すなわち，体表の病邪を跳ね返す力が弱いことを意味する．風日にさらされ，体質を強くし，気候変化に順応する能力を高めなければ，容易に感冒，咳嗽，肺炎などを発症する．母体の獲得免疫は漸次減少し，予防接種をしなければ伝染病の発症が増加する．嬰児の栄養状態が不良なら重病，久病となり正気を損傷しやすくなる．疳証が長く続くと発育に悪影響があり，注意が必要である．

④幼児期（1歳から3歳まで）：幼児期の発育は乳児期より緩やかとなる．この時期，小児は外界環境により適応し，活動範囲も拡大してくるが，一方で外邪に感受する機会も増加する．断乳後，適切な栄養状態でなく，小児の脾胃が飲食にうまく順応しないと，肺病，脾胃の

病気を発症することが多い．虚弱児では発症を繰り返すことが多い．断乳後の栄養状態に注意し，食習慣，生活習慣を良好にしていると，体調を整えることが容易となり，活動と鍛錬を増加すれば，成長も良好となる．体質虚弱児でも，飲食をうまく通過させ，薬物を使用し，鍛錬し，不足偏りを調和させれば，発病を減少させることができる．この時期の幼児発達の特点をふまえ，早期教育を進行させることが大切である．

⑤学童前期（3歳から5歳まで）：学童前期には体格成長は緩やかである．心理変化は比較的突出しており，表現することに非常な好奇心をもち，理解と模倣する能力は増強する．保護者と教師はこの時期の知能発育を理解し，学前教育を進めることが重要である．遊戯などもうまく取捨選択して用いることにより見識，理解，思惟能力を高めることができる．この時期に学校教育の基礎を作ることになる．同時に道徳教育にも取り組む必要がある．保護者は児を愛護する必要があるが，甘やかして育てることはよくない．張子和（ちょうしか）（1156年ころ～1228年ころ）は「小児を過剰に愛することは反って小児を害することになる」と述べている．小児の抗病能力も高まり，肺脾胃の病気は相対的に減少する．ただ，活動範囲が拡大する一方で，生活経験が乏しいため，容易に事故に遭遇する．安全教育が大切である．

⑥学童期（6歳から12歳まで）：学童期は乳歯が抜け，永久歯が生える時期である．この時期，小学校に入学し，正規の文化教育を開始することになる．まだまだ遊びの気持ちが強い時期であるが，多くは正規の学習生活に適応できる．論理的思惟的能力が備わり，文化科学的知識が非常に増加し，記憶力も良好となる．いわゆる「幼学如漆」の時期である．道徳教育にも力を入れる必要がある．嬰児幼児期の疾患はこの時期には減少し，腎病を含めた総合的な疾患がみられる．

⑦青春期（女性では12～18歳，男性では12～20歳）：青春期は児童から成人に至る過渡期である．特に女性の14歳，男性の16歳ころ前後の時期を指す．この時期の特徴は腎気が盛んで，天癸に至り，性発育が起こり，しだいに成熟していくことである．この時期の初期には発育が盛んで，後緩やかになる．一般に青春期発来は女児のほうが早い．以前は14歳以下を児童，15歳以上を成人としていたが，実際には青春期の発来時期は児童の個体差により大きく異なる．この時期には各器官は十分成熟し，体力，知識，技能，適応能力，抗病能力は成人に近似している．疾患も成人に類似しているが，心理失調，甲状腺疾患，月経不調の発症が多い．

［西村　甲］

■文献
1) 広瀬滋之：疾患と漢方 16．小児．日本東洋医学会学術教育委員会編，入門漢方医学，pp 241-244，南江堂，東京，2002．
2) 西村　甲：漢方医学概論．浜松赤十字病医誌 2：4-32，2001．
3) 西村　甲：小児科漢方―日常診療における具体的治療―．慶應医学 81：263-270，2004．
4) 西村　甲，渡邉賢治：小児の漢方療法 III．疾患各論　母子同服．小児科診療 67：1514-1518，2004．
5) 金子　靖，鈴木成尚，西村　甲：日中伝統医学における新たな生理学・病態学構築の試み．慶應医学 84：41-54，2007．

B. 成人～老年

伝統医学である漢方には長い臨床経験を重ねてきた独特の身体観，健康観がある．これらはあくまで治療上の実用性のために確立されたものであり，必ずしも厳密な解剖学上の裏づけがあるわけではない．しかし，おおむね西洋医学の概念と矛盾するものではない．漢方でもヒトの加齢を，思春期（初潮），性成熟期（妊娠・出産），更年期（閉経），高齢期に大別（カッコ内は女性）して考えていた．

a. 古典にみる加齢の考え方

漢方の原典の1つである『黄帝内経』には，成熟と加齢に関して2種類の記述がみられる[1]．『上古天真論』には男女別の加齢についての記載がある（表1）．まず，女性の体は7年を節目にして変化すると書かれている．女性の場合，7歳（数え）で腎気（ホルモン，内分泌系）が始動するとしている．14歳で月経が始まる．21歳から28歳までに内分泌系の働きがピークに達する．35歳になると，やつれ始め，42歳になると，髪が白くなり始める．49歳で月経が止まり，生殖機能が働かなくなる．

女性ホルモンなどの知識がまったくなかった時代でも，昔の人は女性のライフサイクルを経験的に正確に把握していたのである．ちなみに儒教の男女7歳にして席を同じうせずというのはこれを根拠の1つとしている．

一方，男性の身体は8年を節目として変化すると書かれている．8歳（数え）になると腎気（ホルモン，内分泌系）が始動する．16歳になると，内分泌系が活発になる．性交をもつことが可能となる．24歳から32歳までに内分泌系がピークに達する．40歳になると腎気は衰える．48歳になると顔はやつれ，髪やひげが白くなり始める．56歳になると肝気が衰える．勃起不能をきたすようになり，身体は柔軟性を失う．64歳になると，歯や髪はなくなる．

これらの記載は主として性的成熟過程を女性は7，男性は8の倍数で説明している．ヒトの成熟と加齢には法則性があることを説えている．

さらに同書霊枢の天年篇では加齢一般の原因と症状の変化について記述してある（表2）[2]．高齢者では，「五臓（内臓機能）はみな虚する」ために病邪に対する抵抗力と回復力は著しく低下する．そのために発病しやすく，病態も変化しやすくなる．症状は「五臓はみな虚す」ために多様な愁訴が発生し，複雑な病像を呈す．つまり五臓の衰えが老化を引き起こす原因と説く．この主要な原因は腎気の不足と脾胃の不摂生．すなわち遺伝的に受け継いだ機能と能力を消耗するようなことや飲食の不摂生によって起こる消化器官の機能低下が，老化を早める原因

表1　漢方からみたヒトの一生

女性の一生

7歳	女性ホルモン系の活動準備 歯が生え替わり，髪が伸びる
14歳	初潮があり，子どもを作れるようになる
21歳	身体の成熟・女盛り 永久歯がそろう
28歳	髪美しく，元気盛ん
35歳	顔形が衰え始め，髪も抜け始める
42歳	顔がやつれ，白髪が増加
49歳	閉経し，顔形も衰える 子どもが授からなくなる

男性の一生

8歳	男性ホルモンなどの活動準備 歯が生え替わり，髪が伸びる
16歳	精液を出すことができるようになり，子どもが作れるようになる
24歳	筋骨がっしりとし，永久歯がそろう
32歳	筋骨がいよいよ盛んになり，筋肉が豊かになる
40歳	髪や歯が抜けるようになる
48歳	顔がやつれ，髪やひげが白くなり始める
56歳	勃起不能をきたす
64歳	歯や髪がなくなる

表2 漢方からみた加齢の症状と原因

10歳	内臓の機能が整う．気血が全身をめぐり，よく動き回る
20歳	気血の運行が盛んになる．肉付きもよくなってくる．早く走れる
30歳	内臓の働きが安定して，身体が充実し，気血も充満してくる．ゆったりと歩く
40歳	内臓，経絡のすべてが完成し終わる．だんだんと機能が低下し始める．白髪と顔のしわが増える．肉体・精神ともに安定する．静かに座るのを好む
50歳	肝が衰え始める．胆汁の分泌も低下する．視力が低下してくる
60歳	心が衰え始まる．気血の運行も滞ってくる．精神力が弱まる．横になっているのを好む
70歳	脾が衰え始める．栄養が不十分となる．肌が乾燥してくる
80歳	肺が衰え始める．精神力衰えるので，つじつまの合わないことを言い出す
90歳	腎が衰える．生命の根本である精も腎とともに衰える
100歳	内臓がすべて尽きる．老衰状態となり命を終える

表3 体質からみた虚実

	実証（小児〜成人に多い）	虚証（術後や高齢者に多い）
愁訴	ほとんどない	多数あり，大げさ
体型	筋肉質，栄養状態良好	やせ型の下垂体質，栄養状態不良
皮膚	光沢・ハリあり，血色良好	光沢・ハリなし，血色不良
消化器症状	食欲旺盛，過食しても大丈夫，食べるのが速い，一食ぐらい抜いても平気	過食すると不快で，嘔吐，下痢しやすい，食べるのが遅い，空腹で脱力を覚える，冷たい飲食物で腹痛や下痢を起こす
環境変化	強い，冬でもあまり寒がらない	弱い，冬の寒さに弱い，冷え症
活動性	積極的で疲れにくい，スポーツ好む	消極的で疲れやすい
徹夜	翌日も大丈夫	できない
声	力強い	弱々しい

になると考えている．

b. 東洋医学にみる高齢者の疾患の病像

漢方では「人の上寿は100歳，中寿は80歳，下寿は60歳」といい，100歳を上寿すなわち天寿としている．ときに漢方では不老長寿を目指しているのではないかといわれることがある．不老長寿は中国の道教の流れを汲む考え方で，医学としての漢方ではあくまで健全に天寿を全うすることが目標である．漢方では老化の兆候を，①顔はやつれ，白髪が増える，髪が抜ける，②歯が抜ける，視力，聴力がなどの五感が衰える，③閉経する，ED（勃起不能）になる，④精神力が弱まる，健忘，激怒する，⑤飲食に味がない，⑥腰痛や関節痛，などが代表である[3]．

c. 漢方医学と身体の見方と加齢
1）「虚・実」

漢方医学では，身体をなるべく対応する2つの概念で表現しようとしてきた．代表的なものに虚実がある．バランスのとれた理想的な身体内部状況を中庸という．中庸からの偏った状態が虚実である．小児期には比較的実であるが，思春期以降各自の体質として固定してくる．若いときの中庸と老年期の中庸は異なる．年齢相応のバランスのとれた状態が真の健康であり，中庸である．この体質は遺伝的に想定される個人の反応性を総体として表現するものである（表3）．虚証と実証ともに病気に向かいつつある準備状態，すなわち未病の状態とみなす．中庸を保つ具体的方法として，漢方では養生をきわめて重要視してきた．食事，睡眠，労働を規

則的に1日24時間のなかで適正に配分して生活することが養生の基本である．漢方薬や鍼灸の治療は，中庸からの偏位が養生のみでは不可能な場合，内的な自然治癒機転と協力して健康状態が最も効率的に中庸に回帰するための手段と位置づけられる[4]．

2) 虚実と加齢

漢方で実証と判定される体質は，外部からの刺激に対して体の反応力が高く，自律神経系の活動力，カテコールアミン，内因性ステロイドの予備能も高いタイプである．そのため血圧が高く，脈も充実して強く触れる．顔色も赤く，ともすると便秘がちである．メタボリックシンドロームになるのは実証である．仕事上も無理が利き，徹夜も平気，社会活動には適している．実証の人は，自覚症状が少なく，いわば体の異常を感じるセンサーの感応が鈍い．病院へは滅多なことでは受診しない．しかし一度症状がでて，病院に行くと重篤になっていることがよくある．漢方では中年になっても外見上若々しくエネルギッシュに活動できる実証状態にあることは危険であると考える．突然の大病になることがある．若いころは実証であった体質も加齢とともに虚証にシフトする．

虚証は，食が細い・疲れやすい・体力も予備力がない・感染症に弱く低新陳代謝である．風邪をひきやすく，結核にも感染しやすい．虚証の愁訴は，眩暈がする，食欲がない，だるい，ふらつくといったつかみどころのないものである．西洋医学的には「問題なし」と判定されたり，不定愁訴とされたりする．虚証の老人には，強い薬を処方してはいけない．ともすると安定薬や睡眠薬が処方される傾向があるが，最初からこれらの薬を処方することは絶対に控えるべきである．薬や治療によって副作用などを起こしやすいからである．現代日本のように生活環境が整い食物が十分な条件では，虚証に対しては強力な医療の介入は必要最小限にしたほうがよい．漢方薬のようなマイルドな治療が必要である．虚証は実証より中庸に回帰しやすく，加齢も遅いことが多く，長寿である．

3)「気・血・水」と病態認識

高齢者の治療に役立つのが「気・血・水」の概念である．漢方では「気・血・水」の乱れが慢性疾患の原因になると考えられてきた．疾病状態に傾いている体をシステムの異常としてとらえる考え方で，西洋医学の神経，免疫，内分泌の相関に近い概念である．「気・血・水」の安定したバランスの保たれた状態によって，体内の臓器が正常に働き，心身の活動が営まれていると考えるのである．遺伝的背景のほかに不摂生や不養生が「気・血・水」を害するとされる（表4）．

「気」は「消化吸収機能と，摂食行動を含めてそれをつかさどる神経機能の総称」とみなすことができる．消化吸収機能と自律神経機能は

表4 「気・血・水」の特徴

	気（自律神経系）	血（内分泌と循環系）	水（生体防御系）
主なシステム	摂食意欲から消化吸収機能とそれをつかさどる神経系のシステムと機能の総称	循環器系や内分泌系のシステムと機能の総称	生体の防御機能にあずかるすべてのシステムとその機能の総称
機能	生命活動のエネルギー源で，自律神経系を介してすべての臓器に影響を及ぼす	血管など，血液とホルモンで生体を調節する	皮膚，粘膜，リンパ液，免疫担当細胞を含めた免疫機能
主な症状	食欲不振，易疲労，無気力，不眠，精神不安，過呼吸，抑うつ	月経障害，下腹部痛，循環障害，肌荒れ，色素沈着，皮下出血	浮腫，口渇，頭痛，めまい，関節痛，冷え，鼻汁，痰，排尿異常

生体の最も基礎的要素で，生命活動の土台となり，体内のすべての器官や組織に影響を及ぼす．

「気」の次に重要なのは，生体を防御する機能である．細菌などの外的からの防御機能な生態に欠かせず，これらがしっかりしていないと生存できない．「水」はこの生体防御機能に関与するものといえる．栄養も満たされ，生命が維持されれば，次にはその生命の内部環境をより快適なものにしなければならない．生命内部の調整系にかかわるのが「血」である．「血」は血液・ホルモン成分などを含めた体液の総称である．「血」の働きによって「気」や「水」の機能を統合し，体内でさまざまに微調整して生命の状態をよりよくするもので，「循環器（心臓・血管系）や内分泌系の機能の総称」とみなすことができる．

4）「気・血・水」の乱れと加齢

気は，先天の気と後天の気に分けられる．先天の気は遺伝的に規定される生命力で加齢により枯渇する（図1）．一方，食物から生成される気を後天の気という（図1）．胃腸の機能が弱いと栄養を十分に消化吸収できないので気虚になりやすい．後天の気を高めるためには，胃腸の機能を高める薬を用いる．治療手段としては後天の気を増やすことに主眼をおくことが多い．先天の気を増やすには八味地黄丸が，後天の気を刺激するには人参湯と小建中湯などが用いられる．

「気」が減少すると，消化吸収の能力が低下して栄養素が全身に十分いかなくなるため，精神活動を含めて人間としてのあらゆる生命活動性が低下してしまう．高齢者に最も多くみられる症状である．「だるい・疲れやすい・食欲がない・感冒をひきやすい」といった症状が現れる．

気が乱れると NUD（non-ulcer dyspepsia）様消化器症状，不眠などの精神神経疾患が出現する．睡眠導入薬，安定薬の副作用としてもたらされる．

「血」が体内で停滞，偏在することを「瘀血」という．高齢者にみられる動脈硬化や高脂血症その他の血管や血液の異常などがある．

「水」が停滞したり偏在したりする状態を「水毒」と呼ぶ．これは「浮腫（むくみ）」や「アレルギー」の状態である．補液や抗がん剤の治療中に水毒状態がもたらされる．さらに，乳がんの手術後，リンパ節癒着のためによって生じるリンパ浮腫も「水毒」と考えられる．

5）「五臓六腑」の機能と加齢

五臓は肝・心・脾・肺・腎などの実質臓器をいい，六腑とは胆・小腸・大腸・胃・膀胱・三焦の中空性器官をいう．臓腑はもともと倉庫という意味からきている．

各臓腑は解剖学的に内臓に対応するものではなく，機能と対応してつけられている．心身一如の考え方である．近代解剖学名の多くが五臓六腑から仮借したため，かえって混乱してしまった．たとえば腎は腎機能そのものではなく，泌尿生殖系と内分泌系の臓器とその構造と機能全体を指す．腎虚の症状としては，易疲労，頻尿，排尿困難，性欲低下，腰痛，視力低下，難聴，冷え，物忘れなどがある．これらの症状は一般的には老化を現す現象であるが，加齢による性ホルモンの生理的減少と深く結びついている．若～中年者でも腎虚の場合がある．若～中年者の腎虚とは暦年齢に比べ実年齢が著しく高い状態と考えられる．

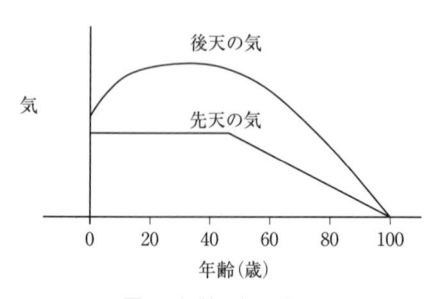

図1 加齢と気の変化

表5 高齢者の全身状態改善に処方される漢方薬

目的	適応症	主な生薬と処方
中枢神経を活性化して，高次精神機能を高める	認知症	釣藤鈎が配合されている薬：抑肝散，釣藤散
嚥下反射を高め，肺炎を防止する	誤嚥の防止	半夏が配合されている薬：半夏厚朴湯，柴朴湯
生きる意欲を刺激し，消化吸収機能を高める	慢性胃腸障害	人参が配合された薬：六君子湯，補中益気湯
代謝機能を高め，疾病を緩和する	慢性関節炎	桂枝・附子・麻黄が配合された薬：八味地黄丸，大防風湯
呼吸器系，粘膜皮膚のバリアを強化する	感冒の防止	麦門冬が配合された薬：滋陰降火湯，竹筎温胆湯
排泄機能を高めることにより，全身の調整を目指す	便秘症	大黄・麻子仁が配合された薬：潤腸湯，麻子仁丸
循環を調節し，組織を活性化する	動脈硬化症	黄耆が配合された薬：防己黄耆湯，七物降下湯

d. 高齢者と健康管理

高齢者の愁訴は多様であり，その１つ１つの原因を特定できないことが多くある．たとえ特定できても，加齢による臓器の予備能の低下，代謝機能の衰えに由来する場合，従来の西洋医学的アプローチ一辺倒では限界に突き当たってしまう．一方，漢方には，局所に関する愁訴であっても常に全身の不調和に由来するものと認識し，全身の調整を行い，それに通じて愁訴を改善するという基本的治療理念とそれに対応する治療学がある．そのため，高齢者の健康管理に漢方薬による治療は適している．

まず，漢方治療は医療文化的に高齢者に受け入れられやすい．また，高齢者は全体として虚証に偏っているので，愁訴によって漢方薬を使い分けることが容易である．さらに高齢者は疾病の診断や治療よりも，体調の安定を求めている．

治療の進め方としては器質的異常が少なく，加齢による機能的失調や愁訴であることを確認する．漢方治療は特に西洋医学で副作用が生じやすい場合が適応であり，西洋薬剤の減量ができる．高齢者へ応用される漢方薬は，いずれも胃腸への負担が少なく，全身状態を改善しながら，個々の疾患，病態にも対応できるよう設計されている[6]．単剤で多くの愁訴，症候に対応でき，しかも長期にわたる治療ができる．鍼灸治療も胃腸への負担が少ないので，試みる価値がある．その結果，体調が安定して感冒，インフルエンザなどへの抵抗力がつき，高齢者のQOL，健康度が高まる（表5）．

本編ではふれなかったこの他の漢方には，「陰・陽」「表・裏」「経絡と経穴（ツボ）」など西洋医学にはない多くのユニークな加齢に関係をする身体の見方がある．これらの病態概念は治療に実際に応用できるところに特徴がある．老化の理解，研究に活用すべきものであると考えられる．

［丁　宗鐵］

■文献
1) 小曽戸丈夫，浜田善利：意訳黄帝内経素問，築地書館，東京，1971．
2) 池田政一：霊枢ハンドブック，医道の日本社，横浜，1985．
3) 李　聡甫編（池上正治訳）：中国老年医学，エンタープライズ，東京，1991．
4) 丁　宗鐵，佐竹元吉：漢方相談ガイド，南山堂，東京，2005．
5) 丁　宗鐵，長谷川弥人，大塚恭男：臨床医のための漢方治療指針，pp 1-95，メジカルビュー，東京，1999．
6) 丁　宗鐵：漢方製剤の使い方　今日の治療指針，pp 1209-1249，医学書院，東京，2006．

2. 造血器・リンパ系

2.1 骨髄・血液

a. 血液の加齢による変化

血液は，細胞成分と液性成分よりなる．細胞成分には，赤血球，白血球，血小板の3種類があり，液性成分は血漿と呼ばれる．血液の老化は，これらすべてにわたってみられることが考えられるが，本項では特に細胞成分に注目する．

血液の細胞成分のうち，加齢による変化が最も明らかにされているのは赤血球である．すなわち，赤血球は加齢とともにその量が少しずつ減少することが知られている（図1）．赤血球の減少のことを，一般に貧血と呼ぶ．貧血は何らかの病気によってもたらされるのが大半である．しかし，高齢者において特に原因となる病気を指摘できない軽度の貧血を認める場合，それを"老人性貧血"と呼ぶことがある．老人性貧血とは，加齢による赤血球の減少が比較的高度に現れている個体をみているものかもしれない．

白血球と血小板については，その数が加齢により多くなったり少なくなったりすることは一般にないと考えられている．

b. 加齢により貧血が起きる仕組み

赤血球の減少すなわち貧血が起きる仕組みには，①赤血球を作る材料の不足，②赤血球を作る臓器―骨髄―の機能低下，③赤血球の産生を促す因子の変化，④赤血球の破壊の亢進が考えられる．これらをもたらすさまざまな病気が存在するが，加齢もこの4つの仕組みに影響を与えている．

1) 赤血球を作る材料の不足

赤血球の中にあり，酸素の運搬に関与するヘモグロビンという蛋白は鉄を含む．鉄は赤血球の重要な材料であり，体内の鉄の量は赤血球の産生を左右する．加齢に伴い鉄の腸管からの吸収が低下するなどの理由により，体内の鉄の総量は低下するといわれている．

赤血球の産生には，ビタミンB_{12}や葉酸も必須であるが，高齢者の一部ではこれらの血中濃度が減少している．

2) 骨髄の機能低下

骨髄は，骨の表面に近い部分（皮質）の内側（髄質）にある空間である．ここには，血液の細胞成分の産生（造血）に必要な特殊な細胞が存在している．骨髄は造血の役目を担った1つの臓器と考えられ，この事実を説明するために骨髄は"血液の工場"であるとたとえられる．

血液の工場である骨髄は，造血を担う特殊な細胞に満ちた細胞髄の部分と，脂肪細胞が占める脂肪髄の部分に分けられる．細胞髄は見た目に赤いことから赤色髄と，また脂肪髄は見た目に黄色いことから黄色髄とも呼ばれ，両者が混在している骨髄は混合髄と表現される（図2）．

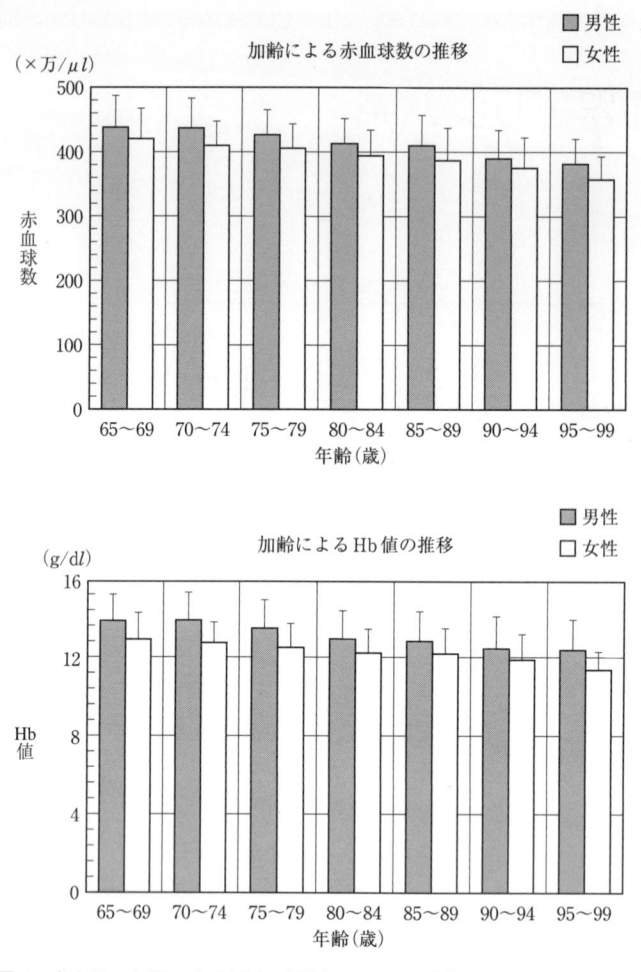

図1 赤血球の加齢による減少（髙崎ほか, 1997）[1]
赤血球数，ヘモグロビン濃度ともに加齢による減少の傾向がみられる．

骨髄の中に存在する細胞の数は加齢とともに減少するが，これは造血の中心となる細胞髄が減少して，脂肪髄に置き換えられていくことによる．この変化はいずれの骨の骨髄でも生じるが，その程度はそれぞれの骨で差がある．細胞髄の減少と脂肪髄の増加は，長管骨に最も早く起こり，一方体幹部の骨では高齢になっても細胞髄が比較的保たれる（図3）．骨髄中の細胞数は，腸骨稜で調べると，30歳までに生下時の約50％に減少し，それ以後65歳までは変化に乏しいが，65歳以上では約30％に減少する．これは細胞髄の減少と脂肪髄の増加によるものと考えられる．

細胞髄は，造血のための特別な場所である．そこには造血微小環境と呼ばれる空間が用意され，造血幹細胞が存在する．造血幹細胞は，自己複製能と血球への分化能を兼ね備えた特殊な細胞である．造血微小環境では，ストローマ（間質）細胞が，造血幹細胞の世話をすることにより造血が営まれていると考えられている（図4）．

加齢により，造血幹細胞や造血微小環境に量的あるいは質的な変化が起こり，造血能が変化することがわかってきた．生理的な条件では，

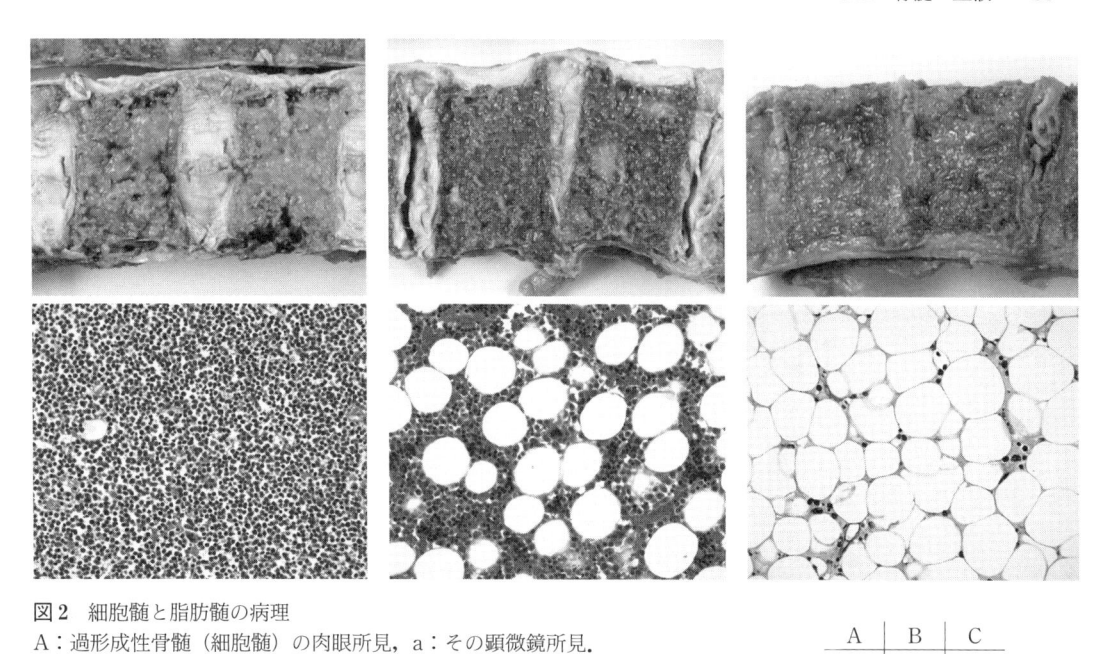

図2 細胞髄と脂肪髄の病理
A：過形成性骨髄（細胞髄）の肉眼所見，a：その顕微鏡所見．
B：正形成性骨髄（混合髄）の肉眼所見，b：その顕微鏡所見．
C：低形成性骨髄（脂肪髄）の肉眼所見，c：その顕微鏡所見．
図に示したそれぞれの骨髄は，若年者，中年，高齢者由来ではない．本文に述べた，過形成性の細胞髄（赤色髄），正形成性の混合髄，低形成性の脂肪髄（黄色髄）のイメージをつかむのに適当な画像として参考にされたい．

A	B	C
a	b	c

高齢者の造血能の変化は目立たない．しかし，抗癌剤の投与や放射線の照射など造血へのストレスがかかった場合，高齢者では骨髄の造血能に若年者にはみられない低下が起こる．

以上述べてきたように，①造血の場としての細胞髄の量的な減少，②幹細胞や造血の微小環境の加齢に伴う変化による質的な変化は，重要な加齢変化と考えられる．

3）造血を促す因子の変化

各血球ごとの造血を，特異的に促す物質が存在する（図5）．赤血球の造血は，腎臓で産生されるエリスロポエチンにより刺激される．白血球の造血は，免疫系細胞（単球やリンパ球）が産生する各種のコロニー刺激因子やインターロイキンにより調節を受ける．血小板は，肝臓で産生されるトロンボポエチンにより刺激される．高齢者において，これらの造血因子の産生にどのような変化が起きるのかは定かではないが，腎臓や肝臓の臓器不全に伴いその産生が影響を受けることが指摘されている．

4）赤血球の破壊の亢進

赤血球は一定の寿命の後，脾臓などで壊される．高齢者の赤血球の寿命は，若年者のそれよりも短い．その原因の1つは，赤血球膜の脂質の変化によるという．赤血球膜の主な成分は脂質なのだが，高齢者の赤血球膜の脂質に若年者と比較して変化が生じ，そのために赤血球が自由に形を変えることができなくなり，脾臓の狭い毛細血管腔をすり抜けるときに破壊されやすくなっていると考えられている．

c. 骨髄の性状と機能を探る

骨髄は造血を営む1つの臓器であることを説明してきた．その骨髄の性状や機能を，視覚的にとらえることのできる検査があるので紹介する．核磁気共鳴（MR）検査では，T1強調画像という撮影条件で骨髄を観察すると，加齢とともに細胞髄が減少し脂肪髄が増加することが

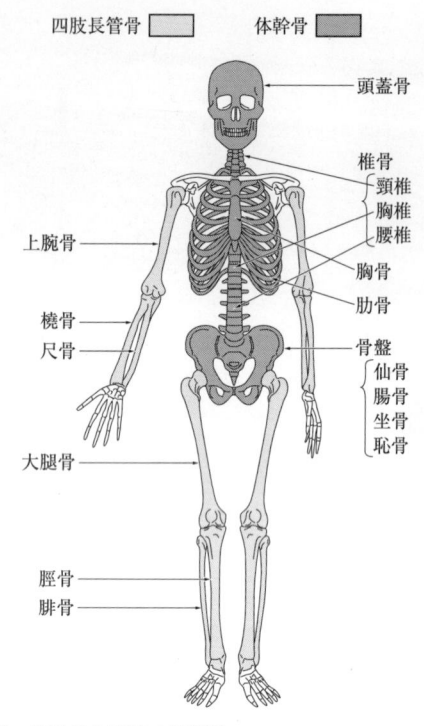

図3 体幹骨と四肢の長管骨
四肢の腸管骨では，加齢とともに細胞髄の減少と脂肪髄の増加が進み，一方体幹部の骨では高齢になっても細胞髄が比較的保たれる．

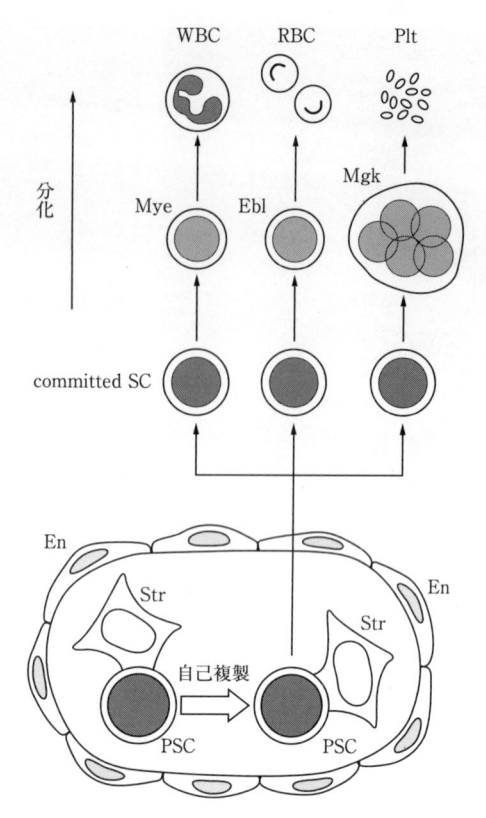

図4 骨髄における造血の様子（造血微小環境と造血幹細胞の模式図）
PSC：多能性造血幹細胞，Str：ストローマ（間質）細胞，En：血管の内皮細胞，committed SC：白血球，赤血球，血小板それぞれへの分化傾向を遂げた造血幹細胞，Mye：骨髄球，Ebl：赤芽球，Mgk：巨核球，WBC：白血球，RBC：赤血球，Plt：血小板．

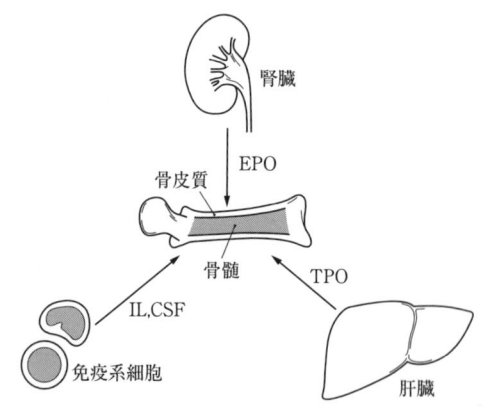

図5 造血因子と骨髄（腎臓，肝臓，免疫系細胞の造血への関与）
EPO：エリスロポエチン，TPO：トロンボポエチン，IL：インターロイキン，CSF：コロニー刺激因子．

示される（図6）．放射性同位元素インジュウム（^{111}InCL3）を用いた骨髄シンチグラフィでは，造血の盛んなところと衰えたところを区別できるが，加齢による造血の変化も反映される．

d. 残された問題

本項では，加齢に伴い赤血球の量に減少がみられ，骨髄の加齢による変化がそれにかかわっていると考えられることを紹介した．他の血球（白血球や血小板）については，加齢による明らかな量的変動は知られていない．一方，赤血球，白血球，血小板に加齢によってどのよう

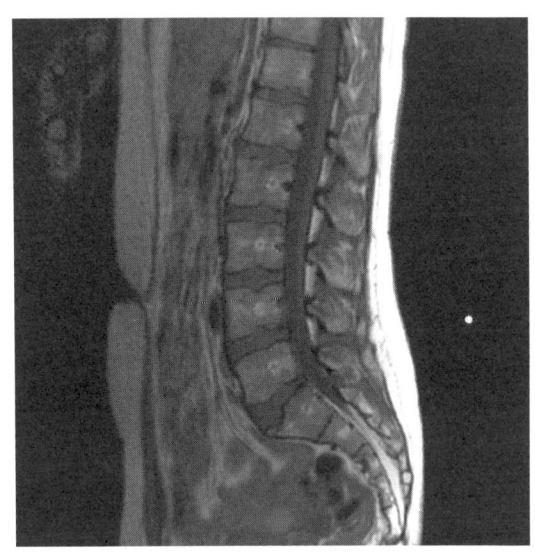

若年者　　　　　　　　　　　　　高齢者

図6　MRでみた骨髄の加齢に伴う変化
T1強調画像と呼ばれる条件で撮影した腰椎の矢状断．若年者（20歳代，女性）の骨髄は，細胞髄が豊富で低信号（黒っぽく見える）を示し，一方，高齢者（80歳代，男性）の骨髄は，脂肪髄化が進み高信号（白っぽく見える）を示している．

な質的な変化が生じているかについては，骨髄を中心とした造血の仕組みが今後さらに研究されることにより，明らかにされていくであろう．　　　　　　　　　　　　　　　　［堤　久］

■文献
1) 高崎　優ほか：高齢者の貧血―原因，鑑別法，対策．本老年医学会雑誌 34(3)：171-179, 1997.
2) 森　眞由美：加齢に伴う造血器および造血器疾患の変化―高齢者における造血器および造血器疾患の特徴．血液フロンティア 12(1)：71-75, 2002.
3) 堤　久ほか：加齢変化と血液疾患，貧血．(社)日本老年医学会編，改訂版―老年医学テキスト，pp 389-394, メジカルビュー社，東京，2002.
4) Lipschitz DA, et al：Effect of age on hematopoiesis in man. Blood 63(3)：502-509, 1984.
5) Pinto A et al：Aging and the hemopoietic system. Crit Rev Oncol Hematol 48(Suppl)：S 3-S 12, 2003.

2.2 血液成分

A. 幼小児〜青年・成人

　血液の組成は，血液学的成分ばかりでなく水分，電解質，種々の有機成分を含むが，ここで扱うものは，これらのうち，血液学的成分であり，各種血球，血液凝固因子などが含まれる．血液学的成分はその組成と成分の割合が年齢により大きく変化する．

a. 血 球
1) 血球の発生学と造血組織の分布

　年齢による変化と疾患時の状態を理解するためには，血球の発生およびそれに伴う変化と造血組織の分布の変化の概略を知っていることが必要である（図1）．
　血球の発生は，受精後19日目の卵黄囊で開始されるが，この造血は出生後の造血とのつながりはなく，グロビン鎖の組成も出生後のそれとは無関係である．ここでの造血は在胎3か月ころまでには終了してしまう．出生後とつながりのある造血は腎原器付近の大動脈周囲で始まる造血で，ここで発生した造血幹細胞が肝・脾臓に移行し，受精5週ころから肝臓での造血が始まる．ここが在胎3〜6か月には主な造血の場となる．次いで，在胎3か月ころから脾臓と胸腺での造血が始まり，その直後にはリンパ節での造血もみられるようになる．肝臓と脾臓での造血は出生第1週ころまではみられる．骨髄での造血は在胎3〜4か月に始まり，6か月ころには主要な造血の場となる．肝臓での造血開始後の主なグロビン鎖はα鎖とγ鎖で，ヘモグロビンは胎児ヘモグロビン（Hb-F）である．造血組織はしだいに骨髄に移行し，グロビン鎖のうち，γ鎖はしだいにβに置き換えられ，ヘモグロビンも成人ヘモグロビン（Hb-

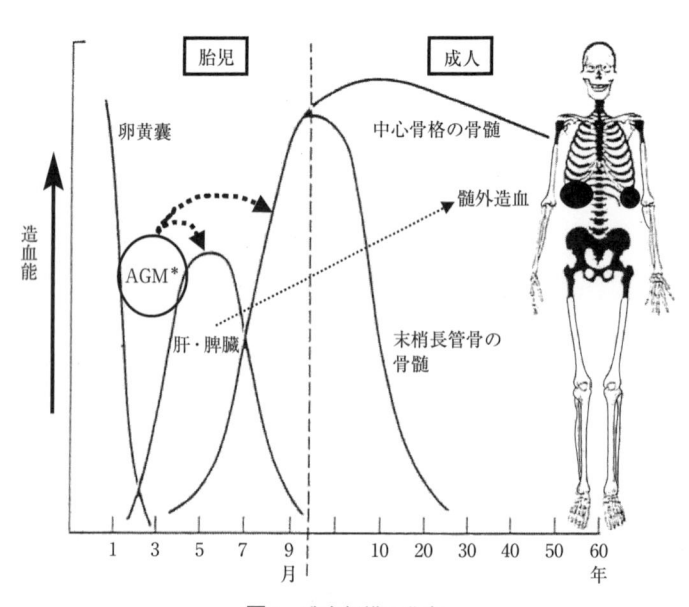

図1　造血組織の分布
* Aorta-Gonado-Mesonephros.

図2 ヘモグロビン組成の変化

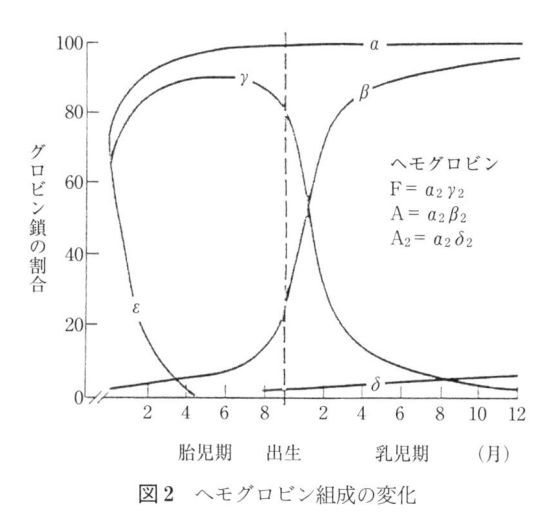

表1 月齢による胎児ヘモグロビン値の変化（服部, 2006）[1]

月齢	胎児ヘモグロビン（%）
出生時	70〜90
1	50〜75
2	25〜60
3	10〜35
4	5〜20
6	<8
9	<5
12	<2
成人	<1

A）になる（図2）．Hb-FからHb-Aへの移行は出生という出来事とは無関係で，在胎週数にのみ依存し，満期産児の場合，Hb-Fは全ヘモグロビンの約70%を占める．胎児ヘモグロビン高値持続症（persistent high fetal hemoglobinemia：PHFH）のようなまれな場合を除き，Hb-Fは徐々に減少し，2か月ごろまでに成人と同じ組成になる（表1）．また，骨髄の細胞密度は在胎30週ころ最大となるが，造血組織の分布は出生時まで増加し続ける．出生後の造血の増加は，造血組織の体積の増大によってなされるが，造血組織としての骨髄の分布は徐々に中心骨格に限局されるようになり，長管骨の骨髄は脂肪組織に置き換えられる．

造血の場とヘモグロビンの組成は，病的な状態で胎児期の状態に逆行することがある．造血の場は，骨髄増殖性疾患などでは髄外造血という形で，肝臓や脾臓にも拡大することがある．種々の疾患で，Hb-Fが増加する．高度の貧血など造血ストレスが加わった状態でもHb-Fの数%程度の増加はみられるが，Fanconi貧血，若年性骨髄単球性白血病，サラセミアなどの異常ヘモグロビン血症などでは30%程度にまで増加する場合があり，診断に利用される．また，β鎖の異常によるサラセミアでは，hydroxy ureaなどによりγ鎖の増加を図ることによる治療が行われる．

2）各血球の年齢による変化

血球の年齢による変化では，赤血球を除く血球の機能は出生時には成人レベルに達している．したがって，赤血球におけるヘモグロビン組成の変化に基づく機能的変化を除き主に数的なものである．

ⅰ）赤血球　正常新生児でも日齢5ころまでは有核赤血球がみられる．出生時には赤血球増多症の状態にある．これは，在胎中のヘモグロビンが，酸素解離曲線がHb-Aに比し左方にあるHb-Fであることによっている．これは，低い酸素分圧でもより強く酸素と結合することにより，母体血から酸素を効率よく受け取ることができるための仕組みと考えられるが，逆に組織への酸素の供給力は弱くなり，より多くの赤血球が必要になるため赤血球増多症の状態になると考えられる．

出生後は引き続きHb-Aが増加を続け，さらに十分な酸素分圧にさらされるために赤血球造血は低下し，2か月時に最低となる（生理的貧血）．低出生体重児の場合は，さらに急速な体重増加に伴う循環血液量の増加のための相対的貧血と鉄欠乏が加わり，ヘモグロビン値はさらに低くなる．

在胎中の赤血球諸値を表2に，出生後のヘモグロビン濃度の変化を表3に示した．

ⅱ）白血球　白血球数は出生時には増多状

表2 出生時の赤血球諸値（Oski, et al, 1982）[2]

	在胎週数														
	24～25		26～27		28～29		30～31		32～33		34～35		36～37		満期	
	平均	SD	平均	SD	平均	SD	平均	SD	平均	SD	平均	SD	平均	SD	平均	SD
赤血球×10⁶	4.65	0.43	4.73	0.45	4.62	0.75	4.79	0.74	5.0	0.8	5.09	0.5	5.27	0.68	5.14	0.7
Hb(g/dl)	19.4	1.5	19.0	2.5	19.3	1.8	19.1	2.2	18.5	2.0	19.6	2.1	19.2	1.7	19.3	2.2
ヘマトクリット(%)	63	4	62	8	60	7	60	8	60	8	61	7	64	7	61	7.4
MCV(fl)	135	0.2	132	14.4	131	13.5	127	12.7	123	15.7	122	10.0	121	12.5	119	9.4
網赤血球(%)	6.0	0.5	9.6	3.2	7.5	2.5	5.8	2.0	5.0	1.9	3.9	3.9	4.2	1.8	3.2	1.4

表3 出生後の赤血球諸値（横田, 2006；Brugnara, et al, 1998）[3,4]

	出生後の時間																				
	日齢1		週齢1		月齢1		月齢2		月齢3		月齢6		月齢12		1～4歳		4～12歳		成人男性		成人女性	
	平均	SD	平均	SD	平均	SD	平均	SD	平均	SD	平均	SD	平均	SD	平均	SD	平均	SD	平均	SD	平均	SD
赤血球×10⁶	5.14	0.6	4.86	0.6	4.1	0.6	3.4	0.4	3.7	0.35	4.6	0.35	4.6	0.4	4.7	0.35	4.8	0.3	5.4	0.35	4.8	0.3
Hb(g/dl)	19	2	17.9	1.5	14.2	2	11.1	1.1	11.3	1	12.3	1	11.6	0.75	12.6	0.5	13	1	16	10	14	1
ヘマトクリット(%)	58	5.5	56	6	43	6	33	3.7	33	3	36	3	36	1.5	38	1.5	40	2.5	47	3	42	2.5
MCV(fl)	108	13	104	12	101	10	100	13	89	17	78	8	78	7	81	6	83	9	90	10	88	10
網赤血球(%)	3.2	1.4	0.5	0.3	0.6	0.3	1.5	0.7	0.7	0.3	しだいに成人レベルに								0.2～2.0		0.2～2.2	

表4 出生後の白血球数，好中球数，リンパ球数，単球数の推移（石井, 1996）[5]

	日齢									
	母親		臍帯血		1		5		30	
	平均	SD	平均	SD	平均	SD	平均	SD	平均	SD
総白血球	10,200	300	12,400	300	21,500	5,300	11,700	2,500	8,700	1,800
好中球	7,600	2,600	8,300	3,500	14,200	7,000	4,900	2,700	1,800	800
リンパ球	2,100	1,500	3,600	1,800	3,800	1,800	4,700	1,200	5,500	1,300
単球	600	400	1,100	800	1,900	700	1,400	700	600	400

数値は/μl.

態にあり，特に好中球が優位である．この好中球優位の状態は出生後2週ころまで続き（表4），以降はリンパ球優位となり，この状態が4歳ころまで続く．白血球数は出生後しだいに減少し，10歳ころまでに成人のレベルになる（表5）．

iii）血小板　血小板数は未熟児であっても10万/μl以下は異常である．成熟新生児ではほぼ成人レベルに達している．

b．血液凝固因子

血液凝固因子は胎盤を通過しない．したがって，児は自前での産生が必要であり，先天性凝固因子欠乏症では，出生早期から出血傾向を示す．正常成熟児では大部分の凝固因子は出生時までに十分量産生されるようになるが，肝臓で産生される凝固因子である第II，V，VII，IX，X因子のうち，第V因子を除く他の因子はビタミンK依存性であり，このビタミンが母乳中には十分含まれないため，母乳保育児で

表5 白血球とその分画の年齢による変化（仲村，2006）[6]

	白血球			好中球			リンパ球		
	平均	95%信頼区間	%	平均	95%信頼区間	%	平均	95%信頼区間	%
出生時	18.1	9.0〜30.0	—	11	6.0〜26.0	61	5.5	2.0〜11.0	31
12時間	22.8	13.0〜38.0	—	15.5	6.0〜28.0	68	5.5	2.0〜11.0	24
24時間	18.9	9.4〜34.0	—	11.5	5.0〜21.0	61	5.8	2.0〜11.5	31
1週	12.2	5.0〜21.0	—	5.5	1.5〜10.0	45	5	20.〜17.0	41
2週	11.4	5.0〜20.0	—	4.5	1.0〜9.5	40	5.5	2.0〜17.0	48
1か月	10.8	5.0〜19.5	—	3.8	1.0〜9.0	35	6	2.5〜16.5	56
6か月	11.9	6.0〜17.5	—	3.8	1.0〜8.5	32	7.3	4.0〜13.5	61
1歳	11.4	6.0〜17.5	—	3.5	1.5〜8.5	31	7	4.0〜10.5	61
2歳	10.6	6.0〜17.0	—	3.5	1.5〜8.5	33	6.3	3.0〜9.5	59
4歳	9.1	5.5〜15.5	—	3.8	1.5〜8.5	42	4.5	2.0〜8.0	50
6歳	8.5	5.0〜14.5	—	4.3	1.5〜8.0	51	3.5	1.5〜7.0	42
8歳	8.3	4.5〜13.5	—	4.4	1.5〜8.0	53	3.3	1.5〜6.8	39
10歳	8.1	4.5〜13.5	—	4.4	1.8〜8.0	54	3.1	1.5〜6.5	38
16歳	7.8	4.5〜13.0	—	4.4	1.8〜8.0	57	2.8	1.2〜5.2	35
21歳	7.4	4.5〜11.0	—	4.4	1.8〜7.7	59	2.5	1.0〜4.8	34

は肝臓での合成が十分ではなく，ビタミンKの補充が必要である． ［別所文雄］

■ 文献
1) 服部幸夫：ヘモグロビン（Hb）．五十嵐隆，水口 雅編，小児臨床検査ガイド，文光堂，東京，2006．
2) Oski FA, Naiman JL：Hematologic Problems in the Newborn, 3rd ed, WB Saunders, Philadelphia, 1982.
3) 横田俊一郎：赤血球（赤血球数：RBC，ヘモグロビン：HB，ヘマトクリット：Ht），エリスロポイエチン（EPO）．五十嵐隆，水口 雅編，小児臨床検査ガイド，pp 38-43，文光堂，東京，2006．
4) Brugnara C, Platt OS：The neonatal erythrocyte and its disorders. Natlhan DG, Orkin SH eds, Nathan and Oski's Hematology of Infancy and Childhood, 5th ed, WB Saunders, Philadelphia, 1998.
5) 石井栄一：血液リンパ系．Modern Physician 16：739-742, 1996．
6) 仲村和子：白血球数（WBC），白血球分画．五十嵐隆，水口 雅編，小児臨床検査ガイド，文光堂，東京，2006．

B. 成人〜老年

血液成分は血球と血漿に分けられる．血球の大半は赤血球であり，酸素と二酸化炭素を運搬している．血漿は血液容量の約55%を占める液体成分であり，その90%は水からなっている．残り10%にはカルシウムやナトリウムなどの電解質，アルブミンやグロビンなどの血漿蛋白質，脂質，ホルモン（ステロイドホルモンやペプチドホルモン），グルコース，およびアミノ酸などが含まれている．血漿蛋白質の多くは肝臓で合成され，膠質浸透圧の維持，脂質やホルモンの運搬，生体防御，止血などの役割を担っている．これらの血液成分は，さまざまな体の状況に応じて変動する．食事や運動などの生活習慣による変動，日内変動，季節変動がある．また，女性と男性による性差も成分量に大きな違いを与える．さらに発育，発達，加齢・老化に伴い変動する成分も多くある．本項では，成人から老年にかけて加齢に伴い変動する主な血液成分について，これまでの知見と筆者らが行った最近の調査結果を基に概説する．

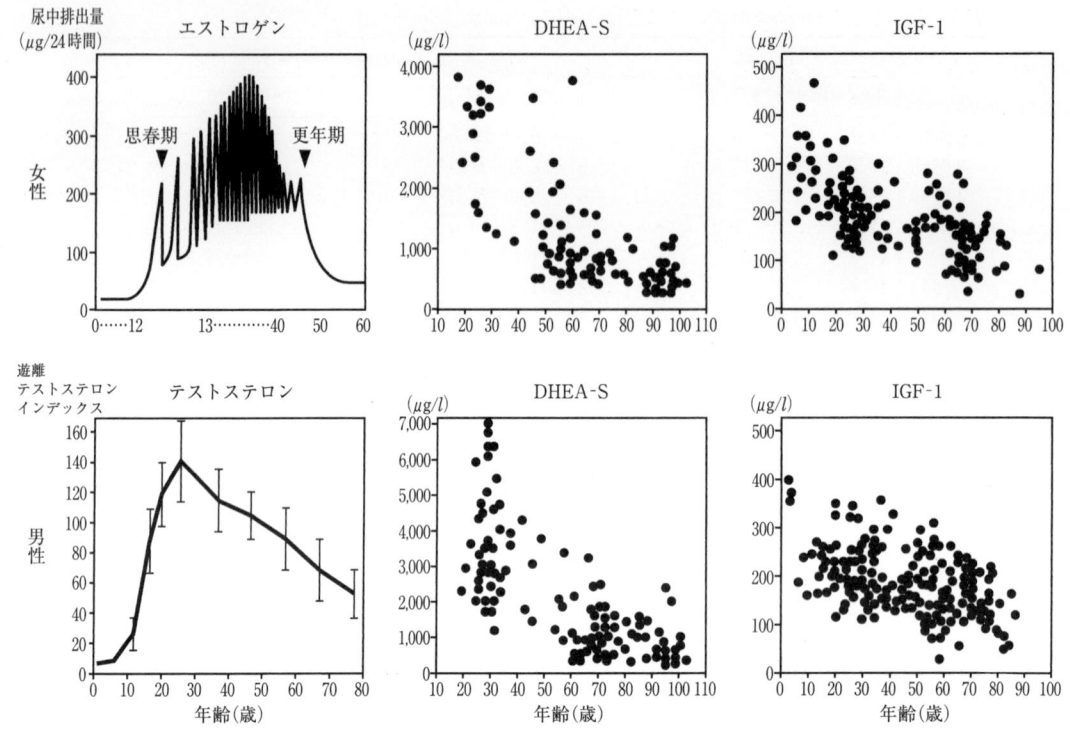

図1 加齢における性ホルモン，DHEA-S，およびIGF-1の血液中濃度変動（Lamberts, et al, 1997[1]を改変）
エストロゲンは24時間あたりの尿中エストロゲン排出量，テストステロンは血液中の遊離テストステロン指標を示す．DHEA-S濃度は健常女性114人，健常男性163人の測定データ．IGF-1濃度は健常女性131人，健常男性223人の測定データ．上段は女性，下段は男性を示す．

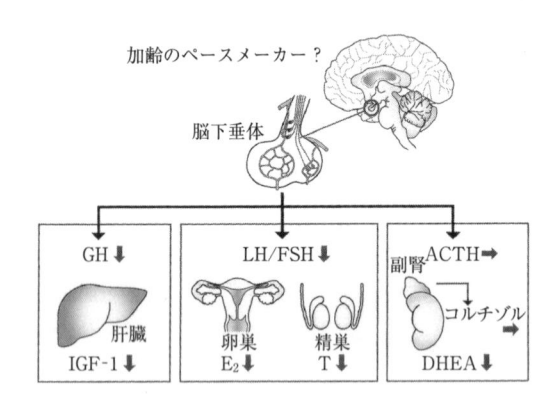

図2 視床下部-脳下垂体から分泌されるホルモンによる加齢マーカーの調節（Lamberts, et al, 1997[1]を改変）
脳の視床下部から分泌される視床下部ホルモンが脳下垂体前葉に作用し，成長ホルモン（GH），黄体形成ホルモン（LH），卵胞刺激ホルモン（FSH），副腎皮質刺激ホルモン（ACTH）を分泌する．これらの下垂体ホルモンは肝臓，卵巣，精巣，副腎などの末梢組織に作用して，それぞれIGF-1，エストラジオール（E_2），テストステロン（T），コルチゾル，DHEAを産生させる．多くのホルモンは加齢依存的に減少する．中枢神経側のペースメーカーによる分泌低下と末梢側の分泌細胞数の減少が分泌低下の原因と考えられている．

a．エストロゲン

加齢による性ホルモンの低下は最も変動の大きい加齢バイオマーカーの1つである．思春期に女性ホルモンであるエストロゲンの分泌が開始し，更年期にエストロゲンの分泌が急激に低下する（図1）．特に閉経によるエストロゲンの急激な減少が女性更年期障害の原因となっている．エストロゲン分泌は脳から放出される視床下部ホルモンによって調節されている．視床下部から放出されるゴナドトロピン放出ホルモンが脳下垂体前葉に作用し，黄体形成ホルモン（LH）と卵胞刺激ホルモン（FSH）を分泌さ

せる（図2）．LHとFSHは血液中を循環して卵巣に作用し，主要なエストロゲンであるエストラジオール（E_2）を産生する．女性は50歳前後で閉経を迎えるが，個人差が大きく，中枢神経系の加齢変化によるLHとFSHの分泌低下と卵巣機能の加齢変化によってエストロゲン分泌がペーシングされていると考えられている（図2）[1]．逆にLHとFSHは卵巣からのフィードバックによって，閉経後は血清濃度が上昇する．

b．テストステロン

テストステロン（T）は精子形成や男性化作用をもつステロイドホルモンであり，加齢による緩やかな減少が認められる（図1）．テストステロンは女性ホルモンと異なり，急激な低下ではなく，20歳代をピークにその後は徐々に低下する（図1）．疲れや不眠，うつ症状，性欲減退などの男性更年期障害はテストステロン低下によってもたらされ，早ければ40歳代から症状が現れる．テストステロンも視床下部ホルモンによって分泌が調節され，下垂体ホルモンLHとFSHが精巣Leydig細胞に作用して産生される（図2）．成人以降のテストステロンの分泌低下は加齢による精巣Leydig細胞数の減少が主な原因と考えられている[1]．

c．DHEA-S

副腎皮質網状帯細胞から分泌される副腎アンドロゲン（dehydroepiandrosterone：DHEA）は男性化作用をもつが活性は弱く，末梢組織でテストステロンに変換する．血液中では主に硫酸化体DHEA-Sで存在し，加齢によって血液濃度が減少する（図1）[1]．この減少は男性と女性に共通しており，加齢のバイオマーカーと位置づけられている．筆者らも東京都近郊の22歳から97歳までの212人の血液中のDHEA-S濃度を調べたところ，女性，男性ともに加齢依存的な減少を確認した（図3左）．計算上，女性は1年に24 μg/l，男性は1年に49.5 μg/

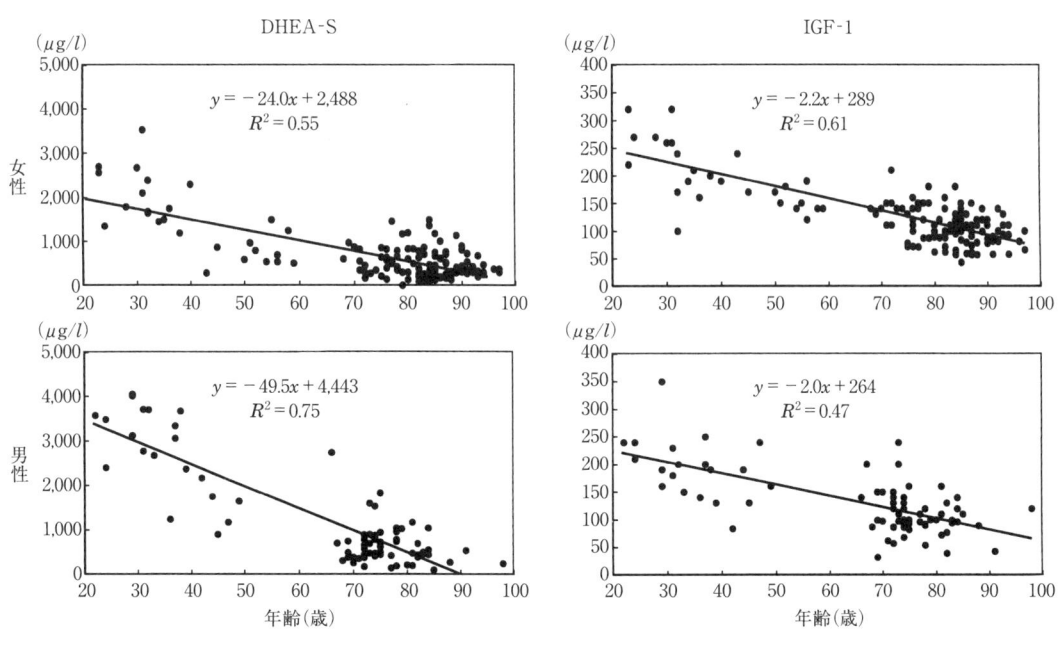

図3　22歳から97歳の血中DHEA-S濃度とIGF-1濃度
東京都近郊在住の22歳から97歳までの男性80人，女性132人の血液中のDHEA-S濃度とIGF-1濃度を調べたところ，いずれのバイオマーカーとも，女性（上段）と男性（下段）で高い相関係数をもった加齢依存的な減少を示した．

44　2. 造血器・リンパ系

NIA霊長類加齢研究プロジェクト〔アカゲザル〕

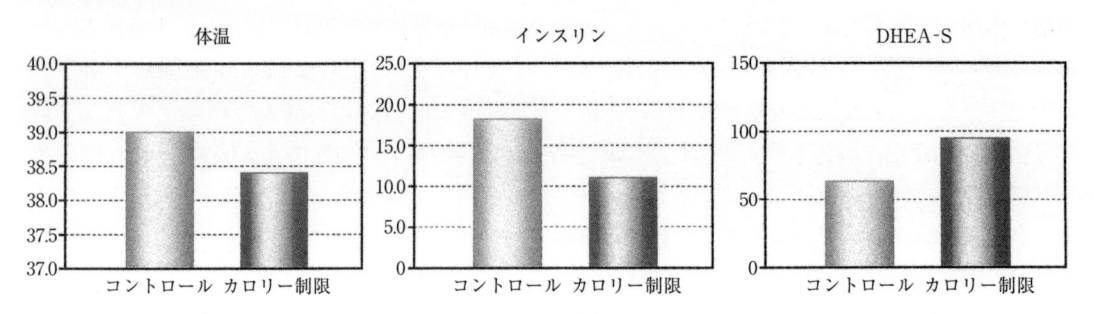

体温／インスリン／DHEA-S のグラフ（コントロール vs カロリー制限）

ボルチモア長期縦断研究〔男性〕

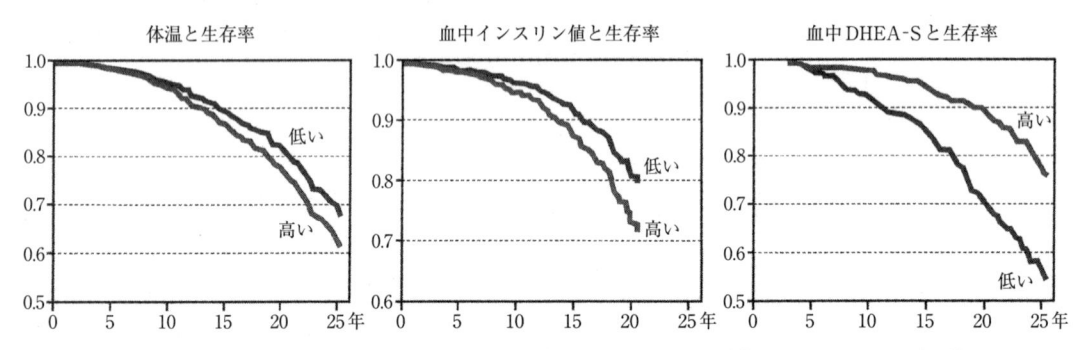

体温と生存率／血中インスリン値と生存率／血中DHEA-Sと生存率のグラフ

図4 カロリー制限を受けたアカゲザルとボルチモア長期縦断研究における長寿バイオマーカー（下段：Roth, et al, 2002[2])より改変）
米国立加齢研究所におけるアカゲザルを用いたカロリー制限実験におけるバイオマーカー．カロリー制限を受けサルは自由摂取群のサルに比べ，低体温，血中低インスリン値，血中高DHEA-S値を示した（上段）．一方，ボルチモア長期縦断研究でも，ボルチモア市に住む65歳以上の男性を25年間追跡調査した結果，低体温，血中低インスリン値，血中高DHEA-S値が長寿のバイオマーカーであることが確認された（下段）．

表1 高齢者に対する筋力トレーニング群と対照群の1年後のバイオマーカー値*

バイオマーカー	介入群（28人）	対照群（52人）	p値
アルブミン（g/dl）	4.23±0.24	4.08±0.34	0.044
IGF-1（μg/l）	111±26	107±38	0.664
インスリン（mU/l）	32.1±14.8	31.1±17.1	0.785
DHEA-S（μg/l）	658±379	568±464	0.379
25-OHビタミンD（μg/l）	25.0±5.7	20.4±6.3	0.002

*介護予防筋力トレーニングを6月から12月まで6か月間行った．トレーニング前のベースライン調査は6月に介入後のバイオマーカー調査も1年後の6月に行い，季節変動の影響を少なくした．介入群は1年間の転倒者が対照群の半分であり，有意な転倒率の減少を示した．

lずつ血中濃度が減少することになる（図3左）．下垂体前葉から分泌される副腎皮質刺激ホルモン（ACTH）とその作用によって産生するコルチゾルは加齢により変動しないので，DHEA-Sの減少は副腎皮質網状帯細胞数の加齢依存的な減少が原因と考えられている（図2）．興味深い研究として，カロリー制限したアカゲザルの血液中DHEA-S濃度を測定すると対象群のアカゲザルよりも血中濃度が高いという報告がある（図4上）[2]．また，アメリカの

ボルチモア市の男性数千人を25年間追跡したボルチモア長期縦断研究によると，体温が低く，血中のインスリン濃度が低く，DHEA-S濃度が高い男性は生存率が高い傾向を認めた（図4)[2]．これらの結果からDHEA-Sは別名，若返りホルモンとも呼ばれている．カロリー制限で加齢依存的減少速度が抑制されること（図4上），高齢者の筋力トレーニングの前後でDHEA-S濃度が増加傾向を示したことから（表1），食事や運動による生活習慣の改善でDHEA-Sの減少を緩やかにすることが可能なようだ．しかし，DHEA-Sの生理作用はいまだに不明な点が多く，今後の基礎研究が期待されている．

d. IGF-1

ペプチド性蛋白同化ホルモンであるIGF-1（insulin-like growth factor-1）（別名ソマトメジンC）は，脳下垂体前葉から分泌される成長ホルモン（GH）の作用によって肝臓で生成される．IGF-1も思春期をピークとして，加齢とともに男性，女性ともに血中濃度が低下する（図1)[1]．血中IGF-1濃度の加齢依存的な減少傾向は筆者らの調査結果でも裏づけられた（図3右）．IGF-1は1年に約$2\mu g/l$ずつ血中濃度が減少すると指定された（図3右）．IGF-1は筋肉の重量を規定する重要な因子であり，その上流のホルモンであるGHは成長や代謝調節などに関与するホルモンであることから，GHやIGF-1の分泌低下は，筋肉減少，骨量低下，内臓脂肪蓄積，脂肪肝などをもたらし，高齢者の生活の質を悪化させると考えられる．これらの現象は"somatopause"と呼ばれ介護などの原因になっていることから，高齢社会の大きな問題となっている．IGF-1減少はGH補充療法で回復することから，GHの脳下垂体前葉からの加齢性の分泌低下が原因である（図2)[1]．また，これまでの研究から，筋肉中のIGF-1を人為的に亢進させたモデル動物で筋肥大する

こと[3]，逆に人為的にIGF-1を欠損させると筋肉の低形成が認められることが報告されている[4]．さらに健常人に対する筋力トレーニングによってIGF-1発現が増加することも報告されている[5]．したがって，高齢者に対する筋力トレーニングによる介護予防介入効果を判定するマーカーとして有用性が期待された．実際トレーニング前後で血中IGF-1の値を測定してみたところ，残念ながら筆者らの調査した介護予防筋力トレーニング前後でのIGF-1濃度では，トレーニング後に増加する結果は得られなかった（表1）．今後somatopauseを改善するためにはトレーニングの質やトレーニング量などを，個人に合わせて調節した適切な運動プログラムの開発が必要であろう．

e. インスリン

インスリンは膵臓β細胞から分泌されるペプチドホルモンであり，血液中のグルコース濃度を減少させる働きがある．糖尿病患者の高血糖状態を緩和する治療薬として使われている．また，空腹時の血液中のインスリン濃度が高値を示す高インスリン血症はインスリン作用が低下したインスリン抵抗性病態であり，2型糖尿病やメタボリック症候群の中核病態として位置づけられている．筆者らが若齢者と高齢者の空腹時血中インスリン濃度を調べたところ，加齢に伴ってばらつきが大きくなり高値を示す傾向があることがわかった（図5左）．この結果は，加齢によってインスリン抵抗性が増大し，糖尿病発症のリスクが高くなっていることを示している．アカゲザルへのカロリー制限実験や，ボルチモアでの長期縦断研究から，低インスリン血症が生存率を高めることが示唆されている（図4)[2]．インスリンが長寿バイオマーカーとして有用であることを示す結果である．また，百寿者に糖尿病患者がいないことからインスリン作用を維持することが長寿にとって重要であると示唆される．加齢によるインスリン作用の

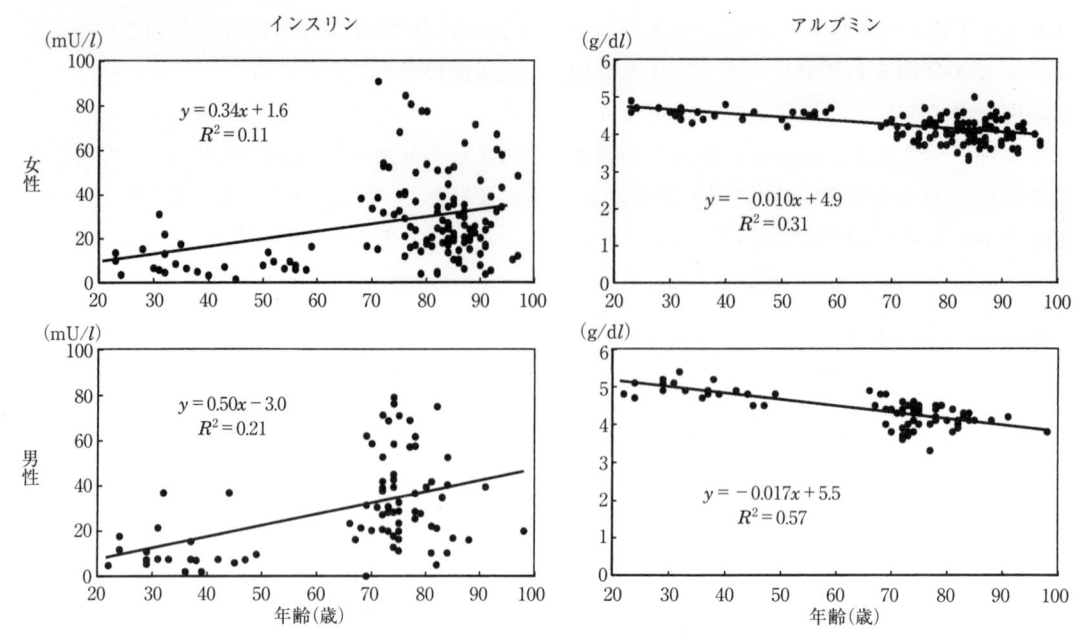

図5 22歳から97歳の空腹時インスリン濃度と血清アルブミン濃度
東京都近郊在住の22歳から97歳までの男性80人,女性132人の血液中の空腹時インスリン濃度とアルブミン濃度を調べたところ,インスリン値は加齢依存的に増加した.逆にアルブミン値は徐々に減少した.上段は女性,下段は男性を示す.

低下は糖尿病のリスクを増大させて,高齢者の生活の質を低下させる要因となっている.

f. アルブミン

アルブミンは血漿蛋白質の主成分であり,膠質浸透圧の維持や脂質やホルモンの運搬に重要な働きをしている.高齢者の低栄養の指標として,介護予防事業で測定が開始され,高齢者の健康状態や栄養状態を知るすぐれた血清バイオマーカーである.血中アルブミン濃度もわずかではあるが加齢依存的な減少を示す(図5右).血中濃度が3.8 g/dl以下の高齢者は低栄養状態と考えられ,歩行機能や介護予後が悪くなることが知られている.低栄養状態に対して「低栄養予防プログラム」による食事指導を行うことにより,血中アルブミン濃度が上昇し改善されることがわかっている[6].筆者らは筋力トレーニングがアルブミン量に影響を与えるか調べた.28人の高齢者に対し,6か月間の介護予防筋力トレーニングを実施し,1年後のアルブミン濃度を対照群と比較した.その結果,対照群より有意に高値を示した(表1)[7].食事指導や運動が高齢者の低栄養状態の改善に有効な方法であることが示されている.

アルブミンは量だけでなく,質も加齢により変化するので高齢期におけるアルブミンの質的変化に注目している.アルブミンには還元型システイン残基が1か所あり,レドックス制御を受けていると考えられている.岐阜大学の恵良らは34番目のシステイン残基が酸化した酸化型アルブミンが加齢とともに増加することを報告している[8].アルブミンは量と質の変化を組み合わせることで,高齢者の健康状態をより正確にモニターするバイオマーカーとして有望である.

g. 25-OH ビタミンD

筋肉量と骨量の減少による運動機能の低下は

高齢者の転倒の大きな原因である．生活の質を維持するために筋量と骨量を維持することは大切である．ビタミンDは破骨細胞を活性化して骨を壊し，骨芽細胞を活性化して丈夫で健康な骨を作る働きをする．また，ビタミンDは，骨代謝（骨のリモデリング）に必要なカルシウムを血中に動員するために腸管からのカルシウムの吸収を促進し，腎臓からの排泄を抑制する作用がある．また，骨代謝を吸収側（破骨側）に傾ける副甲状腺ホルモンを抑制する作用がある．体内のビタミンD動態を知るには活性型ビタミンDの前駆体25-ヒドロキシビタミンD（25-OHビタミンD）を測定することで評価できる．イタリアの研究グループは25-ヒドロキシビタミンDが加齢とともに減少すること，特に60歳以降の減少率が高いことを示した[9]．さらに骨密度低下や骨折の増加と高い相関を示すことを明らかにしている[9]．また，筋力低下による転倒増加にも相関する報告[10]や，ビタミンD摂取により，転倒のリスクが低下する報告がある[11]．筆者らは筋力トレーニングが25-OHビタミンD量の変動に影響を与えるか調べた．28人の高齢者に対し，6か月間の介護予防筋力トレーニングを実施し，1年後の25-OHビタミンD濃度を非介入群と比較した．その結果，対照群は1年間で25.1 μg/l から 20.4 μg/l に19%減少したが，介入群は25 μg/lを1年間維持した（表1）[7]．この介入トレーニングにより，1年間の転倒率が半減したことから筋力トレーニングによる効果を25-OHビタミンD濃度で評価できる可能性が示唆された（表1）．

h. その他の血中バイオマーカー

アディポネクチンは脂肪細胞から分泌されるアディポカインで，肥満による内臓脂肪の増加で血液中の濃度が低下する．メタボリック症候群のバイオマーカーである[12]．また，カロリー制限したラットで血中濃度が増加する報告[13]

もあり，長寿バイオマーカーとしても有望である．また，磯部らは70歳以上の高齢者でアディポネクチンが高値を示す傾向を報告している[14]．筆者らの調査でもアディポネクチンが加齢依存的増加傾向を示すことを確認している．加齢による増加はメタボリック症候群のリスクのため低値者が除外された可能性と腎機能低下によるクリアランス減少の可能性などが考えられるが，今のところそのメカニズムは不明である．アディポネクチンはインスリンと組み合わせることでメタボリック症候群のマーカーに加えて，高齢者の健康状態を評価できる可能性がある．

他にβ_2ミクログロブリンも加齢とともに血中濃度が上昇する．また，ユニークな指標としては，血中ラジカル生成能が年齢に比例して上昇する報告がある[15]．血液中のレドックス状態が加齢とともに徐々に酸化状態にシフトしていることが示唆されている．

血液成分は体の状態に応じて変動する．そのため，現在の健康状態を知る優れたバイオマーカーとなりうる．加齢依存的に変動する血液成分は高齢者の運動能力や栄養状態，老化の進行度を客観的に示すことができ，老化バイオマーカーや長寿バイオマーカーとして利用できる可能性がある．今後，質量分析計などの高感度分析機器や高感度の測定法の開発により，微量な血液成分の加齢変化が明らかになるであろう．より信頼性の高いバイオマーカー開発も現実になると期待される． ［清水孝彦，白澤卓二］

■ 文献

1) Lamberts SW, van den Beld AW, van der Lely AJ : The endocrinology of aging. Science 278 (5337) : 419-424, 1997.
2) Roth GS, Lane MA, Ingram DK, Mattison JA, Elahi D, Tobin JD, Muller D, Metter EJ : Biomarkers of caloric restriction may predict longevity in humans. Science 297(5582) : 811, 2002.

3) Musaro A, McCullagh K, Paul A, Houghton L, Dobrowolny G, Molinaro M, Barton ER, Sweeney HL, Rosenthal N: Localized Igf-1 transgene expression sustains hypertrophy and regeneration in senescent skeletal muscle. Nat Genet 27(2): 195-200, 2001.
4) Liu JP, Baker J, Perkins AS, Robertson EJ, Efstratiadis A: Mice carrying null mutations of the genes encoding insulin-like growth factor I (Igf-1) and type 1 IGF receptor (Igf1r). Cell 75(1): 59-72, 1993.
5) Hunter GR, McCarthy JP, Bamman MM: Effects of resistance training on older adults. Sports Med 34(5): 329-348, 2004.
6) Kumagai S, Shibata H, Watanabe S, Suzuki T, Haga H, Osada H, Teraoka K: An intervention trial to postpone aging in competent elderly. Trial of nutritional improvement in the retirement home. Nippon Koshu Eisei Zasshi 46(11): 1003-1012, 1999.
7) 清水孝彦, 白澤卓二: 元気に年をとるには 長寿国日本の先輩に学ぶ. 日経サイエンス 36(5): 39-43, 2006.
8) Era S, Kuwata K, Imai H, Nakamura K, Hayashi T, Sogami M: Age-related change in redox state of human serum albumin. Biochim Biophys Acta 1247(1): 12-16, 1995.
9) Maggio D, Cherubini A, Lauretani F, Russo RC, Bartali B, Pierandrei M, Ruggiero C, Macchiarulo MC, Giorgino R, Minisola S, Ferrucci L: 25(OH)D Serum levels decline with age earlier in women than in men and less efficiently prevent compensatory hyperparathyroidism in older adults. J Gerontol A Biol Sci Med Sci 60(11): 1414-1419, 2005.
10) Sambrook PN, Chen JS, March LM, Cameron ID, Cumming RG, Lord SR, Zochling J, Sitoh YY, Lau TC, Schwarz J, Seibel MJ: Serum parathyroid hormone predicts time to fall independent of vitamin D status in a frail elderly population. J Clin Endocrinol Metab 89(4): 1572-1576, 2004.
11) Bischoff-Ferrari HA, Dawson-Hughes B, Willett WC, Staehelin HB, Bazemore MG, Zee RY, Wong JB: Effect of Vitamin D on falls: A meta-analysis. JAMA 291(16): 1999-2006, 2004.
12) Ryo M, Nakamura T, Kihara S, Kumada M, Shibazaki S, Takahashi M, Nagai M, Matsuzawa Y, Funahashi T: Adiponectin as a biomarker of the metabolic syndrome. Circ J 68(11): 975-981, 2004.
13) Zhu M, Miura J, Lu LX, Bernier M, DeCabo R, Lane MA, Roth GS, Ingram DK: Circulating adiponectin levels increase in rats on caloric restriction: The potential for insulin sensitization. Exp Gerontol 39(7): 1049-1059, 2004.
14) Isobe T, Saitoh S, Takagi S, Ohnishi H, Ohhata J, Takeuchi H, Fujiwara T, Higashiura K, Ura N, Shimamoto K: Adiponectin levels and coronary risk factors in the elderly. Nippon Ronen Igakkai Zasshi 41(3): 328-333, 2004.
15) 林 奉権, 森下ゆかり, 林 幾江, 増田 実, 藤田 薫, 楠洋一郎, 実方知宏, 中地 敬: 血清中活性酸素の多検体迅速測定法の開発. 日本臨床検査自動化学会誌 30(3): 216-220, 2005.

3. 神経系

3.1 反射

A. 幼少児〜青年・成人

a. 神経発達と反射の発達

乳幼児にみられる反射は神経発達とともに脊髄・橋レベルの原始反射から，中脳レベルの立ち直り反射を経て大脳皮質レベルの平衡反応へと変化していく．原始反射は新生児固有にみられ，神経の発達とともに2〜4か月ころより消失し，次に中脳レベルの立ち直り反射が出現する．立ち直り反射は7〜12か月ころ最も著明にみられ，2歳から5歳ごろにいつとはなしに消失する．神経発達が大脳皮質レベルに達すると平衡反応が出現し，平衡反応は一生存在する．

一般に中脳以下の運動は自動運動（automatism）で，大脳皮質のそれは随意運動（voluntary movement）である．自動運動は身体の位置が空間において変化したときに自然とその姿勢をとることから，別に姿勢反射（postural reflex）ともいう．

Doman-Delcato は人間の新生児から幼児期における脳の機能的発達段階を動物の進化と比較してこれを図1のようにまとめた．新生児は延髄橋の一部の機能により生活するが，その反射は魚のそれに近い．成長とともに運動機能は橋より中脳の機能，四足動物，さらに大脳皮質の機能，二足動物（ヒト）へと発達していく．Denny Brown も同様の考えで発達を脊髄・橋・中脳・視床下部・大脳皮質の各レベルに分類している．これらの機能の発達は上位ニューロンが発達すると下位ニューロンをコントロールする方向に進むと考えられている．しかし，完全に下位ニューロンの機能を抑制するのではなく，下位中枢の機能を保持しながら，これを修飾してコントロールしている．すなわち，橋・脊髄レベルの反射は中脳の機能により修飾され，それはさらに大脳皮質の機能の発達によりコントロールされるようになる．

新生児の脳神経細胞数は成人と同じ140億である．新生児は神経発達と学習が未熟なため成

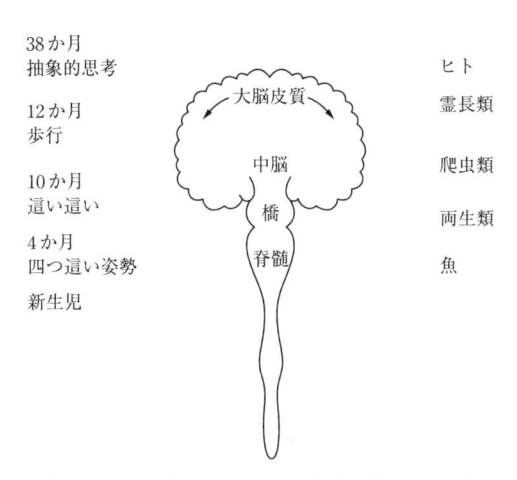

図1 Doman-Delcato theory より（前川，2003）[4]

表1 反射からみた神経発達

中枢神経系の成熟レベル	該当レベルでみられる反射および反応	行動
脊髄 (原始反射)	足底把握反射 (plantar grasp reflex) 手掌把握反射 (palmar grasp reflex) マグネット反応 (magnet reaction) 逃避反射 (withdrawal reflex) 交叉(差)性伸展反射 (crossed extension reflex) 足踏み反射 (stepping reflex) 踏み直り反射 (placing reflex)	反射的行動 無足, 魚のレベル
脊髄・橋 (原始反射)	非対称性緊張性頸反射 (ATNR) 対称性緊張性頸反射 (STNR) 緊張性迷路反射 (tonic labyrinthine reflex) Moro反射 (Moro reflex)	反射的行動 緊張性, 抗重力
中脳 (立ち直り反射)	頸部立ち直り反射 (neck righting reflex) 体幹立ち直り反射 (body righting reflex) 迷路性立ち直り反射 (labyrinthine righting reflex) 視性立ち直り反射 (optical righting reflex) ランドー反射* (landau reflex) パラシュート反射** (parachute reflex)	四つ這い 座位,寝返り 四足動物(イヌ,ネコのレベル)
大脳皮質 (平衡反応)	傾斜反応(臥位の平衡反応) 四つ這いの平衡反応 跳びはね反応 (hopping reaction) 反射 (see-saw)	二足(ヒトのレベル) 随意行動 歩行,走る

*一括して自動反応 (automatic reaction) にまとめている人もいる．
**皮質の反応としている人もいる．

人と同じ行動ができない．神経線維の髄鞘化とシナプス形成が神経発達と考えられている．下位中枢より上位中枢に向かって行われる．大まかな神経発達と反射・運動発達を表1にまとめた．

b. 原始反射

新生児に固有にみられ，発達とともに消失していく反射を原始反射 (primary reflex) または新生児反射 (neonatal reflex) という．脊髄反射，脊髄・橋レベルの反射などを含む．

1) 脊髄レベルの反射

脊髄内に反射中枢をもつものを脊髄反射という．頸髄を切断した脊髄動物にみられるものを基本とする．2か月以前に消失する．

ⅰ) マグネット反応 (magnet reaction)
(図2) 仰臥位にした新生児の半屈曲位の足

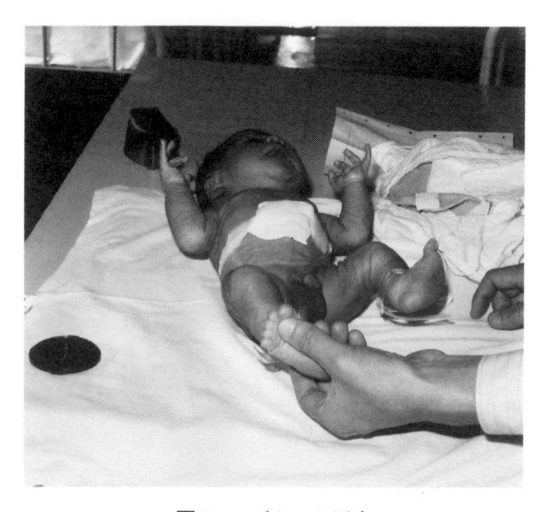

図2 マグネット反応

の裏に検者の指を触れると，磁石についたように足が伸展していく反射をいう．Rademakerはこの反応を新生児の足裏を床につけると起立

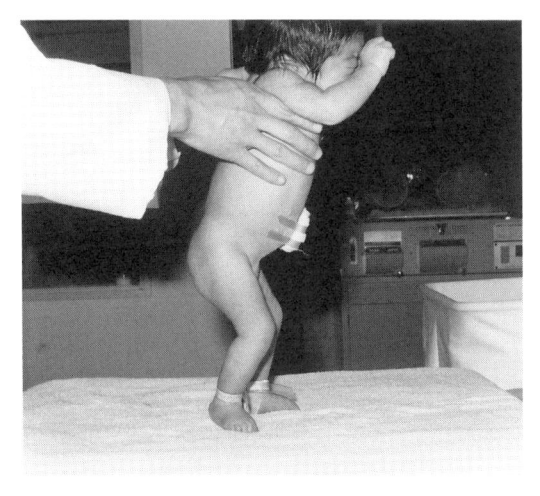

図3 陽性支持反応

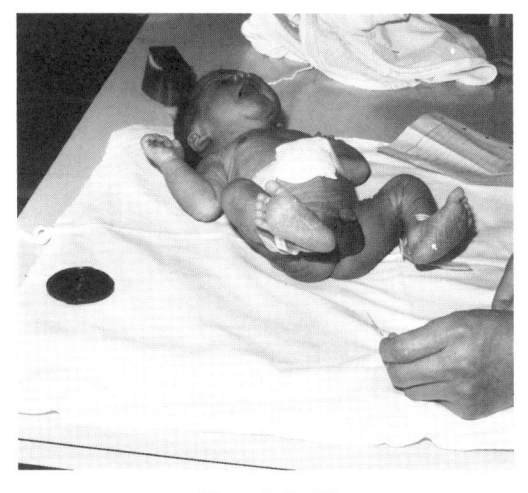

図4 逃避反射

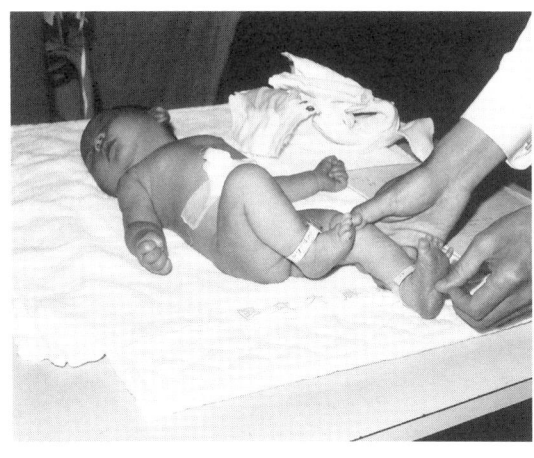

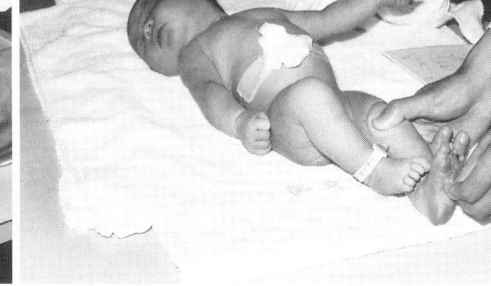

図5 交叉性伸展反射

する陽性支持反応（positive supporting reaction）（図3）と同じものと考えている．

ii）逃避反射（withdrawal reflex）（図4）　仰臥位の新生児の足底を針で軽く刺激すると両側の下肢を屈曲し足を引っ込める反射をいう．

iii）交叉（差）性伸展反射（crossed extenson reflex）　検者の一方の手で仰臥位の新生児の膝を抑えて下肢を伸展させ，他方の手で反対側の足の裏を何回も刺激（爪の先でこする）すると，対側の下肢が屈曲した後に，刺激を与えている手を払いのけるように伸展・交差する反応をいう．脊髄障害や末梢神経障害のときに欠如または減弱する（図5）．

iv）足踏み反射（stepping reflex），自動歩行（automatic walking）（図6）　脇の下を支えて，足の裏を床につけて起立した新生児を前傾すると，自動的に歩行する反射をいう．骨盤位分娩の新生児では下肢が変形しているので出現しにくい．脊髄損傷や脳機能障害では減弱または消失する．

v）踏み直り反射（placing reflex）（図7）　新生児を抱きかかえて，他方の手で1側の大腿を抑え，自由になっている足背を机の端，または水平に保持している紙の端などにこすりつけると，下肢が屈曲し，自動的に跨いで足を踏み出す反射をいう．片麻痺のときに左右差がみら

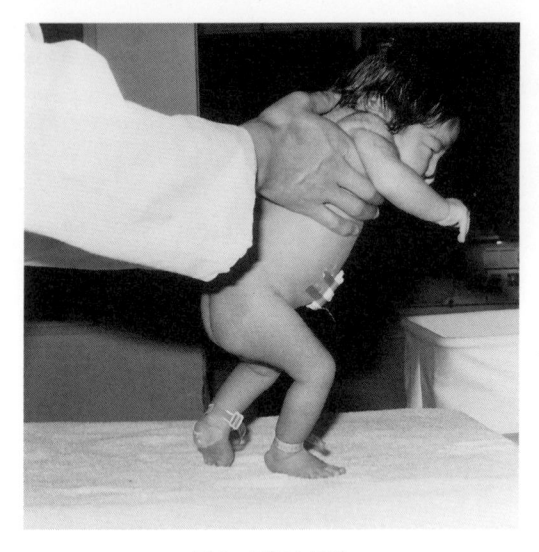

図6 足踏み反射

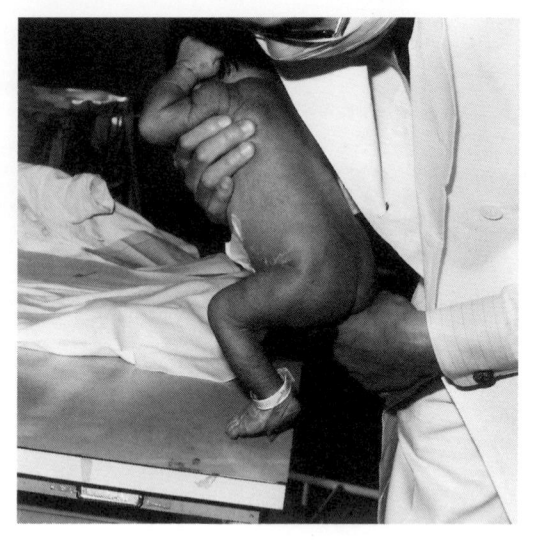

図7 踏み直り反射

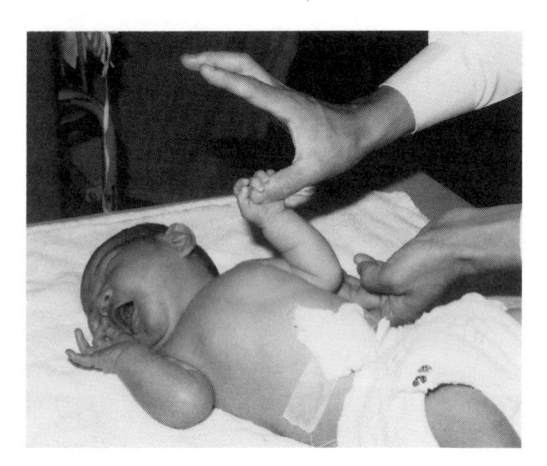

図8 手掌把握反射

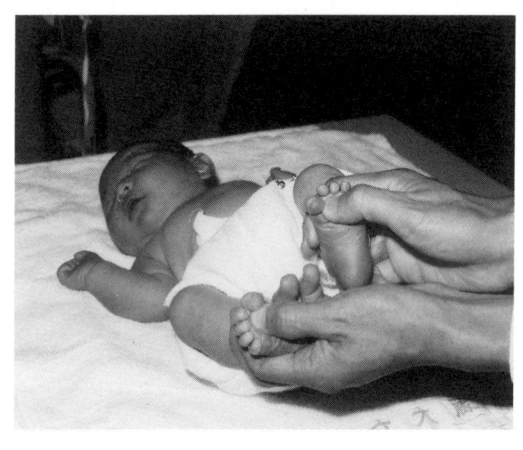

図9 足底把握反射

れるという．

vi）把握反射（grasp reflex）

①手掌把握反射（palmar grasp reflex）（図8）：仰臥位で顔を正面に向け，上肢は半屈曲位で検査する．検者の指を小指側から手に入れ，手掌を圧迫すると，全指が屈曲し，検者の指を握りしめる．検査のとき手背に触れないようにする．

②足底把握反射（plantar grasp reflex）（図9）：仰臥位で，新生児の足の拇指球を検者の母指で圧迫すると，全指が屈曲する．重症な脳障害や脊髄損傷のときに消失する．手掌把握反射は随意の把握が出現する3か月ころより減弱し，5～6か月ころに消失する．足底把握反射は3か月ころより消失し始め6～7か月ころ消失する．下部上腕神経叢の損傷ではMoro反射は出現し，手掌把握反射は消失する．

2）脊髄・橋レベルの反射

橋を中心とする反射で，脊髄反射が一般に分節的（phasic reflex）であり，生後2～3か月で消失していくのに対し，本反射は一般に緊張（tonic reflex）の因子が強い．生後1～2か月

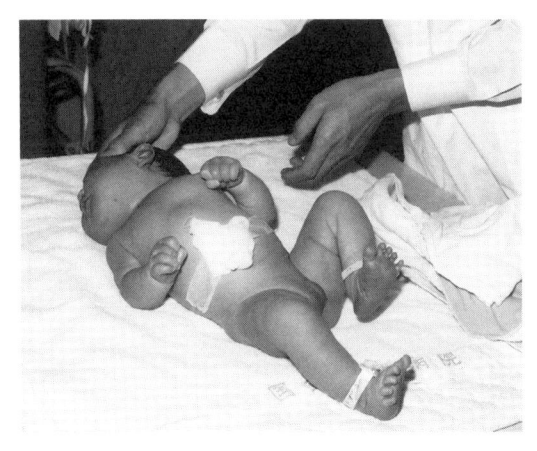

図10 非対称性緊張性頸反射

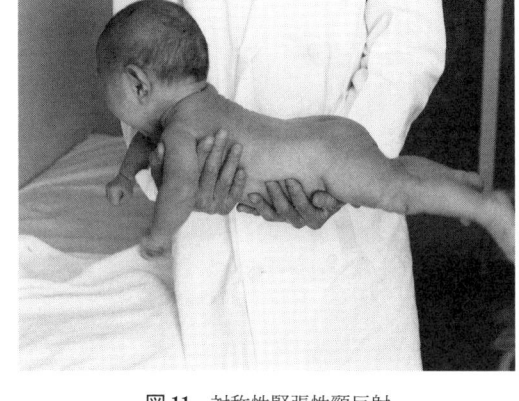

図11 対称性緊張性頸反射

ころが最も著明にみられ，4～6か月ころ，上位中枢の成熟により消失していく．

ⅰ) 緊張性頸反射 (tonic neck reflex)

①非対称性緊張性頸反射 (asymmetrical tonic neck reflex：ATNR) (図10)：仰臥位の新生児の顔を一方に回すと，顔が向いた側の上下肢が伸展し，後頭側の手足が屈曲する反射をいう．

②対称性緊張性頸反射 (symmetrical tonic neck reflex：STNR) (図11)：腹位水平抱きにした新生児の頭を前屈すると上肢が屈曲し，背屈すると上肢が伸展する反射をいう．

③緊張性迷路反射 (tonic labyrinthine reflex)：別名，前庭脊髄反射 (vestibulospinal reflex) とも呼ばれている．仰臥位で頭部を軽度背屈させると，四肢が伸展し，腹位で頭部を軽度に前屈させると，四肢が屈曲する反射をいう．頸の動きにより緊張性頸反射が起こるので，人間ではこの反射を単独に検査することは不可能である．この反射の消失は迷路性立ち直り反射の出現と時期的に一致し，生後4～5か月ころ消失し，乳児は寝返りやお座りができるようになる．緊張性頸反射や迷路反射が存在していると，お座りをしようとして，頸を前屈すると四肢が屈曲してしまい，逆に背屈すると四肢が伸展して反り返り，寝返りをしようと，顔

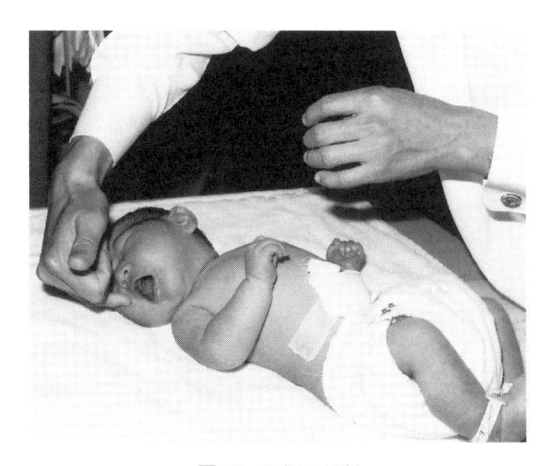

図12 乳探し反射

を一方に向けると顔が向いた上下肢が伸展し寝返れない．脳性麻痺によくみられる所見である．

3) その他の原始反射

ⅰ) 乳探し反射 (rooting reflex) (図12)
空腹の新生児の頬に乳房が触れると，そちらを向いて乳首をとらえようとする反応をいう．満腹となると消失する．

ⅱ) 吸啜反射 (吸引反射) (sucking reflex) (図13) とらえた乳首を上顎と舌でしごいて，乳を吸う反射をいう．満腹になると消失する．たまった乳汁は嚥下反射により嚥下される．

ⅲ) Moro反射 (Moro reflex) (図14)

54   3. 神経系

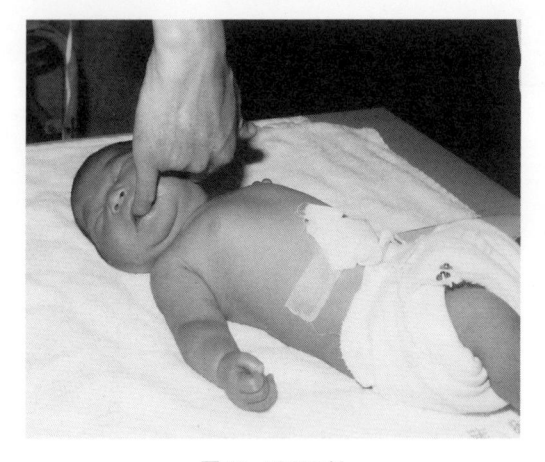

図13　吸啜反射

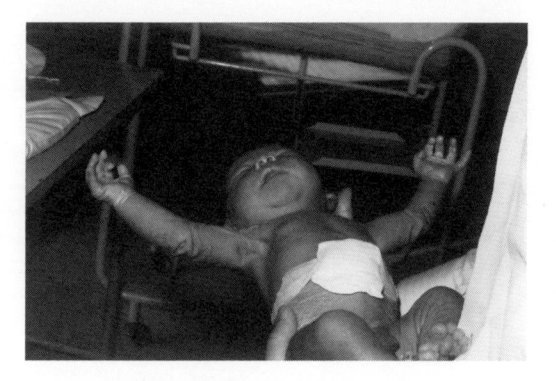

図14　Moro 反射

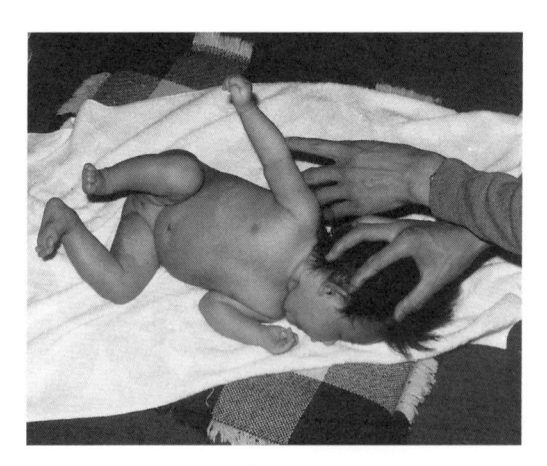

図15　頭部立ち直り反射

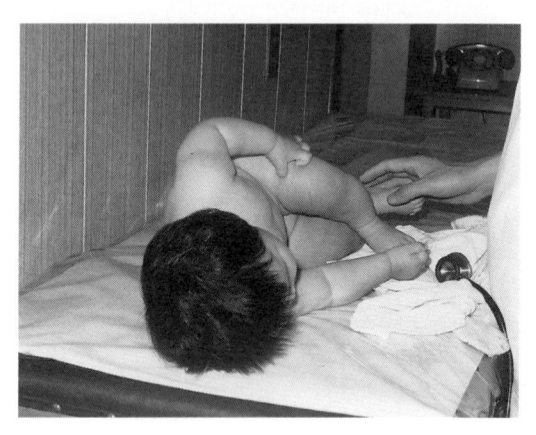

図16　頸部立ち直り反射

新生児にみられる代表的な反射で，その中枢は脳幹にあるとされている．上部頸椎，頸筋の急激な変化により誘発される．上肢を伸展，外転し手を開大する，次にゆっくりと，抱え込むように屈曲する反射をいう．脳幹機能低下や重症な脳障害のときに消失する．新生児の頭と身体を支えて抱き，手の掌に頭を急激に落下させるとみられる．

c．中脳レベルの反射

立ち直り反射が主である．身体の位置が変化したときに，本来あるべき姿勢に自動的に身体が立ち直る反射をいう．姿勢反射とも呼ばれている．この反射は5～6か月ころよりみられ始め，7～12か月で最も著明となり，その後皮質の影響を受け，だんだんと影を潜め，2～5歳にいつとはなしに消失する．これらの反射は別々に存在するのではなく，相互に働いて，身体の位置が変化したときに，適当な姿勢に身体を保つように働いている．

ⅰ）頭部立ち直り反射(head righting reflex)（図15）　頭を受動的に一方に回転させると，頸と体幹が一緒に回転する反射をいう．

ⅱ）頸部立ち直り反射（neck righting reflex）（図16）　頸を回すと，身体もこれにつれて回転する反射をいう．

ⅲ）体幹立ち直り反射（body righting reflex）（図17）　体幹を回転させると，頭と頸が一緒に回転する反射をいう．または，立位で身体を傾けると体幹が立ち直る反応をいう．

3.1 反射　55

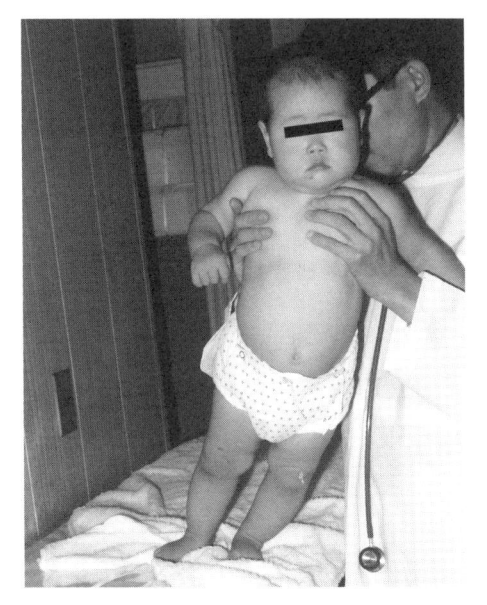

図17　体幹立ち直り反射

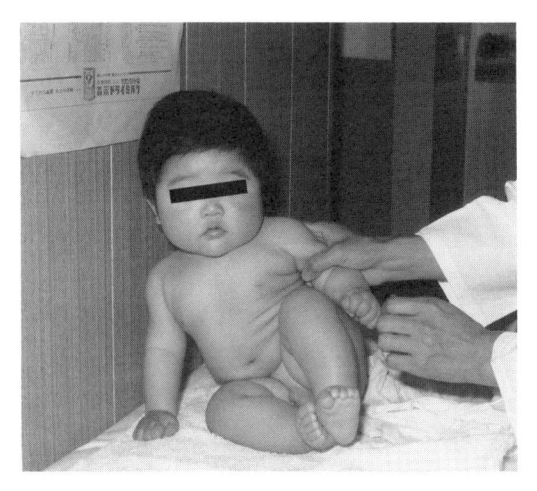

図18　視性立ち直り反射

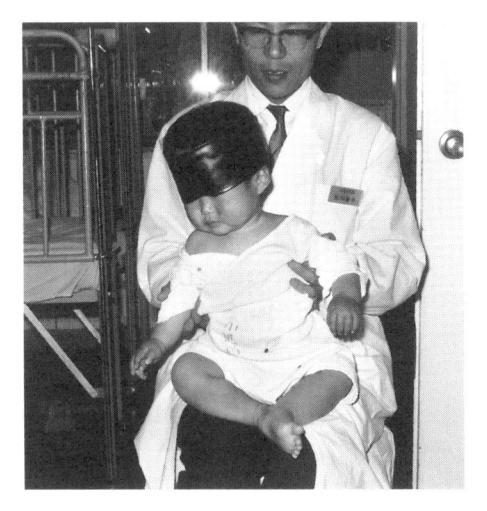

図19　迷路性立ち直り反射

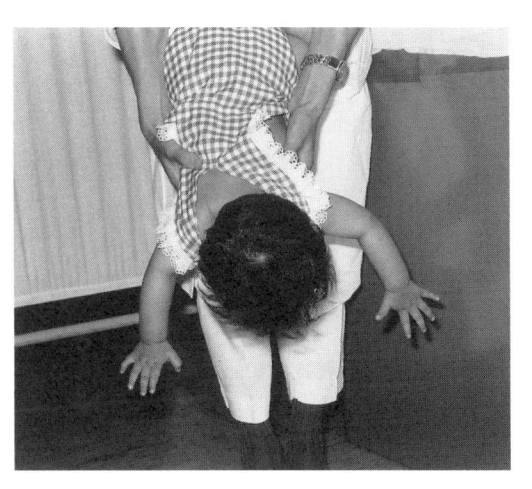

図20　パラシュート反射

iv）視性立ち直り反射（optical righting reflex）（図18）　立位にした乳児を左右に傾けると，顔が正面に立ち直る反射をいう．

v）迷路性立ち直り反射（labyrinthine righting reflex）（図19）　目隠しをした乳児を立位で左右に傾けると，顔が正面に立ち直る反射をいう．

vi）パラシュート反射（反応）（parachute reflex）（図20）　厳密には中脳レベルの反射とはいえないが，視覚性反応と前庭機能による迷路性立ち直り反射が組み合わさったものと解釈されるので本項に記載した．抱きかかえた乳児の身体を支えて，前方に落下すると，乳児は両手を伸ばし，手を開いて身体を支えようとする反射をいう．診察台に手が届きそうな低い高さから落下させると8か月ころより，高い位置より落下させると9〜10か月に出現する．片麻痺のときに罹患側の手の開きが悪い．

d. 皮質レベルの反射

皮質レベルの反射を平衡反応（equilibrium reaction）という．これは歩行，片足立ちなど

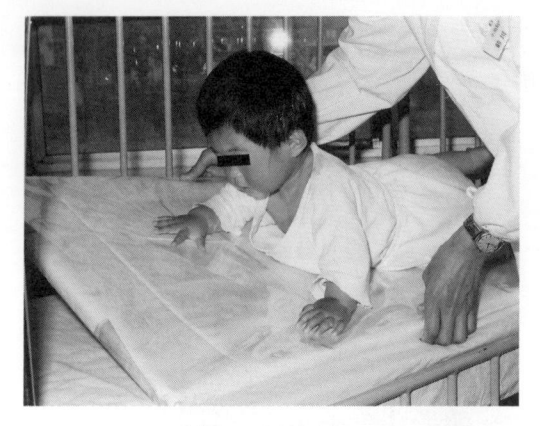

図21 傾斜反応

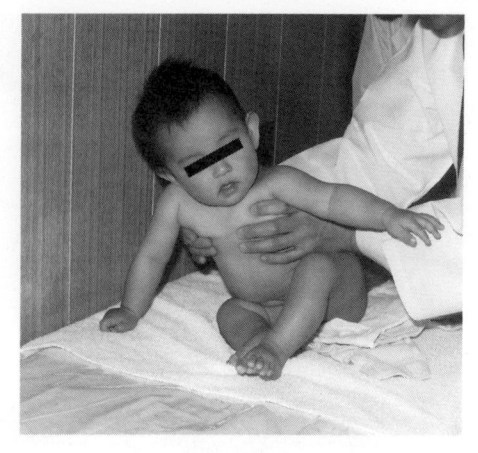

図22 座位平衡反応

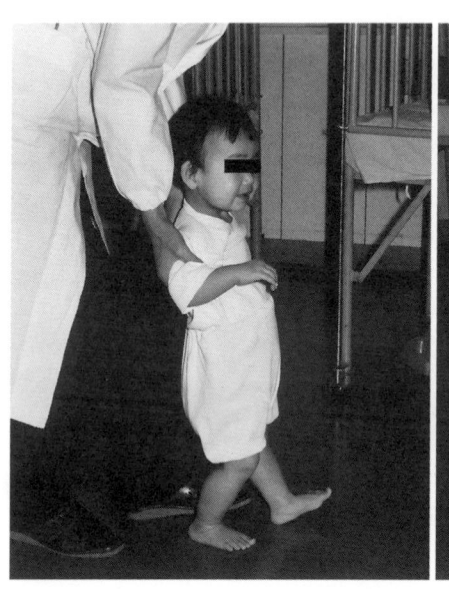

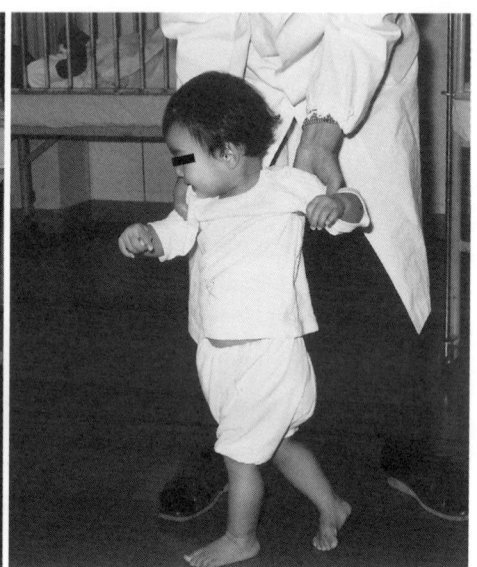

図23 跳びはね反応

の高度の動作を可能ならしめるもので，皮質のほかに基底核，小脳も関与している．平衡反応が存在するためには大脳皮質以下のすべてが正常であることが必須条件である．平衡反応は出現後，一生存在する．

ⅰ）傾斜反応（tilt a board reaction）（図21）　小児を板の上に寝かせ，板を傾斜させると，顔の立ち直りとともにあげられた側の上下肢が伸展し，下げられた側の上下肢が保護反応で伸展する．仰臥位と腹位の両方でテストする．本反応は6か月ころより出現し始める．反応が完全に出現すれば座位が可能である．逆にお座りができる乳児はこの反応が陽性である．

ⅱ）座位平衡反応（equilibrium reaction in sitting）（図22）　座位の乳児を一方に倒すと，反対側の手を伸展，挙上してバランスをとろうとする反応をいう．

ⅲ）跳びはね反応（hopping reaction）（図23）　立位にした児を左右，前後に倒すと，左右の場合は反対側の下肢が倒された側に交差して体重を支える．前後では，どちらかの下肢が一歩倒された側に出て，体重の移動をスムー

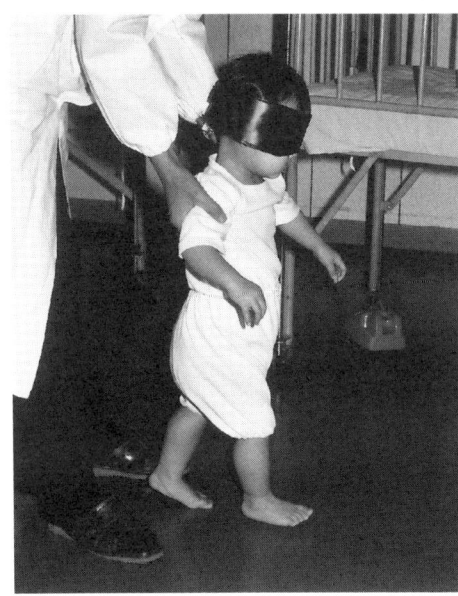

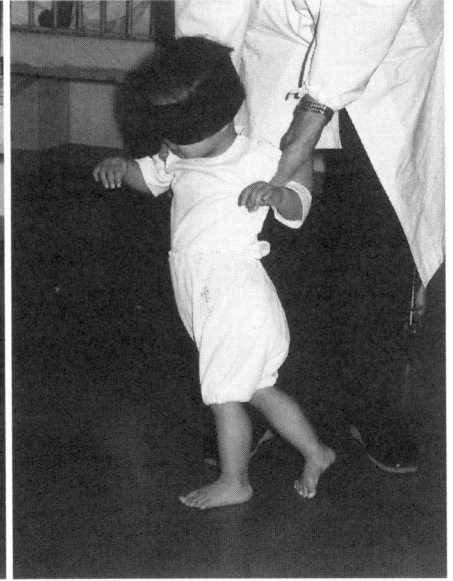

図 24 閉眼跳びはね反応

スにする反応をいう．本反応はつかまり立ち，つたい歩きができるころより出現し始め，転ばないで上手に歩ける1歳6か月ころに前後，左右ともにみられるようになる．最初は前，左右のどちらかに出現し，最後に後ろに倒したときの反応がみられる．両足を背屈して平衡をとろうとすることもある．本反応は閉眼でも出現する（図24）．　　　　　　　　　　　　［前川喜平］

■ 文献
1) Beintema DJ：A neurological study of newborn. Clinics in Developmental Medicine No 20, 1968.
2) Dekaban A：Neurology of Infant, 1 st ed, pp 44-51, Williams & Wilkins, New York, 1955.
3) Fiorentino MR：Reflex Testing Methods for Evaluating CNS Development, Charles C Thomas, London, 1967.
4) 前川喜平：小児の神経と発達の診かた，改訂第3版，新興医学出版社，東京，2003.

B. 成人〜老年

a. 老年者における反射の特徴

運動機能，感覚機能，循環機能などさまざまな身体機能は一般に，成人期以降，加齢に伴い低下する．老年者では姿勢を保持する姿勢反射や，食物を飲み込む嚥下反射などさまざまな反射機能も加齢に伴い低下するため，転倒や誤嚥などの危険性が高くなる．

老年者における反射機能の特徴として以下のことがあげられる．

①反射機能の低下の原因として，反射弓（受容器-求心性神経-反射中枢-遠心性神経-効果器）のなかでも，効果器である骨格筋や平滑筋の機能低下が著しい．

②安静状態における反射よりも，負荷のかかった状態での反射機能の低下が著しい．

③大脳皮質からの意識的制御を受ける嚥下反射のような，複雑な反射機能の低下が著しい．

④成人よりも老年者では，反射性反応に個人

間のばらつきが増大する．

以下に，いくつかの反射の例をあげて成人から老年への加齢の影響について述べる．

b. 姿勢の反射性調節：姿勢反射

起立時には，抗重力筋が常時収縮して姿勢を維持している．外力によって姿勢が崩されたり，床面が傾いたりしても視覚，平衡感覚，体性感覚情報に基づいて姿勢を維持する反応が反射性に行われる．姿勢反射は，脊髄から脳幹，大脳に至る中枢神経系のさまざまなレベルで統合され，頭部・眼球・体幹および四肢など身体の種々の部位の運動が調節される（図1A）．一般に，より上位の中枢を介する反射ほど，姿

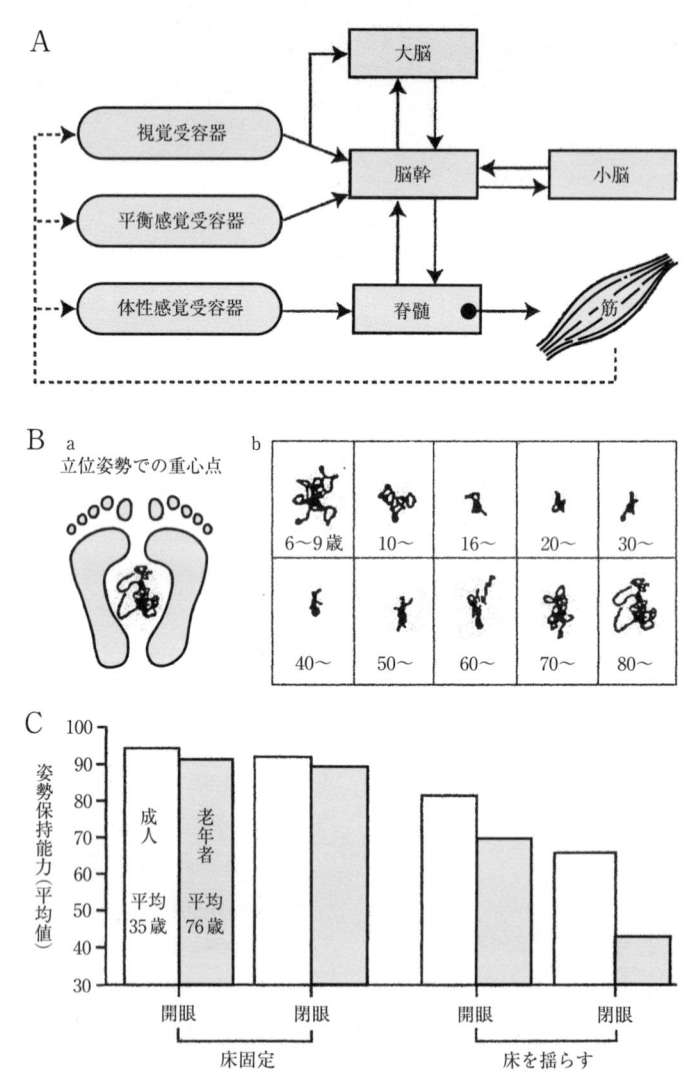

図1 姿勢調節の加齢変化
A：姿勢調節に関与する神経回路．破線は姿勢の状態が常時モニターされていることを意味する．
B：重心動揺の加齢変化．a：重心点の測定方法．b：各年齢層の重心動揺．
C：種々の条件における姿勢保持能力の加齢変化．20秒間における身体の動揺の程度から姿勢保持能力を算出している．100はまったく動揺がないことを意味する．成人：平均35歳，$n=34$，老年者：平均76歳，$n=239$．
（A：田中勵作，1986に基づく佐藤昭夫，1991[1]）より，B：Sheldon, 1963[2]に基づく佐藤昭夫，2002[3]より，C：Whipple, et al, 1993[4] より改変）

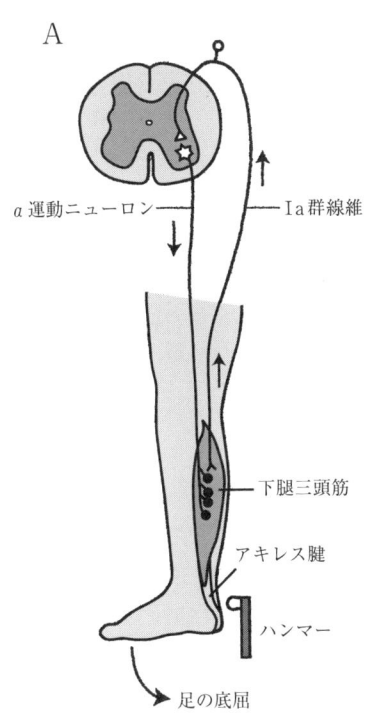

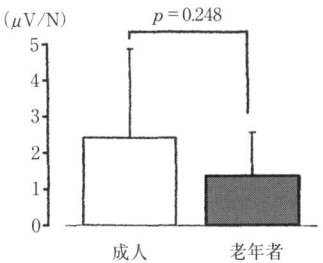

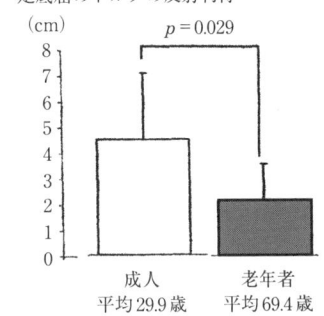

図2 アキレス腱反射の加齢変化
A：アキレス腱反射の経路．
B，C：成人と老年者におけるアキレス腱反射の比較．平均±SD．
成人：21〜39歳（平均29.9歳），$n=18$．老年者：63〜92歳（平均69.4歳），$n=14$．
（B，C：Chung, et al, 2005[5]より改変）

勢の調節は全身に広がり，複雑になる．

老年者では立位姿勢の保持や姿勢変化に対する適応能力に低下がみられ，転倒を起こしやすくなる．たとえば，立位姿勢を保っている場合，成人では重心点の動揺はわずかであるが，この重心動揺の幅は60歳ごろよりしだいに大きくなる（図1B）．姿勢反射の3つの入力系のうち一部が障害されても，残った入力系からの情報によってある程度姿勢を保持することが可能である．しかし，老年者では一部の入力系が障害された際の姿勢保持能力が成人よりも著しく低下する．Whippleらの報告[4]によると，固定された床面の上で立位姿勢を保つ場合，開眼・閉眼時ともに成人（平均35歳）に比べて老年者（平均76歳）での姿勢保持能力の低下は軽度である（図1C）．しかし，床面を揺らした場合の老年者の姿勢保持能力は成人に比べて，開眼時でもかなり低下し，閉眼時ではさらに低下が著しくなる（図1C）．

姿勢反射の1つである腱反射の機能は老年者で低下することが報告されている．たとえば，アキレス腱（下腿三頭筋）反射は，下腿三頭筋の腱（アキレス腱）を叩くことにより筋が瞬間的に伸ばされて筋紡錘が刺激され，反射性にその下腿三頭筋が収縮して足が底屈する反射であり，筋紡錘につながるIa群線維を求心路，脊髄を中枢，α運動ニューロンを遠心路とする単シナプス反射である（図2A）．老年者では成人に比べて，アキレス腱を叩いてから反射性に足が底屈するまでの潜時がわずかであるが有意に延長する．また，老年者では足底屈のトルクの反射利得の低下（図2C）（物体を回転させる力は，力×距離で表され，トルクと呼ばれる），筋収縮速度の低下がみられる[5]．一方，

筋電図のレベルでは反射の利得に成人と老年者の間で有意な変化はみられない（図2B）．これらの結果から，老年者での反射機能の低下の原因には，反射の各要素の低下が関与すると考えられるが，主に効果器である骨格筋の収縮力の減弱と収縮速度の遅延によるものと考えられている．

大脳基底核や小脳などが障害されると姿勢保持が障害されることが知られている．たとえば，大脳基底核の黒質-線条体ドパミンニューロンが障害されるParkinson病では，特有な前屈姿勢を示し，立位で前から後ろに軽く押すとバランスがとれず容易に倒れる．加齢に伴い線条体のドパミン量が低下する傾向にあり[6]，このことは老年者における姿勢保持機能の低下にも関与すると考えられる．

c. 消化管運動の反射性調節：嚥下反射

口腔内の食物や液体は嚥下により咽頭と食道を通って胃へ送られる．嚥下運動は3つの相よりなり，口腔から咽頭まで送る第1相（口腔相）は随意運動であるが，咽頭から食道入口まで送る第2相（咽頭相）と食道から胃入口まで送る第3相（食道相）は不随意性の反射運動であり嚥下反射と呼ばれる（図3A，B）．

食塊により，口蓋・舌根・咽頭壁が刺激されるとその求心性情報は三叉神経・舌咽神経・迷走神経を求心路として延髄の嚥下中枢に伝えられ，反射性に種々の運動神経を介して，軟口蓋の挙上，喉頭蓋や声門の閉鎖，舌根の挙上が起こり咽頭と鼻腔，気管，口腔との連絡がふさがれる．咽頭筋の収縮により咽頭内圧が上昇し，上部食道括約筋の弛緩により食道の入り口が開

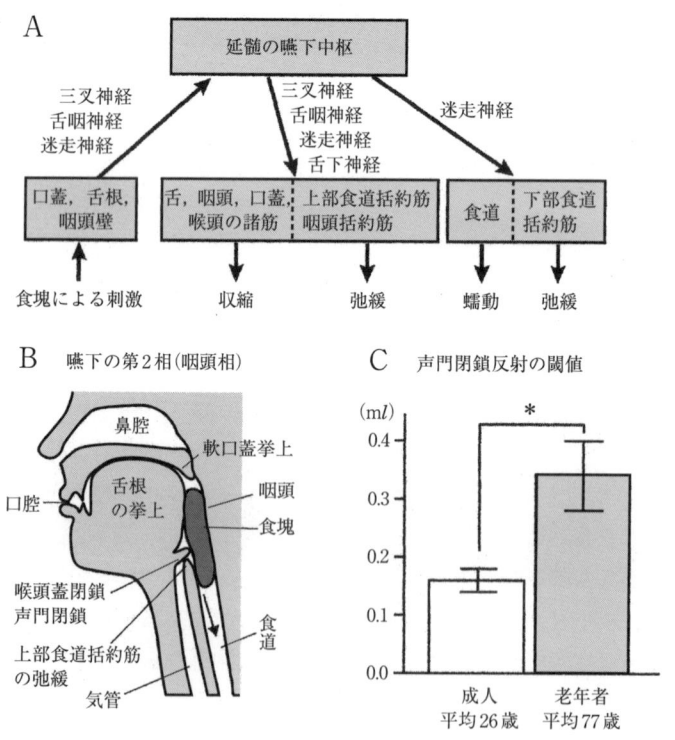

図3 嚥下反射の加齢変化
A：嚥下反射の経路．
B：嚥下の第2相（咽頭相）の過程．
C：声門閉鎖反射の成人と老年者の比較．声門閉鎖反射を誘発するのに必要な咽頭への水注入量を示す．成人：平均26歳，$n=9$．老年者：平均77歳，$n=9$．
（B：佐藤ほか，2003[7]より改変，C：Shaker, et al, 2003[8]より改変）

き，咽頭部の食塊は食道へ送られる（図3A，B）．食道に入った食塊は迷走神経を介した食道の蠕動運動により胃へ向かって送られ，下部食道括約筋の弛緩により胃の入口が開き食塊は胃に入る（図3A）．

嚥下の咽頭相における反射性の声門閉鎖は食塊の気管への流入を防いでいるが，この声門閉鎖反射は健常成人（平均26歳）と比較して老年者（平均77歳）で低下する[8]．一定量の水を一度に咽頭に注入すると，声門閉鎖反射が誘発される．咽頭刺激から声門閉鎖が始まるまでの潜時には成人（0.5秒）と老年者（0.41秒）とで有意な差はみられない．しかし，声門閉鎖反射を誘発するのに必要な咽頭への注入水分量の閾値は，成人で0.16 mlに対して老年者では0.34 mlに有意に増加する（図3C）．咽頭の感覚は加齢に伴い低下する[9]ことから，高齢者における声門閉鎖反射の閾値上昇も受容器の加齢変化によると考えられている．

また，高齢者では嚥下の際の上部食道括約筋弛緩のタイミングが遅れることも，誤嚥を起こす要因になる可能性が指摘されている．成人（21～31歳）では食塊が食道入口に到達するのに先立って上部食道括約筋部の内圧が低下するのに対して，61～74歳および75～89歳の老年者では食塊が到達した後に上部食道括約筋部の内圧低下が最低となる[10]．

食道の蠕動には咽頭刺激で反射性に起こった下部咽頭筋収縮が食道に伝播して起こる一次蠕動波と，食道伸展により誘発される二次蠕動波とがある．食道を伸展した際に誘発される，食道の二次蠕動波および下部食道括約筋弛緩反応が健常な成人（平均35歳）と老年者（平均74歳）とで比較されている[11]．食道を10～30 mlの空気で伸展させると，成人では全員で反射性に二次蠕動波が起こるが，老年者では9人中4人で二次蠕動波がまったく起こらず，残りの5人では二次蠕動波が起こる頻度が低下する．さらに食道伸展により誘発される下部食道括約筋の弛緩反応の頻度も，成人に比べて老年者で低下する．

以上のような老年者における嚥下反射の低下は老年者で多くみられる誤嚥などの嚥下障害を起こす危険性を高めていると考えられる．

d. 循環の反射性調節：圧受容器反射

全身の動脈圧（血圧）は体位を変えたり，運動したりすることで刻々と変化するが，このような血圧変化に対して圧受容器反射が秒単位の時間経過ですみやかに働くため，血圧は大きく変動せずにあるレベルに安定に保たれている．頸動脈洞や大動脈弓の血管壁には血圧をモニターする圧受容器があり，血圧変化の情報を舌咽神経と迷走神経を介して延髄の循環中枢に送っている．たとえば急に血圧が低下した場合に

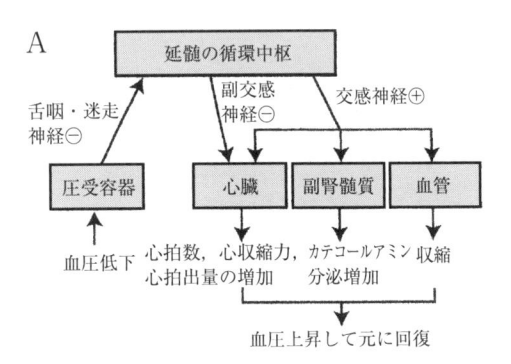

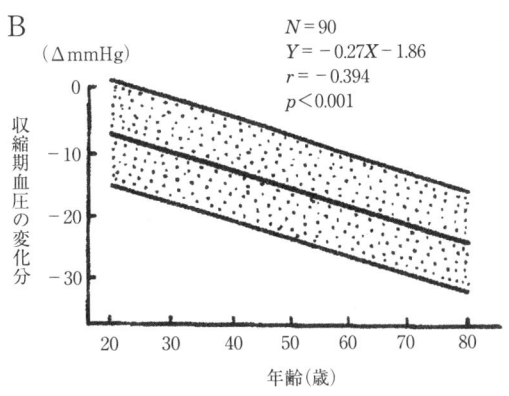

図4 圧受容器反射の加齢変化
A：圧受容器反射の経路．血圧低下時の反応を示す．
⊕：活動亢進，⊖：活動抑制．
B：体位変換試験による収縮期血圧変化の加齢変化（島津，1986）[12]．

は，圧受容器から循環中枢へ送られる求心性情報が減り，反射性に自律神経を介して，①心拍数・心収縮力・心拍出量の増加，②副腎髄質カテコールアミン分泌の増加，③末梢血管の収縮，が起こり，これらの反応により血圧は上昇して元のレベルに回復する（図4A）．血圧が基準値よりも増加した場合には，これとは逆の反射性反応が起こる．

圧受容器反射の機能を調べる方法に，体位変換試験が使われている（図4B）．横臥位から急に立位に姿勢を変化させると，重力の影響を受けて血液が下半身のほうへ移動するため，収縮期血圧はわずかに一過性に低下する．正常ではこのとき圧受容器反射がすばやく働いて血圧は元のレベルに回復する．加齢に伴って圧受容器反射機能が低下するために，老年者では体位変換時の血圧低下の度合いが著しくなる（図4B)[12]．血圧低下が著しいと，脳の血流も低下して，立ちくらみを起こしやすくなる．起立時に20～30 mmHg以上収縮期血圧が低下した場合，起立性低血圧と診断される．

老年者における圧受容器反射機能の低下の原因として，動脈硬化による圧受容器の感受性の低下，圧受容器からの求心性情報伝導機能の低下，中枢における求心性入力情報の処理能力の低下，自律神経遠心路反応の低下，自律神経に対する心臓や血管の反応性低下など，反射弓のすべての要素における機能低下が指摘されている[13]．また，起立時には平衡感覚（前庭）も刺激され，前庭-自律神経反射による交感神経活動亢進が血圧維持に役立つと考えられているが，老年者では頭部の回転による前庭刺激で誘発される交感神経活動増加反応が成人に比べ有意に低下する[14]．

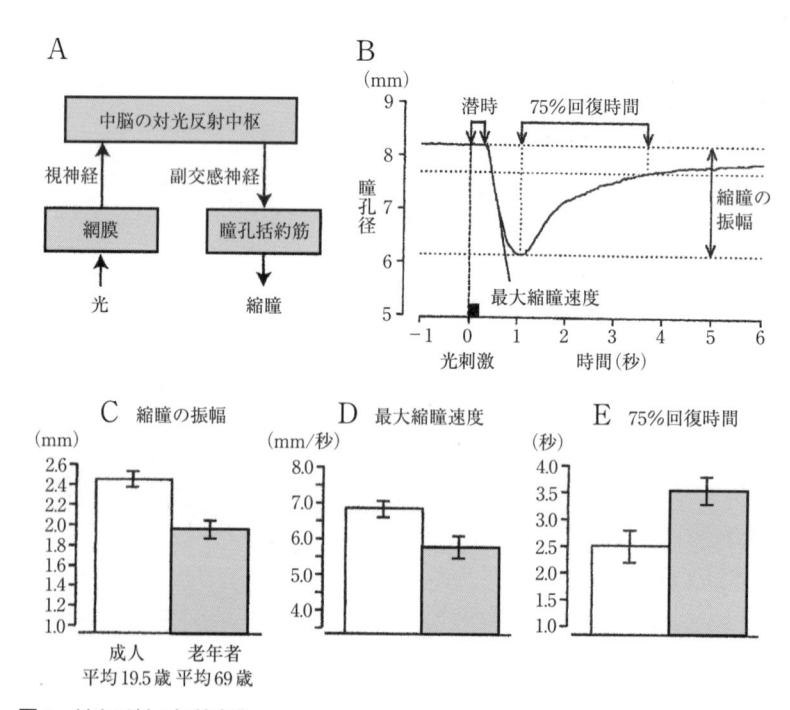

図5 対光反射の加齢変化
A：対光反射の経路．
B：対光反射による瞳孔径の変化の一例．
C～E：成人と老年者における対光反射の比較．
成人：19～26歳（平均19.5歳），$n=12$．老年者：61～79歳（平均69歳），$n=14$．
（B～E：Bitsios, et al, 1996[15] より改変）

e. 瞳孔の反射性調節：対光反射

網膜に入る光の量は瞳孔の大きさで決められる。瞳孔の大きさは虹彩の中を輪状に走る瞳孔括約筋（副交感神経支配）と放射状に走る瞳孔散大筋（交感神経支配）により調節される。光が眼に入ると網膜が刺激されてその情報が視神経を通って，中脳の対光反射中枢へ送られ，反射性に副交感神経の活動が高まり，瞳孔括約筋が収縮して縮瞳が起こる（図5A，B）。この反射は対光反射と呼ばれる。対光反射は，光の強度に応じて瞳孔の大きさを調節し，網膜像の明るさを適切な範囲に保つので，脳内における視覚情報処理の安定化に役立っている。特に強い光が当たったとき，網膜を強い光から保護する意味でも重要である。

安静時の瞳孔の直径は，明環境および暗環境のいずれにおいても成人に比べ老年者で低下する[15]。図5B〜Eは，暗環境において種々の強度の光刺激を加えた際の対光反射を成人（平均19.5歳）と老年者（平均69歳）とで比較した結果である[15]。縮瞳の振幅と最大縮瞳速度は，成人に比べ老年者で有意に低下するが（図5C，D），潜時には有意な差はみられない。最大の縮瞳から75％回復するまでの時間は老年者で有意に延長する（図5E）。対光反射の縮瞳の振幅，最大縮瞳速度の低下は，副交感神経機能低下を反映するとされるが，老年者では安静時の瞳孔径が減少しているためにさらなる縮瞳反応が機械的に制限されていると考えられている。一方，回復過程の延長からは老年者における交感神経機能の低下が示唆されている。

［内田さえ］

■ 文献

1) 佐藤昭夫：やさしい神経生理学，運動調節，姿勢の調節．クリニカルニューロサイエンス 9：1160-1161, 1991.
2) Sheldon JH : The effect of age on the control of sway. Gerontol Clin 5 : 129-138, 1963.
3) 佐藤昭夫：高齢者のからだと健康，pp 1-134, 人間総合科学大学，岩槻，2002.
4) Whipple R, Wolfson L, Derby C, Singh D, Jonathan T : Altered sensory function and balance in older persons. Journal of Gerontology 48 (special issue) : 71-76, 1993.
5) Chung SG, van Rey EM, Bai Z, Rogers MW, Roth EJ, Zhang L-Q : Aging-related neuromuscular changes characterized by tendon reflex system properties. Arch Phys Med Rehabil 86 : 318-327, 2005.
6) Carlsson A, Winblad B : Influence of age and time interval between death and autopsy on dopamine and 3-methoxytyramine levels in human basal ganglia. J Neural Transm 38 : 271-276, 1976.
7) 佐藤優子，佐藤昭夫ほか：生理学，東洋療法学校協会編，pp 70-71, 医歯薬出版，東京，2003.
8) Shaker R, Ren J, Bardan E, Easterling C, Dua K, Xie P, Kern M : Pharyngoglottal closure reflex : Characterization in healthy young, elderly and dysphagic patients with predeglutitive aspiration. Gerontology 49 : 12-20, 2003.
9) Aviv JE, Martin JH, Jones ME, Wee TA, Diamond B, Keen MS, Blitzer A : Age-related changes pharyngeal and supraglottic sensation. Ann Otol Rhinol Laryngol 103 : 749-752, 1994.
10) Yokoyama M, Mitomi N, Tetsuka K, Tayama N, Niimi S : Role of laryngeal movement and effect of aging on swallowing pressure in the pharynx and upper esophageal sphincter. Laryngoscope 110 : 434-439, 2000.
11) Ren J, Shaker R, Kusano M, Podvrsan B, Metwally N, Dua KS, Sui Z : Effect of aging on the secondary esophageal peristalsis : Presbyesophagus revisited. Am J Physiol 268 : G 772-G 779, 1995.
12) 島津邦男：老化に伴う機能と検査・検査値の特徴．折茂 肇編，自律神経機能検査，pp 228-235, メジカルビュー社，東京，1986.
13) Ferrari AU, Radaelli A, Centola M : Physiology of aging. Invited review : Aging and the cardiovascular system. J Appl Physiol 95 : 2591-2597, 2003.
14) Ray CA, Carter JR : Vestibular activation of sympathetic nerve activity. Acta Physiol Scand 177 : 313-319, 2003.
15) Bitsios P, Prettyman R, Szabadi E : Changes in autonomic function with age : A study of pupillary kinetics in healthy young and old people. Age and Ageing 25 : 432-438, 1996.

3.2 脳神経

脳神経の発生，発育，発達は，各臓器のなかで最も早く，胎生期より急速に発育し，幼児期にほぼプラトーに達する．このことは頭囲が新生児では33 cmで，1歳で45 cm，3歳で50 cmとなり，ほぼ成人55 cmの大きさに達することからも推察される（図1）．

一方，頭長と身長の身体比は，新生児は4等身，2歳で5等身，6歳で6等身，12歳で7等身，成人で8等身となるように，乳幼児期までに大きくなる頭は，出生後徐々に大きくなる身長をはじめとする一般臓器や，思春期までほとんど発育がみられない生殖器系，小児期には成人以上の組織の増大を示し，思春期以降より退縮し，20歳ごろになって成人の大きさに縮小してくるリンパ系組織とは大きく異なった発育曲線を示す．

大脳皮質神経細胞や，その連絡路であるシナプスは新生児期以降その密度は急速に増大し，乳幼児期にピークとなり，それ以降は減少し，成人のレベルとなるが，脳の神経機能，知能や運動能力は乳幼児期からのいろいろな刺激や学習，反復練習によって，それぞれに必要な神経細胞やシナプスを選択活用し，その機能や能力を高めることとなる．

脳神経の発生と発育を胎生期の脳形成から成人に至るまで概説する．

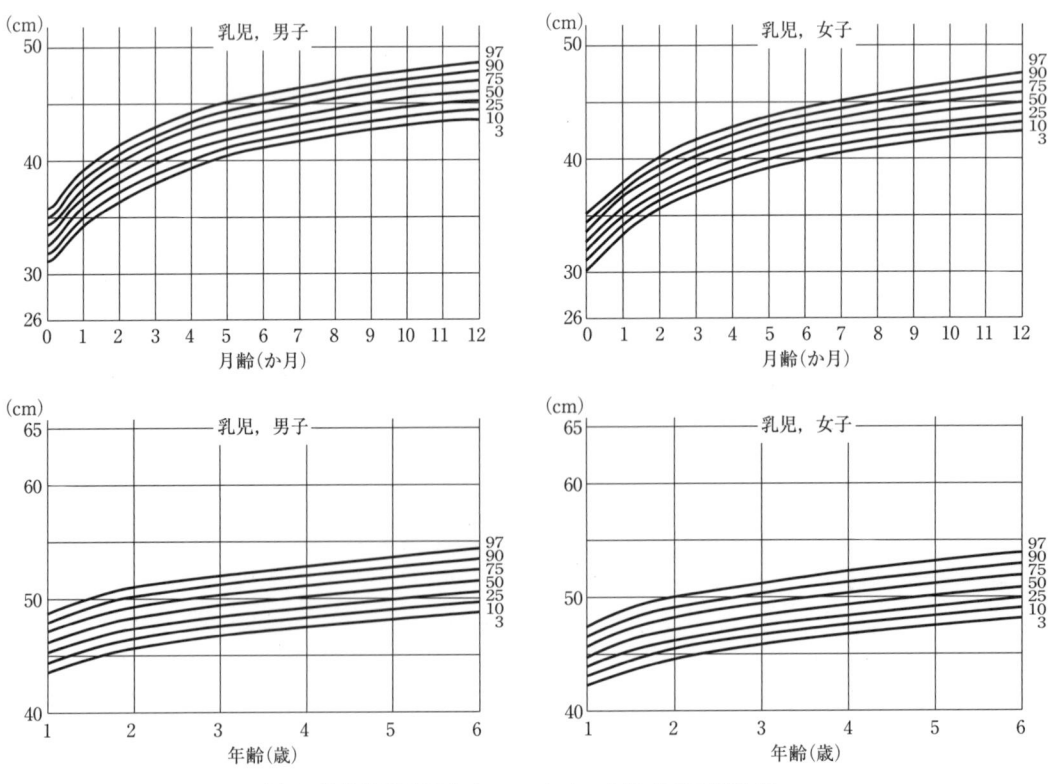

図1 乳幼児頭囲発育パーセンタイル曲線（2000年調査）

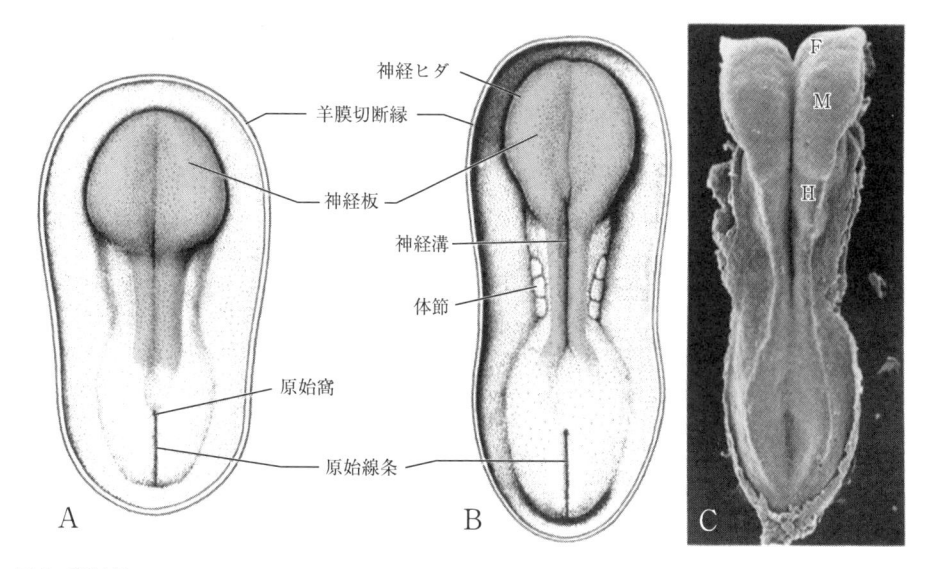

図2 脳神経
A：前体節期後期胚子（胎生ほぼ18日）の背側．羊膜は除去してある．神経板が明瞭に認められる．
B：胎生ほぼ20日のヒトの胚子の背側．体節の出現および神経溝と神経ヒダの形成に注意．
C：Bに相当するマウス胚子の走査電顕像．F：前脳，M：中脳，H：菱脳．

a. 胎児期-新生児期-乳児期脳形成
1）脳形成

脳神経は受精後3週ころまでに，細長いスリッパ状の前方，正中背側域に外胚葉板，すなわち神経板として出現する．神経板の外側縁は隆起して神経ヒダとなり，発生の進行に伴い神経ヒダは隆起を続け，互いに正中線に近づき，癒合にて神経管を形成する（図2）．神経管の頭方端には3個の拡張部，一次脳胞がみられ，それぞれ，前脳，中脳，菱脳と呼ばれる．胎齢4～5週となると，前脳は2部から構成され，両側，側方突出部である原始大脳半球と中央部前方で形成される終脳および眼胞の膨出を特徴とする間脳となる．中脳は深い溝，菱脳峡によって菱脳から分けられる．菱脳も2部に分けられ，橋と小脳になる後脳と髄脳となる．

大脳皮質を構成する神経細胞は胎齢6週ころよりその生成が始まるが，これは閉鎖して間もない神経管壁の神経上皮細胞から発生し，神経芽細胞となり，神経細胞遊走，皮質の層構築，細胞分化を経て胎齢7か月ころに脳回と脳溝が出現する．新生児の脳重量は350gで，生後6か月で2倍，2歳で3倍，4～6歳で成人の脳重量1,200～1,500gの95％に達する．その後，男子で20歳，女子では18～19歳までゆっくり増大する．新生児期の大脳皮質神経細胞密度は成人より高いが，新生児の脳神経細胞は十分に機能していない．神経細胞自体の分化，成熟のために，たとえば，前頭葉皮質は生後6か月までアポトーシスにより，むしろ神経細胞密度は減少する．

神経情報連絡路としてのシナプスは，胎生期はその密度は非常に低く，徐々にしか増加しない．出生後に過剰新生され，各発達時期の適切な学習により軸索成長とシナプス形成は促進され，各部位への神経情報線維連絡が促進されるとともに，機能していない不要な部位の選択的回路脱落によりシナプス密度も減少する．神経連絡路の高速伝導のために神経線維がリン脂質やガラクトセレブロシドなどの糖脂質からなる髄鞘で覆われるようになる．この髄鞘化により跳躍伝導が可能となり，神経伝導速度は無鞘神

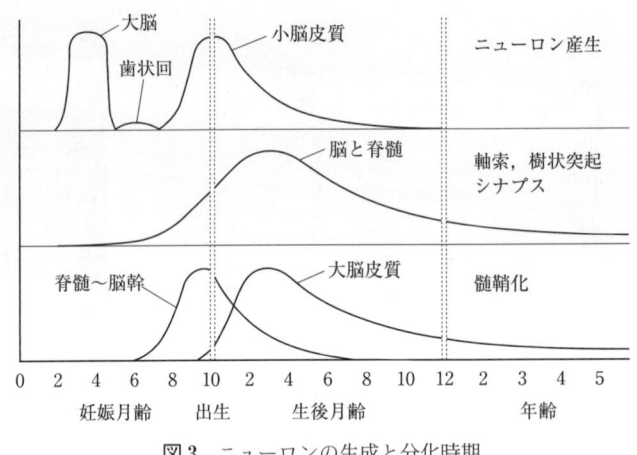

図3 ニューロンの生成と分化時期

経線維の100倍程度となる．髄鞘化は胎生4か月より始まり，新生児では脊髄，延髄，橋の一部のみで認められるが，2か月で橋全体，6か月で中脳，1歳で大脳に認められるようになり，大脳白質全体に及ぶのは2歳ころとなる（図3，4）．

このように，それぞれの時期に脳は種々の発生，分化，発達を示すが，その時期における感染や外傷，出血，喫煙，アルコール，薬物などによってさまざまな脳奇形が生ずる（表1）．

2）関連臨床症候

ⅰ）先天性サイトメガロウイルス感染症

小頭症，脳性麻痺-痙性四肢麻痺，てんかん，成長障害，脳室周囲多発性石灰化，滑脳症を特徴とする．神経上皮細胞から発生した未熟な神経芽細胞に，神経細胞遊走前，胎齢6週より皮質神経細胞が産生され，遊走が終了する20週に皮質神経産生もほぼ終了し，大脳皮質が形成される．この胎齢6〜20週までの期間にサイトメガロウイルスが感染すると，細胞は壊死し，脳室は拡大し，その周囲に多発性石灰化を認め，大脳皮質への神経細胞遊走が少ないために，脳溝が少なく平滑で滑脳症，小頭症となる（図5）．

ⅱ）神経管異常 受精後第3，4週での神経ヒダの閉鎖異常に起因し，髄膜，椎骨，筋，皮膚の異常を伴う．頻度は約1,000人に1人の割合で出現し，人種差があり，中国北部地域では100人に1人と高い発生の報告がある．二分脊椎は脊髄領域を侵す神経管異常で，椎弓が分裂し，下層の神経組織の異常の有無によって2型に分類されている．①潜在性二分脊椎：椎弓の分裂，欠損部は皮膚に覆われ，通常は下層の神経組織の異常を伴わない（図6）．腰仙骨部（L4〜S1）の椎弓癒合不全により，患部の表層に毛の生えた皮膚がある．②嚢胞性二分脊椎：神経組織や髄膜が椎弓の欠損部や皮膚を通って嚢胞状になったものである（図6，7）．大部分が腰仙部にあり，神経学的障害を示すが，通常精神発達遅滞は伴わない．脳脊髄液の入った髄膜嚢胞のみが欠損部から膨らみ出す髄膜瘤，神経組織が嚢胞に入り込んでいる髄膜脊髄瘤，神経ヒダが挙上せず，神経組織が扁平な塊のままで残存した脊髄裂に再分類されるが，いずれも脊髄が背柱に固着しており，脊柱の伸長に伴い，固着のために小脳が大後頭孔に引き込まれ，脳髄膜液の流れが遮断され水頭症を発症する．嚢胞性二分脊椎は，超音波診断と母胎血漿や羊水中のα-フェトプロテイン測定によって出生前診断が可能である．治療法として，妊娠28週ころに胎児手術を行い，水頭症や排尿，排便，下肢の運動障害が軽減している．高発熱

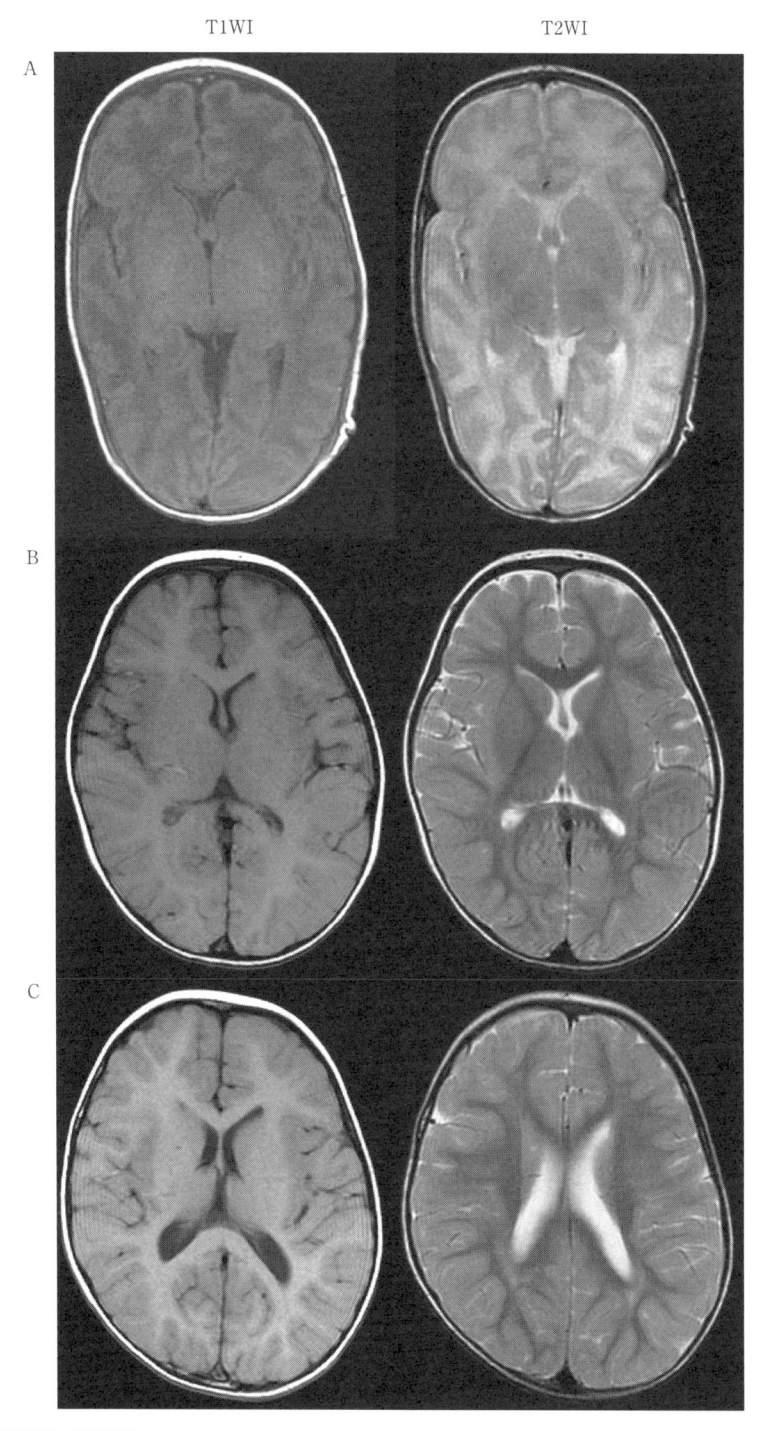

図4 大脳 MRI T1WI, T2WI
A. 胎生 29 週 1,345 g（AFD）で出生，胎齢 39 週女児，満期産新生児相当
B. 1 歳 7 か月女児
C. 2 歳 0 か月女児
T1WI で高信号域（白い部分），T2WI で低信号域（黒い部分）が髄鞘化の進行を示す．MRI は 3 症例ともに年齢相当で正常．

表1 脳奇形（亀山，1987）[4]

胎齢	発生事象	発生異常	奇形または組織異常
2週	神経板		外脳症
3週	神経管形成	閉鎖障害	脳ヘルニア
3〜4週	前脳胞		頭蓋破裂
4週	終脳	脳の分割障害	全前脳胞症
6週	皮質神経細胞遊走開始	増生細胞の死滅	奇形性水頭症
8週〜	皮質原基形成	分裂障害	小頭症
20週	皮質ニューロン産生終了	遊走の障害	脳梁欠損
20週〜	皮質の層構築	ニューロンの発育障害	灰白質異所形成
20〜24週	皮質細胞分化		皮質構築異常
7か月	主要脳回出現		脳回異常
9か月〜	髄鞘形成		

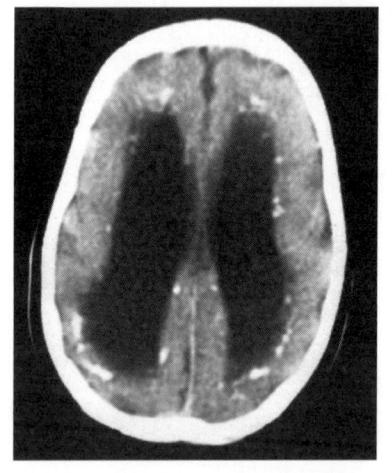

図5 先天性サイトメガロウイルス感染症（2歳，男児）のCT
両側側脳室拡大，脳室周囲石灰化，滑脳症．

や抗てんかん薬のバルプロ酸，ビタミンA過剰など多くの催奇形因子によって神経管異常が誘発される．一方，葉酸を受胎前から妊娠期間を通して1日400μg程度摂取し続けることにより，神経管異常の発生頻度を下げられるとの報告がある．

b. 脳神経，自律神経系の形成
1) 形成

12対脳神経は発生第4週までに，すべての核が出現し，嗅神経（I）と視神経（II）以外の神経はすべて脳幹から起始し，動眼神経（III）が菱脳領域外から起こる．菱脳は神経上

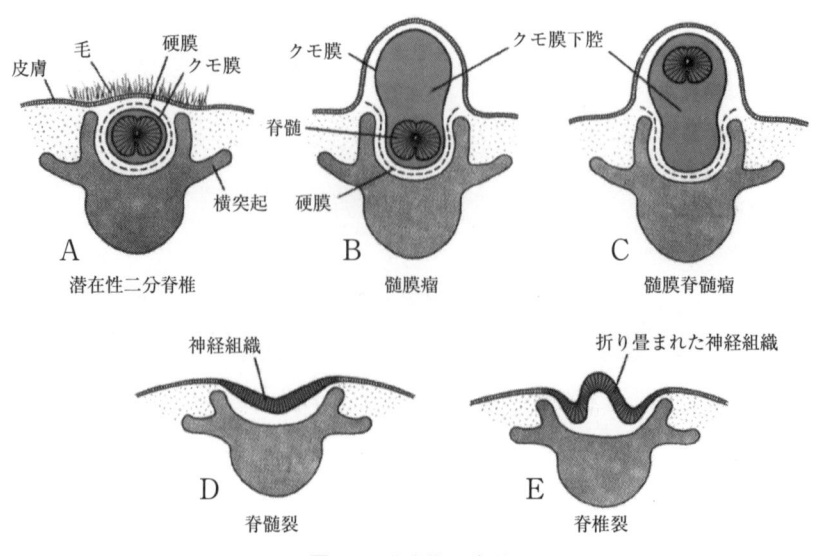

図6 二分脊椎の諸型

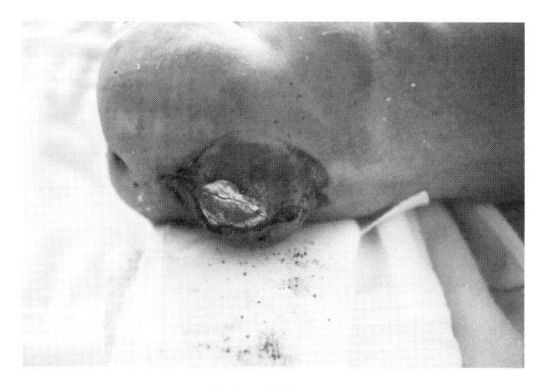

図7 髄膜瘤

皮細胞がホメオボックス（HOX）遺伝子のシグナルを受け菱脳分節と呼ばれる8対の分節を確立する．この菱脳分節より滑車神経（IV），三叉神経（V），外転神経（VI），顔面神経（VII），舌咽神経（IX），迷走神経（X），副神経（XI）および舌下神経（XII）の運動神経核が生ずる（図8）．この分節パターンを誘導するHOX遺伝子は神経板が確立された後，脊索，脊索前板，神経板に発現し，脳を前脳，中脳，菱脳の各領域に分け，菱脳分節を生じさせるシグナルを発する．HOX遺伝子発現の制御にレチノイド（レチノイン酸）が重要な役割をし，レチノイン酸が過剰にあるとHOX遺伝子の発現は前方に移動し，頭方の菱脳分節がより尾方の型に分化する．一方，レチノイン酸が不足すると菱脳は小さくなる．

自律神経系は2部に分けられている．胸腰部に位置する交感神経部と頭部と仙骨部に見いだされる副交感神経部である．交感神経系は発生第5週に，胸部神経堤に由来し，脊髄の両側を背側大動脈のすぐ後方に向かって移動し，これらの細胞は縦走する神経線維で相互に統合され，両側性に分節的配列をした交感神経幹神経節の連鎖を形成し，腹腔神経節や腸間膜動脈神経節を形成し，心臓や肺，胃腸へ遊走して交感神経性内臓神経叢を生ずる（図9）．

副交感神経系は脳幹部および脊髄の仙髄部にある神経細胞が副交感神経の節前線維を生じ，脳幹部からの線維は動眼（III），顔面（VII），舌咽（IX），迷走（X）神経経由で走る．節後線維は神経堤細胞由来の神経節から起こり，支配組織（瞳孔，唾液腺，内臓など）に到達している．

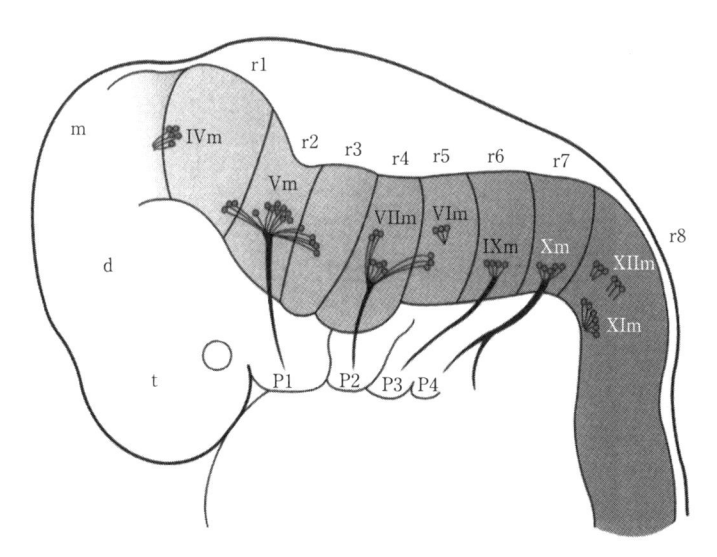

図8 発生第25日までに現れる脳と中胚葉の分節パターン
菱脳（灰色部）は8個の菱脳分節（r1〜r8）に分かれ，これらの構造から運動性脳神経（m）が生じる．P1〜P4：鰓弓，t：間脳，m：中脳．

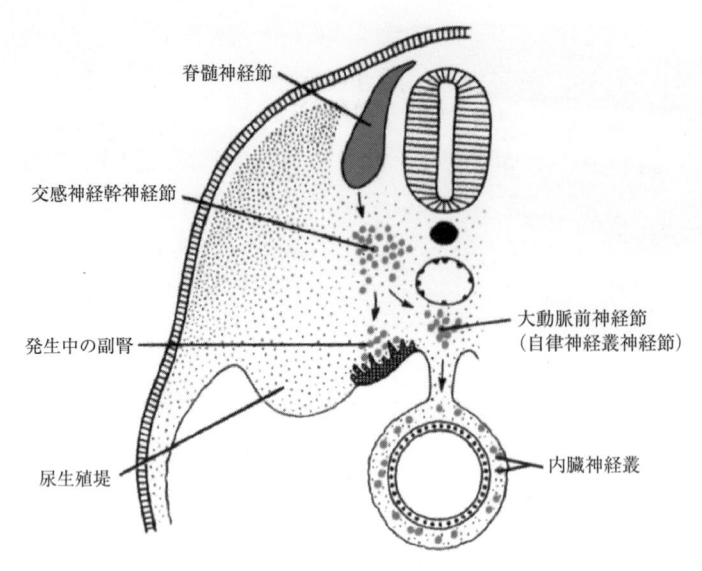

図9 交感神経節の形成
交感神経神経芽細胞の一部が増殖中の中皮へ遊走して，腎上体（副腎）の髄質を形成する．

2) 関連臨床症候：Hirschsprung 病（先天性巨大結腸）と Ondine の呪いの合併

Hirschsprung 病は，神経堤細胞が結腸や直腸の一部の粘膜下神経叢に遊走し損った結果発症する．家族発生例では，神経細胞膜に存在するチロジンキナーゼ受容体をコードしている RET 遺伝子の変異に起因している．染色体 10q11 にその遺伝子座があり，この受容体リガンドは，神経膠細胞由来神経栄養因子（GDNF）である．受容体とリガンドの相互作用によって細胞遊走が制御され，受容体に異常があると遊走は阻害され，その領域の副交感神経系は形成されず，腸の平滑筋の持続性収縮のため腸管の狭窄が出現する．この Hirschsprung 病は，先天性中枢性低換気症候群，Ondine の呪い，をしばしば合併することがある．これは中枢性呼吸調節機構（頸動脈小体や末梢化学受容器）の障害が併存したためであり，隔離した2か所の副交感神経系の形成障害である．神経堤細胞からの副交感神経の発生過程に両者が併発する一次的原因があると思われる（図9）．

c. 成長と発達

成長には，生下時体重が2倍となるのは生後3～4か月ころで，育って大きくなる生長（growth）と，足が長く大きくなり，筋肉がつき，立ち，歩き，走れるようになり，性腺系が発達し，乳腺が大きくなり，授乳するようになる成熟（maturity），言葉をまね，話し，会話するようになる進歩していく発達（development）がある．子どもではいずれもが相互に関係しており，全体的な観察が必要である．

1) 運動発達

運動は粗大運動と微細運動に分けられる．粗大運動とは座る，歩くなどの身体運動で，頸定は3～4か月，座位6～7か月，つかまり立ち9～10か月，歩行は1歳～1歳2か月である．発達に個人差があり，正常範囲は精神発達に比して広い．1歳6か月で歩き，3歳で片足立ちや三輪車こぎ，5歳でスキップ，ぶらんこの立ちこぎができる．一方，微細運動とは，手指の細かい協調運動で，3か月でガラガラをつかみ，6か月で手を伸ばしてつかみ，左右の手を持ちかえることができる．1歳で母指と他の指

表2 遠城寺式乳幼児分析的発達検査表（遠城寺ほか，1992）[5]

氏名			男女	外来番号		検査月日	1.		3.	
	生年月日		年 月 日生	診 断			2.		4.	

年齢	移動運動	手の運動	基本的習慣	対人関係	発語	理解
4:8	スキップができる	飛行機を自分で折る	ひとりで着衣ができる	砂場で2人以上で協力して山を作る	文章の復唱 2/3 こどもが2人でブランコに乗っています. 山の上に大きな月が出ました. きのうお母さんと買い物に行きました	左右がわかる
4:4	ブランコに立ちのりしてこぐ	はずむボールをつかむ	信号を見て正しく道路をわたる	ジャンケンで勝負をきめる	四数詞の復唱 5-2-4-9 6-8-3-5 2/3 7-3-2-8	数の概念がわかる（5まで）
4:0	片足で数歩とぶ	紙を直線にそって切る	入浴時ある程度自分で体を洗う	母親にことわって友だちの家に遊びに行く	両親の姓名，住所を言う	用途による物の表示（本，鉛筆，時計，いす，電灯） 5/5
3:8	幅とび（両足をそろえて前にとぶ）	十字をかく	鼻をかむ	友だちと順番にものを使う（ブランコなど）	文章の復唱 2/3 きれいな花が咲いています．飛行機は空を飛びます．じょうずにうたを歌います	数の概念がわかる（3まで）
3:4	でんぐりかえしをする	ボタンをはめる	顔をひとりで洗う	「こうしていい？」許可を求める	同年齢のこどもと会話ができる	"高い""低い"がわかる
3:0	片足で2, 3秒立つ	はさみを使って紙を切る	上着を自分で脱ぐ	ままごと役を演じることができる	二語文の復唱 2/3 小さな人形 赤いふうせん おいしいお菓子	赤，青，黄，緑がわかる
2:9	立ったままくるっとまわる	まねて○をかく	靴をひとりではく	年下の子供の世話をやきたがる	二数詞の復唱 5-8 6-2 2/3 3-9	"長い""短い"がわかる
2:6	足を交互に出して階段をあがる	まねて直線をひく	こぼさないでひとりで食べる	友だちとけんかをすると言いつけにくる	自分の姓名を言う	"大きい""小さい"がわかる
2:3	両足でぴょんぴょん跳ぶ	鉄棒などに両手でぶらさがる	ひとりでパンツを脱ぐ	電話ごっこをする	「きれいね」「おいしいね」などの表現ができる	鼻，髪，歯，舌，へそ，爪を指示する 4/6
2:0	ボールを前にける	積木を横に2つ以上ならべる	排尿を予告する	親から離れて遊ぶ	二語文を話す	「もうひとつ」「もうすこし」がわかる
1:9	ひとりで一段ごとに足をそろえながら階段をあがる	鉛筆でぐるぐるまるをかく	ストローで飲む	友だちと手をつなぐ	絵本を見て3つのものの名前をいう	目，口，耳，手，足，腹を指示する 4/6
1:6	走る	コップからコップへ水をうつす	パンツをはかせるとき両足を広げる	困難なことに出会うと助けを求める	絵本を見てひとつのものの名前をいう	絵本を読んでもらいたがる
1:4	靴をはいて歩く	積木を2つ重ねる	自分の口もとをひとりでふこうとする	簡単な手伝いをする	3語言える	簡単な命令を実行する（"新聞をもっていらっしゃい"など）
1:2	2, 3歩あるく	コップの中の小粒をとり出そうとする	お菓子のつつみ紙をとって食べる	ほめられると同じ動作をくり返す	2語言える	要求を理解する おいで 3/3 ちょうだい ねんね
1:0	坐った位置から立ちあがる	なぐり書きする	さじで食べようとする	父や母の後追いをする	ことばを1, 2語正しくまねる	要求を理解する おいで 1/3 ちょうだい ねんね
0:11	つたい歩きをする	おもちゃの車を手で走らせる	コップを自分で持って飲む	人見知りをする	音声をまねようとする	「バイバイ」や「さよなら」のことばに反応する
0:10	つかまって立ちあがる	びんのふたを，あけたりしめたりする	泣かずに欲求を示す	身ぶりをまねする（オツムテンテンなど）	さかんにおしゃべりをする(喃語)	「いけません」と言うと，ちょっと手をひっこめる
0:9	ものにつかまって立っている	おもちゃのたいこをたたく	コップなどを両手で口に持っていく	おもちゃをとられると不快を示す	ダ，ダ，チャなどの音声が出る	
0:8	ひとりで坐って遊ぶ	親指と人さし指でつまもうとする	顔をふこうとするといやがる	鏡を見て笑いかけたり話しかけたりする	マ，バ，パなどの音声が出る	
0:7	腹ばいで体をまわす	おもちゃを一方の手から他方に持ちかえる	コップから飲む	親しみと怒った顔がわかる	おもちゃなどに向かって声を出す	親の話し方で感情をききわける
0:6	寝がえりをする	手を出してものをつかむ	ビスケットなどを自分で食べる	鏡に映った自分の顔に反応する	人に向かって声を出す	
0:5	横向きに寝かせると寝がえりをする	ガラガラを振る	おもちゃを見ると動きが活発になる	人に見ると笑いかける	キャーキャーいう	母の声と他の人の声をききわける
0:4	首がすわる	おもちゃをつかんでいる	さじから飲むことができる	あやされると声を出して笑う	声を出して笑う	
0:3	あおむけにして体をおこしたとき頭を保つ	頬にふれたものを取ろうとして手を動かす	布をかけられて不快を示す	人の声がする方に向く	泣かずに声を出す（アー，ウーなど）	人の声でしずまる
0:2	腹ばいで頭をちょっとあげる	手を口にもっていってしゃぶる	満腹になると乳首を舌でおし出したり顔をそむけたりする	人の顔をじっと見つめる	いろいろ泣き声を出す	
0:1	あおむけにときどき左右に首の向きをかえる	手にふれたものをつかむ	空腹時に抱くと乳の方に向けてほしがる	泣いているとき抱きあげるとしずまる	元気な声でなく	大きな声に反応する
0:0						

生活年齢	移動運動	手の運動	基本的習慣	対人関係	発語	理解
	運動		社会性		言語	

先でつまむことができる.

2) 精神発達

言語発達は,言葉を話すことと理解することに分類され,それぞれが相互に発達することが基本となる.意味のある言語は1歳ころよりみられ,急速に語彙が増加し,2歳前後で2語文が可能となる.3歳で自分の名前,年齢がいえるようになり,5歳で会話ができるようになる.言語発達にも個人差があり,表出言語より言語理解の発達が先行する.

社会的発達は乳児期早期より確立される.1か月半より見つめるようになり,2か月より追視,微笑がみられる.6か月になるとイナイイナイバーを喜び,母親を見て喜んだり,後追いしたり,しがみついたりする行動によって,母親への絆,愛着を示すようになる.9〜10か月でバイバイなどの物まね動作をし,1歳で両親の動作のまねをする.1歳半で絵本をみて理解しているものを指さしする(表2).

3) 発達障害

発達障害とは,生長と成熟,発達,運動発達と精神発達のいずれの障害をも含むが,子どもではいずれもが相互に関係していることが多い.精神運動発達遅滞は頻度の高い神経疾患であり,その対応には医学,医療だけでなく,社会,福祉,教育的観点から相互に関係をもち,協力が必要である.従来,精神遅滞という言葉が使用されてきたが,「知的障害」の表現が適切であるとして,1999年に変更されている.

明らかな発達の異常ではなく,軽い遅れの場合は,座位保持や起立,歩行のような運動発達の遅れに気づくまでは知的障害の存在を見いだすことが遅れることがある.知的障害を示す乳児では,運動発達と知的発達が同等に遅滞,障害を示すことがよくある.運動発達のほうが正常発達の範囲が広く,正常の知的発達を示す乳児が18か月になっても歩行を示さないことがあるが,逆に,2か月になっても笑わない,6か月を過ぎても人見知りをしない,手を眼前に挙げ,手をかざし注視する動作(hand regard)が残っている乳児は視覚障害や,限定的で,反復的,常同的行動として自閉障害など

表3 発達障害チェックリスト

年齢	行動全般	聴覚・言語	視覚	上肢	下肢	腰・股関節
6週	母親の心配,不安をよく聞きましょう	音への反応がない	固視,追視がない	背臥位より座位に手を引いて起こす際,頸が大きく後屈	動かさない,過度に伸展	股関節の脱臼,クリック音,不安定性,大腿動脈の脈拍がない
6か月	手の注視が残存,笑わない,心雑音,痙攣	小さな音への反応がない	固視,追視がない,斜視	手で受け渡しができない,手指を握ったままで開かない,片手しか使わない	内転筋の緊張亢進,反射亢進,足クローヌス	股関節開排制限
10か月	かまない,動作や言葉を真似しない	かたことも言わない	斜視,眼振	異常股位,失調	支持起立ができない	独座ができない
18か月	積み木を積むなど物を作る動作がない,よだれ,口のもぐもぐ,脱糞が持続	自発言語がない	視覚障害	握る,つかむ,つまむことができない	立てない	
2歳	多動,集中力がない	言葉を理解しない	おもちゃ遊びができない	振戦,失調	歩けない	

の存在が示唆され，正常の知的発達を示すことはない．

　早期診断と治療介入のためには，子どもと最も長い時間を共有する母親の心配や不安に注意して対応し，子どもの行動全般や聴覚，言語，視覚，全身所見より発達障害の初期徴候を見いだし，診断，治療介入に努める必要がある（表3）． 　　　　　　　　　　　　　　　［泉　達郎］

■文献
1) Sadler TW（安田峯生訳）：ラングマン人体発生学，第9版，メディカルサイエンス・インターナショナル，東京，2005．
2) 森川昭廣，内山　聖，原　寿郎編：標準小児科学，第6版，医学書院，東京，2006．
3) Siegel GJ, Agranoff BW, Albers RW, Molinoff PB：Basic Neurochemistry, 4th ed, Raven Press, New York, 1989．
4) 亀山義郎：放射線胎児被爆と大脳発達障害—調査研究の現状と問題点．Radioisotopes 36：542-551，1987．
5) 遠城寺宗徳，合屋長英ほか：遠城寺式乳幼児分析的発達検査法．慶應通信，1992．

3.3 大脳（画像による加齢変化）

A. 幼小児～青年・成人

脳の発達は生まれた後も新生児，乳児期，思春期と発達を続けていく．脳の容積は生後19か月から33か月，思春期の12歳から15歳にかけて大きくなる．灰白質とは神経細胞の集まりで，大脳半球では外周にあって皮質を形成している．灰白質は乳幼児期（19～33か月）から小児期（6～9歳）にかけて増える．白質は神経線維路すなわち神経細胞の突起からなる．大脳半球では白質は灰白質より内部にみられる．白質の容積は幼児期（19～33か月）から思春期（12～15歳）にかけて増える．一般に新生児期の脳は水分含有量が高く，成人や年長児に比べCTでは低吸収を示し，MRIではT1強調像で低信号，T2強調像で高信号を示す．

a. CTによる変化

新生児期から乳児期にかけて水分の減少と髄鞘化により脳の正常像は大きく変化していく．新生児期は脳の水分含量の高さと髄鞘化の欠如により白質が皮質より低吸収を示す．白質は，脳室周囲にほぼ左右対称性の低吸収域として認められる（図1）．白質の相対的低吸収は生後

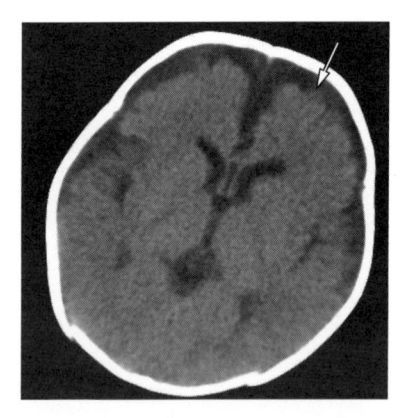

図2　3か月
前頭部で脳と頭蓋骨の間のスペースが目立つ（矢印）．脳室は新生児期に比べ拡大している．

図1　新生児
脳室周囲の白質は低吸収値を示す（矢印）．脳室は狭い．透明中隔腔が残存している．

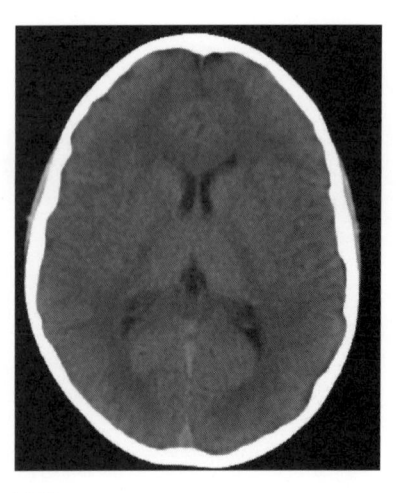

図3　10歳
脳と頭蓋骨の間のスペースはほとんど同定できない．

2〜3か月ころより目立たなくなる．新生児期は脳室系が狭い．正常過剰腔といわれる透明中隔腔が左右の側脳室前角の間に認められるが，この腔は生後2〜3か月ころ閉鎖する．乳児期には脳の発達と頭蓋骨の発達の不均衡から脳室，脳溝が相対的に広い時期があり，特に前頭部で目立つ（図2）．1歳以降から学童期は頭蓋内に対する脳容積の割合が高くなり，髄液腔は再び狭くなる（図3）．ときに非常に狭く，脳溝と脳室の一部以外ほとんど同定できない場合がある．

b．MRIによる変化

白質の髄鞘化はT1強調像で高信号域，T2強調像で低信号域として認められる．髄鞘化の変化はT1強調像の変化がT2強調像の変化に先行する[1]．一般に脳の髄鞘化は尾側から頭側，背側から腹側，中心部から辺縁部へと進んでいく．T1強調像における信号変化は生後1〜6か月で著しく進行し，2歳ころまでに成人と同じ信号パターンになる．

T1強調像で錐体路に沿った髄鞘化した高い信号は橋から大脳脚，内包後脚から半卵円中心に沿って進行する．新生児期に髄鞘化の高信号が認められるのは内包後脚，視床腹外側，脳幹背側，中心溝である．白質の高信号化は後頭葉から始まり側頭葉へと進み，最後に前頭葉が高信号化する．内包前脚は2〜3か月で高信号を示すようになる．

新生児のMRI T1強調像では脳室周囲の白質がまだ髄鞘化していないため低信号域として認められる．脳室は狭い．正中過剰腔である透明中隔腔とVerga腔は胎児期には閉鎖しておらず，認められる．正中過剰腔は背側から腹側に向かって閉鎖する．Verga腔は出生時ころ閉鎖してしまうが，透明中隔腔は新生児期には左右の側脳室前角の間にはいまだ認められ，生後2〜3か月ころに閉鎖する．すでに髄鞘化している内包後脚や視床腹外側が高信号を示す

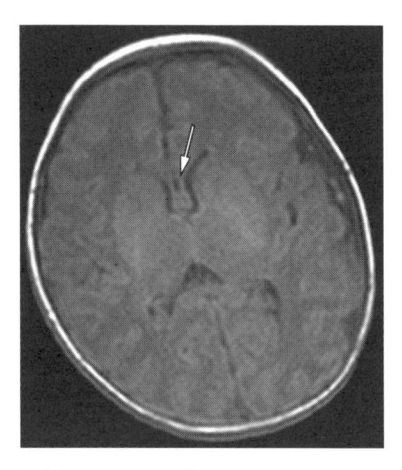

図4 新生児のT1強調像
脳室周囲の白質は低信号域を示す．透明中隔腔が残存している（矢印）．

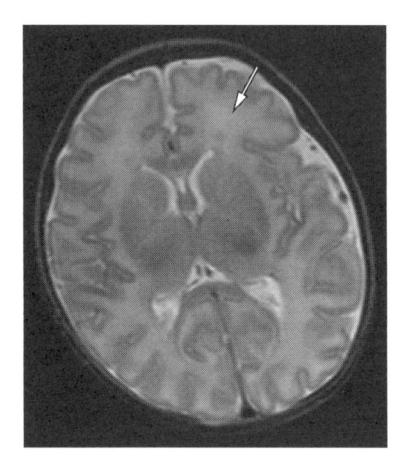

図5 新生児のT2強調像
脳室周囲の白質は高信号域を示す（矢印）．

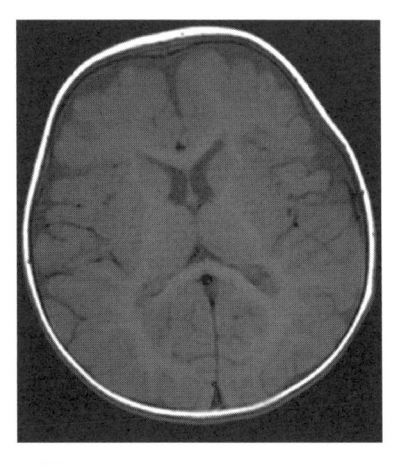

図6 7か月のT1強調像
脳室周囲の白質が低信号域を示す．

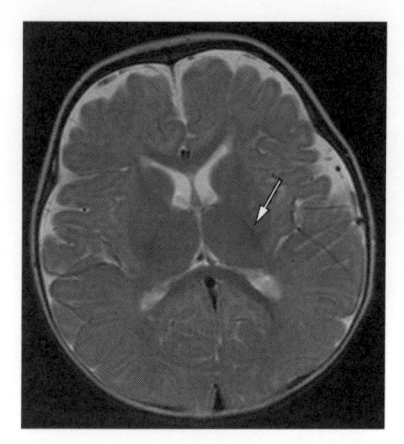

図7 7か月のT2強調像
髄鞘化した内包後脚が低信号を示す（矢印）．

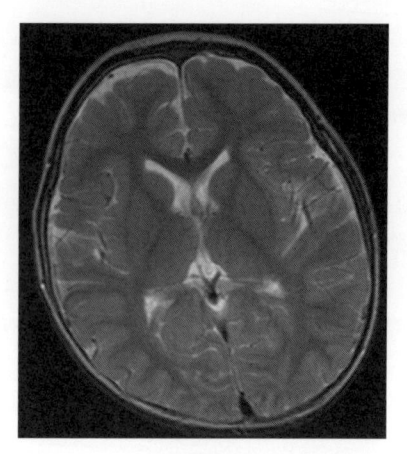

図8 2歳のT2強調像
側脳室前角周囲白質が低信号を示す．

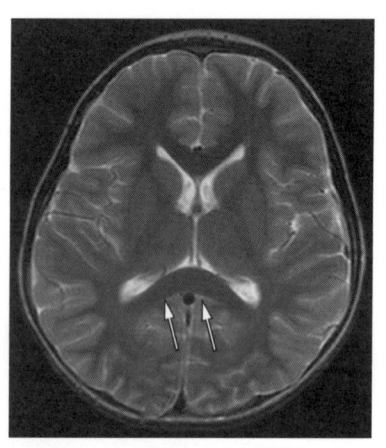

図9 4歳のT2強調像
側脳室周囲白質が低信号を示す．脳梁膨大部も低信号を示す（矢印）．

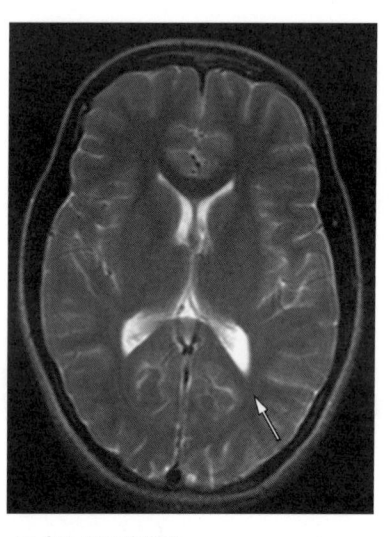

図10 13歳のT2強調像
側脳室周囲白質は低信号を示す．三角部周囲白質に一部高信号域が認められる（矢印）．

（図4）．T2強調像では髄鞘化していない白質が高信号域として認められる．内包後脚の髄鞘化はT2強調像ではまだはっきりしない（図5）．

乳児期になると新生児期とは逆に，T1強調像では白質が皮質に比べ高信号を示すようになる（図6）．T2強調像では，6～12か月の間に白質の髄鞘化が低信号化する．内包後脚は7か月には低信号として認められる（図7）．前脚は11か月までに低信号化がみられる．2歳ぐらいになるとほぼ成人と同じような信号パターンを示す（図8～11）．側脳室三角部近傍の深部白質が髄鞘化の最後の部位であり，成人まで低信号がみられないこともある．

人間の脳は生理的な鉄の沈着が淡蒼球，赤核，黒質，小脳歯状核にみられる．鉄の沈着はT2強調像で低信号域として認められる．T2強調像でこれらの部位は幼児期には白質より高い信号を示しているが，思春期までには等信号となり，24～25歳ころまでには低い信号を示すようになる（図12）．

下垂体は新生児期には全体がT1強調像で

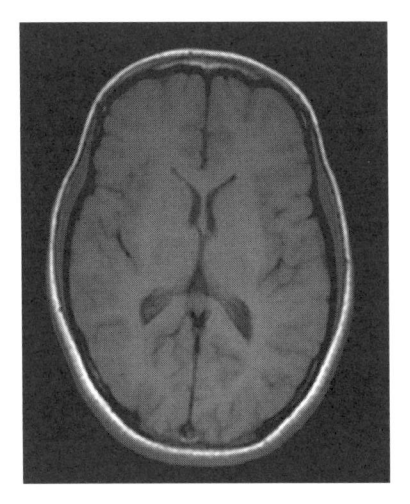

図11 13歳のT1強調像
側脳室前角周囲白質が高信号を示す.

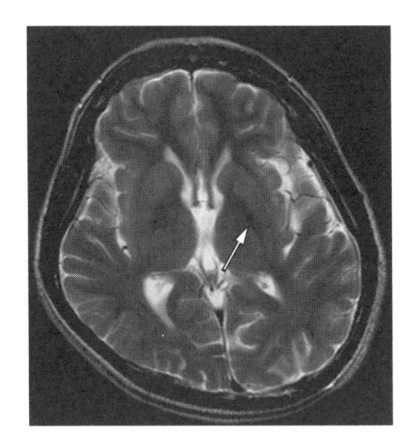

図12 25歳のT2強調像
両側淡蒼球は鉄の沈着により低信号を示す（矢印）.

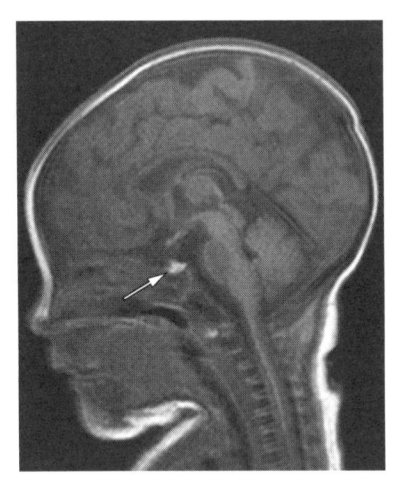

図13 新生児のT1強調像
下垂体は全体に高信号を示す（矢印）．脳梁は全体に薄く周囲の脳実質と等しい信号を示している．

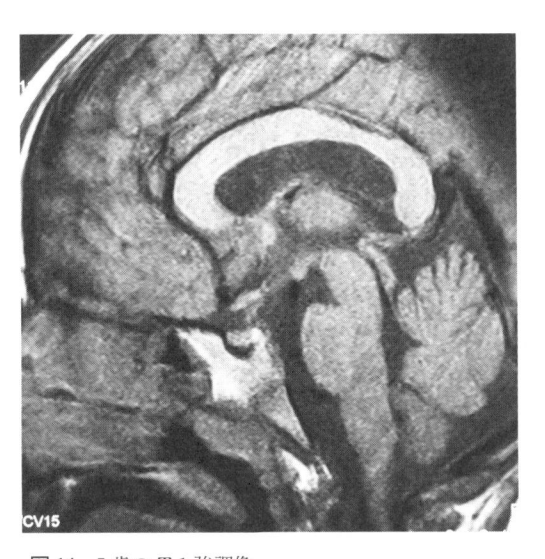

図14 5歳のT1強調像
下垂体は後葉の高信号（矢印）と前葉の低信号に分かれる．脳梁は膝部，膨大部で厚くなっている．信号は全体に高い．

高信号を示す（図13）．生後8週ころより前葉の信号が相対的に低下し，後葉のみが高信号を示すようになる（図14）．形態は年齢とともに変化し新生児期と思春期に上に凸型を示し，その間は平皿状を示す．思春期における下垂体の大きさおよび上に凸の形態は女児で顕著となる（図15）．

大脳半球の新皮質を結ぶ最も太い線維束である脳梁は胎性8～20週にかけて形成される．新生児期には薄く，平らで信号は周囲の白質とほぼ等しい信号を示す（図10）．生後1～2か月で膝部，3～4か月で膨大部の発達が顕著である（図16）．脳梁膨大部から体部背側は4か月までにT1強調像で高信号になり，その後6か月までに膝部が高信号になる．T2強調像では6か月までに膨大部が，8か月までに膝部に低信号化がみられるようになる．脳梁の長さは生後1年の間にゆっくり変化していく．脳梁の長さは頭の大きさや形に個人差があるようにさまざまで，年齢よりは頭囲や頭の形に関係す

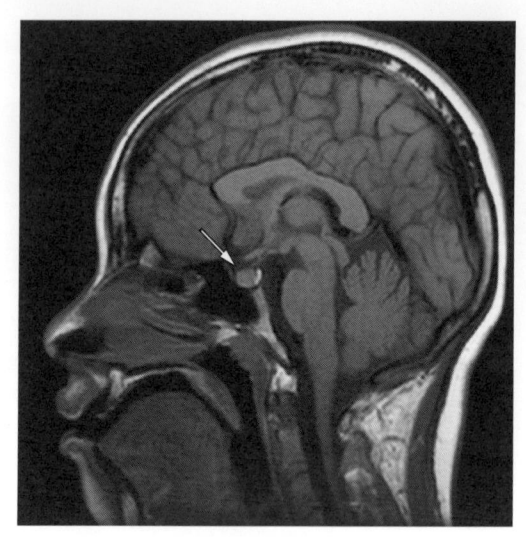

図15 13歳のT1強調像
下垂体はトルコ鞍全体を占めやや上に凸の形態を示す（矢印）。脳梁は厚く体部と膨大部の間にノッチがある。

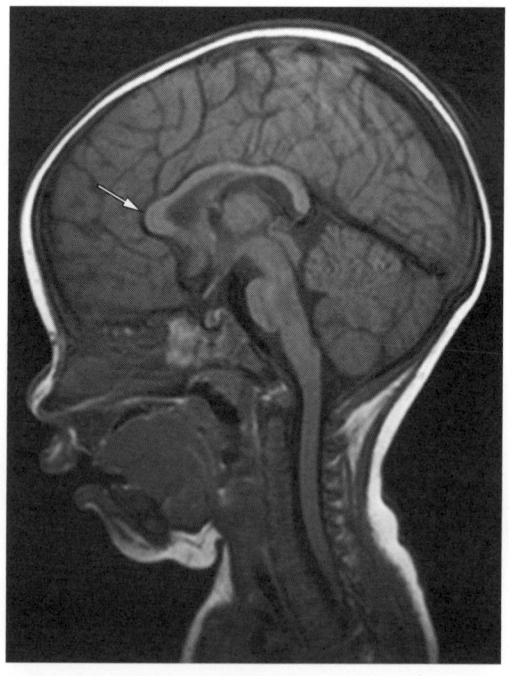

図16 2か月のT1強調像
脳梁は膝部（矢印），膨大部で厚い。下垂体は後葉のみが高い信号を示している。

る。つまり，生後1年では頭囲の前後径に対する脳梁の長さの比はほぼ一定である。

[桑島成子]

■ 文献
1) Ballesteros MS, Hamsen PE, Soila K：MR imaging of the developing human brain. Radiographics 13：611-622, 1993.
2) Barkovich AJ：Pediatric neuroimaging 4th ed, pp 18-44, Lippincott Williams & Wilkins, Philadelphia, 2005.
3) Couchesne E, Chisum HJ, Townsend J, et al：Normal brain development and aging：Quantitative analysis at in vivo MR imaging in healthy volunteers. Radiology 21：672-682, 2000.
4) Aoki S, Okada Y, Nishimura K, et al：Normal deposition of brain iron in childhood and adolescence：MR imaging at 1.5T. Radiology 172：381-385, 1989.

B. 成人～老年

a. 生理的老化と病的老化—形態的側面から
1) 最も基本的な変化は神経細胞の数の減少

Alzheimer病やParkinson病など老年期になると老化と密接に関連した神経変性疾患と呼ばれる病気が増えてくるが，このような病気がなくても老年期になると「目は霞み（春），耳は蟬鳴き（夏），歯（葉）は落ちて（秋），頭は白く雪を頂く（冬）」と比喩的にいわれるように，いろいろな老化現象がみられる．神経系においても，歩行その他の動作が鈍くなり，耳が遠くなり，もの覚えも悪くなるなどの傾向が正常でもみられるようになる．このような機能的な変化の背景として生理的（正常）老化といわれる変化が形態的にも神経系にみられるが，特にそれが目立つのは脳である．

さて，われわれのからだは細胞からできているが，これは生後でも分裂して増えることができる細胞系（再生細胞系）と，生後はまったく分裂しないか非常に分裂しにくい細胞系（非再生細胞系）とに分けられ，神経細胞は後者の代表とされてきた．近年はES細胞（胚幹細胞〈embryonic stem cell〉）や各臓器における幹細胞（stem cell）が見いだされている．神経細胞にも神経幹細胞が認められ再生医療に応用しようとの試みがあり，神経細胞は生後はまったく分裂能を失っているとの従来の概念は訂正されつつあるが，やはり神経細胞は再生しにくい細胞であることは間違いなく，分裂能と分化とは裏腹の関係にあるとの今までの考えも正しいと思われる．老化に伴う実質細胞の最も本質的な形態的変化が細胞の萎縮なのか，それとも細胞の数の減少なのかについては以前から議論があったが，田内らは実質細胞の数の減少であることを明らかにした．図1は脳の各領域における生理的老化に伴う神経細胞の数の減少を調べたものである．大脳には約140億個の神経細胞があり，正常でも20歳以後は1日10万個ずつ減少するという計算があるが，脳の領域によっても異なり，一般的には80歳代後半になると20歳代の約半数になるとされている．

一方，脳重量は生後急速に増加し，20歳代からはほぼ一定となり，40歳以後になると減少の方向へ向かうとされている．この脳重量の増加は神経細胞の数の増加を反映するものではなく，生後急速にその突起が増えたり伸びたりするためである．つまり同じ1本の樹でも枝葉が伸びて茂ると重くなるのと同様である．神経細胞は多くの突起を出して回路網を作り情報を交換しているという特徴があるが，1個の神経細胞は情報を他へ送る（output）1本の長い突

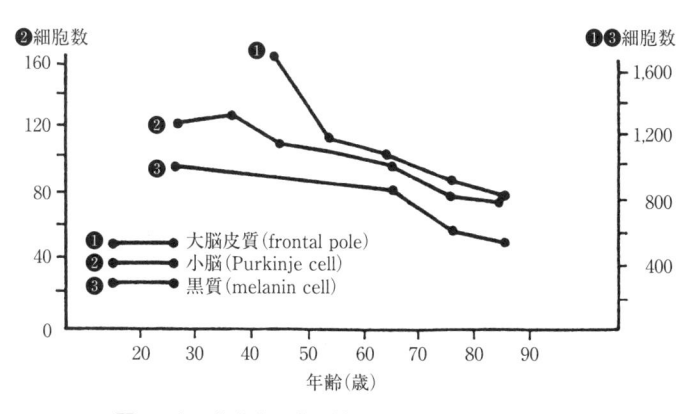

図1 生理的老化に伴う神経細胞数の減少
（Brody，田内，平井の報告をまとめて筆者が図示）

起(軸索突起)と，他からの情報を集める(input)多くの短い突起(樹状突起)とをもっている．これらの突起と神経細胞との間にいわゆるシナプスという構造が構築されて情報の伝達，蓄積が行われる．成長期における脳重量の増加は突起の増加と伸長によるが，老年期におけるその減少は逆に突起が減少してくることが一因である(図2)とともに，この時期には神経細胞の数そのものが減少してくることも関係してくる．一方，残った神経細胞はすべて萎縮

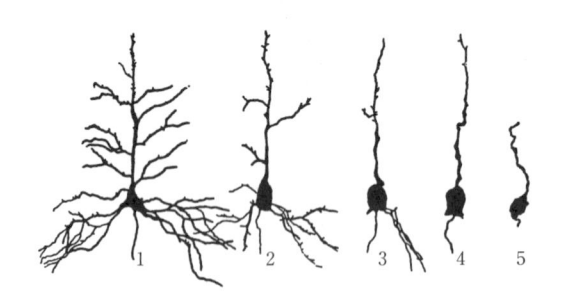

図2 ヒト前頭葉神経細胞の老化に伴う変化
Golgi 染色による突起の変化を示す．
1（若年者）から5に向けて老化が進む．
(Scheibel, et al, 1975[1] より一部を引用)

表1 老化に伴う脳の主な形態的変化（平井による）

第1群（より生理的と考えられる老化性変化）
1. 神経細胞数の軽度の減少
2. リポフスチン (lipofuscin) の増加
3. 軸索ジストロフィー (axonal dystrophy) の増加
4. 小脳トルペドー (torpedo) の増加
5. アミラセア小体 (corpora amylacea) の増加
6. Marinesco 小体 (Marinesco body) の増加など
第2群（より病的と考えられる老化性変化）
1. Alzheimer 神経原線維変化 (Alzheimer's neurofibrillary tangle) の出現
2. 老人斑 (senile plaque) の出現
3. 血管アミロイド変性 (amyloid angiopathy) の出現
4. Lewy 小体 (Lewy body) の出現など

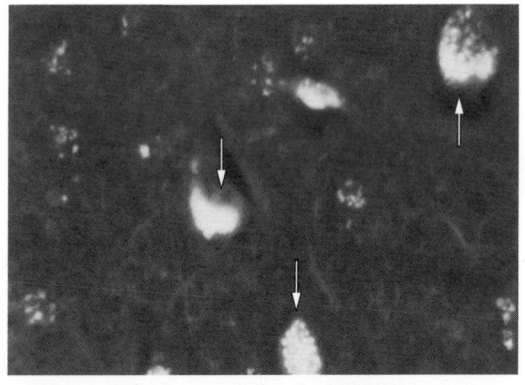

リポフスチン(無染色蛍光顕微鏡像) 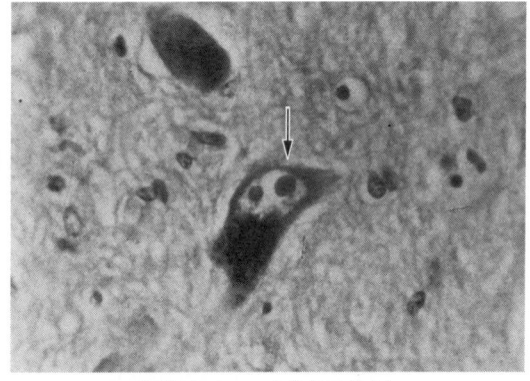　　黒質 Marinesco 小体(H-E 染色)

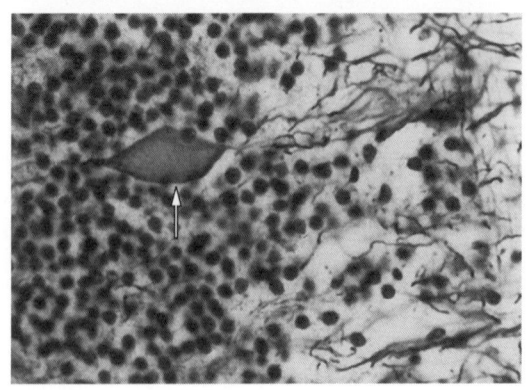

小脳トルペドー(Bodian 染色) 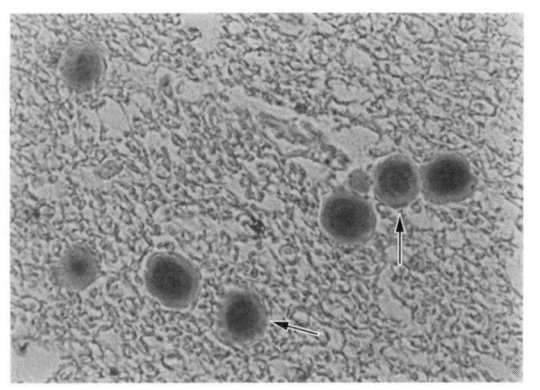　　アミラセア小体(アルシアンブルー染色)

図3 生理的老化性変化のいくつかを示す（著者原図）

しているかというと決してそうではなく，なかにはかえって突起を増して頑張っている古木のような神経細胞も残っており，これは減少した神経細胞の代償をしていると考えられている．このような現象は残った1つずつの細胞への負担が大きくなっていること，これが脳の予備力低下の一因になっていることを示唆している．

2) 老化に伴う形態的な変化

数が減少してくることが最も基本的な老化の特徴であるが，その前に老化に伴う形態的な変化がみられる．このような形態的な変化は2群に大別できる（表1）．その1つは生理的老化に伴う変化である（図3）．すなわち老化に伴って出現頻度が増し，ある年齢以上になると必発する変化であるが，これによる病気の症状が出たり，特定の脳の病気とは関係のない変化である．その代表がリポフスチン（老化色素）と呼ばれる黄褐色の色素顆粒の増加である．これは過酸化脂質と蛋白の重合体からなると考えられ，老化のフリーラジカル（遊離基）説の有力な傍証とされており，神経細胞以外の細胞にも広く出現し，細胞の老化の最も普遍的な形態的

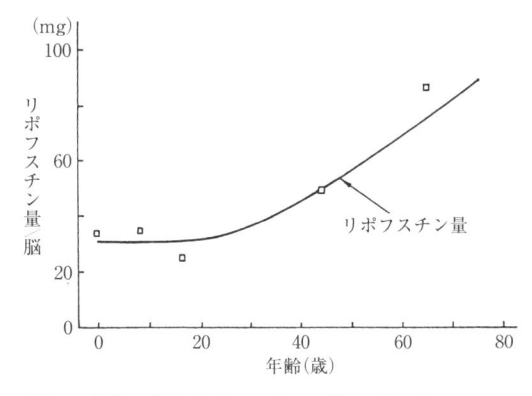

図4 老化に伴うリポフスチンの増加（Siakotos, et al, 1970）[2]

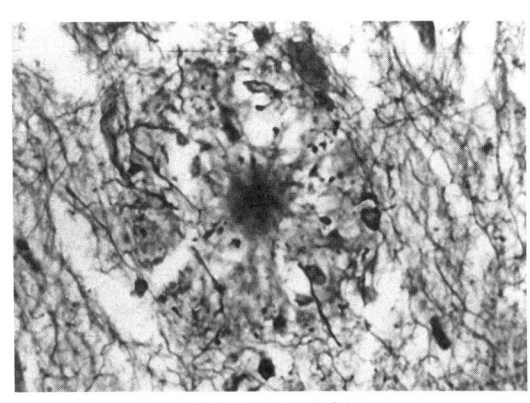

老人斑（Bodian染色）

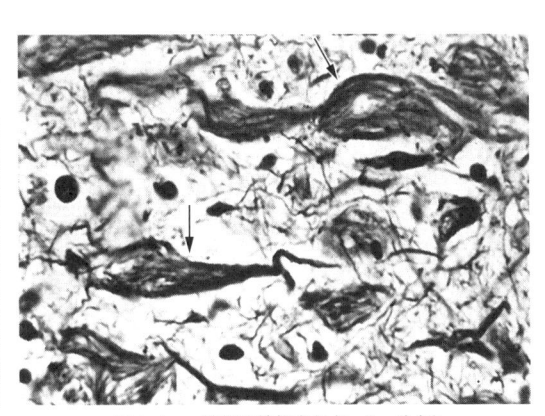

Alzheimer神経原線維変化（Bodian染色）

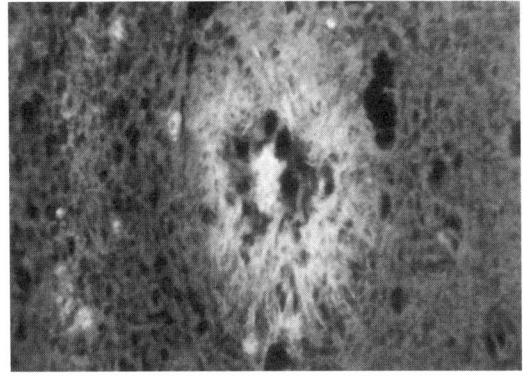

老人斑（Thioflavin-S染色，蛍光顕微鏡像）

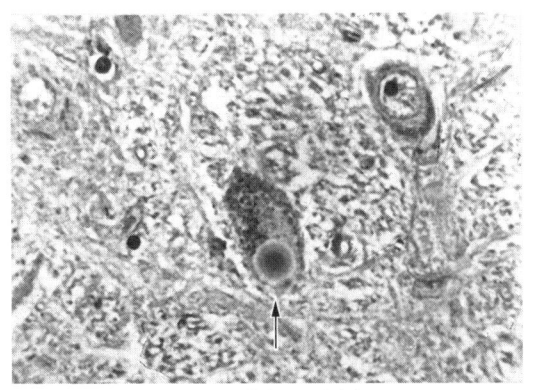

Lewy小体（Azan染色）

図5 病的老化性変化のいくつかを示す（著者原図）

指標とされている（図4）．軸索ジストロフィーは神経細胞の軸索の一部が膨れて生じる変化で延髄後索にみられやすく，小脳トルペドーも同様に小脳のPurkinje細胞という神経細胞の軸索の一部が膨れた変化である．アミラセア小体というのは神経細胞ではなく，神経膠細胞の突起の一部が膨れて生じたものであり，アミロイド小体とも呼ばれるが，真のアミロイドではないので誤解を招かないようにアミラセア小体と呼ぶべきである．Marinesco小体というのは，中脳にある黒質という領域のメラニン含有細胞などの核内に出現してくる小体であり，やはり生理的老化も伴って増加する．これらを図3に示す．

もう1つの群は病的老化性変化というべき形態的変化である（図5）．これらの変化も老化に伴って増えてくるが，ある程度以上に増えると脳の病気としての症状を呈し，特定の神経変性疾患と密接に関連するという点で生理的老化性変化とは区別されるべき変化である．ここでは病気について述べることが本筋ではないが，病的老化性変化のうち老人斑と神経原線維変化という変化はAlzheimer病と，またLewy小体という変化はParkinson病との関係が深い．ちなみに老人斑にはβアミロイドという蛋白，神経原線維変化にはタウという蛋白，Lewy小体にはα-シヌクレインという蛋白が含まれる．さらに神経原線維変化のみがみられる病気やParkinson病以外にもLewy小体やα-シヌクレインを含む構造物がみられる病気が老化と関連して起こることも知られてきており，それぞれタウオパチー，シヌクレイノパチーとまとめて呼ばれるようになっている．

b. 脳の老化と個体の老化
1）個体の寿命と脳の老化

細胞が再生細胞系と非再生細胞系（生後まったく再生しない細胞系が存在するとの考えはすでに述べたように訂正されつつある）に大別されることはすでに述べたが，いずれの細胞系の老化が個体の寿命により大きく影響するかということも，いろいろ議論されてきた．現在では非再生系細胞のほうが個体の寿命に大きく影響するものと考えられている．特にヒトは2足による直立歩行をし（homo erectus），優れた知的能力をもつこと（homo sapiens）が最大の特徴であるが，脳の生理的老化のみでもこれが衰え，病的老化があるとさらに著しい障害を示す．単なる生物学的寿命のみでなく，むしろヒトらしい生き方のできる健康寿命にとって脳の老化が大きな影響を及ぼすことは明らかであるといえよう．

2）種の寿命と脳重量

脳重量が種の平均寿命と関係していることが，哺乳動物の間でみられている（図6）．さらにゾウのような体重の重い動物とマウスのような小動物とでは体重で補正したほうが正確ではないかとの考えから，Sacherが導き出した限界寿命（maximum life span：MLS）と脳重量・体重との間の関係式が次の式である．

$$限界寿命（MLS）= \frac{10.8 \times [脳重量(g)]^{0.636}}{[体重(g)]^{0.225}}$$

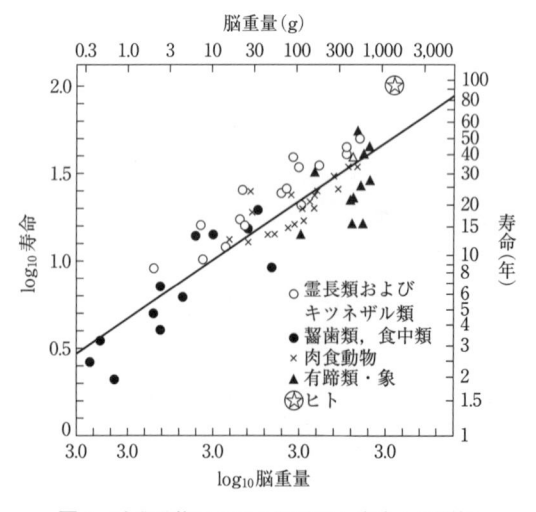

図6 哺乳動物における脳重量と寿命との関係（Sacher, 1959）[3]

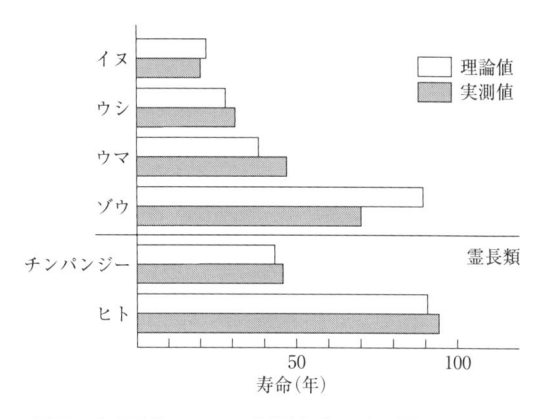

図7 哺乳動物における限界寿命の実測値とSacherの式による理論値の比較
(Cutler, 1978[4])のデータより筆者が作図)

これを動物の限界寿命の実測値と比べて図示したのが図7であり，少なくとも哺乳動物においては体重で補正した脳重量と種の寿命との間には一定の関係があることが明らかである．

以上，老化に伴う脳の変化の基本は神経細胞の数の減少であるが，その前にいろいろな形態的な変化がみられ，これは生理的老化性変化と病的老化性変化に大別できることを述べた．さらに脳が個体の老化そして種の寿命と密接に関連していることについて紹介し，単なる生物学的寿命のみならず，生きがいのある健康寿命を延ばすためにも脳の健康が大切であることを述べた．

［平井俊策］

■文献
1) Scheibel ME, Scheibel AB：Structural changes in the aging brain. Aging, Vol 1, p 11, Ravan Press, New York, 1975.
2) Siakotos AN, et al：Proceedings for the isolation of two distinct lipopigment from human brain；Lipofuscin and ceroid. Biochem Med 4：361, 1970.
3) Sacher GA：Relation of life span to brain weight in mammals. The life span of animals. Ciba Found Colloq Aging, Vol 5, p 115, Churchill, London, 1959.
4) Cutler RG：Evolutionary biology of senescence. The biology of aging, p 311, Plenum, New York, 1978.

3.4 脳の病理

脳の加齢性変化は，循環障害，異常処理蛋白の過剰蓄積（アミロイドベータ蛋白，タウ，アルファシヌクレインなど），髄液循環障害，外傷などの多因子が，遺伝子多型などに基づく先天要因と，後天的獲得形質の影響を受け，連続性に進行するかたちをとり，一定の閾値を超え症状を出すと，病的と評価される．生理的老化性変化といわれてきたものが，後述するように，多数例の検討からは，病的老化の前駆段階との見方が可能である．したがって，正常と異常（病気）とは，老化においては連続した変化である．本項では，高齢者連続剖検例を網羅的に検索し，研究資源として蓄積している，高齢者ブレインバンク[1]を基本とし，脳血管障害，Alzheimer病，Parkinson病と関連する主要構造の加齢性変化を述べる．

a. 脳血管

頭蓋内動脈の壁の厚さは頭蓋外の同じ内径の動脈に比べて薄い．内膜は1層の内皮細胞で覆われ，内弾性板をもつ．中膜は平滑筋が主体で輪状に血管壁をとりまく．中膜の周囲は緩い結合組織からなる外膜で覆われ，外弾性板はない．頭蓋内の血管は，Virchow-Robins腔のなかに位置し，脳・血液関門を形成するグリア限界膜により隔てられ，脳の外に存在する．クモ膜下腔の血管は，クモ膜細胞により支持され，外表は髄液より酸素・栄養供給を受ける結果，栄養血管を欠く．血圧が変動しても灌流圧が一定になる自己制御があるが，この機序はわかっていない．

1）粥状硬化

動脈硬化は粥状硬化のかたちをとり，頭蓋内動脈の加齢性変化の代表である．日本の高齢者の場合，動脈硬化の危険因子として，加齢と高血圧が最も強く，糖尿病がそれに次ぎ，コレステロール値はほとんど影響がない[2]点で，これら三者が危険因子である頭蓋外動脈硬化と異なる．その理由は，外弾性板と栄養血管を欠く頭蓋内動脈の解剖学的構造特異性と，上記血圧自己制御機構に由来すると考えられているが，よくわかっていない．血圧のコントロールがよくなった結果，頭蓋内動脈硬化は年々改善しているが，頭蓋外動脈硬化は糖尿病・高コレステロール血症の頻度が増加していることより，不変ないし増悪している．

2）小血管病変

小血管病変とは，筋系血管から直角に分岐することで圧の影響を被りやすいという解剖学的事情と，吻合をもたない終末動脈であり，閉塞がただちに梗塞を意味するという臨床的重要性の2点による．ラクナ（小さい）梗塞[3]の原因とされ，病理学的に血管壁の平滑筋細胞が硝子様変性を起こし，脂肪顆粒細胞が出現してくる．偽動脈瘤様腫大として血管壁が拡張する変化は脳出血の原因となる．小血管病変の好発部位は，基底核・視床・橋・小脳歯状核部・大脳深部白質である．

3）動脈瘤

脳動脈瘤は，先天的な動脈の内弾性板の欠損に，高血圧を含む後天的因子の経年変化が加わり，形成される．血圧が上がる瞬間に破裂することが多く，アナウンサーが放送中に，役者が舞台上で，指揮者が指揮中に破裂するような場合，衝撃が大きい．

4）アミロイドアンギオパチー

後述するアミロイドベータ蛋白が血管壁に沈着する変化であり，その頻度は加齢とともに上

沈着ステージ
1：小血管壁のみに沈着
2：平滑筋に沈着し，平滑筋の変性を認める
3：沈着に関連した，出血か梗塞を伴う

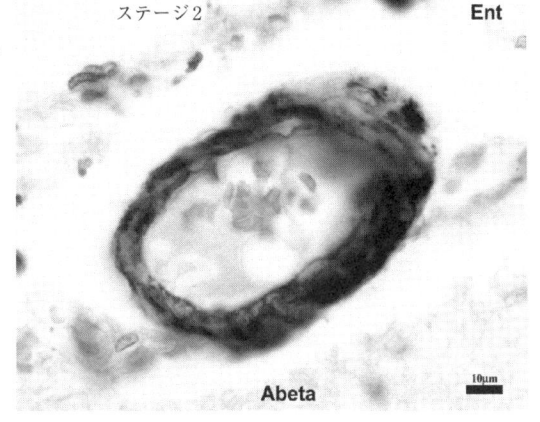

図1 アミロイドアンギオパチーのステージ分類
国際標準分類がないので，筆者らの分類を用いている．図はクモ膜下に存在する小血管平滑筋への沈着．ステージ3と認知症は有意に相関する．

昇する．筆者らはこのアミロイドアンギオパチーを，4つのステージに分けて半定量化している（図1）．アミロイドアンギオパチーの好発部位は，大脳皮質内と髄膜で，基底核，白質にはまれで，小血管病変の好発部位とは異なる．アミロイドアンギオパチーは，皮質下出血，あるいは皮質内小出血の原因となる．

b．脳実質
1）脳萎縮

加齢性変化のなかで明らかなのは，大脳の全般的萎縮である．画像的には頭蓋と大脳皮質間のスペースの増大，すなわちクモ膜下腔の拡大，あるいは脳溝の拡大として評価される．剖検時には，脳は程度の差をもって腫大しているのが原則であり，画像における萎縮ほどには評価できないことが多い．固定後は浮腫が除去されるが，髄膜の線維性肥厚がない場合は，隣り合った脳回がくっつくため，萎縮の評価が困難になることがある．したがって，萎縮の評価には，死とのタイムインターバルが最も短い放射線形態画像と，固定前の脳を対応させて評価することが，最も信頼性が高い[4]．

形態学的に，脳萎縮を支持する間接的所見として，髄膜（軟膜とクモ膜の総称）の線維性肥厚があり，肉眼的には髄膜の混濁というかたちで観察される．組織学的には，クモ膜下腔血管周囲の結合織の増加による線維化で，少量のリンパ球や，マクロファージを認めることがあり，反応性の要素を伴う．これらは，髄液の循環障害に何らかの影響を及ぼすものと考えられる．

いわゆる単純萎縮と呼ばれる病態は，萎縮の背景となる明確な組織病理所見を欠き，加齢による脳萎縮の要因のかなりの部分を占める．神経細胞の加齢に伴う減少が背景にあると思われるが，後述する異常蛋白蓄積では説明できない場合を指す[5]．

2）異常蛋白蓄積症（アミロイドベータ蛋白，タウ，アルファシヌクレイン）

中枢神経系においては，異常蛋白が蓄積し，障害が起きる変化が，神経変性型老化の基本である．代表的なのは，アミロイドベータ，タウ，アルファシヌクレインである．

ⅰ）アミロイドベータ蓄積症　アミロイドベータは脳実質に沈着し老人斑を形成するか，血管に沈着し，アミロイドアンギオパチーを起こす．脳実質へのアミロイド沈着のステージ分類は，Braakらのものしかない（図2）[6]．40歳代全般から徐々に出現し，頻度が増加するが，100％に達することはない．Aβの沈着は，後述するタウの蓄積を惹起し，Alzheimer病の基本病変を形成する．

ⅱ）タウ蛋白蓄積症　細胞に必須の細胞骨

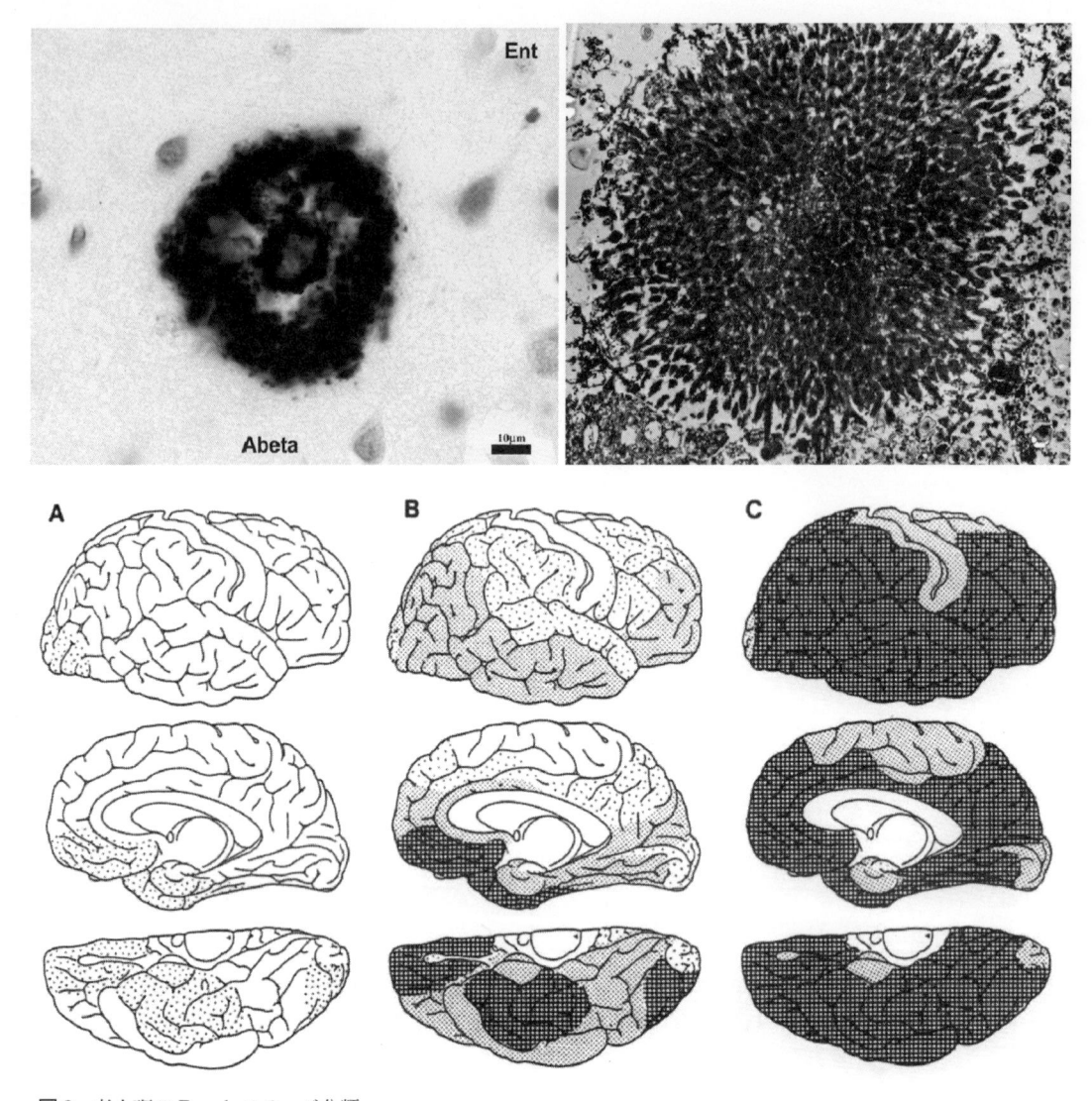

図2 老人斑のBraakステージ分類
左上：抗アミロイドベータ蛋白免疫染色で描出された老人斑．右上：電顕像．下：Braakらの老人斑のステージ．A：側頭葉・頭頂・後頭連合野に出現するが，海馬は免れている．B：海馬と前頭葉に進展．C：一次運動野を含む全大脳皮質へ進展．ステージの進展と認知障害は一致しないが，ステージCにならないと，神経原線維変化ステージがV，VIにならないという関連が存在する．

格である微小管の関連蛋白である．タウ蛋白が異常にリン酸化された結果，不溶化し蓄積し，種々の神経障害に関連する疾患群を，タウオパチーと呼ぶ．

Alzheimer神経原線維変化が，頻度的に最も高く，最初に沈着が認められるのは移行嗅内野で，記憶障害と密接に関連する．また，睡眠と日内変動に関係するとされる青斑核にも，Alzheimer神経原線維変化は早期に出現する．神経原線維変化はBraakらにより連続ステージ分類が提唱されている[6,7]（図3）．純粋な形態病理学的基準であるにもかかわらず，嗅内野ステージまでは知的に正常，辺縁系ステージで軽度認知症から認知症，新皮質ステージでは認

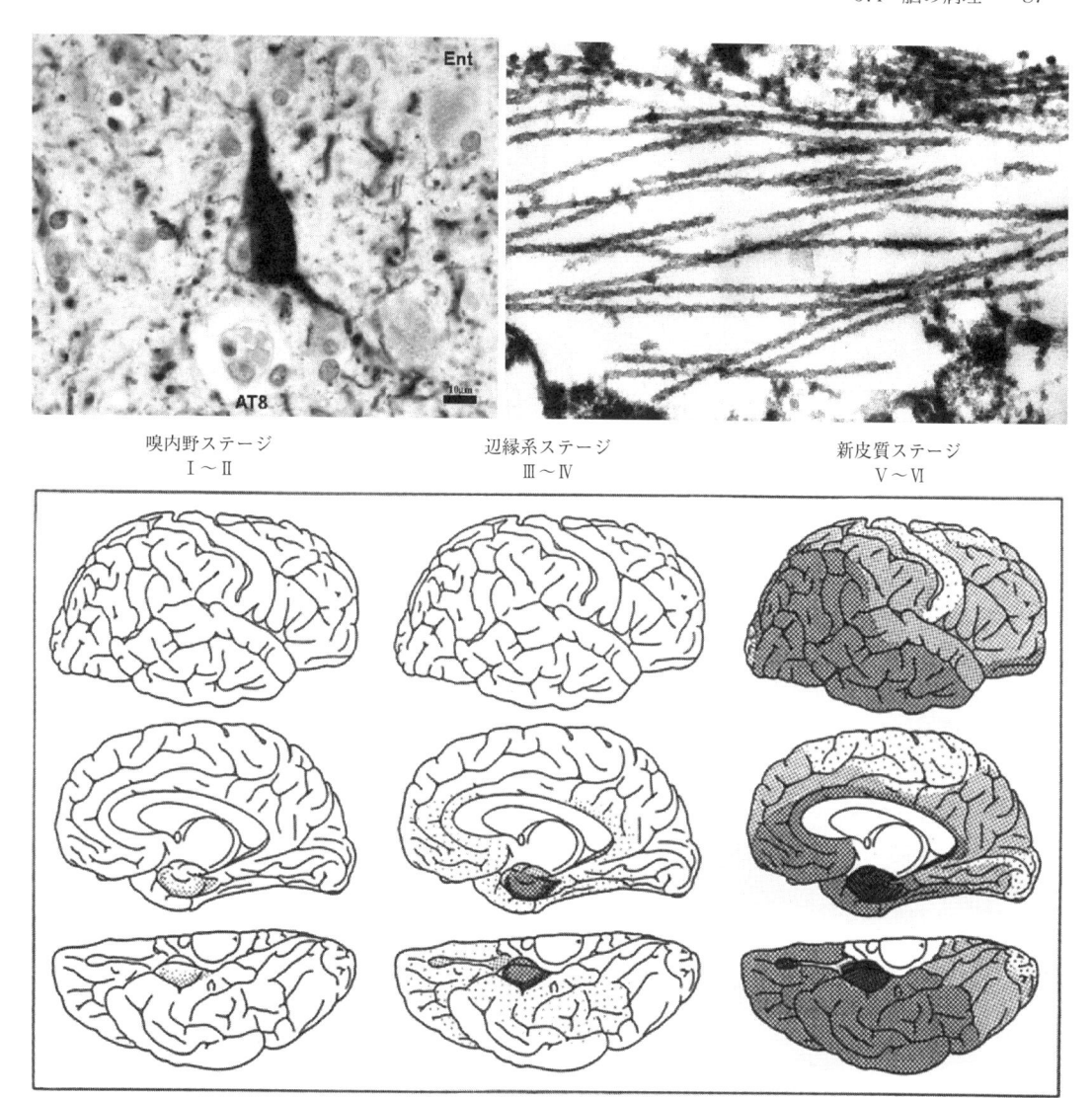

図3 神経原線維変化の Braak ステージ分類
左上：高リン酸化タウ抗体で認識された神経原線維変化と，周囲に存在するニューロピルスレッド．右上：電顕像．右下：Braak らによる神経原線維変化の進行ステージ．移行嗅内野は最初に病変が出現し，最も病変が強い場所であり続けるため，解剖学的画像評価の対象となりうる．

知症と，臨床症状との対応がみられる．

高齢者のなかに，神経原線維変化が多量に出現するにもかかわらず，老人斑の出現は年齢標準以下である一群がある．この病変単独で認知症をきたす場合，神経原線維変化優位型認知症と呼ばれる．

嗜銀顆粒は辺縁系領域の灰白質のニューロピルに，老年性変化として高頻度に認められ（図4），神経原線維変化，老人斑に次ぐ．辺縁系のなかでも，側頭葉内側面と扁桃核移行部（迂回回）が最も好発部位であり，かつその部位の変化が最も強い．進展形式より，筆者らは0：なし，I：迂回回を含む側頭葉内側面・扁桃核移行部に限局（迂回回ステージ），II：側頭極から後方海馬に至る側頭葉内側面に進展（側頭葉内側面ステージ），III：中隔，前帯状回，島回

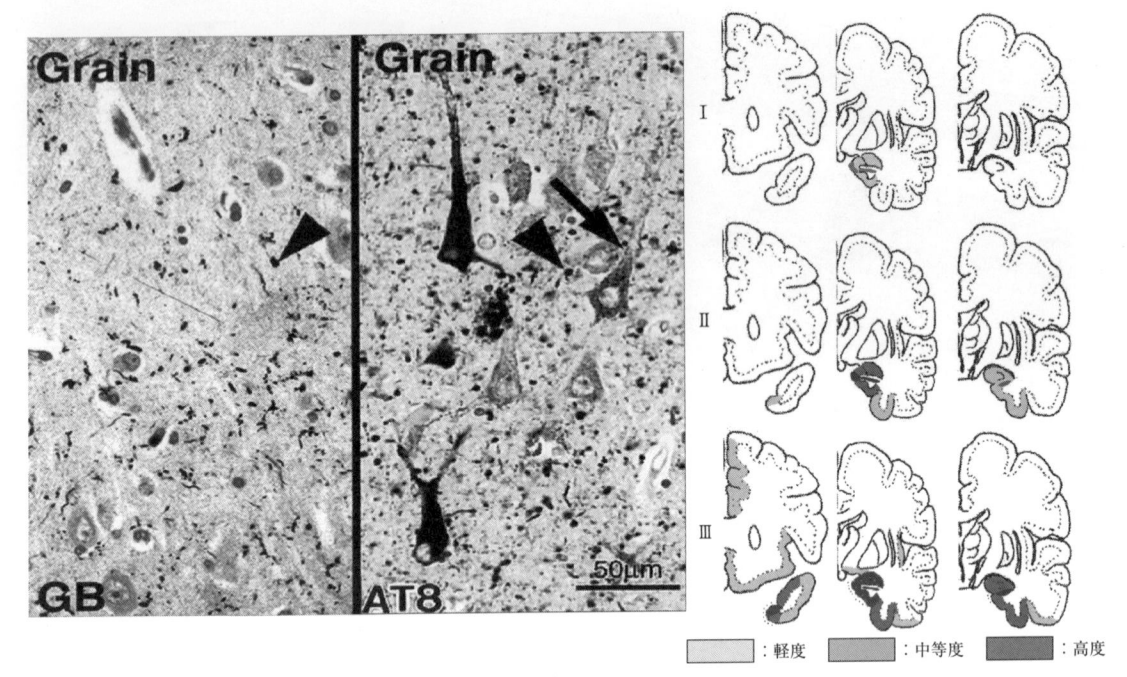

図4 嗜銀顆粒のステージ分類
迂回回より始まり（I），側頭葉内側面を前方・後方に広がり（II），前頭葉に及ぶ（III）．ステージ III が認知症と強く相関する（Saito, et al[7] より引用，一部改変）．

に広がり，迂回回の変性を伴う（前頭葉進展ステージ），の4段階に分類している．嗜銀顆粒は，神経原線維変化と同様，進展と臨床症状が関連をもち，ステージ III と認知機能障害は強い相関をもつ[7]．嗜銀顆粒が原因となっている認知症を，嗜銀顆粒性認知症と呼び，バイアスの少ない高齢者連続剖検例では，Alzheimer病に次ぐ頻度となる．臨床的には，記憶障害に加え，頑固，易怒性という性格変化を呈することが特徴で，年寄りに固有の症状とされてきたものが，形態病理学的基盤を有することが明らかとなった．

神経原線維変化優位型認知症，嗜銀顆粒性認知症は，アミロイドベータの沈着を前提としないタウ蛋白沈着が病変の首座をなしており，認知症の原因となることより，筆者らはこれらを高齢者タウオパチーと総称している．

iii) アルファシヌクレイン沈着　アルファシヌクレインは，Parkinson病の原因とされるLewy小体の主たる構成成分として同定された．軸索終末に生理学的に存在し，タウやアミロイドベータに比して頻度的には低いが，加齢とともに頻度が増し，65歳以上ではおよそ3割に出現する．タウやアミロイドベータと異なり，末梢自律神経系にも沈着する全身疾患であるのが特徴である．Parkinson病の原因となるだけでなく，認知機能障害，自律神経障害の原因となる[8]．

筆者らは，Lewy小体型認知症コンセンサスガイドラインで決められたLewy小体スコア[9]に，臨床・病理所見を加味した，高齢者ブレインバンクステージを提唱している（図5）[10]．

脳の加齢性変化を血管と実質に分け，それぞれ脳血管障害，Alzheimer病，Parkinson病と，最近注目されている嗜銀顆粒性認知症などの高齢者タウオパチーの観点より述べた．

［初田裕幸，村山繁雄］

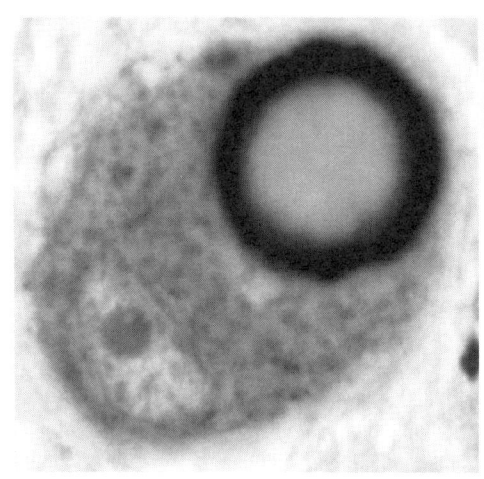

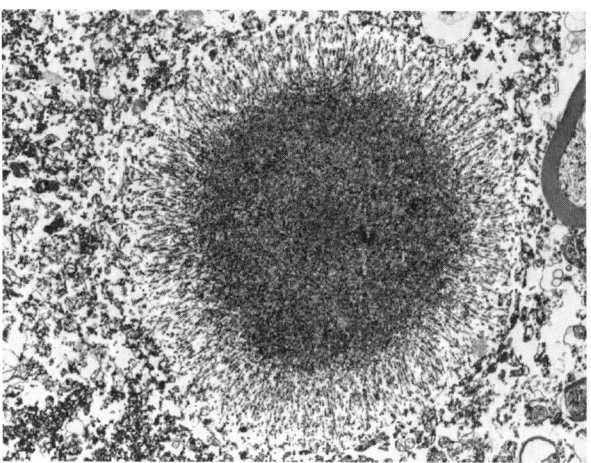

ステージ	黒質・青斑核 脱色素	Lewy 小体 自律神経	Lewy 小体 黒質・線条体	Lewy 小体 辺縁系新皮質	Lewyスコア	認知症	Parkinson症状
0	−	−	−	−	0		
0.5	−	+/−	+/−	+/−	0		
I	−	+/−	+/−	+/−	0〜10		
II	+	+/−	+	+/−	0〜10	−*	−*
III	+	+	+	+	0〜2(10)	−	+
IV	+	+	+	+	3〜6	+	+/−
V	+	+	+	+	7〜10	+	+/−

図5 Lewy 小体病変のステージ分類
図左上：抗リン酸化アルファシヌクレイン抗体で免疫染色された Lewy 小体．図右上：その電顕像．図下：Lewy 小体病変については，抗リン酸化アルファシヌクレイン抗体免疫染色とヘマトキシリン・エオジン染色を合わせて評価する．臨床病理分類でステージを 0〜V で決め，Lewy 小体スコアと組み合わせて表記する．認知症を呈した症例で，Lewy 小体スコアで脳幹型の群は，筆者らの連続剖検例中には存在しない．また，Parkinson 病で，Lewy 小体スコアが新皮質型を満たす症例で，認知症のない症例も存在しない．2003 年 9 月第三回コンセンサス会議で，認知症を伴う Parkinson 病（PDD）と Lewy 小体型認知症（DLB）とが，画像・病理所見で分類することは不可能なので，区別が保留となっており，両者をステージ上は同じに扱うことにする．ステージIIには，発症前の症例の他に，臨床的に見逃されていた症例が含まれる（*）．

■ 文献

1) 小山俊一, 齊藤祐子, 山之内博, 名倉博史, 千田宏司, 新井冨生, 沢辺元司, 岩本俊彦, 高崎優, 村山繁雄：高齢者における頭蓋内-脳動脈硬化の時代的推移に関する病理学的研究．日老会誌 40：267-273, 2003.

2) 村山繁雄, 齊藤祐子, 文村優一, 愛敬直雄, 原田三枝子, 直井信子：東京都高齢者ブレインバンクの創設．Dementia Jpn 18：54-63, 2004.

3) Fisher CM：Lacunes：Small, deep cerebral infarcts. Neurology 15：774-784, 1965.

4) 村山繁雄, 齊籐祐子：脳加齢現象における形態・機能診断の最前線　病理，臨床画像，20：894-910, 2004.

5) Brun A, Englund B, Gustafson L, et al：Clinical and neuropathological criteria for frontotemporal dementia. J Neurol Neurosurg Pscychiatr 57：416-418, 1994.

6) Braak H, Braak E：Neuropathological stageing of Alzheimer-related changes. Acta Neuropathol (Berl) 82(4)：239-259, 1991.

7) Saito Y, Ruberu N, Sawabe M, et al：Staging of argyrophilic grains, an age-associated tauopathy. J Neuropath Exp Neurol 63：911-918, 2004.

8) Saito Y, Kawashima A, Ruberu NN, et al : Accumulation of phosphorylated alpha-synuclein in aging human brain. J Neuropathol Exp Neurol 62(6) : 644-654, 2003.
9) McKeith IG, Galasko D, Kosaka K, et al : Consensus guidelines for the clinical and pathologic diagnosis of dementia with Lewy bodies (DLB) : Report of the consortium on DLB international workshop. Neurology 47(5) : 1113-1124, 1996.
10) Saito Y, Ruberu N, Sawabe M, et al : Lewy body -related alpha-synucleinopathy in aging. J Neuropath Exp Neurol 63 : 742-749, 2004.

3.5 運動系

A. 幼小児〜青年・成人

運動系の年齢による変化は，骨格筋と末梢神経の容量の変化と運動機能の変化として表される．筋および末梢神経の容量の変化を直接測定することはできないので，間接的に表すものとして，筋線維の大きさ（直径），筋肉のクレアチニンの最終代謝産物で筋肉の量と密接に相関する血清中のクレアチニンの量，末梢神経線維の大きさ（直径）の分布を示し，また機能の変化は，運動神経および感覚神経の神経伝導速度と，筋および神経の機能の総合的な結果としての体力・運動能力の変化を示す．

a. 骨格筋の変化
1) 筋線維の大きさ

筋肉には，動きは遅いが力を支える赤筋（タイプⅠ線維）と速い動きをする白筋（タイプⅡ線維）とがある（図1）．上腕二頭筋では，成人の筋線維の平均直径は，タイプⅠ線維は男性61〜64μm，女性53〜57μm，タイプⅡ線維は男性66〜73μm，女性46〜47μmで，タイプⅠ，タイプⅡ線維ともに男性は女性より大きく，また男性ではタイプⅡ線維がタイプⅠ線維より大きいが，女性ではタイプⅠ線維がタイプⅡ線維より大きい[1-3]．しかし，10歳ころまでは筋線維の直径に男女差はなく，またタイプⅠ線維とタイプⅡ線維の直径の差も小さい．

正常な筋線維の直径の平均は，生下時は15μmで，成人では60〜70μm前後であるが，1歳で17μm，以後5歳までは年に2μm，5歳から9歳までは年に3μm増加し，10歳で40μmとなり，12〜15歳でほぼ成人の大きさに至る（図2）．筋線維の直径の増加は，生下時〜4歳までは緩やかで，4〜8歳では早くなり，8〜13歳で最も早くなる．

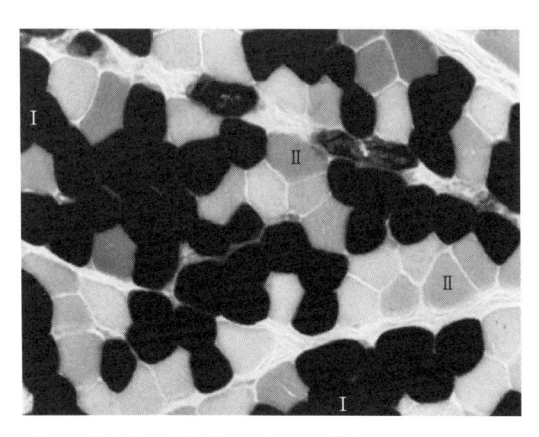

図1 骨格筋の筋線維（ATPase染色）
タイプⅠ線維（濃染）とタイプⅡ線維（淡染）がモザイク状に分布．幼児なのでタイプⅠ線維とタイプⅡ線維の大きさに差はない．

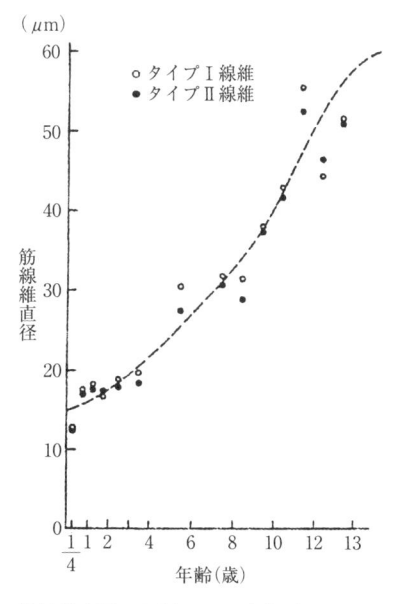

図2 筋線維直径の年齢による変化（Brook, et al, 1969）[2]

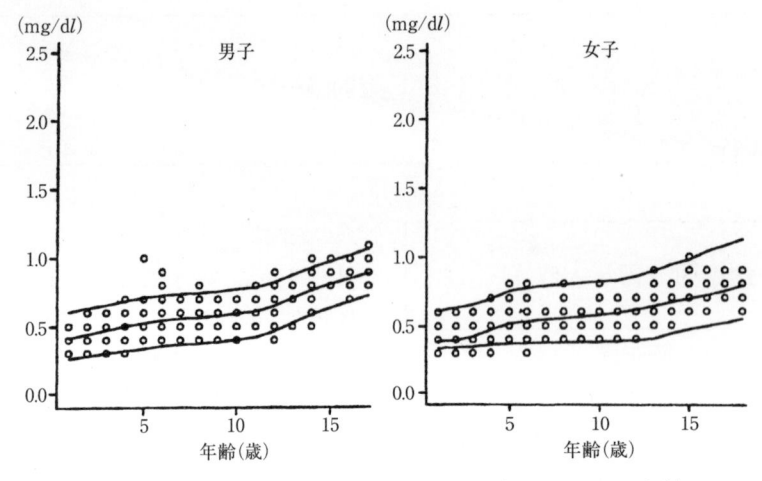

図3　血清クレアチニンの年齢による変化（小島，1996[4]より改変）

2) 血清クレアチニン

全身の筋容量の変化を直接測定することはできないので，間接的に表すものとして筋肉のクレアチンの最終代謝産物で筋肉の量と密接に相関する血清中のクレアチニンの濃度の平均値の変化をみると，1歳では男女とも0.4 mg/dlで，年齢とともに緩やかに増加し，男子では12歳ころから，女子では14歳ころからさらに上昇に転じ（図3），男子では成人に至って1.1 mg/dl，女子では17歳で成人値の0.8 mg/dlとなる[4]．

3) 握力

文部科学省の2002年度体力・運動能力調査より，筋力の指標としての握力の年齢による変化を6歳から19歳までみてみると，男子は年齢とともに増加し，特に11から15歳までは著明に増加し，以後も上昇し，高校生では小学1年生の4倍以上になる．女子は13歳ころまで増加するが以後は緩やかにわずかずつ増加するのみであり，高校生は小学1年生の3倍弱である．男女差は11歳まではほとんどみられないが，中学生時代に差が著しく大きくなり，高校生時代にも差はさらに大きくなる（図4）．男女ともに握力は筋線維が太くなる時期に握力は増加するが，男子ではその後も増加しており，

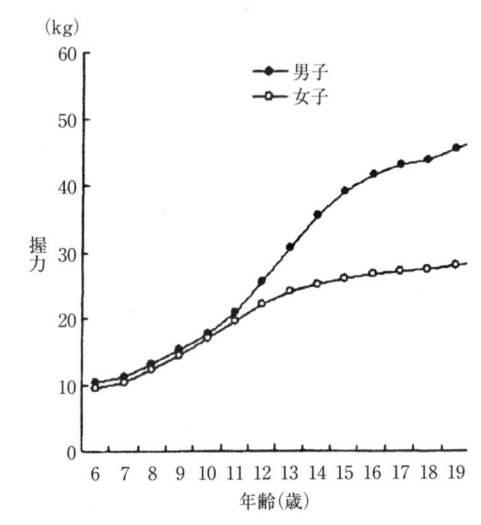

図4　握力の年齢による変化（文部科学省：平成17年度体力・運動能力調査より引用）

筋線維の太さだけでは説明できない．

b. 末梢神経の変化

1) 末梢神経の大きさ

末梢神経には，軸索の回りを髄鞘が囲み，伝導速度が速い有髄神経線維と，髄鞘をもたずに軸索のみで伝導速度が遅い無髄神経線維がある（図5）．有髄神経の直径は2〜22 μm，無髄神経線維の直径は0.2〜3 μmである．有髄神経線維では，軸索の大きさは髄鞘の厚さに比例す

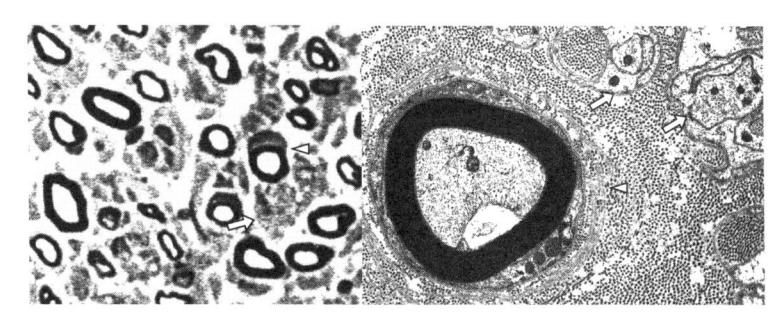

図5 腓腹神経(電子顕微鏡写真)
有髄神経線維(△)と無髄神経線維(⇨).右は拡大.

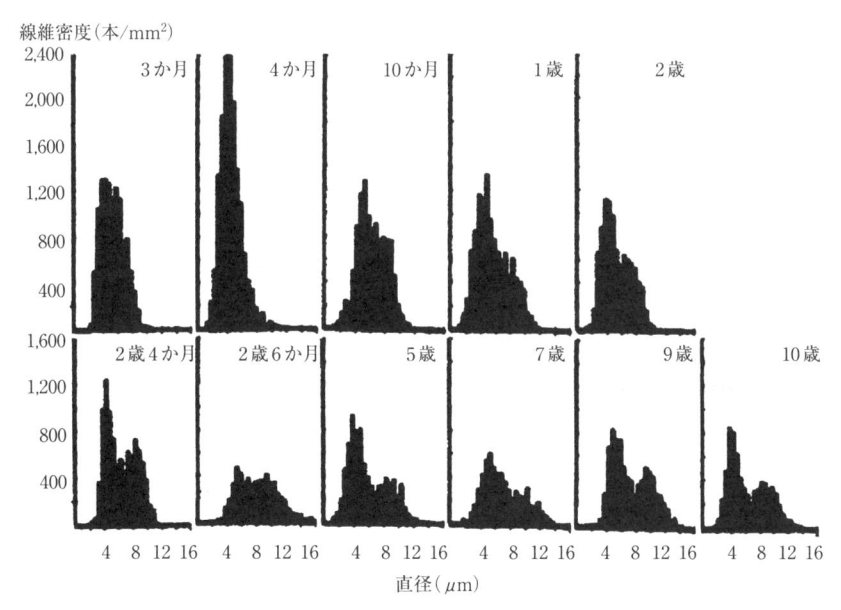

図6 腓腹神経の有髄神経線維の直径ヒストグラムの年齢による変化(Ouvrier, et al, 1999[5]より改変)

る.有髄神経線維の直径の分布は成人では4 μm と 10 μm 前後にピークをもつ二峰性の分布をするが,小児では初めは一峰性であり,二峰性になり始めるのは6か月以降である(図6)[5].

運動神経は生検できないので年齢による太さや数の変化はわからないが,感覚神経である腓腹神経で検討されている.腓腹神経の1 mm²あたりの有髄神経線維の数は,10歳までは3,400〜9,800本で,年齢により変化しないとされている[7,8].

腓腹神経の神経線維束の面積は,生後1日では 0.24 mm² だが,9歳では 0.83 mm² と大きくなる[6].有髄神経線維の密度は,生後1週では 18,000〜22,000 本/mm²,10歳で 7,000〜9,000 本/mm²,成人で 4,000〜8,000 本/mm² と小さくなる(図7).これは,年とともに髄鞘が厚くなることと軸索が大きくなるため,個々の神経線維が大きくなるためである.有髄神経線維密度は15歳前後でほぼ成人の値になると推測されている.無髄神経線維も同様の変化をし,無髄神経線維の密度は,生下時には約

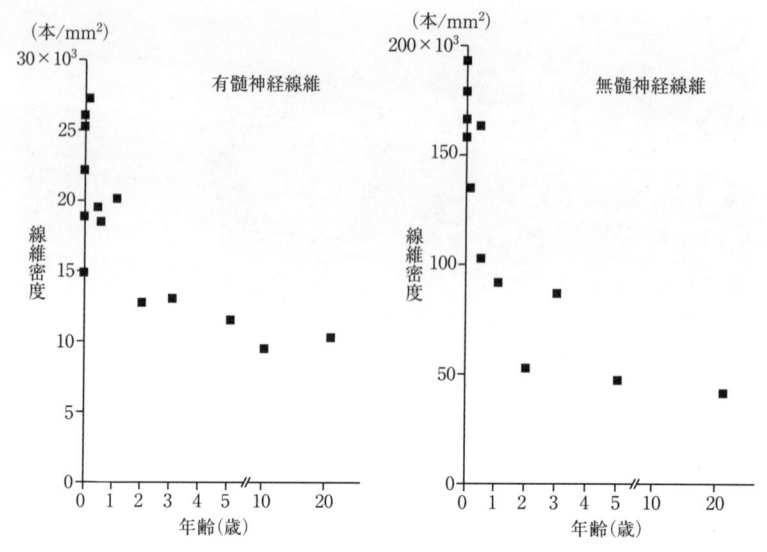

図7 腓腹神経の有髄神経線維および無髄神経線維の線維密度の年齢による変化
（Jacobs, et al, 1985[8] より改変）

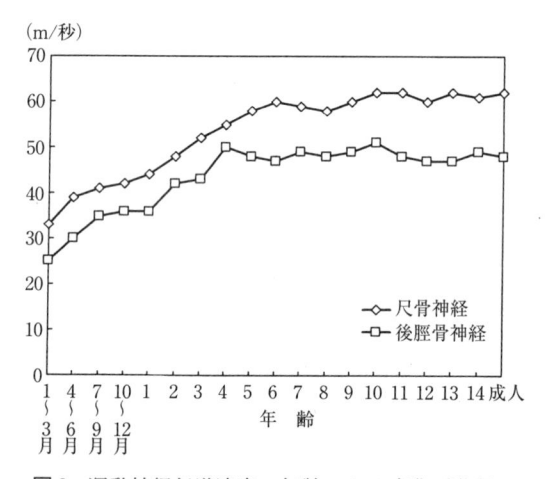

図8 運動神経伝導速度の年齢による変化（満留, 1977[9] より作成）

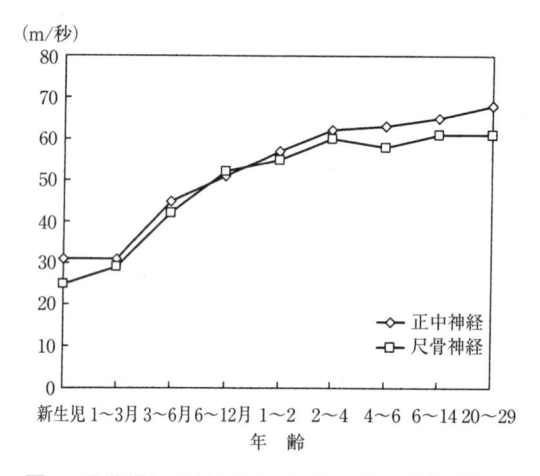

図9 感覚神経伝導速度の年齢による変化（Cruz Martinez, et al, 1978[10] より作成）

150,000～200,000本/mm²，5歳で50,000～80,000本/mm²，成人で30,000～40,000本/mm²前後であり，生下時の1mm²あたりの有髄神経線維の数は30,000～40,000本とされる[6-8]．

生後数か月までは，有髄神経線維の直径の分布は一峰性で，軸索の平均直径は4～5μmである．6か月以降に直径が大きい線維が増加し，2歳以降に明らかな二峰性をとるようにな

る（図6）[5]．

2）末梢神経伝導速度

電気刺激を神経に加え，一定距離の神経を伝わって筋が収縮するまでの時間を測定し，距離をその時間で割ったものが神経伝導速度である．運動神経では，たとえば尺骨神経では1～3か月では33m/秒で，成人の62m/秒の約1/2であるが，4～5歳でほぼ成人の値となる（図8）．下肢の運動神経である後脛骨神経

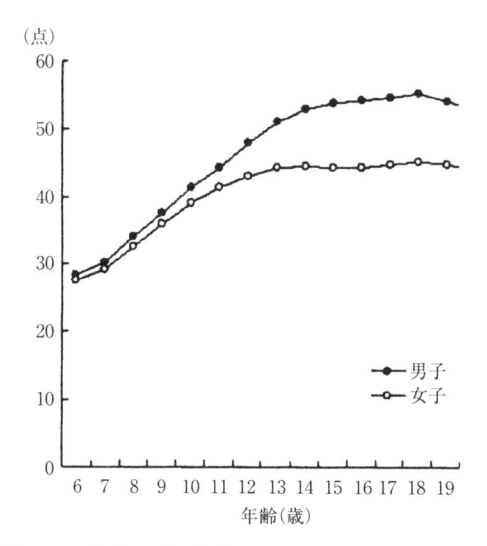

図10 反復横跳びの年齢による変化（文部科学省：平成17年度体力・運動能力調査より引用）

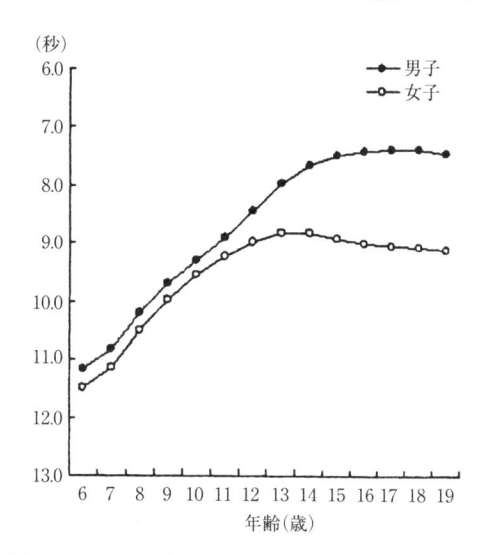

図11 50m走の年齢による変化（文部科学省：平成17年度体力・運動能力調査より引用）

も同様である．感覚神経も同様で，手関節-肘関節間では，正中神経では1〜3か月では27m/秒で，成人の55m/秒の約1/2だが，4歳前後でほぼ成人の値になる（図9）．伝導速度は最大有髄神経線維の直径に比例して速くなるが[11]，年齢とともに身長が伸びれば測定間距離も長くなるので，有髄神経の太さが4歳前後で成人の太さに追いつくわけではない．

3）反復横跳び

文部科学省の2002年度体力・運動能力調査より，敏捷性の指標としての反復横跳びの年齢による変化をみると，男子は年齢とともに上昇し，特に10〜14歳では急激に上昇し，18歳ころにピークに達する．女子も年齢ととも上昇するが，8〜13歳での上昇が大きく，以後は緩やかになり，19歳でピークに達する．いずれの年齢でも，男子は女子より高い値を示している（図10）．神経の太さ（有髄神経線維密度の減少）や伝導速度の上昇の時期と反復横跳びの点数の上昇は，筋線維の直径の増加と握力の上昇との関係ほどには一致しない．

c．総合的な運動能力

筋力と神経の早さを合わせた総合的な運動機能をある程度表すものとして50m走と新体力テスト合計点をみてみると，以下のように，男子では中学から高校まで伸びるが，女子は中学時代にピークを迎えることがわかる．

1）50m走

いずれも年齢とともに早くなるが，男子では15歳ころから緩やかな上昇となり，17歳ころにピークを迎えるが，女子では13歳ころにピークを迎え，以後緩やかな低下傾向を示す．12歳ころから男女差が拡大する（図11）．

2）新体力テスト合計点

男女ともに6〜11歳までは急激に上昇するが，男子ではその後も14，15歳までは急激に，さらに17歳ころまで上昇するのに対して，女子ではその後は14歳ころまで緩やかに上昇したあとは停滞する（図12）．

d．乳幼児の運動機能

体力・運動機能検査のデータはないので，移動などの粗大運動の変化で表すと，幅はあるが，約80〜90％の児が可能となるのは，伝い歩き11〜12か月，つかまらずに一人で立ち上がる1歳2か月，一人で歩く1歳3か月，小走り，手すりにつかまって階段を1段ずつ上る1

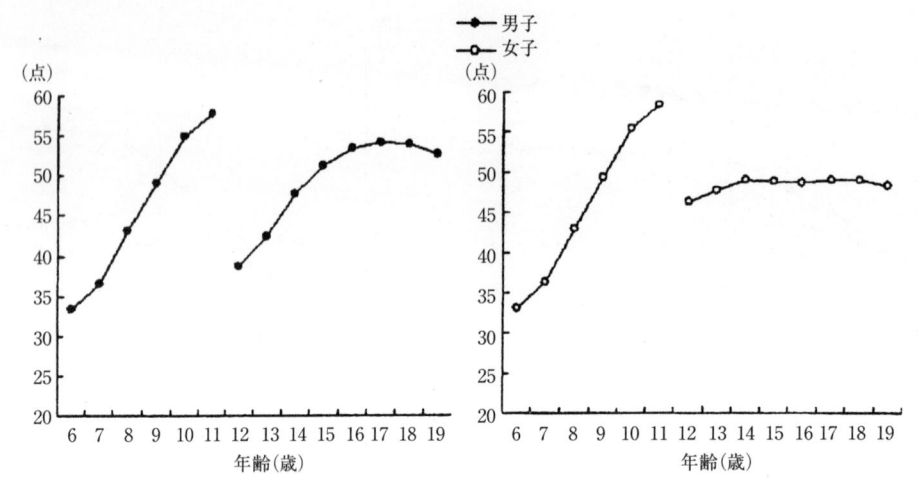

図12 新体力テスト合計点の年齢による変化(文部科学省:平成17年度体力・運動能力調査より引用)

歳半,上手に走る,階段をを1段ずつ上る2歳,階段を交互に上る2歳半,三輪車をこげる,片足で一瞬立つ3歳,片足ではねる4歳,スキップができる5歳,である[12].[須貝研司]

■文献

1) Brook MH, Engel WK : The histopathological analysis oh human muscle biopsies with regard to fiber types. 1. Adult male and female. Neurology 19 : 221-233, 1969.
2) Brook MH, Engel WK : The histopathological analysis oh human muscle biopsies with regard to fiber types. 4. Children's biopsy. Neurology 19 : 591-605, 1969.
3) Dubowitz V : Muscle Biopsy. A practical approach, 2nd ed, p 90, Bailliere Tindall, London, 1985.
4) 小島洋子:クレアチニン.小児基準値研究班編,日本人小児の臨床検査基準値,pp 137-140,日本公衆衛生協会,東京,1996.
5) Ouvrier RA, McLeod JG, Pollard JD : Peripheral Neuropathy in Childhood 2nd ed, pp 15-21, MacKeith Press, London, 1999.
6) Ouvrier RA, McLeod JG, Conchin T : Morphometric studies of sural nerves in childhood. Muscle Nerve 10 : 47-53, 1987.
7) Origuchi Y : Quantitative histological study in the sural nerves of children. Brain Dev 3 : 395-402, 1981.
8) Jacobs JM, Love S : Qualitative and quantitative morphology of human sural nerve at different ages. Brain 108 : 897-924, 1985.
9) 満留昭久:小児末梢運動神経伝導速度および誘発筋電位の発達に関する研究.福岡医誌 68:449-458,1977.
10) Cruz Martinez A, Perez Conde MC, del Campo M, et al : Sensory and mixed conduction velocity in infancy and childhood. Electromyogr Clin Neurophysiol 18 : 487-504, 1978.
11) Tackmann W, Spalke G, Oginszus HJ : Quantitative histometric studies and relation of number and diameter of myelinated fibers to electrophysiological parameters in normal sensory nerves of man. J Neurol 212 : 71-84, 1976.
12) 遠城寺宗徳:遠城寺式乳幼児分析的発達検査法(九大小児科改訂版),慶應通信,東京,1988.

B. 成人〜老年

a. 運動機能の加齢変化

加齢は運動機能に影響を与える1因子である．筋力，持久力，敏捷性，巧緻性，平衡性，柔軟性，協応性の運動の各要素は，加齢によりそれぞれ低下するが低下時期，低下程度はそれぞれ異なる．20歳を100%として，加齢による変化率で比較すると，男性では平衡性，柔軟性，瞬発力が女性では平衡性と瞬発力の要素の低下が著しく，男女ともに平衡性の低下率が最大である．ただし，運動機能の低下は年齢以上に日常生活習慣や環境条件によってより強く影響を受ける．老化に伴う運動機能の変化は運動発達過程を逆にたどるとする「last in, first out」原理という考えがある．発達段階早期に出現する踏み直り反応や立ち直り反射などのような基本的な姿勢調節や反射は高齢になってもよく保たれているが，バランス運動の調節や筋力を必要とする運動能力は加齢に伴う低下が顕著である．

1) 反応時間

反応時間は単純反応時間と選択反応時間に分類される．反応時間には感覚受容器の潜時，求心神経伝導時間，中枢神経における情報処理時間，遠心性神経伝導時間，効果器（筋）の潜

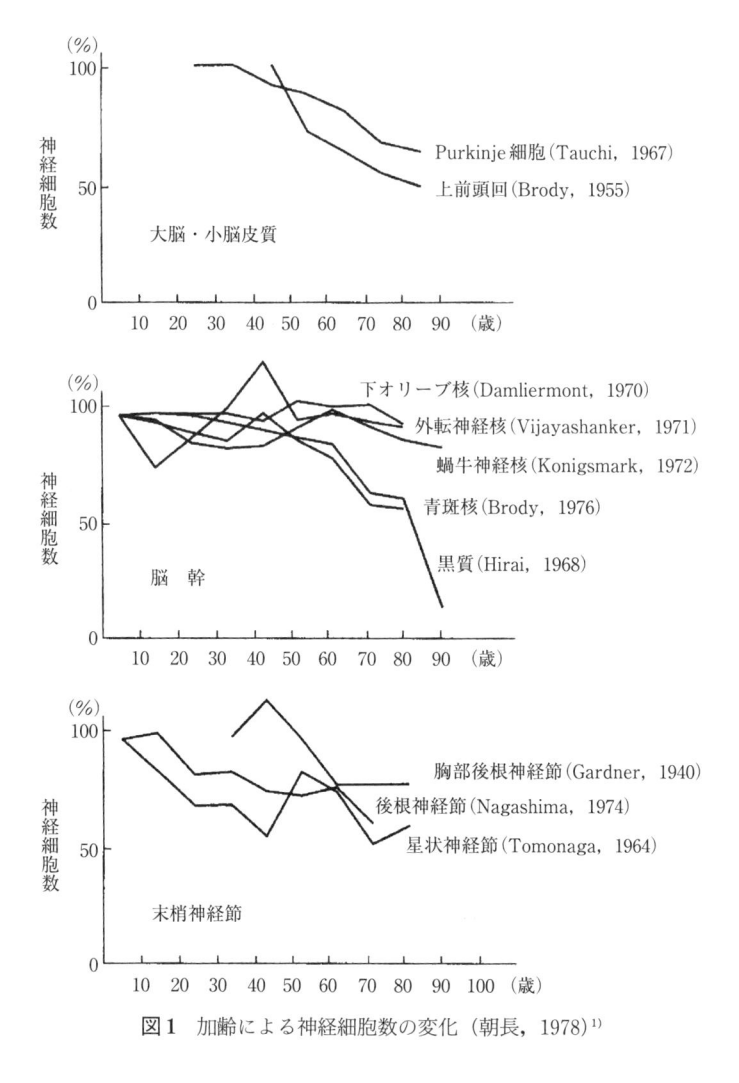

図1 加齢による神経細胞数の変化（朝長，1978）[1]

時，筋収縮から関節が動く時間から構成される．信号に対する応答の速さは加齢とともに低下する．反応時間の遅れの原因は加齢による神経伝導速度の低下やシナプス伝達時間の遅延や関節の硬化や筋力の低下などがあげられるが，中枢神経系の情報処理過程の遅れが主たる要因とされている．高齢者では一般に反応時間の遅延がみられるが，継続して運動している人と，特に運動をしていない人では有意な違いがみられる．動作の反復練習は反応時間を短縮させる効果がある．その背景として中枢における情報処理時間の短縮が考えられている．また，反応時間は中枢の覚醒水準に影響されることが知られている．PNF（proprioceptive neuromuscular facilitation）における開始肢位で筋の反応時間が短縮したり，頸部の前屈により眼球運動の反応時間が短縮することが報告されている．

2）バランス保持機能の加齢変化

立位姿勢は，視覚系，前庭系および体性感覚系からの入力が中枢神経系に伝達され，脊髄，脳幹，小脳から大脳皮質に至る種々のレベルで統合され，姿勢保持に必要な運動出力が筋骨格系に伝達され姿勢保持がなされる．高齢者では2種のモダリティが同時に遮断されると平衡機能が著しく低下する．また，体性・前庭系の機能低下により視覚情報に頼ったバランス保持をしている傾向がみられる．

高齢者では外乱刺激に対する応答潜時や応答筋力が劣り動的バランス機能の低下がみられる．起立時床を水平方向に移動させたり，傾斜を加える刺激を加えると，倒れないでバランスを維持するための反応が起こる．健常な成人では外乱に対して 70〜100 msec で脳幹または大脳皮質を経由する長潜時反射が出現する．高齢者ではこの反射が出現するまでの時間が延長する．また，若齢者ではあまり出現しない単シナプス性伸張反射の成分がしばしば著明にみられるようになる．この現象は若齢者では上位中枢によって抑制されていた脊髄反射が，老化に伴う機能低下により，解放され発現していると解釈されている．

b. 加齢に伴う神経系の変化

加齢による運動機能の低下には大脳皮質の運動野・大脳基底核・小脳・脳幹・脊髄の老化に伴う変化がかかわっている．正常加齢に伴って中枢神経系の細胞の数の減少は神経系全体に等しく生じるわけではなく，中枢の部位によって大きく異なることが知られている（図1）．大脳皮質では上側頭回，上前頭回，小脳皮質のPurkinje細胞，脳幹の黒質と青状核は50歳ころから顕著な減少が認められる．大脳基底核の黒質ドーパミン作動性ニューロン数は若年者の約1/2に減少する．高齢者で起こりやすいParkinson病ではドーパミンニューロン数の減少が著明で若年者の1/4程度となる．一方，脳幹の運動神経核や下オリーブ核などほとんど減少しない中枢も存在する．中枢神経系内でニューロンの働きを助けているグリア細胞は，ニューロンとは逆に加齢とともにその数が増加する．

1）脊髄前角細胞と末梢神経

運動ニューロンは，大脳皮質運動領野の錐体細胞により発し，延髄，橋の脳神経運動起始核（皮質延髄路）あるいは脊髄前角細胞（皮質脊髄路）に終わる上位運動ニューロンと，これ以後随意筋の終板に終わる下位運動ニューロンからなっている．

筋線維を支配する脊髄運動ニューロン数は老化により減少する．高齢者の前根では髄鞘の変化，線維の減少，結合織の増加がみられる．腰仙部の前根は前角細胞の脱落により10年間で350本の線維が減少する．電気生理学的手法を用いて計測された運動単位数の加齢による減少は60歳までは緩やかだが，60歳以降は急となり，70歳になると20歳時の約半分となる（図2）．健常人の母指球の平均運動単位数は

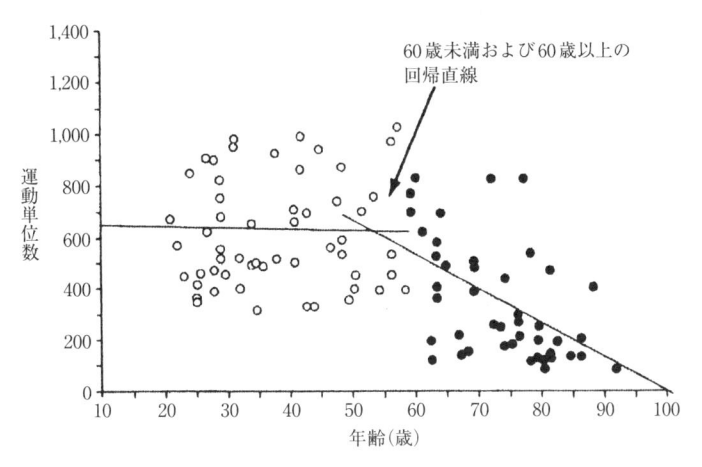

図2 年齢と運動単位数との関係（近藤, 1995）[20]
電気生理学的な方法を用いて運動単位数を推測した結果である．60歳までは運動単位数の低下を認めないものの，それ以降の年齢では明らかであった．
○60歳未満，●60歳以上．

20〜40歳では288であるが，63〜81歳は139と約半分に減少している．また，上腕二頭筋の平均運動単位数は60歳未満では631であるが，60〜69歳が453，70〜79歳が384，80歳以上で188に減少している．その変化は筋によって異なり，上腕二頭筋では最も遅く，足の短趾伸筋で最も早いことが示されている．

末梢神経の神経線維数も加齢に伴って減少する．坐骨神経について，その直径別に線維数を調べた報告では，いずれの神経線維も加齢に伴って減少するが，60歳以降では直径5μm以上の線維が大きく減少している．

また，有髄線維では，神経伝導速度が速く，速筋線維を支配する大経線維のほうが小経線維より加齢による減少の程度が著しいことが，腓腹神経や脊髄前根・後根で認められている．神経線維の密度については腓腹神経と大腿神経で調べた報告では，有髄線維では遠位のほうが加齢変化が顕著であるが，無髄線維では加齢変化が認められないことが報告されている．

ラットの研究では，後肢内側腓腹筋（MG）を支配する運動ニューロン数は老齢（26か月齢），超老齢（31か月齢）ラットではそれぞれ

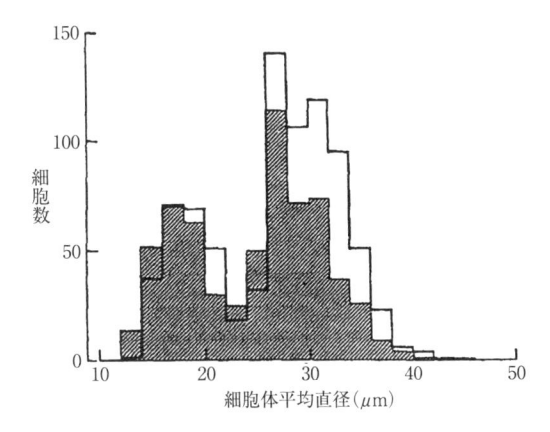

図3 ラット内側腓腹筋を支配する運動ニューロン細胞体の平均直径の頻度分布を示すヒストグラム（Hashizume, et al, 1988）[2]
太線，中抜き：中年（10〜13か月齢，6例，総数822）．
細線，斜線：老年（31か月齢，6例，総数534）．両群とも明らかな二峰性を示し，老齢ラットでは分布がやや小さいほうに偏っている．

10％および20％減少していた（図3）．MG運動ニューロンの細胞体の大きさは明らかな二峰性を示している．大きい運動ニューロンは骨格筋（錘外筋）を支配しているα運動ニューロン，小さい運動ニューロンは筋紡錘の中の錘内筋を支配しているγ運動ニューロンと推定されている．老化による運動ニューロンの減少は

γ運動ニューロンではほとんどみられないが，α運動ニューロンにおいて顕著で超老齢ラットでは中年ラットに比べ30％減少していた．

また，ラットのこれらの老化に伴う運動ニューロンの脱落は一様ではなく，後肢と異なり前肢では有意な脱落はみられず，有髄線維数も同じ傾向がみられた．

高齢者の筋量は身体各部位により年齢別差違が異なり，上肢では年齢に関係なくほぼ一定であるが，下肢では高齢に伴い筋力が低下する傾向がみられる．大腿四頭筋の筋量は20歳代に対する70歳での比率は72％となる．この加齢による筋力低下が下肢の筋により著明である傾向は，ヒトやラットでみられる脊髄運動ニューロンの脱落の程度が上肢（前肢）に比べ下肢（後肢）に顕著である傾向と一致している．

2）神経筋単位

神経筋単位（neuromuscular unit：NMU）または運動単位（motor unit）とは，脊髄の1つのα前角細胞と，それに続く軸索，神経筋接合部，筋線維群である．運動神経の神経線維は神経終末近くで数多く分枝し，神経筋接合部で筋線維に連結している．1つの神経線維の興奮はそれらの筋線維を同時に収縮させる．筋収縮によって発揮される筋力は，運動単位の収縮特性，動員可能な運動単位数，発火頻度などにより決定される．

神経筋単位はfast type（F型）とslow type（S型）に大別されており，F型神経筋単位は大型のα運動ニューロンと収縮速度は速いが疲労しやすい速筋線維（typeⅡ）から構成されており，S型神経筋単位は小型のα運動ニューロンと持久性に優れた遅筋線維（typeⅠ）から構成されている．F型はさらに反復刺激に対する疲労抵抗性の程度からFF型（fast fatiguable：typeⅡb）とS型とFF型の中間的性質を示すFR型（fast fatigue-resistant：typeⅡa）に分かれる．一般に神経支配比や最大発生張力はS型，FR型，FF型の順に大きくなる傾向がある．

超高齢ラットのMG運動ニューロンの細胞体の大きさは中年ラットに比べ小さい．これは細胞体が一様に萎縮した可能性もあるがF型運動ニューロンが選択的に脱落した可能性も考えられる．加齢により速筋線維の萎縮が顕著な筋（上腕二頭筋，大腿直筋，前脛骨筋など）と遅筋線維の萎縮が顕著な筋（横隔膜，肋間筋など）が認められている．老化初期のラットでは速筋線維の萎縮が認められるが，それらを支配する運動ニューロンの細胞体サイズや酸化系酵素活性には変化がみられない．一方，老化後期のラットでは速筋，遅筋線維ともに萎縮がみら

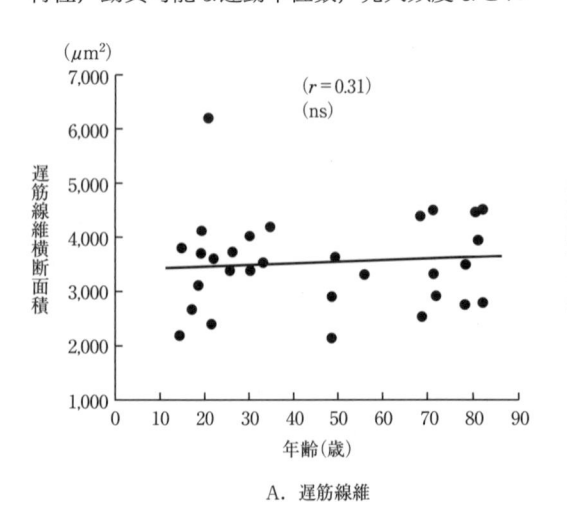

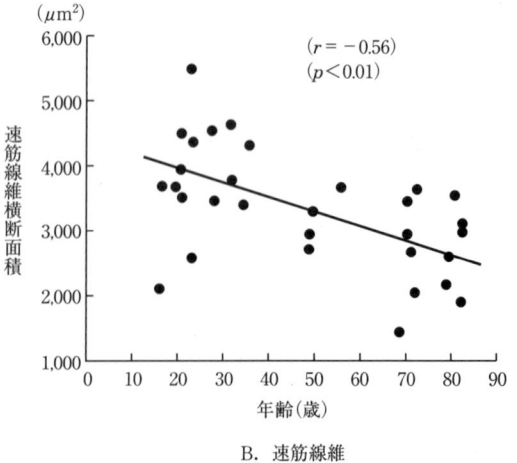

A．遅筋線維 ($r=0.31$) (ns)

B．速筋線維 ($r=-0.56$) ($p<0.01$)

図4 加齢に伴う速筋，遅筋の筋断面積変化（久能，1997）[8]，（Lexell，1988）[9]，（辻，2006）[23]

れ，運動ニューロン数が減少して酸化酵素活性が低下することが明らかにされている．これらの結果は，老化初期に認められる速筋線維の萎縮は筋線維における代謝能力の低下あるいは運動終板の変性など末梢での退行的変化が，老化後期に認められる速筋線維および遅筋線維の萎縮は運動ニューロンの変性が関与していることを示唆している．

中年ラットと老齢ラットの単一運動単位の生理的特性を比較した研究では，中年ラットではF型運動ニューロン神経伝導速度はS型に比べ有意に速いが，老齢ラットではF型運動ニューロンの神経伝導速度の著しい低下がみられた．これはF型運動ニューロンの機能低下を示唆する所見である．老齢ラットにおける最も顕著な特徴はF型運動ニューロンの発揮筋力が20〜35％低下したのに対し，S型が平均2倍以上の張力を発揮したことであった．老齢ラットのF型運動単位の筋線維には中年ラットに比べ断面積の小さいものが多数みられた．これに対し老齢ラットのS型運動単位の筋線維数は中年ラットの2倍以上ありF型運動単位の神経支配比に匹敵していた．これらのことから，F型運動単位の張力低下は筋線維の萎縮によるものに対して，S型運動単位の張力増大は神経支配比の増加によると考えられる．S型運動単位の神経支配比の増加のメカニズムとしてF型運動神経の脱落により脱神経支配となったtype II 線維の一部を，S型運動ニューロンが側枝をのばして再支配し，筋線維の性質をtype I に変えるという説が有力である．

高齢者の筋組織の変化としては筋線維数の減少，type II 線維の萎縮と筋線維総数に占める割合の減少，type I 線維の割合の増加がある．若齢者の筋では性質の異なる筋がモザイク状に分布しているが，高齢者の筋では同じ性質の筋がかたまって分布する grouping 現象がみられる．これらは神経原性変化に準じた組織変化，type II から I へのリモデリングと考えることができ上記の説を支持するものである．上腕二頭筋の運動単位数を電気生理学的に計測した研究では，60歳以上では運動単位数の減少と運動単位活動電位の振幅の増大がみられることが報告されている．加齢に伴ってみられる運動単位数の減少と神経支配比の増大は，これにより運動ニューロン数の減少に伴う筋力の低下を一部代償している．細かな運動調節には不利に働き，微妙な協調運動が障害される一因となる．高齢者の運動の特徴には，最大筋力の低下，スピードの遅延，巧緻性の低下などがあり，運動単位の加齢変化もその背景として考えられる．

3) 運動神経伝導速度

運動神経伝導速度は末梢神経を2か所で刺激して筋肉からM波を導出し，その2つのM波の潜時差で刺激間距離を除すことにより求められる．国内ではMayer (1963) の報告がしばしば引用されているが，それによると60歳での神経伝導速度は若年者に比べて約10％低下することになる．このほかにも10歳につき1 m/秒程度の割合で直線的に低下するとした報告がいくつかみられる．他方，無髄線維の場合には有意な低下が認められない．無髄線維では脱髄化が存在しないため，有髄線維で加齢により脱髄化する過程が神経伝導速度に影響すると考えられている．

高齢者では潜在性のニューロパチーの割合が増加することから，高齢者の平均値を下げている危険性がある．健常者の条件を明確にして，可能なかぎり末梢神経障害患者を除いたうえでの神経伝導速度を検討した結果では正中神経前腕部での運動神経伝導速度の正常値は20歳で61.2 m/秒，40歳で60.3 m/秒，60歳で59.3 m/秒と年齢による差はわずかで，80歳でも20歳に比べて5％にとどまると報告されている．

4) 運動神経終板

運動ニューロン軸索と筋の接点は，神経筋接合部または終板と呼ばれ，アセチルコリン（ACh）を伝達物質としている．インパルスが

運動神経終末部に達すると，Ca^{2+} の終末部内への流入が起こり，小胞に貯蔵されていたアセチルコリンが放出される．アセチルコリンが筋線維膜の受容体に結合すると，膜の脱分極（＝終板電位：end-plate potential）が引き起こされ，筋線維に活動電位が生じる．この活動電位は筋線維に沿って伝播し，筋収縮を引き起こす．

　老齢ラット，マウスでは，若齢のものに比べ，神経終末の萎縮による筋線維との接触面積の減少，シナプス小胞数の減少，シナプス後膜の微細な形態変化がみられる．

　神経学的な変化としては，静止時にアセチルコリンが自発的に放出されていることによって起こる微小終板電位の発生頻度の低下や筋のアセチルコリン受容体の減少が示されている．代償性変化としてインパルスによって誘発される終板電位は老齢マウスでは増大がみられ，全体として神経筋の興奮伝達の機能はよく保たれている． 　　　　　　　　　　　　　［山田拓実］

■文献

1) 朝永正徳：神経・筋細胞について．日本老年医学会雑誌 15：121-127, 1978.
2) Hashizume K, et al：Medial gastrocnemius motor nucreus in the rat：Age-related changes in the number and size of motoneuron. J Comp Neurol 269：425-430, 1988.
3) Hashizume K, et al：Differential effects of aging on motoneurons and peripheral nerves innervating the hindlimb and forelimb muscles of rats. Neurosci Res 22：189-196, 1995.
4) Kanda K, et al：Changes in properties of the medial gastrocnemius motor units in aging rat. J Neurophysiol 61：737-746, 1989.
5) Luff AR：Age-associated changes in the innovation of muscle fibers and changes in the mechanical properties of motor units. Ann N Y Acad Sci 854：92-101, 1998.
6) Lexell J, et al：The occurrence of fiber-type grouping in healthy human muscle：A quantitative study of cross-sections of whole vastus lateralis muscle from men 15 to 83 years. Acta Neuropathol 81：377-381, 1991.
7) 橋詰 謙：筋と神経の老化．体育の科学 52：608-611, 2002.
8) 久能晋也ほか：骨格筋のエイジング．山田　茂，福永哲夫編，骨格筋，運動による機能と形態の変化, pp 172-233, ナップ, 東京, 1997.
9) Lexell J, Taylor C, Sjiostrom M：What is the case of the aging atrophy？ Total number, size and proportion of different fiber types studies in whole vastus lateralis muscle from men 15 to 83 years. Acta Neuropathol 84：275-294, 1988.
10) Galea V：Changes in motor unit estimates with aging. J Clin Neurophysiol 13：253-260, 1996.
11) Brown WF, Strong MJ, Snow R：Methods for estimating numbers of motor units in biceps-brachialis muscles and losses of motor units with aging. Muscle Nerve 11：423-432, 1988.
12) Doherty TJ, Brown WF：The estimated numbers and relative sizes of thenar motor units as selected by multiple point stimulation in young and older adults. Muscle Nerve 16：355-366, 1993.
13) 水谷俊雄：脳の老化と神経細胞の変化．老年精神医学雑誌 14：969-975, 2003.
14) Lexell J：Evidence for nervous system degeneration with advancing age. J Nutr 127：1011 S-1013 S, 1997.
15) Tomlinson BE, et al：The numbers of limb motor neurons in the human lumbosacral cord throughout life. J Neuro Sci 34：213-219, 1977.
16) Vandervoort AA：Aging of the humanneuromuscular system. Muscle Nerve 25：17-25, 2002.
17) Howard JE, et al：Age effects of properties of motor units action potentials；ADEMG analysis. Ann Neurol 24：207-213, 1988.
18) 高橋和郎：老年者末梢神経系の臨床病理学研究，第3報 脊髄神経について．臨床神経 4：151, 1964.
19) 東儀英夫ほか：末梢神経の退行性変化．神経進歩 17：679, 1973.
20) 近藤　健：上腕2頭筋の運動単位数の計測とその臨床応用に関する研究．リハ医学 32：367-375, 1995.
21) 神田健郎：運動調節系の加齢変化．朝長正徳ほか編，脳・神経系のエイジング, pp 107-123, 朝倉書店, 東京, 1989.
22) 長谷川 修ほか：末梢神経伝導速度の加齢変化．臨床脳波 35：522-525, 1993.
23) 辻　哲也ほか：老化と廃用総論．総合リハ 34：623-628, 2006.

3.6 知能年齢

A. 幼小児〜青年・成人

a. 知能とは何か

知能とは何だろうか？ 知能の定義に関しては，抽象的な思考能力，学習能力，環境に対する適応能力などの，さまざまな考え方や説があるが，Wechslerによる，「目的的に活動し，合理的に思考し，環境を効果的に処理する総合的能力」という包括的な定義が一般的によく知られている．この他，「知能検査で測定されたものが知能である」という実用的な定義もある．実際，われわれがイメージする知能の高さや頭のよさというものは，知識の多さや記憶力のよさであることが多いが，それらの事項は，知能検査の下位検査項目として含まれていることが多い．

また，さまざまな年齢段階においても，知能の意味合いは異なる．たとえば，乳児であれば，母親の声と他の人の声の違いがわかるといった人間関係の発達や，モノに手を伸ばしてつかむといった運動機能の発達なども，知能の発達としてとらえることが多い．しかし，年齢が上がるにつれて，知能ということばの意味内容は，上述したような思考能力や学習能力に限定されてくるといってよいであろう．近年ではさまざまな知能の概念が提唱されており，たとえば，Gardner (1999)[6] などは，芸術や運動のセンスや対人関係能力なども知能として位置づけているが，一般的に知能というときには，従来のような思考力や学習能力などを指すことが多いようである．

b. 知能の測定方法

知能を測定するためにさまざまな種類の知能検査が考案されているが，大別すると個別式知能検査と集団式知能検査に分けられる．個別式知能検査とは，検査者と被検査者が1対1で行うものであり，検査時間はおおよそ30分〜1時間程度である．被検査者は，検査者の質問に答えたり検査者の指示に従って具体的な操作を行ったりするが，被検査者の回答は，検査者によって記録される．これに対して集団式知能検査は，学校でのクラス単位などの集団で行われ，検査者の指示に従って被検査者全員が一斉に検査用紙に回答を記述していくテスト形式のもので，所要時間は30〜45分程度である．いずれの検査も，被検査者が言語による検査の説明や指示を理解していることが前提条件であり，さらに集団検査は文字や図形を書く能力がなくては検査が成立しない．

したがって，発達段階によって，適用可能な知能検査の種類が異なってくる．個別検査であれば，ことばが理解できるようになる2歳前後から可能であるが，集団検査であれば，文字を書くことができるようになる5，6歳以上が対象である．また，6歳以下くらいの子どもはまだ言語能力が不完全であるので，養育者などが日ごろ子どもについて観察される運動機能，対人関係，言語理解などのさまざまな質問項目について回答する形態の検査もある．これらについては，発達検査と呼ばれることが多い．

c. 知能の発達
1) 知能検査からの概観

一般的な知能検査の下位検査の内容をみていくことによって，どれくらいの年齢で，どのよ

表1 田中ビネー知能検査Ⅴの1歳～5歳段階の検査項目（抜粋）

年齢	下位検査の名称		検査の概要	合格基準
1歳	第3問	身体各部の指示（客体）	子どもの全身像が描いてある絵カードを提示し，目，足，鼻，髪の毛，どれかを指で指すように言う．	4問中2問以上正答
	第5問	積木つみ	テスターが5個の積木を積んでみせ，同じように5個の積木を積み上げるように言う．	2回目までに5個の積木を倒れないように積む
2歳	第16問	2語文の復唱	「つめたいみず」，等の2語文をテスターが言い，それを復唱するように言う．	2問中1問以上正答
	第20問	縦の線を引く	テスターがクレヨンで10 cmの縦線を描いてみせ，同じ線を描くように言う．	2回中1回以上正答
3歳	第28問	属性による物の指示	鳥，魚，たんぽぽ，本，時計，卵が描いてあるカードを提示し，たとえば，空を飛ぶものはどれかを指で指すように言う．	6問中5問以上正答
	第36問	数概念（3個）	5個の積木から3個をとるように言う．また，テスターの手に積木を1つのせ，3つになるように積木をのせるように言う．	2問とも正答
4歳	第39問	理解（身体機能）	「目は何をするものですか」，「耳は何をするものですか」，と尋ねる．	2問中1問以上正答
	第42問	反対類推（B）	「ひよこは小さい，にわとりは…」等の文のあとに続くことばを言わせる．	3問中2問以上正答
5歳	第43問	数概念（10個まで）	12個の積木から，2，3，6，10個の積木をとって紙の上に置くように言う．また，6，10個の積木を半分に分けるように言う．	6問とも正答
	第45問	三角形描写	見本の正三角形を見て，同じ形，同じ大きさのものを鉛筆で描くように言う．	3回中1回以上正答

うな知的能力が備わってくるのかを概観することができる．まず，表1は，田中教育研究所[1]による田中ビネー知能検査Ⅴの1歳から5歳段階の検査項目の一部の内容を簡単に記述したものである．この検査は，適応年齢が2歳から成人であり，全体的な知能を査定する概観検査である．これをみると，言語能力，数概念，描画能力などに関する問題が，年齢に従って高度になっていること，すなわち，それに対応できるだけの知的能力があるとみなされていることがわかる．

主にことばに関する問題では，1歳児レベルの問題では具体物とその名称の結びつきの理解が問われるのに対して，3歳児レベルでは物の特性から名称を推理することが問われる．さらに4歳児レベルの問題では，文脈から推論することや，「大きい」「小さい」などの抽象的なことばによる回答が要求されるようになる．また，数概念に関しては，3歳ではおおよそ3以内の数の理解が可能であるとみなされ，5歳ではおおよそ10以内の数の理解と同数に分ける操作が可能であるとみなされている．描画能力に関しても，2歳ではテスターのまねをしてクレヨンで線を描くが，5歳では紙に描かれている手本を見て鉛筆で正三角形を描くといったように，複雑な操作が可能になってくることがわかる．

次に，表2は，Wechsler・日本版WISC-III刊行委員会[2]による日本版WISC-III知能検査の下位検査の内容と測定される能力を示したものである（表中の「測定される固有の能力」は，服部[3]による）．WISC-IIIは，適応年齢が

表2 日本版 WISC-III 知能検査の下位検査の内容と測定される能力

群		下位検査	測定される主な固有の能力
言語性検査	言語理解	知識	一般的事実についての知識量
		類似	論理的なカテゴリー的思考力
		単語	言語発達水準，単語に関する知識
		理解	過去の経験や既知の事実を正確に評価する力
	注意記憶	算数	計算力
		数唱	聴覚的短期記憶
動作性検査	知覚統合	絵画完成	視覚的に素早く反応する力
			視覚的長期記憶
		絵画配列	結果を予測する力
			時間的順序の認識ないし時間概念
		積木模様	非言語的な概念を形成する力
			空間構想に対象を位置づける力
		組合せ	部分間の関係を予測する力
			思考の柔軟性
	処理速度	符号	処理の速度と正確さ
			動作の機敏さ
		記号探し	視覚的探索の速さ
		迷路	視覚的パターンをたどる力
			見通し能力

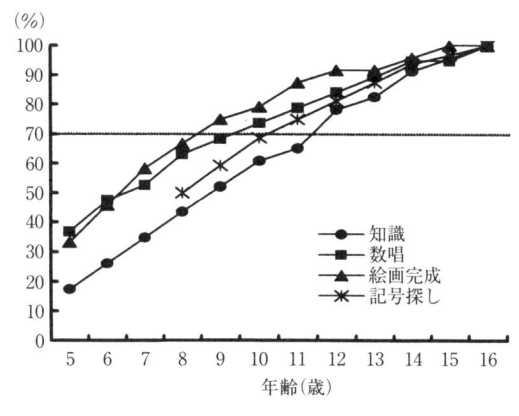

図1 WISC-III の4つの下位検査における16歳を100%とした得点率

5歳から16歳であり，医療現場や教育現場で幅広く用いられている．この検査の特徴は，2種類の知能（言語性知能，動作性知能）の他に，4つの群（言語理解，知覚統合，注意記憶，処理速度）ごとの得点が算出でき，知能を多角的にとらえることができる点にある．図1は，4つの群のなかから下位検査項目を1つずつ選択し，16歳の平均検査得点を100%として5歳から15歳までのそれぞれの年齢での平均検査得点を%で示したものである．なお，この図は，Wechsler・日本版 WISC-III 刊行委員会[4]を基に作成している．また，「記号探し」のグラフが8歳以降から表示されているのは，8歳以下の子どもについては異なる課題を使用することによる．

これをみると，年齢とともに，すべての下位項目の得点が上昇しているのがわかるが，項目によって上昇の仕方が異なる．たとえば，「知識」は，「にわとりの子どもを何と言いますか（問題4）」や，「ユネスコとは何ですか（問題30）」などの問によって構成されているが，この種の言語理解能力は，比較的ゆっくりと完成に向かう．一方，「数唱」などの注意記憶力や，「絵画完成」（絵の中で欠けている部分を指さしかことばで指摘させる課題）における知覚的にすばやく反応する能力は，比較的早期に完成する．図1から読み取れるように，16歳時の能力のおよそ70%に達する年齢は，「知識」は11〜12歳であるのに対して，「数唱」や「絵画

同様のことは，比較的古くから指摘されており，Thurstoneが提唱した1955年の知能因子の仮想発達曲線[5]においても，知覚のスピードや空間認識は，19歳の時点でほぼピークに達するのに対して，言語理解や言葉の流暢性は，ピーク時の70〜80%しか完成していないと想定されている．

2) 発達理論からの概観

知的な発達年齢を概観する理論のなかで最もよく知られているのが，Piagetによる知的発達の理論である．Piagetは発達心理学の基礎を作った人物であり，その膨大な著書や基本的な考え方は，現在でも十分に通用しうる．Piagetの提唱した知的発達段階は，おおよそ次のようなものである[7]．

ⅰ) 感覚運動期（0〜1, 2歳ころ）　見たり，聞いたり，触ったりという感覚と，現実の運動とを結びつけることで外界を認識していく．たとえば，自分の手がガラガラを振ることと音が鳴ることの関連や，机の端にあるモノを押すと落下することを知るなど，環境への働きかけとその反応から外界を認識する．この時期の終わりには対象の永続性の認識（おもちゃなどが布で隠されていたり，別の場所に移されて見えなくなっても，そのモノは存在するという認識）を獲得し，それが次の段階での表象機能（現実に物事がなくても，頭のなかでそれを再現できる能力）の発達の基礎となる．

ⅱ) 前操作期（2〜7歳ころ）　この時期の前半（2〜4歳ころ）では表象機能の発達が顕著であり，見立て遊びやふり遊びを盛んに行うようになる．また，言語発達が著しく，語彙数が爆発的に増えるのもこの時期である．この時期の後半（4〜7歳ころ）には，言語を使って思考や推論ができるようになるが，知覚的に目立つ特徴に影響されやすい．たとえば，コップの水を背の高いシリンダーに移し変えると，水の量が増えたと考えるといったように，保存の概念がまだ成立していないのもこの時期の特徴である．また，自分とは異なる視点からのものの見えなどを推測することも難しい．

ⅲ) 具体的操作期（7, 8〜12歳ころ）　前段階と異なり，判断や思考が知覚に左右されることが少なくなり，自分以外の視点からのものの見えも認識できるようになる．また，具体的に理解できるものに関しては論理的な推論ができるようになる．たとえば，上述した保存の概念を調べる課題では，水は足されても減らされてもないこと，高さは高くなったが底面積は少なくなったこと，元のコップに戻せば結局同じであることなどの，シリンダーに移し変えたとしても水の量が変わらない理由を述べることができる．しかし，現実的な事柄については理論的な推論ができるが，事柄の抽象度が高くなるとそれが難しくなる．

ⅳ) 形式的操作期（12歳以降）　この時期になると，ものごとを抽象的，仮設的にとらえることができるようになり，具体的な現実から離れて，事実とは違う仮定や可能性や完全に抽象的な事柄についても論理的な推論ができるようになる．つまり，「もし…ならば，…である」といった，仮説演繹的推論を行ったり，確率の概念なども理解できるようになる．　［杉村智子］

■文献

1) 田中教育研究所：田中ビネー知能検査法Ⅴ，実施マニュアル，田研出版，東京，2003．
2) Wechsler D, 日本版WISC-Ⅲ刊行委員会：日本版WISC-Ⅲ知能検査法　1理論編，pp 12-18, 日本文化科学社，東京，1998．
3) 服部美佳子：心理アセスメント．上野一彦，海津亜希子，服部美佳子編，軽度発達障害の心理アセスメント―WISC-Ⅲの上手な利用と事例―, p 24, 日本文化科学社，東京，2005．
4) Wechsler D, 日本版WISC-Ⅲ刊行委員会：日本版WISC-Ⅲ知能検査法　3尺度換算表，p 49, 日本文化科学社，東京，1998．
5) Eysenck HJ, Kamin L：Intelligence：The battle for the mind, p 39, Macmillan, London, 1981.
6) Gardner H：Intelligence reframed：Multiple intelligences for the 21st century, Basic Books,

New York, 1999［松村暢隆訳：MI：個性を生かす多重知能の理論, pp 58-61, 新曜社, 東京, 2001］.
7) ピアジェ, J（波多野完治, 滝沢武久訳）：新装 知能の心理学, みすず書房, 東京, 1989.

B. 成人〜老年

　知能年齢とは，その人の知的な能力が，何歳の人の平均と同じかを表したものをいう．しかし，その測定は簡単ではない．どんな指標で知的能力を評価するか，対象となる集団が適切かどうかということも課題である．また，知的能力は何を評価するかで，時代とともに変化するかもしれない．こういったことをふまえて，知能年齢を語る必要があると思われる．本項では知能年齢をふまえて，何をみて，どう考えるかについて考えてみたい．

a. 知能年齢とは

　対象者の知的な能力が，何歳の人の平均と同じかを表したものを「知能年齢（mental age：MA）」と呼ぶ．「精神年齢」ともよくいわれるが，訳は正確には適切ではないだろう．発達検査などの場合は「発達年齢」と呼ぶ場合も多い．

　知的年齢の対義語は，年齢を基準にした「生活年齢（carender age：CA）」であり，「暦年齢」「実年齢」などとも呼ばれる．また「肉体年齢」ともいうが，これは実年齢に対する肉体の成熟度合いの意味にもとれるので，使用しないのが望ましい．つまり知能指数とは以下の数式で表される．

IQ：知能指数＝MA：知能年齢(精神年齢)÷CA：生活年齢(実年齢)×100

　知能検査（IQ テスト）は，「その人の知的な能力は実際の年齢と比べてどうか」を判定するものである．言語の発達や論理的な思考に関する各種のテストによって「知能水準」「発達水準」を推定し，数値化するが，その際の目安となるのが「精神（知能）年齢」であり，幼児の場合，検査時の感情や体調，検査環境などによって，結果に大きな差が出やすく，さらに言語

能力の発達差が大きい低月齢児では，個人差が大きく出る傾向がある．また，数値が高くても学習障害などのトラブルを生じている場合もあるので注意が必要である．知能年齢と学習の成績とは必ずしもパラレルではないということである．

成人後は知能の伸びが緩やかになり，高齢者になると知能年齢は一般に下降していくため，知能年齢の概念は，成人後はあまり有用ではないとされるが，児童の発達をみるのには感覚的に受け入れやすい．また，高齢者では結晶性能力は保たれるといわれるが，計算力や記憶力などの流動性能力は低下するといわれている．このため成人や高齢者では認知機能を評価する指標が多く開発されている．

ここでいう「知能」とは知識の豊富さでも，記憶力のよさでもない．知能年齢とは，その時点での状況から，次への展開を発見する「ひらめきの能力」である．価値の生産方法を「生み出す力」である．いわゆる創造力というものであり，一般的な頭のよさとは必ずしも一致しない．なぜなら頭のよさは環境や経験によっても左右されるからである．その分，実は評価が難しいといえる．知能年齢が高いということはどういう内容の考え方なのかについて表1に示した．

知能年齢が高いということはこうした知的能力をもっていることである．知能年齢が高い者が能力を生かして，社会のあらゆる面で活用することは，社会の財産である．ある意味では知能年齢が高い人は時代を切り開く方法を発見する能力が高いということである．ただし，知能が生かされるかどうかは「自我年齢」にもよる．自我年齢が高ければ知能がより活発に生かされその威力を発揮するが，低ければ知能の高さがマイナスの方向に使われる場合がある．つまり自我やその他「環境」を含めた総合的な知能年齢の活用が期待される．ただし知能年齢を評価するには標準的な知能検査が必要である．

b．知能検査

知能検査とは，知能を測定するための心理検査である．類似の検査に発達検査，性格検査などがある．知能検査の目的は学習指導や就学指導や障害者認定や就職活動などがある．検査結果の表示の仕方のうち代表的なものが知能指数（IQ）（偏差知能指数（DIQ）含む）である．また，知能偏差値（ISS）や知能年齢（MA）で表す方法や，大まかに「優」「中」などの5～7段階に分けて知能段階点で表す方法や，最下位から何パーセントの位置にあるかをパーセンタイル（知能百分段階点）で表す方法がある．

検査内容で分類すると，言語能力が大きく関係する「A式」と，言語能力があまり関係しない「B式」，その中間の「AB混合式（C式）」に分けることが可能である．A式検査は，三段論法などの文章題が多く，社会生活面での知能を測れるが，学校教育が不十分だったり，母語が異言語だったりすると，低い結果が出る．「言語性検査」ともいう．B式検査は，図形や数字などの理数的な問題が多く，文化的な（後天的な）特性の影響を少なくできる．もともとは外国からの移住者を対象にしたものだが，一般の学校でも広く使われている．ただし，実施時の監督者からの教示に従うために，ある程度の指示聞き取り能力は必要である．「非言語性

表1　知能年齢の高さがもっている特徴は

1. ものをよく考える
2. 連想，想像力が豊か
3. 知識量がそれに応じている
4. 考えるときに働く因果律の意識（原因があって結果が生まれるという宇宙の基本となっている原理を無意識に使う意識）が働いている
5. 心のこだわりやとらわれがなく自由に発想ができる
6. 物事を合理的に考え，能率，効率を考えることができる
7. その場その場での機転がきく

検査」「ノンバーバル検査」ともいう．なお，「動作性検査」とほぼ同じ意味に使われる場合も多い．

実施方法で分類すると，精密な「個別式検査」と大量測定に向く「集団式検査」に分けることが可能である．集団式検査は「団体式検査」ともいい，学校などで大量に検査するための筆記式検査（質問紙法）である．一般の学力検査と同じように，教室の机で行われる．これで特徴的な結果が出たら個別式検査を行って再検査する．実施時間は，学校の授業時間（45分程度）内に収まるようになっている場合が多い．

個別式検査は，被検者と検査官が1対1で相互に対話しながら検査する，手数はかかるが正確な検査である．学校場面では，集団式検査で低い数値が出たような場合に，障害発見のための診断検査として用いられる場合が多く，手間がかかるので実施対象者は少ない．対象年齢層にもよるが，積木（1～4歳程度）・ミニチュア模型（1～4歳程度）・カラーチップ（12歳程度）・絵カード・文字カードなどの道具を使う場合が多い．いずれも30分から90分程度を要する．日本ではビネー式（主に田中ビネー）と，ウェクスラー式（対象年齢によって3種類がある）と，K-ABCが主流である．ビネー式は，フランスのAlfred BinetとSimon Tによって開発された発達遅滞児の診断法が源流であり，Terman LMによって大きく直されたものが現在まで使われている．ウェクスラー式は，Wechsler Dによって開発されたものであり，言語性知能（VIQ）と動作性知能（PIQ）に分かれて算出される．

結果の表示方法で分類すると，「一般知能検査」と「診断性知能検査」に分類できる．一般知能検査は，結果が1つのIQで表示され，全体的な知能を表示するものである．診断性知能検査は，結果が複数の領域別IQで表示され，個人の長所・短所がよくわかる．ただし，代表的な一般知能検査とされてきたビネー式は，最新の田中ビネーVによって領域別IQが表示できるようになったため，診断性知能検査となった．

c. 成人・高齢者における知能年齢

知能年齢は標準的な知能を評価し，測定することができ，それを社会生活を営むうえで問題のない，各年代別標準的年齢別知能検査の平均を示す．これに比べてその個人がどれだけの知能年齢かを調べ，実年齢に比べてどれだけ差があるかを調べることである．この知能年齢により実年齢に比べ，どれだけ優れているかとか，どれだけ劣っているかをみることで，社会的な問題があるのかないのかを客観的な指標としてとらえることができる．表2にその一例を示した．ただ知能年齢そのものを実際に利用することはほとんどない．医療の現場では，認知症の診断において，長谷川式認知症スケール（HDS-R），ミニメンタルステート検査，ADAS-cog検査，Wechsler memoryスケールなどが用いられる．その年齢に比べて低下しているかどうか？または記憶障害の有無によっ

表2 知能年齢の例

生活年齢 （実年齢）	知能年齢 （知能検査の結果による）
55歳 ⟶	48歳
65歳 ⟶	63歳
75歳 ⟶	79歳

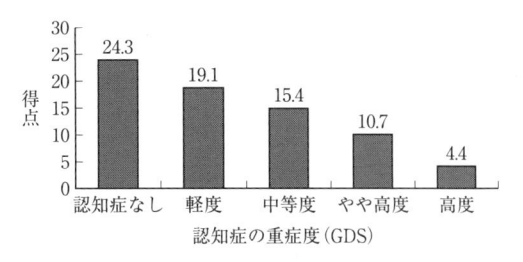

図1 GDSによる重症度とHDS-R平均得点（加藤，1991）[1]

て，認知症の補助診断に用いられている．現実には認知症患者が170万人から200万人存在し，医療ならびに社会問題となっている．改訂長谷川式スケールを用いた評価はかなり一般的に用いられている．図1に認知症の重症度とスケールの相関を示した．成人・高齢者の簡易認知機能の補助診断によく用いられており，その信頼性も，再現性も高い．

なお知能検査に対しては，以下のような批判がなされることがあり，注意する必要がある．知能は人間の脳の働きの一部でしかなく，新しい物を生み出す創造力，他人と協調できる社会性，芸術的なセンスなどは含まれない．知能検査は人間のもつ才能のごく一部を測っているにすぎないという考え方は古くから存在する．たとえば知能検査は学力検査と違って標準化された1種類だけのテストしかないため，練習効果が高い．ある学校・企業で何という検査を使うかが事前にわかれば，予習は必ずしも不可能ではない．これにより当然結果に差が出て，評価を誤る可能性がある．知能検査は，往々にして社会的な主流派または一般大衆を対象に作られているため，人種や富裕度によって得点が違ってくる．また，一説に「心の理論」の障害といわれる自閉症などの広汎性発達障害では，知能指数が正常でも対人関係で大きな問題が起き，教育現場や福祉の対象外に置かれてしまい，誤解される可能性がある．知能検査を用いる場合は，こういった問題点や限界をよく認識したうえでなければならない．

成人・高齢者における知能年齢は実年齢に比べて，どれだけ落ちているかは認知症の診断において補助的に用いられる．認知症の病気の本質は記憶障害のため，その障害の程度の判定が重要となる．その点で知能年齢の判定は重要であり，より簡便でかつ有用な検査法の開発が求められる．しかし，知能検査はさまざまな要因から成り立つわけで，どの検査を行うかで，結果も基準値も異なってくることはいうまでもない．また，認知症診断の要素は記憶障害のほか，見当識障害に加え，生活に支障が生じることを加味している．つまり単なる知能機能の年齢の障害だけでなく，その結果に問題が生じることを含めている．　　　　　　　　　［遠藤英俊］

■文献
1) 加藤伸司ほか：老年精神医学雑誌 2：1339-1347, 1991.

3.7 知覚・感覚

　感覚は，特殊感覚（視覚，聴覚，平衡感覚，嗅覚，味覚），体性感覚，内臓感覚に分類される．内臓感覚とは内臓受容器が刺激されることにより生ずる感覚をいい，尿意，便意，空腹などの臓器感覚と内臓痛がある．なお，特殊感覚については別項において記載されるため，本項では主に体性感覚について述べることとする．

　感覚は，感覚受容器に作用した刺激が感覚神経，脊髄，脳幹などを経て大脳皮質一次感覚野に伝えられ生じる．体性感覚は，感覚受容器の存在部位から皮膚に受容器が存在する表在感覚と筋，腱，関節などに存在する深部感覚がある．一般的に感覚系の働きは，加齢とともに機能的な低下をきたすことはよく知られている．

a. 表在感覚
1) 痛覚

　痛覚とは痛みの感覚である．痛みは，「組織の実質的あるいは潜在的損傷に伴う不快な感覚および情動的経験，あるいはそのような損傷があるように述べられる同様な経験」と定義される．痛みの機能には，生体への警告信号的効果，学習による危険回避効果，生体活動制限効果がある．痛みの感覚の経路には，受容器，末梢神経，中枢神経が関与している．受容器は自由神経終末，神経線維はAδ線維とC線維である．一次求心性線維は脊髄後角でシナプス結合する．二次ニューロンは対側の外側脊髄視床路，脳幹を通り視床を介して大脳皮質に投射する（外側脊髄視床路）．高齢者では，痛点密度の低下，有髄線維の最大伝導速度の低下などの形態学的変化が報告されている[1]．また，臨床的に高齢者は強く痛みを訴えない場合も多いことが知られている．しかしながら，加齢による痛覚の変化を痛覚閾値で評価する検討では，上昇，変化なし，低下とその結果は一定していない．これは，痛みが不安や緊張などの心理感情的要因，環境や状況，主観などによっても影響を受けることも関連しているからと思われる．

2) 温度覚

　温度覚には，温覚と冷覚がある．温覚は温かさを，冷覚は冷たさの感覚であり，それぞれ皮膚の温点，冷点が対応する．受容器は自由神経終末，神経線維はAδ線維とC線維である．温度覚の伝導路は痛覚と同様である．温度覚の機能には，危険回避効果，体温調節への関与などがある．温覚，冷覚とも加齢に伴い感受性が低下することが報告されている[2]．熱傷予防や室内温度調整など，高齢者の日常生活の質を考えるうえにおいても，温度覚は重要な役割を果たしている．

3) 触覚

　触覚には，物が触れたときの感覚と軽く圧したときの感覚がある．それぞれ受容器は前者ではMeissner小体，後者ではRuffini小体，Merkel小体であり，表皮，真皮など特定の位置に配置されている．神経線維は太い有髄のAβ線維である．伝導路には，一次求心性線維は脊髄後角でシナプス結合，二次ニューロンは対側の前脊髄視床路，脳幹を通り視床を介して大脳皮質に投射する系（前脊髄視床路）と，一次求心性線維が脊髄内に入り，同側の後索を上行し，延髄の後索核でシナプス結合，二次ニューロンは対側に交叉，内側毛帯を通り視床を介して大脳皮質に投射する系（後索-内側毛体路）がある．触覚の機能には，肌触りや弾性などの対象物の状態の知覚，対象物の実在情報の取得があげられる．加齢により皮膚の弾力性が低下

したり，また形態学的には，Meissner 小体の数の減少，萎縮などの変化が生じる．手指触覚の感受性は，加齢に伴って低下することが報告されている[3]．

b．深部感覚
1）振動覚
数十〜数百 Hz で繰り返される組織の振動刺激で生じる感覚である．受容体は，無毛部皮膚では Pacini 小体である（粗振動の場合は Meissner 小体）．Pacini 小体は，200 Hz 前後の刺激で閾値が最低となる．伝導路は，後索-内側毛体路である．加齢により，250 Hz 前後の高周波数の振動刺激で，また手指に比して足指を振動刺激する場合，閾値が上昇するといったような振動覚の変化が認められる．加齢による振動覚の低下は，触覚と同様皮膚の弾力性の低下や，Pacini 小体の数の減少，Pacini 小体の層構造の厚みが増すなど形態学的変化により，圧が伝わりにくくなることも関与しているものと思われる[4]．

2）位置覚，運動覚
位置覚とは，手足の位置感覚，運動覚とは位置が変化する感覚のことである．その検査法は，被験者を閉眼させ，検査者が手指，関節などを上下に動かし，動いたかどうか，またその向いた方向を答えさせるものである．この位置覚，運動覚は，姿勢の制御と関係しており，高齢者ではこれらの感覚が低下していることが報告されている[5]．近年，これらの感覚の低下は姿勢制御を介することで，転倒と関連を有することが指摘されており，高齢者の生活の質を考えるうえで重要である．

c．複合（識別）感覚
皮膚の 2 点を同時に刺激し，2 点と感じる最小の距離を閾値とする 2 点識別感覚，閉眼した後硬貨などよく知っている物を握らせその名称を答えさせることで判定する立体認知，触れられた部位を感知する部位（局在）感覚などが複合感覚に含まれる．体性感覚の障害がないにもかかわらず，複合感覚障害を呈する場合は，大脳皮質感覚野の障害を考慮する必要がある．

d．疾患による感覚障害
感覚障害は，末梢神経から脊髄後根，脊髄，脳幹，視床，大脳に至る感覚伝導路の，どの部位に障害が起こっても生じる．この感覚障害のパターンを明らかにすることで，その病変がどこに存在しているかを推定することは可能である．高齢者の場合は何らかの疾患に罹患している場合が多いため，加齢による感覚の低下と疾患により引き起こされている感覚障害を鑑別することも重要となる．

末梢神経障害では，手袋靴下型の障害を示す多発ニューロパチー，単一神経支配領域の障害を示す単ニューロパチー，複数の末梢神経障害によるそれに対応した領域の障害を示す多発性単ニューロパチーが，脊髄後根障害では根分節に一致した障害が，脳幹では交代性感覚障害と呼ばれる同側の顔面と対側の頸部以下の感覚障害が，視床では対側の全感覚障害（表在感覚＜深部感覚）が，大脳では基本的には対側半身の全感覚障害が認められる．なお，脊髄では障害のパターンにより，横断性障害（障害レベル以下のすべての感覚が障害），半切障害（障害レベルに一致した同側の全感覚障害，同側の深部感覚障害と運動麻痺，対側の表在感覚の障害），宙吊り型感覚障害（脊髄空洞症では胸背部と上肢に限局した温・痛覚障害が出現），解離性感覚障害（脊髄癆では深部感覚障害のみが，前脊髄動脈症候群では障害レベル以下の温・痛覚障害が認められるように一部の感覚が障害され，他の種類の感覚が正常に保たれている状態）などさまざまな感覚障害を生ずる．

e．しびれ
老年者の場合，しびれという症状を訴える場

合は非常に多い．このしびれは，さまざまな意味で使われていることがあるので注意が必要である．感覚障害の存在に限らず，たとえば筋力低下，運動麻痺，筋緊張の異常といった場合にも用いられる場合があるからである．

　感覚障害によるしびれの場合，その性質の評価が必要である．まず，しびれは自発的に感じるものと，他覚的にも証明可能なものが存在する．また，しびれと表現される感覚障害は，感覚鈍麻（hypesthesia），感覚消失（anesthesia），感覚過敏（hyperesthesia），異常感覚（paresthesia）に分けることができる．さらに異常感覚は外からの刺激で起こる場合をparesthesia，自発的に起こる場合をdysesthesiaと呼ぶ．

　老年者の場合は複数の疾患がしびれの原因となる場合も少なくないので注意が必要である．また，しびれの原因を特定できない場合もある．また，腱反射の低下，感覚閾値の上昇にみられるような加齢変化による所見と，病的変化による所見の鑑別が困難な場合も多い．

［難波吉雄］

■文献

1) 佐藤昭夫，堀田晴美：痛覚の加齢変化．Geriat Med 23：503-510，1985．
2) 社団法人人間生活工学研究センター：平成13年度新エネルギー・産業技術総合開発機構受託成果報告書．基準創生研究開発事業　快適な生活空間の創造のための動的温熱環境の基準作りに関する標準化．pp 72-84，2002．
3) Thornbury JM, Mistretta CM：Tactile sensitivity as a function of age. J Gerontol 36：34-39, 1981.
4) Cerimele D, Celleno L, Serri F：Physiological changes in ageing skin. Br J Dermatol 122(Suppl 35)：13-20, 1990.
5) Fujiwara K, Asai H, Toyama H, Kunita K：Perceptibility of body position in anteroposterior direction while standing with eyes closed. Percept Mot Skills 88：581-589, 1999.

3.8 自律神経

A. 幼小児〜青年・成人

a. そもそも自律神経とは神経系のなかでどんな位置づけか？

人間の神経は体中に張りめぐらされていて，中枢と内臓をつなぎ情報のやり取りや機能のコントロールをする．つまり体は神経系によって統制されているともいえる．これらの神経系は，中枢神経系と末梢神経系に分かれる．中枢神経系（脳と脊髄）は，コントロールセンターとして情報処理や指示の発信をする．中枢神経系からの指示を各器官や臓器に伝えるのが末梢神経系である．末梢神経系は脊髄から出る脊髄（体性）神経，および自律神経に分類される（図1）．

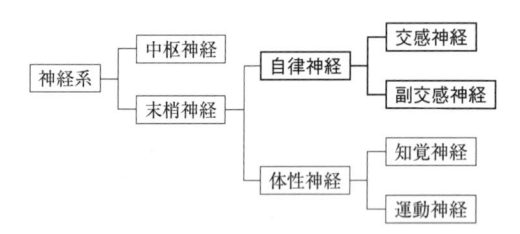

図1 自律神経の位置づけ

b. 自律神経の特徴
1) 自律神経は自分の意志でコントロールできない生命維持装置

脊髄（体性）神経と自律神経の大きな違いは「自分の意志でコントロールできるかどうか」である．脊髄（体性）神経は自分の意志でコントロールできる．歩く，つかむ，頭を振る，口を動かしておしゃべりするなどの日常の動作は脊髄（体性）神経の働きによる．これに対して自律神経は主に内臓の働きをつかさどる神経で，自分の意志でコントロールできない．人間は，周囲の変化に左右されず一定の機能を保とうとする「ホメオスタシス（恒常性）」機構をもっているが，自律神経はこのホメオスタシスを保つために働いている．たとえば，自分の意志で心臓の鼓動を速くしたり止めたりできないし，眠っていても呼吸や体温調節，消化・吸収は営まれているという具合で，外界や意志に左右されずに生きていくための営みを続けている．

2) 自律神経は交感神経と副交感神経から構成される

自律神経は交感神経と副交感神経の2つの神経系からなる（表1）．1つの臓器や器官には交感神経と副交感神経の両方が分布し，お互いに相反する働きをしながら絶えずバランスをとって体の機能を保つ．交感神経は体を活動的に，副交感神経はリラックス状態に導く．われわれが昼間の社会生活を送っているとき，主に交感神経優位となって瞳孔は開き，鼓動や呼吸は速くなり活動モードとなる（エネルギーを出す方

表1 交感神経と副交感神経の作用

器官	交感神経の作用	副交感神経の作用
瞳孔	散瞳	縮瞳
唾液腺	少量の濃い液を分泌	大量の薄い液を分泌
末梢血管	収縮	拡張
気道	拡張	収縮
血圧	上昇	下降
心拍	促進	緩徐
肝臓	グリコーゲン分解	グリコーゲン合成
消化液分泌	減少	増加
消化管運動	抑制	促進
皮膚	収縮	
汗腺	分泌活動増加	
膀胱	弛緩（尿閉）	収縮（排尿）

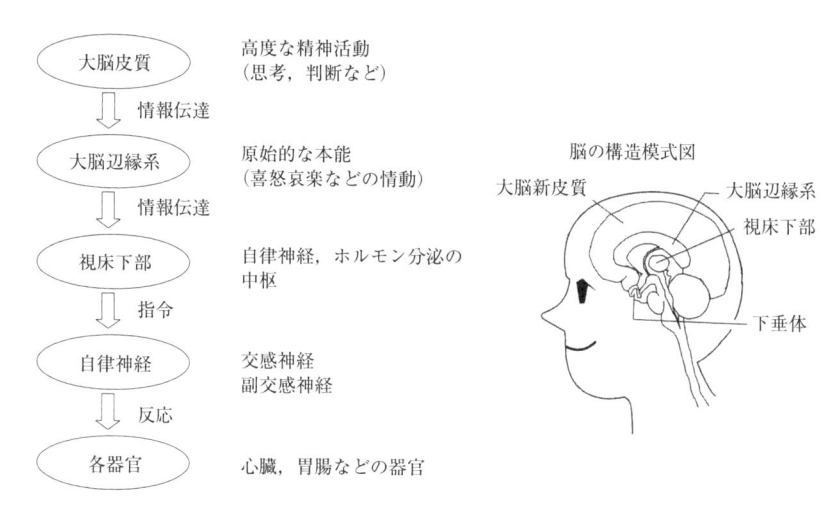

図2 脳の構造

向に働く＝異化作用）．逆に家でくつろいでいるようなときは，副交感神経優位となり，瞳孔は収縮し，鼓動や呼吸は緩やかになり，体を休めエネルギーを蓄える休息モードになる（エネルギーを取り入れる方向＝同化作用）．このようにスイッチを切り替えながら心身のバランスをとり，その時々の状況に適応させるのが自律神経の役目なのである．

c. 自律神経のコントロールセンターは視床下部

自律神経がその人の意志と無関係に自動的に働くといっても，自律神経そのものが勝手に各臓器や器官をコントロールしているわけではない．自律神経もまた，中枢から指令を受けて働いている．自律神経に指令を出す中枢は脳の視床下部である．大まかな大脳の構造をみると，大脳の最も外側が大脳皮質（高度な精神活動の場＝知性，理性など），その内側に大脳辺縁系（原始的な本能＝喜怒哀楽，食欲，性欲など），さらにその内側に視床下部が位置する．このような構造からもわかるように，視床下部はそれを取り巻く大脳辺縁系の影響を強く受け，快・不快，喜怒哀楽，不安などの感情が大脳辺縁系を興奮させると，視床下部を刺激する．また，大脳辺縁系はさらに外側の大脳皮質の影響を受けるため，大脳皮質からの情報も辺縁系を経由して間接的に視床下部へと伝えられる．このようにして視床下部の機能が亢進し，自律神経系を刺激するのである（図2）．

d. 自律神経と内分泌

視床下部は自律神経を刺激するだけでなく，ホルモン分泌の指令を出したり，分泌量の調節をしたりする役目も担っている．ホルモンを分泌するのは，視床下部のすぐ下の下垂体で，成長ホルモン，甲状腺刺激ホルモン，乳腺刺激ホルモン，副腎皮質ホルモン，性腺刺激ホルモンなどを分泌する．つまり，自律神経とホルモンは同じ視床下部が支配しているため密接に関連し，互いに影響し合いながら全身の臓器や血管，代謝，精神活動などを調節している．よく耳にする自律神経失調症は女性に多いというのも女性のほうが排卵，月経，妊娠，更年期など性周期に関連したホルモンの変動が大きく関与しているからだといわれており，ホルモンのコントロールが乱れると自律神経のコントロールも乱れやすくなるというわけである．

e. 自律神経とストレス

　自律神経はストレスの影響を強く受ける．ストレスといってもさまざまで，受験，いじめ，仕事，人間関係など人それぞれにストレスを抱えている．しかも，現代人のストレスは一瞬で終わるものではなく持続したストレスであることがほとんどである．持続するストレスが大脳皮質や辺縁系を介して自律神経に伝わると，交感神経を絶えず緊張状態においてしまい，エネルギーを消費し続け，心身ともに疲弊させる．それを食い止めようと副交感神経も働くが，結果として自律神経の働きそのものがアンバランスなものとなり，体内外からの刺激，情報に応じて交感神経・副交感神経のスイッチの切り替えがうまくいかなくなって，体の機能が正常に働かなくなる．現代では子どもから大人まで「ストレスのせいで頭が痛いよ」「ストレスのせいで眠れないよ」とかいうことが挨拶のようになっているが，ストレスによる心の興奮が自律神経を介して体のさまざまな症状を引き起こすことが今や日常の光景となりつつある．

f. 自律神経と発達とのバランス：幼小児〜青年・成人

1) 小児期の特徴

　小児期の特徴はいうまでもなく絶えず発育，発達している点である．自律神経の面からみても一般的に小児期には機能が未分化で機能の調節が難しいということは想像しやすい．乳児期前半は睡眠が生活の大半を占め，同化的に働く副交感神経の働きが活発である．それから徐々に外気に触れ日光を浴び，生活のなかでのいろいろな刺激にさらされながら交感神経が刺激されていく．赤ちゃんの時期に外気浴や薄着が勧められるのも交感神経を鍛えるためである．以後，成長とともに異化的に働く交感神経の働きが活発になっていく．

　3〜5歳ころは中枢神経の発達も盛んで，中枢支配が間脳（生命維持のための脳）から大脳辺縁系（快・不快など感じる脳），さらに新皮質（考える脳）へ移っていく時期である．成人では中枢神経系の成熟とともに協調して大脳・視床下部の連絡（言い換えれば身体的，知的部分のバランス）がとれるようになっているが，この移行期には身体の旺盛な発達に神経系の発達が追いつかず，大脳・視床下部の調節や制御は不安定で一時的に体がアンバランスになる．外的環境の変化によるストレスがかかると容易に身体症状として現れやすいのもこの時期である．また，幼児期および思春期は内分泌機能が著しく変化する時期で，同じく視床下部に中枢をもつ自律神経系もバランスを保てなくな

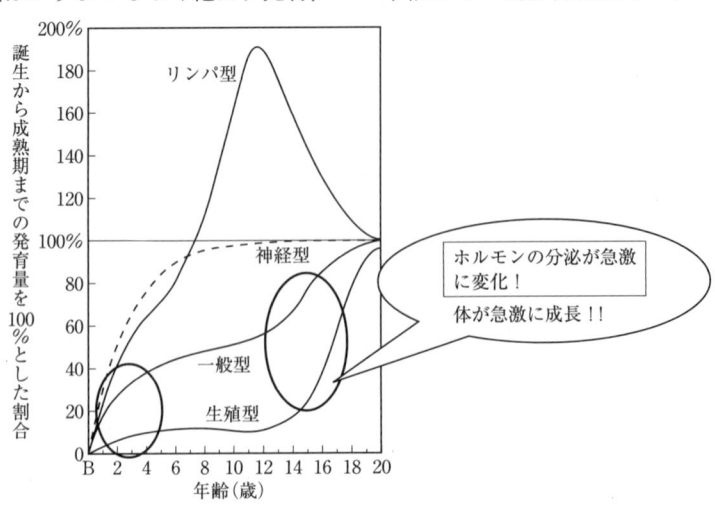

図3　子どもで自律神経の働きが不安定になりやすい時期

り不安定になりやすい．そのため，この時期にはいわゆる「自律神経失調症」という状態が起こりやすくなる（図3）．自律神経は全身の器官をコントロールしているので，症状もあらゆる器官にさまざまなかたちで出てくる．だるい，微熱，食欲不振，冷え・ほてりなどの全身症状や，各器官の症状が現れるが，一般的な検査では特別な異常がなく気のせいなどといわれてしまうことも多い．

2）小児期に多い自律神経失調症とかかわりの深い病気

ⅰ）反復性臍疝痛症　1歳〜幼期に多く，腹痛のため突然激しく泣く．ほぼ一定の時間に繰り返し起こることが多い．腹部の自律神経の緊張が異常に高まり，腸管の痙攣やガス充満による症状．疲労や精神的ストレスなどが誘因となりやすい．

ⅱ）周期性嘔吐　幼児期から学童初期に多い．突然の激しい嘔吐と腹痛で，吐き出すとなかなか止まらないが，1〜2日で急に元気に回復することが多い．

ⅲ）起立性調節障害　小学校高学年〜思春期に多い．自律神経による血管収縮がうまくいかず，立ったときに下肢に血液が下がり脳の血流が不足して立ちくらみ，めまいが起こる．乗り物酔いしやすい，朝の不調，顔が青白い，手足が冷たいなどの特徴をもっていることが多い．

ⅳ）気管支喘息　アレルギーや感染によることもあるが，副交感神経の緊張により気管支の狭窄が起こり気管支喘息を起こすこともある．よく喘息のある子どもに薄着や冷水摩擦が勧められるのは，発作予防，体力増進のために交感神経を鍛えることを目的としている．

生まれつきの自律神経の弱さ（体質）や，年齢的に自律神経が不安定になることはある程度仕方のないことではあるが，ライフスタイルを見直すことでより自律神経を安定させ健康に生活することは可能である．最も基本となるのは「よい睡眠」「栄養」「運動」「リラックス」であり，医学の父ヒポクラテスも病気の予防にこれらが非常に重要であるといっている．子どもの場合「よく眠り，よく食べ，よく遊べ!!」といわれるのは理にかなっているのである．しかし，現代の子どもたちは，眠らない社会（コンビニ，塾），受験，ダイエットなど自然の流れに反した，生体リズムを無視した生活を強いられている．これはもっと問題視されていいのではないかと思わずにはいられない．

[川谷淳子]

■ 文献
1) 久保千春：第2版心身医学標準テキスト，pp 171-178，医学書院，東京，2002．
2) 後藤文男，天野隆弘：臨床のための神経機能解剖学，中外医学社，東京，2003．
3) 根岸　鋼：よくわかる自律神経失調症，ナツメ社，東京，2001．
4) 清野佳紀，小林邦彦，原田研介，桃井眞里子：NEW小児科学（改訂第2版），pp 1-10, 20-27, 293, 443，南江堂，東京，2003．

B. 成人〜老年

a. 自律神経の機能と老化

すべての生物は外界の変化に対して，生体内の組成や，物理化学的な状態を一定に保つ機能をもっている．これをホメオスタシス（恒常性）という．このホメオスタシスを維持するために，心拍数や血圧，呼吸，体温調節，発汗，睡眠覚醒，消化吸収，排泄など生体におけるさまざまな基本的生命活動を調整しているのが自律神経である．自律神経系以外の体性神経系は意識的な制御を受けるが，自律神経系は意識的

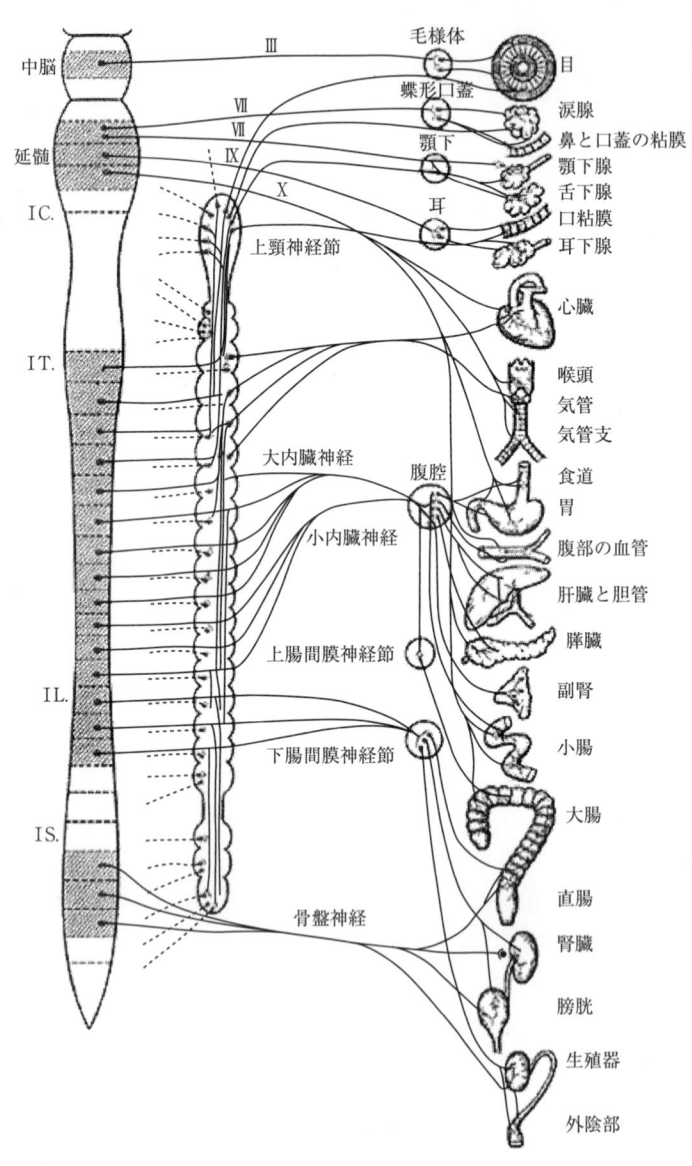

図1 自律神経系と諸臓器との関連
交感神経系は胸髄および腰髄の側柱から出て，副交感神経系は中脳，橋，延髄の脳神経核および仙髄側柱から出る．それぞれ臓器を二重に支配し，多くの臓器に対して相反する作用（拮抗支配）をもっている．

な制御を受けない．意思とは無関係に働いて，生体をコントロールしている．自律神経系は交感神経系と副交感神経系からなっている．

図1に示したように交感神経系は交感神経幹として胸髄および腰髄のそれぞれの側で，22の神経節の鎖を形成している．これらから，さらに腹腔神経節などを介して心臓，肺，食道，胃，小腸，大腸，肝臓，胆嚢，生殖器などの諸器官を支配している．また，これらの器官は同時に副交感神経系によっても支配されている．仙骨からの副交感神経は結腸後半までの消化器系の末端を骨盤神経節を介して支配しており，第10番目の脳神経である迷走神経（X）は結腸の前半までの消化管や胸腔，腹腔内の諸器官を副交感神経系として支配している．頭部の諸器官は，動眼神経（III），顔面神経（VII），舌咽神経（IX）の副交感神経系により支配されている．

交感神経系と副交感神経系ではほとんどの臓器に対して相反する作用をもっている（表1）．交感神経系は身体活動を活発にさせて，身体的・心理的ストレスの多い状況に対応するように働く．瞳孔を散大させて，心筋の収縮力を上げ，血圧，心拍数を上げ，消化管の動きを抑え，必要なエネルギーを発生させるような作用をもつ．一方，副交感神経系は睡眠や休息状態で働き，瞳孔に対しては縮瞳，心血管系を抑制，胃腸の活動を亢進させ，エネルギーを蓄積するような作用をもつ．

自律神経はこのように原始的な神経機能を担っているが，高次脳機能を担う神経機能と同様に老化による影響を受ける．女性では更年期に急激なホルモン環境の変化でさまざまな自律神経の障害をきたす．老化とともに交感神経，副交感神経の日内リズムが変化し，また体温の調節機能も低下，熱中症などになりやすくなる．循環機能の調節が悪くなり，起立性低血圧も起こるようになる．

自律神経機能はさまざまな疾患とも関連している．心筋梗塞，脳梗塞などは明け方ころに夜間の副交感神経優位な状態から昼間の交感神経優位な状態に切り替わる時刻に起きやすい．冬季には寒さに対して熱産生を促すように交感神経系が優位になりやすいが，このことが心筋梗塞や不整脈，喘息などが冬季に多いことの要因になっている可能性がある．また，自律神経系の老化は，恒常性の維持機能を低下させて，細菌感染や外傷などの強いストレスに対しての防衛能力が低下し，最終的には高齢者の死亡要因となっているとも考えられる．

表1 交感神経と副交感神経の身体臓器への作用

臓器	交感神経	副交感神経
瞳孔	瞳孔散大	瞳孔縮小
心臓	心拍増加，収縮力増加，冠動脈拡張	心拍低下，収縮力低下，冠動脈収縮
血管	収縮，血圧上昇	拡張，血圧低下
気管支	気管支拡張	気管支収縮
唾液腺	粘液性唾液分泌促進	漿液性唾液分泌促進
胃・小腸	分泌抑制，消化運動抑制	分泌促進，消化運動促進
大腸	弛緩	収縮
膀胱	膀胱壁弛緩，括約筋収縮	膀胱壁緊張，括約筋弛緩
汗腺	発汗促進	発汗抑制
副腎	アドレナリン分泌促進	—
腎臓	レニン分泌促進	—
膵臓	膵液分泌促進	膵液分泌抑制
子宮	収縮	拡張
肝臓	グリコーゲン分解	グリコーゲン合成

b. 更年期の自律神経障害

女性では，閉経に伴って卵巣での性ステロイド分泌が急激に低下し，下垂体性のゴナドトロピンの分泌が過剰になって，生体内における性ホルモンの環境が急変し，そのことが自律神経機能にも大きな影響を与える．閉経期に現れるさまざまな症状を更年期症候群という．更年期障害は女性の「更年期に現れる多種多様な症候群で，器質的変化に相応しない自律神経失調症を中心とした不定愁訴を主訴とする症候群」と定義されている．性腺機能低下によって視床下部の神経活動が変化し，自律神経系のバランスが崩れることがその要因になっていると考えられる．症状としては，ホットフラッシュといわれる顔面紅潮，ほてり，のぼせ，発汗，冷え性など体温調整に関連した血管運動神経症状や動悸，めまい，頭痛，耳鳴りなどを含む自律神経症状であるが，抑うつ，不眠，不安などの精神神経症状，肩こり，腰痛，関節痛などの筋運動器型症状もみられ，これらの症状が常に変化し，次から次に出現するという特徴がある．特にホットフラッシュは閉経女性の40〜80％に出現するといわれ，数年以上にわたって継続する場合もある．

c. 老化に伴う睡眠・覚醒の概日周期の変化

自律神経機能は視床下部において24時間の概日周期（サーカディアン・リズム）に調整されている．これを生物時計と表現することもある．動物は常に活動的でいられるわけではない．睡眠や休息をとることは生きていくうえで欠かせない．このような身体活動レベルに合わせて，身体のさまざまな機能を調節する必要がある．前述のように交感神経系は身体を活動させる方向に，副交感神経系は身体を休ませる方向に働くが，人間では昼間に交感神経系が優位となり，夜間には副交感神経系が優位になるような24時間のリズムがある．概日周期を形成する中枢は視床下部の視交叉上核にあるとされている．哺乳類のすべてに共通してここに存在し，実験的にこの部分を破壊すると，温度や光が外界から遮断された環境では，概日周期をまったく失ってしまうことが確認されている．

概日周期のリズムがはっきりしているのは，睡眠覚醒，深部体温，ホルモンの分泌などである．以前は概日周期は25時間といわれていたが，最近の研究では平均すると24時間で個人差も30分以内であるとされている．

老化に伴って概日周期のリズムに障害を受ける．最も早期に明らかになるのが睡眠覚醒のリズムである．高齢者では夜間覚醒と昼間の居眠りがよくみられるが，これは動物実験で概日周期形成の中核である視交叉上核に障害を与えるとみられる睡眠周期障害と同じ兆候である．

睡眠を中心とした概日周期を調節する重要なホルモンがメラトニンである．メラトニンは脳の松果体でトリプトファンから合成され，その前駆体はセロトニンである．生体リズムの調節作用のほか，色素細胞に対する退色作用，性腺の抑制作用，催眠作用，深部体温低下作用，免疫機能増進などの作用があり，さらに抗老化作用があるともいわれている．

血中メラトニン濃度は夜間に高く日中低い概日周期を示す．メラトニンは夜になると松果体での合成が刺激される．分泌されたメラトニンは視交叉上核に働き体内時計を1日の明暗の変化に同期させるように働く．メラトニンはアメリカでは処方箋なしで購入でき，睡眠導入薬などとして一般の薬局やスーパーマーケットで販売されている．服用されたメラトニンは視交叉上核に作用して，概日リズムの位相を変え海外旅行での時差ぼけの治療・予防に役立つ．薬剤として服用してもほとんど副作用がないとされている．メラトニンは老化とともにその合成，分泌が低下する．また，寝たきりの状態や，ストレスでも分泌が低下する．

老化に伴う睡眠・覚醒の概日周期の変化には以下のような特徴があるとされている．

①概日周期のリズムの強さが減弱する：老化とともに，概日周期による生体活動の変動がはっきりしなくなることが多い．たとえば若いときには熟睡できる人が多いが，老化とともに睡眠が浅くなり，夜間覚醒がみられるようになるなどである．

②概日周期の位相が早まる：高齢者では概日周期の位相が早まることで，たとえば早寝早起きの生活を送る人が増加するとされている．高齢者の早朝覚醒は，睡眠の質が年齢とともに大きく変わり，睡眠が浅くなること，夜間の尿の増加や頻尿のため覚醒しやすくなることによるという報告がある．睡眠・覚醒は概日周期を規定する最も重要な要素であり，老化によって概日周期の位相が中枢性に早まるのではなく，むしろ睡眠が浅くなることで高齢者の概日周期の位相が早くなるとも考えられる．

③概日周期の急激な変化に対応しにくくなる：いわゆる時差ぼけは，海外旅行での時差のために概日周期が急激に変化する状態ということができる．高齢者ではこの時差ぼけへの順応が難しく，何日もかかることが多い．また，夜間の勤務でも同様に概日周期が崩れて，体調を悪くすることが多いと考えられる．

d. 老化と体温調節機能

ヒトの体には体温を一定に保つための厳格な自律神経系のシステムがある．気温が低下すれば，末梢血管は収縮し立毛筋が収縮し，さらに筋肉が小刻みにふるえて熱を産生する．逆に気温が上がれば，末梢血管は拡張し熱を放散するとともに，発汗による汗の気化熱が皮膚温を低下させる．高齢者では熱中症にかかって死亡する危険が高い．これは熱を放散する自律神経系の機能が低下しているためである．老化に伴って早期から低下するのは末梢血管の拡張機能である．汗腺からの汗の分泌量機能が低下し，さらに発汗機能をもつ汗腺の数そのものが少なくなってしまう．老化に伴うこれらの機能低下は身体の部位によっても異なり，まず最初に下肢と背部，次いで胸部，さらに上肢，そして最後に頭部で機能が低下するといわれている．こうした老化による熱の放散システムの機能低下は身体運動を行うことよってある程度は防ぐことができる．一般の高齢者に比べて，運動機能が高い高齢者では発汗機能，血管拡張機能は高く保たれている．しかし，運動機能の高い高齢者でも一般の若年者よりは放散システムの機能は低下している．

体温にも睡眠・覚醒と同様の1日を周期とした概日周期がある．1日の体温変化は睡眠・覚醒とほぼ同期しており，夜間の睡眠時に体温は急激に低下し，覚醒時から上昇をし始める．模式図で示すと，図2に示すように，午前3時から午前6時にかけて最も低くなり，午後3時から午後6時の間に最も高くなる．体温の1日の変動幅は0.7～1.2℃くらいであるとされている．高齢者では若年者に比べて代謝率が低く低体温であることが多い．また，日内変動も小さい．体温の概日周期は睡眠・覚醒とほぼ同期しており位相も早くなっている．概日周期をはっきりさせ，睡眠・覚醒のリズムを良好に保つには，午後の体温が上がるように，その時間に積極的にからだを動かすとよい．一方，早朝は体温が最も低く，からだは休んでいる時間であ

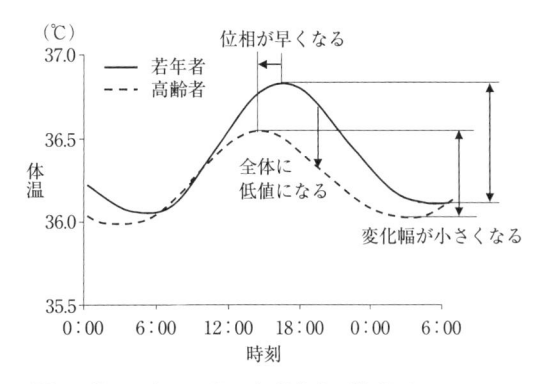

図2 体温の概日周期の加齢変化（模式図）
老化によって変動幅が小さくなり，変動の位相が早くなる．また，全体として体温は低値になる．

り，そのときに体温を上げるような無理な運動をすると1日のリズムが崩れてしまう可能性がある．また，早朝のジョギングなどは副交感神経系から交感神経系に切り替わる不安定な時期の身体への大きな負荷であり，特に高齢者では心筋梗塞や脳梗塞の危険となりうるので，できれば避けたほうがいいだろう．

e．老化に伴う起立性調節障害

臥位から立位への体位変換による心拍数の変化は，循環器の自律神経障害の有無や程度を示す簡便で有用な検査方法である．3分間臥位になった後の心拍数の変動は老化によって低下することが示されている．また，心電計を用いた臥位での心拍数の変動係数（CV_{R-R}）も，循環器における自律神経系の指標としてよく用いられるが，老化によってCV_{R-R}はほぼ直線的に低下していくことが知られている．このように循環器系の自律神経機能は老化によって低下していることが多い．

起立性低血圧は，起立による身体負荷により，脳の血流が低下し，立ちくらみ，めまい，失神などの循環器症状を呈する自律神経機能障害の1つである．立位によって心拍数は増加し，心拍出量は増加，細動脈が収縮して血管抵抗が増加し，急激に立位になっても血圧が下がらないように自律神経系による調整が行われる．また，下肢筋肉群が下肢の静脈から心臓へ血液を押し上げるように働くともいわれている．高齢者では立位による自律神経反射が低下しており，心拍数があまり上昇せず，血管の収縮も悪く，さらに下肢筋力が低下しているために，起立時に下肢に血液が貯留し，血圧が低下，それに伴って脳血流が低下してしまう．

これらに加えて，高齢者では脱水になりやすく循環血液量が減少して起立性低血圧が起きやすくなることもある．貧血や高血圧症の治療に使われる利尿薬により，循環血液量が低下している場合もある．また，過労や食直後で消化管への血流が増加している状態では起立性低血圧が起きやすい．高齢者では入浴，アルコールは血管を拡張させるので注意すべきである．予防のためには運動により下肢筋力の機能を高めておくこと，弾力性のあるストッキングを使用すること，長時間の立位を避けることが必要である．また，長期にわたる臥床や糖尿病も自律神経機能を低下させ，起立性低血圧の要因となる．

起立性低血圧の診断には起立試験（Shellong試験）が行われる．この試験は5分以上，臥位安静を保った後に血圧を測定する．その後静かに起立させ，起立直後と，その後2分ごとに血圧を測定し，収縮期血圧で20 mmHg以上，拡張期血圧で10 mmHg以上の低下があれば起立性に低血圧が起きていると判断される．

［下方浩史］

■文献

1) Inoue Y, Kuwahara T, Araki T : Maturation- and aging-related changes in heat loss effector function. J Physiol Anthropol Appl Human Sci 23 : 289-294, 2004.
2) Yamanaka Y, Honma K : Cardiovascular autonomic nervous response to postural change in 610 healthy Japanese subjects in relation to age. Auton Neurosci 124 : 125-131, 2006.
3) Monk TH : Aging human circadian rhythms : Conventional wisdom may not always be right. J Biol Rhythms 20 : 366-374, 2005.
4) Hofman MA, Swaab DF : Living by the clock : The circadian pacemaker in older people. Ageing Res Rev 5 : 33-51, 2006.
5) Yun AJ, Lee PY, Bazar KA : Temporal variation of autonomic balance and diseases during circadian, seasonal, reproductive, and lifespan cycles. Med Hypotheses 63 : 155-162, 2004.
6) Yun AJ, Lee PY, Bazar KA : Autonomic dysregulation as a basis of cardiovascular, endocrine, and inflammatory disturbances associated with obstructive sleep apnea and other conditions of chronic hypoxia, hypercapnia, and acidosis. Med Hypotheses 62 : 852-856, 2004.
7) Ferrari AU, Radaelli A, Centola M : Invited review : Aging and the cardiovascular system. J Appl Physiol 95 : 2591-2597, 2003.

4. 皮　膚

4.1　皮　膚

A. 幼小児〜青年・成人

皮膚は，人体を構成する最も面積が大きい器官であり，体の表面を覆い外界と接している．それにより体内器官の保護，体温の調節，水と電解質のバランス保持，痛みやかゆみ，心地よさといった刺激の知覚など，数々の重要な機能

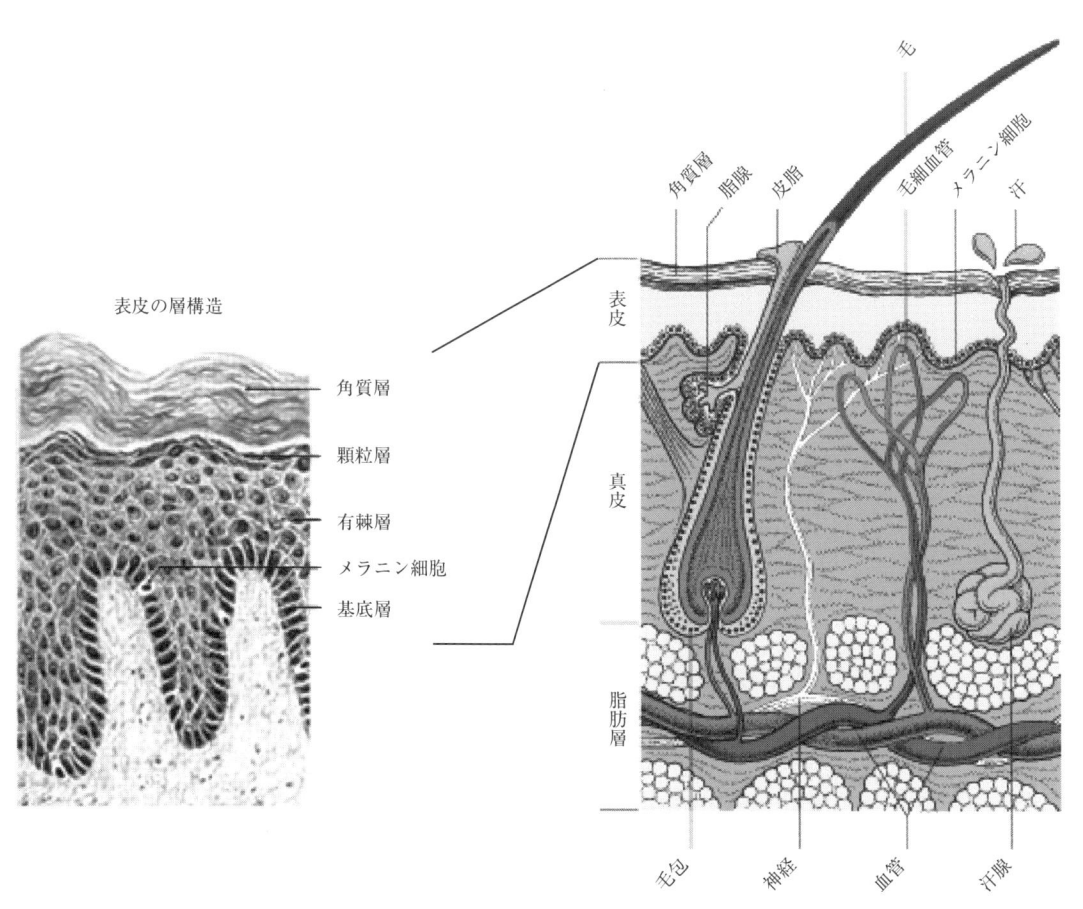

図1　皮膚の断面図

を担っている．さらに，病原微生物や化学物質などの有害物質の体内への侵入を防ぎ，人体を太陽紫外線のもつ悪影響から保護するバリアの役割を果たしている．一方，皮膚の色，きめ，しわなどは，その人特有の個性を表し，その機能や外観に異常が生じると，心身の健康に重大な影響を及ぼすこともある．

a. 皮膚の構造と機能

皮膚は表皮，真皮，皮下脂肪組織の3層からなり，各層には固有の機能を有する（図1）．真皮と皮下脂肪組織には，汗腺，脂腺，毛包などの皮膚付属器，血管，リンパ管，神経が存在している．皮膚は，2種類の異なる発生系統から構成され，表皮は外胚葉性起源で，真皮は中胚葉性起源である．

1）表皮

表皮は，皮膚の3層構造の外側にある薄くて丈夫な層である．表皮の最も外側にある角質層は，死んだ細胞が集まり角化した平らな層であり，髪や爪にも含まれているケラチンという丈夫な線維質の蛋白質で構成されている．角質層が脱落すると，表皮の最下層にある基底細胞から表皮細胞が分裂により増殖し，下の層から新しい細胞が上へと押し出されるようにして上がってきて，ついには角化するというサイクルを形成する．このサイクルは通常26〜28日といわれている．手掌や足底のように丈夫な皮膚で保護する必要がある部位では，表面のケラチン層が他の部位よりも厚くなっている．角質層は，水をはじき，正常な皮膚の状態ではほとんどの細菌やウイルス，その他の異物が体内に侵入するのを防いでいる．

アトピー性皮膚炎では，表皮の細胞間脂質であるセラミドが減少することで皮膚の保湿能が低下し，さらに，角質層の水分量が減少して乾燥肌（ドライスキン）が生じる．そのために，バリア機能が障害され，アレルゲンや微生物などの侵入を容易にし，アレルギー反応や非特異的な刺激によって皮膚過敏性がもたらされる．

表皮の最も内側にある基底層には，神経櫛に由来するメラニン細胞が存在し，メラニン色素を生合成し，日光からの紫外線を吸収し皮膚の色を濃くする．また，表皮にはLangerhans細胞という皮膚の免疫機能にかかわる細胞が存在する．この細胞は体内に侵入した異物を見つけ出す働きがあり，皮膚アレルギーの発症にも関係している．

2）真皮

表皮の下にある真皮は，線維組織と弾性組織でできた厚い層で，そのほとんどはコラーゲンとフィブリンという蛋白質からなり，皮膚に弾力性と強さを与えている．真皮内には汗腺や皮脂，毛包，神経終末や血管が存在する．

エクリン汗腺が，一番密に存在しているのは手掌で，次いで足底，額部の順になっている．ほとんどの汗腺は，体温調節のために働くが，手掌と足底は精神的な興奮で発汗する．汗は，99％の水分と約0.65％の塩化ナトリウム，尿素0.08％，乳酸0.03％からなる液体である．腋窩と性器周辺にはアポクリン汗腺という特殊な汗腺があり，蛋白質，糖類を始め，アンモニア，鉄分，脂質，脂肪酸など，においの元となる物質が分泌される．これは粘り気のある乳白色がかった液体で，この汗の成分が細菌などによって分解されて特徴的な体臭が生じる．脂腺は皮脂を分泌し，皮膚をうるおいのある柔軟な状態に保つ働きとともに，異物に対する保護膜としての作用もある．

神経終末は痛みや触感，心地よさ，温度を感じとる．特に，指先や足のつま先には神経終末が集まり，触感や刺激に非常に敏感となっている．真皮にある血管網は，皮膚に栄養を与えるとともに，温熱放散により体温を調節する働きをしている．

3）皮下組織

皮下組織は，真皮の下にあり脂肪細胞が多い層で，体を外気の熱や寒さから守り，クッショ

ンのように体を保護する役割や，エネルギーの貯蔵部位としての役割を担っている．脂肪細胞には，脂肪が蓄えられていて，線維組織によって結合している．脂肪層の厚みは体の部分によって異なり，眼瞼では脂肪層はごくわずかであるが，腹部や臀部では人によっては数cm以上の厚みがある．

b．加齢による皮膚の変化

　皮膚は人の一生の間に変化する．乳児や小児の皮膚は，基本的な構造は成人とほとんど同じである．しかし，乳児を含めた小児の皮膚は，体重あたりの表面積や厚さ，生理機能面で年齢に応じて変化していく．また，乳児の皮膚はとても軟らかくすべすべしているが，外部からの有害物質に対する保護機能は十分な状態にはなっていない．これは，新生児や乳児の皮膚は脂肪層に富む半面，保護機能を担うケラチン層がまだ薄いためである．思春期から青年期の皮膚は丈夫でしなやかであるが，年をとるにつれて皮膚は徐々に薄くなり，しわがくっきりと現れ，皮下の脂肪層は薄くなっていく．

1）体表面積の変化

　成人の皮膚の総面積は平均 $2.0\,m^2$ である．小児の体表面積は，新生児では約 $0.2\,m^2$，5歳では $0.6\,cm^2$，10歳では $1.0\,m^2$ である．したがって，体表面積は，成人では乳児の約10倍にあたるが，体重の増加は平均20倍であるため，乳児の体重1kgあたりの皮膚の体表面積は成人に比べて非常に大きくなる．このことは，皮膚の2大機能である保護作用と体温調節作用のうち，乳児においては，血管からの温熱放散と発汗による体温調節作用が大きな比重を占めていることを示す．これにより保育上の注意，熱傷時の全身管理などの場合に重要な問題となってくる．また，各身体部位の面積比率が年齢により異なるのも特徴で，頭部は成人で7％であるのに対して，乳児や幼児では17〜19％を占めている．成人では下肢は16.5％に

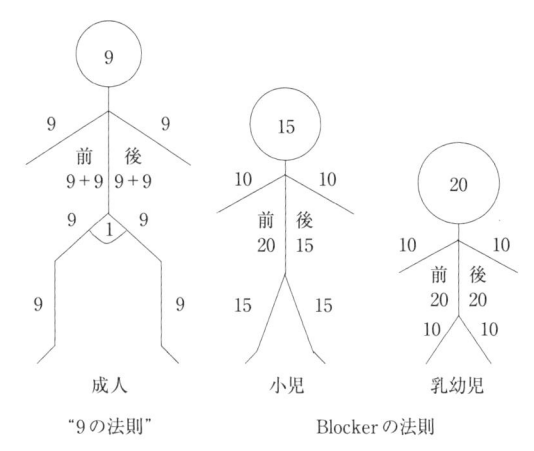

図2　身体部位別面積（数字は全皮膚面積に対する％）

対して，乳児では10.5％である．そのため，熱傷時に，どのぐらいの範囲が受傷しているかの体表面積に対する比率を求めるときに，成人の場合で使用される「9の法則」をそのまま使用できない（図2）．

2）皮膚全体の厚さの変化

　皮膚の厚さは，成人では2〜3mmあり，乳児や未熟児ではその1/2から1/3の薄さである．そのため，こすられるような物理的な刺激に弱く，傷つきやすいために，おむつかぶれになりやすい．小児では，表皮全体も角層も個々の細胞が小さいために成人よりは薄いが，乳児においても皮膚の構築は比較的成熟している．皮膚の厚さは，主に真皮結合組織と皮下脂肪の厚さにより変化する．皮下脂肪の厚さは，小児から成人になるに従い，大きく変化する部分の1つである．特に，女子の皮下脂肪は思春期ごろから急激に増加し20歳まで増加する．男子では，女子よりも遅れて13〜14歳で上昇するが思春期以降は停止する．また，どの年齢でも，皮膚は眼瞼，耳介，陰嚢，手背や足の甲では薄く，手掌や足底では厚くなっている．しかし，乳児ではその差がほとんどなく，出生時の体重が皮膚の厚さに関係する傾向がある．男子では，下肢の皮膚の厚さは，5歳以下では表皮，真皮ともに薄いが，11〜15歳では16歳以

降よりもむしろ表皮が厚くなる．

3）性状の変化

皮膚の表面の状態に関しては，乳幼児や小児と成人や老人とは明らかに差がある．小児では，皮膚表面は成人に比較して毛孔は小さくて目立たず，皮溝が交錯して作られる紋様も繊細である．皮溝の幅も狭く深さは浅く，皮丘の高さと広さはともに小さい．そのために，小児の皮膚は，成人と比較して肉眼的にもきめ細かくみえる．皮膚紋理は，指紋と掌紋および足紋に分類されるが，個体によりそのパターンが異なり一生を通じて不変とされている．この形成には多くの遺伝子が関与しており，染色体異常の個体では，これらに特異な紋型がみられる．

4）構造上の変化

新生児の皮膚は，年長児と比較して角質層を含む表皮の構造に特徴的な差がある．前述したように，新生児では，外部からの有害物質に対する保護作用を行ううえで重要な役割を果たす角質層の構造が十分ではない．そのために，新生児の皮膚は細菌感染を起こしやすく，また，物理的・化学的な刺激に対する抵抗力も弱く傷害を受けやすいことになる．真皮表皮接合部は，新生児においても成人と同様に完成されているが，未熟児ではこの接合部の形態に未熟性が残されているために，水疱を形成する傾向が強くなっている．

真皮は，新生児や未熟児では，膠原線維や弾性線維束が成人と比較して細く，弾性線維に含まれるエラスチンは少ない．さらに，膠原線維の編目構造が密ではなく，結合組織間の間隙が多く水分含有量が多いために，皮膚の機械的防護力が弱くなっている．皮膚の外力に対する抵抗力は，弾性，張力，強さなどで示されるが，このうち張力については，年齢により非常に異なり，新生児では成人と比較して5～6倍も荷重に耐える力が弱いとされる．

皮膚の血管網は，新生児において真皮上層に豊富で密な毛細血管吻合網が形成されるため，新生児の特徴的な皮膚の紅色が認められる．生後1か月ごろには全身皮膚において真皮下層に血管網が形成され，生後3か月には成人と同様の構築となる．新生児皮膚の神経網は，成人に比べ統一性を欠き，機能も未発達である．また，知覚神経と運動神経の基本構造は直径が小さく，無髄である．

5）機能上の変化

ⅰ）水と電解質のバランス保持　　乳児の皮膚の水分含有量は，その重量の81～82％にあたるといわれるが，60歳代までは加齢とともに含水量は減少する（表1）．成人では1日の不感蒸泄は0.8～1.2 l で，このうち呼吸器からは1/3が，皮膚からは2/3が蒸散する．不感蒸泄は温度，湿度などの環境条件によって変化し，また，発熱や発汗でも多量になる．小児では体表面積が体重に比して大きいため，成人では1時間0.5～0.6 ml/kgであるが，乳児は1.0～1.3 ml/kgにも及ぶ．

エクリン汗腺とその導管構造は胎生6か月ごろには完成されており，その形成は生後には行われない．未熟児では生後7日までは発汗が行われないが，新生児では生後1～数日で発汗機能が働き始める．出生後すぐに発汗機能が働かない理由は，交感神経のコントロールが未熟であることによるとされる．発汗の神経調節が完成するのは2～3歳である．全身皮膚には200万～450万個の汗腺があり，そのうち実際に働いている汗腺の数は170万～220万個とされる．この総数は出生後増加することはない．す

表1　年齢と皮膚含水量や皮脂量との関連

年齢	含水量(％)	皮脂量 (mg/1.5 cm^2)	
		前額部	胸部
新生児	74.5		
～1歳	69.2		
1～9歳	64.4	新生児 0.33	0.06
10～29歳	63.6	小児 0.09	0.02
30～49歳	63.3	成人男子 0.25	0.15
50～69歳	60.2	成人女子 0.19	0.12
70歳～	65.0		

なわち，一定面積あたりの汗腺の分布数は，個体の発育による体表面積の増大に伴って減少するため，体表面積の小さい子どもでは，単位面積あたりの発汗量が，大人に比べて2～3倍も多くなる．このため，子どもは高温多湿の環境におかれると，容易に汗疹（あせも）になりやすいことになる．

ⅱ）脂腺　新生児および乳児期前半は，鼻を中心に脂腺開口部に一致して多数の小点状黄白色の皮脂がみられ，皮脂分泌が多いことが特徴である．特に，出生時には全身の皮膚に発達した脂腺が認められるが，成人と比較して小型で腺の多様性は少ない．新生児の皮脂量は成人と同じように比較的高い値を示し，特に額部では多い（表1）．このため，額部や眉毛，頭部に脂漏性湿疹がよくみられる．以前は，経胎盤的な母胎由来のアンドロゲン刺激により皮脂量が多いといわれていたが，最近では，新生児自身の副腎および精巣からの分泌によると考えられている．生後3か月に達するとアンドロゲンは，ほとんど分泌されないために皮脂量が少なくなり，その状態が思春期まで続く．そのため，乳児期から思春期までは，水分が蒸散しやすい状態にあり皮膚は乾燥している．皮膚の乾燥は，角質層の配列が乱れ，バリア機能が低下するために湿疹やかゆみを起こしやすくなる．

ⅲ）角質層透過性　薬剤の吸収経路は表皮経路と毛包脂腺経路の2つに大別される．未熟児や新生児では，角質層が非常に薄いため，外用薬や洗浄剤を使用する際には，過度の経皮吸収による中毒を起こさないように注意する必要がある．幼児から学童期でも角層が薄く成人と比較して薬剤経皮吸収率が高いといわれているが，実験的には，成人の角層に近い透過性を呈しており，薬剤の経皮吸収に対する角質層の防御能力は成人とほとんど同じことが示されている．ただし，角層水分量，皮膚の損傷の程度が影響することは成人と同じである．

c．小児皮膚疾患の特徴

小児期は，成長・発達する時期であり，成人の皮膚疾患とはいくつかの点で異なる．すなわち，①胎児期に起こる異常が，先天的異常として生後早期に見いだされるもので，体表的な異常，代謝異常，母斑や母斑症などがある，②皮膚の構造機能的な未熟性や差異から，おむつかぶれ，皮膚感染症，あせもなどが生じやすい，③成人でもみられるアトピー性皮膚炎のような疾患であっても，症状は年齢によって表現型の違いがみられる，④発疹性伝染性疾患などの感染症は，小児期に発症しやすい，などがあげられる．

d．小児と紫外線の問題

1998年，母子健康手帳から「日光浴」が外された．長年，赤ちゃんを日光にあてると丈夫になるとか，日焼けした小麦色の皮膚が健康のしるしと考えられていた．小児期は，戸外で活動する機会が非常に多く，わざわざ日光浴をしなくても，一生を通して浴びる紫外線量の半分を浴びてしまっているといわれている．10歳までに多量の紫外線を浴び過ぎると，将来の皮膚がん発症の確率が3～5倍高まることなど，紫外線のさまざまなリスクがわかってきている．つまり，紫外線の問題点は，蓄積性があり何十年もたってからその影響が表れることである．

紫外線は波長によりA波（320～400 nm）とB波（290～32 nm）に分けられるが，B波は，皮膚の深部まで到達し，その生物学的効果はA波の約100倍も大きいといわれる．B波は，日焼けで紅斑や色素沈着を起こすばかりでなく，遺伝子損傷を起こす．実際に，真昼の正午に，1時間ほど紫外線を浴びると表皮基底層の分裂可能な角化細胞の核あたり約5万個もの傷が生じると考えられている．免疫抑制は日焼けする半分程度の紫外線量で生じるので，日焼けのときには必ず免疫が低下する．このような遺伝子損傷や免疫抑制により皮膚がんが誘発さ

れ，あるいはしみやしわの原因となる．小児期においては，紫外線対策を日ごろから実行し，紫外線量を少しでも減らすことが重要である．

［荒川浩一］

■ 文献
1) 佐々木りか子：新生児・小児の皮膚の特徴．西川武二，瀧川雅浩編，標準皮膚科学第7版，医学書院，東京，2004．
2) 山本一哉：小児の皮膚．小林 登ほか編，新小児医学大系40A，小児皮膚科学I，中山書店，東京，1983．
3) Imokawa G, Abe A, Jin K, Higaki Y, Kawashima M, Hidano A : Decreased level of ceramides in stratum corneum of atopic dermatitis : An etiologic factor in atopic dry skin? J Invest Dermatol 96 : 523-526, 1991.
4) 斎藤隆三：小児皮膚病のみかた．斎藤隆三，宮地良樹，瀧川雅浩編，皮膚科診療プラクティス，やさしい小児皮膚科学9，文光堂，東京，2000．
5) Brenneisen P, Sies H, Scharffetter-Kochanek K : Ultraviolet-B irradiation and matrix metalloproteinases : From induction via signaling to initial events. Ann NY Acad Sci 973 : 31-43, 2002.

B．成人〜老年

本項では，初めに皮膚の基本的な構造と機能を記し，続いて成人〜老年期にみられる皮膚の年齢変化を生理的老化と光老化との関連から概説する．

a．皮膚の構造と機能

皮膚は筋肉や骨あるいは内臓などを覆う人体最大の臓器（面積は成人で平均$1.6m^2$）で，通常の皮膚の部分（被覆表皮部）と毛，爪，汗腺，脂腺などの付属器によって構成されている．肉眼的にはその表面では皮溝（細かい大小の溝）と皮丘（溝に囲まれた高まり）によって皮膚紋理（いわゆる肌のきめ）が形作られており，組織学的には外側から内側に向かって，表皮，真皮，皮下脂肪組織の3層で構築されている（図1）．皮膚の働きには外部刺激からの体内の保護，体温調節の補助，知覚作用，外用薬などの吸収作用，汗や皮脂の分泌・排泄，体内の水分保持，ビタミンDの生成，免疫・アレルギーへの関与，体型や加齢を特徴づけるなどがあることが知られている．表皮，真皮，皮下脂肪組織と各付属器の構造と機能を単純にまとめると以下のとおりである．

表皮は固い外壁の役割を担っており，外側から角層，顆粒層，有棘層，基底層の4層に分かれている．表皮では基底層で分裂したケラチノサイト（角化細胞）が順次押し上げられて，有棘層と顆粒層を経て角層に到達してケラチン細胞となり，その後脱落（いわゆる垢として）する一連の働き，角化が繰り返し行われている．最外層の角層は最も固い細胞層で，人体外部よりの物理的・化学的刺激や細菌・真菌などの異物の皮膚内部への侵入を防ぐとともに，体内の水分が簡単に体外に失われないための（角層細胞内には遊離アミノ酸をはじめとする天然保湿因子が存在する），バリアの機能を担っている．

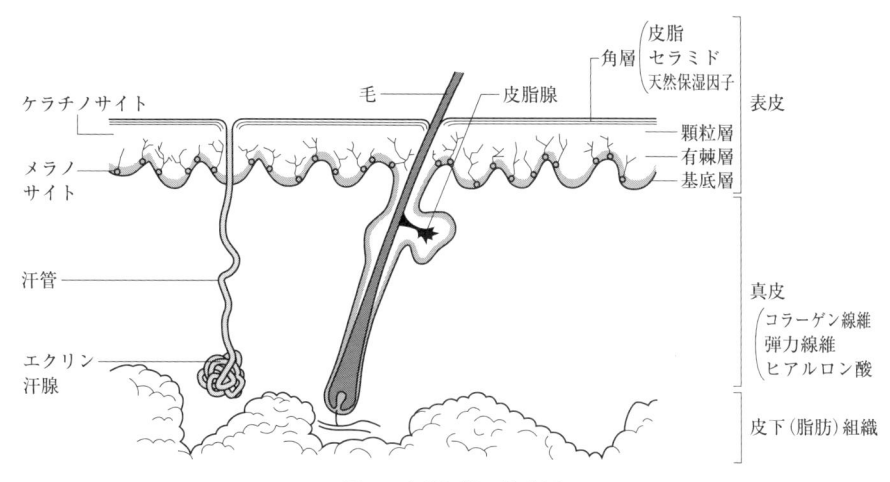

図1 皮膚組織の模式図

また，表皮有棘層には感染防御や免疫反応をつかさどる骨髄由来のLangerhans細胞が存在しており，皮膚表面から侵入した異物を貪食して，その抗原情報をリンパ球に伝えるなどの働きを行っている．

皮膚の色調は通常メラニン，カロチン，循環血液量，角層の性状などによって特徴づけられるが，表皮内に存在するメラニンの果たす役割が最も大きく，その量が多くなるほど肌の黒褐色調が増す．メラニンは表皮基底層にケラチノサイトとともに存在するメラノサイト（色素産生細胞）によって産生され，色素細胞の樹枝状の突起から周囲のケラチノサイト内部にメラニン顆粒として取り込まれ，そこで紫外線を吸収して皮膚組織や人体内部組織を太陽光から守る働きをしている．日焼けで肌が黒くなるのは，暴露紫外線量の増加に対応して皮膚がメラニン量を増大させる生体防御反応の結果を反映したものである．ちなみに人種による肌の色調の違いは表皮内のメラニン量の多少に基づいており，メラノサイトの数には人種的な違いはない．

真皮は細胞・線維・器質から成り立っており，表皮を支える支持組織としての役割とともに血管やリンパ管あるいは神経を通して人体の内部組織と連絡し合う働きも担っている．真皮では線維芽細胞が産生するコラーゲン線維や弾力線維が皮膚の張りや弾力を保ち，ヒアルロン酸（抱水能を有する）などの酸性ムコ多糖類がこの間を基質として満たして肌のみずみずしさの源となっている．

皮下脂肪組織はほとんどが脂肪を蓄える脂肪細胞で構成され，外力に対するクッションや体型の形成，体温喪失の遮断やエネルギー源として働いている．

毛はいわゆる毛の部分（表面に出ている毛幹と皮膚内部にある毛根）とそれを包んでいる毛包およびその下床にある毛乳頭（毛根と毛包の下部に乳頭状に入り込む結合組織成分）によって構成され，その色調は毛母（毛根の最深部）に存在するメラノサイトがメラニンを産生して毛根に供給することで作られている．毛の種類はからだの広い範囲に分布する軟毛と頭部・腋窩・陰部などにみられる終毛（硬毛）に分けられるが，いずれも成長期（毛が伸びる時期）から退行期（毛の成長が停止）を経て休止期（発毛が停止して脱落）に至るサイクルを繰り返して存在している．ただし，それぞれの周期の長さや周期毛の割合あるいはホルモンに対する感受性は毛の種類（頭毛，眉毛，まつ毛，髭，腋毛，陰毛，体毛など）や部位（頭毛の前頭～頭頂部と後側頭部との違いなど）によって異なっ

ている．たとえば「成長期が長い頭毛は眉毛やまつ毛よりはるかに伸びる」「男性ホルモンの働きで髭，腋毛，陰毛は生育するが，逆に前頭～頭頂部の頭毛は脱毛に向かう」といった具合である．

爪は表皮角層が変化した爪甲が伸長するもので，爪の根もとにある爪母という組織で作られている．

汗腺には，汗管が皮膚表面に直接つながっていてほぼ全身に分布して存在するエクリン腺（通常の汗の腺）と，汗管が毛包に開孔していてその分布も腋窩，乳輪，外陰部，肛囲などに限られるアポクリン腺（思春期以後に発達して性的刺激となる香りを生み出す汗の腺）がある．

脂腺は手のひら，足の裏を除くほぼ全身に存在し，その大部分は毛包に付属しており，毛包を通じて皮膚表面に皮脂を分泌している．皮脂は皮膚表面の脂質（皮表脂質）の大部分（95％）を占め，ケラチノサイト由来の脂質と混じて皮脂膜を形成し，セラミドなどの角層細胞間脂質や表皮角層とともにバリア膜としての働きを担っている．なお，脂腺は男性ホルモンに感受性があるため，男性のほうが女性より皮脂の分泌が多く，女性では卵巣や副腎由来の男性ホルモン，アンドロステンジオン（androstenedione）やデヒドロエピアンドロステロン（dehydroepiandrosterone：DHEA）がこれに関与する[1-3]．

b．皮膚の年齢変化：成人～老年

ヒトのからだの年齢変化は，「骨年齢」や「血管年齢」といった各臓器の発育や老化の度合いをみることで推定可能であるが，実際の年齢（暦年齢）とからだの肉体年齢（生物学的年齢）は必ずしも一致せず，個人差がみられることはよく知られている．ヒトの皮膚の年齢変化もこれにたがわず，新生児期から青年期までの発育・発達・成熟の期間を過ぎて後，成人から老年期にかけての「肌年齢」は個人差が大きい．これは皮膚の加齢変化が自然の摂理として生じる生理的老化と，これに環境要因による皮膚障害のダメージが蓄積して生じる老化，主に紫外線による光老化の2種類によって生じることと関係する（表1）．

表1　皮膚の年齢変化

生理的老化
- 老人性の乾燥肌，発汗の減少
- 細かな皺，皮膚の張りと弾力の低下，たるみと萎縮
- 男性型（壮年性）脱毛，老人性脱毛
- 女性皮膚の乾燥，細かな皺，萎縮
- 女性皮膚の皮脂分泌減少や腋毛・陰毛の退縮
- 高齢女性の髭と男性型脱毛
- 白髪，白毛，老人性白斑
- 耳毛，長い眉毛・鼻毛
- 爪甲の縦の線
- 外力への抵抗力の減弱，皮膚温と体温調節補助能の低下，創傷治癒力の低下，皮膚局所免疫の減弱（ツベルクリン反応陰性化など），皮膚感覚（触覚，温覚，振動覚）の低下
- 加齢臭

光老化
- 大皺，光線性弾力線維変性
- 老人性色素斑，老人性疣贅（いぼ）
- 日光角化症（老人性角化腫），皮膚がんの誘発

1）生理的老化

生理的老化は自然の摂理として生じる皮膚の年齢変化で，先に述べた皮膚の臓器としての機能が成人期（25歳ごろより）から老年期に向かって，加齢とともに少しずつ低下することを反映している．その徴候は皮膚の構成細胞や組織の数の減少や機能の低下・不全に基づくもので，肌の乾燥，細かい皺，皮膚のたるみと萎縮，脱毛や白髪などとして表れる．主な徴候とその原因は以下のとおりである．

肌の乾燥や細かい皺は，加齢に伴う皮膚の水分量の低下に起因しており，表皮角層で水分保持機能にかかわる皮脂やセラミドあるいは天然保湿因子の減少や，真皮でのヒアルロン酸の減少，エクリン発汗量の低下がその原因となっている．また，加齢による肌の張りや弾力の低下

あるいは皮膚のたるみは，先の水分保持機能の低下に加えて，真皮でのコラーゲン線維や弾力線維の減少が関係する．特に女性では，思春期に始まる血中の女性ホルモン（エストロゲン）値の上昇が真皮のコラーゲン線維やヒアルロン酸の合成を増加させ，女性らしい張りのあるみずみずしい肌を作っているため，エストロゲンの分泌が減少する更年期（50歳前後）以降では，皮膚の乾燥，細かな皺，皮膚萎縮が生じやすいものと推察されている．また，女性は副腎由来の男性ホルモンDHEA量が低下する25歳ころより皮脂分泌の減少がみられる．

男性型（壮年性）脱毛や老人性脱毛は加齢変化として前頭～頭頂部の頭毛の毛周期が短縮して休止期毛の割合が多くなり，しだいに終毛から軟毛化して疎になった状態である．男性型脱毛（いわゆる若はげ）では男性ホルモン（アンドロゲン）が毛乳頭に作用して症状が発現することが明らかとなっている．加齢による毛周期の変調は頭毛以外にも，眉毛・鼻毛の伸長や耳毛の出現（毛周期の延長や硬毛化），高齢女性の髭や男性型脱毛（エストロゲン低下による相対的な男性ホルモン優位による），女性の腋毛や陰毛の退縮（DHEAの分泌低下による）として認められる．白髪は毛母メラノサイトの数の減少とメラニン産生能の低下に基づく変化である．

この他では爪の縦の線（40歳ころより増加），外力に対する抵抗力の脆弱化（表皮と真皮の接合力の低下による），皮膚温と体温調節補助能の低下（真皮の毛細血管の減少，循環血流量低下による熱放散の減少），創傷治癒力の低下（線維芽細胞の減少による），ツベルクリン反応などの皮膚局所免疫反応の低下（Langerhans細胞やTリンパ球の機能低下による），知覚（触覚，温覚，振動覚）の感受性低下，加齢臭（40歳代以降の男女に生じる体臭，皮脂中の9-ヘキサデセン酸から生成されるノネナールを原因物質とする）[4]などが皮膚の生理的な老化徴候として知られている．

2）光老化

光老化による皮膚の加齢変化は顔面や手背・前腕など日光に当たることの多い肌の部分（露光部）に顕著で，深い大きな皺（大皺），色素斑，疣（いぼ）などがその徴候として表れる．これは長年にわたり紫外線暴露を受けた皮膚では，暴露時間×強さに比例して，細胞遺伝子に異常が出現する頻度が高くなり，また，活性酸素などの組織障害性物質が発生するため，正常な皮膚組織を再生・維持することが困難となるためである．また，光老化による細胞遺伝子の傷はがん前駆症や皮膚がんの発症にも関与することが明らかとなっている．主な徴候とその原因を以下に記す．

大皺は顔面や項部にみられる深く刻まれた大きな皺で，紫外線暴露によって発生した活性酸素が真皮のコラーゲン線維産生を低下させ，逆に，変性した弾力線維（光線性弾力線維変性）を増加させることで生じるものと推察されている．

色素斑や疣は，紫外線そのものや活性酸素によって表皮のケラチノサイトやメラノサイトの遺伝子DNAが損傷を受け，その修復ミスで遺伝子が突然変異を起こすことが原因と考えられている．色素斑はメラニンやメラノサイトの限局性増加，疣はケラチノサイトの限局性増生による表皮の結節状隆起がその本態である．癌前駆症（日光角化症など）や皮膚がんの発生にはがん遺伝子あるいはがん抑制遺伝子（$p53$など）の変異が関係する[5-6]．

3）皮膚の年齢変化の特性：成人～老年

皮膚の年齢変化，特に成人期から老年期のそれは，上述の生理的老化と光老化の徴候が組み合わされて特徴づけられる．このため，実際の年齢（暦年齢）とからだの肉体年齢（生物学的年齢），皮膚の場合は見た目の年齢（外観の年齢）との相関には，個人差がみられる．美容領域で汎用される「肌年齢」という指標は，コマ

ーシャルベース（化粧品メーカーなど）の測定機器で皮膚の水分量，きめの状態，皮脂量，張りや弾力，色素斑の有無などを解析し，これを既存のデータベースと比較して算出するものであるが，光老化は，生理的老化を単純に促進させた変化ではないため，この「肌年齢」の枠組みで両者を簡単に比較することはできない．しかしながら，通常は光老化のほうが皮膚の加齢をより印象づける徴候をもたらすため，幼少期から日光暴露が少なかった人よりも，日光暴露時間の長い生活様式を過ごしてきた人のほうが老けた様相を呈しやすい．一方で，皮膚は皮膚以外の全身の臓器・機能の働きを受けてその恒常性を保っているため，これが崩れる全身性の病気や他臓器疾患を患っている人では生理的老化徴候がより早くに表れることもある．近年では，光老化が予防・治療の可能な皮膚の加齢変化であることが判明したため，それを目的としたスキンケア（衣服やサンスクリーン製品による光防御）やスキンキュア（ビタミンC，Eなどの抗酸化薬やビタミンA誘導体の局所あるいは全身投与，ケミカルピーリング，レーザー治療）も日常的に行われている．いずれにしても肌の老化予防には，光防御と心身の健康が最も大切である．

［種井良二］

■ 文献
1) 上野賢一：皮膚科学，pp 1-36，金芳堂，京都，1991.
2) 渡辺晋一ほか：系統看護学講座　専門 16　成人看護学［12］，皮膚疾患患者の看護，pp 15-34，医学書院，東京，2003.
3) 種井良二：新女性医学大系 3，武谷雄二ほか編，pp 170-176，中山書店，東京，2001.
4) 福田　實：体臭を制御するスキンケア．Derma 50：36-40，2001.
5) 種井良二：最新皮膚科学大系特別巻 1，玉置邦彦ほか編，pp 248-251，中山書店，東京，2004.
6) 堀尾　武：最新皮膚科学大系特別巻 1，玉置邦彦ほか編，pp 252-259，中山書店，東京，2004.

4.2 毛髪

A. 幼小児〜青年・成人

多くの哺乳類において毛は物理的外力からの保護，害虫からの防御，紫外線防御，保温，感覚器などとして重要に機能している．しかしながら，人間は進化とともに体毛を失い（厳密には失ったのではなく軟毛化した），それを補うように衣類をまとい帽子をかぶり空調設備を完備せざるをえなくなった．毛は現代では自己アピールやカモフラージュのためにしか機能していないと思われている．しかしながら，頭髪や睫毛は依然として防御機能を有しているし，ジュリアス・シーザーが月桂冠で隠そうとしたように古来より男性型脱毛症は多くの男性を悩ませてきたのも事実である．

a. 毛包の発生

毛髪（毛幹）を作る組織を毛包と呼ぶが，毛包の発生はヒトでは胎生9週ころに始まり頭部から尾部への順に形成され，胎生4〜5か月までには掌蹠などの無毛部を除いてほぼ全身に認められるようになる[1]．毛包発生の初期段階では，まず未分化な2層の胎生表皮のところどころに細胞の集積が生じ，真皮側には間葉系の細胞が集まり原始毛芽が形成される（図1）．やがてこの原始毛芽は真皮に向かって斜めに伸長し間葉系細胞が誘導するごとく先端に密集する（毛乳頭）．毛包の位置と数を決定する最初のシグナルは間葉系細胞からのシグナルによると考

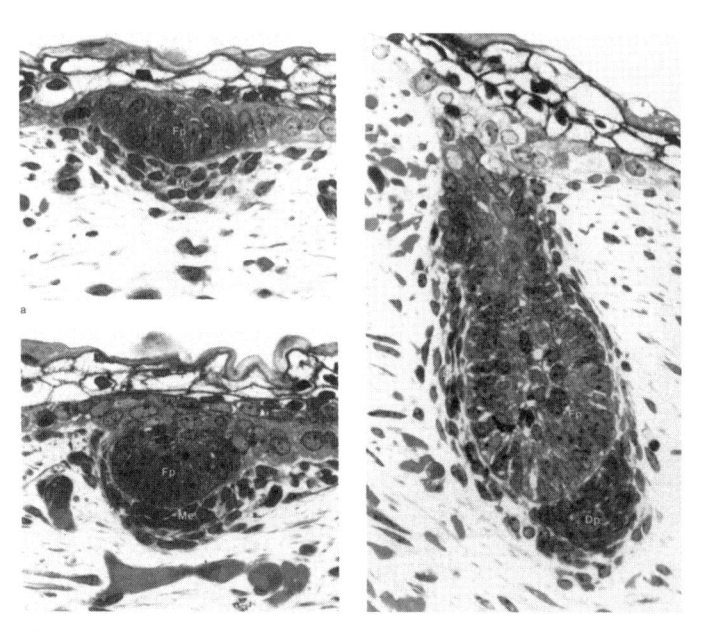

図1 ヒト胎児背部皮膚（胎生4か月）における毛包発生
原始毛芽では表皮細胞は多層化し，真皮では間葉系細胞が集簇する（ウィスコンシン大学霊長類研究所医学部病理学教室，宇野秀夫元教授より提供）．

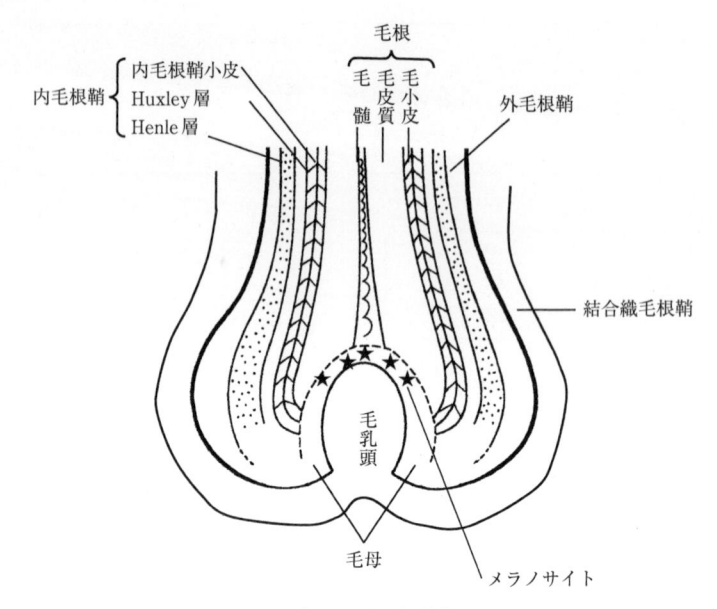

図2 成長期毛包の毛球部組織像のシェーマ

えられている．そして，その後のプロセスでは表皮細胞と間葉系細胞の間の活発なシグナル交換が行われ毛包が形成される[2]．胎生3か月ころ，神経櫛から真皮を経て表皮基底層にメラノブラストが移動する．このメラノブラストはやがて毛球上2/3，毛乳頭上部に限局するようになる．胎生5か月以後いわゆる胎生毛が完成する．この胎生毛が出生まで伸長し続けるわけではなく，胎生8か月までに休止期に入り，その後再び成長期に入り軟毛になる．

b. 毛包の構造

成長期にある毛包は図2に示すように毛軸を中心に同心円柱状に層状構造を呈し各層は特有の分化を示す．毛幹の形態には人種差が大きいが，各細胞層の細胞分化や角化には人種差はない．最深部の最も肥大した部分を毛球と呼び，毛球では下端より血管を伴う結合組織が陥入し毛乳頭を形成する．毛乳頭に接する部を毛母と呼び，各層の細胞に分化する未熟な細胞群があり，活発に細胞分裂する．毛は胎生毛，軟毛，硬（終）毛に分けられるが胎生毛と軟毛は構造的には同一で毛髄質と通常はメラニン色素を欠き，細く短く軟らかい．硬毛は中心より毛髄，毛皮質，毛小皮の3層構造よりなる．いずれも毛母細胞に由来する[3]．毛髄の発育程度には個人差，人種差があり，白人の細い毛髪では毛髄は形成されていないといわれる．毛皮質は毛の主体をなし，細胞質内には毛軸方向に走る張原線維束が目立つ．毛髄，毛皮質，毛小皮の細胞が角化して毛を作るが，毛のケラチンはハードケラチンと呼ばれ，爪，舌にも認められる．内毛根鞘，外毛根鞘は毛の角化をガイドする役目を果たすと考えられる．毛母細胞と基底膜を境に合い接する間葉系組織は毛乳頭と呼ばれるが，線維芽細胞様細胞（毛乳頭細胞）のほかに，血管内皮細胞，大食細胞，細胞間基質などにより構成される．毛乳頭には，毛包を誘導する作用のあることが明らかにされており，毛包を有しない足底の真皮内に毛乳頭を移植しても，表皮より毛包が誘導される[4]．

c. 毛髪の種類

毛包は正常では生後に新しく形成されること

はない．ヒトの毛髪は解剖学的部位，身体発育段階，性，人種などの違いによりその発育程度が異なっている[5]．硬毛は肉眼で認識できうる長く硬い通常色素を有する毛であり，頭毛，眉毛，睫毛，髭，腋毛，陰毛および体部の粗大毛はいずれも硬毛である．硬毛は軟毛より成長するスピードが速く，期間も長い．ヨーロッパ型人種では四肢にある軟毛も思春期以後に高率に終毛（硬毛）化する．特に女性で顕著で，蒙古型人種の女性では多毛はあまりみることはない．また，一般的にはヨーロッパ型人種の男性の髭の伸長スピードは蒙古型人種より速いといわれているが，これに個体差のほうが大きいと思われる．この軟毛と硬毛の違いは個人においても年齢による変化が大きい．乳児は一般的に小児に比べ全身性の軟毛性多毛である．そして頭部などでは軟毛は出生後数か月以内に，眉毛，睫毛などでは1年以内に休止期同調して脱落し，硬毛へと転換し1～2歳にかけて確定した髪際をもつようになる．この髪際は青年期まで安定している．一方，幼児の頭髪には軟毛を認めることも多いが，思春期以後ほとんどみられなくなる．陰毛，腋毛などの両性毛や髭，胸毛などの男性毛は思春期に軟毛より硬毛へ変化する．

形状については頭髪の場合，直毛，波状毛，毬状毛（縮毛）が代表的で，蒙古型人種ではほとんどが直毛である．ヨーロッパ型人種では直毛，波状毛がみられる．アフリカ型人種では毬状毛が主である．直毛は断面が正円形，波状毛は楕円形で長軸と単軸の長さに差があるために捻れが生じる．毬状毛は断面が正円形でないだけでなく毛器官自体が皮膚内で湾曲している[6]．色調も人種差が大きく，蒙古型人種やアフリカ型人種では黒色～黒褐色が主であるが，ヨーロッパ型人種では黒色，黒褐色，ブロンド，赤色，と多彩である．この毛髪の色を決めるのがメラニン色素で，色素細胞内のメラノソームでの合成過程でユーメラニンとフェオメラ

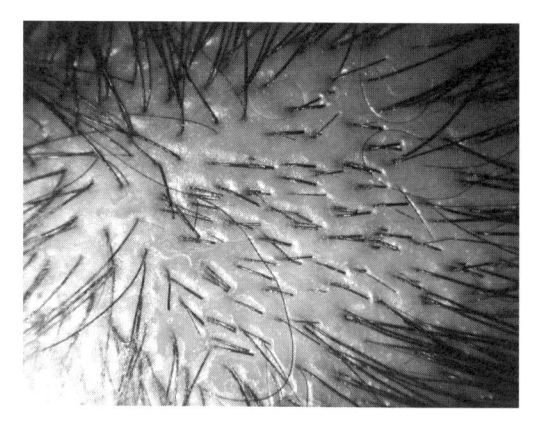

図3 頭部のビデオマクロスコープ像
複数の頭髪が毛群を形成している．

ニンの2種類ができる．合成されたメラニンは角化細胞に渡され皮膚や毛髪に色がつくことになる．黒色，黒褐色，ブロンドはいずれもユーメラニンが多いが，ブロンドは成熟したメラノソームが少ないため金色になる．赤毛はフェオメラニンが優位とされている．

d. 毛周期

胎生期に形成された毛包は一定の周期をもって成長と退縮を繰り返す（図3）．すなわち成長期と呼ばれる細胞増殖，分化の盛んな時期の後には退行期へ移行する．毛母では細胞分裂が停止しアポトーシスを生じ急速に細胞数が減少して萎縮する．毛包は変性しながら上方へ退縮していく．休止期には毛根は立毛筋が付着する毛隆起付近まで上昇してくる．以前は毛髄，毛皮質，内毛根鞘など種々の細胞に分化しうる毛母細胞が毛包の幹細胞であると考えられてきたが，現在では毛隆起と呼ばれる立毛筋付着部に存在すると考えられている[7]．続いて休止期毛包の下端より二次毛芽が発生し，次の成長期に入り古い毛髪は脱落する．休止期に毛乳頭細胞より分泌される増殖因子により毛隆起の幹細胞は活性化し成長期に移行することが推測されている．

ヒトでは正常状態では頭髪を剃ってマクロス

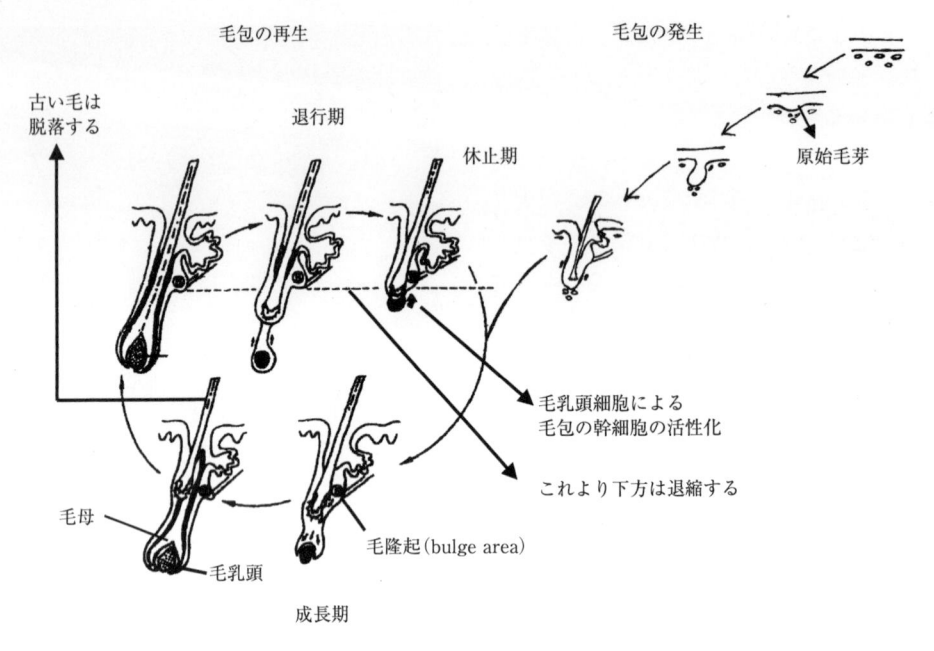

図4 毛周期
生涯にわたり毛隆起より上方の毛包と毛乳頭は維持される.

コープでみてみると1つの毛穴から複数の頭髪が出ていることがわかる（図4）.しかしながら1つの毛包から複数の毛が生えているのではなく2～3個の毛包がグループを作って（follicular unit）存在している.そして個々の毛包で独立した毛周期を営んでいるため必ず成長期毛包と成長期もしくは休止期毛包の組み合わせとなっており，マウスなどのように一斉に休止期となり毛変わりすることはない[6].ヒトの頭髪の場合，成長期が2～6年，退行期が2～3週，休止期が約3か月とされており，毛周期の割合は約85～95%が成長期，退行期毛が約1%，休止期毛が10%前後と考えられている[1].しかしながら，ヒトにおいても成長期毛の比率は季節的な変動があり，春に高く，秋に低下する.一方，同じ硬毛でも睫毛は休止期が100日程度で成長期は30～45日ほどしかない.頭髪の伸長速度は0.4～0.5 mmであるが，成長期の長さにより毛の長さが決まり，毛乳頭の直径と毛の太さが比例するといわれている.ヒトの頭髪は約10万本あるとされており，このうち約10%（1万本程度）が休止期にあり，休止期である3か月の間に抜けるとすると，1日50～100本程度が生理的脱毛量ということになる[5].軟毛の成長期毛の比率は30～50%程度で50日前後が成長期，伸長速度は0.03～0.1 mmである.しかしながら毛周期は種々の生理的，非生理的環境下で変化する.

e. 毛の密度

毛の密度は身体の部位によって顕著な差があり，大腿部では50本/cm^2，前額部，頬部では800本/cm^2，頭部で350本/cm^{2}程度とされている[5].しかしながら，人種差，個人差が多く，日本人では頭部で200～400本/cm^{2}本程度と報告されている[8].年齢と頭髪密度の関連についてはフトトリコグラムで計測すると，20歳代をピークに年齢とともに減少することが知られている[9].

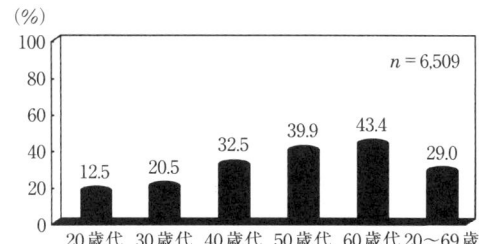

図5 日本における男性型脱毛症発症頻度（板見，2004）[10]

f. 毛の直径

年少者ほど毛の密度は高いが毛の直径は小児では細く，男性では思春期，女性では20～30歳にかけて最大径になる．その後は加齢とともに細くなっていく[6]．

g. 男性型脱毛症

日本における統計では20～60歳代の男性の30％が男性型脱毛症といわれている（図5）[10]．60歳代以後は約半数の男性が発症するのであるから疾患というより生理現象ととらえるべき病態である．老人性（壮年性）の脱毛と異なり，思春期以後特定のパターンをとって発症する．額の生え際の後退より頭頂の脱毛斑が先に進行するタイプが多いのが日本人の特徴と考えられる[6]．脱毛症と呼ばれるが毛がなくなるわけではなく，成長期が短縮して休止期が延長する結果，毛包がミニチュア化してしまい一見毛がないようにみえる状態になる．男性型脱毛症には遺伝的素因とともに男性ホルモンがかかわることはよく知られている．しかしながら，なぜ同じホルモンが一方で髭を濃くし，他方で頭髪を薄くするのか不明であった．最近になってこの感受性の違いは毛乳頭細胞が決めることが明らかになった[11]．男性ホルモンが毛乳頭細胞に作用すると，思春期に濃くなってくる髭では毛母細胞の増殖を刺激する因子（インスリン様成長因子-1）が分泌されて成長期が延長する[12]．逆に男性型脱毛の前頭部毛乳頭細胞からは男性ホルモンによって毛母細胞の増殖を抑制する因子（TGF-β1）が分泌されて成長期が短縮する[13]．日本においても2005年よりフィナステリド（5α-reductase type 2阻害薬）による内服加療が可能になった．

[板見　智，乾　重樹]

■ 文献

1) Pinkus H：The Biology of Hair Growth, Montagna W, Ellis RA eds, pp 1-32, Academic Press, New York, 1958.
2) Stenn KS, Paus R：Controls of hair follicle cycling. Physiol Rev 81：449-494, 2001.
3) 板見　智：最新皮膚科学大系，玉置邦彦ほか編，pp 2-20, 中山書店，東京，2002.
4) Jahoda CA, Horne KA, Oliver RF：Induction of hair growth by implantation of cultured dermal papilla cells. Nature 311：560-562, 1984.
5) Montagna W：毛の医学，小堀辰治ほか編，pp 15-39, 文光堂，東京，1986.
6) 高島　巌：毛の医学，小堀辰治ほか編，pp 107-145, 文光堂，東京，1986.
7) Cotsarelis G, Sun TT, Lavker RM：Label-retaining cells reside in the bulge area of pilosebaceous unit：Implications for follicular stem cells, hair cycle, and skin carcinogenesis. Cell 61：1329-1337, 1990.
8) Tsuji Y, Ishino A, Hanzawa N, Uzuka M, Okazaki K, Adachi K, Imamura S：Quantitative evaluations of male pattern baldness. J Dermatol Sci 7 Suppl：S 136-141, 1994.
9) Birch MP, Messenger JF, Messenger AG：Hair density, hair diameter and the prevalence of female pattern hair loss. Br J Dermatol 144：297-304, 2001.
10) 板見　智：日本人成人男性における毛髪に関する意識調査．日本医事新報 4209：27-29, 2004.
11) 板見　智：毛の悩みに応える皮膚科診療，板見智，宮地良樹編，pp 41-50, 南山堂，東京，2006.
12) Itami S, Kurata S, Takayasu S：Androgen induction of follicular epithelial cell growth is mediated via insulin-like growth factor-I from dermal papilla cells. Biochem Biophys Res Commun 212：988-994, 1995.
13) Inui S, Fukuzato Y, Nakajima T, Yoshikawa K, Itami S：Androgen-inducible TGF-β1 from balding dermal papilla cells inhibits epithelial cell growth：A clue to understand paradoxical effects of androgen on human hair growth. FASEB J 16：1967-1969, 2002.

B. 成人～老年

　加齢による三大老徴はシミ，しわ，毛髪といわれている．シミ，しわは女性に多い悩みだが，毛髪に関しては老若男女を通してさらに深刻度を増し，それに伴うビジネスも活発で社会問題となりつつある．実際に身近に毛を扱う理容師，美容師，あるいは薬局，薬店の相談員がいずれもその悩みに対応できるかといえばそうでもなく，では皮膚科専門医はというと疾患は治せても美容的には必ずしも満足のいく結果を患者に与えているとはいいがたい．積極的治療として美容形成外科医は頭皮の一部を自家植毛するという形で患者により現実的で実際的な満足感を与えようとしている．毛は多すぎても少なすぎても当事者にとっては大問題だが，医学的にみて正常範囲内にあるのか，単に生理的，年齢的現象か，あるいは内臓疾患を伴う病的な問題が存在するのかを医師がしっかり診断し，誰が，どこで治療あるいは施術を行うのかを明確にしなくてはいけない．ここでは成人～老年の正常毛髪の知識，代表的な疾患，ヘアケアなどについて述べていく．

a. 成人における正常毛髪

　毛周期（ヘア・サイクル）：毛は絶えず伸び続けているのではなく，毛が太く長く成長する成長期，成長を終えた毛球部が収縮を始める移行期（退行期），毛乳頭が活動を休止した状態の休止期の3段階を繰り返し，毛が成長しては脱落するという周期をもつ．頭皮の毛の成長速度は1日に0.35～0.4mm，ちなみに眉毛は1日に0.15mmである．男性毛髪の成長期は2～5年，女性は4～6年といわれている．したがって，毛は20～80cm伸びると自然と抜けるはずである．しかしまれに20年近く髪が伸び続けて，人為的な操作を加えなければ2m以上になる女性もいる．移行期は2～3週，休止期には数か月を費やし，再び成長期に入る．成人の成長期毛は毛髪全体の85～90％を占めその割合は幼小児より低く，高齢になるほど減少する．各毛包の周期は一致しないので動物のように季節によって，すべての毛がいっせいに抜け，生え変わるということはない．

　自然の抜け毛は1日60本から80本ぐらいである．季節変動性があり，やはり秋に多少多く抜ける．また，栄養状態，年齢，性差によっても本数は異なる．自然に脱落した毛（休止期）の毛根を観察すると棍棒状（棍毛）である．成長期の毛の場合は抜けにくく毛根部は太く内毛根鞘が付着している．

　毛の硬さには細く柔らかい毛と太く硬い毛があるが，これは毛小皮の厚さによって硬度に差ができるためである．

　1本の毛はおよそ150～200gの力をかけるとちぎれる．それ以下であればパーマやヘアダイによる損傷毛のことが多いが，先天的，健康状態の善し悪しでも大いに違う．また，毛は弾性をもち，5％前後伸ばしても元の長さに戻るがそれ以上力をかけると伸びたままで，元には戻らない．

　頭毛数は胎児期より決まっており，赤毛で9万本，黒毛で10万本，栗毛で11万本，金髪は15万本といわれている．

b. 毛髪相談

　毛髪について相談を受けた場合，事前に患者にいくつかの質問事項を用意する．いつごろ，どこが（前額部，後頭部，側頭部，全頭），またどのように（急激にあるいは徐々に）抜けたのか．実際の毛は太いか細いか，抜け毛の量は多いか少ないか，実際1日何本ぐらい抜けるのか，頭皮は脂性か乾燥肌か，同じ症状が家系に存在するか，健康状態の善し悪し，妊娠の有無，産後か否か，体型，シャンプーなどの頭の手入れなどについて詳細な問診をとる．参考までに日本毛髪科学協会の毛髪相談カルテを示す

表1 毛髪相談カルテの1例

```
                    毛 髪 相 談 カ ル テ
                              相談実施日    年   月   日
相談者氏名_____  (性別 男・女) (年齢   歳)
相談者住所_____  電話  (    )
相談の種類 ・脱 毛 ・薄 毛, ・損傷毛, ・縮 毛, ・白 髪, ・その他

                                カルテ作成者氏名_____

質問事項
①いつ頃から―    週間前    カ月前    年前
②どこが   ―  前額部   頭頂部   後頭部   側頭部   全頭
③どのように―   急激に.   比較的急激に.   徐々に.
④あなたの毛は― 太い.  太さは普通  細い.  直毛  縮毛  その他
⑤抜け毛は  ―  多い.  1日に__本くらい.  太い.  細い.  短い.
⑥頭皮は   ―  脂性  乾燥性  かゆみがある.  フケ症  皮膚炎
⑦手当は   ―  した(            ).  しない.
⑧以前にも  ―  あった(            ).  なかった.
⑨同じ症状が同じ家系に― いる(        ).  いない.
⑩健康状態  ―  良い.  普通  悪い(      ).  疲れやすい.
⑪体 型   ―  肥満   普通   やせ過ぎ (身長   cm, 体重   kg).
⑫食 事   ―  普通   少ない.  偏食 (きらいなもの      )
⑬シャンプー―   日に   回
⑭6カ月以内の分娩 ― 有 ・ 無
⑮その他   ―  パーマ   カ月に1回

相談の内容



指導の内容

                                        脱毛の部位
```

(田村 健夫, 原田 裕文, 八木原陽一)

(表1)．ここに示したような最低限の問診を行い，毛そのものについてより詳しい検査を求められたらスンプ法（鈴木式万能顕微印画法：Suzuki's universal micro printing method）で毛の表面を観察するとよい．キットが販売されており，外来で簡単にできる検査である．

髪の悩みは個人差もあるが，相当に深く心の痛手を負っていることがある．より専門的な知識をもち誠実に対応するべきである．

c. 抜け毛
1) 原因

脱毛症は異常に毛髪が抜けることだが，毛周期のどの時期の毛が抜けたのか，あるいはなぜ抜けるのかその原因を考察する．抜け毛の毛根部の形態を観察すると，成長期の毛が抜けた場合は萎縮毛として，休止期の毛が抜けた場合は棍毛として観察される．成長期性脱毛は毛包に強い衝撃が加わり突然毛母細胞の細胞分裂が中断されることによって起こる．円形脱毛症や抗ガン剤の副作用などである．休止期性の脱毛は本来生理的現象であるが，毛母細胞の寿命が早められ毛周期が短縮された場合，たとえば男性型脱毛症，あるいは分娩後に多量の脱毛が観察される．表2は毛周期によって分類した脱毛症である．

また，脱毛の形態によっても斑状脱毛，びまん性脱毛，虫食い状脱毛，瘢痕性脱毛などいくつかに分類されるが，異なる原因でも同じ状態を示すことがある．

2) 主な疾患

次に代表的な疾患について述べる．

ⅰ) 円形脱毛症（alopecia areata）

症状：外来で比較的よく遭遇する脱毛症である．突然前触れなく主に頭部に境界明瞭な円形ないしは楕円形の脱毛巣が出現する．進行期では周囲の発毛部の毛を引っ張ると容易に抜けるので，病状の目安になる．大きさは爪甲大から手掌大で脱毛部に炎症症状は認めず，自覚症状もほとんどない．まれに多発，融合し全頭に及ぶものがある．びまん型は女性に多く，急激にあるいは徐々に，いずれも全頭脱毛になりやすい．しかし，自然治癒傾向が強く1年以内に回復が望める．頭髪，眉毛，睫毛，ひげさらには全身の毛がすべて脱落するものを汎発性脱毛症（alopecia universalis）という．

円形脱毛症の10～20%の症例に爪の変化を伴う．最も多いのは点状陥凹で縦線の増加が目立ちまれに横溝が認められるときもある．爪甲の粗ぞう化は特に全頭脱毛，汎発性脱毛の15%に合併するといわれている．

原因：最近，自己免疫説が有力であるが，自己抗体は確認されていない．その他，自律神経障害説，内分泌障害説，精神的ストレス説，毛

表2 毛周期によって分類した脱毛症
1. 休止期性脱毛
    分娩後脱毛
    男性型脱毛（女子男性型脱毛も含む）
    脂漏性脱毛症
    接触皮膚炎による脱毛
    栄養障害による脱毛，ダイエット（断食，飢餓状態）による脱毛
    圧迫性脱毛症
    牽引性脱毛症
    内分泌疾患に伴う脱毛症
        甲状腺機能低下症，甲状腺機能亢進症
        下垂体機能低下症
        副甲状腺機能低下症
        その他
    ビタミンA過剰症による脱毛
    薬剤による脱毛症
        抗凝固薬（ヘパリン，ヘパリノイド），向精神薬，抗甲状腺薬
2. 成長期性脱毛
    円形脱毛症（単発，多発，多形融合型，全頭型，汎発型）
    抗悪性腫瘍薬による脱毛
    腸性肢端皮膚炎
    膠原病による脱毛
        全身性エリテマトーデス，慢性円板状エリテマトーデス
        進行性強皮症，剣創状強皮症
    感染による脱毛症
        頭部白癬，細菌性脱毛症，梅毒性脱毛症

包周囲の末梢神経異常説などが原因としてあげられる．

毛髪診断：萎縮毛（成長期の毛）の脱毛が多い．何らかの自己免疫機能の異常によって突然毛母細胞が障害された結果，毛根部が先細りになって脱毛する．先が感嘆符！に似ているので感嘆符毛ともいう（exclamation hair）．しかし，残っている毛母細胞も休止期に入ってしまうため棍毛としても脱落する（屍毛）．脱毛部に短い木の切り株状の毛が観察されることがあるが，これは屍毛であるので，発毛と間違えないように診断する．したがって，抜け毛には萎縮毛，棍毛が混在する．

予後：大部分は自然治癒が期待できるが，広範囲の脱毛あるいは汎発性脱毛は難治である．

治療：外用療法（副腎皮質ホルモン，塩化カルプロニウム），内服療法（グリチルリチン製剤，セファランチン，副腎皮質ホルモン，精神安定薬），紫外線療法，DNCB (dinitrochlorobennzene)，SADBE (squaric acid dibutyl ester) による局所免疫療法，液体窒素療法，後頭神経ブロック療法．治癒までの間かつらを使用するのも精神的苦痛を和らげることがある．

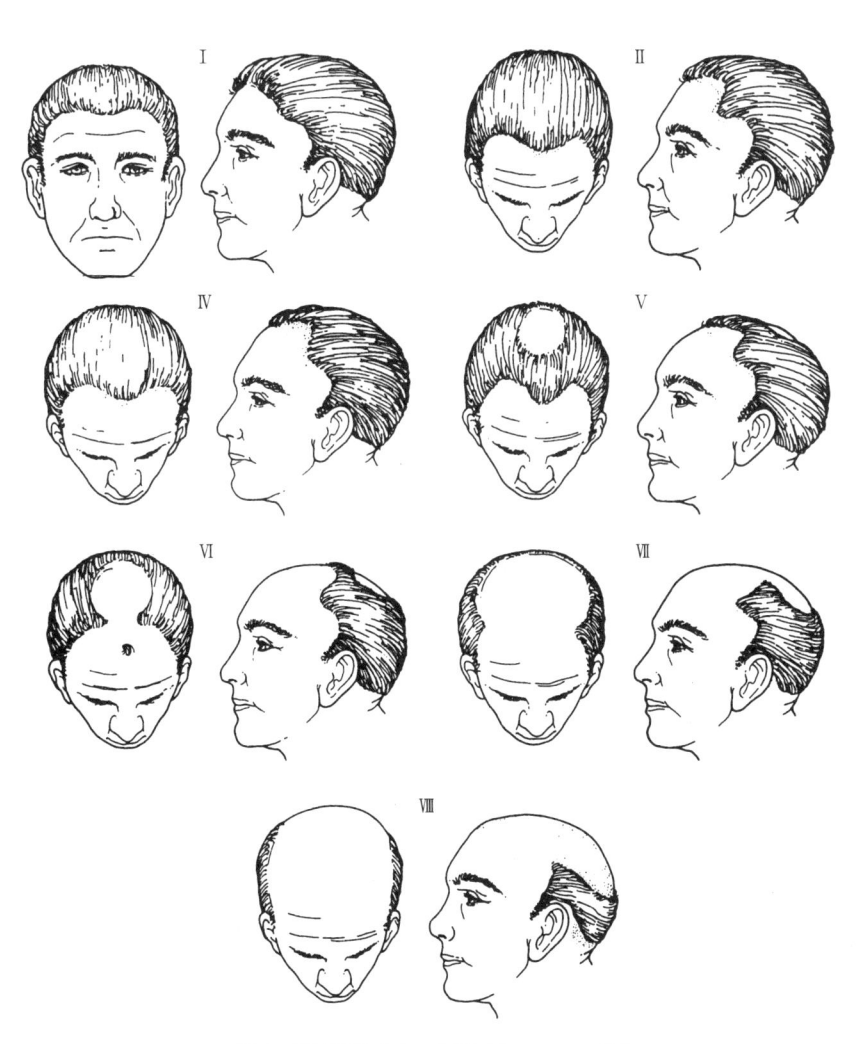

図1　男性型脱毛症の分類（Sams, et al）[4]

ii) 男性型脱毛症，壮年性脱毛症

症状：前頭正中部の後退，前額髪際部からの脱毛，頭頂部よりびまん性に脱毛など特徴的なはげ方をする（ハミルトン・ノーウッド分類，図1）．脱毛部の炎症症状はない．20歳前後から始まる．

原因：遺伝的要素が大きい．一部の人は，頭の部位によって男性ホルモンの影響の受け方が違う．一般に精巣で作られるテストステロンは硬毛を太くする作用がある．テストステロンが毛乳頭に入ると還元酵素のII型の5-αリダクターゼによりテストステロンの5倍のホルモン作用をもつデヒドロテストステロン（DHT）に変換される．DHTはインスリン様成長促進因子などの成長因子を誘導し，その成長因子が毛母細胞の増殖を促す．しかし，作用機序はよく解明されていないが，DHTが成長阻害因子を誘導し毛母細胞の寿命を縮め，思春期以降毛周期を短縮させる．結果的に毛包を縮小させ，硬毛から軟毛，産毛に変えてしまうことがある．この還元酵素はI型とII型とがありテストステロンをDHTに変換させるのはII型のみである．II型は前頭部と頭頂部の毛乳頭に存在し，I型は後頭部の毛乳頭に存在する．したがって，後頭部はDHTの影響を受けることがなく，男性型脱毛症でもこの部の毛は抜けない．最近，形成外科で行っている自家植毛もこの後頭部の毛包を，はげているところに植毛している．

毛髪診断：脱毛初期は太くて長い毛が抜けてくるがしだいに毛包は縮小し，毛周期が短縮され成長しないまま細くて短い毛に変わる．さらにうぶ毛様になり，地肌が光沢をもつようになる．あるいはふけの多い脂漏性湿疹になることもある．抜け毛はすべて棍毛である．

女性における男性型脱毛症は40歳前後から始まる．このころから女性ホルモンの分泌が減少し男性ホルモンとのバランスが崩れるため頭頂部の毛数が減り，細くなる．しかし男性のようにはげることはなく薄毛の状態が保たれる．

治療：近年男性のみだが，フィナステリド（プロペシア®）の内服の効果が期待されている．これはII型の還元酵素5-αリダクターゼを阻害してDHT産生を抑制するもので，抜毛を減少させ毛が太くなる．それによって毛数は増えなくても全体としてボリュームが増えたような印象をもつ．理論上もきわめて理にかなってはいるが，たとえ効果が出たとしても服用を中止すると元通りになってしまうので，1日1錠（1 mg）を副作用に留意しながら飲み続けなくてはいけない．その他，植毛術，かつらなどの利用も多い．

iii) 全身性疾患による脱毛

症状：びまん性脱毛で多くは休止期性脱毛である．

原因：過度のダイエット，栄養障害では皮膚の乾燥とともにびまん性脱毛，断毛などが起こる．甲状腺ホルモン異常ではびまん性脱毛を起こす．低下症では角化異常のため毛は乾燥し，つやもなくバサバサになる．眉毛の外側1/3，腋毛，陰毛の脱毛も観察される．機能亢進症では40〜50％にびまん性脱毛が認められ，毛は細く柔らかい．

膠原病のうち全身性エリテマトーデス（SLE）の25〜70％に，病勢に一致し，前頭部から側頭部にかけてびまん性脱毛が認められる．毛はメラニン色素の減少で白く細く乾いて折れやすくループスヘアともいわれる．

慢性円板状エリテマトーデス（DLE）は頭部に瘢痕性脱毛を残すことがある．進行性全身性強皮症ではびまん性脱毛をきたす．限局性強皮症のなかでも線状強皮症は前額に陥凹性皮膚硬化をきたすことが多く，剣で切られたようにみえるので剣創状強皮症ともいい，瘢痕性脱毛を残す．

その他Sjögren症候群，慢性関節リウマチ，関節症性乾癬などでも脱毛が観察される．

iv) 梅毒性脱毛症　梅毒感染5か月ころより起こり第2期梅毒の一徴候である．後頭部か

表3 損傷による毛の変化の分類

形態的変化	物理的変化	化学的変化
1. 毛小皮紋理の変化（剥離，脱落） 2. 裂毛，断毛，枝毛発生 3. 結節性裂毛の発生 4. 形状の変化	1. 強度，弾力性の低下 2. 伸び，柔軟度の変化 3. 含水率の増加 4. 色素吸着能の変化 5. イオン交換能の変化	1. アミノ酸組成の変化 　a. シスチン含量低下 　b. システイン酸生成 　c. 混合二硫化物生成 2. ケラチンの分解溶出

ら側頭部にかけてびまん性に脱毛するものと，虫食い状の脱毛を起こすものがある．

d. 白髪

何らかの原因で毛母のメラニン色素が消失すると毛は白くなる．原因は毛球部の色素細胞の機能低下や減少，代謝過程での変化などが考えられる．

日本人における白髪の発症時期は，男性30歳前半，女性30歳後半で55歳ころには頭毛の半分が白くなる．初めは側頭部の太く長い毛から白くなり，不可逆性である．遺伝，精神的ストレス，栄養状態なども関係する．甲状腺機能亢進症，悪性貧血でも起こる．母斑，Vogt・小柳・原田病，尋常性白斑では部分的，限局性に白髪となり治療によってはまた黒くなる．

e. 毛の損傷

毛髪の主成分はケラチンで化学的，物理的に抵抗力のある硬蛋白質の1つである．紫外線以外自然にはあまり受けることのないダメージでも，理容，美容によるさまざまな施術において毛は意外にもろく変化を生じやすい．もちろん日常的なお手入れにも十分注意が必要である．物理的損傷（熱，摩擦，乾燥，光線），化学的損傷（パーマ，ヘアカラー，ブリーチ）による毛髪の変化を表3に示す．たとえばドライヤー，アイロン・パーマなどによる熱で断毛を起こすことがある．過度のヘアブラシによる摩擦でも損傷する．日本毛髪科学協会によればナイロン毛のブラシで1,000回，ポリエチレン毛で3,000回，豚毛で8,000回ブラッシングを行う

と毛小皮が剥がれるほどの損傷を起こすとされている．これは1日100～300回，1か月間ブラッシングあるいはヘアスタイルを仕上げるためのブローを行うことによって簡単に発症してしまう．化学的損傷にはやはりパーマ液が一番問題となるが，これも皮膚の一次刺激（ちくちくした刺激感，発赤，かゆみ）やアレルギー性接触皮膚炎（発赤，水疱，色素沈着などの皮膚障害）あるいは断毛を起こすことがある．関係者は十分な注意をもって施術にあたること．ヘアカラー（酸化染毛剤）によるアレルギー性接触皮膚炎は必ず皮膚科専門医の診察，治療が必要となる．毛に関しては毛小皮の剥離，毛皮質の露出など毛の損傷，断毛がある．

f. ヘアケアとヘアトリートメント

ヘアケアの基本はシャンプーである．1日1回あるいは2日に1回の洗髪によって，毛髪の脂腺からでる皮脂，頭皮の皮表膜，微生物，細菌などを取り除き，頭皮，頭髪の清潔を保つことができる．洗髪後はリンス剤によって潤いを補わなくてはいけない．毛は環境によって吸湿，脱湿を簡単に行っている．梅雨時になると毛が水分を含み重くなるような感じ，真夏では乾燥してぱさぱさする感じがある．通常11～13％の水分量を維持するのがよい．ヘアトリートメント剤によって毛皮質に水分を吸収させ，毛小皮に油分を与えたり毛幹部の損傷を修復することも必要である．

g. 育毛剤

育毛剤は主成分によって多少効果に相違がみ

られるが，血管拡張作用による血行促進，細胞賦活作用，皮膚機能促進作用などを主目的としている．特に血圧降下薬として開発され治験段階の副作用で多毛を指摘されたミノキシジルは，その後画期的な育毛剤，日本では商品名リアップ（大正製薬）として1999年に，2005年には女性用リアップレディーも発売され，多くの人々に福音をもたらすよう薬局で簡単に購入することができる．ミノキシジルは毛の成長期を長くして縮小した毛根を大きくする．これは血管拡張作用（カリウムチャンネルのオープナー）としての作用機序なのかは不明である．実際のところ，カリウムチャンネルのオープナーとして働く薬剤には発毛作用があることがわかっている．

抜け毛に悩む年齢層の多くは10，20〜30歳代であることより，若年層をターゲットにした毛髪ビジネスが横行している．毛髪にかかわる，理容，美容関係者，医療従事者が正確な知識とさらには良心，誠意をもって相談にのらなくてはいけない． ［新谷眞理子，本田光芳］

■文献
1) 佐藤吉昭監修，渡辺 靖，田村健夫，原田裕文，八木原陽一，永島敬士，井上哲男：ヘア・サイエンス，pp 35-64，日本毛髪科学協会，東京，2005．
2) Olsen EA, Messenger AG, Shapiro J, Bergfeld WF, et al : Evaluation and treatment of male and female pattern hair loss. J Am Acad Dermatol 52 : 301-311, 2005.
3) Buhl AE, Waldon DJ, Mulholland SJ, Shull KL, et al : Potassium channel conductance : A mechanism affecting hair growth both in vitro and in vivo. J Invest Dermatol 98 : 315-319, 1992.
4) Sams WM Jr, Lynch PJ, ed : Principles and Practice of Dermatology, Churchill Livingstone, New York, 1996.

5. 運動器系

5.1 骨年齢

A. 幼小児〜青年・成人

a. 骨年齢とは

骨年齢は，文字どおり骨の成長・成熟を年齢として表し，発育・成熟の指標として，成長障害の臨床の場において汎用されてきた．

骨は中胚葉性の組織で，この組織が骨になるには，膜内化骨と軟骨内化骨という2つのメカニズムがある．膜内化骨は，軟骨のモデルを生ずることなく，結合組織から直接化骨するメカニズムで，頭蓋冠を作る骨（前頭骨・頭頂骨・後頭鱗・側頭骨鱗部および鼓室部）と顔面頭蓋（上顎骨・下顎骨など），鎖骨の一部などがこのメカニズムにより作られる．軟骨内化骨は軟骨ができてから，それが化骨することにより骨が作られるメカニズムで，骨格系の主要な部分を占めており，その代表的なものは管骨である．成熟途中の管骨の両骨端は軟骨であり，この部分を epiphysis という．化骨は epiphysis の中心から起こり，この化骨した部分を骨核という．手の手根部に多くの立方骨があるが，これらも最初は軟骨であり，apophysis という．子どもが生まれたとき，ほとんどの epiphysis と apophysis は軟骨の状態で，これらが成熟するにつれて化骨し，最終的に成人になると，ほぼ全部骨になる．この軟骨が化骨していくには一定の順序があり，また apophysis は，化骨が進むにつれてレントゲン上特有な形態を示していく．各骨の epiphysis と apophysis の化骨の順序と，その形態的変化の特徴をレントゲン学的に評価することによって，骨の成熟過程を標準化し，骨年齢として評価する．標準化とは，正常集団について，各年齢別に骨の成熟過程を評価する指標があり，それに対してその集団の暦年齢を当てはめたものである．

b. 骨年齢の測定方法

理論的には，すべての骨において骨年齢が評価でき，手部，膝関節，足部などが検討されているが，手と手首の部分が，広い部分を被爆する必要がないこと，多くの骨があって，それらの化骨の順序や形態の変化が多様で，乳児期から思春期まで幅広い年齢にわたって評価できること，骨の成熟過程が標準化できていることなどの理由で，世界的に骨年齢に用いられている．

右利きの人が多いため，生活条件や労働条件などの影響を避けるために，左手で骨年齢の判定をする．レントゲン写真の撮影条件は，手のひらを自然にフィルム面において，焦点を第三中手骨遠位端に当てて，フィルム管球距離を76 cmに合わせて撮影する．

c. 骨年齢の判定法

従来標準化された骨年齢の基準として用いられていたのは，アメリカ人の標準の Gleulich-Pyle 法（以下，GP 法），およびイギリス人の標準の Tanner Whitehouse 2 法（以下，TW 2 法）であった．しかし，これらの標準を日本人小児に用いると，臨床的に合わない点も出てきていたため，東京女子医科大学第二病院小児科，慶応大学小児科，大妻女子大学人間生活科学研究所，東京都立大学理学部身体運動学研究所，国立小児病院，日本体育協会の共同研究で，TW 2 法に従った日本人小児の骨年齢の標準化が行われた[1]．

TW 2 法には，評価する骨によって carpal 法，RUS (radius, ulna, short bones) 法および両方を合わせた 20 bones 法があるが，臨床上は RUS 法を用いるので，ここでも TW 2 法は RUS 法を示す．TW 2 法（RUS 法）は，13 の骨の成熟段階を TW 2 法に従って評価し，あらかじめ与えられているその段階の骨成熟ス

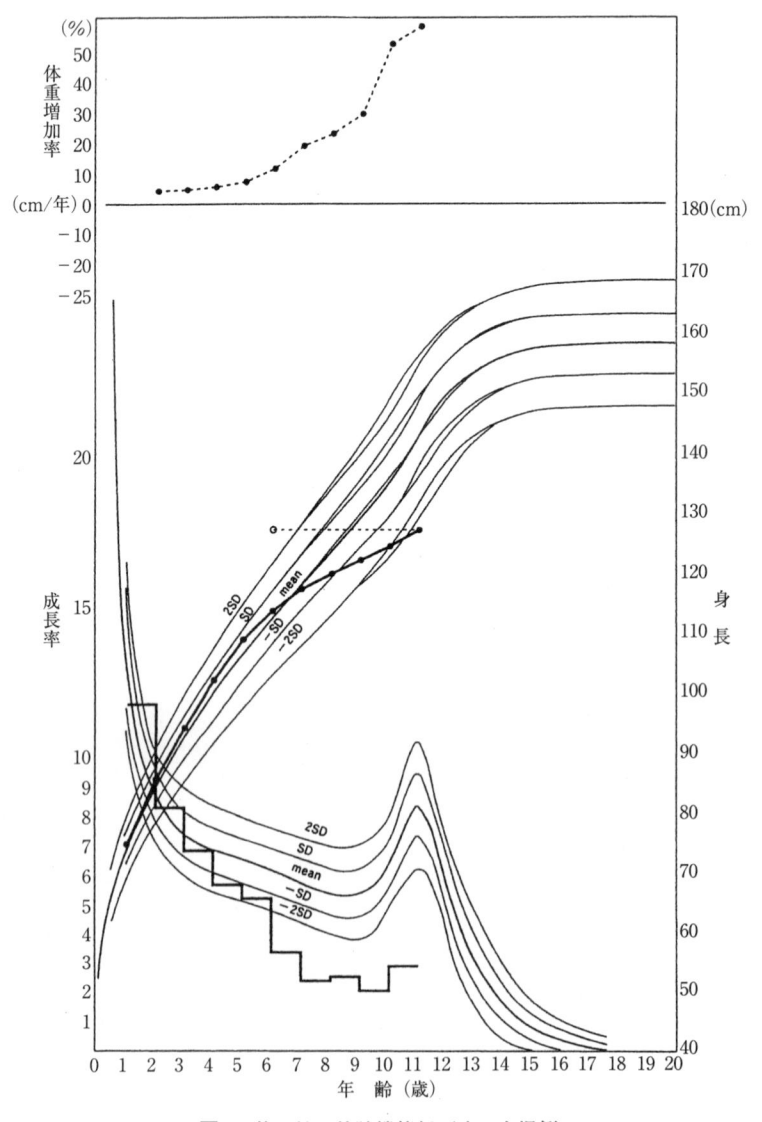

図 1 後天性甲状腺機能低下症の女児例

コアを13の骨で総和する．その総骨成熟スコアを，TW2法で基準となっている正常日本人小児の総骨成熟スコアと比較することにより骨年齢が評価できる．

実際の臨床の現場では，1つ1つの骨の成熟段階の評価は時間がかかるので，「日本人標準骨成熟アトラス」[1]を用いて，一番骨成熟が近いものを選ぶことでも大きな差はないが，最終的には正式に1つ1つの骨を評価したほうがよい．

また，同じ共同研究により，コンピュータによる骨年齢の自動測定法が開発された．これは，手部レントゲンフィルムの画像情報をパソコンに取り込み，第3末節骨，第3中節骨，第3基節骨の骨幹と骨端核の幅の比および骨幹と骨端核の重なりと骨端核の幅の比を用いた方法と，これにradiusを加えた方法もあり，これらのパラメータを重回帰分析によって標準化して置き換える（Computer Aided Skeletal Maturity Assessment System：CASMAS）．非常に客観的な方法であり，再現性がよい．重なり出てくる時期からの精度に問題点は残る．CASMAS法による日本人標準骨年齢アトラスも作られている．

d．骨年齢の臨床応用

小児の成長は，具体的には骨の長軸方向の発育であり，その発育に対して種々のホルモンや栄養が関与している．その骨の発育の指標として骨年齢は重要である．小児の成長障害の臨床

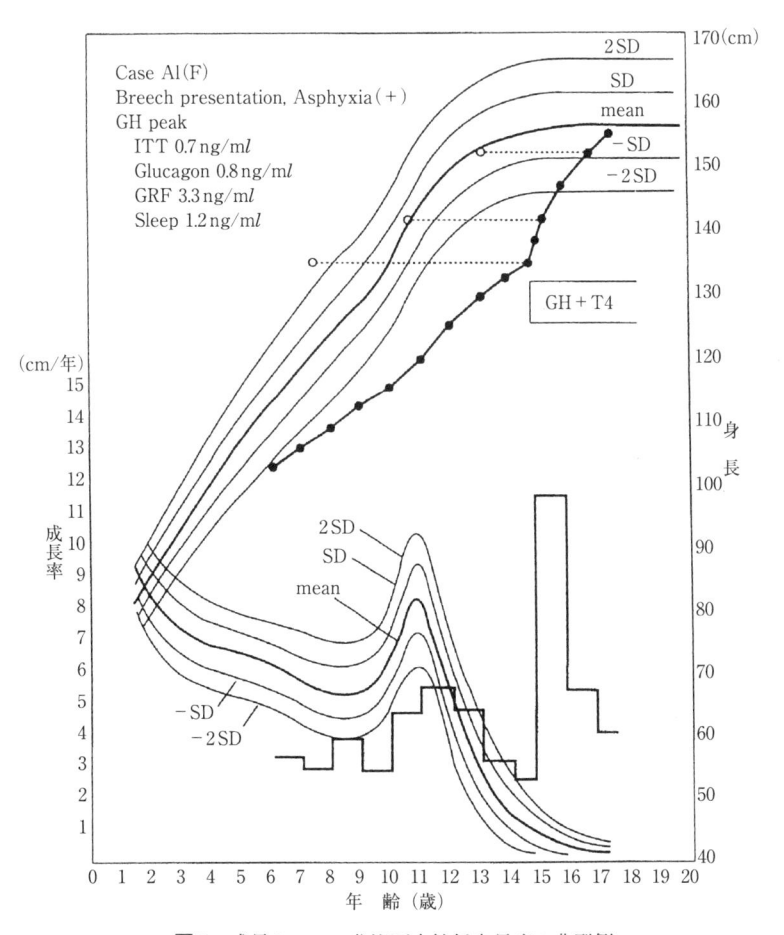

図2 成長ホルモン分泌不全性低身長症の典型例

上で，単なる身長そのものだけでは治療効果の評価や成人身長の予測は不可能で，必ず骨年齢と一緒に評価する必要がある．小児の成長とホルモンの関係を，成長障害をきたす疾患において，骨年齢とホルモンという観点から検討した．

1) 甲状腺ホルモン

甲状腺ホルモンは骨年齢に大きな影響を与える．甲状腺ホルモンの異常をきたすものに，先天性または後天性甲状腺機能低下症と甲状腺機能亢進症がある．先天性甲状腺機能低下症（クレチン症）では，生下時より著明な骨成熟の遅れが認められるが，新生児期の骨成熟の評価には，手と手首のレントゲンは有用性が低く，大腿骨遠位骨端のレントゲンのほうが診断的価値が高い．慢性甲状腺炎などによる後天性甲状腺機能低下症では，発症以降著明な成長率の低下，肥満度の上昇が認められ，骨年齢は発症時期の暦年齢でほぼ停止しているので，機能低下症の発症時期の推定に用いられる．図1は慢性甲状腺炎の女児であるが，成長曲線と骨年齢から，6歳前後に発症したことが推定できる．甲状腺治療により，骨年齢の促進・成長速度の改善がみられた．

10歳以降に診断された甲状腺機能亢進症では，著明な骨年齢の促進は認められないが，新生児甲状腺機能亢進症では骨年齢の促進が認められ，胎内での甲状腺ホルモンの過剰は骨成熟を促進すると考えられる．

2) 成長ホルモン

成長ホルモンの遺伝子の部分欠損による成長ホルモン分泌不全性低身長症や成長ホルモン受容体障害であるラロン型小人症では，顔面骨の形成不全のために前頭部の突出が著明で，下顎骨の発育不全もみられる．

成長ホルモンは骨年齢の成熟に大きな影響を与え，成長ホルモン分泌不全性低身長症の骨年齢は，著明な遅れがみられるため，診断的価値が高い．重症型の成長ホルモン分泌不全性低身長症では，骨年齢は暦年齢の70％以下を示すことが多い．図2は，骨盤位分娩で生まれた典型的な成長ホルモン分泌不全性低身長症で，14歳時の診断時に著明な骨年齢の遅れが認められる．15歳より成長ホルモン治療を行い，身長のcatch-upとともに骨年齢も進行した．この症例は，成長ホルモンだけでなくその他の下垂体ホルモンである甲状腺刺激ホルモン，性腺刺激ホルモンの分泌も障害されていたため，甲状腺ホルモンおよび性ホルモンの補充も必要であったが，性ホルモン補充までに十分な身長の正常化がみられたため，成人身長も平均以上にまで達した．

成長ホルモン過剰症の下垂体性巨人症は骨年齢の進行はあまり著明ではないが，著明な成長促進が認められる．

3) 性ステロイドホルモン

性ステロイドホルモンは，骨年齢を促進させる．先天性副腎皮質過形成症は，胎内より男性ホルモン過剰状態にさらされているが，生下時

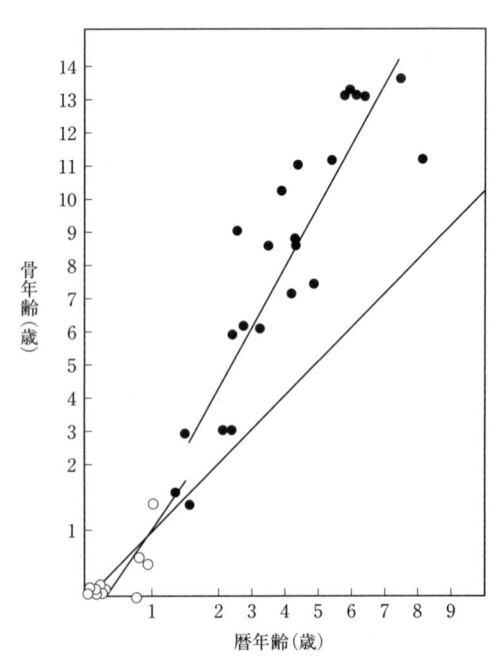

図3 マススクリーニング導入前に診断された先天性副腎皮質過形成症の骨年齢
○単純男性型，●塩喪失型．

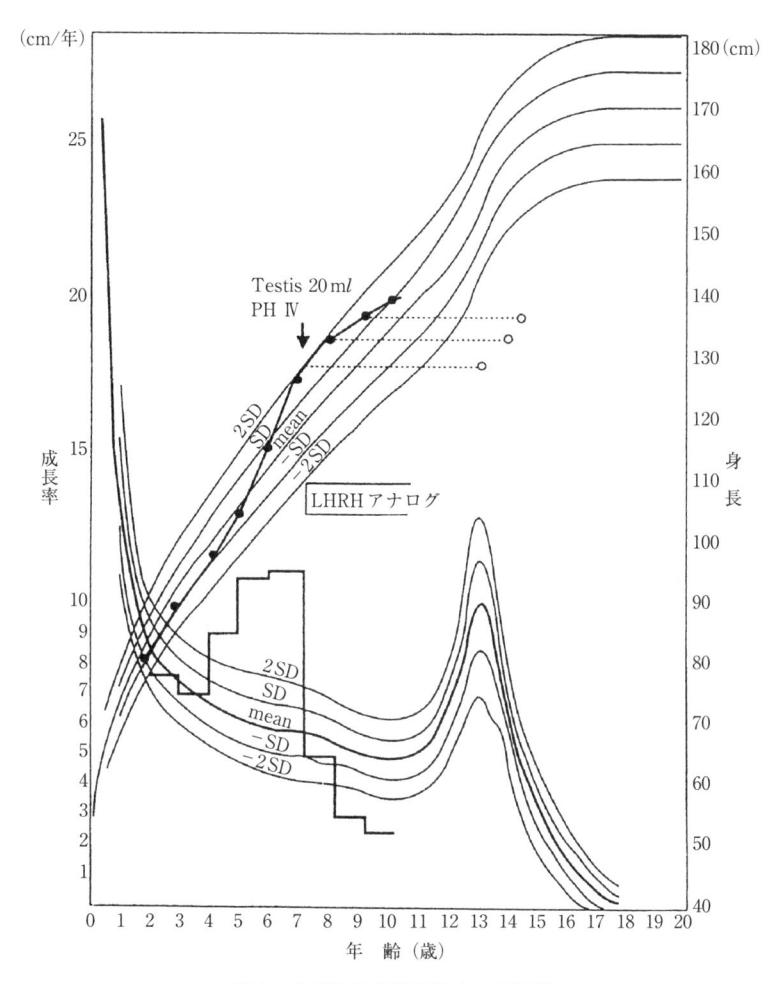

図4 中枢性思春期早発症の男児例

の骨年齢は促進がみられず，1歳半ころから明らかな促進がみられる（図3）．成長率もこのころより促進してくるが，未治療または不十分な治療では思春期早発症を発症する．

図4のように，思春期早発症では，成長促進とともに著明な骨年齢の促進がみられ，性ホルモンが骨年齢の促進に働いていることがわかる．LHRHアナログによる治療で性ホルモンが抑制されると，骨年齢の進行も停滞する．

思春期が過ぎると長管骨の骨端の軟骨も骨化し，レントゲン上骨端融合が認められるが，この状態になると成長も停止する．この骨端融合も性ホルモン，それも男性においてもエストロゲンの働きであることが最近の知見で明らかになってきた．すなわち，エストロゲン受容体異常症[3]やアロマターゼ（テストステロンをエストロゲンに変換する酵素）欠損症[4]の患者では，エストロゲンが働かない状態にあり，この状態では骨端融合が起こらないことが報告された．そのため，これらの症例は，20歳を過ぎて身長が180 cmを越えても成長が止まっていない．

性腺機能低下症では，性ホルモンが分泌されないため，骨年齢の停滞がみられる．図5は性腺機能不全を伴ったTurner症候群の骨年齢の変化であるが，10歳をすぎてから著明な進行停滞がみられる．性ホルモン補充を遅らせて，この間に成長ホルモン治療を行えば，成人身長

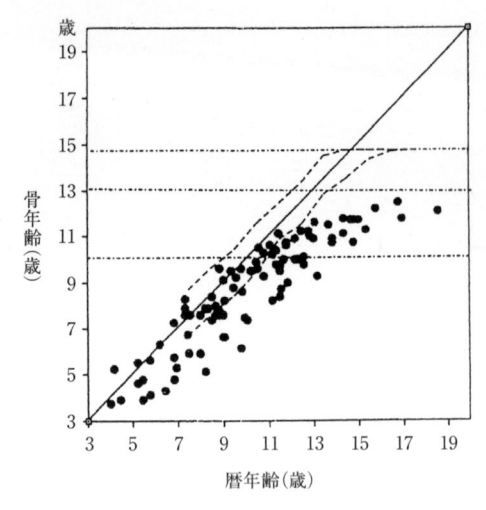

図5 未治療 Turner 症候群の骨年齢

が改善される。　　　　　　　　　［田中敏章］

■文献
1) Greulich WW, Pyle IS：Radiographic Atlas of Skeletal Development of the Hand and Wrist, 2nd ed, Stanford University Press, Stanford, 1959.
2) Tanner JM, Whitehouse RH, et al：Assessment of Skeletal Maturity and Prediction of Adult Height (TW 2 method), Academic Press, London, 1983.
3) 村田光範, 松尾宣武, 田中敏章ほか：骨成熟研究グループ：日本人標準骨成熟アトラス, 金原出版, 東京, 1993.
4) 村田光範, 佐藤亨至, 田中敏章ほか：骨成熟研究グループ：コンピュータ骨成熟評価システム. CASMAS に基づく日本人標準骨年齢アトラス, 金原出版, 東京, 2002.

B. 成人〜老年

1. 骨量を中心として

全身の骨は，海綿骨と皮質骨の比率が一定でない[1]．海綿骨の割合は，脊椎で66％，大腿骨頸部で25％，大腿骨転子部で50％，全身骨で20％，踵骨で95％，橈骨・尺骨で1〜66％，指骨で40％を占める．一般に，末梢骨では皮質骨の比率が高く，他方躯幹骨では海綿骨の比率が高い．また，同一の骨でも部位によって比率が異なる．

海綿骨は骨表面積が皮質骨に比して大きく，閉経や加齢に伴う骨密度の低下が早期にしかも著明に生じるとされる．

a. 骨量，骨塩量と骨密度

骨は，①骨ミネラル（骨塩）と②骨基質とで構成される．前者は主としてCaとPのhydroxyapatite，後者は骨コラーゲンからなる．なお，骨量は両者を併せたものである．

X線を使用する骨量測定法では，X線の吸収の程度から骨塩の多少を知ることができるので，骨塩量（BMC）が測定される．定量的超音波法（QUS）では，超音波の速度や減衰から骨密度（BMD）や骨構造の指標が得られる．

BMC は骨サイズに影響されるので，それを補正する工夫がなされている．つまり，BMD は，BMC を測定骨面積または測定骨体積で除して得ている．面積BMD（g/cm^2）は二重エネルギーX線吸収測定法（DXA）などで，体積BMD（mg/cm^3）は定量的CT法（QCT）で得られる．面積BMD はX線による骨の投影面積で補正しているが，骨の厚さを補正していない．一方，体積BMD は真の BMD を表す．

臨床では，骨量測定，骨塩定量と骨密度測定が同義的に使用されている．

表1 骨量測定法の概要

方法	測定骨	測定時間(分)	測定精度*(CV(%))	実効線量当量*(μSv)
MD/RA	第2中手骨	10～20**	1～2	～5
SXA	橈骨	3～5	1～2	<1
DXA	末梢骨	～15		
	橈骨		～1	<1
	踵骨			
	躯幹骨	～15		
	腰椎		～3	～3
	大腿骨		～3	～1
	全身骨		～1	～3
QCT	腰椎(海綿骨)	10～20	2～4	～50
pQCT	橈骨	3～7	1～2	～1
	脛骨			
QUS	踵骨	1～10	～3.8	0

*Genant, et al, 1996[2]から引用.
**X線フィルムの取得を含む.

b. 骨量測定法

現在,種々の骨量測定法が骨量の客観的評価に使用されている.

骨量測定法は,測定骨,測定時間,測定精度,被曝線量が異なる(表1)[2].

骨量測定法として,①microdensitometry (MD)またはradiographic absorptiometry (RA),②単一エネルギーX線吸収測定法 (SXA),③DXA,④QCTや,⑤QUAがもっぱら使用されている.

測定骨と測定法との関係については,①末梢骨は,DXA(橈骨,踵骨),MD(RA)(第2中手骨),末梢骨CT(pQCT)(橈骨,脛骨),QUS(踵骨),②躯幹骨は,DXA(腰椎,大腿骨近位部),QCT(第3腰椎),③全身骨はDXAが使用される.

主な測定機種として,①躯幹骨DXAがQDR, DPX, XR, DCS 3000, 900, BMD1X,②末梢骨DXAがDCS 600, DTX-200, pDXA, DXA-70, DX-2000,③MDがBonalyzer, DIP,④pQCTがXCT-960, Densiscan-1000,⑤QUSがA-1000, AOS-100, CM-100, Benus, DM-US 100などがあげられる.

c. 測定のaccuracy

測定のaccuracyは,DXAで測定されたBMCと骨中の灰分量を比較して求める.

QUSにより測定される骨指標は,BMCのみならず,骨の材質にも影響されるので,accuracyを正確に求めることや,X線に基づく骨量測定法と比較することは困難である.

測定のaccuracy errorは,MD(RA)中手骨,DXA橈骨・大腿骨近位部・全身骨,pQCT橈骨が5%程度であるが,DXA腰椎,QCTは5～15%である[2].

d. 測定機種間のBMD値の相関

同一の測定骨における測定機種間のBMD値の換算式と相関を表2に示す[3].相関係数は,一部を除くと0.90以上である.

e. 加齢に伴うBMDの変化

横断調査によるBMDの性別,年代別,測定骨別(第2中手骨,橈骨,腰椎,大腿骨近位部トータル・頸部,踵骨),測定法別(MD, DXA, pQCT, QUS)の分布を図1に示す[4-7].

BMDの測定部位を次に示す.第2中手骨MD(DIP)は左手中央部の全長の1/10部位である.橈骨DXA(DCS-600)は遠位1/3部位の骨幹部である.橈骨pQCT(Densiscan-1000)については,D 50が遠位部の海綿骨,D 100が遠位部の海綿骨と皮質骨を併せた全骨,P 100が骨幹部の全骨である.腰椎DXA (QDR)は,L_{2-4}が測定部位で,データ収集は前後方向または側方向である.大腿骨近位部DXA(QDR)は,頸部と近位部トータル(頸部,転子部と転子間部を併せた部位)である.踵骨はDXA(DX-2000)とQUS(A-1000)を用いて測定されている.QUSの測定は湿式の透過型で行われ,その指標には,BMDを反映する超音波の速度(SOS),骨構造を反映する超音波の減衰率(BUA)と両者から求められる骨強度の指標stiffnessがある.

表2 骨量測定法の機種間の換算式と相関（文献3より一部改変）

測定法	換算式	r
I. 第2中手骨 MD	Bonalyzer＝0.926×DIP-1000＋0.0350	0.899
II. 橈骨 DXA	pDXA（遠位1/3部位）＝1.275×DCS-600－0.0782	0.988
	pDXA（超遠位部）＝0.620×DCS-600－0.0546	0.895
	DTX-200＝0.699×DCS-600＋0.0039	0.898
	DTX-200＝1.129×pDXA（超遠位部）＋0.0644	0.914
	DTX-200＝0.546×pDXA（遠位1/3部位）＋0.0462	0.923
III. 橈骨 pQCT	Densiscan-1000（D 50）＝1.582×XCT-960（海綿骨）－63.45	0.985
	Densiscan-1000（D 100）＝1.401×XCT-960（全骨）－6.651	0.945
IV. 腰椎 DXA	DPX-L＝1.2107×QDR-1000－0.0512	0.995
	XR-26＝1.0969×QDR-1000－0.1056	0.993
	QDR-2000＝0.9602×QDR-1000＋0.0161	0.990
	QDR-4500＝0.9974×QDR-2000－0.0124	0.996
	EXP-5000＝1.0243×DPX-L－0.0120	0.986
V. 大腿骨 DXA		
1. 大腿骨頸部	DPX＝1.294×QDR-1000－0.092	0.958
	XR＝1.142×QDR-1000－0.120	0.970
	EXP-5000＝1.018×DPX＋0.0519	0.944
	QDR-1000＝1.007×QDR-2000－0.011	0.995
	QDR-4500＝0.960×QDR-2000＋0.031	0.985
2. Ward 三角	DPX＝1.281×QDR-1000＋0.013	0.926
	XR＝1.015×QDR-1000＋0.094	0.917
	QDR-1000＝0.999×QDR-2000＋0.003	0.995
	QDR-4500＝0.930×QDR-2000＋0.039	0.966
3. 転子部	DPX＝1.190×QDR-1000＋0.001	0.975
	XR＝1.118×QDR-1000－0.045	0.954
	QDR-1000＝1.037×QDR-2000＋0.025	0.995
	QDR-4500＝0.989×QDR-2000＋0.017	0.991
4. 近位部トータル	QDR-4500＝0.976×QDR-2000＋0.032	0.992
VI. 踵骨 QUS	A-1000＝1.39×AOS-100－654.4	0.906
	A-1000＝0.30×Benus＋978.4	0.920
	A-1000＝0.865×CM-100＋196.5	0.938

女性例について原発性骨粗鬆症の診断基準で使用されている代表的な骨部位別，測定方法別の加齢に伴うBMDの変化を，若年成人の平均値（YAM）を100％として表3に表示する．

骨近位部は他の部位に比してBMDの減少が早期に開始する．そのため，大腿骨近位部（頸部とトータル）は，19～39歳のBMDがYAMとされる．

f．閉経前女性のBMD

閉経前の20～44歳女性のBMDは，腰椎DXA，橈骨DXA，第2中手骨MD（RA），橈骨pQCT，踵骨DXAでは，ほぼ一定であり，YAMとみなされる[4]．

閉経前女性における横断調査によると，大腿

g．閉経周辺期女性のBMD

日本人女性について，Fujiwaraらは，閉経前，閉経周辺期と閉経後の腰椎BMDの年間変化率を縦断調査から報告している[8]．

それによると，DXA装置としてQDRを使用した場合，①閉経前女性のBMDの年間変化

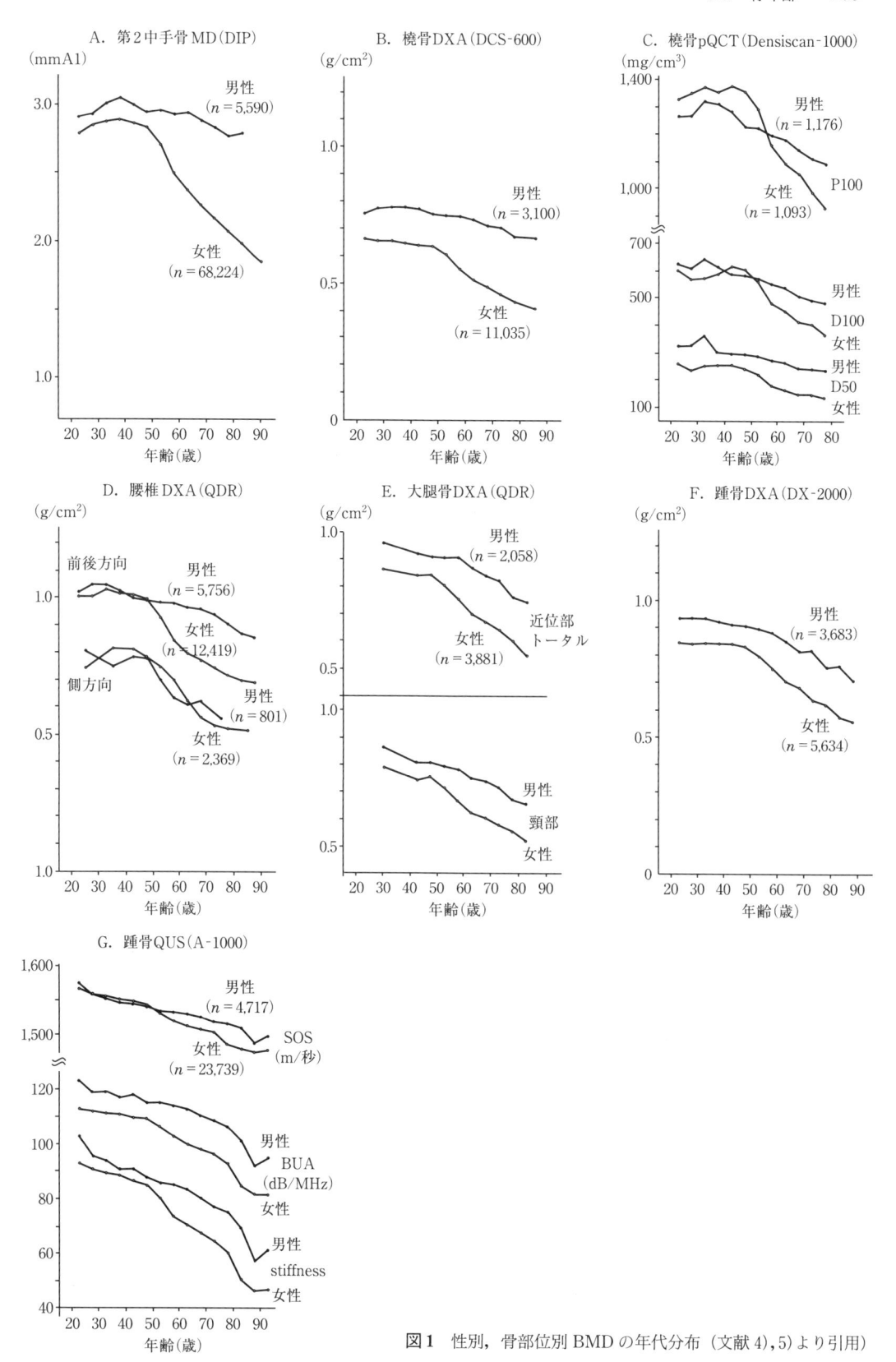

図1 性別,骨部位別BMDの年代分布(文献4),5)より引用)

表3 女性例における骨部位別のBMDの年代別の変化（文献4～8)より引用）

骨部位	腰椎	橈骨		第2中手骨	大腿骨近位部トータル	大腿骨頸部	踵骨
方法	DXA	DXA	pQCT	RA	DXA	DXA	DXA
機種	QDR	DCS	XCT-960	CXD	QDR	QDR	Heelscan
年齢（歳）							
20～44	100%	100%	100%	100%	*100%	*100%	100%
45～49	98	98	103	100	98	96	99
50～54	91	94	95	95	93	91	94
55～59	83	85	86	87	87	85	89
60～64	79	79	79	83	81	80	84
65～69	76	75	74	79	78	77	81
70～74	74	71	72	76	74	73	76
75～79	71	67	68	71	70	71	73
80～84	69	63	66	65	64	66	68
85～	68	60	59	60			66

*19～39歳．
YAMを100％として表示．

率は−0.35±3.10％（平均±SD），②閉経周辺期女性では−1.57±2.2％，③閉経後女性では−0.40±2.47％であるとしている[8]．

年齢とBMDとの関係については，①23歳まで0.13％/年ずつ増加，②23歳以後，閉経前では0.045％/年ずつ低下を示す[8]．

h．閉経後女性のBMD

すべての測定骨のBMDは，閉経後急激に低下する．

女性1,013例について，腰椎と橈骨のBMDがYAMの70％以下の症例の割合は，腰椎が25.5％，橈骨が28.4％である．年代別にみると，橈骨が50歳代（$n=517$）9.5％，60歳代（$n=350$）40.9％，70歳代（$n=129$）64.3％，80歳代（$n=17$）76.5％と加齢とともに増加するのに対して，腰椎が50歳代11.8％，60歳代38.6％，70歳代44.2％，80歳代29.4％と，70歳代，80歳代の割合が橈骨と異なる．これは，70歳代，80歳代の高齢者では，加齢に伴う退行性変化が腰椎に生じやすくなり，骨折・変形や骨硬化性変化のためBMDが増加することも一因であろう．

i．男性のBMD

男性における加齢に伴うBMDの低下は，女性に比して緩徐である．いずれの骨部位でも，女性では閉経後急激にBMDが低下するのに対して，男性ではBMDの低下は軽度である（図1）．

なお，男性でも加齢に伴う腰椎の骨硬化性変化が生じ，BMDが過大評価される可能性がある[9]．

［福永仁夫］

■文献

1) Bonnick SL : Bone Densitometry in Clinical Practice, 2nd ed, Humana Press, New Jersey, 2004.
2) Genant HK, Engelke K, Fuerst T, et al : Noninvasive assessment of bone mineral and structure : State of the art. J Bone Miner Res 11 : 707-730, 1996.
3) 第2回日本骨粗鬆症学会シンポジウム3，骨量測定機器の互換性．Osteoporosis Jpn 9 : 495-511, 2001.
4) 折茂 肇，杉岡洋一，福永仁夫ほか：原発性骨粗鬆症の診断基準（1996年度改訂版）．日骨代謝誌 14 : 219-233, 1997.
5) 折茂 肇，林 泰史，福永仁夫ほか：原発性骨粗鬆症の診断基準（2000年度改訂版）．日骨代謝誌 18 : 76-82, 2001.

6) 伊藤昌子，西田暁史，林　邦昭ほか：pQCT 装置の再現性，他測定法との相関・互換性について．Osteoporosis Jpn 9：504-508, 2001.
7) 荻野　浩：QUS の基準値．Osteoporosis Jpn 13：31-35, 2005.
8) Fujiwara S, Fukunaga M, Nakamura T, et al：Rates of change in spinal bone density among Japanese women. Calcif Tissue Int 63：202-207, 1998.
9) Sone T, Miyake M, Takeda N, et al：Influence of exercise and degenerative changes on BMD：A cross-sectional study in Japanese men. Gerontology 42(Suppl 1)：57-66, 1996.

2. 骨粗鬆症，変形性骨・関節症

　身体の形は骨格に依存する．骨格は骨と関節からなる一連の連結体であり，身体を支え，移動を容易にする働きがある．加齢とともに骨格は変化し，身体つきは変わってくる．背中は丸くなり，肘や膝をきちんと伸ばせなくなり，身体全体が小さくなっていく．骨と関節のレベルでみると，脊柱は湾曲して短縮し，四肢の関節は変形し，身体の移動性が低下する．このような加齢に伴う骨格の機能低下は，程度の差はあるがすべてのヒトに共通する減少である．

　加齢に伴う骨格の機能低下は，骨の強度低下と関節軟骨の磨耗に伴う変形によって生じる．骨の量の減少，構造の異常，材質の劣化によって強度が低下し，骨折を生じやすい状態を骨粗鬆症と呼び，脊椎や関節の変形により運動が障害された状態を変形性骨・関節症と呼ぶ．

a. 骨粗鬆症と骨強度低下
1) 骨強度に関連する要因

　骨の強度に関連する要因は，骨密度と骨質の2つである．骨強度の70％は骨密度に依存し，その値は骨密度測定装置で計測できる．残りの30％は，構造，骨代謝，骨組織の微細な損傷，骨組織のミネラル化の程度など，骨密度以外の要因による．これらの骨強度に関連する骨密度以外の要因をまとめて"骨質"という．

　骨の強度は，①出生時から決まっている骨組織の基本構造，②成長の過程で獲得された骨密度と骨質，③成長完了以後の骨代謝により維持・調節されてきた骨密度と骨質，④性ホルモンの消失と加齢による骨代謝の変化による骨密度低下と骨質の劣化に依存する．骨強度が低下して骨折の危険性が増加するのは，これら4つの要因が総合された結果であり，個人のレベルでは，骨強度低下の原因を1つに限定することはできない．

　閉経以後の女性および高齢男性では，性ホル

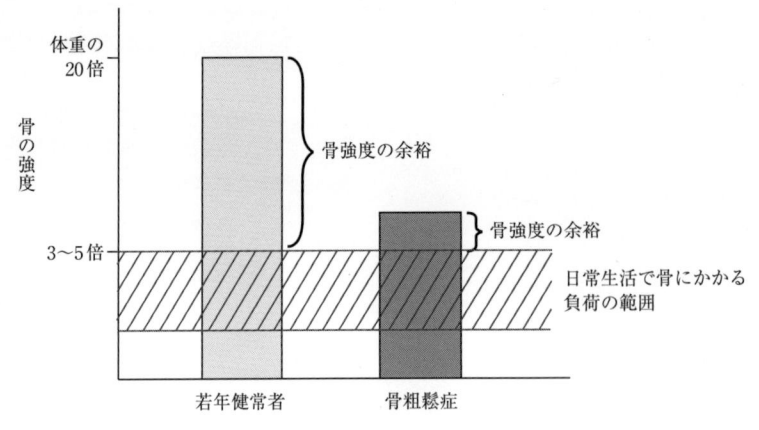

図1 骨強度の余裕と強度低下による骨折危険性の増大
骨粗鬆症とは，日常動作で骨にかかる力に比べて，骨の強度の余裕がなくなった状態（模式図）．この強度の余裕が工学領域の用語でいう「安全係数」に相当する．

モンの減少による骨代謝異常が骨強度低下を増悪させることが大きな要因となっている．性ホルモンの消失により破骨細胞が増加し骨芽細胞も増加するが，骨組織全体としては骨吸収が優勢となる．急激な破骨細胞の増加は，骨吸収量を増加させ，骨を穿孔して構造を脆弱化する．また，男女とも加齢によって，骨の内径が拡大し，骨幅が薄くなる．骨組織には空隙がみられるようになり緻密性が低下する．さらに，骨代謝の亢進により骨組織のミネラル化度が低下する．骨の外形の増大は，骨強度の低下を防止するように作用する．四肢の骨では加齢とともに外形が大きくなり，骨密度低下や骨質の劣化による強度低下に拮抗する．この傾向は男性では女性より大きく，骨の外側を覆う骨膜で骨組織が添加され，骨の横断面積は加齢とともに増大する．しかし，女性の骨では外形拡大は少なく，脊椎の骨は30歳代以後，横断面積の拡大はみられない．

2）骨強度低下と脆弱性

骨の強度は骨格の部位によって異なる．骨にかかる負荷は，支える重量と姿勢を維持するために作用する筋力の総和であり，姿勢によって大きく変化する．たとえば，立った位置で腰椎にかかる負荷は垂直な立位では体重の0.8～1倍であるが，軽度の屈曲位では体重の2倍程度に増加する．物を床から持ち上げるような動作では体重の4～8倍程度まで増加する．体重50kgのヒトでは，日常の動作で400kg程度の荷重が腰椎にかかることになる．若年成人の椎体は1,000kg以上の強度があり，日常動作でかかる荷重に比べて十分な余裕がある．しかし，椎体の骨強度は骨密度の2乗に比例するので，たとえば，骨粗鬆症で骨密度が若年成人の70%より小さくなると，$0.7 \times 0.7 = 0.49$と骨強度は約1/2にまで低下する．こうなると日常の動作でかかる荷重と椎体の限界強度との差が少なくなり，骨折の危険性が増加する（図1）．強度が低下した骨に負荷がかかり，通常では骨折しないような状況で生じる骨折を脆弱性骨折という．骨強度が低下して脆弱性骨折の危険性が増大した状態が骨粗鬆症である．

3）加齢に伴う骨折危険性の増加と骨折危険因子

加齢に伴い骨折の危険性は増加する．骨折の危険性は発生率で評価できる．わが国の疫学的調査では，大腿骨頸部骨折の発生率は50歳以下では男女とも人口10万人あたり10以下であ

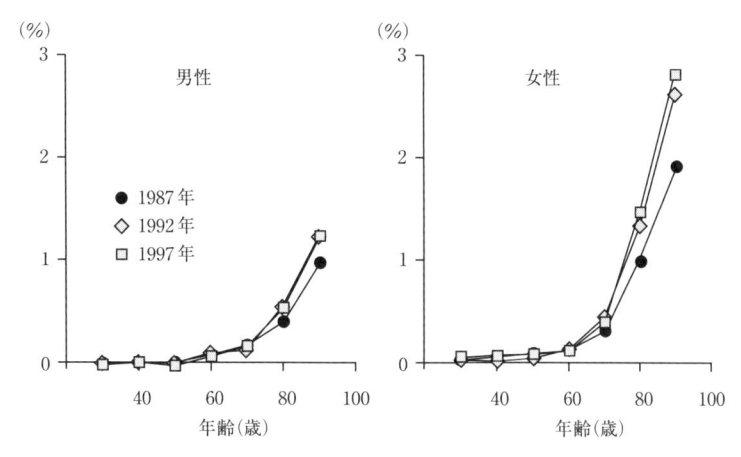

図2 日本人の年齢による大腿骨頸部骨折発生率
男女の差は約10年.

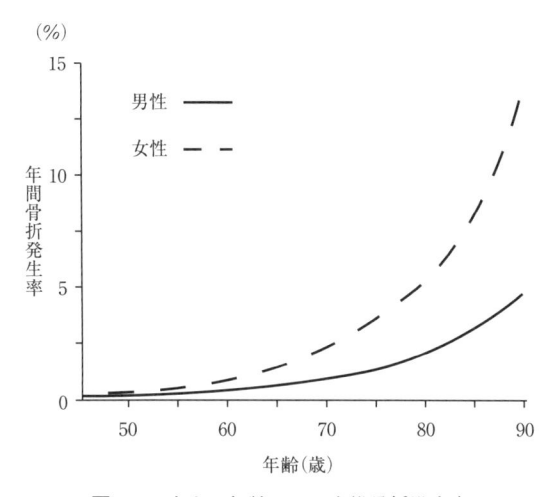

図3 日本人の年齢による脊椎骨折発生率

るが，60歳以上で徐々に増加し70歳では300程度，70歳以降では急激に80歳では1,000 (1%) に達する．80歳以降では，さらに増加する．男性の発生率は女性の約1/2であるが，年齢とともに増加する傾向は同じである（図2）．日本人女性の脊椎骨折の発生率も同様な傾向を示し，50歳では人口1,000人あたり5 (0.5%) 以下であるが，60歳以上で増加し70歳では20 (2%) 程度になり，それ以降急激に増加して80歳では40 (4%) 以上に達する（図3）．

加齢による骨折頻度の増加が，骨強度の低下と関連していることは確実である．しかし，現在のところ，生体の骨強度を測定することはできない．また，日常生活で骨にかかる負荷は，部位や動作によっても異なる．このため，骨折危険性の増大には，骨強度低下が関与することは確実であるが，骨折の危険性を，直接的に骨強度を表す指標を使って評価することはできない．このため，骨折の危険性評価には，骨折危険因子を検討する必要がある．

4) 骨折危険因子による骨折危険性の評価

骨折の危険性に最も大きな影響を及ぼす要因は骨密度である．しかし，骨密度が同じ値でも，骨折の危険性は集団によって異なる．たとえば，「民族という集団」では，アフリカ系アメリカ人女性は，白人女性に比べ，生涯を通じて，大腿骨頸部骨折の発生率が低い．また，日本人女性は白人女性よりも骨密度は小さいが，大腿骨骨折の発生率は低い．「骨密度が低くなりやすい集団」というものが存在する．高齢者，低体重，骨粗鬆症の家族歴，喫煙習慣のある人などは，この集団に属し，同じ骨密度値であっても，それ以後の一定期間の骨折発生率は高い．さらに，内分泌疾患，消化器疾患，血液疾患，心肺疾患などの疾患のある例やステロイドなどの薬物を使用する例では，骨密度にかか

表1 骨折の危険因子（WHOテクニカルレポート，2003）

危険因子	相対危険度（倍数）	
	BMD補正前	BMD補正後
1. 既存骨折		
・50歳以後に生じた脆弱性骨折	1.4	1.3
2. 骨代謝マーカー高値		
・非カルボキシル化オステオカルシン（正常範囲を超えるもの）	2.0	1.8
・尿中CTX（閉経前の範囲を超えるもの）	2.2	2.0
3. 遺伝性		
・母親の大腿骨頸部骨折歴	2.0	1.9
・一親等の50歳以後の脆弱性骨折歴	1.7	1.5
4. 体格，感覚，運動性		
・体重57.8 kg未満	1.8	1.4
・視力低下（<2/10）	2.0	2.0
・歩行速度低下（1標準偏差低下ごと）	1.4	1.3
・体幹動揺性（1標準偏差増加ごと）	1.9	1.7
5. ライフスタイル		
・喫煙	1.9	1.2
・大腿骨BMD値が1標準偏差低下ごと	2.6	

BMD：骨密度

わらず骨折の危険性が増加している．さらに，高齢者で転倒，歩行障害，認知障害などがあれば，骨折の危険性は増大する．

世界保健機関（WHO）のグループは，「多様な骨折危険因子の総合による骨折危険性の評価」を提案している．WHOのグループは，低骨密度のほかに，50歳以後の骨折歴，骨代謝マーカー高値，母親の骨折歴，低体重，視力低下など11項目の骨折危険因子を選び出した．そして，それぞれの相対危険度を倍数で表し，表1にまとめた．たとえば，骨折経験は1.4倍，骨代謝マーカーの高い人は低い人の2倍，母親の骨折歴は2倍，骨密度はT値で1低下するごとに2.6倍である．これらの値をまとめると，各個人のレベルで総合的な相対危険度を得ることができる．

そこで，スウェーデンの一般人口のデータを相対危険度1の状態の骨折危険率として，各年齢における相対危険度1から6までの，向こう10年間の大腿骨頸部骨折の絶対危険率を表すグラフを作成した．このグラフを利用すると，個人のレベルでの骨折危険因子を総合した相対

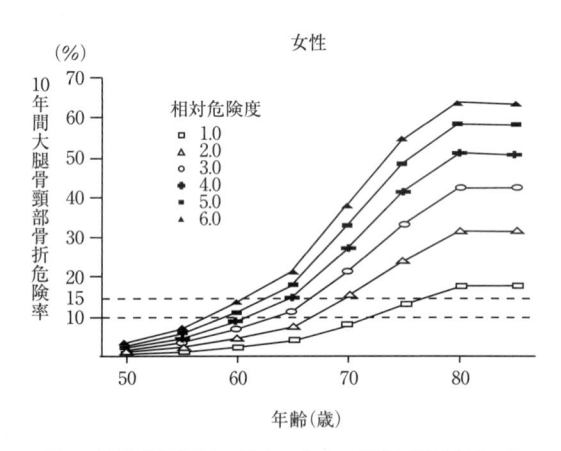

図4 骨折危険因子の総合による大腿骨頸部骨折の危険率の算定（WHOテクニカルレポート，2003）

危険度を基にして，年齢別の骨折危険率が得られるようになっている（図4）．相対危険度1の女性では，50歳から70歳にかけて絶対骨折危険率は1～10%程度まで上昇し，80歳前後で15%を超える．そして，相対危険度が2から3の例では，70歳前後から，相対危険度が4～6の人では60歳くらいで，向こう10年の大腿骨頸部骨折の危険率が15%を超える．このモデルの実用性は，まだ，十分に検討されてい

ないが，WHOでは，今後，異なった国や地域で，それぞれ固有のデータに基づいた骨折危険率算定モデルが必要なことを強調している．

5) 加齢に伴う骨折危険性の増大と骨折防止治療

骨折危険因子の相対危険度を総合することによって，個人のレベルでの骨折の絶対危険率を推定できるようになると，どれくらいの危険率から治療すべきかが大きな問題となる．現在の骨粗鬆症治療薬の効果は，骨折危険性を30〜50%低下できる程度である．そこで，1つの考え方は，一般人口における各年齢の危険率よりも2倍程度にまで増加すれば，骨折危険性を低下させる治療を開始しようというものである．確かに，医療費が個人負担であれば，このような考えで治療を開始して問題はない．もう1つは，費用対効果から開始を決めるという考えである．

2003年に出されたWHOの報告では，費用対効果の観点から，10年間で大腿骨頸部骨折の危険率が，10〜15%あたりから介入するのが適当であろうと推定している．この点は，それぞれの国や地域の経済状態や保険制度などの要素も絡んでくる．世界的に同じ基準を使用するということは，現実的でないかもしれない．高齢者の加齢に伴う骨折危険性増加に対して，「骨粗鬆症と診断した例のみ治療する」という考え方から，ノーマル・エイジングを基本にした「加齢に伴う骨折危険率の異常な増加分の抑制」へ，基本的な枠組みが大きく転換しつつある．

b. 変形性骨・関節症と関節変形

変形性骨・関節症は関節機能の異常である．関節は日常生活の動作や移動において，安定した支持性と円滑な可動性という2つの異なった機能を発揮している．関節機能は，変形に対してある程度の余裕があり，わずかな変形では症状は出現しない．また，関節が変形した状態でも，日常生活の動作や移動による関節の負担を軽減すれば，症状は出現しない．関節症状が発現して変形性骨・関節症と呼ばれるのは，機能低下と日常生活での負担とのバランスが崩れた状態にあるときである．進行するとバランスの崩れが関節への負担の軽減だけでは改善しなくなり，症状は持続性となる．

1) 関節変形と加齢

成人における関節変形の頻度はきわめて高く，約半数は身体のいずれかの関節に変形があるともいわれている．実際，腰椎のX線撮影では40歳代では60%に椎間板の狭い部位があり，30%に骨棘と呼ばれる変形が椎間板周囲の椎体に認められる．また，70歳以上になると，これらの変化は80%以上に認められる．膝関節についても75歳以上では80%の人に存在するという．疼痛，腫脹，不安定性などの臨床症状が出現するのは，膝関節が最も多く，40歳以上では20%以上に達するという．

2) 軟骨の磨耗と関節の変形

骨，軟骨，靱帯など関節の主要な部分を作る組織では，細胞外に存在する基質が力学的な負荷に耐え形態を支持する機能を発揮している．これらの基質は加齢とともに劣化し，微細な損傷が集積して破壊，変形の誘因となる．軟骨基質の磨耗片が炎症を惹起するという事実はあ

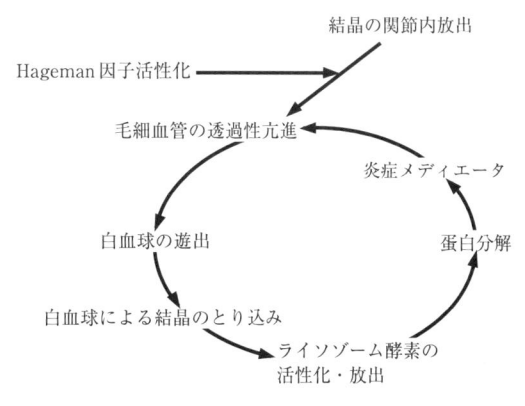

図5 軟骨の磨耗と関節軟骨の破壊の進行
結晶が関節内にあると毛細血管の透過性を介して炎症の悪循環を生じる．

る．無機質の結晶を関節内に注入すると関節内の滑膜に炎症が生じる．炎症の発現は，結晶の化学的成分に関係なく，むしろ，形，サイズ，溶解性，量などの物理的要因に依存する．滑膜に炎症が生じると血管の透過性はさらに亢進し，軟骨基質を破壊する多数の炎症性サイトカインを含んだ関節液が貯留する．軟骨基質の破壊と炎症との悪循環に陥り，関節破壊が増悪する（図5）．実際，変形性関節症の関節液には，磨耗により生じたと思われる微細な軟骨組織片がみられることがある．関節軟骨の破壊が進行すると，周囲の骨組織の代謝も亢進し，異常な骨吸収と骨形成を生じて，骨囊胞，骨硬化などの骨の内部構造を変形するとともに，骨棘などにより外形が変化する．関節周囲の靱帯付着部が骨化することもある．

3）症状と治療

軟骨が磨耗し，関節が変形していても，症状がなければ問題はない．疼痛，運動制限，変形，関節液の貯留などの症状による運動制限が明らかになると治療が必要となる．治療法としては，サポーターなどによる安静，筋力強化による安定性の獲得，消炎鎮痛薬，関節内への軟骨基質成分（ヒアルロン酸など）注射などがある．また，手術治療では骨を切って角度を調整し，関節にかかる荷重を軽減し安定性を改善する方法がある．関節の変形が強い場合には，部位によって関節の固定，人工関節手術などが行われる．

4）軟骨磨耗と関節変形に関与する要因

軟骨の磨耗片を増加させる要因は多数ある．全身的要因としては，遺伝的素因，肥満，性ホルモンの消失，などがある．特に女性では閉経と変形性膝関節症との関連性が指摘され，動物モデルでは卵巣摘出により軟骨基質の異常が観察されている．さらに，加齢に基づく軟骨の代謝異常が軟骨基質の力学的性質を脆弱化させるという可能性も指摘されている．局所的には，関節に加わる機械的ストレスの異常により，関節軟骨に加えられる圧迫や摩擦が増加すると軟骨の磨耗は増加する．関節面に荷重がまったく加わらない場合や関節をまったく動かさないことも軟骨障害の原因となる．

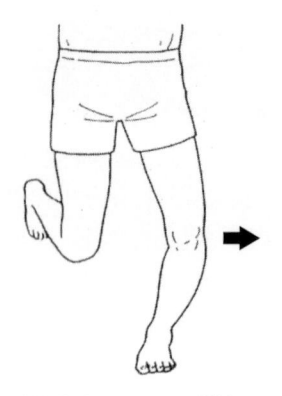

図6 変形性膝関節症にみられる関節の不安定性
変形性膝関節症では，膝の外観が変形するだけでなく，関節が不安定になり，歩行時に外側凸の変形が増大することがある．

関節軟骨に隣接する骨組織は，軟骨にかかる荷重を受け止めて分散させる働きをしている．したがって，軟骨に隣接する骨組織の強度の異常が生じると，関節軟骨への荷重の分散がうまくいかなくなり，軟骨の磨耗を増加させる．また，靱帯の障害や骨の障害により関節が不安定になることも，関節軟骨へのストレスを増加させ磨耗を促進する．軟骨破壊が進行すると，不安定性はさらに増強して，軟骨と骨へのストレス増加の悪循環が生じる（図6）．しかし，これらの軟骨磨耗に関与する要因が変形性骨・関節症の発生と進行に，どの程度作用するかという定量的に明らかにした疫学的データはない．

骨粗鬆症は骨組織の異常であり，変形性関節症は軟骨組織の病変により機能障害を生じる．従来から，これらの疾患は根本的に異なった疾患として位置づけられてきた．しかし，骨と軟骨はどちらも骨格系組織として隣接しており，おのおのの代謝を制御する因子に共通な分子も多い．今後，性ホルモンと加齢に基づく骨および軟骨基質の異常を共通の手がかりとして，こ

の2つの疾患の共通点と相違点を明らかにしていくことは，高齢者の運動器疾患の予防と治療に，新たな展開をもたらすものと思われる．

[中村利孝]

■ 文献
1) 中村利孝：高齢化社会と骨粗鬆症診療．内科 83：604-609, 1999．
2) 中村利孝：高齢者骨疾患総論．日本臨床 2006年9月号．
3) Harada S, Rodan GA：Control of osteoblast function and regulation of bone mass. Nature 423：349-355, 2003.
4) Jones G, Nguyen T, Sambrook PN, et al：Osteoarthritis, bone density, postural stability, and osteoporotic fractures：A population based study. J Rheumatol 22：921-925, 1995.
5) Arden NK, Nevitt MC, Lane NE, et al；Study of Osteoporotic Fractures Research Group：Osteoarthritis and risk of falls, rates of bone loss, and osteoporotic fractures. Arthritis Rheum 42：1378-1385, 1999.
6) Arden NK, Griffiths GO, Hart DJ, et al：The association between osteoarthritis and osteoporotic fracture：The Chingford Study. Br J Rheumatol 35：1299-1304, 1996.
7) Bergink AP, Klift MVD, Hofman A, et al：Osteoarthritis of the knee is associated with vertebral and nonvertebral fractures in the elderly：The Rotterdam Study. Arthritis Rheumatism 49：648-657, 2003.

5.2 足の年齢

A. 幼少児〜青年・成人

　小児の足は，成人に比し未発達なため関節弛緩性が大きく，筋力も弱いため立位歩行姿勢が不安定であり，さらにその形態も年齢とともに変化する．立位歩行姿勢が安定してくる幼児期に認めるO脚，その後のX脚の大部分は，特別な治療を要しない生理的なものである．さらに内旋歩行も小児に特徴的な歩行であり，これも小児特有な下肢形態による生理的なものが多い．本項ではこれら小児特有な下肢の形態，歩行に関して，その概要を解説する．

a. 足の成長と発達

　ヒトの足は2足歩行を獲得することで，4足歩行のほかの動物とは異なる構造，機能を有するようになった．系統発生学的には，地球上に最初に発生した爬虫類がすでに大腿，下腿，5趾の下肢構造を有していた．約2,000万年前，ヒトは樹上生活をする類人猿から分かれ地上に降りて以来，足の骨格の変化が始まった[1,2]．①第1趾は，サルでは他の趾との間で物を把持するため外転しているが，ヒトでは地面を蹴り，踏ん張り，走るために大きくなり，他の趾と並行に発達した．②サルでは前述のように足趾で物を把持するため趾が長く，特に第3趾が最長であるが，ヒトでは趾が短縮し第3趾も最長ではない．③サル，ゴリラなどの下肢形態はO脚であり木登りなどに適しているが，ヒトの成人ではX脚に近く直立2足歩行に適した形態である．④ヒトの後足部は，サルに比し発達しており成長とともにより増大する．踵骨は，サルのそれに比し長軸方向に長く距骨の下に移動し，足根部から中足部に縦アーチを形成している．そのため，長時間の起立歩行でも足底の筋，血管，神経などが保護され，さらに足関節の底屈力が推進力として前足部により伝わるようになった．足底筋は，サルでは踵骨隆起を通過して足底に達し，足底筋膜とともに趾の屈曲を行い，樹上生活に適した形態である．一方，ヒトの足底筋は痕跡的で，しばしば移植腱として採取される．前脛骨筋は第1中足骨と第1楔状骨に停止し，サルでは2本に分岐しそれぞれ停止するが，ヒトでは1本である．後脛骨筋は，サルでは距骨頭の下を通過して第2〜4中足骨に停止し，ヒトでは第2〜4中足骨にも停止するが主に舟状骨に停止する．このように，ヒトの足は2足起立歩行に適応して，足部の骨格形態が細長く後足部が発達し，筋肉もそれに伴い変化し，足のアーチ構造を有するようになった．足部アーチは，ヒトが起立歩行を獲得するうえで有用な形態である．それは接地時の衝撃を外反して吸収し，挙踵時には内反して下腿三頭筋，アキレス腱から踵骨に伝達される力を効率よく前足部に伝えるレバーアームとして機能する．

　個体発生は，系統発生を繰り返すといわれており，足に関しても同様に胎生中は下等脊椎動物に類似した形態を経て，成人の足に類似した形になる．ヒトの胎生期における足の形態の変遷は4期に分類され，初期では著しい尖足，内反変形を認めるが，4期までに成人のそれに近い形態をとり始める．このような変化はサルでは少なく，ヒトに特有なものであり，この発育過程が途中で障害されると先天性内反足を生じると考えられている．

　足を形成する骨の骨化は胎生期から出産，成

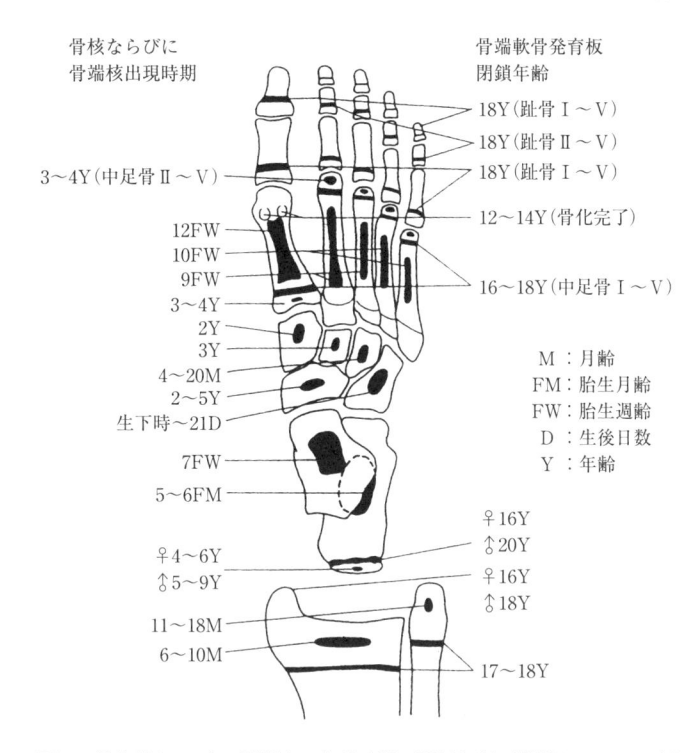

図1 骨化核ならびに骨端核の出現時期と閉鎖年齢（藤井ほか，2004）[2]

長期が終了するまで継続するため，足の骨化から骨年齢を推定して暦年齢と比較することで成長発達の評価が可能である．骨化核の出現は，踵骨，距骨が出生時から認められ，立方骨が生後約3週，楔状骨が2〜3歳ころに出現する．舟状骨は足で最も骨化の出現が遅く，2〜5（平均4）歳ころで始まる．また，骨端核は，踵骨ではその出現時期が6〜10歳ころであるが，からだの他の部位に比し最後まで残存し思春期以降に骨端線が閉鎖して骨幹部と癒合する（図1）[1,2]．

b. 起立歩行の発達

正常な新生児では，屈筋緊張が優位であり伸筋緊張が弱く，原始反射を認める．出生後，屈筋緊張は急速に減弱し生後3か月ごろで正常になり，多くの原始反射も同様に生後5か月ごろで消失する．一方，伸筋緊張は徐々に増強して生後約6か月ごろで最大となり，1歳ごろで正常になる．それと並行して立ち直り反応が出現し，6か月ごろから平衡反応が発達する．これらの発達に伴い3〜6か月ごろで寝返り，7〜10か月ごろでハイハイ，8〜11か月ごろでつかまり立ち，11〜15か月ごろで処女歩行が可能となる．処女歩行では，両脚を左右に肩幅以上に広く開き，骨盤の回旋を伴わない外旋外転歩行となる．これは側方には安定性が得られるが前後方向には不安定な歩行であり，重心動揺性が高く相対的に頭が大きく重い幼少児では転倒しやすい．さらに処女歩行では，遊脚期が接床期に比し短く，接床期全体に対する踵部，前足部の接床時間が短く，足底全体を接床している時間が長い．このような接床時間の割合は，一般に約7歳ころから変化して成人の歩行になり始める．処女歩行開始後では，下肢筋力がいまだ脆弱なため体幹を支持するには接床期全体で多くの下肢筋が活動する必要があり，そのため蹴り出しに働く筋が少なくなる．それを代償する

ために，成人とは異なり大腿直筋などが遊脚期に収縮する[3]．また，床反力計を用いた歩行解析は，側方分力では若年齢ほど体重に比し大きく，前後方向分力では前方への制動成分から駆動成分に移行する時期が早い．垂直成分では，制動成分である第1のピークが駆動成分である第2のピークより大きく，年齢とともに前者がより小さく後者がより大きくなる[4]．このように，処女歩行は支持期の不安定性を代償するために下肢の多くの筋が収縮し，遊脚期に新たに収縮する筋肉が少なく蹴り出しが弱く非効率的であるが，年齢とともに変化し，約7歳ころまでに成人の歩行になる．

c. 外反扁平足

足部には内外側アーチ，縦横アーチがある．内側縦アーチが低下し前足部が外転した状態を外反扁平足といい，小児の外反扁平足には，①アキレス腱の短縮，②下肢外旋，膝外反（X脚）による足部内側への偏荷重，③筋の低緊張，靱帯，関節弛緩性などがその主因と考えられる．それは足部の3次元的変形であり，外観では特に内側縦アーチが低下し，前足部の外転，後足部の外反が特徴的である（図2）[5]．また，小児足関節では，距腿関節（足関節）が骨性に外反しており，Lanzによれば12歳ころまでに徐々に水平となる[6]．これは，かつて平行の位置関係にあった距骨と踵骨が，経年的に

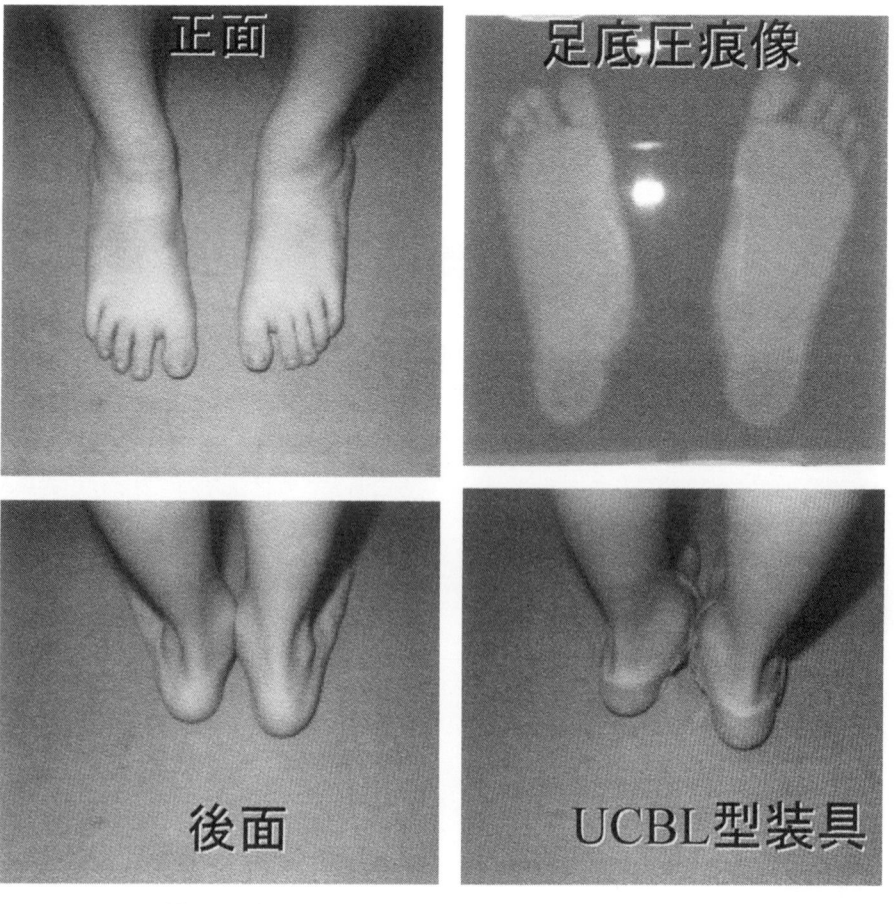

図2 外反扁平足
前足部の外転，踵の外反を認め，土踏まずが消失している．

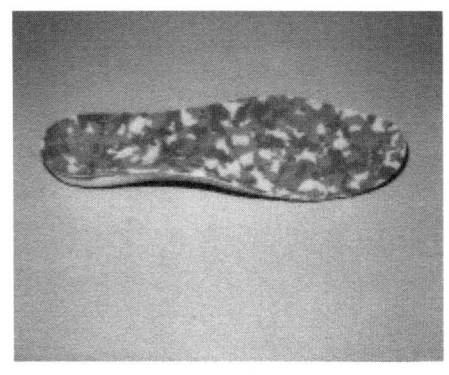

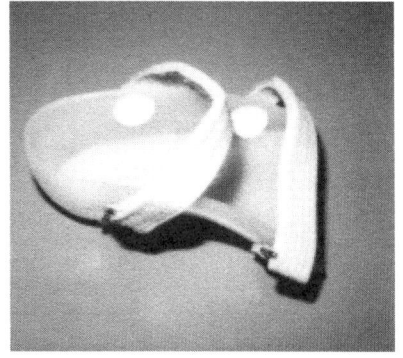

アーチサポート　　　　　　　　　　UCBL型装具

図3　インソールとUCBL型装具

進化の過程を追って変化していると考えられる．その大半は，歩行開始後に後足部が外反し体重が主に足の内側で荷重され，足の外側が挙上するために気づかれる．外反扁平足では，推進力が低下していると考えられている．

歩行時の足部には3種類の機能的ロッカーが存在し，それらが一体となり前進を円滑にしている．それらは後足部の大きな踵の丸み，足関節での可動，中足趾（MTP）関節の背屈であり，それぞれheel rocker, ankle rocker, forefoot rockerと呼ばれている．ヒトでは踵骨隆起の大きいことが特徴であるが，外反扁平足ではアキレス腱短縮に伴い踵骨が小さいため踵接地時のheel rocker作用が不十分である．さらに，その直後の足部回内が大きいため衝撃吸収には十分であるが，足部回外にはより大きな力を要し蹴り出しの力が弱くなる．また，heel offでは，足部がてこ作用として働くにはその剛性が低く，かつtoe-out（外旋歩行）しているため下腿三頭筋のモーメントが減少している．そのため，heel liftに伴う移動距離が少なく爪先立ちが弱い傾向にある．

治療の適応に関してはいまだ議論の余地がある．装具療法は歩行の改善，疼痛など愁訴の改善には効果的とされるが，必ずしも足部骨格の恒常的な矯正能力を有していない．特に手術療法までを要する場合は一部の重症例であり，治療による変形矯正，特別な基礎疾患を有しない外反扁平足に対する足底装具治療の一般的な原則は，歩行がある程度発達した3歳以降でも足部外側の接地が不良，外反変形の程度が強いものであり，爪先立ちをした状態でも内側縦アーチ形成のないものである．装具の種類では，一般にアーチサポート（足底挿板），UCBL (University of California Berkeley Laboratory) 型装具[7]などが多く用いられる（図3）．アーチサポートは，縦アーチの支持部，横アーチ低下に対する中足骨パッドから構成される軟性装具である．一般には通常の靴に挿入して使用されるが，変形の程度が強い場合には治療靴（整形外科靴，半長靴）と併用して使用する場合もある．UCBL型装具は，アーチサポート部と踵骨を中間位に保持するために踵部を深く包み込むような硬性装具であり，より程度の強い変形に対して処方される．

d．生理的O，X脚

O脚は正面から下肢を観察して両膝関節が外側凸に彎曲（内反膝）し，左右足関節内果を密着させても左右膝関節内顆が接触しない下肢形態である．一方，X脚は両膝関節が内側凸（外反膝）になり，左右膝関節内顆を密着させても左右足関節内果が接触しない下肢形態である．

小児では，下肢の形態は年齢とともに変化

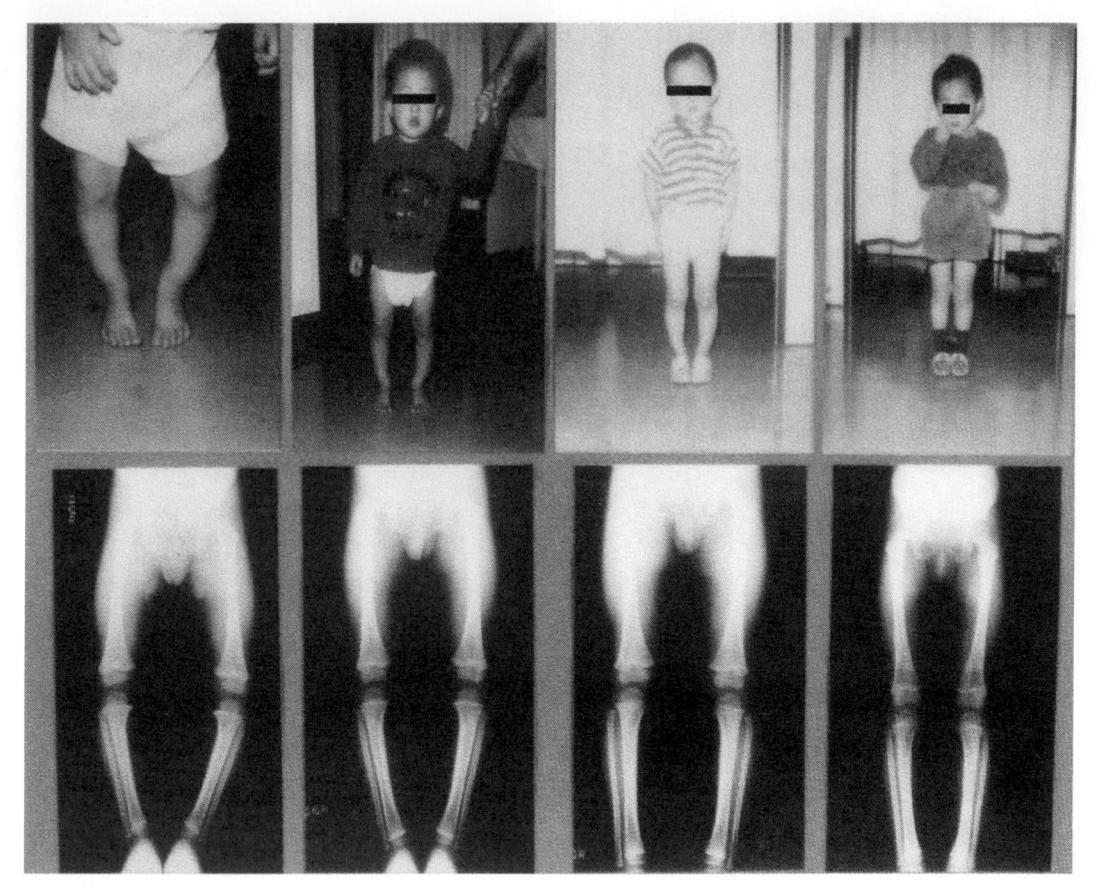

図4 加齢に伴いO脚からX脚に変化する下肢形態

し，一般には生後1歳6か月～2歳ころまではO脚であり，以後，X脚に変化し7歳ころまでに成人の下肢形態に変化する[8]（図4）．小児の生理的O脚の原因は膝関節のみに起因せず，成人に比し大腿骨，脛骨の内反が強いことも関与している．このような生理的O脚，X脚では，一般に治療対象とはならず，X線検査で骨に明らかな病的変化がなくその程度が標準偏差以上の場合でも，成長とともに自然矯正される場合が多く，治療の必要性が低いといわれている．生理的O脚のX線学的特長では，①脛骨の近位，中央1/3，大腿骨の遠位1/3でそれぞれが内反している，②両側性に認める，③骨の形態（骨端部，骨幹部，骨幹端部）が正常，④MDA（大腿骨あるいは脛骨骨幹部長軸に対する垂線と，骨幹端部がなす角度）が正常範囲内であることを認める[9]．生理的なO脚の年齢では，成人に比し全身的な関節弛緩性，筋力が弱いこともあり，安定性を得るために立位歩行では下肢を広げている．その状態では，下肢の長軸が床に対しほぼ垂直な状態になり，下肢に加わる荷重線の位置が極端な内側から軽度内側に移動してくる．その結果，骨の外側に比し内側により大きな圧縮力（体重）が加わる．骨は機械的な刺激に対応して成長が促進する性質があり[10]，外側に比し強い圧縮力の加わる内側でより骨成長が促進され，成人の下肢形態に変化していくと考えられている[11]．そのため，生理的O脚，X脚では，装具などを用いた特別な治療を必要としない場合が多い．一方，X線でBlount病[12]，くる病などの明らかな病的変化を認める場合には，その基礎疾患に対する治

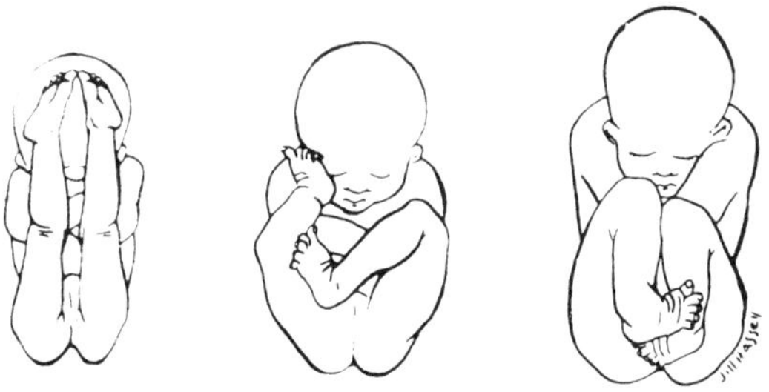

STAGE 1　　　STAGE 2　　　STAGE 3

図5 胎児の下腿の内捻と前足部の内転
（Wilkinson, 1966）[14]

療や下肢形態に対する矯正が必要となる場合がある．

e. 内旋歩行（うちわ歩き）

内旋歩行は，2種類の原因および年齢層に分類される[13]．幼少時（平均年齢1歳10か月），起立歩行を開始した後に認める内旋歩行の原因には，主に足部，下腿の形態異常が考えられる．このころではいまだ母体内の胎位の影響が強く，満期に近づくに従い胎児が下肢を狭い子宮内で屈曲させると，下腿の内捻および前足部の内転を強制される（図5）[14]．実際，満産期では約70％に下肢の内捻れを認めている．多くの場合，このような内旋歩行は下腿の内捻がO脚の改善に伴い減捻される3歳ころまでに自然軽快する．

一方，3歳以上（平均4歳1か月）では，大腿骨頸部内捻（前捻角症候群）による内旋歩行が多く，その発症原因には生後の発育期の生活習慣が強く関与している．正常の新生児では前捻角は約25～35度であり，一般に処女歩行を開始し体重が増加すると急速に減少し，6～10歳ころで約20度，成人では約12度に減少する．このような内旋歩行をする小児では，習慣的に座位の姿勢がいわゆるトンビ座りの場合が多い．その結果，経時的な大腿骨の減捻が障害されている．治療はその障害となる生活習慣であるトンビ座りをやめさせ，積極的な股関節外旋拡大動作になる，あぐらの指導を徹底して行う．また，装具治療を推奨する報告もあるが，その効果および適応に関してはいまだ議論の余地がある．

これら小児特有な器質的に異常を認めない下肢，足部の症状を観察し，その背景にある要因を十分理解することは，正常な成長発達を評価するうえできわめて重要である．　　［山田博信］

■文献
1) 鈴木良平：足の成長と発達．足の外科，pp 23-49, 金原出版，1994.
2) 藤井英夫，前澤範明：小児の足と歩容異常．足診療マニュアル 51-140, 医歯薬出版，2004.
3) 鶴見信之：小児歩行の筋電図学的研究．日整会誌 43：611-628, 1969.
4) 野口雅夫：小児期における歩行の発達―床反力からみた小児歩行の特徴―．日整会誌 60：787-799, 1986.
5) 君塚　葵：外反扁平足．OS NOW 26：81-85, 1997.
6) Lanz JWW：ランツ下肢臨床解剖学，pp 351-444, 医学書院，東京，1979.
7) Henderson WH, Campbell JW, et al：UC-BL shoe insert casting and fabrication. Bull brosthetics Res 10：215-235, 1969.
8) Salenius P, Vankka E, et al：The development of the tibiofemoral angle in children. J Bone Joint Surg 57-A：259-261, 1975.
9) Tachdjian MO：Pediatric Orthopedics, Vol 4, pp 2822-2827, WB Saunders, Philadelphia, 1990.
10) Frost HM：Bone "mass" and the "mechanostat"：A proposal. Ant Rec 219：1-9, 1987.
11) 高嶋明彦，藤井敏夫ほか：小児における生理的O脚の検討．日小整会誌 5(2)：411-416, 1996.
12) Blount WP：Tibia vara. Osteochondrosis deformans tibiae. J Bone Joint Surg 19：1-29, 1937.
13) 佐藤雅人，佐藤栄作ほか：幼児の内旋歩行の検討．日小整会誌 5(2)：375-378, 1996.
14) Wilkinson JA：Breech malposition and intrauterine dislocation. Proc R Soc Med 59：1106-1108, 1966.

B. 成人〜老年

a. 足のサイズとプロポーション

日本人成人の足のサイズについて最も大規模に調査されたものは，全国履物団体協議会が経済産業省（旧：通商産業省）生活産業局の委託を受け，1977年から3年間にわたり全国規模で実施した約12,000人の資料である．一方，日本人の身長は明治時代以降しだいに高くなり，足のサイズもこれに連動する変化を示し，特に1960年代以降生まれの足長の伸びは急速である[1]．したがって，ここでは全国履物団体協議会資料より最近に計測されたもので比較的被験者数が多く男女の資料がそろっている日本皮革産業連合会（1987計測）[2]ならびに人間生活工学研究センター（1992-1994計測）[3]の横

表1 年代別の足長，足幅，足囲（男女）

		男性						女性					
		皮産連(1987計測)			人工研(1992-94計測)			皮産連(1987計測)			人工研(1992-94計測)		
	年齢群	n	平均値	標準偏差	n	平均値	標準偏差	n	平均値	標準偏差	n	平均値	標準偏差
身長 (cm)	20〜24	88	171.9	5.02	2,112	170.5	5.9	117	157.9	4.53	2,897	158.2	5.4
	25〜29	92	169.8	5.59	2,499	170.6	5.7	57	156.3	3.41	1,018	158.2	5.1
	30〜39	156	169.9	5.61	2,776	169.5	5.8	125	156.1	4.74	1,010	157.1	5.5
	40〜49	82	164.8	5.07	2,217	167.3	5.6	56	153.9	4.66	972	154.5	5.3
	50〜59	57	164.4	4.95	1,412	164.8	5.6	54	152.8	5.14	1,045	152.4	5.3
	60〜69				444	161.2	5.8				678	149.7	5.4
	70〜79				486	158.6	5.7				665	146.0	5.5
	80〜99				189	157.1	6.9				155	143.5	5.3
足長 (mm)	20〜24	89	250.8	10.15	2,130	249.5	11.7	118	230.0	9.38	2,907	226.9	11.1
	25〜29	93	249.2	10.33	2,532	249.4	11.5	57	227.3	7.88	1,034	227.0	10.3
	30〜39	156	249.2	10.13	2,829	246.9	11.6	125	226.7	9.11	1,023	226.1	10.0
	40〜49	82	244.0	9.83	2,243	244.2	10.9	56	225.7	7.97	989	224.0	10.0
	50〜59	58	243.7	9.77	1,446	241.1	10.8	54	225.3	9.15	1,061	222.8	9.9
	60〜69				451	239.6	10.9				688	222.9	9.3
	70〜79				490	237.7	10.6				672	220.2	9.8
	80〜99				188	235.6	12.0				157	219.0	9.0
足幅 (mm)	20〜24	89	101.6	3.97	2,113	100.6	6.0	118	93.0	4.41	2,864	91.4	5.6
	25〜29	93	101.2	5.15	2,522	100.7	6.0	57	91.6	4.22	1,031	91.4	5.2
	30〜39	156	102.4	4.59	2,820	100.7	5.9	125	92.7	4.62	1,019	92.6	5.5
	40〜49	82	102.2	4.73	2,240	100.8	5.9	56	94.1	4.03	989	93.6	5.3
	50〜59	58	102.1	4.58	1,441	100.8	5.9	54	94.7	3.61	1,059	94.4	5.6
	60〜69				452	101.4	6.8				688	95.3	6.0
	70〜79				490	101.1	6.0				672	94.8	6.3
	80〜99				189	101.1	6.0				156	93.5	5.7
足囲 (mm)	20〜24	89	247.5	10.36	2,127	248.9	12.2	118	225.3	10.12	2,911	224.5	10.7
	25〜29	93	248.2	11.34	2,533	247.8	12.1	57	224.4	9.01	1,034	223.6	10.2
	30〜39	156	250.8	10.60	2,826	248.4	12.0	125	227.5	9.91	1,023	225.7	11.2
	40〜49	82	249.8	10.22	2,245	248.8	11.7	56	228.0	9.13	987	227.6	11.4
	50〜59	58	248.6	10.48	1,448	248.5	11.6	54	228.2	8.34	1,059	228.7	11.4
	60〜69				452	246.6	12.5				686	229.1	11.8
	70〜79				488	244.8	12.6				675	227.6	12.8
	80〜99				189	242.6	13.1				157	224.1	11.9

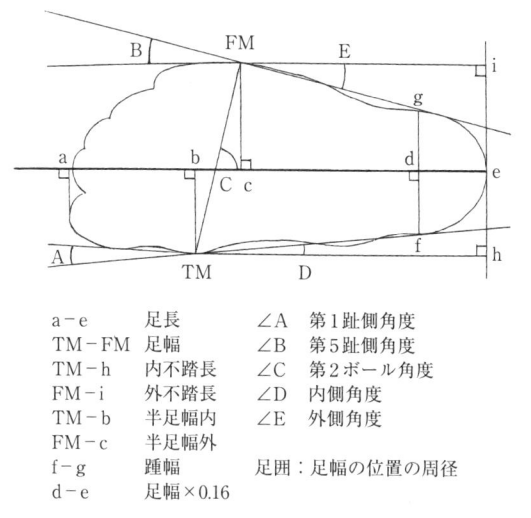

a-e	足長
TM-FM	足幅
TM-h	内不踏長
FM-i	外不踏長
TM-b	半足幅内
FM-c	半足幅外
f-g	踵幅
d-e	足幅×0.16

∠A	第1趾側角度
∠B	第5趾側角度
∠C	第2ボール角度
∠D	内側角度
∠E	外側角度
足囲	足幅の位置の周径

図1 足型外郭投影図上の計測項目

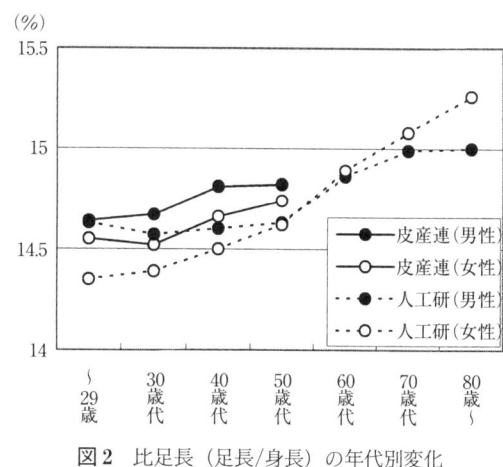

図2 比足長（足長/身長）の年代別変化
表1資料から算出．

断調査資料を示す（表1）．

1) 足長，足幅，足囲の年齢群間の比較（男女）

これら3項目（図1）は足の大きさを端的に説明する代表的なパラメータであり，靴のサイズ表示にも用いられている．両資料の男女とも青年群から中年群にかけて身長，足長とも少しずつ小さくなるが，これらは加齢により縮んでいくのではなく，古い世代の者ほど最近に生まれた者より身長，足長とも平均的に小さいからである．しかし，60歳代以降の平均身長の低さについては，こうした時代差だけではなく高齢による姿勢の変化もまた身長を一段と低くする原因になっている．図2では，男女とも年代が上がるにつれて身長に占める足長の割合が大きくなるが，これもまた高齢者がもともと身長の割に足長が長いプロポーションをもつのではなく，高齢者には身長低下が生じるために相対的に足長の割合が大きくなることによる．また，この傾向が特に女性で著しい理由は，女性のほうが男性より骨粗鬆症による椎骨の圧迫短縮のために強い背中曲がりが生じやすく，男性より身長低下が顕著だからである．

足幅は，男女とも高齢群になるにつれて少しずつ大きくなり，この傾向は特に女性で著しい．足囲は，男性では青年期から中年群まで変化がなく高齢群になると小さくなる．一方女性は，青年群から中年群にかけて少しずつ太くなり，高齢群になると再び小さくなる．

2) 青年期から高齢期にかけての足部特徴量の比較（女性）

詳細な足部特徴量を得るには足型外郭投影図（足の輪郭線）を採取し，その図面上を計測する方法がある．表2で引用した3つの資料は，いずれも日本皮革産業連合会（1988）の作図法（図1）と同じ方法で計測された女性データで，このうち生命工学工業技術研究所（1995計測）[4]とシンエイ資料（1994～1995，2005計測）には高齢者データも含まれる．なお，これら資料のうち日本皮革産業連合会資料（1987計測）と生命工学工業技術研究所資料からは外反母趾が異常値として除かれているが，シンエイ資料では全年齢群を通じて麻痺足やリウマチ足は除かれているものの，被験者自身が加療を必要としていない母趾に外反変形が生じている足は含まれている点が異なる．

いずれの資料にも共通するのは，長径項目（足長，内不踏長，外不踏長）は年齢群が上がるにつれてしだいに小さくなり，幅径項目（足

表2 年代別足部特徴量（女性）

	年齢群	皮産連 (1987 計測)			生命研 (29 歳以下：1992 計測) (60 歳以上：1992～1994 計測)			シンエイ (65 歳未満：1994～1995 計測) (65 歳以上：2005 計測)		
		n	平均値	標準偏差	n	平均値	標準偏差	n	平均値	標準偏差
年齢 (歳)	20～24	118	22.2	1.61	80	21.5	1.28			
	25～29	57	27.1	1.65	34	27.5	1.56			
	18～29							78	24.0	2.71
	30～39	125	33.9	2.61				21	33.1	2.83
	40～49	56	45.1	2.86				53	46.1	2.36
	50～59	54	53.4	1.98						
	50～64							133	56.8	4.59
	60～				53	70.1	5.66			
	65～74							38	70.7	2.72
	75～92							41	79.5	3.81
身長 (cm)	20～24	117	157.9	4.53	80	160.1	4.73			
	25～29	57	156.3	3.41	34	158.5	5.12			
	18～29							78	157.7	5.55
	30～39	125	156.1	4.74				21	157.0	4.38
	40～49	56	153.9	4.66				53	155.6	5.25
	50～59	54	152.8	5.14						
	50～64							133	153.8	5.16
	60～				51	146.3	5.32			
	65～74									
	75～92									
足長 (mm)	20～24	118	230.0	9.38	80	234.3	8.18			
	25～29	57	227.3	7.88	34	232.5	10.64			
	18～29							78	228.7	10.89
	30～39	125	226.7	9.11				21	226.1	9.43
	40～49	56	225.7	7.97				53	226.5	8.99
	50～59	54	225.3	9.15						
	50～64							133	225.9	9.53
	60～				53	227.2	9.67			
	65～74							38	226.8	10.09
	75～92							41	223.2	9.41
内不踏長 (mm)	20～24	117	167.6	7.37	80	172.8	6.37			
	25～29	57	165.4	6.67	34	171.5	7.69			
	18～29							78	167.8	7.67
	30～39	125	166.2	6.95				21	166.1	7.21
	40～49	55	164.2	6.07				53	166.0	6.75
	50～59	54	164.5	6.93						
	50～64							133	166.3	6.80
	60～				53	166.9	7.14			
	65～74							38	164.6	7.19
	75～92							41	162.9	7.37
外不踏長 (mm)	20～24	117	146.6	7.16	80	149.2	5.52			
	25～29	57	145.2	5.97	34	148.0	7.81			
	18～29							78	146.8	7.25
	30～39	125	144.9	6.79				21	145.7	7.06
	40～49	55	142.9	5.97				53	142.6	6.93
	50～59	54	142.6	7.08						
	50～64							133	142.4	6.17
	60～				53	141.5	7.46			
	65～74							38	142.2	8.44
	75～92							41	139.9	6.48

表2つづき

	年齢群	皮産連 (1987 計測)			生命研 (29歳以下：1992計測) (60歳以上：1992〜1994計測)			シンエイ (65歳未満：1994〜1995計測) (65歳以上：2005計測)		
		n	平均値	標準偏差	n	平均値	標準偏差	n	平均値	標準偏差
足幅 (mm)	20〜24	118	93.0	4.41	80	95.7	3.99			
	25〜29	57	91.6	4.22	34	95.4	4.27			
	18〜29							78	91.0	3.91
	30〜39	125	92.7	4.62				21	91.2	5.09
	40〜49	56	94.1	4.03				53	93.8	3.53
	50〜59	54	94.7	3.61						
	50〜64							133	94.9	5.28
	60〜				53	98.6	5.67			
	65〜74							38	95.7	5.75
	75〜92							41	96.1	4.66
足囲 (mm)	20〜24	118	225.3	10.12	80	232.7	9.10			
	25〜29	57	224.4	9.01	34	232.0	9.83			
	18〜29							78	223.4	8.64
	30〜39	125	227.5	9.91				21	223.9	12.66
	40〜49	56	228.0	9.13				53	228.8	7.78
	50〜59	54	228.2	8.34						
	50〜64							133	231.0	11.42
	60〜				53	236.0	12.47			
	65〜74							38	223.2	13.59
	75〜92							41	225.0	9.95
踵幅 (mm)	20〜24	118	59.6	3.47	80	61.2	2.74			
	25〜29	57	59.2	3.36	34	61.0	3.20			
	18〜29							78	57.2	2.92
	30〜39	125	58.8	3.73				21	58.1	3.57
	40〜49	56	60.6	3.59				53	59.2	3.49
	50〜59	54	60.5	3.02						
	50〜64							133	59.9	2.98
	60〜				53	62.5	3.78			
	65〜74							38	59.0	3.09
	75〜92							41	58.1	3.31
第1趾側角度 (度)	20〜24	118	11.2	4.74	80	11.4	4.20			
	25〜29	57	10.0	5.10	34	10.6	3.91			
	18〜29							78	13.0	4.28
	30〜39	125	10.9	4.81				21	14.6	5.63
	40〜49	56	12.8	4.92				53	13.9	5.67
	50〜59	54	9.0	4.35						
	50〜64							133	14.0	7.89
	60〜				53	8.3	5.27			
	65〜74							38	16.4	7.28
	75〜92							41	18.5	9.53
第5趾側角度 (度)	20〜24	118	12.3	4.48	80	11.7	4.56			
	25〜29	57	11.1	4.44	34	12.0	4.52			
	18〜29							78	11.6	4.94
	30〜39	125	11.9	4.53				21	9.2	5.20
	40〜49	56	12.4	4.85				53	12.1	4.46
	50〜59	54	13.7	4.81						
	50〜64							133	10.8	5.11
	60〜				53	14.0	4.89			
	65〜74							38	13.5	5.59
	75〜92							41	14.7	5.40

172   5. 運動器系

表2つづき

	年齢群	皮産連 (1987 計測)			生命研 (29歳以下：1992計測) (60歳以上：1992～1994計測)			シンエイ (65歳未満：1994～1995計測) (65歳以上：2005計測)		
		n	平均値	標準偏差	n	平均値	標準偏差	n	平均値	標準偏差
第2ボール角度(度)	20～24	118	76.8	2.79	80	75.9	2.37			
	25～29	57	77.4	2.82	34	75.8	2.44			
	18～29							78	76.6	2.10
	30～39	125	76.7	2.81				21	77.1	1.92
	40～49	56	76.9	2.55				53	75.6	1.92
	50～59	54	76.5	2.04						
	50～64							133	74.8	2.32
	60～				53	75.3	2.21			
	65～74							38	76.4	2.48
	75～92							41	76.5	2.10
半足幅内(mm)	18～29							78	41.6	3.32
	30～39							21	41.9	5.01
	40～49							53	43.0	3.32
	50～64							133	43.3	4.80
	65～74							38	43.2	4.79
	75～92							41	44.2	4.80
半足幅外(mm)	18～29							78	46.8	3.82
	30～39							21	46.9	4.28
	40～49							53	47.7	3.83
	50～64							133	48.1	4.45
	65～74							38	50.1	4.34
	75～92							41	50.4	4.48
内側角度(度)	18～29							78	6.3	1.11
	30～39							21	6.2	1.41
	40～49							53	6.3	1.47
	50～64							133	6.2	1.86
	65～74							38	6.7	1.92
	75～92							41	7.3	2.17
外側角度(度)	18～29							78	8.6	1.68
	30～39							21	8.6	1.65
	40～49							53	9.3	1.73
	50～64							133	9.4	1.85
	65～74							38	10.1	2.19
	75～92							41	10.4	1.88

皮産連：日本皮革産業連合会報告書による，外反母趾等異常データを除く．
生命研：生命工学工業技術研究所報告書による，外反母趾等異常データを除く．
シンエイ：楠本による，リウマチ足と麻痺足データを除き，加療を必要としていない外反母趾等は含まれる．

幅，半足幅内，半足幅外）は逆に大きくなる点である．また，足部プロポーションの年代別比較（図3）から以下のことがわかる．①高齢群ほど長さのわりに前足部の幅が広い足をもつ．②高齢群ほど後足部の幅（踵幅）に比して前足部の幅（足幅）が広い．この原因は，計測値（表2）から踵幅は全年齢群を通じてあまり変わらないのに対して，足幅は高齢群ほど広くなっているためであることがわかる．③高齢群ほど中足趾節関節部の横断面形状が扁平である．この原因は，計測値（表1，2）から足囲は高齢群になってもその他の年齢群と変わらないかむしろやや小さいのに対し，足幅は高齢群になるにつれて徐々に大きくなることによる．

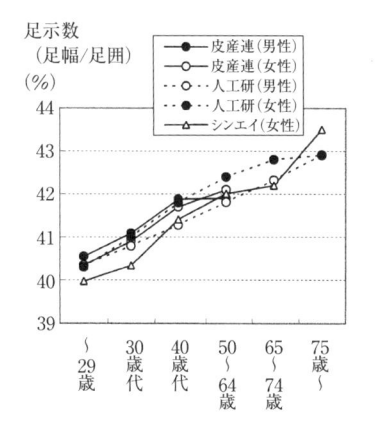

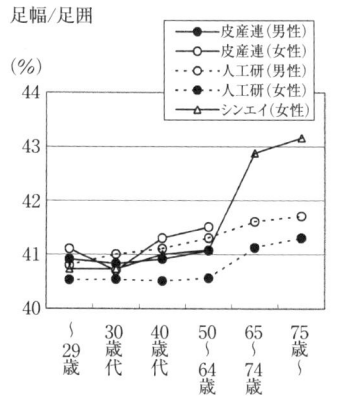

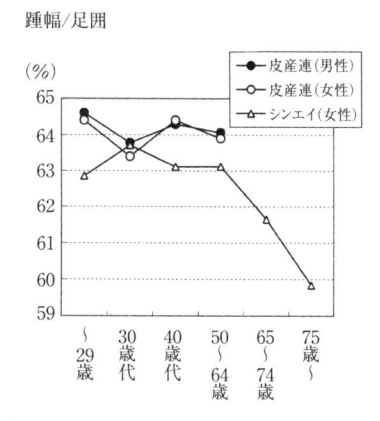

図3 足部プロポーションの年代別変化
表1，表2資料から算出．

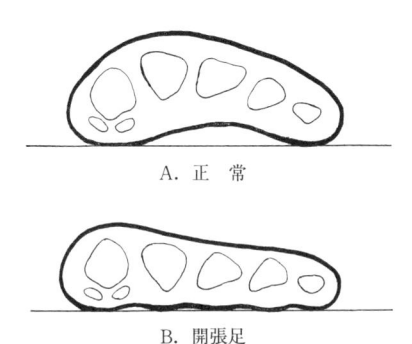

図4 前足部横アーチ（中足趾節関節部横断面）の形態
A．正常
B．開張足

　これらプロポーションの比較から，女性高齢者の足には土踏まずの低下による足の扁平化が生じていることが示唆される．土踏まずは縦のアーチ（踵から前足部にかけて）と横のアーチ（第一中足骨骨頭から第五中足骨骨頭にかけて）から成るドーム型形状で，靱帯，腱，筋肉により支えられている．老化や運動不足によりこれら組織が弱体化してくるとドーム型形状を支えきれなくなり土踏まずの低下が生じる．特に横アーチは縦アーチほど構造的に頑強ではないので開張足（図4）を生じやすい．開張足になると中足趾節関節骨頭下に胼胝ができるとともに，こうした足骨格の配列の崩れが外反母趾をもたらす[5]．この現象は，加療を必要としていない外反母趾の被験者を含んでいるシンエイ資料でよく観察できる（表2）．すなわち，高齢群ほど中足趾節関節部の横断面形状の扁平度が強く，母趾の外反角度，小趾の内反角度ともに大きい．同時に，内反角度と外反角度も高齢者ほど大きいので，高齢者の中足骨骨頭部は扇状に開いていることもわかる．このように，女性高齢者には土踏まずの低下現象が起きやすくなっており，そのせいで二次的に趾部の変形（たとえば外反母趾）も生じている可能性が高い．男性高齢者の足にも同様の現象が生じているかについては，資料がないので不明である．なお，本項で引用した資料はすべて横断調査資料なので，青年期から高齢期にかけてのサイズやプロポーションの全般的な変化が単なる時代差なのか，それともエイジングによるかを見極めるためには，大規模縦断調査の実施が必要である．

b．歩　行

　高齢者の歩行特性については，西澤[6]が成人692人の自然歩行の様子をVICON（3次元測定器）を用いて測定し，詳しい分析を行っている（表3）．男女とも加齢とともに股関節伸展角度，膝関節伸展角度とも小さくなることから，高齢者は蹴り出し時において腰や膝をまっすぐに伸ばすことで効率よく重心を前方に移動

表3 歩行特性の加齢変化

項目	性	20～39歳 男性 n=25 女性 n=22		65～69歳 男性 n=102 女性 n=145		70～74歳 男性 n=92 女性 n=113		75～79歳 男性 n=36 女性 n=82		80歳以上 男性 n=28 女性 n=47	
		平均値	標準偏差	平均値	標準偏差	平均値	標準偏差	平均値	標準偏差	平均値	標準偏差
歩幅 (m/分)	男性	1.50	0.148	1.29	0.172	1.25	0.186	1.14	2.169	1.06	0.275
	女性	1.38	0.103	1.15	0.171	1.10	0.164	0.92	0.209	0.87	0.188
ストライド時間 (秒)	男性	1.01	0.052	1.05	0.080	1.04	0.100	1.06	0.116	1.07	0.123
	女性	0.95	0.065	1.00	0.147	1.01	0.117	1.07	0.151	1.11	0.136
歩行速度 (m/秒)	男性	1.50	0.187	1.24	0.210	1.13	0.238	1.09	0.249	1.00	0.298
	女性	1.46	0.184	1.18	0.239	1.11	0.237	0.88	0.258	0.80	0.207
歩隔 (mm)	男性	100.5	29.53	87.3	35.41	101.9	39.47	93.3	40.25	95.1	40.61
	女性	92.5	29.22	85.6	35.07	86.6	39.34	106.5	45.87	101.6	43.46
股関節屈曲角度 (度)	男性	19.9	3.51	18.8	3.39	18.4	3.24	18.1	2.77	17.1	4.17
	女性	19.9	2.95	20.5	2.90	20.8	4.15	19.7	4.57	20.3	3.95
股関節伸展角度 (度)	男性	20.4	3.49	19.4	5.67	18.3	6.88	15.2	5.95	12.4	8.87
	女性	19.9	2.93	16.4	6.70	14.5	6.45	11.3	7.34	9.9	7.41
膝関節屈曲角度 (度)	男性	121.0	5.57	123.2	7.83	125.1	8.81	125.9	9.27	128.7	11.91
	女性	188.8	6.30	120.6	7.68	120.3	8.63	124.6	11.31	127.4	13.84
膝関節伸展角度 (度)	男性	184.2	4.83	184.7	5.57	185.3	5.35	182.0	4.58	181.9	5.95
	女性	182.1	4.64	180.1	6.57	178.4	6.81	176.3	6.39	175.8	6.55
足底角(着地) (度)	男性	28.9	4.48	26.5	6.04	26.3	6.45	21.9	6.96	22.3	8.69
	女性	27.9	5.23	23.8	5.52	21.6	6.00	18.2	6.37	16.7	6.66
足底角(離地) (度)	男性	70.4	6.01	60.8	8.45	59.8	8.24	54.2	9.52	49.9	14.10
	女性	74.6	5.85	61.5	9.53	60.0	8.43	50.0	11.65	46.1	12.78
クリアランス高さ (cm)	男性	12.4	4.30	17.7	8.70	17.4	6.90	17.2	7.48	18.0	11.66
	女性	12.1	5.46	14.1	6.71	16.1	9.64	15.3	8.65	15.6	8.85
両足支持時間 (秒)	男性	0.297	0.039	0.327	0.062	0.327	0.076	0.355	0.078	0.384	0.106
	女性	0.274	0.050	0.328	0.117	0.343	0.085	0.406	0.114	0.430	0.097

させる歩行姿勢をとっておらず，そのために推進力が弱いことがわかる．また，加齢とともに踵接地時の爪先上がり角度（足底角・着地）と蹴り出し時の踵上がり角度（足底角・離地）とも小さくなるので，すり足歩行に近づいていく．その結果，歩幅は狭くなり，ストライド時間は長くなり，歩行速度は遅くなり，両足支持時間が延長する．さらに，歩隔が大きくなるせいで歩行時の身体の横揺れが大きくなる．こうした歩行の老化は，前期高齢者と後期高齢者の境目に当たる75歳以降に急激な低下が起きている．

これらの原因として，加齢による筋力の低下はもちろんだが，その他にも股関節，膝関節，足関節といった下肢関節の老化や先に述べた土踏まずの低下といったことが原因で下肢のバネがしだいに弱まってくることや，骨粗鬆症などによる姿勢の変化もまた高齢者のこれら歩行特性を生み出す一因になっているといえよう．

［楠本彩乃］

■文献
1) 河内まき子：足の事典，pp 34-47, 朝倉書店，東京，1999.
2) 日本皮革産業連合会：昭和62年度足型研究開発事業報告書，1998.
3) 人間生活工学研究センター：日本人の人体計測データ（1992-1994），pp 142-523, 大阪，1997.

4) 生命工学工業技術研究所編：設計のための人体寸法データ集，日本出版サービス，1996.
5) カパンディ：関節の生理学 II 下肢（原著第5版），pp 242-243, 医歯薬出版，東京，1993.
6) 西澤 哲：地域在住高齢者の歩行能力について．長期プロジェクト研究報告書「中年からの老化予防総合的長期追跡研究」，pp 120-132, （財）東京都老人総合研究所，2000.
7) 楠本彩乃，芦澤玖美，鈴木隆雄：日本人成人女性の足部形態の加齢変化．靴の医学 9：95-98, 1995.
8) Kusumoto A, Suzuki T, Yoshida H, Kwon J: Intervention study to improve quality of life and health problem of community elderly women in Japan by shoe fitting and custom-made insoles. Gerontology, 53：110-118, 2007.
9) 日本工業規格：靴のサイズ JIS-S 5037, 1994.
10) 西澤 哲，長崎 浩，古名丈人，奥住秀之，杉浦美穂，伊東 元，藤田祐樹：地域高齢者を対象にした歩行時のフットクリアランスに関する研究．バイオメカニズム 14：69-79, 1998.
11) Nishizawa S, Nagasaki H, Furuna T, Okuzumi H, Sugiura M, Fujita M：The aging effect for double stance phase in older adults. Anthropological Science 106：185, 1998.

5.3 手の年齢

a. 生下時に見つかる疾患

生下時に認められる手の疾患には手の先天異常がある．手の形態は胎生12週ころに形成されるので，実際にはこれら疾患の発生時期は胎生期ということになる．

1) 手の先天異常

手の先天異常には，指の数が減る欠指症，数が増える多指症，指が癒着している合指症，指が短い短指症，大きくなる巨指症，横に曲がる斜指症，曲がったままの屈指症など多くの異常がある．手の発生段階で異常が起こると手の先天異常が発現する．指の数が多い多指症には，母指多指症，小指多指症と中指多指症がある．母指多指症は日本人では最も頻度の高い手の先天異常である．男性の罹患と右側罹患が多い．小指多指症では，両側罹患，家系内発生が母指多指症より多い．合指症には，皮膚性合指症と骨性合指症がある．皮膚性合指症には基部のみが癒合する不完全合指症と指尖部まで癒合する完全合指症がある．骨性合指症には末節骨のみの癒合から，基節骨より遠位がすべて癒合するものまである．罹患指は中指と環指の間が最も多い．

b. 乳児期に見つかる疾患

1) 握り母指症

生下時には指を曲げる屈筋が優位であるためしっかり握っていた手は，しだいに伸筋の活動性が増して指を伸ばすようになる．生後半年を過ぎても母指中手指節関節を自分で伸ばすことができない状態が握り母指症である．他動的には母指の伸展は可能である．

2) ばね指（弾発指，強剛母指）

乳児が指を伸ばさない疾患には，握り母指の他に小児のばね指がある．指屈筋腱の肥厚による屈筋腱腱鞘の相対的狭窄が原因である．これらの原因が先天性であるという説もあるが明らかではない．生下時に小児のばね指が見つかることはなく，1歳から2歳までに発症するのがほとんどである．小児のばね指は母指に多く，母指IP関節の弾発現象を訴えるため，ばね指と呼ばれる．症状が強くなると自分で指を伸展することは不可能である．その場合は，強剛母指と呼ばれる．無理に指を伸展すると弾発現象とともに指が伸びるが，その際に疼痛を訴える点が握り母指症と異なる．

3) 腱鞘ガングリオン（レチナクラールガングリオン）

乳児の指や手の掌側面の皮下に米粒あるいは小豆状の硬い腫瘤を触れて病院を受診することがある．これはレチナクラールガングリオンと呼ばれる疾患である．腫瘤のなかに粘液を含んだ薄い結合織の被膜からなり屈筋腱腱鞘と連続している．

c. 幼児期から学童期にかけて見つかる疾患

1) 手の先天異常

生下時には異常がないがその後，明らかになる先天異常がある．

ⅰ）屈指症　近位指節間関節の屈曲拘縮（指が真っ直ぐ伸びない状態）を特徴とする（図1）．小指の単独罹患が約半数であり，その他の例では多数指が罹患する．変形は生下時にある場合もあるが，学童期に出現する場合もある．思春期前の発症例では変形が思春期に増強する．機能障害はほとんどない．

ⅱ）Kirner変形　小指の末節骨が短縮し屈曲し橈側方向に偏位する変形である．爪も短

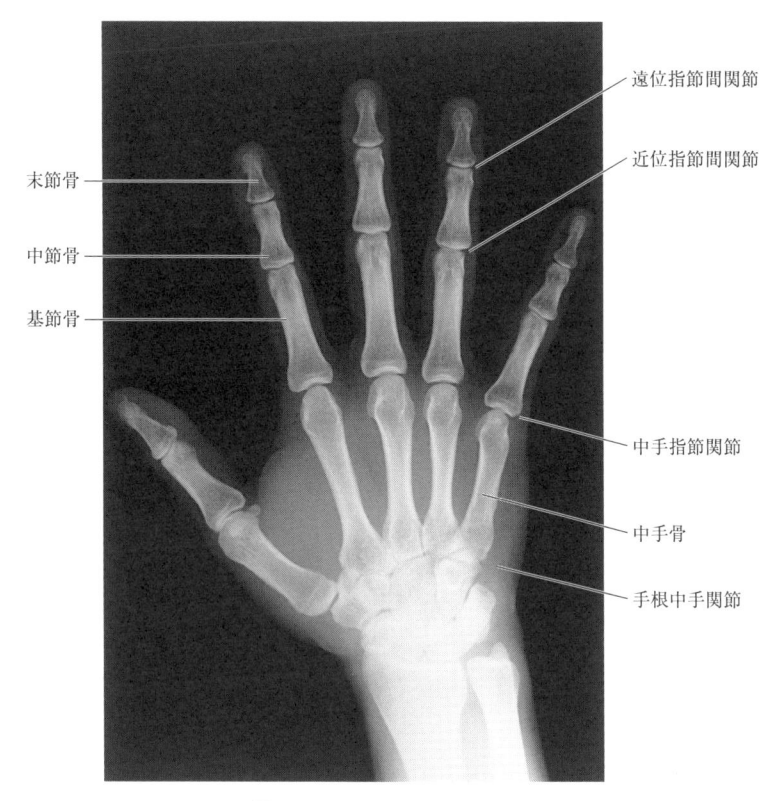

図1 手のX線像と各部の名称

(ラベル：末節骨、中節骨、基節骨、遠位指節間関節、近位指節間関節、中手指節関節、中手骨、手根中手関節)

縮し弯曲が増強する．学童期に変形が著明になることが多く，家族発生も多い．

iii) Madelung変形　手関節の銃剣様変形をMadelung変形と呼ぶ．本症は橈骨遠位骨端軟骨成長板の尺側の障害に起因する変形で橈骨が尺骨に対して相対的に短縮する．症状は手関節の変形か可動制限である．年長児では骨の変形に起因する手関節痛を訴える．6歳ころから思春期に発症する．両側罹患が多い．低身長と家族内発生がある場合には全身性の骨系統疾患の部分症状である可能性が高い．

iv) 短指症　指節骨あるいは中手骨の短縮による指短縮を短指症という（図1）．生下時からこれらの骨が短く形成されている場合と成長過程で指の成長が障害されて指が短縮する場合がある．後者では指短縮は10歳前後で明らかになる．小指中節骨，母指末節骨，中手骨に短縮が発現する頻度が高い．小指中節骨短縮症の発生頻度は女性で20％，男性で15％である．診断では，母指の末節骨が他の指の末節骨より短い場合は母指末節骨短縮症，小指で中節骨が末節骨より短い場合は小指中節骨短縮症，また，手を握ったときに中手骨骨頭によりできる握り拳のアーチに陥凹が認められれば，中手骨短縮症と診断できる．遺伝性の短指症もある．

2) 肘内障

2～4歳ころの幼少児が親と手をつないで歩いていて急に手を引っ張られた後に，腕を痛がり動かさなくなるため肩が外れたと訴えて親に連れられて来院することが多い．正常では橈骨頭の周囲を取り巻いている輪状靱帯が遠位にずれたものと考えられている．肘の屈伸と前腕の回旋運動が制限されている．X線像で異常はない．靱帯を戻す操作により症状は消失する．

3) 内軟骨腫

手に発生する骨腫瘍では最も頻度の高いものである．良性腫瘍で基節骨と中手骨に発生することが多い．X線像では円形あるいは楕円形の骨透亮像を示す．通常は無症状であるが，小児期に腫瘍のために骨が弱くなり骨折をきたして見つかることが多い．

d. 学童期から青年期に見つかる疾患
1) 手のスポーツによる障害

スポーツや日常生活の活動性が増す時期であり，スポーツ障害や外傷が発生しやすい．頻度の高いものとしては，遠位指節間関節での伸筋腱損傷（槌指，いわゆる突き指）がある．同関節の自動伸展が不可能になる．中指，環指に多い．その他に近位指節間関節の背側脱臼や，スキヤー母指（skier's thumb）と呼ばれる母指中手指節関節の尺側側副靱帯損傷などがある．ジャージに指を引っかけて受傷する深指屈筋腱皮下断裂はジャージ損傷とも呼ばれる．

2) Kienboeck病

手関節を構成する手根骨の1つである月状骨の血行障害による骨壊死（無腐性壊死）であり，月状骨軟化症とも呼ばれる（図2）．月状骨の骨折による骨内血管の損傷，あるいは月状骨に入る栄養血管が入口部で途絶して血行が遮断され壊死が生じると考えられる．原因は月状骨骨折，繰り返す小外傷，橈骨が尺骨より長いことによる月状骨への過剰な負荷などが考えられているが明らかではない．思春期以後に明らかな誘因がなく手関節の運動痛，可動制限，圧痛，軽い腫脹が出現した場合，本症の可能性が高い．男性，利き手，大工など手を使う職業の人に好発する．発症後，月状骨の圧潰，分節化があり，進行すると手根骨の配列異常が生じ変形性関節症に進行する可能性がある．

3) 舟状骨骨折

手をついて倒れるなどの動作で手関節が過伸展された際に発生する．この受傷機転では小児では肘周辺の骨折，老人では橈骨遠位端骨折が起こりやすいが，青年では舟状骨骨折が起こりやすい（図2）．

e. 成人に見つかる疾患
1) 関節リウマチ

慢性の多発性で対称性の関節腫脹，疼痛，可動制限，朝の指のこわばりなどを主症状とする．関節リウマチでは滑膜炎が起こる．したがって，滑膜が存在する関節と腱周囲に炎症が生じて関節滑膜炎と腱滑膜炎が起こる．前者は進行性の関節破壊と関節変形を生じる可能性がある．後者は腱の栄養を障害し伸筋腱の皮下断裂をきたすことがある．手関節，中手指節関節および近位指節間関節の罹患頻度が高い．遠位橈尺関節の滑膜炎では前腕の回旋制限を生じる．手指の変形や手根管症候群を発症させることがある．手根管症候群では，主に母指，示指，中指の掌側の知覚障害と母指の外転運動障害が認められる．

2) 腱鞘炎

腱鞘炎には原因の異なるいくつかの種類がある．関節リウマチによる腱鞘炎，結核性腱鞘炎

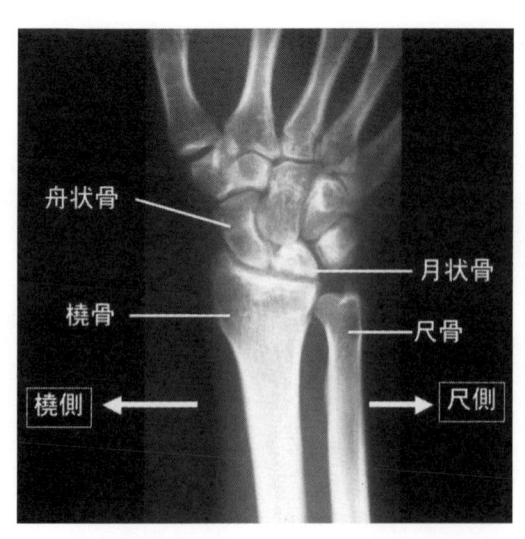

図2 手関節のX線像，各部の名称と方向の表示
母指側を橈側，小指側を尺側，指先に近いほうが遠位，肘に近いほうが近位である．

や他の細菌による化膿性腱鞘炎がある．前者では関節リウマチの罹患しやすい年齢に起こるが，後者ではいずれの年齢にも起こりうる．繰り返しの手の使用による機械的な刺激が腱周囲組織に加わり炎症を引き起こす腱鞘炎は最も頻度が高く，中年女性に好発する．

ⅰ) de Quervain 病　手指を伸展させる伸筋腱は手関節の背側を走行する．この部では伸筋腱は母床から浮き上がらないように伸筋支帯（伸筋腱靱帯性腱鞘）と呼ばれる膜様組織により押さえられている．この腱鞘は内側に区画があり6つに分かれている．それぞれの区画の中を伸筋腱が走行する．一番橈側の第一区画の中を長母指外転筋と短母指伸筋腱の2本の伸筋腱が走行している．この腱の腱鞘炎はde Quervain 病，あるいは狭窄性腱鞘炎と呼ばれる．母指の付け根から手関節の母指側にかけての疼痛，同部の腫脹・腫瘤形成と圧痛がある．母指を内側に入れて手を握り手関節を小指側に曲げると手関節の橈側に疼痛を訴える．

ⅱ) 指屈筋腱腱鞘炎　指屈筋腱は伸筋腱と同様に中手指節関節の掌側を靱帯性腱鞘で押さえられて，指を曲げた際に母床から浮き上がらない構造になっている．この部位で屈筋腱周囲の滑膜の肥厚が生じ，屈筋腱に対する腱鞘の相対的な狭小化が起こり，指の伸展あるいは屈曲の際に弾発現象を起こす．この現象のため，ばね指あるいは弾発指とも呼ばれる．女性で，右手に多い．指別では母指，中指，環指，示指，小指の順である．指の屈伸で中手指節関節掌側の疼痛を訴える．同関節の掌側皮下に小結節を触れ，これを圧迫すると疼痛を訴える．

3) 手根管症候群

手関節には8つの手根骨があるが，その掌側は溝状になりその中を指の屈筋腱が走行する．この手根骨の溝の上に屈筋支帯（線維鞘）が張って屈筋腱の浮き上がりを防いでいる．この手根骨の溝と屈筋支帯で構成されたトンネルは手根管と呼ばれる．手根管内を滑膜に包まれた9本の屈筋腱と正中神経が通る．屈筋腱の腱鞘炎による滑膜の肥厚などの病変が生じると正中神経の圧迫麻痺が起こる．中年以降の女性に発症する者が多く，ときに両側性にみられる．手の掌側で母指から環指の母指側までのしびれや疼痛，ときに母指の脱力を訴える．痛みとしびれは夜間あるいは明け方に強い傾向がある．手関節を掌屈させ続けると正中神経支配領域の疼痛あるいはしびれが増強する．糖尿病による末梢神経障害でも類似の症状を呈することがある．

4) ガングリオン

ガングリオン（ganglion）は弾性のある丸い腫瘤として手関節近傍に発生するが，とりわけ手関節背側で橈側の靱帯より発生することが多い．通常，痛みはないが小さなものでは疼痛と圧痛を伴うことが多い．発生原因は不明であるが，その本体は結合織の粘液変性を伴った退行性変性であり，真の腫瘍ではない．手関節周囲では背側橈側にでることが多い．表面が平滑で基底部以外との癒着がなく，圧迫すると特有の弾性がある．

5) グロームス腫瘍

疼痛がある良性腫瘍である．血管運動調節を行うグロームス器官と呼ばれる末梢皮膚の真皮の動静脈吻合部に由来している腫瘍である．指尖，爪床下に発生することが多い．成人以後に発症する．症状は寒冷時に増悪する激痛，限局した圧痛で皮膚あるいは爪の上から青くみえることが多い．

6) 書痙

字を書く際に手の震えや過緊張が出現してペンが進まなくなり字が書けない状態をいう．20歳から40歳代の男性に多い．強い筆圧を必要とするボールペンでの書字で症状が著明になる．書字以外の動作は細かい動作でもほとんど問題なく行える．心理的要因や脳内での運動回路の異常などが原因として考えられている．

f. 老年に見つかる疾患

加齢変化は手のすべての組織，すなわち皮膚，血管，神経，靱帯，関節軟骨，骨に起こる．皮膚では緊張が減少し皺が増す．血管では動脈硬化などの変化が増し，ときに血行障害が生じる．神経では伝導速度が若年者より遅くなる．

靱帯は引き延ばされ，ときに指関節の不安定性を生じさせる．軟骨は摩耗するが生理的範囲であれば，関節にかかる負荷が軟骨の下層の骨に伝わり軟骨下骨の増殖が起こる．全身的な骨粗鬆症の影響を受けて手の骨でも全体としては骨密度が低下し強度が低下する．このような加齢に伴う変化を基盤に各種の疾患が発症する．

1) 変形性関節症

関節軟骨の摩耗が生理的範囲を超えると発症する．関節面では軟骨が摩耗し，通常ではみられない毛羽立ちや小亀裂が生じる．軟骨が消失すると軟骨下骨が露出する．摩耗した軟骨は滑膜を刺激し滑膜の肥厚や関節液貯留を引き起こす．関節痛は初期には運動痛であることが多いが，進行すると安静時痛もある．関節腫脹や可動制限も加わる．変形性関節症が遠位指節間関節に発症するとHeberden結節，近位指節間関節に発症するとBouchard結節と呼ばれる．その他に手では，母指手根中手関節変形性関節症，変形性手関節症，遠位橈尺関節関節症などがある．

ⅰ）Heberden結節　遠位指節間関節の変形性関節症で40歳過ぎの女性に多く発症する．女性の罹患が男性より10倍くらい多い．急性期で発赤などの炎症症状を伴う場合や，粘液嚢腫を伴う場合がある．罹患期間が長くなると遠位指節間関節の屈曲変形が出現する．

ⅱ）Bouchard結節　近位指節間関節の変形性関節症でHeberden結節の20%に本症が合併する．指の偏位が出現することがあり，発症した場合には機能障害はHeberden結節より高度である．関節リウマチが近位指節間関節を侵す頻度が高いので区別する必要がある．

2) Dupuytren拘縮

手の掌側の皮下には手掌腱膜と呼ばれる膜があり手掌の皮膚の過度な移動を抑えている．この手掌腱膜の線維芽細胞が増殖し線維腫症を形成するのが本疾患である．環指と小指が罹患しやすい．発症には遺伝的素因が関係し，白人に比べて日本人では頻度は少ないといわれている．初期には手の掌側の硬いしこりとして触れるが，しだいに腱様の索状物として触れるようになり中手指節関節，次いで近位指節間関節の屈曲拘縮が発現する（図3）．　　　［荻野利彦］

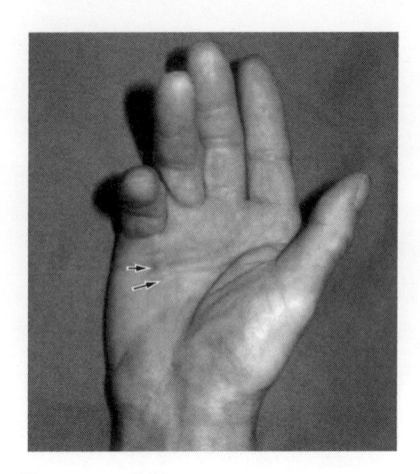

図3　Dupuytren拘縮
環指と小指の屈曲変形と小指の手の掌側の皮下に索状物が観察される．

■文献
1) 山田宗睦：手は何のためにあるか，風人社，東京，1996．
2) 石井清一：手の臨床，メジカルビュー社，東京，1998．
3) 上羽康夫：手・その機能と解剖　改訂4版，金芳堂，京都，2006．

5.4 関節の年齢

a. 関節の定義と分類

関節とは2個以上の骨の接合部，すなわち骨と骨のつなぎ目のことである．ただし単に骨を連結しているだけではなく，骨の間に一定の可動性を与える．関節は，その可動性の有無によって，関節癒合（動かない関節）と可動関節（動く関節）に分けられる．前者の例としては恥骨結合や頭蓋骨の縫合などが，後者の例としては膝関節，股関節，肩関節などがあげられる．

動かない関節はさらにその結合させる組織の種類によって線維性関節と，軟骨性関節に分けられる．線維性関節では骨が線維性結合組織により，軟骨性関節では骨が軟骨組織により結合されている．一方，動く関節は，滑膜に裏打ちされた関節包をもち，関節腔を有し，関節面は硝子軟骨によって覆われるため，滑膜関節とも呼ばれる．

b. 関節の構造と機能

関節は繰り返される力学的な負荷に耐えられるように発達した組織である．その構造を膝関節を例としてみると（図1），関節包，滑液，関節軟骨，軟骨下骨，靱帯，関節円盤から構成されている．

関節包は関節全体を包み込む構造体で，その内側は滑膜，外側は線維性関節包からなる．滑液は関節腔内に存在する粘稠な液体であり，滑膜から産生される．滑液は血漿成分とヒアルロン酸からなり，軟骨細胞への栄養供給と関節軟骨の潤滑性を高める働き，さらに荷重の衝撃を和らげる作用をもっている．

関節部分の表面を覆う軟骨は，軟骨細胞と，ヒアルロン酸を含むプロテオグリカン，コラーゲンからなる軟骨基質からなる．軟骨表層では特殊な蛋白質が発現・分泌し潤滑性に富むため，関節の働きを円滑にすることに役立つ．深部ではプロテオグリカンの保水性とマイナスへの荷電から，圧迫力が加わっても元に戻ろうとする復元力が働く（図2）．

軟骨下骨は軟骨の下層に接する層状骨であり，靱帯は骨に付着して関節の安定性を保つのに役立つ．関節円盤は一部の関節にみられる組織で関節の安定性を高めていると考えられてい

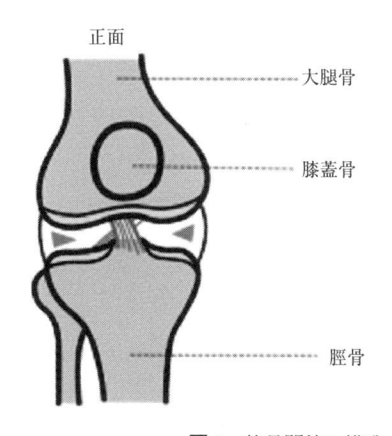

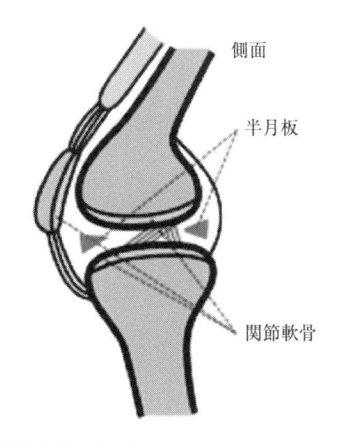

図1 軟骨関節の構造（膝関節を例として）

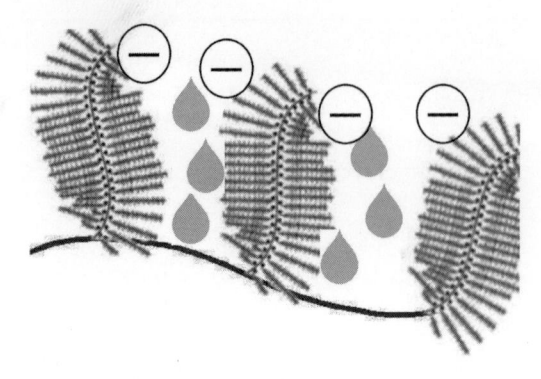

図2 関節軟骨における復元力
プロテオグリカンは保水性に優れ，表面がマイナスの電荷を帯びるため圧迫力が加わっても復元しようとする力が働く（東京大学，馬淵昭彦氏のスライドより許可を得て転載）．

る．

c. 関節の働き

関節はヒトが日常生活を営むうえで重要な働きをしている．膝関節を例にとってみよう．膝関節には大きく分けて2つの働きがある．可動性と支持性である．まず歩いたりしゃがんだり座ったりするときに関節を動かす役目が可動性である．膝の曲げ伸ばし（屈伸運動）では，歩行で約60度，しゃがむ動作で約100度，正座では約140度というように，広い範囲の屈伸運動を担っている．それに対して身体を支える役目が支持性である．膝は立っているときは体重の重みがかかり，歩いているときは体重の2～3倍，階段の昇降では体重の4倍の荷重がかかるといわれている．

d. 加齢と関節

軟骨も加齢とともに変化する．図3に関節の粘度と加齢との関連を示す[1]．これをみると，加齢により，関節液中のヒアルロン酸の濃度と分子量が減少し，関節液の粘度が低下していることがわかる．また，変形性関節症（osteoarthritis：OA）や関節リウマチでは関節液の粘度が低下していることも明らかになった．

加齢によって，関節では関節液の粘度が低下するとともに，軟骨に変化をきたす．図4に軟骨の老化の程度と加齢との関係を示す．この図から軽度な変化も中等度～高度の変化もいずれも年齢とともにその割合が上がっていることがわかる．

e. 関節の加齢性疾患—変形性関節症とは？

OAは関節軟骨や関節構成体の退行変性と，それに続発する軟骨・骨の破壊および増殖性変化の結果起こる疾患と定義される[3]．OAはい

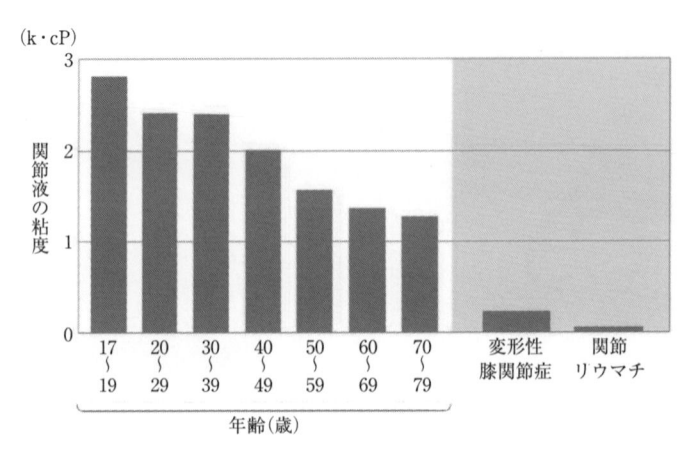

図3 加齢と関節液の粘度（近藤，1980）[1]
病気によってヒアルロン酸の濃度や分子量は減少し，関節液の粘稠度も低下してしまう．

ずれの部位の関節にも起こりうるうえに，その痛みにより高齢者の生活の質を著しく阻害する．なかでも特に問題が大きいのはOAによる歩行困難であり，日常生活に支援が必要となることが多い．2004年の厚生労働省国民生活基礎調査の結果[4]をみると，高齢者が要支援になる原因としては老衰に次いで本疾患があげられ，疾病のなかでは最も多いと報告されている（図5）．すなわち，OAはきわめて多くの高齢者の生活の質（quality of life : QOL）を低下させ，その健康寿命を短縮し，さらに医療費の高騰，労働力の低下の原因となっている．

f. 変形性関節症の頻度

前述のようにOAは加齢とともに進行する疾患であるが，慢性に進行し経過が長いことから発生の日時の特定が困難である．そのため，今OAの患者がどのくらいいるのか（有病率），どのくらいのOA患者が発生しているのか（発生率）を推定するためには，病院の調査をしても本来の目的を達することができない．すなわちこのような慢性疾患の有病率や発生率を求めるためには，一般住民の集団を設定して，集団全体のスクリーニングを行う必要がある．このような困難と制約のために，患者数がきわめて多いと考えられるにもかかわらず，本疾患

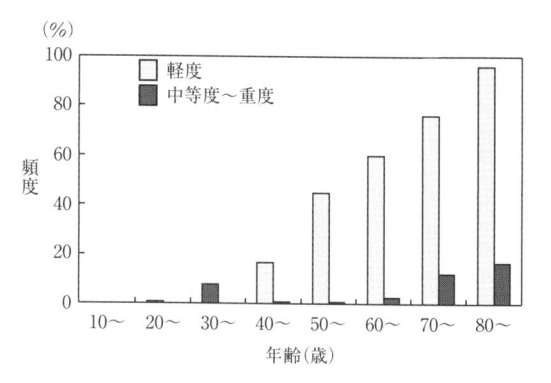

図4　軟骨の老化[2]

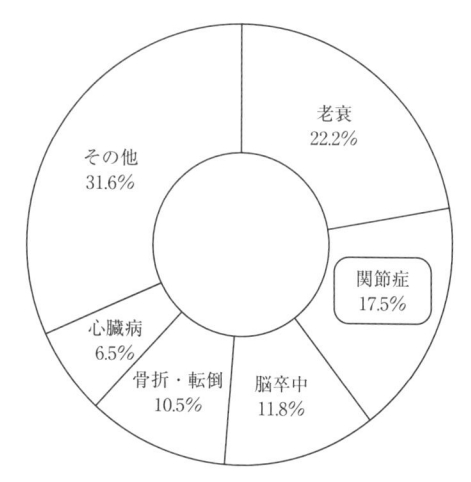

図5　要支援となる原因[4]

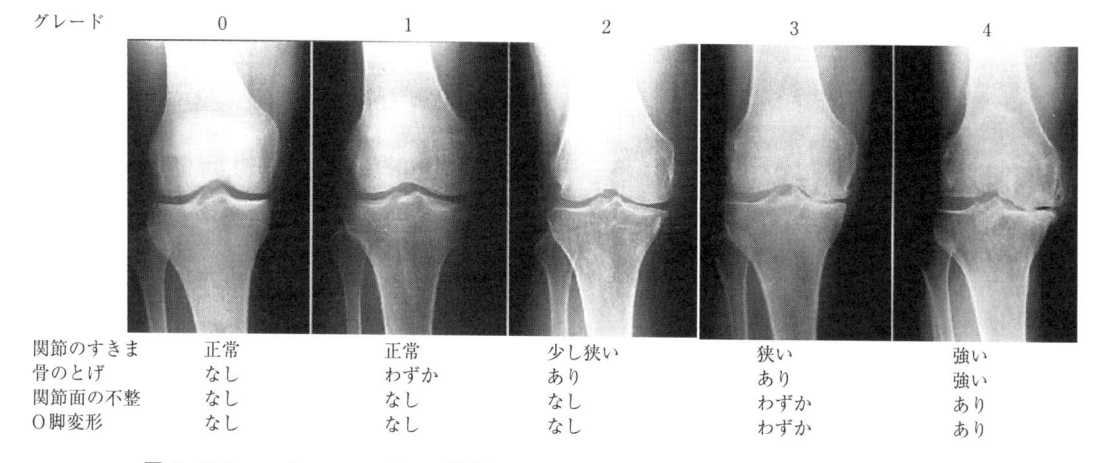

図6　Kellgren-Lawrence法での読影によるX線上の変形性関節症の進行（膝を例として）

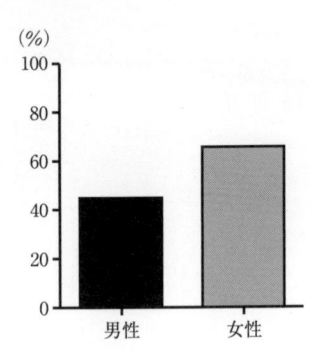

図7 変形性膝関節症の有病率
(50歳以上)

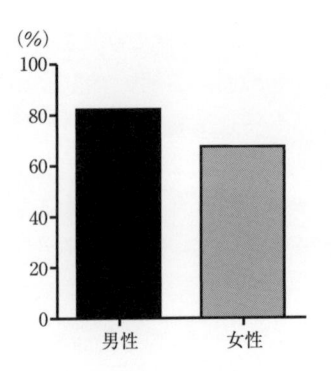

図8 変形性腰椎症の有病率
(50歳以上)

を目的疾患とした研究報告は十分とはいえない．

筆者らは，OAの有病率を明らかにするために，都市部の住民1,350人，山村部の住民864人，漁村部の826人，計3,040人を対象に問診票調査，運動機能調査，および腰椎，膝X線撮影を行った．X線画像はKellgren-Lawrence法（図6）を用いて整形外科医が読影し，グレード2以上をOA変化ありとした[5]．

これら3地域における50歳以上の住民のX線結果における膝OA，腰椎OAの有病率を図7, 8に示す[6]．男女いずれも50歳以上の50％以上にOA変化が認められることがわかった．これを2004年度の年齢別人口構成に当てはめてみると，全国の50-89歳の男性840万人，女性1,560万人，総計2,400万人が膝OA，男性1,850万人，女性1,660万人，総計3,510万人が腰椎OAであると推定された．これはX線での診断結果からの推定であるため，症状が顕在化した患者数というわけではないが，潜在患者数としても従来の試算よりもはるかに高いこ とが示唆された． ［吉村典子］

■文献
1) 近藤 仁：正常および病的ヒト関節液の粘性に関する研究——とくに粘性変化に関与する因子と潤滑への影響について——北里医学 10：485-498, 1980.
2) Bullough PG, Orthopaedic Pathology 3 rd ed, Mosby-Wolfe. London, 1997.
3) Buckawlker JA, Mankin HJ：Articular cartilage. Degeneration and osteoarthritis, repair, regeneration, and transplantation. Instr Course Lect 47：487-514, 1998.
4) 厚生労働省：平成16年国民生活基礎調査の概況. http://www.mhlw.go.jp/toukei/saikin/hw/k-tyosa/k-tyosa04/4-2.html
5) Kellgren JH, Lawrence JS：Radiological assessment of osteo-arthrosis. Ann Rheum Dis 16(4)：494-502, 1957.
6) 吉村典子，村木重之，岡 敬之，馬淵昭彦，延與良夫，吉田宗人，雑賀明宏，鈴木隆雄，吉田英世，石橋英明，山本精三，川口 浩，中村耕三：特性の異なる3地域における変形性膝関節症及び変形性腰椎症の有病率の検討：Research on Osteoarthritis Against Disability (ROAD) プロジェクトより．日本骨代謝学会雑誌第25回日本骨代謝学会学術集会プログラム抄録集 s174, 2007.

5.5 運動機能年齢

a. 運動発達

幼少児から青年までの年齢における運動発達は，子どもがさまざまな運動パターンと運動スキルを獲得していく過程のことである．運動発達は，遺伝的にプログラムされている神経・筋系の成熟，体格と身体組成などの発育と成熟，これまでの運動経験の影響，新しい運動経験の影響などのような要因との間の相互作用に基づいた運動機能の連続的な変容である．

b. 運動パターンと運動スキル

発育発達学では運動の程度の違いに着目した概念から，運動は運動パターンと運動スキルの2つの観点から観察される．運動パターンは運動課題を構成している基礎的および複合的な動きである．運動スキルは運動を達成するために要求される正確性と経済性である．運動パターンは一般的な概念で，運動スキルは特殊的な概念である．つまり，多くの子どもたちでは跳躍の基礎的な運動パターンは遂行できるが，その熟練の程度である運動スキルはさまざまである．運動・スポーツ指導で用いられている用語では，運動パターンは運動の技術として説明され，運動スキルは運動能力あるいは運動技能として取り扱われている．

c. 基本的運動パターン

基本的運動パターンは運動の初歩的な形式であり，移動運動，非移動運動，操作運動に分類される．移動運動は，歩行，走行，跳躍，ギャロップ，ホップ，スキップのような全身で移動する運動である．非移動運動は，押す，引く，折る，丸まる，捻るなどのような身体部分での運動である．操作運動は，投球，捕球，打球，蹴球，ドリブルなどのような身体以外のものを動かす運動である．多くの身体運動は移動運動，非移動運動，操作運動がさまざまに組み合わされて発現する．基本運動の発達には，基本的運動パターンを獲得することと，基本運動を洗練して運動スキルが発達する過程がある．

d. 運動の過程と成果

基本的な運動パターンと運動スキルは過程と成果の観点から評価される．運動過程は腰の回転，腕の動き，脚の動きなどのような身体部分の動きと，跳躍での踏切角度，関節のテコの長さ，関節の角度のような運動メカニクスとから運動の技術特性を取り扱う．一方，運動成果は疾走時間，跳躍距離，遠投距離などのような運動パフォーマンス（運動成績）に対応している．基本的な運動パターンと運動スキルにおける過程と成果との間には，一般的に正の相関関係がみられる．

e. 新生児と乳児の反射

新生児の運動反応は胎児期に獲得されたものが継続され，出生時や乳児期の反射に引き継がれる．新生児の運動では随意運動は発現されない．乳児期以降に中枢神経系が発達するにつれて，大脳皮質における抑制機構によって運動が制御され，反射は消失していく．摂食に関する反射や眼の反射などのような原始反射は，新生児期に発現する．摂食に関する反射は，吸引反射，追いかけ反射，舌の下顎後退反射などである．眼の反射は，角膜反射，瞬き反射などである．Moro反射は頸のあたりの突然の動きに誘引される四肢の伸展反射であり，出生時期から3か月までの乳児期に最もよく発現する．驚き

反射は大きな音響刺激によって発現して，四肢が屈曲する．手掌把握反射は，乳児の手掌に物が接触することによって発現し，親指も一緒に手掌が強く握られる屈曲反射である．新生児では移動のための運動は未発達であるが，這う，立つ，ステップ，水泳などのような移動反射は随意運動に類似している．

乳児期では立ち直り反射，迷路反射，緊張性頸反射などが発現する．立ち直り反射は頭と頭以外の部位との関係を維持することを促進する．バランスが崩れるときは立ち直りを補助する．迷路反射は重力に対する身体の方向を修正することを補助する．立ち直り反射や迷路反射は乳児がバランスを保つことを補助し，姿勢の制御をつかさどる姿勢反射である．

f．乳幼児の運動発達

随意的な運動制御の発達は乳児期に始まり，子ども期を通して促進する．出生後の2年間では，姿勢制御，移動制御，把握制御が発達する．

ベイリー（Bayley）乳幼児発達検査基準において95％の乳幼児が月齢24歳までに達成できる運動と月齢は以下のようなものである．頭を垂直に立てる（3.0），頭を立てている（4.0），横向きから仰向けに変わる（5.0），助けられて座る（5.0），頭を動かさないでいる（5.0），積み木を手掌でつかむ（7.0），少しの助けで座る（6.0），仰向きから横向きに変わる（7.0），不完全ながら親指を用いて積み木をつかむ（8.0），少しの間1人で座る（8.0），何かにつかまって身体を引き上げ座ろうとする（8.0），仰向けから腹這いになる（10.0），親指を用いて積み木を完全につかむ（9.0），上手に1人で座る（10.0），不完全ながら錠剤をつまむ（10.0），何かにつかまって身体を引き上げ立とうとする（12.0），支持なしで座位になる（11.0），家具につかまり立つ（12.0），ステップをする（12.0），上手に錠剤をつまむ（12.0），助けられて歩く（12.0），座り込む（14.0），1人で立つ（16.0），1人で歩く（17.0），助けられて階段を昇る（23.0），助けられて階段を下る（23.0）．

デンバー発達検査基準において100％の乳幼児が月齢24歳までに達成できる運動と月齢は以下のようなものである．うつ伏せで頭を45度に起こす（2.6），うつ伏せで頭を90度に起こす（3.2），うつ伏せで腕で支持して胸まで起こす（4.3），頭を動かさずに座っている（4.2），寝返りを打つ（4.7），脚にいくらかの力がかけられる（6.3），腕を引いて起こして座らせるとき頭が遅れない（7.7），助けなしに座っている（7.8），何かにつかまって立っている（10.0），何かにつかまって自分で立つ（10.0），座位になる（11.0），少しの間立っている（13.0），家具を伝わって歩く（12.7），上手に1人で立つ（13.9），かがんで元に戻る（14.3），上手に1人で歩く（14.3），後ろ向きに歩く（21.5），階段を昇る（22.0）．

g．歩行パターンの発達

乳児は，直立姿勢をとることで運動制御を獲得する．次に直立姿勢を維持する．最後に独立歩行の運動制御を獲得する．乳児における歩行の発達順序は，まず頭，体幹，上肢の順にコントロールできるようになる．続いて全身のコントロールができるようになる．まず支持されて座位できるようになり，支持なしで座位できるようになり，うつ伏せで這うことができるようになり，つかまり立ちができるようになり，支持なしで立位できるようになり，独立で歩行できるようになる．

独立歩行の運動パターンの発達の特徴は，両足を離してつま先を外側に向けて立つことで支持面を広くとることである．歩行が熟練していくにつれて支持面は狭くなり，両足の位置は肩幅より内側となる．足は前方にステップされる．腕振りは脚の動きに同調するようになり，

左右逆の脚と腕が前に出るようになる．独立歩行の基礎的スキルの発達は歩幅の増大，速度の増加，歩数の増加である．歩行パターンが成人に接近するにつれて，動きの再現性が向上する．歩幅の増大は下肢長など体格発育に関係する．子ども期前期では脚長の増加に相関して歩幅が増大することで歩行スキルが発達する．腰の回転の増大は歩幅の増大に影響する．

歩行が達成できることは，それまで移動の支持として用いられていた手を自由にして，手によるさまざまな操作を可能とする．つまり，歩行パターンの獲得は上位の運動パターンと運動スキルを発達させる基盤である．歩行パターンの熟練によって移動能力のコントロールが向上してさまざまな行動が1人でできるようになる．

h. 投球パターンの発達

右投げの投球パターンは以下のような4段階を達成することで発達する．第1段階では，腕と身体の運動が前後方向に起きて体幹の回転と足の移動はみられない．

第2段階では，体幹の運動が加わり，腕と身体の運動が水平面内で起きる．準備動作として右後方向への体幹の回転が起きて，続いて右前方向への回転を用いて投球する．足は固定したままでステップされない．

第3段階では，投球する腕側の足の踏み出しが加わる．体幹の回転は減少するが腰の屈曲は増加する．

第4段階では，逆側の足の踏み出しが加わる．準備段階では投球する腕と反対側の足が前に踏み出される．右投げでは投球時に腰，体幹，肩が左へ回転するとともに，体重が右足から左足へと前方向へ移動する．

i. 立ち幅跳びパターンの発達

立ち幅跳びパターンは以下のような4段階を達成することで発達する．第1段階では，垂直方向の力が水平方向の力よりも大きい．その結果，跳躍方向は前方よりもむしろ上方になる．着地時に両腕は後方に振られて体幹の運動を制止するためのブレーキとなる．

第2段階では，踏切準備段階で腕が前後に動くが，空中では羽ばたくように腕が横方向に動く．膝と腰の屈伸は第1段階よりも大きくなる．跳躍方向は45度よりも大きい．着地時では大腿角度は垂直である．身体重心は足の上にある．

第3段階では，踏切準備段階で腕が後方から前方に振られる．踏切離地前に膝と腰が十分に屈曲する．離地時に腕は前方に伸展するが，頭上までは到達しない．膝の伸展は十分であるが，跳躍方向は45度よりも大きい．着地時では大腿は水平ではなく，身体重心は着地する足に近い．

第4段階では，踏切準備段階で離地時に腕が急速に前方に伸展する．足が離地するときには腕が完全に伸展して頭上に到達する．膝と腰は完全に伸展して跳躍方向は45度以下となる．着地準備では腕は下方向へ移動して大腿が水平になるまで脚が前方へ伸展する．足の接地時では身体重心は足の後方にあるが，足が接地するときには膝は屈曲して腕は前方に突き出して身体重心を前方に移動させる．

j. 子ども期前期の運動パフォーマンス発達

3歳から6歳の間の運動パフォーマンス発達の特徴は，基礎的運動パターンは成熟した運動形式に発達し，個人差は大きく，思春期に比較すると性差は小さいことである．

3歳から6歳の間の男子の立ち幅跳びパフォーマンスは直線的に発達する．3歳では60 cm程度であり，4歳では70 cm程度であり，5歳では100 cm程度であり，6歳では120 cm程度である．一方，女子の立ち幅跳びパフォーマンスは，3歳では40 cm程度であり，4歳では60 cm程度であり，5歳では90 cm程度であり，

6歳では100cm程度である．

3歳から6歳の間の男子のテニスボールの遠投パフォーマンスは，立ち幅跳びに類似して直線的に発達する．3歳では5m程度であり，4歳では7m程度であり，5歳では10m程度であり，6歳では12m程度である．一方，女子のテニスボールの遠投パフォーマンスは，3歳では2.5m程度であり，4歳では4m程度であり，5歳では6m程度であり，6歳では7m程度である．

k. 子ども期後期から思春期の運動パフォーマンス発達

表1は男子，表2は女子の6〜19歳の新体力テストの年齢別平均値を示している．

子どもは2歳ごろに手すりにつかまらずに階段を下ることができるようになると，ちょこちょこと走るようになる．幼児期には体格発育と筋力発達により，ダイナミックな走パターンへと発達する．30m走や50m走のパフォーマンステストが実施できるようになる．男子の50m走パフォーマンスは6歳では11.60秒であり，13歳では7.94秒であり，17歳では最高値7.28秒に向上し，19歳では7.43秒である．女子の50m走パフォーマンスは6歳では11.90秒であり，13歳と14歳では最高値8.75秒に向上し，19歳では9.18秒である．

男子の立ち幅跳びパフォーマンスは6歳では114cmであり，13歳では200cmであり，19歳では最高値231cmに向上する．女子の立ち幅跳びパフォーマンスは6歳では104cmであり，11歳では155cmであり，14歳では最高値172cmに向上し，19歳では172cmである．

男子のソフトボール投げパフォーマンスは6歳では9.4mであり，11歳では最高値30.2mに向上する．女子のソフトボール投げパフォーマンスは6歳では5.9mであり，11歳では最高値17.2mに向上する．男子のハンドボール投げパフォーマンスは12歳では19.4mであり，17歳では最高値27.3mに向上し，19歳では26.9mである．女子のハンドボール投げパフォーマンスは12歳では12.9mであり，17歳では最高値15.0mに向上し，19歳では14.8mである．

握力は手掌把握による筋力テストである．男子の握力パフォーマンスは6歳では9.6kgであり，11歳では20.3kgであり，15歳では39.5kgであり，19歳では最高値44.6kgに向

表1 男子新体力テストの年齢別平均値：平成16年度調査

年齢	握力(kg)	上体起こし(回)	長座体前屈(cm)	反復横とび(点)	20mシャトルラン(折り返し数)	持久走1,500m(秒)	50m走(秒)	立ち幅跳び(cm)	ソフトボール投げ(m)	ハンドボール投げ(m)
6	9.6	10.5	25.6	26.0	15.9	…	11.60	114	9.4	
7	11.2	12.9	27.2	30.0	24.2	…	10.76	126	12.9	
8	13.1	15.1	29.3	34.4	33.3	…	10.15	139	17.4	
9	15.0	17.0	31.0	38.0	42.1	…	9.69	146	21.6	
10	17.5	19.4	33.2	41.7	49.4	…	9.33	156	25.6	
11	20.3	21.0	35.1	44.9	59.3	…	8.89	167	30.2	
12	25.0	23.5	38.9	47.9	67.7	423	8.51	183		19.4
13	31.0	26.9	43.5	51.6	83.6	384	7.94	200		22.1
14	36.5	29.0	46.7	54.0	90.7	373	7.55	213		24.5
15	39.5	28.9	47.9	52.9	79.7	389	7.59	218		25.2
16	42.3	30.6	50.0	54.4	87.1	382	7.41	226		26.4
17	43.4	31.3	51.5	55.8	89.7	372	7.28	230		27.3
18	44.0	29.6	49.8	54.6	81.1	393	7.44	230		26.3
19	44.6	29.9	49.4	55.6	81.9	395	7.43	231		26.9

表2 女子新体力テストの年齢別平均値：平成16年度調査

年齢	握力 (kg)	上体起こし (回)	長座体前屈 (cm)	反復横とび (点)	20 m シャトルラン(折り返し数)	持久走 1,000 m (秒)	50 m 走 (秒)	立ち幅跳び (cm)	ソフトボール投げ (m)	ハンドボール投げ (m)
6	8.8	10.4	27.2	25.6	13.5	…	11.90	104	5.9	
7	10.4	12.5	29.6	28.9	19.7	…	11.01	116	7.8	
8	12.3	14.2	31.6	32.3	26.5	…	10.44	128	9.8	
9	14.1	15.7	33.9	35.8	33.4	…	9.93	138	12.4	
10	17.0	17.5	36.6	39.4	39.2	…	9.54	146	15.0	
11	19.6	18.3	38.7	41.2	45.1	…	9.22	155	17.2	
12	22.1	19.5	41.4	43.3	51.5	297	9.01	164		12.9
13	24.3	21.8	43.8	45.2	57.7	284	8.75	171		14.1
14	25.7	22.2	45.7	45.5	57.1	294	8.75	172		14.9
15	25.7	20.8	45.7	43.8	46.5	308	9.03	168		14.4
16	26.5	21.7	46.4	43.9	48.6	311	9.13	168		14.6
17	27.3	21.8	47.6	44.6	49.8	312	9.14	170		15.0
18	27.2	21.4	46.7	45.3	44.3	319	9.27	170		14.1
19	27.7	21.3	46.8	46.5	44.7	308	9.18	172		14.8

上する．女子の握力パフォーマンスは6歳では8.8 kgであり，11歳では19.6 kgであり，19歳では最高値27.7 kgに向上する．男子では12歳以降に発達スパートが発現し，性差は拡大する．

上体起こしは腹筋運動による筋持久力テストである．男子の上体起こしパフォーマンスは6歳では10.5回であり，11歳では21.0回であり，17歳では最高値31.3回に向上し，19歳では29.9回である．女子の上体起こしパフォーマンスは6歳では10.4回であり，14歳では最高値22.2回に向上し，19歳では21.3回である．

長座体前屈は座位姿勢での柔軟性テストである．男子の長座体前屈パフォーマンスは6歳では25.6 cmであり，11歳では35.1 cmであり，17歳では最高値51.5 cmに向上し，19歳では49.4 cmである．女子の長座体前屈パフォーマンスは6歳では27.2 cmであり，11歳では38.7 cmであり，17歳では最高値47.6 cmに向上し，19歳では46.8 cmである．

反復横とびは左右への横とびの繰り返し運動による敏捷性テストである．男子の反復横とびパフォーマンスは6歳では26.0点であり，12歳では47.9点であり，17歳では最高値55.8点に向上し，19歳では55.6点である．女子の反復横とびパフォーマンスは6歳では25.6点であり，13歳では45.2点であり，19歳では最高値46.5点に向上する．

20 mシャトルランは走行速度を漸増する20 m折り返し走による全身持久力テストである．男子の20 mシャトルランパフォーマンスは6歳では15.9回であり，9歳では42.1回であり，14歳では最高値90.7回に向上し，19歳では81.9回である．女子の20 mシャトルランパフォーマンスは6歳では13.5回であり，10歳では39.2回であり，13歳では最高値57.7回に向上し，19歳では44.7回である．

男子の持久走1,500 m走パフォーマンスは12歳では423秒（7分03秒）であり，17歳では最高値372秒（6分12秒）に向上し，19歳では395秒（6分35秒）である．女子の持久走1,000 m走パフォーマンスは12歳では297秒（4分57秒）であり，13歳では最高値284秒（4分44秒）に向上し，19歳では308秒（5分08秒）である．

［西嶋尚彦］

5.6 生活機能年齢

a. 生活機能の概念，定義および測定

世界保健機関（WHO）はその憲章の前文で，健康を「単に疾病や虚弱がないのみでなく，身体的，心理的，社会的に安寧な状態である」とうたっている[1]．この定義は確かに，すべての人間に当てはまるいわば広汎な健康の概念ということができる．しかし，高齢者に対しては必ずしも適応しているとはいいがたい．その理由は高齢者は程度の差こそあれ，機能障害や病気あるいは虚弱のある場合が多く，単純にこれを「健康」と「不健康」に2分化するやり方では，いわば健全な高齢者の少なくない現在の高齢先進国の実態にはそぐわない．このような背景を元に，1984年にWHOの専門委員会は，生活機能の自立度を高齢者の健康状態の代用とすることを提案し，これまで使われてきた死亡率や罹病率は，個人の生活機能を予測するうえであまり有効ではないと述べるに至っている[2]．すなわち，本項の主題である健康指標としての生活機能は主に高齢者に当てはまる概念ということができる．実際，高齢者において加齢とともに確実に減衰する生活機能の概念的あるいはモデル的研究は欧米を中心として比較的早くから行われている．

その1つの代表的モデルの提唱はLawtonによってなされている．Lawtonは高齢者の生活機能に関して，図1に示すように単純なものから複雑な活動の順に，「生命維持」「機能的健康度」「知覚―認知」「身体的自立」「手段的自立」「状況対応」および「社会的役割」で構成される7段階の階層にモデル化した[3]．これらの7つの下位尺度のおのおのは一次元尺度となっており，概念的にも操作的にも互いに独立しているとみなされている．この活動能力モデルは老年学などの加齢にかかわる諸分野で広く認知されており，地域や時代などに応じて新しい

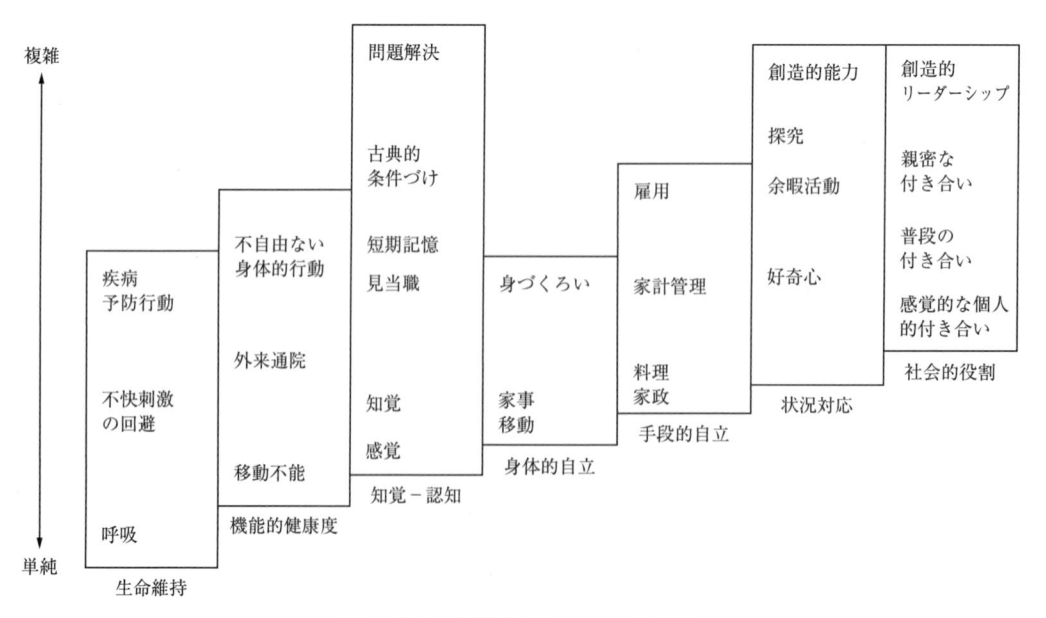

図1 能力の諸段階（Lawton，1972）[3]

測定方法を開発するうえの理論的枠組みとしてよく用いられている.

高齢者の生活機能評価においてよく用いられるKatzらの日常生活動作能力（activities of daily living：ADL）指標[4]は，Lawtonのモデルでいうところ「身体的自立」（4段階目）に相当するものである．オリジナルでは，①入浴，②更衣，③トイレ歩行，④移動，⑤排泄管理，⑥摂取の6項目の自立（単独で行為可能）であるかどうかを判定するが，現在ではわが国での使用も含めて，③トイレ歩行，④移動をまとめ単に移動とした5項目で聞くことが多い．

また，リハビリテーションの場などでもよく用いられるBarthel Index[5]（表1）もまた同様で

表1 Barthel Index（機能的評価）（Mahoney, et al, 1965）[5]

	Barthel Index	Barthel 変法
1) 食事	10：自立，自助具などの装着可，標準的時間内に食べ終える	2
	5：部分介助（たとえば，おかずを切って細かくしてもらう）	1
	0：全介助	0
2) 車椅子からベッドへの移乗	15：自立，ブレーキ，フットレストの操作も含む（歩行自立も含む）	3
	10：軽度の部分介助または監視を要す	2
	5：座ることは可能であるがほぼ全介助	1
	0：全介助または不可能	0
3) 整容	5：自立（洗面，整髪，歯みがき，ひげ剃り）	1
	0：部分介助または全介助	0
4) トイレ動作	10：自立．衣服の操作，後始末も含む．ポータブル便器などを使用している場合はその洗浄も含む	2
	5：部分介助．体を支える，衣服・後始末に介助を要する	1
	0：全介助または不可能	0
5) 入浴	5：自立	1
	0：部分介助または全介助	0
6) 歩行	15：45m以上の歩行．補装具（車椅子，歩行器は除く）の使用の有無は問わない	3
	10：45m以上の介助歩行．歩行器の使用を含む	2
	5：歩行不能の場合，車椅子にて45m以上の操作可能	1
	0：上記以外	0
7) 階段昇降	10：自立．手すりなどの使用の有無は問わない	2
	5：介助または監視を要する	1
	0：不能	0
8) 着替え	10：自立．靴，ファスナー，装具の着脱を含む	2
	5：部分介助．標準的な時間内，半分以上は，自分で行える	1
	0：上記以外	0
9) 排便コントロール	10：失禁なし．浣腸，坐薬の取り扱いも可能	2
	5：ときに失禁あり．浣腸，坐薬の取り扱いに介助を要する者も含む	1
	0：上記以外	0
10) 排尿コントロール	10：失禁なし．収尿器の取り扱いも可能	2
	5：ときに失禁あり．収尿器の取り扱いに介助を要する者も含む	1
	0：上記以外	0
	／100点	／20点

注：・代表的なADL評価法である．
・100点満点であるからといって，独居可能という意味ではない．

```
毎日の生活についてうかがいます．以下の質問のそれぞれについて，「はい」「いい
え」のいずれかに○をつけて，お答えください．質問が多くなっていますが，ごめ
んどうでも全部の質問にお答えください．
(1)  バスや電車を使ってひとりで外出できますか ………1.  はい    2.  いいえ
(2)  日用品の買い物ができますか ……………………………1.  はい    2.  いいえ
(3)  自分で食事の用意ができますか …………………………1.  はい    2.  いいえ
(4)  請求書の支払いができますか ……………………………1.  はい    2.  いいえ
(5)  銀行預金・郵便貯金の出し入れが自分でできますか …1.  はい    2.  いいえ
(6)  年金などの書類が書けますか ……………………………1.  はい    2.  いいえ
(7)  新聞を読んでいますか ……………………………………1.  はい    2.  いいえ
(8)  本や雑誌を読んでいますか ………………………………1.  はい    2.  いいえ
(9)  健康についての記事や番組に関心がありますか ………1.  はい    2.  いいえ
(10) 友だちの家を訪ねることがありますか …………………1.  はい    2.  いいえ
(11) 家族や友だちの相談にのることがありますか …………1.  はい    2.  いいえ
(12) 病人を見舞うことができますか …………………………1.  はい    2.  いいえ
(13) 若い人に自分から話しかけることがありますか ………1.  はい    2.  いいえ
```

図2　老研式活動能力指標

ある．

さらにKatzらの提唱した（基本的）ADLよりも高次の日常生活機能，すなわちLawtonのモデルでの5段階目の「手段的自立」あるいは手段的ADL（instrumental ADL：I-ADL）のレベルが，現実の社会的環境に適応するための高齢者の活動能力をよく反映しており，実際の地域で自立した生活を送るための必要な活動能力を表す指標としてよく用いられる[6]．

b. 老研式活動能力指標

老研式活動能力指標（図2）は，地域に生活するいわゆる健常老人の活動能力を総合的に評価することを目的として，東京都老人総合研究所のグループにより作成された生活機能測定尺度である[7]．

この老研式活動能力指標は，Lawtonの概念図に従えば「手段的自立」「状況対応」「社会的役割」の活動能力を総合的に評価することができる．本指標では単に身体的側面からのみ活動性や生活機能をとらえるのではなく，社会的役割や参加といった，社会的機能を健康あるいは生活機能の明確な条件として含めたことに大きな意義がある．

老研式活動能力指標は信頼性と妥当性についても十分な検討がなされている[8]．内的整合性には信頼係数（α）0.913，反復測定による信頼係数（test-retest）0.859，評定者間の一致度による信頼係数0.765などいずれも信頼性の高い尺度であることが確認されている．さらに妥当性の検討は，1年間の生命予後を外的基準として行い，活動能力指標得点と死亡率の間には顕著な関連性が認められ，特に5点以下のいわば機能低下者では性と年齢の影響を取り除いてもなお有意に死亡率の高いことが報告され，本指標の妥当性が高いことを示している．表2には本指標が開発された1987年での高齢者での性，年齢別の合計得点の一例を示す．図3は老研式活動能力指標によって測定された生活機能の時代に伴う変化をある地域の1988年と1998年の調査データに基づき検討したものである[9]．生活機能の平均得点は，1988年に比べて10年後の1998年に男女とも高い値を示し，特に女性においてその傾向は顕著であった．同地域では，この10年間に老人ホーム建設などによる施設サービスの受け入れ体制に大きな変

表2 老研式活動能力指標合計得点の平均値（古谷野ほか，1987）[7]

	男性	女性	計
65～69歳	12.119±1.750 (1,063)	12.102±1.859 (1,183)	12.115±1.808 (2,246)
70～74歳	11.757±2.221 (940)	11.593±2.616 (1,087)	11.668±2.442 (2,027)
75～79歳	10.882±3.239 (620)	10.598±3.385 (773)	10.724±3.322 (1,393)
80～84歳	9.994±3.880 (318)	8.097±4.357 (404)	8.932±4.256 (722)
85～89歳	7.885±4.611 (113)	5.968±4.019 (185)	6.695±4.347 (298)
90歳以上	6.310±4.848 (29)	3.466±3.475 (58)	4.414±4.181 (87)
計	11.330±2.892 (3,083)	10.758±3.485 (3,690)	11.018±3.241 (6,773)

平均値±標準偏差，（　）内は症例数．

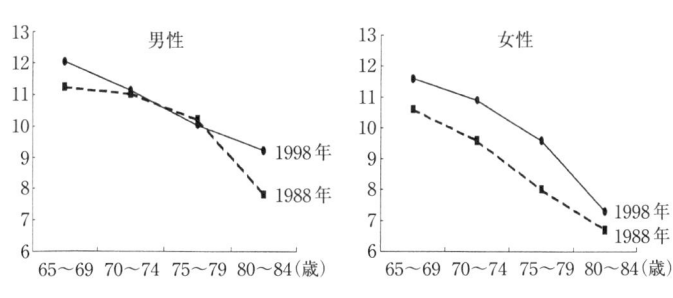

図3　生活機能得点の時代による差（老研式活動能力指標による）
（東京都老人総合研究所，2000）[9]

化がなかったことを考えると，生活機能得点の近年の増加はすなわち地域高齢者における生活機能の時代に伴う改善を示唆するものといえよう．

老研式活動能力指標を高齢者の総合的生活機能を測定する尺度として用いた研究は枚挙にいとまなく，国内外の学術誌などにもその成果は数多く報告されている[10-13]．

c．その他の生活機能測定指標

老研式活動能力指標以外にも，測定しようとする対象者の特性（障害の有無など）や測定対象そのもの（たとえば，生活満足度や高次の運動能力，あるいはQOLなど）の違いによってさまざまな指標が開発されている．

最近のわが国に進行する高齢社会にあって，新たに開発されてきた生活機能測定指標として介護予防に関するものがあげられる．その1つの例が東京都老人総合研究所が開発した簡易普及型介護予防のための生活機能質問票「おたっしゃ21」である（図4）．これは同研究所が実施してきた老化に関する長期縦断研究から得られたデータを基に虚弱，転倒，失禁，低栄養などの老年症候群のハイリスク高齢者をスクリーニングする質問票として開発されたものである．さらに，2006年度より開始された改正介護保険法における地域支援事業特定高齢者施策に用いられる「基本チェックリスト」（表3）

自分でやってみよう、介護予防健診「おたっしゃ21」

身体虚弱、転倒、軽度の認知症（痴呆）、尿失禁、低栄養の危険性を判定するものです。

この欄の回答者は右のチェックシートの横に並んだ全ての数字を○で囲む。　特許出願中

	質問	回答		判定 チェックシート 虚弱	転倒	尿失禁	低栄養	軽度認知症
問1	ふだん、ご自分で健康だと思いますか？	非常に健康 まあ健康な方だと思う	あまり健康ではない 健康でない	1		1		
問2	現在、3種類以上の薬を飲んでいますか？	いいえ	はい		1			
問3	この1年間に入院したことがありますか？	いいえ	はい		1		2	
問4	この1年間に転んだことがありますか？	いいえ	はい		3	1	2	
問5	現在、転ぶのが怖いと感じますか？	いいえ	はい		2	1		
問6	日常の移動能力についてですが、ひとりで外出（遠出）できますか？	はい	いいえ	3	1	1		2
問7	ひとりで1キロメートルぐらいの距離を、続けて歩くことができますか？	はい	いいえ	1				
問8	ひとりで階段の上り下りができますか？	はい	いいえ			1		
問9	物につかまらないで、つま先立ちができますか？	はい	いいえ	1	1	1		
問10	トイレに行くのに間に合わなくて、失敗することがありますか？	いいえ	ときどきある	1	1	3		
問11	尿がもれる回数は、1週間に1回以上ですか？	全くない	1週間に1回未満			1		
			1週間に1回以上			2		
問12	あなたは、趣味や稽古ごとをしますか？	はい	いいえ	1			2	
問13	肉類、卵、魚介類、牛乳のうち、いずれかを毎日、1つ以上食べていますか？	はい	いいえ	1	1		1	
問14	現在、食事づくりを1週間に4〜5日以上していますか？	はい	いいえ	1			1	
問15	これまでやってきたことや、興味があったことの多くを、最近やめてしまいましたか？	いいえ	はい		1	1		
問16	貯金の出し入れや公共料金の支払い、家計のやりくりができますか？	はい	いいえ	2		1	1	2
問17	自分で電話番号を調べて、電話をかけることができますか？	はい	いいえ	1		2		2
問18	薬を決まった分量、決まった時間に、ご自分で飲むことができますか？	はい	いいえ					2
問19	あなたの握力は、29kg以上（男性）、19kg以上（女性）ですか？	右左　kg　はい	いいえ	2	2	2	2	
問20	目を開いて片足で立つことができる時間は、20秒以上（男性）、10秒以上（女性）ですか？	秒　はい	いいえ	2	2		2	
問21	5mを普通に歩くとき、4.4秒未満（男性）、5秒未満（女性）ですか？	秒　はい	いいえ	3	3	2	3	
	合計点＝虚弱・転倒・尿失禁が5点以上、低栄養・軽度認知症（痴呆）が4点以上の人はトレーニングが必要です。	○で囲んだそれぞれタテの数字の合計		虚弱	転倒	尿失禁	低栄養	軽度認知症

氏名　　年令　才　男 女

図4　おたっしゃ21

もまた介護予防にかかわる生活機能評価の質問票である．「共通チェックリスト」は全25項目の質問からなり，介護予防のためのサービスプログラムに対応して，「運動器の機能向上」「栄養改善」「口腔機能向上」などのサービスを必要とする生活機能低下者をスクリーニングするために開発されたものである．これからも今後のわが国の一段と進行する高齢社会に適応するさまざまな生活機能に関する指標の開発が進むものと考えられている．　［鈴木隆雄］

■ 文献

1) World Health Organization (WHO)：The first ten years of the World Health Organization. World Health Organization, Geneva, 1958.
2) WHO Scientific Group on the Epidemiology of Aging：The use of epidemiology in the study of the elderly (Technical report series No. 706). World Health Organization, Geneva, 1984.
3) Lawton MP：Assessing the competence of older people. Kent DP, Kastenbaum R, Sherwood S eds, Research Planning and Action for the Elderly：The power and potential of social science, pp 122-143, Human Science Press, New York, 1972.
4) Katz S：Assessing self-maintenance：Activities of daily living, mobility, and instrumental activities of daily living. J Am Geriatr Soc 31：721-727, 1983.
5) Mahoney FI, Barthel DW：Functional evalution, The Barthel Index. Marlland State Med J 14：61-65, 1965.
6) Fillenbaum GG：Screening the elderly：A brief instrumental activities of daily living measure. J Am Geriatr Soc 33：698-706, 1985.
7) 古谷野亘，柴田　博，中里克治，芳賀　博：地域老人における活動能力の測定—老研式活動能力指標の開発—．日本公衛誌 34：109-114, 1987.
8) Koyano W, Shibata H, Nakazato K, Haga H, Suyama Y：Measurement of competence：Reliability and validity of the TMIG index of Competence. Arch Gerontol Geriatr 13：103-116, 1991.
9) 東京都老人総合研究所：「中年からの老化予防長期追跡研究　医学班」報告書，2000.

表3 評価表（基本チェックリスト）（本人記載用）[14]

No.	質問項目	回答（いずれかに○をお付け下さい）	
1	バスや電車で1人で外出していますか	0. はい	1. いいえ
2	日用品の買物をしていますか	0. はい	1. いいえ
3	預貯金の出し入れをしていますか	0. はい	1. いいえ
4	友人の家を訪ねていますか	0. はい	1. いいえ
5	家族や友人の相談にのっていますか	0. はい	1. いいえ
6	階段を手すりや壁をつたわらずに昇っていますか	0. はい	1. いいえ
7	椅子に座った状態から何もつかまらずに立ち上がっていますか	0. はい	1. いいえ
8	15分くらい続けて歩いていますか	0. はい	1. いいえ
9	この1年間に転んだことがありますか	1. はい	0. いいえ
10	転倒に対する不安は大きいですか	1. はい	0. いいえ
11	6か月間で2〜3kg以上の体重減少がありましたか	1. はい	0. いいえ
12	身長　　cm　体重　　kg（BMI　　）（注）		
13	半年前に比べて固いものが食べにくくなりましたか	1. はい	0. いいえ
14	お茶や汁物等でむせることがありますか	1. はい	0. いいえ
15	口の渇きが気になりますか	1. はい	0. いいえ
16	週に1回以上は外出していますか	0. はい	1. いいえ
17	昨年に比べて外出の回数が減っていますか	1. はい	0. いいえ
18	周りの人から「いつも同じ事を聞く」などの物忘れがあると言われますか	1. はい	0. いいえ
19	自分で電話番号を調べて，電話をかけることをしていますか	0. はい	1. いいえ
20	今日が何月何日かわからないときがありますか	1. はい	0. いいえ
21	（ここ2週間）毎日の生活に充実感がない	1. はい	0. いいえ
22	（ここ2週間）これまで楽しんでやれていたことが楽しめなくなった	1. はい	0. いいえ
23	（ここ2週間）以前は楽にできていたことが今ではおっくうに感じられる	1. はい	0. いいえ
24	（ここ2週間）自分が役に立つ人間だと思えない	1. はい	0. いいえ
25	（ここ2週間）わけもなく疲れたような感じがする	1. はい	0. いいえ

（注）BMI（＝体重（kg）÷身長（m）÷身長（m））が18.5未満の場合に該当とする．

10) Ishizaki T, Watanabe S, Suzuki T, et al：Predictors for functional decline among nondisabled older Japanese living in a community during a 3-year follow-up. J Am Geriat Soc 48：1424-1429, 2000.

11) Shinkai S, Watanabe S, Kumagai S, Fujiwara Y, Suzuki T, Shibata H, et al：Walking speed as a good predictor for the onset of functional dependence in a Japanese rural community population. Age and Ageing 29：441-446, 2000.

12) Suzuki T, Yoshida H, Kim H, Yukawa H, Furuna T, Sugiura M, Ishizaki T：Walking speed as a good indicator for maintenance of I-ADL among the rural community elderly in Japan：A 5-year follow-up study from TMIG-LISA. Geriat Gerontol International 3：S 6-14, 2003.

13) Fujiwara Y, Shinkai S, Kumagai S, Suzuki T, et al：Longitudinal changes in higher-level functional capacity of an older population living in a Japanese urban community. Arch Gerontol Geriat 36：141-153, 2003.

14) 平成17年度厚生労働省老人保健事業推進費等補助金事業：「介護予防のための生活機能評価についての研究」報告書，2006．

6. 循環器系

6.1 心臓・心機能

A. 幼小児〜青年・成人

a. 胎児循環

ヒトの一生のなかで最も大きな循環動態の変化は，胎児循環から成人循環（胎内循環から胎外循環）への移行である（図1）．

胎児循環（胎内循環）は成人循環（胎外循環）といくつかの点で異なっているが，その相違は主にガス交換する部位が2つの循環の間で異なることに起因している．すなわち成人循環においてはガス交換は肺で行われるが，胎児循環においては胎盤においてガス交換と栄養の供給が行われる．

胎児循環には4つの短絡が存在する．胎盤・静脈管・卵円孔，そして動脈管である．それにより以下のような特徴がある．

①胎盤循環には胎児の両心室からの駆出量の55%にあたる血液が流入し，血管抵抗が非常に低い循環である．

②上大静脈には脳を含めた上半身からの静脈血が流入し，その量は両心室からの駆出量の15%に相当する．一方，下大静脈には下半身からの静脈血と胎盤からの血液が流入しこれは両心室からの駆出量の70%に相当する．胎盤でガス交換が行われるため，下大静脈血の酸素飽和度は約70%と上大静脈血の酸素飽和度（約40%）に比較し高い．ちなみに胎児循環で最も酸素分圧が高いのは臍帯静脈で32 mmHgである．

③上大静脈血および下大静脈血は右心房に流入する．しかし，その血流の方向およびEustachian弁の存在によりそれぞれの血流は異なる方向へ流れていく．すなわち上大静脈血のほとんどは右心室へ流入する．一方，下大静脈血は1/3が卵円孔を通過して左心房へ流入し，残りの2/3が右心室へ流入する．その結果，脳循環および冠循環は左心房から左心室，上行大動脈を経由した下大静脈血由来の酸素飽和度の高い（酸素分圧で28 mmHg）血液が還流し，下半身には右心室から肺動脈，動脈管を経由した上大静脈血由来の酸素飽和度の低い（酸素分圧で24 mmHg）血液が還流する．

心腔・血管は通過する血流量に依存して成長していく．胎児期における肺循環は，両心室からの駆出量の15%しか還流しないため（ただし出生が近づくと増加する），出生時の肺動脈は細い．このため生直後肺循環血液量が急激に増加すると，細い肺動脈においては相対的に肺動脈狭窄の状態となり雑音を聴取することが少なくない（生理的肺動脈狭窄とも呼ばれる）．また，胎児期においてそれぞれの心室への還流量の相違から，右心室は両心室からの総駆出量

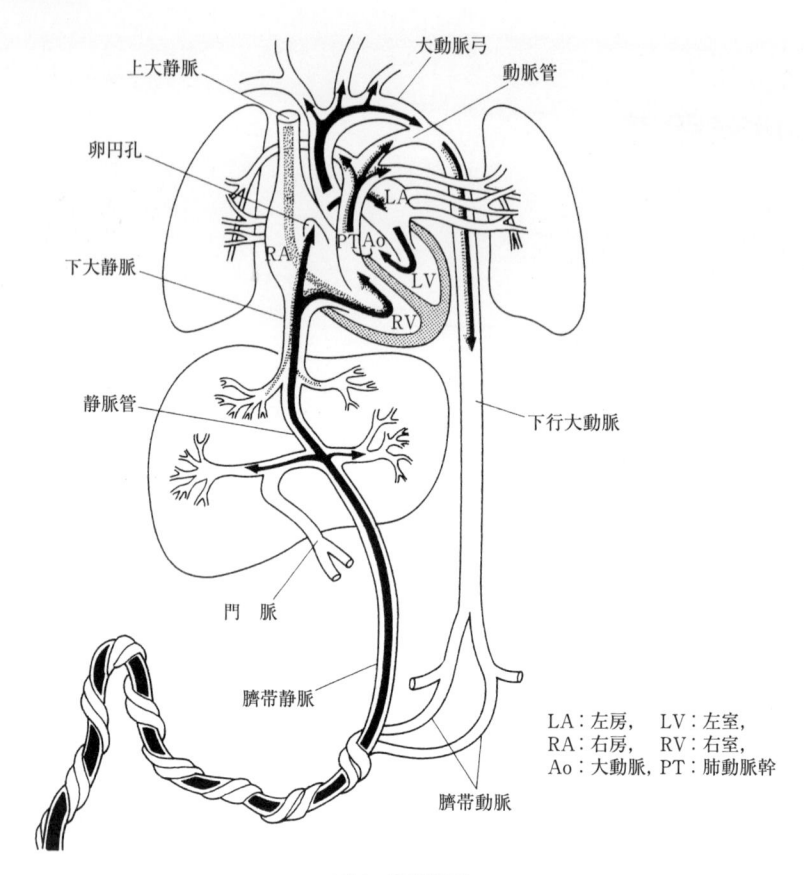

図1　胎児循環

の55%を，左心室は45%を駆出する．このため右心室は左心室に比較して大きい．右心室の血圧は左心室と同じであり，このため新生児期の心電図では成人に比較し右心室の起電力が大きい．

　胎児の心臓は成人と異なり心拍数が低下した際に一回拍出量を増加させて代償することができない．そのため胎児仮死など心拍数が低下した状態では，著しく心拍出量が減少している．

b. 胎児循環（胎内循環）から成人循環（胎外循環）への変化（図2）

　出生に伴う循環の変化はガス交換の場が胎盤から肺へ移ることで始まる．すなわち胎盤循環が消失し，肺循環が確立する．

　臍帯が切断されることにより，

①非常に血管抵抗の低い胎盤がなくなるため，全身の血管抵抗が上昇する．

②胎盤からの血流が消失するため，静脈管が閉鎖する．

　肺が拡がることにより，

①肺血管抵抗が低下するため肺血流が増加し，また肺動脈圧が低下する．

②肺静脈の還流が増えるため左心房圧が上昇し，静脈管が閉鎖したため還流量が減少した右心房圧を凌駕する．このため卵円孔が機能的に閉鎖する．

③動脈血酸素飽和度が上昇し，動脈管が閉鎖する．

　このような過程を経て成人循環へ移行する．

　当初，卵円孔の閉鎖は機能的であり，後に器質的に閉鎖する．しかしながら成人期に至って

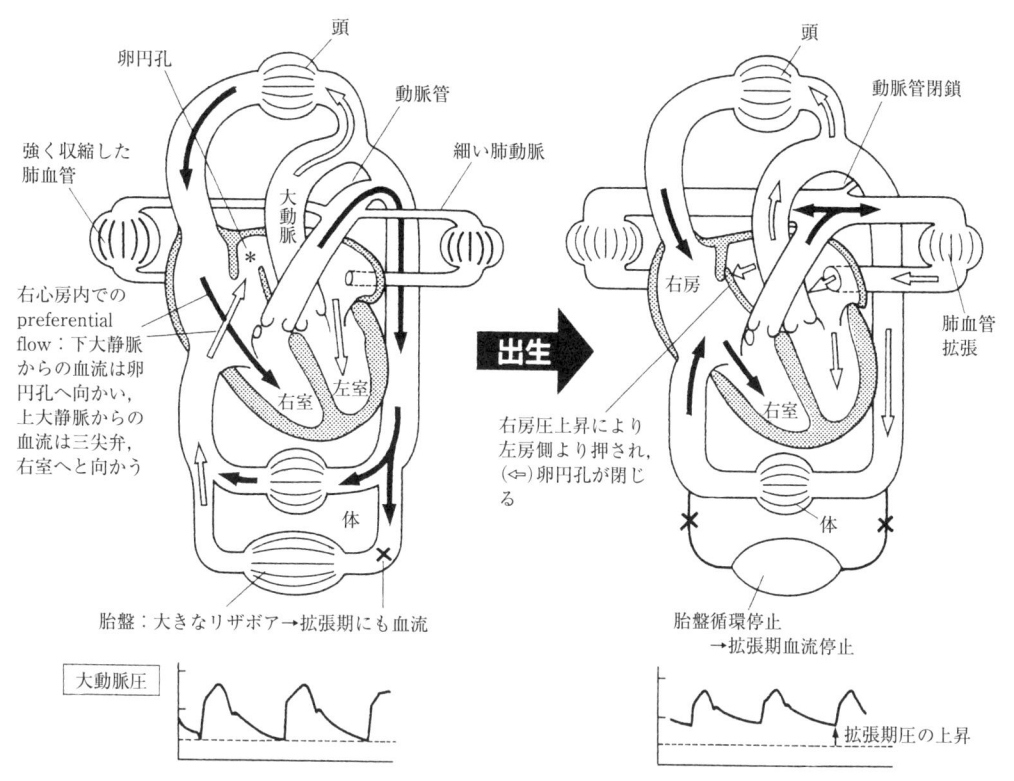

図2 出生時の循環変化
胎児循環では，胎盤循環から酸素の供給を受ける．出生とともに胎盤循環は停止し臍帯血管は閉鎖し，動脈管が閉鎖し，肺血流量が増加し，卵円孔が閉鎖する．血行動態的には，それまでの大きなリザボアで拡張期にも胎児からの血流を受けていた（diastolic run-off：これによって拡張期圧が下がる）胎盤循環の停止は，大動脈拡張期圧の上昇につながる．

も1/4程度の人では機能的閉鎖のままであり，"いきみ"などで右心房圧が上昇した際に右心房側から左心房側への短絡血流が生じることが知られている．近年では脳梗塞をきたした患者において高率にこの卵円孔経由の右左短絡が残存していることが報告され，脳梗塞の成因として注目されている．すなわち下肢の静脈にできた微小な血栓が卵円孔経由で左心房から左心室に流入し大動脈へ駆出され，脳へ至り梗塞を引き起こすのではないかと考えられている．

c. 新生児心臓の特徴

心筋の収縮機序は細胞外からのカルシウムの流入を引き金に心筋細胞内の小胞体からカルシウム放出が起こり，この細胞内カルシウム濃度の上昇が筋原線維に作用して収縮を引き起こす．新生児の未熟心筋においては筋小胞体が未熟なため心筋収縮は細胞外から流入するカルシウムに対する依存度が高い．そのため，新生児期・乳児期にはカルシウム拮抗薬は心筋抑制作用が強いため禁忌とされている．また，新生児期は胎児期と同様に心室の拡張性が低く，種々の刺激に対する強心効果が低いので，一回拍出量を増やしにくい．このため心拍数を増やして心拍出量を増加させる．

d. 小児期における心臓の発育，発達

小児期には体格が大きくなるとともに心臓も大きくなっていく．これは体全体の発育に伴い循環血液量が増加し，その結果心臓に容量負荷

がかかり，心臓の内腔が大きく成長し心筋壁が厚くなるという機序で説明されている．この過程において全身に血液を送り出すポンプである左心室は全身が必要とする心拍出量を維持しつつ駆出率（一回拍出量/左室拡張末期容積）が維持されるように成長していくことが知られている．Jarmakani らの報告によれば2歳未満の児における正常の左心室の駆出率は 0.76 であり，年長児においては 0.63 である．この間，心筋重量が約3倍に増加する．Kennedy らによる成人に関する報告では心筋重量は小児の約7倍に相当するがその左心室の駆出率は 0.67 であった．なお，乳児期に高いのは，相対的に左心室の拡張末期容積が小さいことを代償しているためである．一方，さまざまな哺乳類における Hole らの検討では最大 43 倍の体格差，35 倍の心臓重量にわたるさまざまな動物にわたり調べられているが，その駆出率は驚くほど一定で 0.43 という数字が報告されている．前述のヒトのデータとは一見2倍弱の差があるようにみえるが，その原因は計測方法の影響が大きく，この駆出率は年齢・（哺乳類において）種差を越え一定に保たれているとされている．

e. 左心室拡張性の変化

近年，左心室機能において収縮機能のみならず拡張機能が注目されている．小児におけるドップラーエコーを用いた左心室流入血流流速波形解析によれば，乳幼児期には拡張機能が低下しており（弛緩障害），成長とともに成人パターンに移行することが知られている．すなわち，左心室早期急速流入期血流流速波形の流速は新生児期には成人の 70% ほどであるが徐々に流速を増し，3歳ころにほぼ成人と同等となる．一方，左心房収縮によるとされる拡張後期流入血流流速波形の流速は成長とともに減速する．これは Marijianowski らによる組織学的なデータ——成長に伴い左心室心筋の総コラーゲン量の総タンパク量に対する比率は増加するが"硬さ"に関与する type I コラーゲンの"弾性"に関与する type III コラーゲンに対する比率はむしろ低下する——に一致する[5]．すなわち新生児期には左心室は硬く，拡張性が低下している．

f. 血管系の変化

成人高血圧領域の研究では脈波解析の重要性が再認識され，大動脈における圧反射がクローズアップされている．2005 年の米国心臓協会学術集会で報告された ASCOT-CAFE 試験では上腕動脈血圧を用いても降圧薬の効果を十分に評価できないことが明らかとされ，中心動脈血圧の重要性が強調された．この上腕動脈血圧と中心動脈血圧との差違が生じる原因は主に圧反射の影響によるものである．血圧波形は心臓から駆出される圧波形と反射で生じる圧波形が合成されて形成される（図3）．この反射波は血管樹の分岐点をはじめとしたさまざまな部位で形成されるが，その合成ベクトルは下行大動脈が左右の総腸骨動脈に分岐するあたりに相当すると考えられている．圧反射は動脈硬化の進行とともに増強するため加齢とともに反射のタイミングは早くなり，また増強する．このため

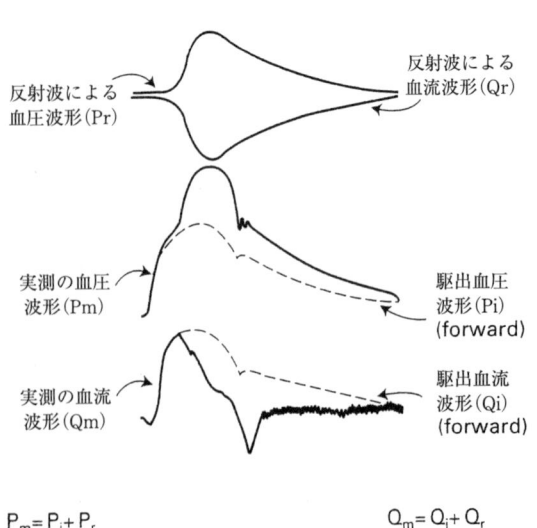

$P_m = P_i + P_r$

$Q_m = Q_i + Q_r$

図3　中心動脈血圧波形[6]

図4 中心動脈血形

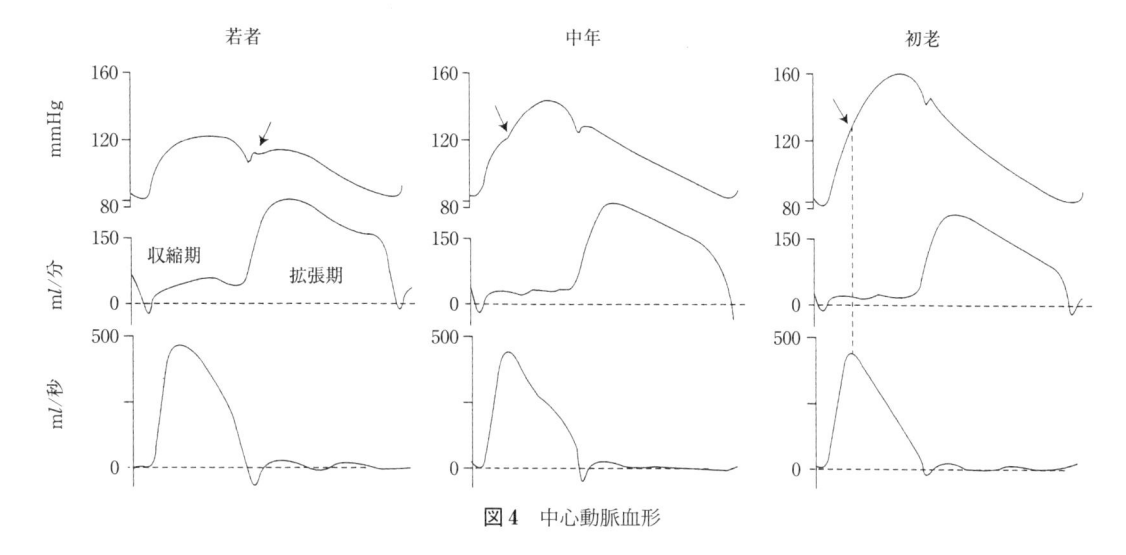

加齢に伴い中心動脈圧波形は図のごとく変化する（図4）．

この中心動脈圧波形の血行動態に及ぼす影響としては，

①収縮期血圧が増高し，脈圧が大きくなる．つまり心仕事量が増加する．

②反射波が大動脈弁開放中に上行大動脈に到達する．つまり左心室がいまだ大動脈に血液を駆出している間に逆向きの波が到達することになり，左心室に対する負荷になる．

③拡張期脈波が消失する．すなわち拡張期に到達すれば拡張期脈波として心臓の筋肉を還流する冠還流圧となるが，その心臓にとって有利な作用が消失する．

これらはいずれも心血管病―高血圧・虚血性心疾患・脳血管障害・突然死―の成因となりうる．この圧反射は年齢・身長・肥満・血中コレステロール濃度などさまざまな因子により影響を受ける．なかでも身長の影響は大きくさまざまな民族において身長が低いほど心血管病による死亡率が高いことが知られている．これは前述のごとく圧反射は下行大動脈が2本の総腸骨動脈に分岐する部位あたりで生ずるために身長が低いほど圧反射点が心臓に近づくことになる．そのため圧反射は強く，早期に（つまり大動脈弁がまだ開放している，左心室が駆出をしている期間に）上行大動脈に至るためと考えられている．

驚くべきことに小児においては圧反射が増強していることが知られている．これは動脈硬化が生じているからではなく，成人に比較し身長が低いためであると理解されている．圧反射の程度を意味する augmentation index は小児においては10歳代中ごろに最小となる．そしてこの最小となる10歳代中ごろ以前では augmentation index は身長と負の直線相関を呈する．すなわち成人においては圧反射の増加は左室に対する後負荷の増加となり心血管病の危険因子となるが，小児においては身長と逆相関し身長が伸びきったあたりで最小になることから体の成長に伴う心臓の成長に一役買っている可能性が考えられる． ［村上智明，中澤　誠］

■ 文献
1) 里見元義：胎生期の循環器：周生期の心臓病，中澤　誠編，pp 1-21，南光堂，東京，1995．
2) 中澤　誠：周生期の循環器：周生期の心臓病，中澤　誠編，pp 23-43，南光堂，東京，1995．
3) Ford LE：Heart size. Circ Res 39：297-303, 1976.
4) Harada K, Suzuki T, Tamura M, Ito T, Takahashi Y, Shimada K, Takada G：Role of age on

transmitral flow velocity patterns in assessing left ventricular diastolic function in normal infants and children. Am J Cardiol 76 : 530-532, 1995.
5) Marijianowski MM, van der Loos CM, Mohrschladt MF, Becker AE : The neonatal heart has a relatively high content of total collagen and type I collagen, a condition that may explain the less compliant state. J Am Coll Cardiol 23 : 1204-1208, 1994.
6) Nichols WW : O'Rourke・Aging : Blood Flow in Arteries 4 th ed, pp 347-376, Arnold, London, 1998.
7) Williams B, Lacy PS, Thom SM, Cruickshank K, Stanton A, Collier D, Hughes AD, Thurston H, O' Rourke M ; CAFE Investigators ; Anglo-Scandinavian Cardiac Outcomes Trial Investigators ; CAFE Steering Committee and Writing Committee : Differential impact of blood pressure-lowering drugs on central aortic pressure and clinical outcomes : Principal results of the Conduit Artery Function Evaluation (CAFE) study. Circulation 113 : 1213-1225, 2006.
8) Murakami T, Takeda A : Enhanced aortic pressure wave reflection in patients after repair of aortic coarctation. Ann Thorac Surg 80 : 995-1000, 2005.

B. 成人～老年

1. 概 説

　加齢に伴い，心臓に形態的および機能的変化が起こる．近年，急速な高齢化の進行により，高齢者の心不全などの心疾患に遭遇することが多くなり，その心機能を評価する機会が増加してきている．高齢者において心機能の低下を認めた場合，その変化が加齢に伴う生理的（加齢変化，老人病）な変化なのか，病的（老化，老年病）な心機能低下なのかを区別するために，加齢により起こる心臓の構造的，機能的変化を理解しておく必要がある．

　心エコー図法は，簡便かつ非侵襲的に心臓の形態と機能を評価できる点で，加齢による変化を評価するのにきわめて有用な方法である．これまで健常例において，加齢が心臓の形態や機能に与える影響について数多く報告されている．ここでは，加齢に伴い起こる心臓の形態的および機能的変化についてこれまでの報告を基に概説する．

a. 加齢による形態的変化
1) 心室の肥大

　心エコー図法を用いた検討では，加齢に伴う左室壁厚の増大が報告されている（図1)[1)2)]．組織学的には，加齢に伴いアポトーシスや壊死により心筋細胞の数は減少し，残存した心筋細胞は代償的に肥大することが知られており，左室の肥厚は心筋細胞の肥大によるものとされる[3)]．加齢による大動脈壁の硬化のため生じる収縮期血圧の上昇が，原因の1つとして推測されている[1)]．また，加齢により心筋細胞間の膠原線維が増加することも報告されている．

　Goorら[3)]は，左室流出路に心室中隔基部が著明に突出する例（sigmoid septum）も，加齢により頻度が増加すると報告しており，大動

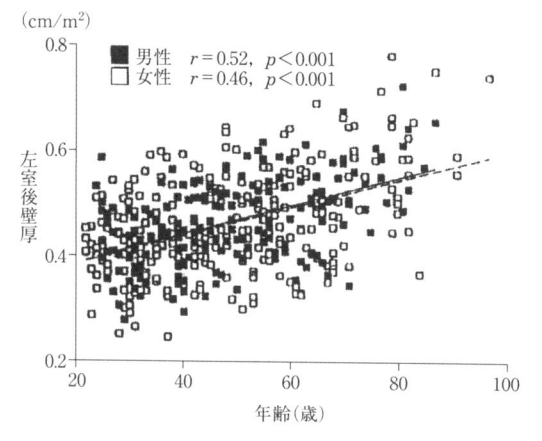

図1 年齢とMモード心エコー法で測定した左室後壁厚の関係 (Gardin, et al, 1979)[2]

脈壁の硬化との関連を推測している．
　一方，左室内腔径，左室容積は加齢による影響は受けないと報告されている[4]．

2) 心房の拡大

　心エコー図法により計測した左房径は，若年群に比べ高齢群において有意に増加を示したと報告されている[2]．病理学的検討でも，左房容積は加齢とともに増加し，それに伴い弁輪径も拡大する[5]．この左房拡大は，加齢に伴う左室拡張能の低下，左室拡張末期圧の上昇が原因として考えられており，年齢とともに頻度が増加する，心房細動などの心房性不整脈の成因の1つである．

3) 冠動脈の硬化

　加齢に伴い，冠動脈では内膜の肥厚や中膜の弾性線維の減少など，冠動脈硬化の進行を認める．Sugiuraら[6]は，冠動脈硬化病変は左前下行枝，右冠動脈，左回旋枝の順に多く，遠位部に比し近位部に多く認めたと報告している．高齢者の冠動脈硬化病変はびまん性，多枝および石灰化が強いことが特徴であり，心予備能が低下した高齢者では，虚血発作により容易に心不全を発症する．

4) 弁の硬化・石灰化

　弁は心臓の中で，機械的刺激を受けやすく，加齢に伴い肥厚，硬化を示し，ときに石灰化病変を呈する．石灰化の程度は女性において加齢に伴う，骨量の低下度が大きいほど強いと報告されている[7]．石灰化病変の好発部位は僧帽弁輪であり，60歳以上の剖検心の10%に認められ[8]，僧帽弁閉鎖不全症の原因となる（図2，左）．次いで，大動脈弁が石灰化病変を多く認め，著明になると大動脈弁狭窄症を呈する（図

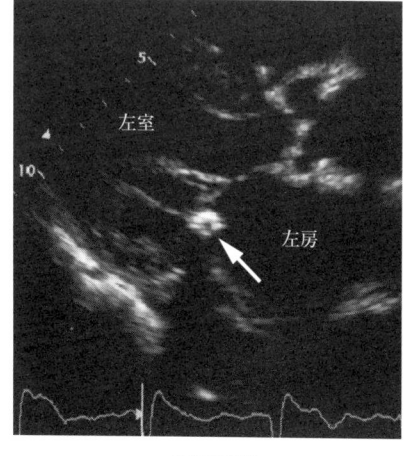

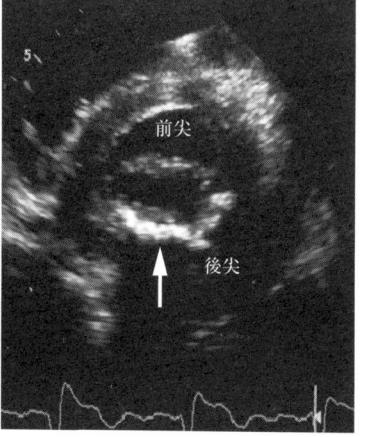

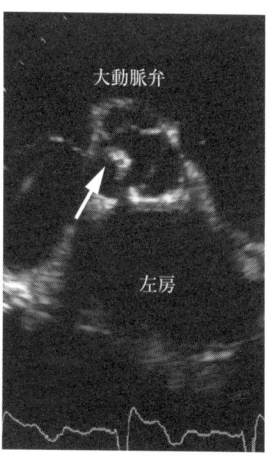

図2 断層心エコー図における僧帽弁輪石灰化（左，矢印；僧帽弁後尖に石灰化を認める），大動脈弁石灰化（右，矢印；大動脈弁無冠尖に石灰化を認める）

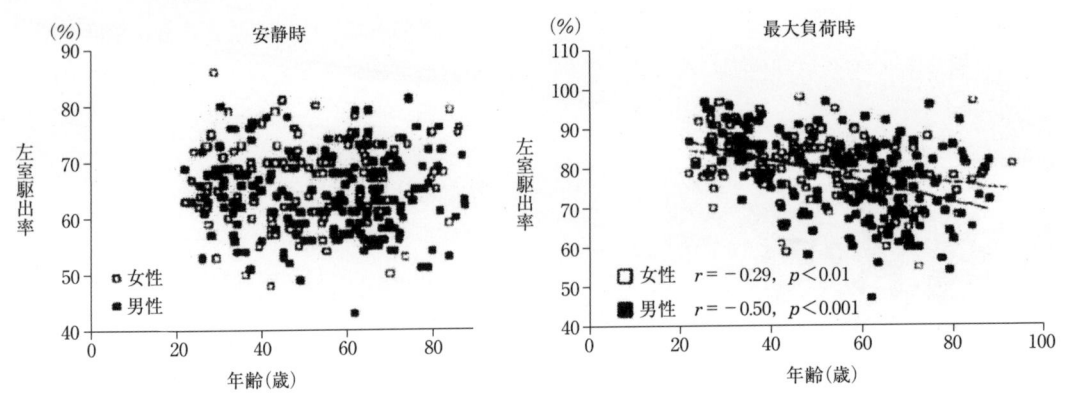

図3 年齢と左室駆出率の関係（左：安静時，右：最大運動負荷時）(Fleg, et al, 1995)[11]

2，右)．石灰化を生じる部位は，僧帽弁後尖の左室後壁への付着点および大動脈弁の大動脈壁への付着点であり，ともに弁開閉運動上の支点として重要な部位である．ここに機械的刺激が加わり，石灰化が生じると推測されている．

5) 刺激伝導系の線維化

加齢に伴い，洞結節からHis束，脚にかけて刺激伝導系の線維化と，洞結節細胞の減少が起こり，そのため高齢者で洞機能不全や脚ブロック，房室ブロックの頻度が増加する．

b. 加齢による機能的変化

心臓は，細胞内Ca濃度の増加，減少により収縮，弛緩をする心筋細胞と，その心筋細胞を保持する間質細胞，および冠動脈から構成される．加齢により，心筋細胞の機能的変化が起こることが報告されている[4]．

1) 収縮能の保持・収縮予備能の低下

これまで加齢により安静時の左室収縮能は変化しないことが報告されている[9-11]．横田ら[9]は健常人185例を対象に，心エコー図法を用いて左室収縮能に与える加齢の影響について検討している．左室収縮能指標として，左室駆出率，左室内径短縮率を測定しているが，いずれの指標も各年代群で有意差を認めず，加齢による低下は認めなかったと報告している．心臓カテーテル検査を用いた検討でも，同様に左室駆出率と年齢は相関しなかったことが示されている[10]．Flegら[11]は，心電図同期心プールシンチを用いて，200例の健常例を対象に，安静時と運動負荷時の心収縮能に対する加齢の影響を検討し，安静時の左室駆出率は年齢と相関は認めなかったと報告している（図3，左）．

さらに，Flegら[11]は，最大運動負荷時の左室駆出率は年齢とともに漸減し，有意な負の相関を認めたと報告している（図3，右）．横田ら[9]の検討でも，イソプロテレノール負荷前後における左室内径短縮率の増大度と年齢の間に，有意な負の相関が示されている．

運動負荷やカテコラミン刺激に対する心収縮反応性の低下は，加齢によりβ_1受容体が減少し，陽性変力作用が低下することが原因として考えられている[12]．

これらの報告より，高齢者において，安静時の左室収縮能は保たれているが，心収縮予備能は低下しているものと思われる．高齢者において，安静時から左室収縮能の低下を認めた場合，心臓に何らかの病的な状況が存在すると考え，検査および治療を進めることが必要である．

2) 拡張能の低下

これまで加齢による左室拡張能の低下と，それに対する代償的な心房収縮の増大が報告されている[9,13,14]．左室拡張能の評価にはドプラ心

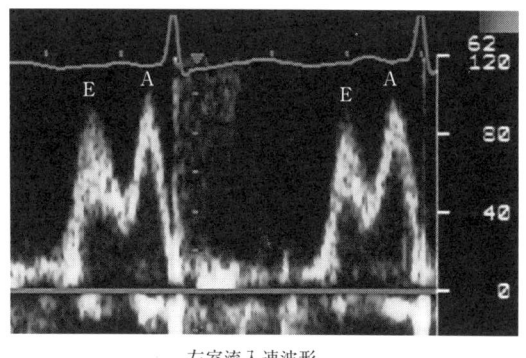

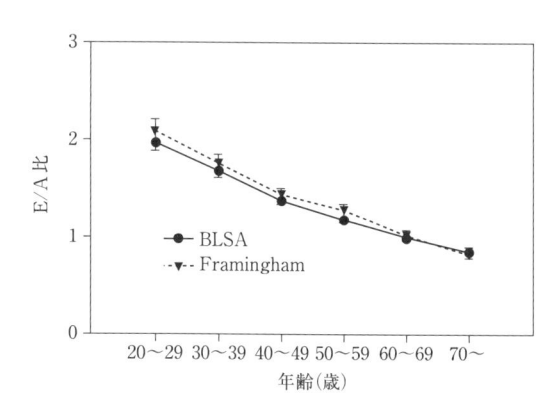

図4 高齢者の左室流入速波形（左），年齢とE/A比の関係（右）（Lakatta, et al, 2003）[4]

エコー法が有用であり，ドプラ心エコー法によって得られる左室流入速波形は拡張早期波最大速度（E）と，心房収縮期波最大速度（A）で構成される（図4，左）．加齢に伴いEは低下，Aは増大し，E/A比は低下を示す．横田ら[9]は，E/A比と年齢との間に良好な負の相関を認め，年代別の検討でも，30歳代より有意にE/A比が減少したと報告している．同様な結果は，Famingham study[13] や Baltimore longitudinal study on aging（BLSA）[14]など大規模研究でも示されている（図4，右）．

左室拡張能の低下の原因として，①加齢に伴う左室の肥大，間質の線維化の増大，②心筋細胞内のCa^{2+}-ATPase活性が加齢に伴い低下し，収縮後の心筋細胞内のCa^{2+}濃度の低下が遅延するため起こる，心筋弛緩時間の延長，③加齢に伴う血管内皮細胞からのNO合成低下による，冠循環機能の低下などが考えられている[15]．

左室拡張能の低下は，血行動態的には左室拡張末期圧の上昇をもたらし，高齢者における心不全（特に頻脈発作時，過剰な輸液療法後）発症の原因の1つとなっている．

c. 心臓の加齢変化と疾患との関連

心臓の加齢変化の特徴として，心室肥大，冠動脈硬化，拡張能の低下や負荷に対する心予備能の低下などがあげられる（表1）．心筋酸素摂取量を増大させる心肥大と冠動脈硬化は，ともに心筋虚血を容易に起こす因子となる．一方，拡張能の低下，心予備能の低下は心不全を容易に起こす因子となる．健常例における，心血管系の加齢変化と疾患との関連についてまとめを示す（図5）[16]．

心臓は，加齢とともに形態的，機能的な変化が進展しており，高齢者では心臓および大血管系の硬化の増大に伴い，収縮能の保持される一方で，拡張能および収縮予備能が低下している．このような心機能の特徴を有する高齢者では，若年者に比べ心不全，虚血性心疾患を発症しやすいことが推察される．高齢者の診察において，心機能の加齢による変化を十分に考慮し

表1 心臓の加齢変化の特徴

形態的変化
1. 心室肥大
2. 心房拡大
3. 冠動脈硬化
4. 弁の石灰化
5. 刺激伝導系の線維化

機能的変化
1. 収縮能の保持
2. 収縮予備能の低下
3. 拡張能の低下

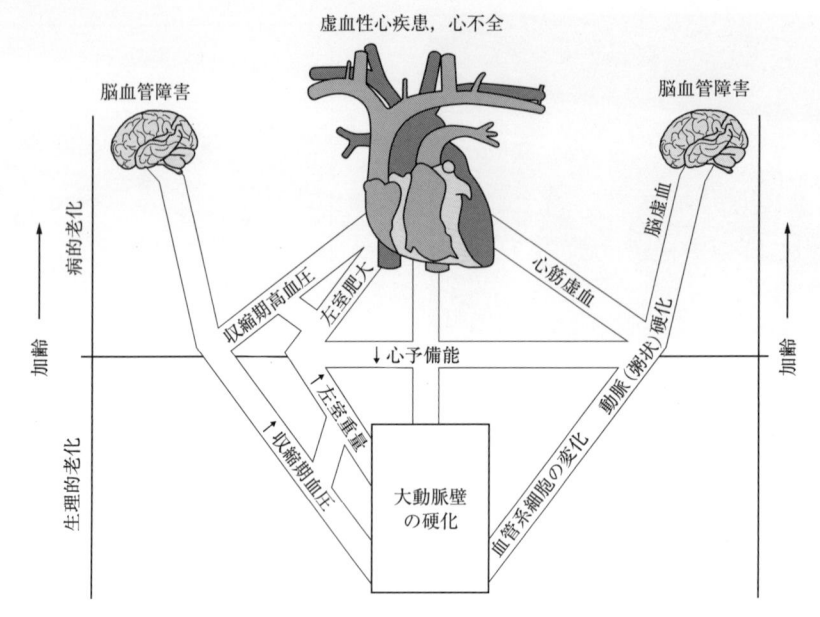

図5 心血管系の加齢変化と心血管疾患の関連 (Lakatta, 1994)[16]

たうえで，管理，治療をする必要があると考えられる。　　　　　［湯田　聡，土橋和文，島本和明］

■文献

1) Gerstenblith G, et al : Echocardiographic assessment of a normal adult aging population. Circulation 56 : 273-278, 1977.
2) Gardin JM, et al : Echocardiographic measurements in normal subjects : Evaluation of an adult population without clinically apparent heart disease. J Clin Ultrasound 7 : 439-447, 1979.
3) Goor D, et al : The "sigmoid septum". Variation in the contour of the left ventricular outlet. Am J Roentgenol 107 : 366-376, 1969.
4) Lakatta EG, et al : Arterial and cardiac aging : Major shareholders in cardiovascular disease enterprises : Part II : The aging heart in health : Links to heart disease. Circulation 107 : 346-354, 2003.
5) 杉浦昌也ほか：老人心の正常性についての臨床病理学的考察．日老医誌 6：297-307，1969．
6) Sugiura M, et al : Severity of coronary stenosis in the aged : A pathological study in 968 consecutive autopsy cases. Jpn Heart J 17 : 471-478, 1976.
7) Hak AE, et al : Progression of aortic calcification is associated with metacarpal bone loss during menopause : A population-based longitudinal study. Arterioscler Thromb Vasc Biol 20 : 1926-1931, 2003.
8) Sugiura M, et al : A clinicopathological study on mitral ring calcification. Jpn Heart J 18 : 154-163, 1977.
9) 横田慶之ほか：加齢と心機能．臨床病理 10：1135-1143，1988．
10) 山門　徹ほか：左室等容弛緩能に及ぼす加齢の影響．心臓 27：202-206，1994．
11) Fleg JL, et al : Impact of age on the cardiovascular response to dynamic upright exercise in healthy men and women. J Appl Physiol 78 : 890-900, 1995.
12) Brodde OE : Beta-adrenergic receptors in failing human myocardium. Basic Res Cardiol 91 suppl 2 : 35-40, 1996.
13) Benjamin EJ, et al : Determinants of Doppler indexes of left ventricular diastolic function in normal subjects (the Framingham Heart Study). Am J Cardiol 70 : 508-515, 1992.
14) Swinne CJ, et al : Age-associated changes in left ventricular diastolic performance during isometric exercise in normal subjects. Am J Cardiol 69 : 823-826, 1992.
15) Lakatta EG : Arterial and cardiac aging : Major shareholders in cardiovascular disease enter-

prises : Part III : Cellular and molecular clues to heart and arterial aging. Circulation 107 : 490-497, 2003.
16) Lakatta E : Aging effects on the vasculature in health : Risk factors for cardiovascular disease. Am J Geriatr Cardiol 3 : 11-17, 1994.

2. 心電図・不整脈

心電図が年齢により大きく変化していくことはよく知られている．幼小児期から20歳前後の青年期にかけての変化は顕著であり，成長に伴ういろいろな因子により影響を受けている．心臓の解剖学的位置，胸郭の形態，心臓と胸郭の体積の相対的変化，幼少児期の生理的右室優位から左室優位への変化などが成長に伴う心電図の変化に影響する重要な因子である．一方，成人における加齢や性による変化は臨床的に心電図診断を行う際に重要であるが，あまり診断基準に反映されていないのが現状である．成人における心電図の加齢による変化については，近年新たな研究がなされていないのが残念であるが，ここでは過去の優れた研究や総説を基に概説し[1,2]，年齢や性によって不整脈（期外収縮，心房細動，Brugada症候群，QT延長症候群など）の発生頻度がどのように修飾されるか紹介する．

a. 健常人の標準12誘導の加齢による変化

図1に典型的な20歳代と50歳代の男性と女性の心電図を示している．

1) 肢誘導

図1に示すように男女ともに若年期に比べると壮年期には一般にII誘導のR波やT波の減高がみられQRS軸およびT軸の左方偏位が起こってくる．Simonsonらの研究では平均電気軸は男女とも20歳代ではおよそ60度から50歳代では36度前後へ変化している[1]．したがってI，aV_L誘導のR波は加齢とともに増高してくる．このような平均電気軸の変化には男女差はあまりみられない．図2に示すように青年期には多くが垂直位（70％）である．水平位はまれであり男性で8％，女性で5％程度にみられるのみである．壮年期になると垂直位は男女とも30〜35％に減ってくる．また，同じ電気軸を示す若年期と壮年期の心電図を比較すると

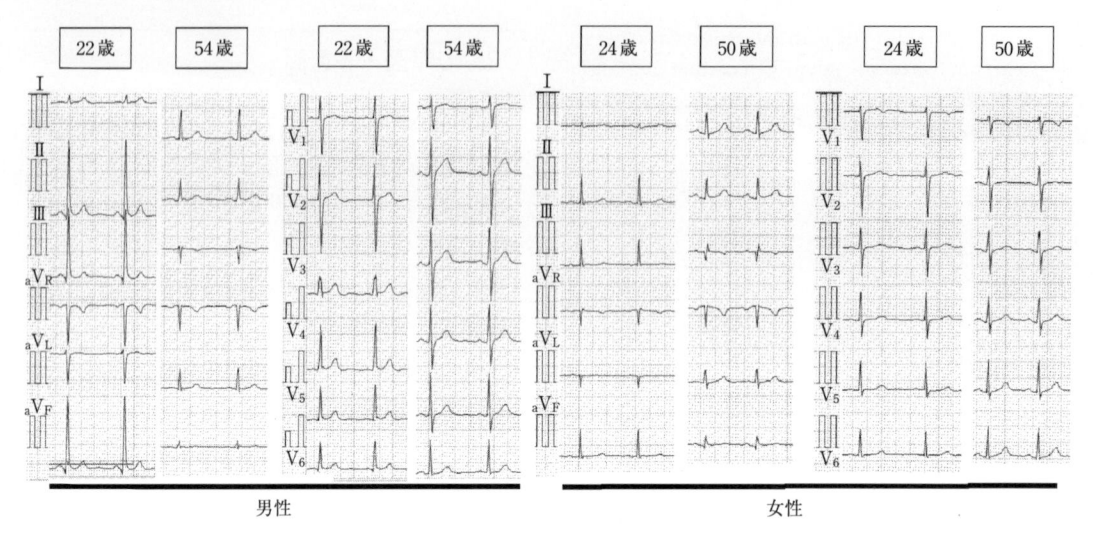

図1 若年期と壮年期の男女の心電図の一例

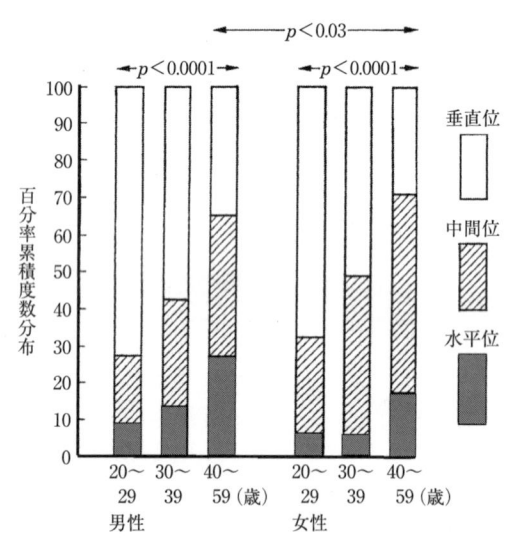

図2 平均電気軸の加齢による変化と男女差（Simonson, 1961[1]）を改変）

aV_R, aV_L, aV_F 誘導のQRSやT波の振幅は低電位となっている．図3に示すようにQRSやT波の振幅の加齢による減少をΣQRS（I, II, III誘導のQRS振幅の和），ΣT（I, II, III誘導のT波振幅の和）により定量化すると，若年期において男性は女性よりもともとそれらの振幅の和が大きいため振幅の減少はQRSもTも男性で著明である．

2）胸部誘導

図4は20歳代，30歳代，40～60歳未満における胸部誘導のR波の比較をしたものである．どの年代においても男性に比べ女性はその振幅が小さい．男性においては V_1〜V_6 誘導すべてでR波の減高が20歳代と30歳代の間で著明であり，それ以降は変化が少ない．女性においては限られた誘導（V_2）のみでR波の減少がみられるのみである．図には示してないが，S波の振幅においては V_1, V_2 における減少が男性では著明であり，女性でも V_2 での減少がみられる．T波の振幅は V_6 誘導を除いてどの年代においても男女差が著明であり男性では V_2, V_3 での減高がみられるが，女性ではほとんど変化がない．図5に示すように移行帯は女性では反時計回転のために V_3 より右側にある例が45％近くみられるが，男性では若年でも反時計回転は少なく，加齢とともにさらに減少する．女性においては加齢による移行帯の左側への移動は若干みられるが小さい．

3）心電図時間間隔

RR間隔の加齢による変化はどのような状態，どんな時間帯で記録したかによって変動すると思われ，短時間でのRR間隔の比較は困難

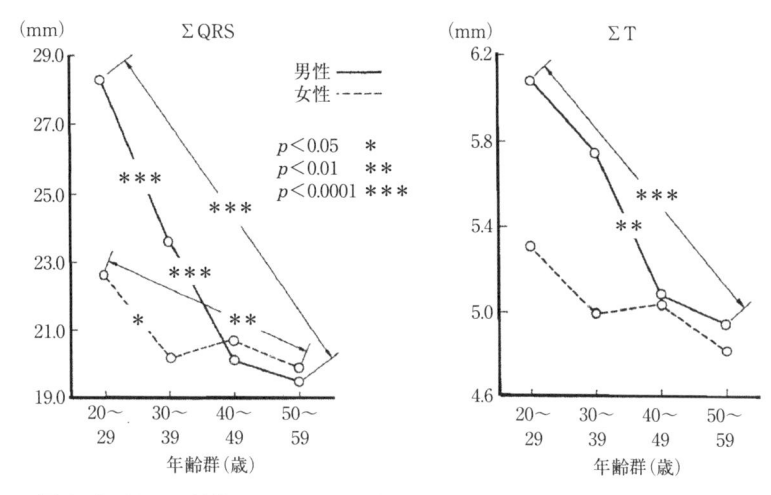

図3 I, II, III 誘導における QRS 波および T 波の振幅の総和の加齢による変化と男女差（Simonson, 1961[1] を改変）

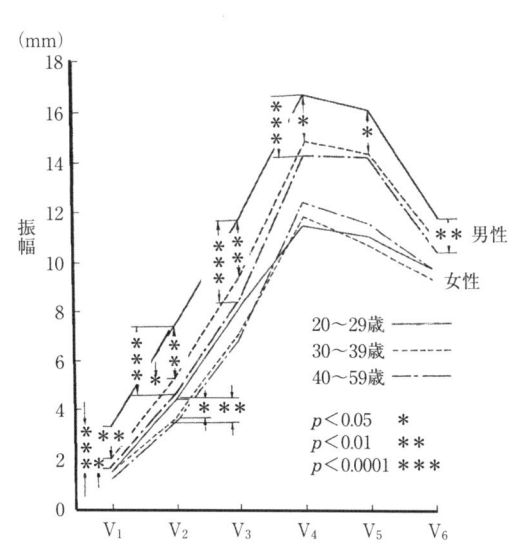

図4 胸部誘導心電図の R 波振幅の経年的変化（Simonson, 1961[1] を改変）

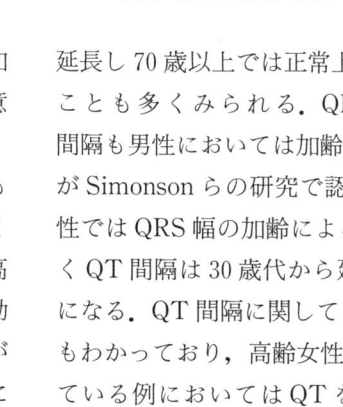

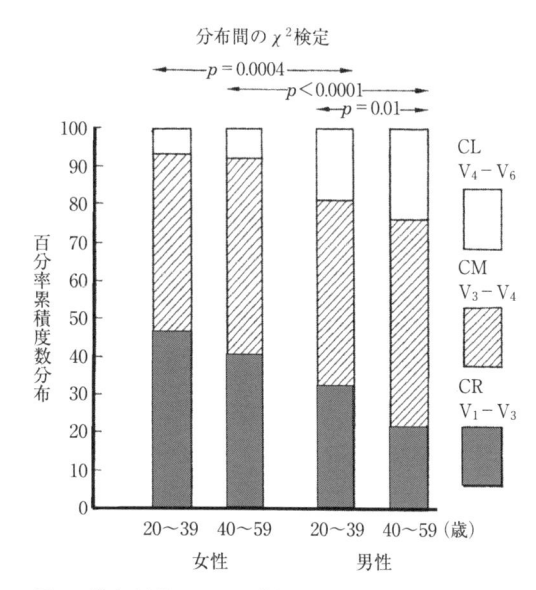

図5 胸部誘導における移行帯の加齢による変化と男女差（Simonson, 1961[1] を改変）

と思われる．12誘導心電図でもRR間隔の加齢による延長傾向はみられるが年齢による有意の変化ははっきりしていない．しかし，Holter心電図を使った総心拍数は加齢とともに減少し，心拍の変動幅が加齢とともに小さくなることが報告されている[3]．一般には健常高齢者では徐脈傾向になる．呼吸性RR間隔変動は加齢により低下し，副交感神経機能の低下が関連している．PQ（PR）間隔は加齢とともに延長し70歳以上では正常上限の0.20秒前後のことも多くみられる．QRS幅やQT（QTc）間隔も男性においては加齢とともに有意な延長がSimonsonらの研究で認められている[1]．女性ではQRS幅の加齢による増加は有意ではなくQT間隔は30歳代から延長がみられるようになる．QT間隔に関しては性差が大きいこともわかっており，高齢女性や心筋障害を合併している例においてはQTを延長する種々の薬

表1 性・年齢階級別の不整脈の頻度（第5次循環器疾患基礎調査，2000）

人数 (女性/男性)	30～39歳 792人 (511/281)	40～49歳 928人 (579/349)	50～59歳 1,245人 (766/479)	60～69歳 1,230人 (648/582)	70歳以上 1,003人 (574/429)	合計 5,198人 (3,078/2,120)
上室性期外収縮						
女性	5(0.98%)	5(0.86%)	6(0.78%)	8(1.2%)	13(2.3%)	37(1.2%)
男性	0	1(0.29%)	3(0.63%)	6(1.0%)	17(4.0%)	27(1.3%)
計	5(0.63%)	6(0.65%)	9(0.72%)	14(1.1%)	30(3.0%)	64(1.2%)
心室性期外収縮						
女性	1(0.20%)	1(0.17%)	4(0.52%)	3(0.46%)	7(1.2%)	16(0.52%)
男性	1(0.36%)	1(0.29%)	3(0.63%)	11(1.9%)	8(1.9%)	24(1.1%)
計	2(0.25%)	2(0.22%)	7(0.56%)	14(1.1%)	15(1.5%)	40(0.77%)
心房細動						
女性	0	1(0.17%)	5(0.65%)	3(0.46%)	12(2.1%)	21(0.68%)
男性	0	0	2(0.42%)	8(1.4%)	15(3.5%)	25(1.2%)
計	0	1(0.11%)	7(0.56%)	11(0.89%)	27(2.7%)	46(0.88%)

剤（ジソピラミドなどの抗不整脈薬，エリスロマイシンなどの抗生物質，抗真菌薬，抗ヒスタミン薬，シメチジンなどの抗潰瘍薬，抗精神病薬，プロブコールなど）の影響が出やすい．

b. 不整脈に対する加齢の影響
1) 期外収縮，心房細動

　日本における不整脈の有病率に関する大規模な調査はないが，第5次循環器疾患基礎調査の一環として行われた12誘導心電図検査において性・年齢階級別の頻発性期外収縮，心房細動などの頻度が調べられており，表1に示す[4]．調査は2000年国民生活基礎調査により設定された単位区から層別化無作為抽出されたものであり，合計5,198人（男性2,120人，女性3,078人）が対象である．30歳代，40歳代，50歳代，60歳代，70歳以上に層別化された頻度が示されており，上室性，心室性期外収縮は男女とも加齢により増加している．70歳以上では上室性が3.0%，心室性が1.5%にみられ，内訳では表1に示すように女性より男性が多い結果となっている．基礎心疾患をもたない3,174人での12誘導心電図の検討においても，上室性，心室性期外収縮，心房細動は中・高年の男性で発症率が高い結果が得られている[5]．

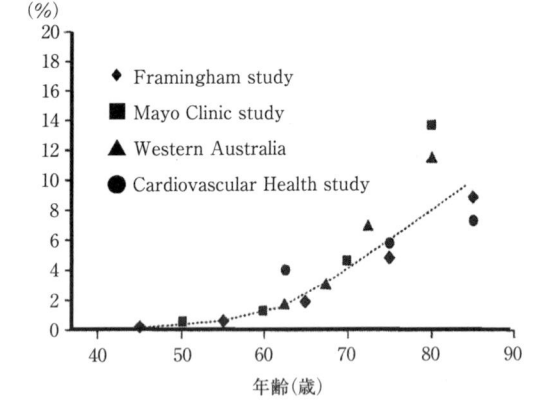

図6 世界各国における心房細動の加齢による発症率の変化

Holter心電図での検討でも心房期外収縮や発作性心房頻拍の出現は加齢とともに増大している[3,6]．また，心房細動も加齢によって増加する不整脈としてよく知られているが，第5次循環器疾患基礎調査では50歳代で0.56%，60歳代0.89%，70歳以上で2.7%であり，諸外国の心房細動の頻度より若干低いようである（図6）．また，心房細動の頻度にも性差があり，有意に男性のほうが女性より高い．

2) Brugada症候群

　近年，夜間突然死症候群として知られているBrugada症候群が東洋人の青壮年男性に多い

ことで注目されている．図7に示すように右側胸部誘導における不完全右脚ブロック様の心電図に特徴的なcoved型やsaddleback型のST上昇を伴う特発性心室細動で30～50歳前後の男性に発症することが多く，発作は85%が夜間睡眠中に起こり突然死に至る．特異的なST上昇がしばしば変動し，その修飾因子として自律神経活動や性ホルモン（テストステロン）の影響が示唆されている．ここで注意したいのは健康診断時の心電図でBrugada型心電図を呈する頻度は小児では0.01%，成人では0.1～0.2%といわれているが，Brugada症候群として心室細動の発作を起こす頻度はそれ程，高くない．わが国の105例のBrugada型心電図を3年間調査した研究では心電図変化のみでそれまで失神などの症状がなかった例での無発症率は93.4%であり，失神などの症状があった例での無発症率67.6%に比べると予後は良好である[7]．しかし，Brugada型心電図のみで心事故を起こしたことがない例をどのように管理していくかはいまだ明確な指針はなく，これから明らかにしていかねばならない．

3) QT延長症候群

先天性QT延長症候群は心筋細胞のイオンチャネルのうちNaチャネル，もしくはKチャネルの異常で起こる遺伝性不整脈である．先

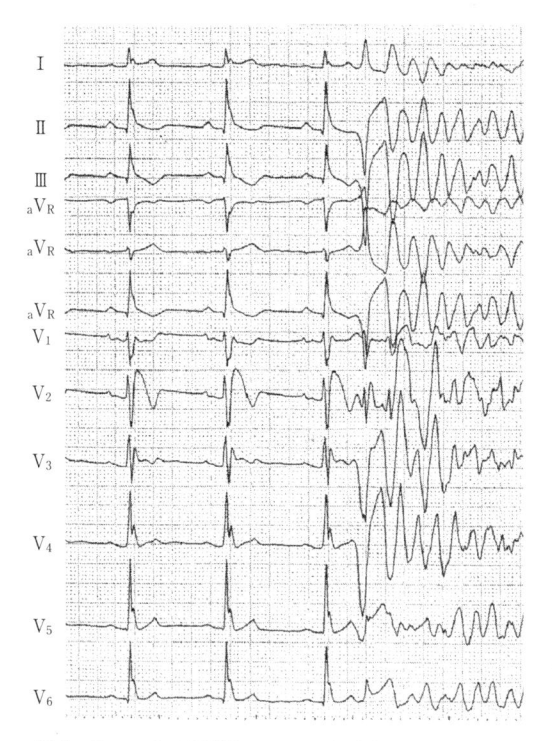

図7 Brugada症候群において心室細動を起こしたときの心電図

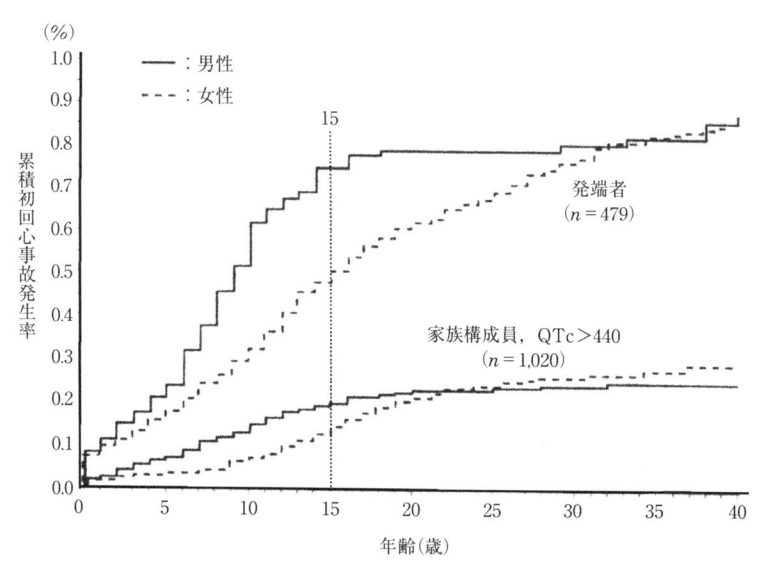

図8 先天性QT延長症候群における初回の心事故発生における年齢の影響と男女差（Locati, et al, 1998[8]）を改変)

天性QT延長症候群の国際登録による成績では，初回発作の発生率は図8に示すように思春期までは女性より男性でその発症率が高いが，思春期以降では男性は頭打ちとなるのに対し，女性は40歳前後まで増え続ける[8]．幼少児期の男性の発症率が高いのは活動性が高いことなどが考えられているが，思春期以降に男性における発症が抑えられるのはテストステロンがKチャネルに作用して保護的に働くのではないかと考えられている．

目の前にある心電図が異常であるかどうか診断する際，定められた診断基準により判定するわけであるが，成人においては年齢別，性別の細かな診断基準の制定はなく細やかな加齢による生理的影響はあまり考慮されていないのが現状である．しかし，ここで概説したように加齢による多重的な因子により正常心電図も変化し，高齢者に特徴的な心電図がみられることを知っておくことは重要である．そこからどの程度外れているかによって，その世代における異常をより正確に判断することができる．

また，不整脈においてもその発現に加齢の影響がみられ期外収縮や心房細動などの不整脈は加齢とともに増加する．これには加齢に伴って心疾患の合併も増えていく影響も加わっているので加齢のみの影響を抽出することは難しい．しかし，明らかに性ホルモンが関与するのではないかと考えられている不整脈においては，その発現時期が思春期の始まりで抑制されたり（先天性QT延長症候群），逆に促進されたり（Brugada症候群）する．このように成人心電図における加齢や性差による生理的変化と異常心電図との鑑別は重要であり，不整脈の発生にもかかわっている．

[椊木晶子]

■文献

1) Simonson E : Differentiation between Normal and Abnormal in Electrocardiography, Mosby, St. Louis, 1961.
2) 森 博愛，小林總一郎，速井良三ほか：心電図の加齢変化．循環器科 30：110-119，1991．
3) 北野幸英：健常成人の年齢と24時間心電図による心拍数および期外収縮の出現頻度．心電図 11：174-182，1991．
4) 第5次循環器疾患基礎調査報告（平成12年）厚生労働省健康局．平成14年3月．
5) 山口 巌，伊藤 巌：加齢に伴う心電図異常と不整脈．Journal of Cardiol 18(Suppl 19)：49-57，1988．
6) 佐伯知昭，榊原有作，早野順一郎ほか：心房期外収縮及びその連発化に対する加齢の影響．ホルター心電図による検討．心電図 11：53-57，1991．
7) Atarashi H, Ogawa S, Harumi K, et al : Three-year follow-up of patients with right bundle branch block and ST segment elevation in the right precordial leads : Japanese Registry of Brugada Syndrome. Idiopathic Ventricular Fibrillation Investigators. J Am Coll Cardiol 37：1916-1920, 2001.
8) Locati EH, Zareba W, Moss AJ, et al : Age-and sex-related differences in clinical manifestations in patients with congenital long-QT syndrome : Findings from the international LQTS registry. Circulation 97：2237-2244, 1998.

6.2 血管年齢

A. 幼小児〜青年・成人

a. 小児における血管年齢の考え方

血管年齢は何らかの検査法で測定した血管の硬さを表す．動脈硬化は乳児期から始まっており，小児でも年齢や生活習慣により血管の硬さは異なると考えられるが，小児で血管年齢という用語が用いられることはあまりない．理由として，小児では動脈硬化に伴う心血管系疾患はまれで，一般の関心が薄いほか，小児は体も血管も絶えず成長を続けており，完成した個体である成人とは異なる状況にあるためと考えられる．

血圧は直接に血管年齢を示す指標ではないが，広い意味で血管年齢を反映していると考えられる．また，成人でよく用いられる血管年齢の指標に加速度脈波があり，小児でも年齢に伴う生理的な変化が報告されている．小児期の病態とのかかわりでは，肥満小児などで血管年齢の異常が報告されている．

b. 血圧

現在，さまざまな種類の血圧計が市販されているが，正確な血圧測定は水銀血圧計が望ましい．10分程度安静にした後，座位で右上腕を心臓の高さに維持し，聴診法で測定する．拡張期血圧は第5点を採用し，ゼロまで聴こえるときは第4点とする．筆者らは3回続けて測定し，再現性の点から最終値を採用しているが，3回測定したうちの最低値を採用している報告もある．

小児は適切なサイズのマンシェットを選ぶことが大切で，水銀血圧計用として3〜6歳未満は7cm幅，6〜9歳未満は9cm幅，9歳以上は成人用（12cm幅）のマンシェットが使われている．ただし，年齢より上腕周囲長や体格に合わせたほうが本来の血圧値をよく反映するので，体格のよい小児は年齢にとらわれず上腕周囲長の40％を超える幅のマンシェットを選ぶ．

自動血圧計は時間が節約でき，再現性も良好であるなどの利点があり，小中学校における血圧検診によく用いられている．また，水銀血圧計での血圧測定が難しい乳幼児にも推奨される．筆者らがDinamap社製自動血圧計を用い行っている血圧検診の成績を表1，2に示す[1,2]．血圧は年齢とともに高くなるが，要因として身長の伸びが最も関係すると考えられている．なお，表1に示されている就学前小児の血圧値[1]

表1 幼児期における年齢別・性別血圧値（Hashimoto, et al, 1997）[1]

		男 子					女 子			
		収縮期血圧		拡張期血圧			収縮期血圧		拡張期血圧	
年齢	例数	平均値	標準偏差	平均値	標準偏差	例数	平均値	標準偏差	平均値	標準偏差
2	158	97.7	10.8	53.8	8.5	118	98.8	11.4	54.1	8.8
3	553	97.1	9.9	52.4	9.6	495	97.4	9.6	53.2	9.1
4	793	98.7	9.3	51.6	7.8	705	98.8	9.6	53.0	8.2
5	856	100.9	9.6	53.4	8.4	801	101.6	9.7	53.8	8.5
6	448	102.2	9.1	55.0	8.0	389	102.7	10.1	55.1	8.1

表2 学年別・性別血圧値(内山, 2004)[2]

		男子				女子				
		収縮期血圧		拡張期血圧			収縮期血圧		拡張期血圧	
学年	例数	平均値	標準偏差	平均値	標準偏差	例数	平均値	標準偏差	平均値	標準偏差
小学校 1	344	92.4	9.3	49.6	8.0	372	92.6	9.2	49.0	7.0
2	347	93.4	9.8	49.0	7.4	371	93.6	9.0	49.3	6.7
3	363	94.7	10.0	49.7	7.3	369	95.6	8.9	49.6	6.7
4	368	99.4	9.7	51.3	6.9	371	101.1	10.0	52.5	7.4
5	378	100.8	10.7	51.3	7.9	370	102.2	10.6	52.5	7.7
6	356	103.0	10.8	51.6	7.2	366	103.0	10.7	52.5	7.8
中学校 1	299	110.1	11.2	55.8	8.1	315	109.0	11.1	56.5	8.3
2	298	111.7	11.5	54.7	7.8	336	108.0	11.5	55.5	8.8
3	307	115.7	11.8	56.8	7.8	351	109.6	11.6	57.4	8.7

は，表2の小学校低学年の血圧値[2]より高いが，自動血圧計の機種を含め，すべて同じ条件で測定している．血圧測定に際し，就学前小児群は身体的にも精神的にも十分な安静が保たれない可能性が推測される．

c．加速度脈波

成人領域において加速度脈波から血管年齢を算出し，動脈硬化などの血管病変を評価する試みがなされている．加速度脈波とは，左第一指あるいは第二指で測定した光電式指尖容積脈波の二次微分波を指す．図1に指尖容積脈波と加速度脈波の関係を示す．加速度脈波の成分として計測されるのは，収縮初期陽性波（a波），収縮初期陰性波（b波），収縮中期再上昇波（c波），収縮後期再下降波（d波），拡張初期陽性波（e波）である．指尖容積脈波との関係をみると，a波とb波は収縮期前方成分に，c波とd波は収縮期後方成分に含まれる．収縮期前方成分は左室から血液が駆出され生じる駆動圧波を，収縮期後方成分は駆動圧波が末梢に伝播し，反射して戻ってきた反射圧波を反映している．加速度脈波の波高成分には厳密な意味でのキャリブレーションはないため，各波形成分とa波との波高比 b/a，c/a，d/a，e/a を用い，波形を評価する．一般に，加齢に伴ってb/aは上昇し，c/a，d/a，e/a は低下する．したがって，加齢に伴う各波高比の変化をまとめた (b−c−d−e)/a は波形の総合的な評価に用いられ，加速度脈波加齢指数と呼ばれる[3]．代表的な波高比である b/a，d/a および加速度脈波加齢指数と小児の年齢および身長との関係（自験例）を図2，3に示す．

b/aは，左心室からの血液駆出に対する最初の血管反応で起こる圧波で，血管壁の伸展性を表す．b/aの上昇は血管の伸展性低下を示唆し，成人では加齢とともに上昇する．しかし，5〜16歳の健常小児を対象とした筆者らの成績では，b/aは年齢とともに有意に低下しており（図2）[4]，3歳以降の小児を対象に検討したIketaniらの成績でも小児期は年齢とともに低

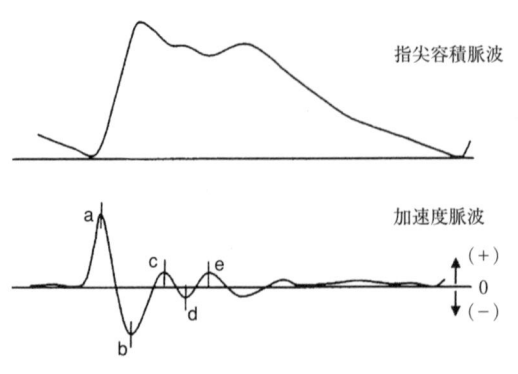

図1 指尖容積脈波と二次微分波である加速度脈波
a，b，c，d波は収縮期成分で，e波は拡張期成分である．おのおの基線からの高さで測定する．

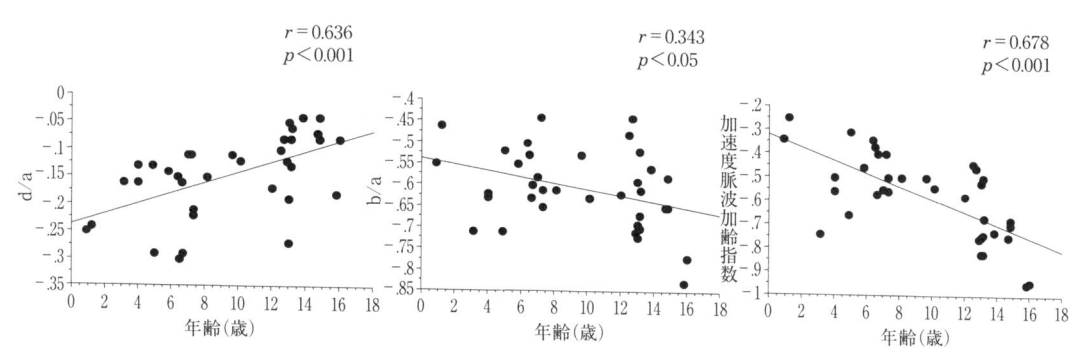

図2 小児における加速度脈波の主な波高比と年齢との関係
d/a は年齢とともに上昇し，b/a と加速度脈波加齢指数は年齢とともに低下する．

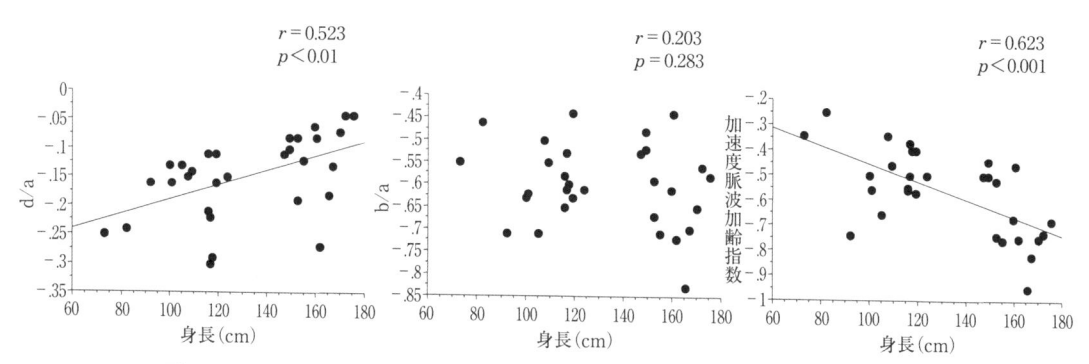

図3 小児における加速度脈波の主な波高比と身長との関係
d/a は身長が高くなると上昇し，加速度脈波加齢指数は身長が高くなると低下する．
b/a は身長と相関しない．

下している[3]．このように小児期早期に血管壁の伸展性が低いのは血管の内径に比べ血管壁が厚いためであり，その後，体の成長とともに血管内腔も成長し，血管壁の伸展性が向上すると考えられる．

d/a は末梢からの反射波を反映し，機能的壁緊張（血管内圧の上昇）や器質的壁硬化（主に動脈硬化による血管壁の硬化）によって低下する．成人では加齢に伴って低下するが，小児では年齢とともに上昇する（図2）[3,4]．身長とも関係しており（図3），身長の伸びとともに末梢からの距離が離れ，末梢からの反射波の影響が減少するために上昇すると考えられている．
なお，d/a が10パーセンタイル以下の小児は，血圧，動脈硬化指数，空腹時血清インスリン濃度が有意に高く，d/a は小児期における動脈硬化のリスク判定に有用と報告されている[5]．

加速度脈波加齢指数は成人では年齢と良好な正相関を示すことから，この値を基に何歳くらいの血管の状態にあるかを示す「血管年齢」が算出されている．しかし，小児では年齢と負の相関を示し[3,4]，女子は15歳ころまで，男子は18歳ころまで低下を続ける[3]．そして，その後は年齢とともに上昇し，J curve を描く．

以上をまとめると，成人では加速度脈波の各要素は加齢による血管の変化を反映し，血管年齢の指標とされるが，小児は思春期ころまで成人と逆の傾向を示す．血管年齢という概念をそのまま小児に当てはめるならば，小児期は年齢が増すほど血管年齢は若くなるといえる．小児は体だけでなく血管も成長を続けているためと考えられる．

d. 血管年齢を表すその他の指標

血管内皮機能検査としてFMD（flow-mediated vasodilatation）が考案されており，非侵襲的に動脈硬化度を計測することができる．小児では収縮期血圧＋50 mmHgの圧で前腕を5分間駆血し，解除後の上腕動脈内径最大増加率（％FMD）を超音波画像で計測する．ニトログリセリン（0.3 mg舌下）負荷を用いることもある．％FMDは測定者間や施設間による再現性が低く，検査に時間がかかるなどの問題点がある．その他，超音波画像で総頸動脈の内膜中膜複合体厚を計測し，直接的に動脈硬化の進行を判断する方法もある．成人では，いずれの検査法も加齢による血管の変化をよく表し，動脈硬化の進行度（血管年齢）の判定に用いられる．一方，3～21歳の健常小児および若年成人41人を検討した成績では，％FMDおよび総頸動脈内膜中膜複合体厚のいずれも年齢と相関しない[6]．したがって，小児では％FMDと総頸動脈内膜中膜複合体厚は血管年齢の算定に用いることはできない．しかし，肥満，高血圧，川崎病，糖尿病などで異常が報告されており，動脈硬化に関係する病態で血管の状態を把握する検査として有用である．

e. 血管年齢の異常をきたす小児疾患

小児期に肥満があると高血圧のリスクは3～4倍高くなる．肥満小児における高血圧の機序として，交感神経系の活動亢進，インスリン抵抗性，血管の構造と機能の異常などが関係すると考えられている[7]．

肥満は動脈硬化の主要な危険因子であり，肥満小児において％FMDの低下（血管の機能的な変化）および総頸動脈内膜中膜複合体厚の増加（血管の器質的な変化）が報告されている．％FMDは検査者間・施設間の再現性が乏しいため，研究計画ごとに性・年齢を一致させた対照をおく必要がある．したがって，異なる報告における％FMDの数値を単純に比較すること

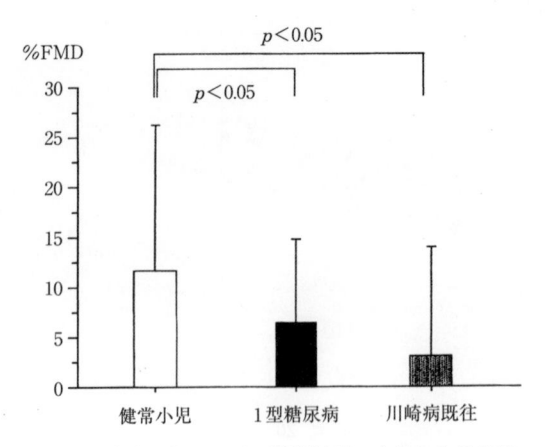

図4 川崎病既往および1型糖尿病の小児における％FMD（Kadoro, et al, 2005）[6]

はできず，正常値の設定は難しい．ちなみに，肥満小児対健常小児の％FMDは，Mori[8]の報告では男児8.0±3.7％対14.6±3.8％，女児7.3±1.8％対16.3±5.7％であり，Meyerら[9]の報告では5.8±3.4％対9.3±1.9％である（いずれもそれぞれの比較において，0.1％以下の危険率で肥満小児が低い）．総頸動脈内膜中膜複合体厚についても同様の問題があるが，いずれにせよ肥満小児では血管年齢が亢進しているといえる．

そのほか，川崎病の既往がある小児や1型糖尿病の小児で％FMDが低下していると報告されている（図4）[6]．特に，冠動脈瘤を合併した川崎病既往の小児，およびHbA1cが高値（コントロール不良）の糖尿病小児で％FMDがさらに低下していたが，総頸動脈内膜中膜複合体厚には異常がなく，機能的な変化だけのようである[6]．その他，本態性高血圧小児でも％FMDが低下し，総頸動脈内膜中膜複合体厚が増加しており，総頸動脈の変化は血圧上昇と強く関連していた[10]．ただし，この研究で対象とした本態性高血圧小児の82％に肥満が認められ，高血圧だけでなく肥満の影響も大きいと考えられる．

　　　　　　　　　　　　　［内山　聖，長谷川聡］

■ 文献

1) Hashimoto N, Kawasaki T, Kikuchi T, Uchiyama M: Criteria of normal blood pressure and hypertension in Japanese preschool children. J Human Hypertens 11: 351-354, 1997.
2) 内山 聖: 小児高血圧の現状と血圧検診の意義. 日本循環器予防学会誌 39: 174-176, 2004.
3) Iketani Y, Iketani T, Takazawa K, Murata M: Second derivative of photoplethysmogram in children and young people. Jpn Circ J 64: 110-116, 2000.
4) 長谷川聡, 佐藤誠一, 沼野藤人ほか: 学童〜青少年期における成長に伴う脈波の推移 (抄録). 日本小児循環器学会雑誌 20: 251, 2004.
5) Miyai N, Miyashita K, Arita M, et al: Noninvasive assessment of arterial distensibility in adolescents using the second derivative of photoplethysmogram waveform. Eur J Appl Physiol 86: 119-124, 2001.
6) Kadono T, Sugiyama H, Hoshiai M, et al: Endothlial function evaluated by flow-mediated dilatation in pediatric vascular disease. Pediatr Cardiol 26: 385-390, 2005.
7) 内山 聖, 菊池 透, 樋浦 誠ほか: 小児期肥満の高血圧発症機序に関する検討. 肥満研究 8: 259-263, 2002.
8) Mori Y: Flow-mediated dilatation in obese children. Clin Pediatr Endocrinol 12: 43-48, 2003.
9) Meyer AA, Kundt G, Steiner M, et al: Impaired flow-mediated vasodilatation, carotid artery intima-media thickening, and elevated endothelial plasma markers in obese children: The impact of cardiovascular risk factors. Pediatrics 117: 1560-1567, 2006.
10) Lande MB, Carson NL, Roy J, et al: Effects of childhood primary hypertension on carotid intima media thickness: A matched control study. Hypertension 48: 40-44, 2006.

B. 成人〜老年

1. 病理

著名な医学者であり Johns Hopkins 大学の創始者の1人である William Osler (1849〜1919) が「人は血管とともに老いる」といっているように，血管の加齢現象は従来，多くの人々の関心を集めてきた．「血管が老いる」とは動脈が弾性を失い硬くなることであり，「動脈硬化症（arteriosclerosis）」と呼ばれる．したがって，「血管年齢」とは加齢に伴う動脈硬化症の程度を意味する．従来，病理学的に動脈硬化症は「粥状硬化症（atherosclerosis）」「Mönckeberg 型中膜石灰化症（Mönckeberg medial calcific sclerosis）」「細動脈硬化症（arteriolosclerosis）」に分けられているが，それには問題がある．すなわち，人により「粥状硬化症」を「動脈硬化症」と同義に用いており，用語の使用に混乱がみられる．また，加齢に伴う「動脈中膜の変性・硬化病変」は "vasculopathy of ageing" とも呼ばれるが，この名称は一般的でなく，適当な病理学的用語がない[1]．ここでは「動脈硬化症」を「中膜の変性・硬化病変」「粥状硬化症」に分けて説明する．また，血管は動脈，毛細血管，静脈の3系統からなり，動脈の加齢性変化についてはよく研究されているが，毛細血管，静脈の変化については不明な点が多い．動脈の硬化について主に述べ，毛細血管，静脈の変化については最後にふれる．

a. 動脈の解剖学的分類，構造

動脈の加齢性変化について述べるにあたって，動脈の解剖学的構造について知る必要がある．動脈は直径により大動脈，中等大動脈，細動脈に分かれる．組織学的には動脈は内腔面から内膜，中膜，外膜の3層構造となっている．

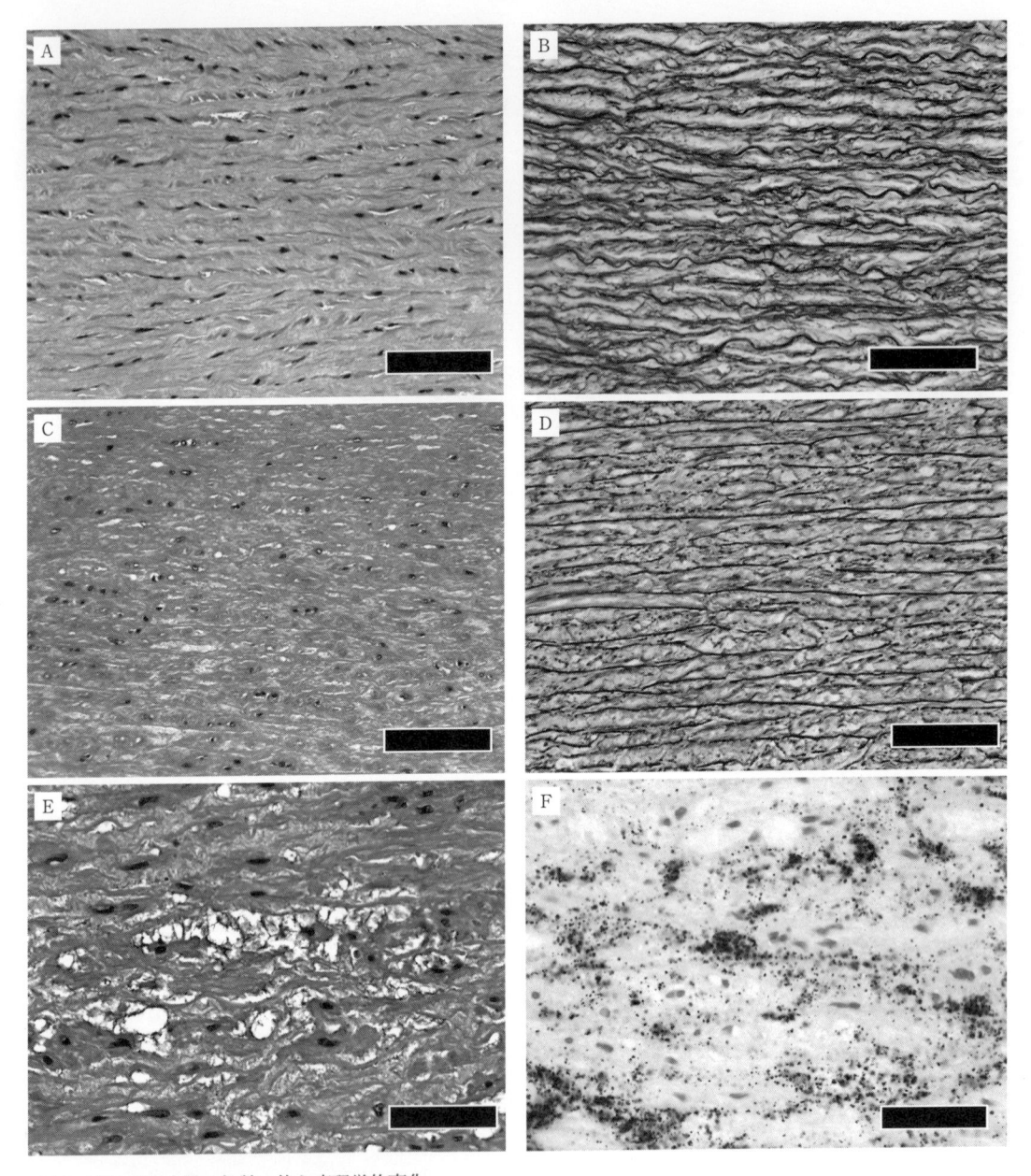

図1 弾性動脈中膜の加齢に伴う病理学的変化
A. 若年男性の正常な大動脈中膜．エオジン好性，赤色の細長い細胞質をもつ平滑筋細胞を多数認める．
B. 同部（A）の弾性線維染色標本．黒色に染まった多量の弾性線維を認める．赤く染まる膠原線維は少量である．
C. 高齢者の大動脈中膜．黒く染まる平滑筋細胞核が丸くなり，数が減少している．平滑筋細胞の細胞質も不明瞭である．
D. 同部（C）の弾性線維染色標本．弾性線維が細くなり，量が減少している．赤く染まる膠原線維も増加している．
E. 高齢者の大動脈中膜．部位により青く染まる粘液様物質の貯留を認める．間質におけるグリコサミノグリカンの増加を示している．
F. 大動脈中膜のカルシウム染色．黒色顆粒状にみえる微小石灰化物を無数に認める．平滑筋細胞核は赤く染まっている．

A, C, E はヘマトキシリン・エオジン染色．B, D はエラスチカ・ワンギーソン染色．F はコッサ染色．スケールは A〜D で 100 μm，E, F で 50 μm．

内膜は最内面の内皮細胞と直下の少量の結合織よりなる．中膜の構造は血管径により異なり，血管径が太い大動脈と一部の中等大動脈は弾性動脈であり，中膜に多量の弾性線維（elastic fiber）を認める．弾性線維はエラスチン（elastin）の重合体であり，層板状の構造物とそれらを結ぶ架橋線維よりなる．弾性線維に富むため，弾性動脈はゴムのように伸展性がよい．中等大動脈は筋性動脈で平滑筋がよく発達しており，平滑筋の間に少量の弾性線維を認める．内膜と中膜の間には内弾性板，中膜と外膜の間には外弾性板が発達している．外膜は豊富な膠原線維と少量の弾性線維よりなり，大動脈では血管の栄養血管である vasa vasorum の入口部を認める．

b. 加齢に伴う動脈の病理学的変化

加齢に伴う動脈硬化は中膜を主体とした変性・硬化症と，内膜を主体とした粥状硬化症に大きく分かれる．ともに若年から進行し，動脈の弾性を失わせ硬化させる．

中膜を主体とした変性・硬化症は Marfan 症候群，Ehler-Danlos 症候群，弁上型大動脈狭窄症などの遺伝性疾患に典型的に認められる．これらの疾患でみられる中膜変性と同様の所見は，程度は軽いが，高齢者で普遍的に認められ，病的老化（pathological aging）というよりは，生理的老化（physiological aging）の範疇に入る．大動脈瘤（aneurysm），大動脈解離（aortic dissection）との関連はあるが，閉塞性合併症を起こすことはない．

内膜を中心とした粥状硬化症は，高血圧，高脂血症（高 LDL-C 血症，低 HDL-C 血症），糖尿病，喫煙を危険因子として発生し，普遍的といえるくらい頻度が高いが，病的老化に属する．また，栄養血管レベルの閉塞では心筋梗塞，脳梗塞，閉塞性動脈硬化症などの合併症を引き起こし，疾患との関連が深い．

細動脈では脂質を含む蛋白質の沈着を認め，硝子様細動脈硬化（hyaline arteriolosclerosis）と呼ばれる．一部の高齢者にみられるが，高血圧や糖尿病患者で強く認められる点で，病的老化の一種と思われる．

c. 動脈中膜の変性・硬化症
1) 弾性動脈中膜変性・硬化症の病理

大動脈のような弾性動脈の中膜の主な細胞成分は平滑筋細胞であり，中膜は弾性線維よりなる層板状構造に平滑筋細胞が挟まれた構造となっている．病理組織学的には，中高齢期になるにつれて平滑筋細胞が変性，アポトーシスを起こして減少する．間質では弾性線維の菲薄化，分枝化，断裂，減少を認める．膠原線維，粘液様物質の増加，微小石灰沈着を認める（図1）．電子顕微鏡的観察によれば，加齢するにつれて平滑筋細胞は平滑で丸い細胞形態から不規則な細胞形態になっている[2]．平滑筋細胞内では筋細線維，変性，減少を認め，間質では細胞残渣を認める．

2) 弾性動脈構成成分の加齢に伴う変化
ⅰ）弾性線維　　生化学的解析では弾性線維

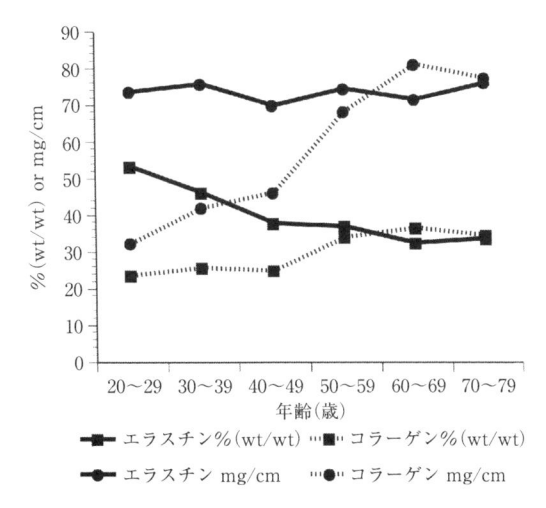

図2　胸部大動脈におけるエラスチンとコラーゲンの相対的，絶対的含量
エラスチンの絶対量は加齢に伴い変化しないが，相対量は減少している．コラーゲンは相対的，絶対的含量ともに増加している（Spina, et al, 1983[3]）の表より作成）．

エラスチンのmRNAの加齢による変化

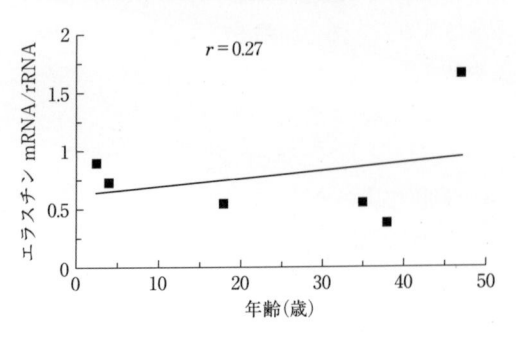

フィブリリンのmRNAの加齢による変化

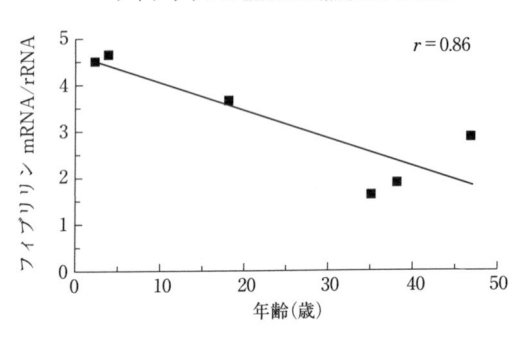

図3 腹部大動脈におけるエラスチンとフィブリリンのmRNA量の加齢による変化（Godfrey, et al, 1993）[4]
上図：エラスチンのmRNA量は加齢に伴う変化を認めない．フィブリリンmRNA量の図（下図）と縦軸のスケールが異なっており，エラスチンmRNA量は少ない．
下図：フィブリリンのmRNA量は加齢に伴い減少している．

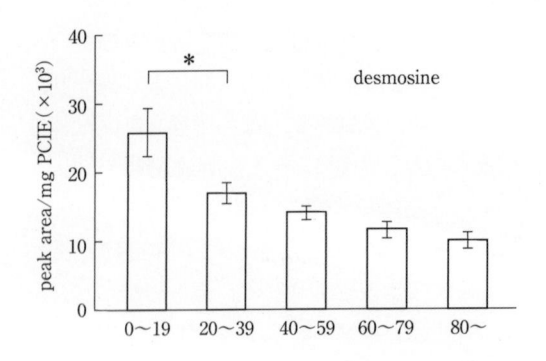

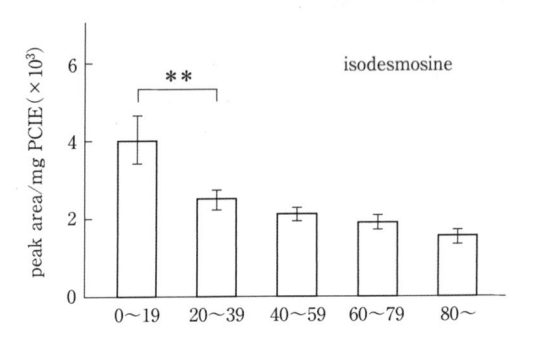

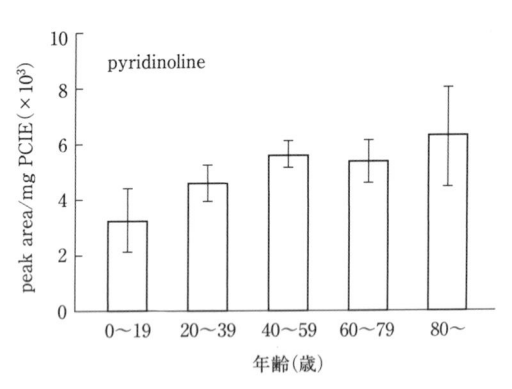

図4 胸部大動脈におけるエラスチン架橋産物（desmosine, isodesmosine）とコラーゲン架橋産物（pyridinoline）の加齢に伴う変化（Watanabe, et al, 1996）[5]
desmosine, isodesmosineは加齢に伴い減少しているが，pyridinolineは加齢に伴い増加している．$*p<0.05$, $**p<0.01$.

の主成分であるエラスチンの含量が加齢に伴い低下する（図2）[3]．弾性線維はヒトの発生初期に多量に産生され，その後，エラスチンのmRNA量はきわめて少なく，ほとんど産生されていない（図3）[4]．また，エラスチンは前駆体であるトロポエラスチンのリジン残基がリジルオキシダーゼにより架橋することにより生じる．この架橋構造も生後直ちに増加し，その後は減少しており，弾性線維の脆弱化に寄与しているようである（図4）[5]．エラスチン，コラーゲンは半減期が長く体内に長くとどまるため，糖の付加反応（Maillard反応，Maillard reaction），糖酸化反応を受けやすく，終末糖化産物（advanced glycation end products）が加齢とともに蓄積してくる（図5）[6]．

ii）微細線維　電子顕微鏡的には弾性線維の内外には直径が10〜12 nmの微細線維（microfibril）が存在している．この線維は弾性線維の形成に際してエラスチンに先行して合成さ

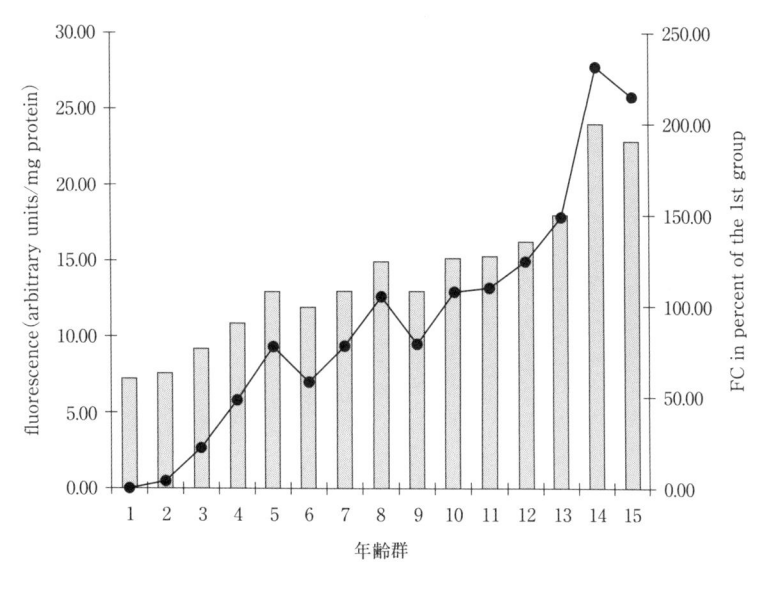

図5 Maillard 反応関連蛍光強度の加齢に伴う変化（Konova, et al, 2004）[6]
加齢に伴い蛍光強度（縦軸）の明らかな増加を認める．横軸の年齢群は5歳刻みで，グループ1が5歳以下，2が6～10歳であり，14が70～74歳，15が75歳以上である．

れ，エラスチン沈着の鋳型となるが，単独としても存在する．この微細線維は主にフィブリリン（fibrillin）からなり，少量のVI型コラーゲンが含まれている．微細線維は通常の弾性線維染色では染色されず，過酢酸処理後にレゾルシンフクシン染色すれば黒色に染色され，オキシタラン線維（oxytalan fiber）と呼ばれている．現在ではフィブリリンに対する免疫染色により検討することが可能となっているが，微細線維の加齢に伴う変化については報告がきわめて少なく，頸動脈におけるオキシタラン線維の減少の報告を認めるのみである[7]．生化学的には加齢に伴い，フィブリリンのmRNA量が減少するという報告がある（図3）[4]．

iii）膠原線維　大動脈における膠原線維は主にI，III，V型コラーゲンよりなる．幼少期では膠原線維をほとんど認めないが，加齢に伴い膠原線維の増生（線維化）が認められる．生化学的にもコラーゲン含量の増加を認める報告が多い（図2）[3]．コラーゲンの分子架橋産物で

あるピリジノリンは加齢に伴い増加し，動脈の硬化に寄与している（図4）[5]．

iv）グリコサミノグリカン　高齢者では中膜間質にアルシャン青陽性のムコ多糖が蓄積してくる．Marfan症候群では囊胞状中膜壊死と呼ばれる特徴的な病変を生じる．電子顕微鏡的観察ではグリコサミノグリカンであるデルマタン硫酸は膠原線維と結合し，ヘパラン硫酸は平滑筋細胞に結合し，間質にはコンドロイチン硫酸が存在する[8]．中高年になると中膜のコンドロイチン硫酸（特にコンドロイチン6-硫酸）が増加するが，その他の成分は増加しないようである（図6）[9]．

v）微小石灰沈着　中膜では平滑筋細胞の変性，アポトーシスにより間質に基質小胞が形成され，これが核となって微小な石灰化が生じる[10]．弾性線維が石灰化することはなく，後述するMönckeberg型中膜石灰化症とは異なる．微小石灰沈着は中膜の内側1/3から中間部にかけて最も強くみられ，生化学的には加齢に伴い

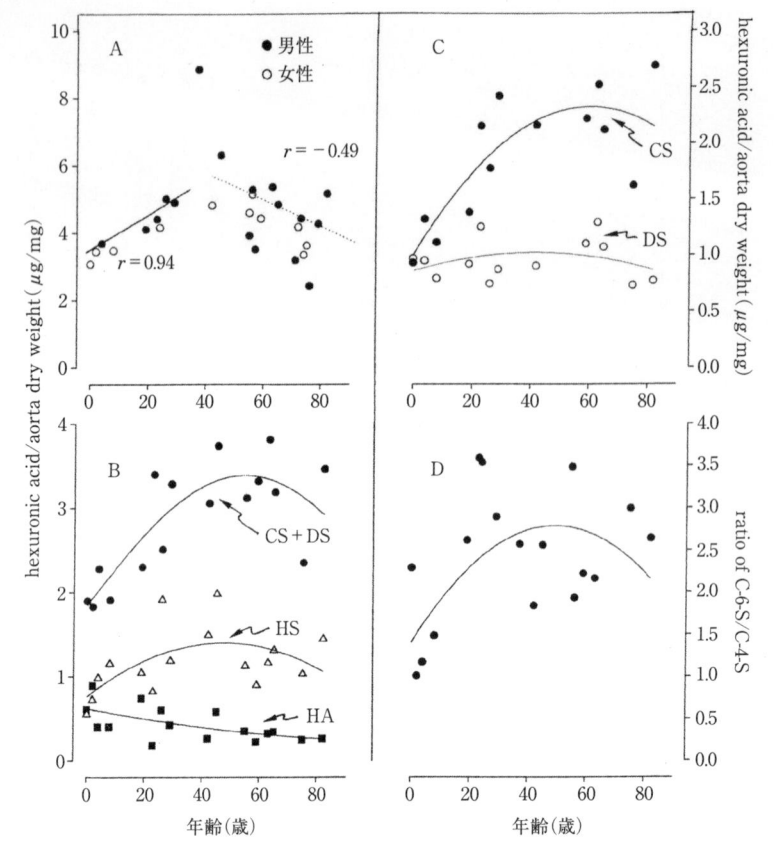

図6 胸部大動脈におけるグリコサミノグリカンの加齢に伴う変化（Tovar, et al, 1998）[9]
A. グリコサミノグリカン総量は40歳まで増加し，その後減少している．B. コンドロイチン硫酸（CS）＋デルマタン硫酸（DS）量は，ヘパラン硫酸（HS），ヒアルロン酸（HA）より，量が多く中高齢に最も多くなる．C. コンドロイチン硫酸（CS）はデルマタン硫酸（DS）量と比較し中高齢で多くなる．D. コンドロイチン-6-硫酸（C-6-S）のコンドロイチン-4-硫酸（C-4-S）に対する比（縦軸）が中高齢に最も高くなる．以上の結果からグリコサミノグリカンは40歳まで増加するが，その主体がコンドロイチン-6-硫酸であることがわかる．

増加する（図7）[11,12]．

vi）アミロイド　動脈中膜ではメジン（medin）と呼ばれるアミロイドが沈着する[13]．特に胸部大動脈と上半身の筋性動脈に沈着するとされているが，加齢による変化や中膜の変性との関係は不明である．

3）筋性動脈中膜の硬化・石灰沈着（Mönckeberg型中膜石灰化症）

筋性動脈では加齢に伴う平滑筋細胞の減少は目立たない．しかし，ときに一部の筋性動脈では中膜に石灰沈着が生じ，「Mönckeberg型中膜石灰化症」と呼ばれる．組織学的には内弾性板とそれに接した中膜に粗大な石灰沈着を認める．四肢の血管，骨盤血管などにみられる．この病態は糖尿病に高率に合併するとされているが，高齢者にも高頻度に認める．上記の弾性動脈で認める中膜変性・硬化症との関係は明らかでない．

4）臨床病態

弾性動脈である大動脈の内径は加齢による中膜変性により直線的に増加する．大動脈には心臓の収縮期に駆出された血液を保留し，拡張期に動脈壁の弾力性により末梢に血液を送り込むWindkessel（＝緩衝）効果がある．大動脈壁が硬化すると，Windkessel効果が失われて，収縮期血圧の上昇，拡張期血圧の下降から収縮

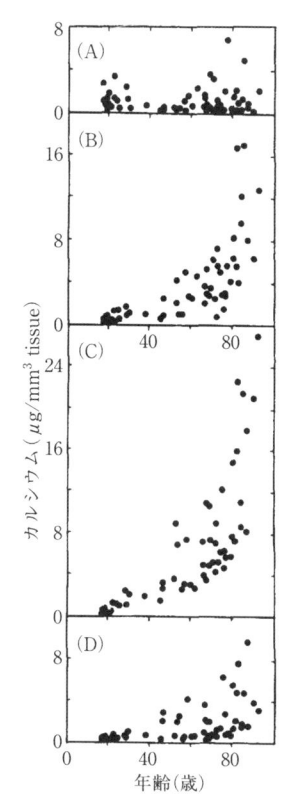

図7 胸部大動脈におけるカルシウム含量の加齢による変化 (Elliott, et al, 1994)[11]
上段より内膜 (A), 中膜内側 1/3 (B), 中膜中間 1/3 (C), 中膜外側 1/3 (D) よりなる. 加齢するにつれて中膜内側 1/3 から中間 1/3 のカルシウム含量増加が目立つ.

期高血圧を生じる. 中膜変性が高度な場合には動脈内腔は拡張し, 大動脈瘤を形成する. 中膜変性では動脈内腔の狭窄を生じないので, 末梢臓器の虚血をもたらさない. Marfan 症候群などの病的に脆弱化した動脈では高頻度に大動脈瘤, 大動脈解離症を合併する.

5) 機能検査との対比

中膜の変性・硬化は伸展性の減少をもたらすため, 生理検査である脈波速度 (pulse wave velocity) 値の上昇として検出することが可能である. 脈波速度とは心臓から収縮期に駆り出された血液が作る波動 (脈波) が動脈壁を伝播する速度である. 加齢に伴い動脈壁の伸縮性が失われ, 脈波速度は増加する. 青年から中年期までは粥状硬化症の程度が軽いため, 脈波速度は中膜の変性・硬化症を反映するが, 強い粥状硬化症を有する高齢期の症例では中膜が伸展・菲薄化し, また粥腫の石灰沈着により動脈は著しく硬化する. したがって, このような症例では脈波速度は中膜の変性・硬化症よりも, 粥状硬化症の程度を反映している[14].

d. 内膜を主体とした動脈硬化症 (粥状硬化症)

1) 粥状硬化症の病理

粥状硬化症では大動脈から中等大の動脈にかけて内膜の肥厚が生じる. その後, 血液中の単球が内膜に浸潤し, 脂質成分を貪食して泡沫状マクロファージとなる. 同時にリンパ球 (主にTリンパ球), 好中球, 肥満細胞などの炎症細胞も浸潤し, 内膜に脂肪線条 (fatty streak) と呼ばれる初期病変を形成する. その後, 泡沫状マクロファージはアポトーシスを起こして, 脂質成分を間質に放出しコレステロールなどが貯留し, 粥腫 (atheroma) と呼ばれる壊死物を主体とした隆起性の結節を形成する. 中膜から平滑筋細胞が遊走し, 粥腫の表面, 基部で膠原線維, 弾性線維を産生し, 粥腫を取り巻く線維性被膜を形成する. 大きな粥腫では外膜側から新生血管が進展してくる. その後, 大部分の粥腫では粥腫内容が線維成分に置換され線維性粥腫 (fibroatheroma) と呼ばれる病変を形成する. 壊死物の一部では石灰沈着が進む.

以上のように粥状硬化症は内膜主体の病変であるが, 中膜や外膜も病変に巻き込まれる. 粥腫が増大するにつれて動脈内腔は偏心性に狭窄する. 狭窄により生じた乱流が粥腫を圧排し内腔を確保する「リモデリング」現象が生じる. また, 粥腫からの圧迫により直下の中膜は菲薄化する. 外膜では内膜の炎症を反映して vasa vasorum 周囲にリンパ球, 形質細胞を主体とした慢性炎症が生じる. 以上の粥状硬化症の進展過程はよく研究されており, アメリカ心臓学

2) 粥状硬化症と加齢，性差，危険因子

粥状硬化症の程度には個人差があり，その進行の程度を決定する因子は危険因子と呼ばれる．粥状硬化症の危険因子は Framingham 研究を初めとして多くの疫学研究が行われ，多数の危険因子が同定されている．危険因子のなかには年齢，男性，家族歴などの変更不可能な因子と，喫煙，脂質異常，高血圧，運動不足，肥満，糖尿病などのコントロール可能な因子がある[16]．なかでも年齢は最大の危険因子であり，加齢とともに粥状硬化症が進行する[17]．性差については，中年期までは男性であることが危険因子となっているが，女性では閉経後に粥状硬化症が急速に進行し性差は消失する[18]．

3) 動脈内腔の閉塞による合併症

粥状硬化症は内膜を主体とした病変であるため，冠動脈のような中等大動脈では粥腫により内腔が狭窄する．粥腫の増大はゆっくりと生じる．通常，たとえ高度の狭窄や閉塞をきたしても，側副循環（collateral circulation）が発達し末梢臓器は壊死に至らない．しかし，一部の粥腫では粥腫の破裂，粥腫表面のびらんにより血栓が形成され急速な内腔の閉塞をもたらす．このような血栓形成性の粥腫は不安定プラーク（unstable plaque）と呼ばれる．動脈の急速な閉塞が心臓，脳，下肢などの動脈に生じれば，それぞれ心筋梗塞，脳梗塞，閉塞性動脈硬化症などの重篤な合併症を起こす．いずれの合併症も加齢につれて頻度が増加し，老年病の代表的疾患である．

4) 動脈内腔の拡張による合併症

高度に進展した粥状硬化症では中膜の伸展，破壊が進行する．中膜は血圧に耐えきれなくて伸展するため，動脈内腔は拡張する．動脈内腔の拡張は動脈瘤と呼ばれ，びまん性，全周性拡張である紡錘状動脈瘤，局所性拡張である囊状動脈瘤とに分かれる．粥状硬化症に伴う動脈瘤は血管内圧の高い大動脈から腸骨動脈にかけて好発する．動脈瘤が破裂すると致命的な大出血をもたらすので臨床的には重要な疾患である．粥状硬化症性動脈瘤の頻度は加齢とともに増加する．

e. 細動脈硬化症

細動脈の変化は脾動脈を初めとして全身の細動脈で認められるが，脳動脈では脳出血，脳梗塞と，腎動脈では腎硬化症と関係するため，この２つの血管で研究が進んでいる．

細動脈病変は多彩であり，病理組織学的には硝子様物質が血管壁に沈着し，内腔を狭窄する硝子様細動脈硬化症と内膜を中心とした線維増殖症がある．硝子様細動脈硬化症ではPAS陽性の硝子様部分に補体C３が沈着する[19]．硝子様細動脈硬化症は加齢とともに増加するといわれており，高血圧，糖尿病があると加速する．高齢者における細動脈病変の全身での分布，加齢に伴う変化についてはよくわかっていない．血管壁が薄い脳内細動脈の病変は多彩である[20]．悪性腎硬化症でみられるような血管壊死像（angionecrosis），粥状硬化症に類似した脂肪硝子化（lipohyalinosis），微小動脈瘤（microaneurysm）の形成がみられる．微小動脈瘤周囲の小出血は球出血（ball hemorrhage）と呼ばれるが，動脈瘤が破裂すると脳出血を生じ，血管内腔が閉塞すると脳梗塞（ラクナ梗塞）が生じる．大脳皮質下における細動脈病変では壁のびまん性肥厚から白質病変（leukoaraiosis）を生じ，Binswanger型白質脳症と呼ばれる．

f. 毛細血管の加齢性変化

毛細血管の加齢現象も報告されている．結膜，皮膚，爪床，筋肉など毛細血管を観察しやすい部位での報告がある．結膜の毛細血管では血管径の大小不同，蛇行，赤血球の血管内凝集が認められるが，高血圧，糖尿病，心不全で程

度が強いとされている[21]．皮膚では真皮乳頭血管ループの減少，水平血管の増加が報告されている[22]．

g．静脈の加齢性変化（静脈硬化症，phlebosclerosis）

静脈も加齢に伴い硬化することが知られている[23]．20歳以下でも生じることがあるが，高齢でも変化がみられないことも多い．病理学的には静脈壁，特に内膜の線維性肥厚が目立つが，性差は認めない．症状が現れることはないが，下肢の深部静脈では血栓症との関係が示唆される．一方，静脈瘤とは関係がない．

粥状硬化症については，心筋梗塞・脳血管障害などの重篤な合併症を引き起こすため，加齢に伴う変化，発生機構，危険因子などについて十分に検討されている．一方，血管の加齢現象の本体である中膜の変性・硬化症については，重篤な合併症を引き起こさないため，十分な研究が行われておらず不明な点が多い．さらに同じ循環器臓器である心臓，弾性線維に富む肺の加齢性変化との関係についてはまったくわかっていない．粥状硬化症や加齢現象から血管を守り健康に保つことが健康長寿の要である．今後の基礎研究，予防，診断，治療法の開発に期待したい．　　　　　　　　　　　［沢辺元司，小澤利男］

■文献

1) Vuong PN, Berry C：The Pathology of Vessels, pp 27-33, Springer-Verlag France, Paris, 2002．
2) Toda T, Tsuda N, Nishimori I, Leszczynski DE, Kummerow FA：Morphometrical analysis of the aging process in human arteries and aorta. Acta Anat (Basel) 106(1)：35-44, 1980．
3) Spina M, Garbisa S, Hinnie J, Hunter JC, Serafini-Fracassini A：Age-related changes in composition and mechanical properties of the tunica media of the upper thoracic human aorta. Arteriosclerosis 3(1)：64-76, 1983．
4) Godfrey M, Nejezchleb PA, Schaefer GB, Minion DJ, Wang Y, Baxter BT：Elastin and fibrillin mRNA and protein levels in the ontogeny of normal human aorta. Connect Tissue Res 29(1)：61-69, 1993．
5) Watanabe M, Sawai T, Nagura H, Suyama K：Age-related alteration of cross-linking amino acids of elastin in human aorta. Tohoku J Exp Med 180(2)：115-130, 1996．
6) Konova E, Baydanoff S, Atanasova M, Velkova A：Age-related changes in the glycation of human aortic elastin. Exp Gerontol 39(2)：249-254, 2004．
7) Gomes CR, Chopard RP：A morphometric study of age-related changes in the elastic systems of the common carotid artery and internal carotid artery in humans. Eur J Morphol 41(3-4)：131-137, 2003．
8) Dingemans KP, Teeling P, Lagendijk JH, Becker AE：Extracellular matrix of the human aortic media：An ultrastructural histochemical and immunohistochemical study of the adult aortic media. Anat Rec 258(1)：1-14, 2000．
9) Tovar AM, Cesar DC, Leta GC, Mourao PA：Age-related changes in populations of aortic glycosaminoglycans：Species with low affinity for plasma low-density lipoproteins, and not species with high affinity, are preferentially affected. Arterioscler Thromb Vasc Biol 18(4)：604-614, 1998．
10) Reid JD, Andersen ME：Medial calcification (whitlockite) in the aorta. Atherosclerosis 101(2)：213-224, 1993．
11) Elliott RJ, McGrath LT：Calcification of the human thoracic aorta during aging. Calcif Tissue Int 54(4)：268-273, 1994．
12) Fukushima S, Araki T, Tohno Y：Optical measurement of age-related calcification in human blood vessels. J Physiol Anthropol Appl Human Sci 24(4)：493-496, 2005．
13) Peng S, Glennert J, Westermark P：Medin-amyloid：A recently characterized age-associated arterial amyloid form affects mainly arteries in the upper part of the body. Amyloid 12(2)：96-102, 2005．
14) Sawabe M, Takahashi R, Matsushita S, et al：Aortic pulse wave velocity and the degree of atherosclerosis in the elderly：A pathological study based on 304 autopsy cases. Atherosclerosis 179(2)：345-351, 2005．
15) Stary HC, Chandler AB, Dinsmore RE, et al：A definition of advanced types of atherosclerotic lesions and a histological classification of atherosclerosis. A report from the Committee on Vascular Lesions of the Council on Arteriosclerosis, American Heart Association. Circulation

92(5) : 1355-1374, 1995.
16) Grundy SM, Balady GJ, Criqui MH, et al : Primary prevention of coronary heart disease : Guidance from Framingham : A statement for healthcare professionals from the AHA Task Force on Risk Reduction. Circulation 97(18) : 1876-1887, 1998.
17) 沢辺元司, 小澤利男 : 年齢, 性別, 部位別にみた動脈硬化の特徴. クリニカ 33(1) : 7-13, 2006.
18) Sawabe M, Arai T, Kasahara I, et al : Sustained progression and loss of the gender-related difference in atherosclerosis in the very old : A pathological study of 1074 consecutive autopsy cases. Atherosclerosis 186(2) : 374-379, 2006.
19) Gamble CN : The pathogenesis of hyaline arteriolosclerosis. Am J Pathol 122(3) : 410-420, 1986.
20) Ostrow PT, Miller LL : Pathology of small artery disease. Adv Neurol 62 : 93-123, 1993.
21) Tassi G, Maggi G, de Nicola P : Microcirculation in the elderly. Int Angiol 4(3) : 275-283, 1985.
22) Kelly RI, Pearse R, Bull RH, Leveque JL, de Rigal J, Mortimer PS : The effects of aging on the cutaneous microvasculature. J Am Acad Dermatol 33(5 Pt 1) : 749-756, 1995.
23) Leu HJ, Vogt M, Pfrunder H, Odermatt BF : Phlebosclerosis : Disorder or disease? Vasa 20(3) : 230-236, 1991.

2. 血管・脈波

脈を触っていると, 回数, リズムだけでなく, 脈の強さ, 速さ, あるいは血管の硬さや緊張度など多くのことがわかるが, 年齢とともに触る感じが異なってくる. また, 異なった2か所を同時に触れると脈の伝わりを感じることができる. たとえば左手で自分の右頸動脈を, 右手で自分の右足の付け根にある大腿動脈を触るとわずかながら心臓から遠い大腿動脈が少し遅れるが, 年齢とともにその時間差が短縮してゆく. 脈の伝わる速度が速くなるからである. したがって, 脈を波形として精度よく観察すると動脈硬化の程度あるいは老化の程度を推定することができる. 本項では, 加齢や動脈硬化による血管壁の変化とそれに伴って生ずる脈の変化について解説する.

a. 動脈硬化とは

動脈硬化には, 血管壁に粥腫（アテローム）が付着してプラークを形成する粥状動脈硬化と動脈壁自体が硬くなる動脈壁硬化（arterial stiffness）という2つの面がある. 粥状硬化は動脈壁の最も内側の層（内膜）にコレステロールなどが沈着して起こり, 進行すると盛り上がるため粥腫は動脈内腔を狭くして血流障害を起こす. 動脈壁硬化は, 主に動脈壁の中央の層（中膜）に起こる変化によって生じる. 血管のしなやかさを担う中膜の弾性線維の断裂・変性などによって生ずるもので, 血管は硬くなりしなやかさを失ってゆく変化である.

b. 加齢に伴う粥状硬化

粥状硬化は前述のように主に動脈の内膜の病変であるが, 米国心臓協会（AHA）検討委員会による分類[1]のごとく進行する（図1）. 小児期から前病変として偏心性の内膜肥厚が起こり（前病変）, 20歳ころにはコレステロールが内皮下に沈着し, コレステロールをマクロファ

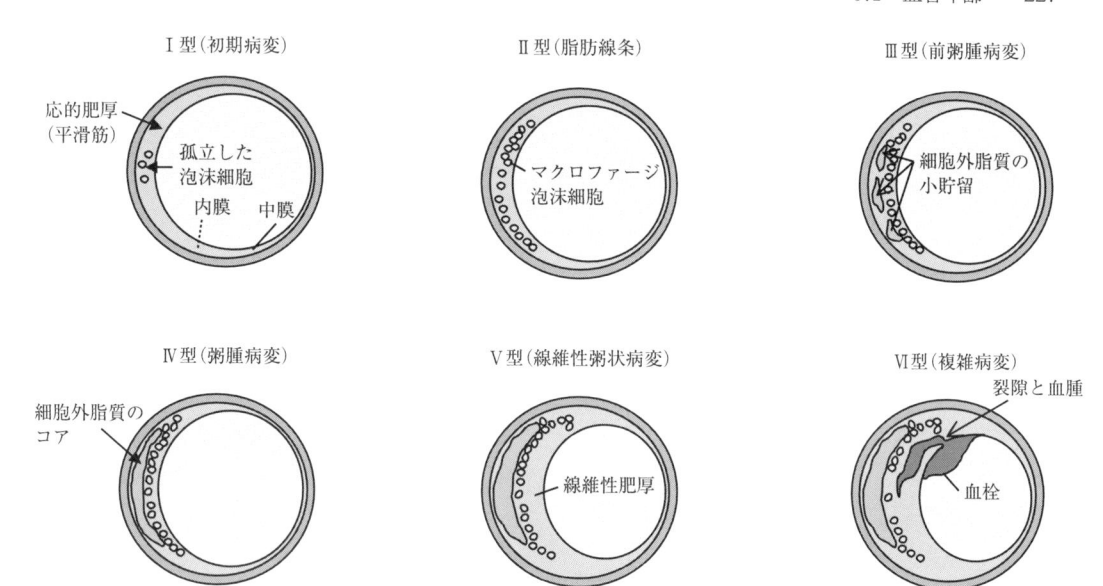

図1 粥状動脈硬化病変の進行と米国心臓協会（AHA）分類（Stary, et al, 1995）[1]

アテローム性動脈硬化病変の進行と分類については，1994年および1995年にStaryら米国心臓協会（American Heart Association：AHA）の委員会から基本的な概念が提唱されており，現在もこの分類が広く使用されている．アテローム性動脈硬化病変の進行を経時的にみると，ごく早期の段階では血管平滑筋に肥厚が生じ（I型），次いで血管壁にマクロファージの泡沫細胞が出現する（II型）．さらに進行すると，細胞外に少量の脂肪が貯留した粥腫前駆病変（III型）から，細胞外に脂肪コアを有する粥腫（IV型）へと変化し，最終的に線維性肥厚を伴うプラークを形成する（V型）．このV型はさらにその成分に基づき，Va型（脂肪に富む肥石灰化プラーク），Vb型（石灰化プラーク），およびVc型（線維性プラーク）に分類されている．

ージが貪食した泡沫細胞が孤立性に認められるようになる（I型；初期病変）．さらに進むとマクロファージ（泡沫細胞）の集簇が認められるようになる．表面からみると筋状にみえるためfatty streak（脂肪線条）とも呼ばれる（II型：脂肪線条）．30歳過ぎると脂質の蓄積（粥腫）を認めるようになり（III型：前粥腫病変），40〜50歳代では，線維性肥厚が始まる（V型；線維性粥腫病変．細胞外脂質貯留が強くなると脂質コアとも呼ばれるようになり，その表面を線維化した膜が覆う（線維性被膜）．この被膜に亀裂などを生じると出血や血栓を生じ（VI型；複雑病変），血栓閉塞によって急性心筋梗塞や脳梗塞を生じることもある．

c. 加齢に伴う動脈壁の硬化

若年者の大動脈は，その壁の大部分を占める中膜に弾性線維が豊富にあることにより，しなやかさ（伸展性；コンプライアンス）が保たれている．このしなやかさは血管系においてきわめて重要であり，心臓からの血液駆出による衝撃を和らげると同時に末梢血管の保護に役立っている．心臓は1回の拍出により約70 mlを拍出するが，その約6割（40 ml）は大動脈が伸展することによって蓄えられ，残りの4割が末梢へと分配される．こういった大動脈の伸展は心臓の後負荷を軽減し，しかも末梢動脈への衝撃を緩和している．心臓が拡張する間に，伸展した大動脈は元に戻ろうとして縮み，蓄えた血液を末梢へと送り出している．これによって拡張期血圧が発生し，連続的な送血を維持している．ところが，大動脈伸縮性の源である弾性線維は加齢とともに断裂・変性し，しかも膠原線維や細胞外マトリックスの同部への増加，カルシウムの沈着を生じ，血管は硬くなりしなやかさを失ってゆく．こうして血管壁硬化が進むと

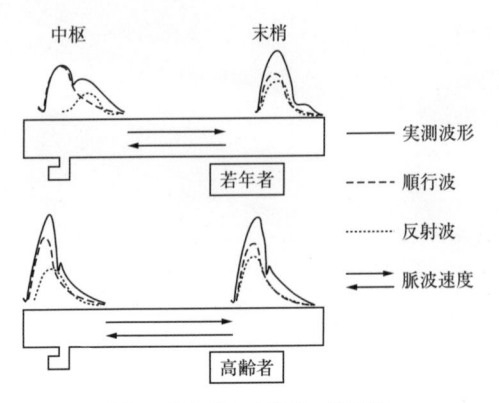

図2 若年者と高齢者の圧脈波

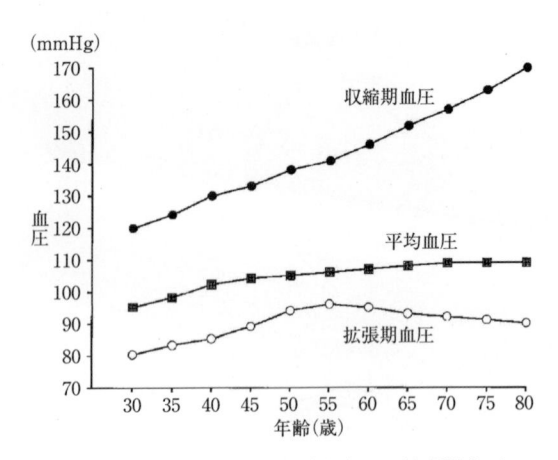

図3 年代別にみた血圧（収縮期血圧，拡張期血圧，平均血圧）（Franklin, et al, 1997）[4]

大動脈は膨らみにくくなり，収縮期の血圧が上昇する．一方で心拡張期の大動脈の縮みも減るため，拡張期血圧低下を招く．そうして，脈圧（収縮期血圧と拡張期血圧の差）が増大する．しなやかさ（コンプライアンス）の喪失は，次に述べる脈波が伝播する速度（脈波速度）にも影響する．

d. 脈波速度（PWV）

管の中を脈波が伝播するとき，その管が細いほど，壁が厚いほど，壁が硬いほど，なかの物質の密度が低いほど，速く伝わることが物理学的に証明されている（Moens-Korteweg式）．この原理を人体，なかでも動脈波に応用したのが脈波速度（pulse wave velocity：PWV）である．この理論を動脈に当てはめると，内径が細く，壁が厚く，しかも伸展性に乏しい動脈ほど脈が速く伝わることになる．また，血圧が高いと血管壁張力が増し，機能的に血管が硬くなり，伸展性（コンプライアンス）が低下するのでPWVは速くなる．したがって，PWVは心血管合併症発生リスクを決定する二大要因である動脈壁硬化度と血圧の両者を反映する血管障害の指標となる．

心臓の収縮によって末梢へと運ばれる脈波を収縮期脈波（順行波）というが，この脈波は血管の分岐点など抵抗となるところにぶつかると跳ね返って，また心臓のほうに向かって戻って行き，これを反射波と呼ぶ．正常のPWVでは，この反射波は拡張期に中心動脈（大動脈基部）に戻るが，PWVが速くなると反射波の戻りも速くなり，心臓の収縮期に大動脈弁口まで戻るようになる．収縮期に反射波が戻ると，後負荷が増すと同時に収縮期血圧が増幅（augment）され，さらに収縮期血圧が上昇する．一方で反射波が収縮期に移動するため拡張期血圧は低下し，さらに脈圧は増大する（図2，図3）．拡張期血圧の低下は冠灌流を減少させる．したがって，脈圧増大，後負荷増加，冠灌流低下はいずれも心血管に対しては不利に働くが，さらに，脈圧増大は血管内皮障害と機械的疲労を惹起し動脈壁硬化をさらに進ませ，また脈圧が上がるという悪循環に陥らせる．

PWVには80年以上の長い歴史があるが，測定の煩雑さから幅広く普及するには至らなかった．最近，上腕-足首間に血圧駆血帯（カフ）を巻くだけで計測できる簡便な測定機器が開発され，再びPWVは注目されるようになった．特に，数年前に開発されたform ABI/PWV（オムロンコーリン社製）は，左右上腕と足首で血圧を測った後，血圧カフで50 mmHg程度の圧をかけて脈波を採取し，身長から求める心臓〜上腕，心臓〜足首の距離の差と上腕〜足首の時間差から上腕-足首間PWV（baPWV）を

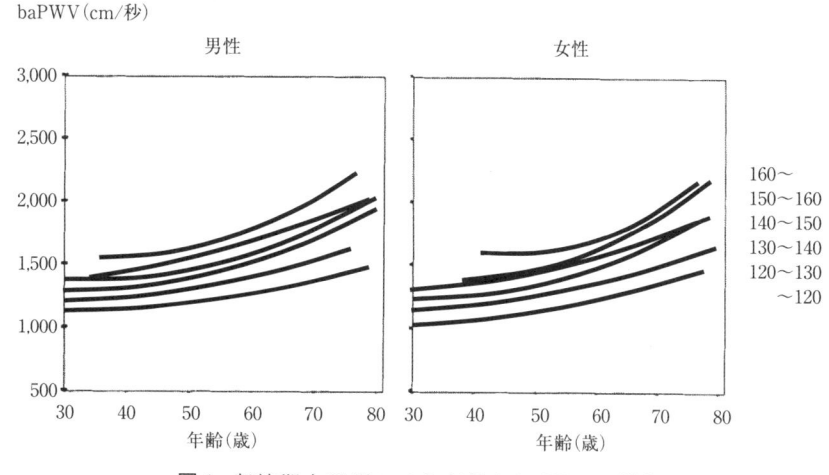

図4 収縮期血圧別にみた年齢とbaPWVの関係
(Yamashina, et al, 2003)[5]

自動的に算出するという画期的なものである．計測が簡便であり，再現性もよいため動脈硬化検査としては最適なものといえる[2]．また，同時に四肢の血圧測定が可能なため，閉塞性動脈硬化症（ASO）の指標である足関節/上腕血圧比（ankle-brachial index：ABI）も得られる．

筆者らは，この装置を用いて健診受診者約12,000人のbaPWV測定を行った．baPWVは男女ともに加齢とともに速くなるが，多変量解析では，年齢，性別，血圧がbaPWVに最も重要な寄与因子であった[3]．また，健診受診者で心血管疾患の既往や血圧以外にリスクファクターのない5,302人を収縮期血圧値10 mmHgごとに分けてbaPWVを検討したところ，男女ともに年齢および測定時の血圧とともにbaPWVが速くなることがわかった[5]（図4）．この図で，年齢と測定時の収縮期血圧の交点を求めると，その患者の年齢および血圧における標準的baPWVが推定できる．この交点よりbaPWVが高値にあるほど血管の動脈壁硬化が進んでおり，俗にいう血管年齢が高くなっていると推定できる．

心血管疾患危険因子として最も重要な糖尿病患者と高血圧患者において，測定時の収縮期血

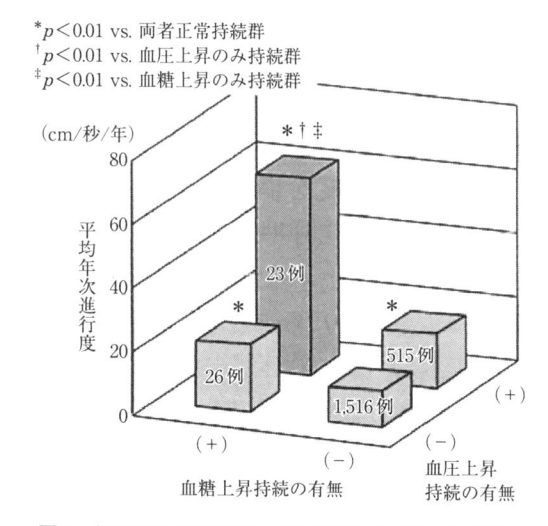

$*p<0.01$ vs. 両者正常持続群
$†p<0.01$ vs. 血圧上昇のみ持続群
$‡p<0.01$ vs. 血糖上昇のみ持続群

図5 継続的な血圧高値・血糖高値の有無とbaPWVの平均年次進行度（Tomiyama, et al, 2006)[7]

圧値とbaPWVを比較したところ，同じ血圧値でもbaPWVは健常人に比べ高血圧群で速く，糖尿病群はさらに速いことが示された．すなわち，高血圧や糖尿病があると動脈壁硬化の進行が早く，より早期に血管年齢が進むことが推定された．

企業健診を受診している男性2,080人（平均42歳）を3年間追跡し，メタボリックシンドロームの有無とbaPWVの平均年次進行速度を検討したところ，3年間にわたってメタボリ

ックシンドロームに該当する群はそうでない群に比べてその進行速度が有意に促進していることが判明した[6]．そこで，メタボリックシンドロームの重要な要素である血圧高値（130/85 mmHg 以上），空腹時血糖高値（110 mg/dl 以上）の有無と baPWV の進行度を検討したところ，いずれか一方の持続的上昇がある群はそれがない群に比べて baPWV の平均年次進行速度は約 2 倍，両者の持続的上昇がある群では約 5 倍であることが判明した[7]（図 5）．すなわち，血圧高値と血糖高値が合併すると相乗的に動脈壁硬化，すなわち血管の老化が促進されることがわかった．

e. 動脈波波形解析

前述のように，高齢者など動脈壁硬化のある患者では，反射波によって収縮期血圧が増幅（augment）される．この増加した成分の割合は augmentation index（AI）と呼ばれ，動脈硬化の 1 つの指標となる[7]．AI は加齢に伴い増加し，左室肥大，頸動脈肥厚，動脈硬化性臓器障害の程度に相関すると報告されている．最近，撓骨動脈の脈波解析をすることによって，AI 計測，中心動脈推定，などができる装置が臨床応用できるようになり注目されている．

ヒトは血管とともに老いるという Sir William Osler の有名な言葉がある．血管の老化には加齢に加えてさまざまな因子によって修飾される動脈硬化が交絡するが，いずれにしても動脈に生じた変化に伴ってヒトの老化が起こる．この点を認識し，動脈病変を的確に把握することが重要である．　　　　　　［山科　章］

■文献

1) Stary HC, Chandler B, Glagov S, et al：A definicion of intial, fatty streak, and Intermediate lesions of atherosclerosis. A report from the committee on vascular lesions of the council on arteriosclerosis, American Heart Association. Circulation 89：2462-2478, 1994.
2) Yamashina A, Tomiyama H, Takeda K, et al：Validity, reproducibility, and clinical significance of non-invasive brachial-ankle pulse wave velocity measurement. Hypertension Res 25：359-364, 2002.
3) Tomiyama H, Yamashina A, Arai T, et al：Influence of age and gender on results on noninvasive brachial-ankle pulse wave velocity measurement. A survey of 12,517 subjects. Atherosclerosis 166：303-309, 2003.
4) Franklin SS, et al：The Framingham Study. Circulation 96：308, 1997.
5) Yamashina A, Tomiyama H, Arai T, et al：Nomogram of the relation of brachial-ankle pulse wave velocity with blood pressure. Hypertens Res 26：801-806, 2003.
6) Tomiyama H, Hirayama Y, Yamashina A, et al：The effects of changes in the metabolic syndrome detection status on arterial stiffening：A prospective study. Hypertension Res 29：673-678, 2006.
7) Tomiyama H, Hashimoto H, Yamashina A, et al：Synergic acceleration of arterial stiffening in the presence of raised blood pressure and raised plasma glucose. Hypertension 47：180-188, 2006.

7. 呼吸器系

A. 幼小児～青年・成人

新生児や乳児の呼吸器は，成人のミニチュアというわけではなく，解剖学的にも生理学的にも成人と異なる特徴をもっている．また，呼吸は胎児期から出生後にかけて劇的に変化し，しかもこの移行がほとんどの新生児でスムーズに進められることに驚かされる．本項では，呼吸器の構造と機能，呼吸の経時的変化，各器官の発達などについて解説する．

a. 呼吸器の構造と機能

呼吸器を大まかに分けると気道と肺実質になる（図1）．気道には，鼻，咽頭，喉頭，気管，気管支，細気管支，また肺実質には，呼吸細気管支，肺胞管，肺胞嚢，肺胞が含まれる．さらに，気道は鼻から喉頭（あるいは気管）までの上気道と，気管（あるいは気管支）以下の下気道に分けられる．気管から肺胞までは2つ以上の分岐を23回繰り返すとされている．

呼吸器の主な機能は，酸素を大気中から血液中へと運搬し，二酸化炭素を血液中から体外へ放出することである．

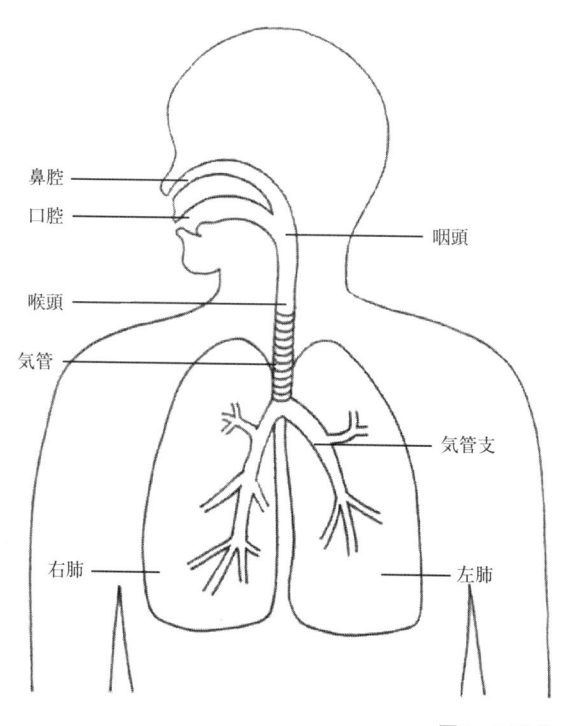

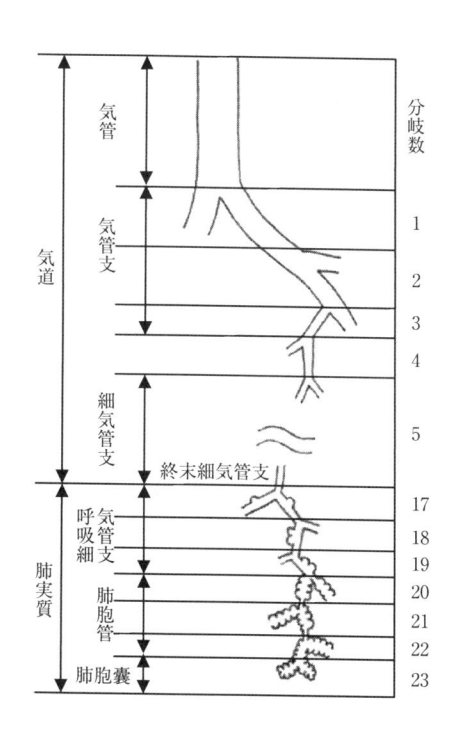

図1 呼吸器の解剖

b. 呼吸の経時的変化
1) 出生時

胎児期の肺には，空気はもちろん入っていない．しかし，肺は虚脱しているわけでもない．胎児肺は，出生するまで胎児自身が産生する肺液で満たされている．また，胎児は出生後に備えて呼吸様運動を行っている．この運動によって，肺液は末梢肺組織を充満して伸展刺激を与える．さらに，この伸展刺激は肺胞数の増加と，肺の虚脱を防ぐサーファクタントの分泌を促進する．その結果，出生前の胎児肺は出生後の機能的残気量に見合う程度に拡張する．一方，肺内の圧がある程度増加すると，肺液は断続的に気管から喉頭を経て，一部は羊水腔へ，残りは消化管へ嚥下される．

出生後，呼吸を開始するためには胎児肺に充満している肺液を排出しなければならない．しかし，胎児の肺胞が肺液で拡張していることは，出生後の呼吸をスムーズに開始するためには好都合である．出生時に胎児の胸腔が母親の狭い産道で圧迫されると，肺液の約1/3強が排出される．胸郭が産道を通過し終わると圧迫が解除され，胸郭の弾性で肺は元の状態に戻ろうとし，空気が肺内に自然に入る．この結果，肺は胎児肺とほぼ同様に機能的残気量に近い程度に拡張する[1]．この状態で最初の吸気が起こるため，最初の吸気はまったくの虚脱した肺を拡張させるほどの高い圧を必要とするわけではない．

しかし，肺の虚脱を防ぐサーファクタントはまだ不均一で，すべての肺胞を覆っていないため，最初の吸気では肺は十分に拡張せず，容易に虚脱する．虚脱を防ぐために，出生直後の児は声門を狭くして産声をあげ，呼気に抵抗をつける．その結果，肺内の空気の分布は均等化され，サーファクタントの分泌が促進し，機能的残気量が増加する．そして，初回呼吸よりも2回目，2回目よりも3回目と，より低い吸気圧で肺胞拡張が可能となり，同時に肺容量も増加する[2]．

一方，陣痛や分娩のストレスを経験せずに帝王切開で出生する児は，出生後に一過性多呼吸となる．この疾患は肺液吸収遅延（delayed absorption of lung fluid）や wet lung などと呼ばれており，出生時の肺液の吸収がスムーズに行われない結果として発症する．

肺胞の虚脱を防ぎ，肺胞を開きやすくするために分泌されるサーファクタントが不足すると，呼吸窮迫症候群（respiratory distress syndrome：RDS）となる．RDS では，肺胞は開きにくく，肺のコンプライアンスは低下する．そのため，出生直後の児は何とかして肺胞を開こうと懸命に呼吸努力をする．その結果，もともと少ないサーファクタントは時間の経過とともに消耗されていき，出生直後よりもその数時間後から RDS の主要症状であるチアノーゼ，多呼吸，陥没呼吸，呻吟が明らかとなる．RDS の児に人工サーファクタントを経気道的に注入して人工換気を行うと，呼吸状態は著明に改善する．

2) 新生児・乳児期

新生児は鼻呼吸が主である．したがって，出生直後に口腔内吸引ではなく，まず鼻腔吸引を行うことは有意義である．先天性の後鼻孔閉鎖では著しい呼吸困難を呈するが，泣くとチアノーゼが改善する．これは泣くことによって，口呼吸が可能となるためである．

母乳を飲み，鼻呼吸をする新生児では，上気道の構造は成人と異なる（図2）．新生児は相対的に舌が大きい．また，新生児の喉頭は成人と比べて高く位置し，軟口蓋と喉頭蓋が近接している．その結果，哺乳中の鼻呼吸が可能となり，母乳の気道内への吸引も防げる．喉頭の位置は年齢とともに下降し，新生児期には第4頸椎の高さにあった声門は，2歳には第5頸椎，5歳には第6頸椎，15歳ごろには最終的な高さである第6～7頸椎レベルまで下降する[3]．口呼吸の確立は，乳児の身長が60 cm，体重が6 kg

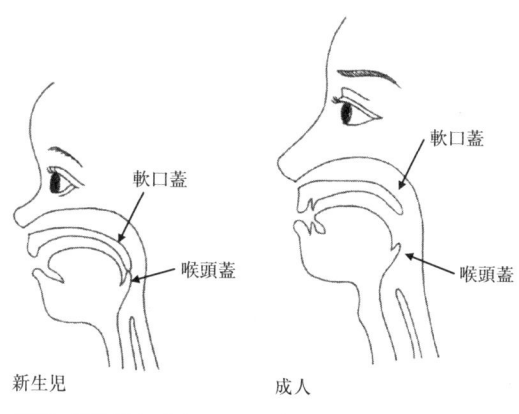

図2 新生児と成人における軟口蓋と喉頭蓋の位置関係
新生児では軟口蓋と喉頭蓋が近接している．このため哺乳中の鼻呼吸が可能となる．

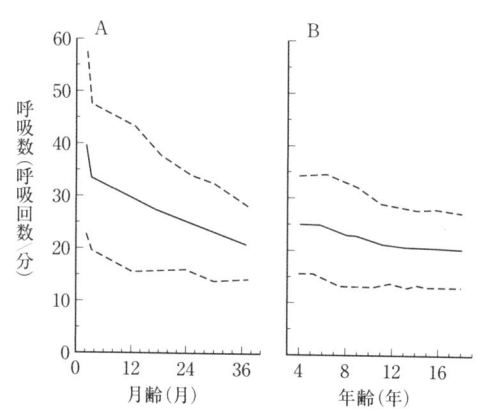

図3 月（年）齢による安静時呼吸数の平均値（実線）と±2SD（点線）
明らかな性差はなかった．呼吸数は年齢とともに減少し，最初の2年間の呼吸数の変動が最も大きい（Aは Rusconi et al., 1994[5] より，B は Hooker, et al., 1992[6] より作図）．

をともに越えた時期という報告がある[4]．なお，図3に月（年）齢による呼吸数の変化を示す．

c. 肺胞の発達

新生児・乳幼児の肺は未完成である．すなわち，ヒトの肺では80%以上の肺胞が出生後に形成されるといわれている．肺胞は在胎28週ごろから出現し，2歳までにその数は劇的に増加する．8歳まではゆっくりと増加するが，その後は胸郭が完成するまで，数ではなく，主に径が増加する[7]．肺胞数は出生時には 24×10^6 〜 50×10^6 だが，8歳時には 300×10^6 にも達する．成人の肺胞数も8歳時と同様であるという報告[8]と，成人の肺胞数はコンスタントではなく $200 \sim 600 \times 10^6$ の間を変化するという報告[9]があるが，諸家の報告の平均値でみれば，成人の肺胞数は $300 \sim 400 \times 10^6$ とみなすのが妥当であろう．また，出生時 $3 \sim 4 m^2$ だった肺の表面積は，25歳ごろにピークとなり $70 \sim 100 m^2$ までになる．30歳以降は逆に10年ごとに4%の減少傾向を認める[10]．

肺分画症や先天性嚢胞性腺腫様奇形のような先天性肺疾患で肺葉切除が必要な場合には，2歳までに行うことが望ましい．なぜなら，肺葉切除後も肺胞数の増加とその後の径の増大が期待できるからである．一方，肺胞数が増加する時期を過ぎてからの肺葉切除では，数ではなく径の大きさのみが増大することで代償される．

新生児・乳児の肺表面積が成人よりもかなり小さいことは，新生児・乳児はガス交換の面で成人より余力が少なく，運動や発熱などで代謝が亢進すると容易に呼吸不全に陥ることを意味する．特に新生児期は急速に成長する時期で，その代謝は成人の3倍にも達する．代謝に関与する最も重要な因子である体表面積が成人の1/9であるのに，肺胞のガス交換面積は成人の1/20と比較的小さいため，新生児はガス交換面積の点で明らかに不利な状態におかれている．

d. 気道の発達

気管支の内径と長さは成長に伴い直線的に大きくなる[11]．気管支の長さは個人の身長とともに増加する．一般に身長は肺機能を予測するうえで重要な因子と考えられている．また，気道の内径は小児期には女児は男児よりも大きいが，思春期後にはこの男女差が逆転する．

新生児・乳児の気道は，成人に比べて細く軟

らかい．このため，分泌物や気道粘膜の炎症によって容易に無気肺や過膨張を引き起こす．吸気時には胸腔内が陰圧となるため，気道は外側からある程度引き伸ばされ，部分的な閉塞があっても空気は肺胞内に入ることができる．しかし，呼気時には，胸腔内に陰圧は働かず，逆に気道が圧迫されるため，部分的な気道閉塞は完全閉塞となり，肺胞内に入った空気が出られなくなって過膨張をきたす（チェックバルブ機構）．特に，新生児では気道を支持する組織が脆弱なため，呼気で容易に閉塞する．気道閉塞の程度が強ければ，吸気時にも空気が入らず，その先端の肺胞は虚脱して無気肺になる．この傾向は末梢の細気管支ほど顕性化しやすく，呼気の延長やエアトラップが起こりやすくなる．以上のようなことから，新生児や乳児は気道の狭小化による喘鳴を生じやすい．

e. 胸郭の発達

胸郭は胸椎，胸骨，肋骨からなる籠状の骨格と，筋肉，横隔膜で形成される．肺はその胸郭内の大部分を占めている．新生児の胸郭はほぼ円筒に近い形をしているが，成長に伴い前後に狭い楕円形となり，しだいに扁平化する（図4）．また，小児の胸郭は年少児ほど相対的に横幅が広く上下に短いが，成長に伴い，横幅は大きくならずに上下に長くなる．胸郭は6歳から思春期までは緩やかに増大し，思春期に急速に大きくなる（図5）．

新生児・乳児の胸郭は軟らかく，呼吸筋の力が弱い．呼吸運動は，肋間筋や横隔膜筋などの呼吸筋が胸郭を広げて胸腔内に陰圧を作り，それによって肺が受動的に広がることによって行われる．すなわち，肺が受動的に広がって空気を吸い込み，その後に肺が自身の弾性で元に戻る過程で肺内の空気を外へ押し出す．したがって，肺の軟らかさ（コンプライアンス）に比較して胸郭が軟らかすぎると，吸気の際に肺を広げるために胸腔内に作り出された陰圧によって，胸郭の軟らかい部分が内側に引き込まれ，いわゆる陥没呼吸を呈する．また，呼吸筋の筋力そのものが弱いと，十分な陰圧を作り出せないため肺を十分に広げることができず，換気が不十分となり，容易に疲弊して呼吸不全に陥る．

新生児の呼吸は横隔膜で呼吸する腹式呼吸が主であるため，分娩外傷で横隔神経が障害を受けると肋間筋を使った胸式呼吸を強いられる．前述のように，新生児の胸郭は軟らかく，呼吸筋の力が弱いため容易に呼吸困難が生じる．ま

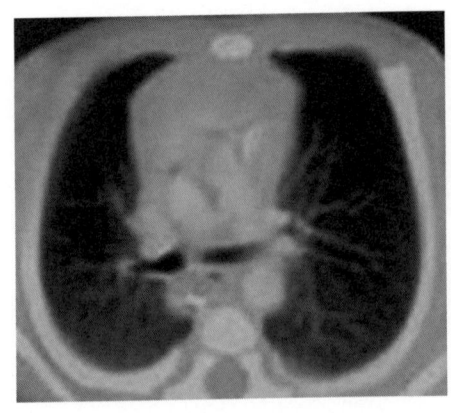

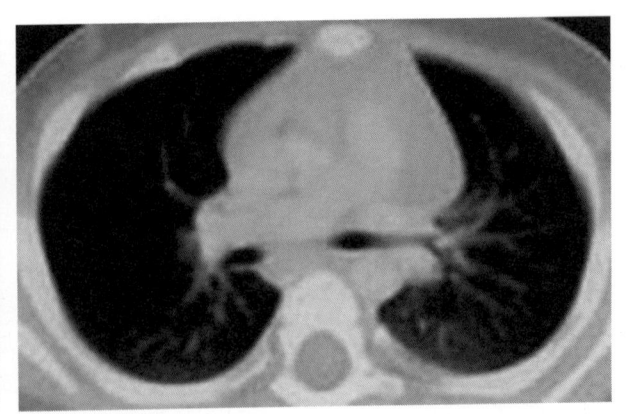

生後5日　　　　　　　　生後9か月

図4　胸郭の変化
新生児期は胸郭は円筒状であるが，その後扁平化していく．

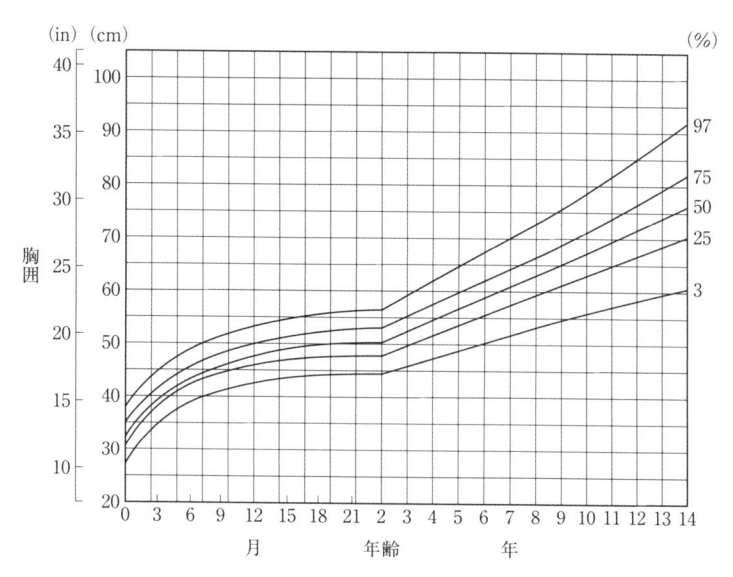

図5 出生時から14歳までの正常胸囲分布 (Feingold, et al, 1974)[12]
吸気中期における乳腺の高さで測定．このグラフにプロットする前に，2歳から12歳の間では，男児は+1cm，女児は-1cmしてからプロットすること．

表1 健常者での典型的な肺機能値 (Hughes JMB, Pride NB)[13]

	未熟児	新生児	1歳	7歳	成人
体重 (kg)	1	3	10	25	70
身長 (cm)	35	50	75	120	175
呼吸数 (min^{-1})	60	45	30	20	15
一回換気量 (ml)	7	21	70	180	500
解剖学的死腔 (ml)	3	6	20	50	150
機能的残気量 (FRC) での最大気流速度 (ml・s^{-1})	80	150	300	—	—
FRC (ml)	25	85	250	750	2,100
肺コンプライアンス (ml・cmH_2O^{-1})	1.5	5	15	50	200
気道抵抗 (cmH_2O・$l^{-1}s$)	80	40	15	4	2
特異的コンプライアンス (cmH_2O^{-1})	0.06	0.06	0.06	0.07	0.08
特異的コンダクタンス ($s^{-1} cmH_2O^{-1}$)	0.50	0.29	0.27	0.27	0.23

注意：コンプライアンス，特異的コンプライアンス (cmH_2O^{-1}) をSI単位 (mlkPa^{-1}, kPa^{-1}) で表示するためには，それぞれを10倍する．
気道抵抗をkPal^{-1}sで表示するには10で除する．特異的コンダクタンスをs^{-1}kPa^{-1}で表示するには10倍する．

た，新生児では腹満の程度が著明になると横隔膜が挙上して換気不全を生じやすい．

f. 肺機能

表1に年齢別の肺機能検査値を示す．健常者では，ほとんどの肺機能のパラメータは，体表面積，体格で換算すると一定である．これは，呼吸は体の代謝必要量に順応することを反映している．

乳幼児に肺機能検査を行うことはきわめて難しい．その理由として，本人の協力が得にくいこと，検査に専門技術が必要であること，標準化された方法がないことなどがあげられる．しかし，肺疾患の早期発見や治療法の評価などに

おいて，肺機能検査は乳幼児でも重要な意義がある．現在，国内で使用されている小児肺機能検査値の予測式はいくつかあるが，いずれも成人値への移行に問題がある．

呼吸器系は，出生後の最初の数時間で劇的な変化をみせ，子宮外環境に適応していく．出生後も成長，発育を続けていくが，その速度は一定ではなく，肺胞は生後2歳までに急速に増え，胸郭は思春期に急激に大きくなる．年齢に応じた正常な呼吸器の解剖学的，生理学的変化を理解することは，特定の年齢における児の肺機能を予測するうえで，また肺疾患が児の将来に与える影響を予測するうえで大変重要である． 　　　　　　　　　　[川崎一輝，内藤陽子]

■文献

1) Nelson NM: Respiration and circulation after birth. Smith CA, Nelson NM eds, The Physiology of the Newborn Infant (4 th ed), pp 117-262, Charles C Thomas, Springfield, 1976.
2) Smith CA, Nelson NM: The Physiology of the Newborn Infant (4 th ed), pp 117-262, Charles C Thomas, Springfield, 1976.
3) Noback GJ: The development topography of the larynx, trachea and lungs in the fetus, newborn, infant and child. Am J Dis Child 26: 515, 1923.
4) 長井靖夫：乳児の口呼吸確立時期の検討．日本小児科学会雑誌 96(7): 1702-1705, 1992.
5) Ruscomi F, Castagneto M, Gagliard L, et al: Reference values for respiratory rate in first 3 years of life. Pediatrics 94: 350, 1994.
6) Hooker EA, Danzl DF, Brueggmeyer M, Harper E: Respiratory rates in pediatric emergency patients. J Emerg Med 10: 407, 1992.
7) Thurlbeck WM: Postnatal human lung growth. Thorax 37: 564-571, 1982.
8) Weibel ER: Morphometry of the Human Lung, Academic Press, New York, 1963.
9) Thurlbeck WM: Postnatal growth and development of the lung. Am Rev Respir Dis 111: 803-844, 1975.
10) Thurlbeck WM, Wright JL: Thurlbeck's Chronic Airflow Obstruction, 2 nd ed, pp 128-131, B. C. Dicker Inc, London, 1999.
11) Hislop A, Haworth SG: Airway size and structure in the normal fetal and infant lung and the effect of premature delivery and artificial ventilation. Am Rev Respir Dis 140(6): 1717-1726, 1989.
12) Feingold M, Bossert WH: Normal values for selected physical parameters. An aid to syndrome delineation. Birth Defects 10(13): 14, 1974.
13) Huges JMB ed: Lung Function Tests: Physiological Principles and Clinical Applications, Saunders, New York, 1999（福地義之助監訳：肺機能検査．呼吸生理から臨床応用まで，メディカル・サイエンス・インターナショナル，東京，2001）.

B. 成人～老年

人の人生は，呼吸に始まり呼吸に終わる，つまり外界へ生まれ出でたときの産声の一呼吸から始まり，臨終を迎えたときの呼吸の停止に終わる．呼吸にかかわる肺は，外界と接するため環境を表す臓器ともいわれ大気中の汚染物質などにもさらされ，また加齢を表す臓器ともいわれる．さらに，呼吸器系は，肺のみにとどまらず，中枢の影響，全身の影響，呼吸というダイナミックな動きの影響も受ける複雑な仕組みのなかで機能している．本項では，成人から老人に至る呼吸，特に肺の加齢による変化を呼吸調節系の変化，形態構造的変化，換気力学的変化，ガス交換系の変化，防御系の変化に分けて解説を加えていきたい．

a. 呼吸調節の変化

呼吸調節は，息を吸ったりはいたりする換気運動の大きさや回数を調節して体内の酸素，炭酸ガス分圧，酸塩基平衡の恒常性を維持しようとする仕組みである．呼吸調節機構は，図1に示すように役割によって調節器系，効果器系，受容器系の3つに，また，特性によって神経調節，化学調節，行動調節の3つに分けられる．

脳幹部呼吸中枢で生じる呼吸出力は，脊髄経路を介して下行し，呼吸筋の活動を促進して換気運動を引き起こす．このとき，換気運動自体が上気道，肺，呼吸筋内にある機械的受容器を刺激して，求心性神経経路を介して呼吸中枢に影響を与える．動脈血酸素分圧（Pa_{O_2}），動脈血炭酸ガス分圧（Pa_{CO_2}），pHは，末梢と中枢にある化学受容器を介してこれらの指標の恒常性を保つように呼吸の化学調節を行っている．呼吸は，このような自動調節系に加えて，高位中枢からの行動調節も受けている．これには，意識的に呼吸を変える随意的なものと意識の関与しない不随的なものの両者を含む．これら3つの調節系の換気運動に関与する割合は状態によって変わる．つまり睡眠時と覚醒時，また覚醒時であっても安静時と身体活動をしているときで異なる．加齢は，呼吸調節のそれぞれの系にどのように影響を与えているのか．

1) 神経調節

呼吸の基本的なリズム形成は，延髄，橋を中心とする脳幹部にある．延髄の呼吸中枢群は，孤束核に密集する背側呼吸ニューロン群（dorsal respiratory group：DRG）と疑核とその周辺の腹側呼吸ニューロン群（ventral respiratory group：VRG）とに大別される．DRGは吸息ニューロンよりなり，主として横隔神経に

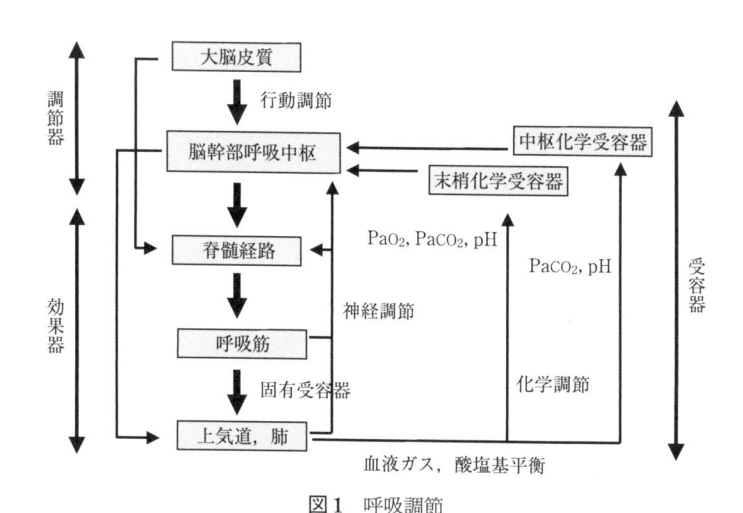

図1 呼吸調節

吸息ドライブを送っている．肺，上気道，胸郭からの神経反射や末梢化学受容器からの求心性入力は，迷走神経，舌咽神経を使い孤束核に入りDRGで統合される．VRGには吸息，呼息ニューロンが混在し，DRGから伝達された情報を肋間筋，腹筋，その他の補助呼吸筋に伝えている．加齢自体が呼吸調節に影響を与えているという直接的証拠はないが，脳血管障害などの病変が呼吸中枢に及べば呼吸リズム形成に影響を受けることは予想できる．老年者で増加する睡眠時無呼吸のなかで中枢性無呼吸の一部のものは呼吸リズム形成機構の加齢と関連している可能性がある．神経反射は，気道および肺からの自律神経反射と呼吸筋からの体神経反射に分類される．神経反射の加齢に対する変化は，明らかになってはいない．ただし，呼吸筋からの反射については，胸郭系に筋紡錘，腱組織，関節内と大きく3つの呼吸調節に関連する機械的受容器が存在し，局所的な反射により体位変化や吸気抵抗が加わったときの1回換気量の変動を調節している．また，上行性に小脳や脳幹部の呼吸中枢にも伝わり呼吸筋の強調運動や呼吸のタイミング調整にもかかわる反射も存在している．老年者にみられる呼吸パターンの変化や気道抵抗の増大に対する呼吸代償反応低下は，呼吸筋や肺機能自体の老化によって説明されるだけでなく神経反射の加齢による影響も加味されて生じる可能性がある．

2) 化学調節

Pao_2，$Paco_2$，pHの変動は，頸動脈体などの末梢化学受容器と延髄の中枢化学受容器の興奮を介して呼吸中枢に伝わり，恒常性が維持されるように換気は調節されている．頸動脈体は，主にPao_2の変化に直接反応し，Pao_2が60 Torrより低下すると急激に活動が高まり，換気は増加する．$Paco_2$の上昇やpHの低下はそれ自体直接刺激作用があると同時にPao_2の頸動脈体の活動に対して増強効果をもつ．炭酸ガスは，延髄腹側に存在する中枢化学受容器を介して換気を増加させる．換気量の増加は$Paco_2$に対して直線的な関係にある．また，逆に$Paco_2$が，一定値以上になると麻酔作用により換気は低下する（通常$Paco_2$が100 Torr以上）．一般にCO_2による刺激のほうが，H^+による刺激よりも同程度のpHの変化に対して換気増大効果は大きい．呼吸の化学感受性の加齢による変化は，いくつかの臨床的データが存在している．西村らの研究によれば平均年齢30歳の若年者群と70歳の老年者群で高酸素条件下で行った高炭酸ガス応答値は両群でまったく差を認めなかったと報告している．Chapmanらは，老年者では低酸素条件下で求めた高炭酸ガス応答値が高酸素下で求めた応答値と比べて増大しないことを示した．以上から高炭酸ガス応答値は老年者でも比較的保たれているが，低酸素応答値は低下していることが示されている．この結果は，老年者でも$Paco_2$の正常値はPao_2と異なり加齢による影響が少ないという事実と合致している．低酸素負荷は，前述したように末梢化学受容器を介して換気を増大させる．しかし，中枢に対する効果は抑制的に作用する．ある条件下では低酸素負荷により逆に換気が低下する（低酸素換気抑制：hypoxic ventilatory depression）．これは新生児で特に顕著にみられる．低酸素吸入で換気はいったん増加するが，数分で元の換気量よりも低下する．成人でも軽度ないし中等度の低酸素血症で見かけ上の換気増加に隠れた形で存在し，病態によっては顕性化することがある．これは，脳組織におけるpHのアルカリ側へのシフト，GABAなどの呼吸抑制物質の相対的増加，呼吸ニューロンの直接的代謝障害など種々の機序が考えられている．低酸素応答の加齢による低下は，この低酸素換気抑制の現象がより顕著になった可能性も考えられる．

3) 行動調節

呼吸の行動調節は，心理的変化などの随意的なものとまったく意識に上らない不随意的なも

のから構成される．過換気症候群などは行動調節異常の代表的疾患である．呼吸困難は，呼吸に際して生じる不快感と定義される．これには呼吸筋の長さと張力の間の不均衡が求心性に中枢に伝えられ生じるという説と呼吸筋活動を指令した中枢の出力の大きさを脳内の逆行性神経伝達によって感知して生じるという説が存在している．このような呼吸調節系のさまざまな求心路が呼吸困難を修飾している．通常，吸気粘性抵抗（径の細いチューブを通して息を吸うと使わない場合に比べて抵抗がある，これが吸気粘性抵抗である）が加わると，中枢性に呼吸の出力を高めて1回換気量と分時換気量を維持しようとする代償反応が起こる．この代償反応は，種々の呼吸器疾患や睡眠中に気道抵抗が高まった場合の生体の恒常性維持のために重要な生理的意義を有する反応である．この代償反応の低下は慢性閉塞性肺疾患だけでなく加齢によっても起こることが明らかになっている．高炭酸ガス応答試験において吸気粘性抵抗を加えた状態と加えない状態との比較において若年成人では吸気粘性抵抗を加えた状態（吸気に抵抗が加わった状態）では呼吸出力は増大し，換気応答値は，負荷のない状態と同じに保たれる一方，老年者では，呼吸出力の増大はなく，換気応答値は低下することが確認されている．これは抵抗が加わったときの高炭酸ガス刺激に対する換気の増大が小さくなることを意味している．老年者の代償反応の低下は臨床的にも大きな意義を有する．睡眠時の気道の狭窄や閉塞により低換気や無呼吸を起こしやすくなることや，肺気腫のような気道抵抗の増大する肺疾患などで肺胞低換気を起こしやすくなることが説明できる．

b. 形態構造の変化

80％以上の肺胞は生下後に形成され，生後2年間でほぼ成人の数に近づき以後思春期まで緩やかに増加していく．このような肺の成熟，発

表1 加齢に関係した呼吸器系の構造変化

胸郭
　↓肋骨の可動域
　↑胸郭の前後径
　↑脊椎後彎
呼吸筋
　↓収縮蛋白
　↑結合織
　↓筋線維あたりの血管数
　↑収縮，弛緩に要する時間
気道
　↑気管，気管支の硬さ
　↓細気管支径
　↓細気管支壁の弾性力
肺
　↑肺胞の表面積
　↑肺胞径
　↑肺胞壁の菲薄化
　↓肺胞-毛細血管網の接触面
　↑肺コンプライアンス

育過程には個体差が大きいことが知られている．これには，妊娠中の母胎側の条件，生下後の環境要因，栄養などが影響すると考えられる．老年期の肺は，生活環境から受けた影響による変化と生理的な加齢による変化が混在している．

1) 胸郭，呼吸筋の変化

解剖摘出肺を用いた検討では，肺自体の高さ，前後系，周囲長はおよそ60歳くらいまで増加し，その後は前後径のみが増加していく．脊椎後彎と胸郭の前後径は加齢とともに増加する．肺の高さに比べ胸郭前後径のほうが加齢により大きく増加し，また胸壁は加齢とともに硬くなる．これは，肋軟骨の石灰化，椎体と肋骨の接合部の動きが悪くなるためである（表1）．若年者では，肋骨運動の作り出す空間は40％の容積増となるのに対して，高齢者では30％しか変化しなくなる．このような変化は呼吸筋の動きを妨げ，よりいっそう腹筋，横隔膜に依存した呼吸をもたらし，また，加齢による横隔膜の筋力低下は，呼吸器疾患によりより多くの分時換気量を必要とするようになる．

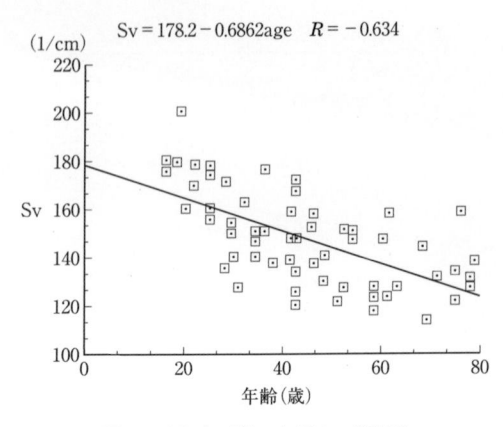

$Sv = 178.2 - 0.6862\text{age}$ $R = -0.634$

図2 肺胞表面積と年齢との関係[6]

表2 機能的因子の加齢変化

肺気量分画
　〜総肺気量（TLC）
　↑機能的残気量（FRC）
　↑残気量（RV）
　↓肺活量
気道抵抗　〜↑
静肺コンプライアンス　〜↓
強制呼出
　↓一秒量（FEV$_{1.0}$）
　〜ピークフロー
　↓Vmax
解剖学的死腔
　〜↑安静換気
　〜最大吸気位（TLC）
肺血流
　〜心拍出量（安静時）
　〜心拍数（安静時）
　↑拍動性
　〜接触時間
　↑不均等分布
　〜↑低酸素性血管攣縮

2）肺の変化

　ガス交換の行われる末梢組織は，呼吸細気管支，肺胞道，肺胞嚢，肺胞からなり，加齢により形態的に変化していく．肺胞表面積は，発育期に急増し，25歳ころに最大となり約75 m^{2}ほどに達する．30歳以降は逆に10年ごとに4％の減少傾向を示す．肺胞含気成分の比率は加齢により直線的に減少するが，肺胞道含気成分比率は増加する．これは，加齢により肺胞は徐々に扁平化し肺胞道の拡張傾向が出現する．このような肺胞-肺胞道における構築の経年的な変化が，肺胞表面積の加齢変化へ結びついていると考えられる（図2）．加齢により肺胞径の拡大が認められるが，肺気腫の肺胞径の拡大とは異なる．肺気腫の場合，不均一な気腔の拡大で肺胞壁には細胞浸潤，呼吸細気管支周囲の線維化を伴った破壊像を呈するが，老人肺では，均一な気腔の拡大で肺胞壁の破壊はなく，隔壁の炎症，線維化は認めない．加齢による気道系の変化は，中枢気道においてはわずかに径が増加する程度である．気管支軟骨は石灰化し，解剖学的死腔は増加する．軟骨をもたない細気管支の径は40歳以後減少する．これは，elastic recoilの減少により細気管支腔を拡げようとする支持力が減少することによる．これらの形態学的変化が次項の生理学的変化につながっている．

c. 換気機能の変化

　呼吸器，特に肺は，出生直後から外気と接し，周囲の環境の影響を受け，絶え間ない呼吸運動による変化や中枢の加齢による呼吸調節の影響を受けることになる．換気は，前項でも取り上げたように安静時，運動時，睡眠時で異なるため各場合について加齢の影響を述べる．

1）安静時換気機能の変化

　安静時換気における加齢の影響は，呼吸筋力の低下，胸壁の硬化，肺弾性収縮力の低下といった3つの要素により規定されている．加齢とともに多くの骨格筋の筋力も低下してくるように換気に関与する横隔膜，肋間筋などの呼吸筋の筋力も低下してくる．また，肋軟骨の石灰化や肋骨と胸椎との関節の可動域も制限されるようになるため胸壁が硬化し胸壁の膨らみやすさ（コンプライアンス）も加齢とともに低下してくる．肺弾性収縮力は換気機能のなかで胸壁の弾性力とともに呼出に関与するが，加齢とともに低下する．これは，肺胞壁，間質における弾性組織の変化や減少，肺胞導管の拡張（Kohn'

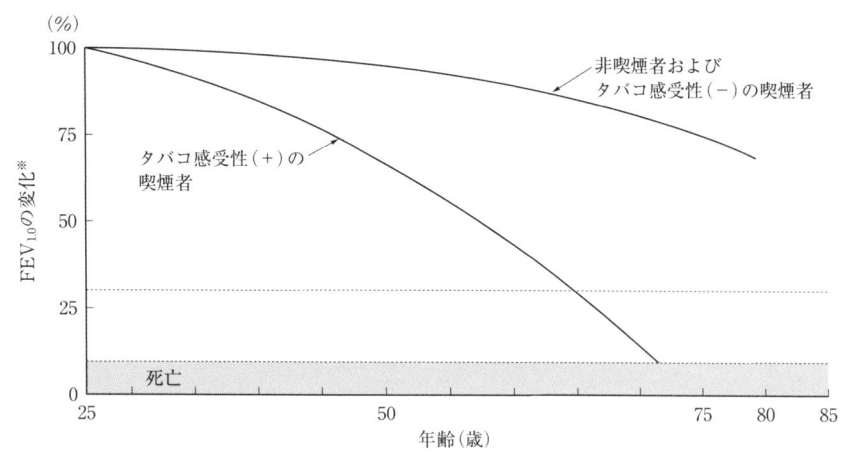

図3 加齢と1秒量 (Fletcher, et al, 1977)[5]
*25歳時の$FEV_{1.0}$を100とした比率.

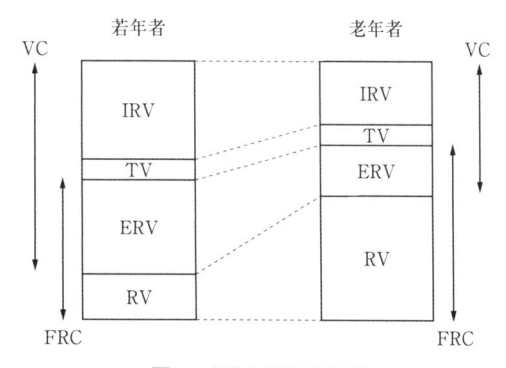

図4 老化と肺気量分画

s pore)の増加に伴うものと説明される．加齢の換気に及ぼす変化を呼吸生理機能検査において定量的に検討してみる．スパイログラムにおいて肺活量（VC），一秒量（$FEV_{1.0}$：努力性肺活量のなかで1秒間にどのくらい呼出できるかみたもの），一秒率（$FEV_{1.0}$％：FEV/FVC）は加齢により減少する（図3）．最大呼気流量も低下する．これらは肺弾性収縮力低下に由来する結果である．肺気量分画では残気量，機能的残気量が加齢により増加するが，全肺気量はあまり変化しない（図4）．これは，吸気予備量，呼気予備量が減少するため残気量と相殺し，結果的に全肺気量は若年者と変わらなくなる．ただし，残気率（RV/TLC）は加齢により増加する．換気能力を知る重要な検査である動脈血ガス分析においてPao_2は，前項で述べたように加齢により直線的に低下していく．一方，$Paco_2$，pHは加齢の影響はほとんど認められないので，高齢者でこれらの値の異常が出ている場合は，病的状態を考慮すべきである．

2) 運動時呼吸機能の変化

運動時の呼吸機能をみる指標として運動耐容能（最大酸素摂取量）がある．これらは，加齢とともに直線的に低下する．この指標は呼吸機能と心血管機能が規定しているが，若年者においては心血管機能が強く影響し，加齢に伴い心血管機能に加え呼吸機能が影響を強くしてくる．したがって，高齢者の運動耐容能は両因子が規定している．老年者の運動時の呼吸の特徴は，胸壁硬化に伴う胸壁コンプライアンスの低下，横隔膜筋力低下に伴い運動時の呼吸は腹壁運動に依存しているため一回換気量の増加に比べ呼吸数の増加が顕著となる．高炭酸ガスに対する換気応答は，安静時においては低下しているが，運動時ではむしろ若年者に比較して増大している可能性も指摘されている．呼吸筋疲労に関しては，最大酸素摂取量の75％程度の労作で若年者と同様に老年者においても認められ

3）睡眠時呼吸

　老年者では，睡眠時無呼吸が生じやすく，いびきの頻度も増加する．低換気，過換気を繰り返すCheyne-Stokes呼吸のような周期性呼吸も加齢に伴い増加する．これは，呼吸中枢の不安定化，脳幹部睡眠中枢の加齢に伴う変化や化学受容体の反応性の低下，上気道の支持筋力低下などが要因となっていると考えられている．

d. ガス交換機能の変化

　加齢に伴い肺内ガス交換効率は低下していくが，これは肺内の形態的，機能的要因の加齢変化に起因する．ガス交換を行う肺胞は，呼吸細気管支以下の末梢肺で認められ，終末細気管支より末梢の領域は細葉と定義されガス交換機能を規定する解剖学的構造物として重要である．肺胞径は加齢に伴い拡大するが肺胞の絶対数は変化しない．肺胞の絶対数は8歳前後まで増加するが，それ以後は一定値を維持する．肺胞の有効表面積は30歳くらいまで増加するが，それ以後は加齢とともに減少する．肺胞腔の拡大は気相内ガス拡散距離を増加させるが，肺胞表面積の減少は肺胞と肺毛細血管との間で行われるガス拡散を規定する有効拡散面積を低下させる．ガス交換にかかわる要素の1つ肺循環系についてまとめてみる．抵抗血管である筋性肺動脈において加齢とともに内膜の線維化を認めるようになるが，内膜の肥厚は明らかでない．肺動脈の細胞外マトリックスは加齢に伴い増加する．これらの加齢変化は，肺血管抵抗を増加させる．一方，肺毛細血管に関しては，血管の数，表面積，血液量は，成人以降ほぼ一定に維持される．安静時の心拍出量も加齢と無関係に維持されるので，肺胞と赤血球の接触時間も加齢に影響されない．しかし，最大運動中の心拍出量ならびに心拍出数は，年齢とともに低下する．肺血流は，重力方向へ分布勾配が生じ肺底部ほど血流が豊富となるが，加齢とともに上肺への肺血流量が相対的に増加することにより上肺から下肺にかけての肺血流分布勾配が不明瞭となる．肺血管の機能的特徴である低酸素性肺血管攣縮が加齢により減弱するために換気と血流のミスマッチを助長させ肺胞レベルのガス交換効率を低下させる．

　ガス拡散機能の重要な評価指標である肺拡散能力（DLco）は，ガス拡散障害を知る総合的な指標である．測定方法は，成書に譲る．肺拡散能は加齢に伴い減少する．年間あたり，非喫煙男性で0.22 ml/分/Torr，非喫煙女性で0.14 ml/分/Torrずつ減少している．これには下記に述べるようないくつかの要因が関与している．①肺胞道，肺胞嚢，肺胞が拡張することにより肺胞と肺毛細血管の接点である肺胞膜に到達するまでの気相内ガス拡散距離が増加すること，②肺毛細血管の表面積の減少はないが，肺胞面積が減少することによる有効肺胞面積が低下すること，③加齢による貧血により肺毛細血管内のヘモグロビン含量が減少すること，④肺胞換気血流の不均等分布が増加することなどが原因になっていると考えられている．

　動脈血ガス分析の加齢変化：動脈血中のガス分析値は，ガス交換過程の最終像を表現し，肺内換気血流比の不均等分布の結果を表す．Pao_2は加齢とともに徐々に低下し，80歳の老人では若年時の最良時に比べ15 Torrも低下する．これは換気血流比の不均等分布の増大によるものである．換気血流比の不均等増大は，前述したように加齢変化による形態学的変化が起因している．また，これは肺内ガス交換の指標である$AaDo_2$の加齢による改題にも反映している．一方，$Paco_2$やpHは加齢の変化は受けない．

e. 防御機能の変化

　呼吸器系は，鼻腔から肺に至り，外界と交通し，また，食道など消化器系とも入り口の一部を共有するという複雑な臓器である．したがっ

て，外界からの微生物や粉塵などの侵入や口腔や胃からの逆流による食物や胃酸などの流入（誤嚥）にもさらされているため特異な局所防御機構が発達している．局所防御機構を解剖学的，生理学的防御機構と局所免疫学的防御機構に分けて加齢の変化を述べてみたい．

1）解剖学的，生理学的防御機構

ⅰ）上気道の防御機構　呼吸により吸入された異物のなかで粗大な粒子は，鼻腔内の鼻毛により補足され，上中下鼻甲介を覆っている多列線毛上皮により空気中の 10 μm から 50 μm の粒子のほとんどは補足される．この解剖学的防御機構は，加齢による影響は受けない．

ⅱ）下気道の防御機構　通常，下気道は，吸気時に気道が拡張して長くなり，呼気時に気道が短くなることからまるで搾乳しているかのように吸入された粉塵などの異物を喀痰とともに排出する milking effect 作用をもつ．しかし，加齢により肺の弾性収縮力の低下，呼気時末梢気道閉塞による air trapping，呼気流速の低下などにより，この排出作用も低下する．鼻腔から肺胞までの気道上皮細胞は，常に粉塵などにさらされているが，気道の粘膜線毛輸送系は，これらの異物から気道系が傷害されるのを防いでいる．線毛上皮細胞は鼻腔の前 1/3，咽頭，末梢気道を除く全気道に存在している．気道上皮細胞は，液相の粘液で覆われ，この粘液に異物は補足され，液相を線毛運動で中枢気道に移動させることで排除している．この線毛が粒子など異物や喀痰を口側へ移動させる速さは中枢気道で最も速く，末梢気道にいくに従い，その速度は減少する．高齢者では若年者に比べ粘膜線毛輸送は低下している．気道は，先に記載したように特殊な構造のために食物などの肺内への誤嚥が起こりやすい．このため 2 大防御機構として嚥下反射と咳反射が存在している．健常者であれば咳反射，嚥下反射は，加齢による低下はないことが明らかとなっている．ただし，高齢者肺炎の 70％ は，嚥下反射の低下や咳反射の著しい低下が認められている．特に嚥下反射の低下は基底核梗塞患者に多いことも明らかになっている．

2）局所免疫学的防御機構

健常人の口腔内は嫌気性菌が常在菌として存在しているが，抗生物質の使用や糖尿病などの基礎疾患で口腔内細菌叢が変化しグラム陰性桿菌などが増加することがわかっている．また，唾液中には分泌型 IgA，リゾチーム，ラクトフェリン，デフェンシンなどが含まれ口腔内の感染防御に役立っている．しかし，加齢により唾液量の低下，唾液中の抗原特異的 IgA の反応，オプソニン活性の低下が生じ感染に対する防御力も低下してくる．気道粘膜防御機構として強力な抗原提示細胞である樹状突起細胞と気道粘膜下のリンパ濾胞（BALT）がある．気道の樹状突起細胞は出生後 3〜4 週で成人と同様の分布となる．抗原暴露の多い中枢気道ほど密に存在し，末梢気道にいくほど疎になる．BALT も樹状突起細胞同様に生後増加していく．樹状突起細胞の提示した抗原を BALT の T リンパ球が認識すると T リンパ球，B リンパ球の増殖，活性化が起こり，B リンパ球は形質細胞へと分化し IgA，IgM，IgG を産生する．肺においては上気道から気管支にかけ IgA は多く反応するが末梢気道から肺胞に至っては IgG が増加する．樹状突起細胞の抗原提示能は加齢の影響を受けないといわれるが，T リンパ球の増殖能や IL-2 などのサイトカイン産生能は加齢により低下し，結果的に B リンパ球の抗体産生も低下するが，IgG は加齢の影響を受けにくく，高齢者においても保たれている．

肺胞領域の防御は，肺胞マクロファージ，補体，サーファクタントによる局所防御機構，好中球性の炎症反応，肺胞マクロファージ，T リンパ球，B リンパ球による特異的免疫反応に分かれる．これらのなかで，サーファクタント，補体の加齢による影響は明らかになっていないが，肺胞マクロファージの遊走能，接着

能，貪食能，抗原提示能は加齢の影響はないといわれるが，貪食後の細胞内融解などの処理能力は低下するという報告がある．好中球の接着，貪食能は加齢の影響を受けないが，化学遊走能，殺菌能は低下することが明らかになっている．リンパ球のかかわる特異的免疫反応は，先に記述したようにTリンパ球の加齢による影響による細胞性免疫，液性免疫の低下が報告されている．

[瀬戸口靖弘]

■文献
1) Carpo RO, Campbell EJ : Aging of the respiratory system Fishman's Pulmonary Diseases and Disorders 3 rd ed, pp 251-264, McGrow Hill, New York, 1998.
2) 福地義之助編：老年呼吸器病学，永井書店，大阪，2001.
3) Chan ED, Welsh CH : Geriatric respiratory medicine. Chest 114 : 1704-1733, 1998.
4) Nishimura M, et al : Longitudinal analysis of respiratory chemosensitivity in normal subjects. Am Rev Respir Dis 143 : 1278-1281, 1991.
5) Fletcher C, Peto R : The natural history of chronic airflow obstruction. Br Med J 1 : 1645-1648, 1977.
6) Kuhn C : Morphology of the aging lung. In Crystal RG, West JB, Barnes PJ, Weibel ER. eds., The Lung Scientific Foundations (2nd ed). Vol. 2 Raveu Press, New York, pp 2187-2192, 1997.

8. 消化器系

A. 幼小児〜青年・成人

1. 肝・胆・膵

a. 肝・胆道系

　肝臓は「沈黙の臓器」と呼ばれるように，かなり病変が進行しないかぎり，黄疸，腹水，食道静脈瘤などの古典的な「肝臓病」らしさは現れない．しかし，そこまで病状が進展すると，末期の肝不全であり，このような状態では約70％以上の肝細胞に機能障害が生じているとされる．肝臓は多様な機能を有し，再生能力の強い臓器である．生体部分肝移植の成果をみても明らかなように，他の臓器に比較して老化も遅いとされている．また，肝臓は最大の実質臓器であり，重量は成人では体重の約2％（1/50），小児では約5％（1/20）であり，小児は生理的に肝臓が大きい．小児は肋骨弓の角度が成人より開いており，腹直筋が軟らかなので肝腫大が目立つ．成人は肝臓の左葉対右葉比が約1：6であるのに対し乳児は約1：3であり，生理的に肝左葉が大きい．これは胎生期に臍帯静脈が左門脈枝を介して左葉に環流していることに起因している．

1）発生[1-4]

　胎生3.5週の胎児の前腸内胚葉から肝憩室が形成される．胎生4週になると2本の卵黄静脈の間に肝憩室が成長し，そのなかに肝細胞索が発芽する．特に頭部は肝実質細胞と肝内胆管となり，その周囲を毛細管内皮が取り囲み，類洞を形成する．尾部は，胆嚢，胆嚢管および総胆管となる．胎生6週になると肝小葉の識別が可能となる．胎生8週ころからは胆管原基となる立方上皮が肝実質細胞と門脈域の境界域に1〜2層になって発生し，この構造を ductal plate と呼ぶ．胎生12週には ductal plate は徐々に改造され（remodeling），20週ころから出生時までに成熟胆管へと発達する（図1）．この改造が正常に進行しなかった異常が，Caroli病，肝線維症，von Meyenburg complex とされ，ductal plate の異常は腎嚢胞性疾患と関連がある．胎生7.5週になると胆嚢を含む肝外胆管系と再疎通するとされているが，ductal plate との関係は不明である．

　胆管系は，肝細胞間に存在する毛細胆管が細胆管につながり，それから結合して門脈の終末枝に続く小葉間胆管となる．肝門部では併走していた肝内胆管が門脈枝から離れ，肝外胆管となる．右葉と左葉から分枝したそれぞれの肝管は総肝管となり，これが胆嚢管と結合して総胆管となる．その末端は Vater 乳頭の粘膜内へ開口する．この胆道と膵管が結合して Vater 乳頭は形成される．Vater 乳頭内の Oddi 括約筋は，腸管への胆汁の流れを調節し，膵管への胆汁流入を防止し，腸管の内容物の各管への逆流を防止している．この逆流防止機能が正常に機能せず，膵液が胆管へ逆流し発生したものが胆道拡張症とされている．

　胎児の肝血流は肝動脈，門脈および臍帯静脈から得られる．門脈血は主に右葉に流入し，臍帯血は主に左葉に流入する．静脈管は門脈ならびに臍帯静脈と肝静脈とを結び，類洞のネット

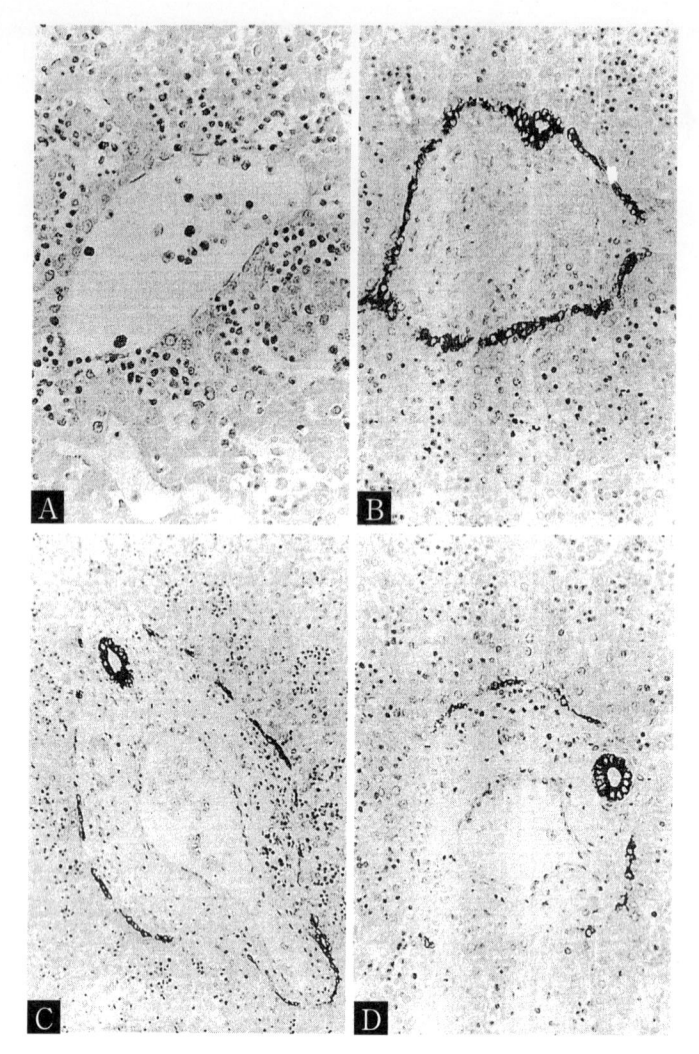

図1 胆管の正常な発生（乾，2003）[2]
B. 胎生12週ころ，C. 胎生20週ころ．

ワークをバイパスする．静脈管は，経口栄養が開始されると閉塞する．門脈血は臍静脈血より酸素飽和度が低いので右葉は左葉より酸素化が低く，造血が活発となる．この静脈管が正常に閉鎖しないのが静脈管開存症である．その他，肝外では門脈大静脈短絡や門脈左腎短絡などを伴う門脈欠損症がある．いずれも肝臓で代謝されるべきアンモニアなどの窒素化合物が代謝されず，その毒性を発揮して肝性脳症を発症することがある．また，新生児期に高ガラクトース血症で発見されることが多いが，成人になって原因不明の肝性脳症や高アンモニア血症や肝内腫瘤病変（限局性結節性過形成）で発見されることもある．

肝臓は他の臓器と異なり，前述したように体循環による動脈系の流入だけではなく，門脈系を介した消化管からの静脈系の流入もある．一方，流出経路は，肝静脈を介する経路と胆道系を介して消化管へ戻る経路がある．胆汁は脂肪の消化吸収を助ける消化液であり，肝臓では古くなった赤血球やコレステロールから，胆汁の原料となる胆汁酸やビリルビンを生成し胆汁を

合成している．この胆汁成分は，毛細胆管→細胆管→総胆管という経路で輸送され，胆囊に貯蔵された後，総胆管を通じて十二指腸に分泌・排泄される．

胆汁分泌は胎生12週ですでに確認されている．胆汁の主要成分は発達段階によって異なる．出生直後はコレステロールおよびリン脂質成分が比較的少なく，胆汁酸が低濃度で，細菌由来の胆汁酸（二次胆汁酸）が欠如している．出生後にはみられない胆汁酸が存在しており，胆汁の流れは低速で胆汁酸合成は未熟である．

前述したように，肝臓は最大の実質臓器であるが，胎生9週ではさらに肝臓の体重に占める割合は大きく約10％である．発達の初期では肝臓は主要な造血器官であり，たとえば胎生7週では造血肝細胞の数のほうが機能している肝細胞の数より多いといわれている．初期の肝細胞の大きさは成人の約2/3で，含有グリコーゲンも少ない．出生間近になると肝細胞は大きくなり，グリコーゲン含量が増加し，造血細胞より肝細胞集団が増大して優位となる．正常出生児は生後2か月までに，造血はほとんどみられなくなる．

健康な新生児でも，代謝機能は未熟である．これは，胎児期から引き継いださまざまな酵素活性が残存していることによる．母体の肝臓が胎児の多くの肝機能を代行しており，母体肝は胎児に栄養素を供給し，代謝産物や毒素の放出も代行する．胎内において胎児の主な肝代謝は，成長に必要な蛋白質の産生である．出生に向けて，必須栄養素の産生と貯蔵，胆汁の排泄を急速に確立する．出生後に環境に適合するために酵素合成が必要となる．この出生前後の急激な変化は，胎盤を介した基質とホルモンのバランス，さらには出生後の食事とホルモンのバランスによってなされる．

2) 機能[1,5]

肝細胞内はミトコンドリアが豊富であり，性質の異なった基質の代謝，脂肪酸の酸化，糖新生，およびエネルギーの貯蔵と放出が行われている．小胞体では蛋白質およびトリグリセリドの合成および薬物代謝などが行われている．胎児は小胞体に含まれる酵素の活動が低く，そのため生体異物（主に薬物）代謝が相対的に不十分である．Golgi装置では蛋白質のパッケージングが行われており，胆汁分泌にも関与しているとされている．ペルオキシゾームはオキシダーゼやカタラーゼなどの酵素，脂肪酸や胆汁酸の代謝に関与する酵素を含んでいる．リソゾームには多数の加水分解酵素が存在し，細胞内消化の役割を担っている．小児期はこのような酵素活性の機能が不十分な先天性代謝疾患（糖原病，尿素サイクル異常症，脂肪酸代謝異常症，リソゾーム蓄積病など）が発症する．細胞骨格は，アクチンやケラチンなどのマイクロフィラメントで構成され，細胞全体に存在するが，特に形質膜の近くに集中している．これら細胞骨格は，肝細胞の構造や運動性を維持するだけではなく，受容体を介したエンドサイトーシス，胆汁分泌にも関与している可能性がある．

ⅰ）栄養素の代謝・貯蔵　われわれは食物から吸収した栄養素をそのままの形で利用することはできない．そのため，糖質，脂質，蛋白質などは，消化管で消化・吸収され，肝臓で各臓器に利用されやすい形態に代謝され，血液中に送り出される．また，ビタミンA，D，Kなどの脂溶性ビタミンやビタミンB群，ミネラルなどを貯蔵する．3大栄養素の主な代謝機能を述べる．

①炭水化物：肝臓は血糖値を厳密に調節し，余分な炭水化物はグリコーゲンとして蓄える．グリコーゲンはグルコースの重合体であり飢餓状態ではすみやかに加水分解されてグルコースになる．血糖値を維持するために肝細胞は，糖新生またはグリコーゲン分解によってグルコースを産生する．糖新生は出生後に急速に活発化する．出生直後は肝臓のグリコーゲン分解に依存しているが，徐々に糖新生が可能となる．胎

児のグリコーゲン蓄積は胎生9週ころから始まり、出生直前には最も急速に蓄積される。このときには、成人肝のグリコーゲンの2～3倍のグリコーゲンを含有する。この蓄積されたグリコーゲンのほとんどが出生直後に消費されてしまう。グリコーゲンが再び蓄積されるのは生後2週ころからで、健康な満期産児は、生後3週ころにはグリコーゲンの貯蔵量が成人と同等のレベルに達する。早産児において血糖値が不安定なのは、効率的なグリコーゲンの合成、蓄積および分解の制御が、満期すなわち40週ごろになってようやく発達することによる。健康な満期産児でも、グリコーゲンの蓄積は少なく出生直後の飢餓状態では糖新生への依存が強い。

②蛋白質：急速な胎児の成長過程では、生理的に重要なポリアミンの生合成の律速酵素である一部のデカルボキシラーゼの活性は成熟した肝臓よりも高い。アルブミンの合成は胎生7～8週ころに始まり、早期胎児の主要蛋白であるαフェトプロテインの合成量に反比例して増加する。胎生3～4か月までに胎児肝はフィブリノゲン、トランスフェリンおよび低比重リポ蛋白 (low density lipoprotein：LDL) を産生できるようになる。この時期から胎児の血漿には、主要な蛋白質が含まれるようになるが、成熟児に比して濃度はかなり低い。出生後の各蛋白質の発達形式は多種多彩である。各リポ蛋白は、生後1週目に突然上昇し、思春期まではほとんど変化しない。アルブミンは生後1か月以内は低い (2.5 g/dl 程度)、数か月で成人レベルに達する。セルロプラスミンや補体因子のレベルは、徐々に増加して1歳までに成人と同等になる。対照的にトランスフェリンは出生児には成人と同等であるが、生後3～5か月にいったん減少し、その後は増加して最終的に成人と同等になる。

③脂質：グリコーゲンの蓄積が少ない出生直後では脂肪酸酸化によって主なエネルギーを得る。新生児は長期間の飢餓に耐えられないが、これは肝臓でのケトン体合成能が低いことが一因である。肝臓における脂肪酸酸化能は、出生後数日間で急速に成熟する。授乳は新生児にとって主要なカロリー供給源であり、この高脂肪・低炭水化物食により、血糖値を維持するための糖新生が活性化される。グルコースの供給が制限されると体内の脂肪酸からケトン体が産生され、肝臓の糖新生のためのエネルギーとして供給される。さらにグルコースの代わりに脳代謝のエネルギーとしても供給される。炭水化物が過剰なときは肝臓はトリグリセリドを産生する。

ⅱ) 薬物などの解毒・代謝　アルコールや薬物は、生体にとって有害な物質である。肝臓はこのような物質を分解し、毒性のないものに変換させて尿中や便中に排出している。アンモニアも主に肝臓内の尿素サイクルで解毒される。

新生児は一部の薬剤に対する代謝能や解毒能が未熟である。これは肝ミクロソームの未熟性による。肝ミクロソームは生体内に必要な酸化、還元、加水分解および抱合反応の部位である。薬剤代謝に重要な機能をもつチトクロームP 450やUDP (ウリジン二リン酸) グロクロノシルトランスフェラーゼなどの酵素活性は正期産の新生児においても非常に低い。しかし、出生後に急速に発達する。これは在胎週数に関係ない。これらの酵素の活性は年齢的素因より、出生という要因が最も重要であると考えられている。肝ミクロソームの活性化はフェノバルビタール、リファンピシンなどのチトクロームP 450誘発物質により刺激され、シメチジンなどで抑制される。薬物動態は年齢、薬剤によってさまざまである。新生児におけるアセトアミノフェンの半減期は成人のそれと同等であるが、テオフィリンの半減期は成人が5～6時間に対して乳児では約100時間である。血漿蛋白への結合能、腎臓排泄率などとともに肝臓における代謝の差異を考慮して、正しい薬物投与量

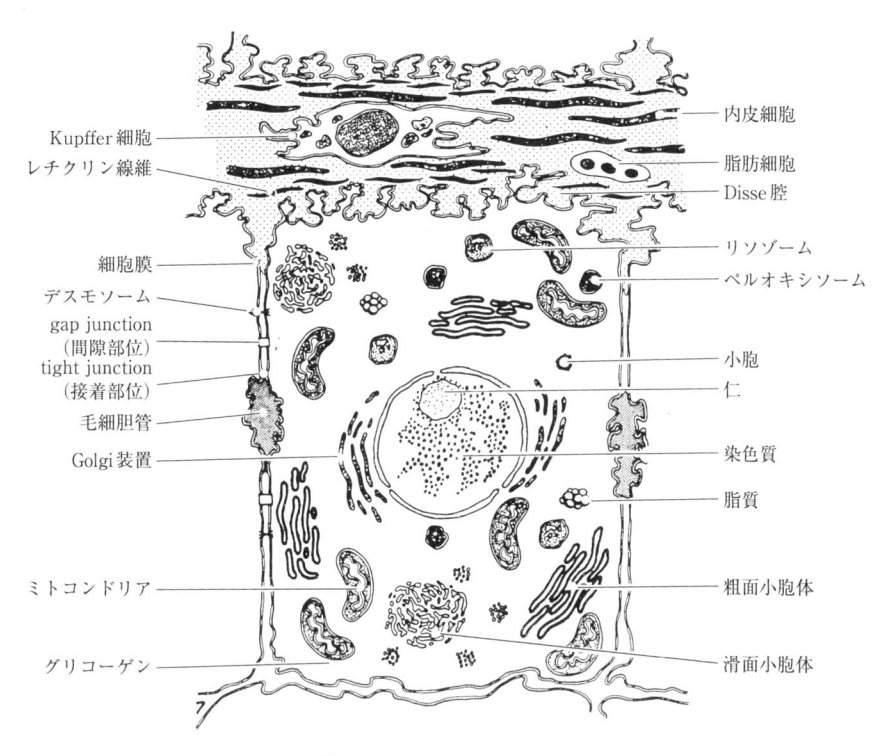

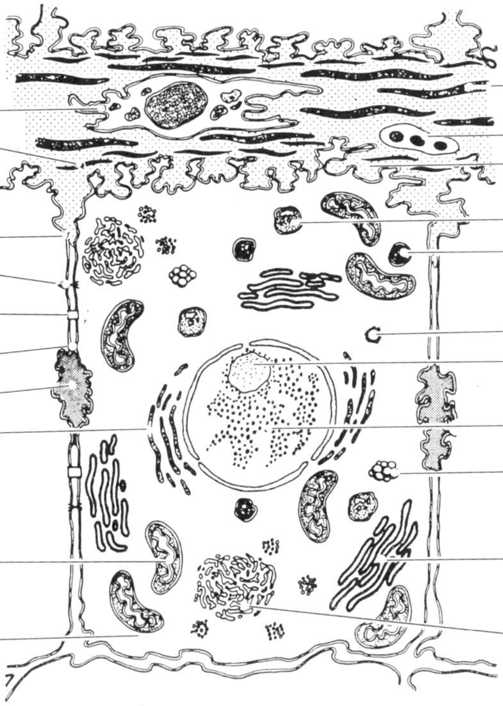

図2 肝細胞（衛藤，2005）[1]

を決定しなくてはならない．また，胎児や新生児の肝臓は，ビタミンE，スーパーオキサイドジスムターゼならびにグルタチオンペルオキシダーゼなどのいわゆる抗酸化物質の濃度が低いため，酸化物質による障害は起こりやすい．

iii）その他の機能[6]（図2）　肝臓は門脈という静脈により腸管とつながっている．したがって，消化管から吸収された各物質は実質臓器として最初に肝臓に達する．そのため，肝臓は門脈を通じて多種多様な物質に暴露される機会は多い．そのような環境のなかで，異物から肝臓を防御しているのが，類洞を形成する細胞（類洞壁細胞）である．これらは内皮細胞，Kupffer細胞，星細胞（脂肪細胞），Pit細胞から構成されている．

内皮細胞は類洞内に1層に並び，窓を有し防壁の役割がある．この窓は$0.2\mu m$以上の脂質は通過できず（主にカイロミクロン），カイロミクロンやリポ蛋白の代謝に重要な役割を担っている．Kupffer細胞は類洞内のマクロファージであり，古く傷んだ血球や細胞の残骸あるいは細菌，ウイルス，寄生虫および腫瘍細胞をエンドサイトーシス機能によって排除する．星細胞は正常では脂質としてのレチノイドを細胞内に貯蔵，肝細胞が傷害されるとこれを放出して線維（コラーゲンやラミニン）を産生し，肝細胞に蛋白結合基質が接触することを防いでいる．Pit細胞は可動性がある肝臓固有のナチュラルキラー細胞であり，腫瘍化あるいはウイルス感染した肝細胞に対して傷害能力を有している．これらの細胞と肝細胞はサイトカインなどを通じて密接に連携している．血球貪食症候群，インフルエンザ脳症などに伴うトランスアミナーゼの高値は，このような類洞内細胞から分泌されるサイトカインによるものと考えられており，肝実質細胞壊死はほとんどみられない．

b. 膵臓[7]

膵臓の原基は胎生5週ころから作られる。十二指腸原基から発芽したものと肝原基から発芽したものが胎生7週ころに腸が回転するにつれて癒合する。胎生13週までには外分泌細胞と内分泌細胞が認められ，20週にはアミラーゼ，トリプシノーゲン，キモトリプシノーゲン，リパーゼを含むチモーゲン顆粒が存在している。一方，グルカゴンを含む細胞は胎生8週にすでに存在し，Langerhans島は胎生12〜16週の間に出現する。

膵臓のなかでも，外分泌膵は20種類以上の酵素を合成，蓄積，分泌する。膵液中のさまざまな酵素の濃度は，食事によって制御されていると考えられている。一般的に脂質の多い食事はリパーゼ値を増加させ，高蛋白食はプロテアーゼを増加させ，炭水化物の豊富な食事はアミラーゼの分泌を促進する。アミラーゼやリパーゼは胎生早期から膵臓に存在しているが，乳児期の分泌レベルは低く，成人と同等のレベルに達するのは1歳ころである。ブドウ糖ポリマーやでんぷん濃度の高い調乳で下痢をする乳児がいる。これは十二指腸内のアミラーゼやリパーゼ値が低いためである。乳児の消化は主に唾液アミラーゼと舌リパーゼで補われている。未熟児ではさらにこれが顕著ででんぷんや脂肪に対してより不耐性である。　［乾あやの，藤澤知雄］

■ 文献

1) 衛藤義勝監修，乾あやの，藤澤知雄訳：ネルソン小児科学　原著17版，pp 1335-1339，エルセビア・ジャパン，東京，2005．
2) 乾あやの：小児消化器・肝臓病マニュアル，白木和夫監修，pp 253-257，診断と治療社，東京，2003．
3) 虻川大樹，田澤雄作：小児消化器・肝臓病マニュアル，白木和夫監修，pp 246-248，診断と治療社，東京，2003．
4) 須磨崎亮，大崎　牧：小児消化器・肝臓病マニュアル，白木和夫監修，pp 261-262，診断と治療社，東京，2003．
5) 清澤研道：別冊NHK　きょうの健康　肝炎・肝硬変・肝がん，林　紀夫監修，pp 8-9，NHK出版，東京，2006．
6) Sherlock S, Dooley J : Diseases of the Liver and Biliary System, pp 1-17, Blackwell Publishing, London, 2002.
7) 衛藤義勝監修，鈴木光幸，山城雄一郎訳：ネルソン小児科学　原著17版，pp 1329-1331，エルセビア・ジャパン，東京，2005．

2. 消化管

消化管は口から始まり，肛門まで連続する管腔臓器であり，肝臓，胆嚢，膵臓と導管を介して，形態的また機能的に一連のユニットを形成している（図1）．消化管は分泌，消化，吸収を行う上皮組織，食物を攪拌し輸送する筋肉組織，酸素やエネルギーを供給する血管系，外界からの異物に対する免疫装置，消化管活動を調節する内分泌，神経系など，きわめて多彩な細胞と組織を供えた統合システムである．出生から成人期までの，発育と機能の成熟に関連する点を中心に述べる．

a. 食道

消化管は口腔，咽頭に始まり，呼吸器系への連絡路である喉頭の後方に位置する梨状陥凹を越え，食道へと連続する．食道は，食道入口部に始まる頸部食道，気管後方の縦隔内を下降する胸部食道，横隔膜を貫き胃の噴門に至る腹部食道からなる，筒状の管腔構造をしている．内

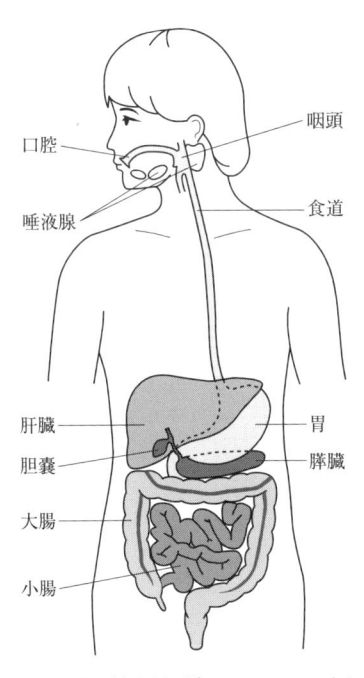

図1 消化管全景（有田ほか，2005）[1]

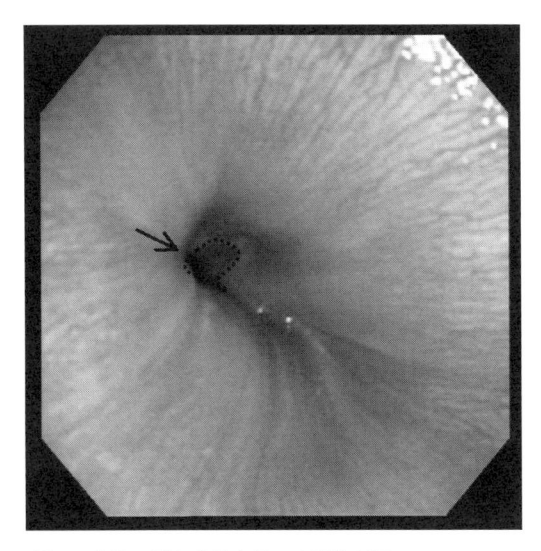

図2 小児の胃食道接合部の内視鏡所見
3歳小児の正常な胃食道接合部．LESで狭小している．胃食道接合部（矢印）と粘膜上皮の移行部（Zライン：点線）が一致している．

腔は重層扁平上皮で覆われ，粘膜，粘膜下組織，筋層，外膜が順次取り巻いている．食道の上部1/3の筋層は横紋筋，それ以下は平滑筋からなり，単に食物を胃に運ぶ役割を果たしている．食道は満期産の出生児では8〜10 cm，生後2〜3年で2倍に伸長し，成人では25 cmに達する．食道の正常な蠕動運動は，約3 cm/秒で口側から胃に順次伝播する．妊娠16〜20週の早い段階で，胎児は羊水を飲み込む嚥下運動が始まっており，消化管を介して羊水を循環させる機能を有している．一方，吸啜と嚥下機能の協調は妊娠34週以前には完全に成熟しておらず，早期産児への授乳困難の要因となっている[2]．

食道から胃の移行部にある平滑筋は，その口側に比べて厚みが増し，食道内圧も高く保たれており，下部食道括約筋（lower esophageal sphincter：LES）と呼ばれている．食道の重層扁平上皮と胃の円柱上皮の移行部はZラインとして肉眼的に明確に区別される．通常はLESによる狭窄部である胃食道接合部（gastroesopahgeal junction）とZラインは一致し

ているか，1〜2 cm 以内のずれの範疇にある（図2）．

LES は，胃内容物の食道への逆流を防ぐ重要な役割を担っている．通常，年長児から成人では LES 圧，腹部食道での腹腔からの圧力，横隔膜脚による締め込み，食道胃移行部の角度の折れ曲がり（His 角）などの因子により，胃内容の逆流防止機構が働いている．しかし，新生児から乳児期は腹部食道が短く，腹腔内圧による抗逆流作用が得られにくい，食道の胃への挿入角度が直線的である，などの解剖学的な特徴から胃食道逆流（gastroesophageal reflux：GER）が容易に起こる．このため乳児では，母乳やミルクを吐く"溢乳"が生理的現象として頻繁に認めるが，生後4か月ころからしだいにその頻度は減少し，大半は1〜2歳までに消失する．一方，GER が頻繁に長く続き，食道炎や呼吸器系の合併症（閉塞性無呼吸，喘鳴など）を伴うと胃食道逆流症（gastrointestinal reflux disease：GERD）として病的なものと考える．GERD の発症には LES の低下，異常な一過性 LES 弛緩，食道裂孔ヘルニアなどが要因と考えられており，重症心身障害児では高率に GERD を合併する[3]．

b．胃・腸

胃，小腸，大腸は粘膜，粘膜下組織，筋層，漿膜の4層からなり，食物の運搬と消化・吸収を行う．食物は腸管平滑筋の強調運動により肛門側に運ばれる．空腹期に起こる上部胃から腸への腸蠕動のパターンは，異なる性質をもつ3相の蠕動波からなり，MMC（migrating motor complex）として知られる．新生児では MMC の発生頻度が少なく，非伝導性の一過性の動きが優勢のため，腸管内容が停滞しやすくなる．この傾向は早期産児により顕著である．蠕動運動はさまざまなペプチドやホルモンの影響下にある腸神経によって制御されている．胎生期に神経系の遊走が途中で中断すると，Hirschsprung 病が発症する．

1）胃

胃は噴門部に始まり，胃体部，前庭部，幽門輪を越えて十二指腸に連続する袋状の管腔臓器である．胃粘膜は単層の円柱上皮によって被覆

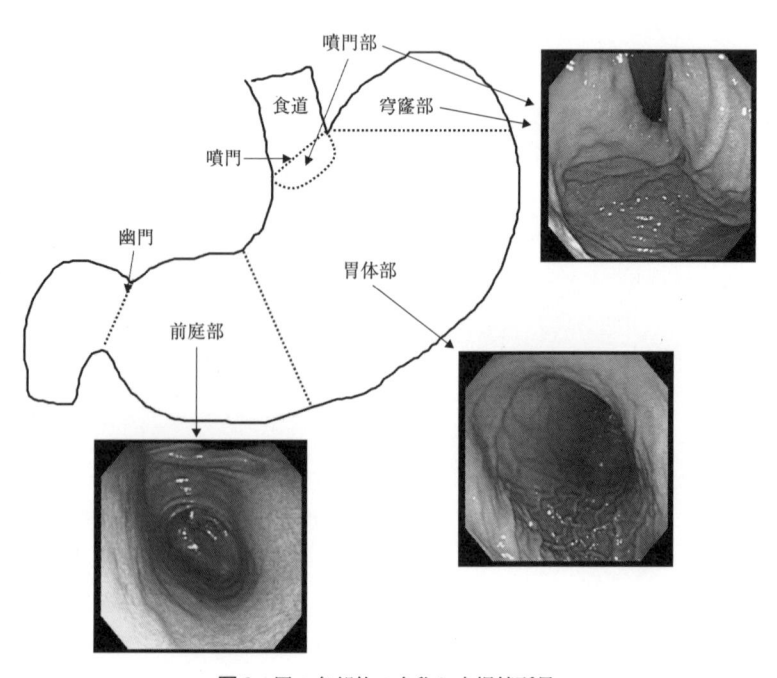

図3 胃の各部位の名称と内視鏡所見

されている．胃の各部位の名称と内視鏡像を図3に示す．胃は食物を一時的に貯留・攪拌し，胃液を混じることにより小腸での消化と吸収の第一段階の役割を担う．

　胃に食物が送り込まれると，胃の近位側にあたる噴門部，穹窿部，体上部の平滑筋が弛緩伸展し（受容性弛緩），胃内圧が上昇することなく食物を一時的に蓄積する．この受容性弛緩が新生児ではごくわずかであり，前述の新生児でGERが起こりやすいことの一因と考えられる[4]．

　胃に蓄積された食物は，胃から分泌される胃酸や消化酵素と交じり合い，また胃体部から前庭部に向かう蠕動運動などにより細かく破砕され，胃から十二指腸に送り込まれる．胃特有の蠕動運動は，胃平滑筋の脱分極電位として皮膚につけた電極で測定が可能である（胃電図）．正常な胃蠕動を有する成人は1分間に3Hzの徐波を有する．妊娠35週には満期産の新生児と同様の胃電位が現れ，生後6～24か月までに胃電図は成人と同様なパターンを示すようになる[5]．

　胃には噴門腺，胃体部と穹窿部の胃底腺，前庭部の幽門腺が存在する．胃底腺には胃酸，ビタミンB_{12}の吸収に不可欠な内因子を分泌する壁細胞，蛋白分解酵素ペプシンの前駆物質であるペプシノーゲンを分泌する主細胞などがあり，幽門腺には酸分泌を刺激するガストリンを分泌するG細胞やその抑制作用を有するソマトスタチンを産生するD細胞などの内分泌細胞が含まれている．さらに強力な酸分泌刺激物質であるヒスタミンを分泌するECL細胞，摂食刺激ペプチドのグレリンを含有するX-like cellなど重要な生理活性を有する細胞が含まれている．

　胃酸はpH 1前後の強酸で，その強力な殺菌作用により食物中の細菌を減少させ，消化酵素の活性や鉄の吸収に必要とされる．胃酸の分泌は迷走神経を介する刺激により，ガストリン，ヒスタミン，アセチルコリンが壁細胞に直接作用し，最終的にはH^+/K^+ATPase（プロトンポンプ）を介して分泌される．満期産で生まれた新生児において，出生時の酸の分泌は低いが，24時間以内に胃はpH 4以下の酸性状態となる．新生児の基礎酸分泌量は妊娠週数にかかわらず生後1か月間は上昇し，生後4～6か月までに最大酸分泌量が成人と同レベルになることが確認されている[6]．一方，胃自体がこの強力な酸や蛋白分解酵素に消化されることがないのは，胃内腔を覆う粘膜上皮細胞から分泌される粘液，重炭酸塩による粘膜防御機構，粘膜上皮細胞の増殖による組織修復力による．

　胃酸分泌の過多は十二指腸潰瘍の発症と関連し，一方で成人の萎縮性胃炎は胃酸分泌の低下をもたらし，胃潰瘍の発症と関連する．1983年にMarshallとWarrenによって発見された*Helicobacter pylori*は，胃に持続的に感染し，慢性胃炎から胃酸の分泌に影響を与え，消化性潰瘍，胃癌の発症に関与していることが明らかとなっている[7]．

2）小腸

　胃の幽門輪から回盲弁の間に位置する小腸は，十二指腸（球部，下行脚，水平脚，上行脚），空腸，そして回腸と続く管腔を形成している．十二指腸下行脚には膵・胆道系の導管開口部であるVater乳頭，副乳頭が合流する（図1）．

　小腸の長さは，新生児でおよそ250～300 cm，4歳までに成人とほぼ同じ450～600 mmに伸長する．通常成人では，口側25 cmを十二指腸が占め，残りの小腸の口側2/5を空腸，肛側3/5が回腸になる．

　十二指腸と小腸の粘膜は，絨毛（villi）と呼ばれる微細な密集した指状の突起構造からなり，絨毛の吸収上皮表面にはさらに刷子縁（brush borer）と呼ばれる歯ブラシ状の微細突起が存在し，吸収作用のある小腸内腔の表面積を著しく増加させる．絨毛は粘液を分泌する杯

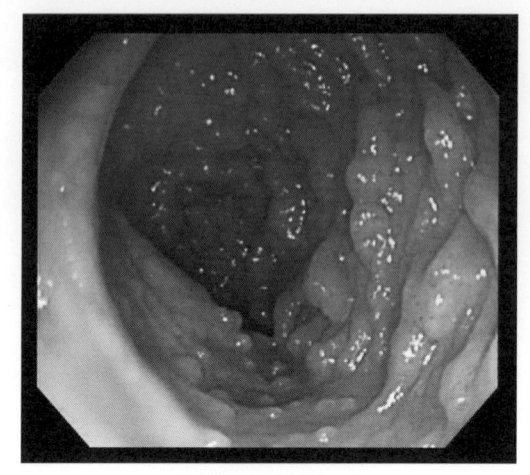

図4 小児の回腸終末部内視鏡所見
12歳小児の正常な回腸終末の内視鏡像．著明なリンパ濾胞の過形成を認める．青年期以後，しだいにリンパ濾胞が消退していく．

細胞（goblet 細胞）や種々の消化管ホルモンを産生する内分泌細胞を有し，絨毛に連続する陰窩（crypt）には粘膜防御の役割をもつ Paneth 細胞や絨毛の幹細胞などが分布する．幹細胞由来の上皮細胞は陰窩から絨毛の先端に移動し，その間に絨毛としての機能を獲得する．小腸粘膜は通常4～5日間で新しく入れ替わり，粘膜の損傷が起きた場合に迅速な修復が可能になっている．乳児や栄養不良の幼児では，細胞回転が遅く，この修復過程に時間を要する．

小腸の粘膜にはリンパ組織であるリンパ小節が散在し，特に回腸では肉眼でも容易に確認できるリンパ小節の集合である Payer 板が，腸管の長軸方向に沿って分布している．Payer 板は小児期には発達がより顕著であり，青年期以降にその大きさや数が減少していく．終末回腸のリンパ濾胞の過形成は，小児における生理的所見であり，内視鏡検査時には成人と小児の違いを十分に認識する必要がある（図4）．

小腸の機能は，食物の消化，栄養素の吸収，水分と電解質の輸送である．十二指腸に運ばれた酸性の食物は，粘膜上皮に存在するセクレチン細胞からのセクレチン分泌を促し，セクレチンは膵臓または胆管からの重炭酸分泌を促す．また，迷走神経刺激や脂質などによって誘発される cholecystokinin（CCK）細胞からの CCK 分泌により，膵酵素や胆汁分泌が促される．その結果，炭水化物や蛋白質は小分子の糖やペプチドに分解され，最終的に小腸吸収上皮刷子縁に含まれる酵素によって小糖，アミノ酸やジペプチドに分解され，主に空腸の吸収上皮細胞の表面の輸送体によって取り込まれ，基底膜側から血管内へと吸収される．ヒトの消化管では生後週数間は上皮細胞間結合が緩いために，抗原性を有したままの蛋白質が吸収される．このことは乳児期の食物アレルギーや感染症の発症に関与している可能性がある．

中性脂肪は胆汁酸，リパーゼなどの働きで遊離脂肪酸とモノグリセリドに分解される．脂肪酸は輸送体により，モノグリセリドは受動的に空腸の腸上皮細胞に取り込まれ，再びトリグリセリドに合成されてアポ蛋白と結合しカイロミクロンとしてリンパ管に運ばれる．一方，中鎖脂肪酸はより効率的に直接細胞中に入り門脈を介して肝臓に運ばれる．新生児の脂肪吸収は成人に比較して効率が悪い．これは胆汁酸と膵リパーゼの合成の低下，回腸の吸収効率の低下などによると考えられている．通常，脂肪吸収不良のある乳児には，吸収過程に胆汁酸を要さない中鎖脂肪酸の多い人工乳を与える．

その他，鉄とカルシウムは2価イオン輸送体によって主に十二指腸と近位空腸から吸収される．脂溶性ビタミンや水溶性ビタミンも主に空腸から吸収される．一方，ビタミン B_{12} と胆汁酸は回腸末端から吸収される．また，水分の吸収も小腸の重要な機能であり，思春期から成人で食物や唾液，胃液などの分泌液は1日およそ $10 l$ になり，その8割が小腸で再吸収されている[8]．

これら栄養素の吸収不良が起こると，それぞれの栄養素の欠乏症に加えて，幼少時には下痢，成長障害，二次性徴の遅延が特徴的であ

り，成人では体重減少，下痢，腹部膨満などを呈する．

3) 大腸

大腸は回盲弁から肛門までの管腔臓器で，盲腸，上行結腸，横行結腸，下行結腸，S状結腸，直腸の各部位に分けられる（図1）．盲腸には成人で約10cm前後の細い管腔を有する虫垂が開口する．上行結腸からS状結腸の長さは，新生児でおよそ60cm，成人ではおよそ150cmになる．大腸には3列の縦走筋からなる結腸ヒモと，ハウストラを認め，外部からも容易に小腸と区別できる．大腸粘膜は単層の円柱上皮からなり，腺構造部では杯細胞が多数を占めている．大腸は栄養の吸収は行わないが，水分や電解質の再吸収が主要な機能である．小腸で多くの水分を吸収された腸管内容のうち，およそ1l程度の水分が大腸に到達し，さらにそのほとんどが大腸で再吸収される．最終的には100ml程度の水分が便として排出され，便の固形化が得られる[8]．

大腸には10^{14}個ともいわれる大量の腸内細菌が共生している．腸内細菌は大腸内の有機物を分解し，有効に利用し，腐敗や異常発酵を防いでいると考えられている．出生直後の新生児の腸管は無菌状態であるが，母親あるいは環境中から，まず好気性菌が，続いて嫌気性菌が徐々に腸内細菌叢を形成する．その過程には，妊娠週数，分娩法，栄養法，抗生物質の使用などのさまざまな因子が関与する[9]．

c. 肛 門

消化管の最終部位である肛門は，排便調節の役割を担っている．肛門管の粘膜は直腸の単層円柱上皮から，歯状線と呼ばれる重層円柱上皮からなる境界領域を介して，肛門の重層扁平上皮に移行する．肛門括約筋は輪状平滑筋が肥厚して形成された内肛門括約筋と，外層の厚い横紋筋からなる外肛門括約筋からなり，排便時以外は持続的に緊張状態を保っている．便が直腸に到達すると反射性に内肛門括約筋は弛緩し，その情報が脳に便意として伝達され，状況的に適当と判断すると外肛門括約筋が随意的に弛緩して排便が行われる．正常な発達の小児では遅くとも4～5歳までに排便機能が自立する．

〔中山佳子〕

■ 文献

1) 有田秀穂, 原田玲子：コア・スタディ　人体の構造と機能, 朝倉書店, 東京, 2005.
2) Bisset W : The development of motor control systems in the gastrointestinal tract of the preterm infant. Milla P ed, Disorders of Gastrointestinal Motility in Childhood, vol 2, pp 17-28, Wiley, Chichester, UK, 1988.
3) Thomson M : The pediatric esophagus comes of age. J Pediatr Gastroenterol Nutr 34 : S 40-S 45, 2002.
4) Di Lorenzo, et al : Gastric receptive relaxation is absent in newborn infants. Gastroenterology 104 : A 498, 1993.
5) Patterson M, et al : A longitudinal study of electrogastrography in normal neonates. J Pediatr Surg 35 : 59-61, 2000.
6) Hyman PE, et al : Effect of enteral feeding on the maintenance of gastric acid secretory function. Gastroenterology 84 : 341-345, 1983.
7) Uemura N, et al : *Helicobacter pylori* infection and the development of gastric cancer. N Engl J Med 345 : 784-789, 2001.
8) Osuntokun B, et al : Anatomy and physiology of the small and large intestine. Wyllie R, et al, eds, Pediatric Gastrointestinal and Liver Disease, 3 rd ed, pp 459-474, Elsevier Inc, Philadelphia, 2006.
9) Jaureguy F, et al : Effect of intrapartum penicillin prophylaxis on intestinal bacterial coloization in infants. J Clin Microbiol 42 : 5184-5188, 2004.

B. 成人〜老年

消化器系の加齢性変化は，肝臓や膵臓などの実質臓器には少なく，主に腸などの消化管臓器でみられる．表1に消化機能の加齢変化をまとめた．

a. 口腔の加齢変化

口腔領域では，歯や顎骨（特に歯槽骨），唾液腺，歯周組織，口腔粘膜，顎関節などで加齢の影響が現れる．

歯の加齢による形態的変化としては，咬合による脂質の消耗（咬耗）と歯ブラシなどによる磨耗がある．歯の喪失は，加齢変化というよりは，ほとんどがう蝕症と歯周病の結果であるが，咀嚼能や嚥下機能も障害されやすく，誤嚥を起こしやすくなる．多数の歯の喪失は，咀嚼力の低下をきたして全身的に大きな影響を与えるばかりでなく，顎骨に激しい萎縮性変化をきたす．

唾液腺では，腺房細胞が萎縮して脂肪組織に

表1 消化機能の加齢変化

口腔		大腸	
咀嚼能	↓	粘膜	↓
顎骨	↓	通過	↓
唾液流量	↓〜(−)	憩室	↓
味覚	↓		
咽頭/食道		直腸/肛門	
咽頭筋	↓	筋性弾力	↓
食道蠕動	?	括約能	↓
胃食道逆流	(−)	神経支配	↓〜?
胃		膵臓	
胃駆出能	?	重量	(−)
胃酸分泌	↓	膵管径	↑
ペプシン分泌	?	外分泌腺	↓
ガストリン産生	↑	分泌	(−)〜?
胃粘膜	↓〜(−)		
小腸		胆管/胆囊	
通過時間	(−)	胆管径	↑
平滑筋運動	↑	胆囊収縮能	(−)
神経支配	↓	胆石	↑
粘膜	?		
吸収/酵素活性		肝臓	
水・電解質	↓	容積	↓
ラクターゼ	↓〜(−)	血流	↓
脂肪	(−)	肝細胞数	↓
脂溶性ビタミン	↑	代謝能	
水溶性ビタミン	(−)	BSP	↓
ビタミンD	↓	アンチピリン	↓
葉酸，ビタミンB_{12}	(−)	アルコール	(−)
蛋白	(−)	ベンゾジアゼピン	↓
カルシウム	↓	INH	(−)
鉄	↓	脱過酸化	↓
		蛋白合成（ビタミンK）	↓
		アルブミン合成	?〜↓

↑：増加，↓：低下，(−)：不変，?：不明．

置換される．特に耳下腺の萎縮が顕著であり，唾液の分泌量は若年者の約1/2まで低下し，漿液成分の減少により粘度の高い唾液へと変化して，口腔乾燥症が起こる．唾液分泌の減少は，味覚や舌運動，咀嚼，発生障害をきたし，う蝕症や歯周疾患にかかりやすくなる．唾液分泌の減少とともに，アミラーゼなどの分泌蛋白質や種々の酵素活性も低下する．唾液は，食道内に逆流した胃酸の中和にも重要な働きをしている．加齢により唾液量が減少すると，下部食道の胃酸が生理的な逆流量であっても中和されるまでに長い時間がかかり，胃食道逆流症が発症しやすくなる．

舌の粘膜は加齢により菲薄化し，糸状乳頭は萎縮するため，舌表面が平滑化する．味蕾の数は，高齢者では青年期の約1/3に減少するため，味覚，特に甘味の感受性が低下する．また，辛味の感受性の低下により，食塩の摂取量が増加するので留意が必要である．口腔粘膜では，加齢に伴って口腔粘膜上皮が菲薄化するとともに，上皮脚が短小化して扁平になってくる．上皮下の結合組織は，線維芽細胞や毛細血管などの細胞成分の減少が起こるとともに，コラーゲン線維が増加し，萎縮して弾性が乏しくなる．このような組織変化に，唾液の減少と性状の変化が加わることにより，高齢者の口腔粘膜は傷つきやすく，創傷の治癒が遷延する傾向にある．

b. 食道の加齢変化

高齢者の食道では，粘膜や粘膜筋板，固有筋層の萎縮が起こり，食道壁内神経叢の機能低下により食道の蠕動機能が障害されて，逆流した胃内容物の食道からの排泄障害などの症状をきたす．また，食道内圧に異常をきたして汎発性食道痙攣を起こすこともある．高齢者の食道運動異常では，食道自体の障害だけでなく，隣接臓器の加齢性変化の影響を考える必要がある．食道下端部は食道裂孔に靱帯によって固定されているが，食道裂孔の横隔膜左脚は，健常状態では下部食道括約部を外部より圧迫し，嚥下時には弛緩して，括約機能を補っている．胃内容物の逆流を防ぐには，5 mmHg以上の食道内圧が必要とされるが，食道裂孔ヘルニアのない場合は，高齢者でもこの程度の圧は保たれていることが多い．加齢により横隔膜食道靱帯の強度が低下すると，食道裂孔ヘルニアを発症し，下部食道括約部の圧が低下して胃酸の逆流による症状が現れる．食道に逆流した胃酸は，すみやかな蠕動運動で9割以上が胃に戻され，残りは他の防御機構でゆっくりと排泄される．加齢により食道の蠕動波が十分形成されなくなると，胃酸の食道からのクリアランスが障害される．また，加齢により唾液量が減少すると，下部食道の胃酸は中和に時間がかかる．さらに，加齢とともに増加する食道裂孔ヘルニアや胃前庭部運動機能障害，腹圧の上昇などで胃食道逆流が誘発される．逆流性食道炎は，食道裂孔ヘルニアや腹圧の上昇で胃酸が逆流し，蠕動低下によって食道内に停滞して発症する食道の粘膜の潰瘍性変化だが，逆流性食道炎が慢性化すると，腸上皮化生が起こって腺がん発生の母地となる．ただし胃内容物が逆流し停滞しても，ヘリコバクタ・ピロリ菌感染に伴う慢性萎縮性胃炎により胃酸分泌が低下している場合には，逆流性食道炎を発症することは少ない．実際ピロリ菌感染率の低い欧米では高齢者の胃食道逆流症が多いが，ピロリ菌感染率の高い日本の高齢者には胃食道逆流症は少ない．

食道外臓器による食道圧迫で，特に高齢者に多いものには，変形性頸椎症による食道入口部圧迫，胸部大動脈瘤による中部食道圧迫，胸部大動脈の硬化性変化による下部食道圧迫がある．変形性頸椎症のなかで，第6，第7頸椎の椎体変形により骨棘が前方へ飛び出すと，頸部食道は前方に位置する気管との間で両方から圧迫され，嚥下障害や嚥下痛などの症状を呈する．変形性脊椎症による亀背では，前屈姿勢の

ため腹圧が上昇し，食道内容物の排泄能が低下して，胃内容物の逆流が誘発されやすくなる．下部食道は後方で胸部大動脈と接しているが，胸部大動脈の硬化が強まると，靱帯で固定された下部食道は可動性が少ないためしばしば通過障害をきたし，大動脈性嚥下障害と呼ばれる状態となる．

c. 胃の加齢変化

高齢者では，胃の粘膜筋板と粘膜上層の線維化を認めることが多い．胃粘膜の萎縮は前庭部より体部へ広がり，壁細胞数の減少に伴って酸分泌能は減少する．年齢別にみると，基礎酸分泌量および最高酸分泌量は，60歳以降で減少し，80歳代で最低値となる．胃の粘膜萎縮からさらに十数年を経て，前庭部を中心に腸上皮化生が出現してくる．従来この胃粘膜萎縮は加齢変化と考えられていたが，近年ヘリコバクタ・ピロリ菌感染が萎縮の主な原因であることが明らかとなった．ピロリ菌陰性者には，萎縮性胃炎はきわめて少なく，胃粘膜萎縮のない高齢者では，酸分泌能は低下しない．ピロリ菌は慢性胃炎症例の約80％にかかわっており，それ以外の因子による慢性胃炎は，本態性が10〜15％，自己免疫性が5％程度と考えられている．ピロリ菌感染の急性期には酸分泌は抑制され，慢性期になるとガストリン分泌の亢進などにより酸分泌は亢進し，晩期には萎縮性胃炎に伴い低酸症となる．

胃粘膜防御に重要な働きをする粘膜内プロスタグランジンE_2やヘキソサミン含量も，高齢者では若年者に比べ低下している．粘膜修復に重要な役割を果たす胃粘膜血流量も，胃全体で加齢とともに低下する．胃潰瘍は，老年人口の増加に伴って高齢患者が増えており，60歳以上が全体の30％以上を占める．ピロリ菌感染により脆弱化した粘膜は胃酸に対する防御能が低下するため，胃の腺境界の上昇に沿って胃潰瘍の発生部位も高位に移動する．高齢者の十二指腸潰瘍は増加傾向にあるが，発生部位としては球部前壁が最も多い．ただ，高齢者では若年者の3〜4倍ほど球後部潰瘍が多く，出血性十二指腸潰瘍も2倍程度多い．出血性胃潰瘍は，胃体上中部後壁に多いが，同部は左胃動脈の血流支配を受けており，腹腔動脈から近いために血流豊富で内圧が高く，大量出血をきたしやすい．

加齢に伴い胃前庭部の運動機能が障害され，胃内容物が胃上部から食道へ逆流するため，胃食道逆流症が発症しやすくなる．

d. 腸管の加齢変化

腸管の加齢変化は，粘膜萎縮，結合織変性，動脈硬化，神経変性の4因子に影響され，生理的には腸内細菌叢の構成変化が腸管機能に大きく影響する．消化管粘膜は体内で最も細胞回転率の高い組織で，腸管粘膜では新成から脱落までの時間は3〜8日といわれており，1日あたり70gの粘膜細胞が消化管腔へ脱落している．加齢により腸管の細胞分裂の速度は鈍化し，新成細胞数が減って粘膜萎縮をきたす．細胞の成熟の指標となるアルカリフォスファターゼなどの細胞内酵素量も，加齢に伴い減少する．大腸に発がんが多いのは，表面粘膜細胞が未成熟で活発な分裂能を有しており，発がん物質の非活性化のために必要な細胞内酵素が減少しているためである．

加齢に伴い結合組織中のコラーゲンの化学組成が変化して分解酵素に対して抵抗性になり，腸管の柔軟性や伸展に対する抵抗性が低下する．結合織の脆弱化は，巨大結腸症やS状結腸軸捻転の原因となる．血管が固有筋層を貫く腸管壁の脆弱部から粘膜がヘルニアを起こして仮性憩室となる．憩室の増加は，腸管壁の緊張低下を助長する．また，直腸の粘膜や粘膜下層の可動性が増すことにより，排便時のいきみによって直腸粘膜が逸脱することがある．

動脈硬化が進行すると，腸管の血流も低下す

る．たとえば65歳では心拍出量は約30％低下し，消化管への血流量も半減しているといわれる．血栓などにより腸間膜動脈が閉塞すると，腸管の壊死などの重篤な疾患が発症するが，完全閉塞はなくても血圧の低下や呼吸不全，血管攣縮，腸管内圧の上昇などが誘因となって，阻血に弱い腸管粘膜を中心に虚血性の壊死をきたす．高齢者で増加し消化管出血の原因として重要な腸毛細血管拡張症も，粘膜の虚血に起因する疾患である．

　加齢により腸筋神経叢のニューロン数は減少し，アセチルコリンの放出も減少して，腸管の運動性は低下する．直腸壁の伸展に対する感受性低下は，排便反射を減退させる．高齢者の便秘は，主に腸管運動能の低下による弛緩性便秘であり，これに排便反射鈍麻による直腸性便秘が加味された例が多い．恥骨神経の障害により外肛門括約筋の収縮能が低下すると，肛門性便失禁をきたす．

　消化管内の腸内細菌叢の恒常性が保たれるには，胃酸による上部小腸細菌の殺菌作用や小腸蠕動による腸内清掃作用，回盲弁による大腸内容の小腸内逆流防止機構が必要である．回盲弁が切除されると，小腸通過時間の短縮と小腸内の細菌汚染により下痢が引き起こされる．老人における腸内細菌叢の構成変化としては，ビフィドバクテリウムの減少と，クロストリジウムやラクトバチルスなどの増加がみられる．ビフィドバクテリウムが減少すると，腸内pHはアルカリ環境に傾き，腸内で産生されたアンモニアの吸収が促進され，アミノ酸脱炭酸酵素活性の亢進によりアミン生成が増加する．これにより腸内細菌の代謝産物のうちアンモニア，アミン，硫化水素，フェノール，インドールなどの産生が増加する．生菌剤などでビフィドバクテリウムを経口投与すると，腸内で酢酸や乳酸が大量に産生され，腸蠕動が亢進して便秘が改善される．また，酸による腸内pHの低下のため，病原細菌の増殖が抑制され，腸内細菌叢が正常化される．ビフィドバクテリウムは，炭酸ガスを発生しないことから鼓腸にも有効で，ビタミンB_1も産生する．高齢者では消化吸収機能の低下や腸管免疫能の低下がみられること，胃液や胆汁酸の減少により殺菌・静菌作用が不十分となることなどの結果，不消化物が増加し腸内細菌叢のバランスが乱れる．このため糖質の大量摂取は発酵性下痢をきたし，蛋白質の多量摂取は腐敗性下痢を起こす．大腸菌やクロストリジウムが増加すると，腸内の腐敗性変化が進み，腐敗性下痢の原因となる．

　小腸では，粘膜の萎縮が起こり絨毛の高さが低くなるとともに幅が広がり，吸収面積が低下する．加齢とともに上部小腸の細胞内酵素が減少し，吸収能が低下する．腸管での局所免疫を担当しているPeyer斑も減少する．摂食量の減少は，小腸粘膜の増殖を抑制する．粘膜下層は線維化が強くなり，筋層の萎縮も起こってくるため運動能が低下する．小腸粘膜萎縮による腸液分泌の低下は，便を硬くして便秘をきたす．高齢者では，糖質やカルシウムなどの消化吸収能が低下しているが，臨床的に問題となることは少ない．しかし，空腸空置術や小腸広範囲切除術などを行った後に，体重減少や貧血，浮腫，舌炎，口内炎などがみられた場合には，消化吸収障害を疑う必要がある．高齢者では，腸管虚血や糖尿病性神経障害などによる腸内容の停滞や消化液分泌低下，憩室症などが原因となって小腸内での細菌増殖を招くことが多い．異常増殖した細菌は，ビタミンB_{12}や脂肪，糖質，蛋白質などの各種栄養素の消化吸収障害を引き起こして，吸収不良症候群をきたす．

　大腸では，加齢により固有筋層や結合織が萎縮して脆弱になる．80歳を越えると75％に大腸憩室がみられるといわれる．大腸憩室の大部分は，結腸の分節運動亢進と腸管内圧上昇により，血管が筋層を貫く腸管壁の脆弱部で粘膜が腹腔側に脱出した仮性憩室である．大腸憩室は，憩室炎を起こして穿孔や出血の原因になる

ことが多く，老年者の大腸穿孔の1/3以上は憩室炎が原因とされている．虚血性大腸炎は，動脈硬化，糖尿病，高血圧症などの腸管循環障害をきたしやすい基礎疾患に，慢性便秘などに伴った腸管内圧上昇が誘因となって起こる．70歳代に発症のピークがあり，高齢者では手術を必要とする壊死型が1/4の頻度を占め，緊急手術を要する高齢者疾患の1つとして重要である．腸毛細血管拡張症は，腸粘膜や粘膜下層における限局集簇性の血管拡張で，長期にわたる腸管の収縮と拡張により粘膜下静脈が筋層を貫く部位で不完全閉塞をきたし，細静脈拡張や動静脈短絡が形成されて発症する加齢性病変である．粘膜虚血に伴う上皮の壊死により出血をきたすため，高齢者の下部消化管出血の原因として重要である．また，高齢者では大腸運動機能も低下するため，下痢や便秘，便失禁などの便通異常，とりわけ便秘の頻度が加齢とともに増加する．表2に高齢者の便秘に関与する要因をあげた．便秘には腸内細菌叢の構造変化が関係しており，男性よりも女性に多い．加齢とともに，常習便秘者でなくても，便意をもよおすために必要な平均直腸内圧は上昇し，平均直腸径は増大する．高齢者の便秘には，腹壁や横隔膜の筋力低下によって排便時に腹圧を十分上昇させられないことも影響している．また，抗コリン薬や抗うつ薬などの副作用により腸管蠕動が低下することもある．大腸のガス吸収能低下は，腸管内腔の拡張と結腸曲の異常弯曲をきたし，脾弯曲症候群やChilaiditi症候群を呈することがある．

e. 肝胆膵の加齢変化

加齢による肝臓の形態や機能の変化は，他臓器に比べ少ない．加齢により肝細胞数は減少し肝血流も減少するので，肝臓の合成能や排泄能が低下するが，予備能が大きいので症状をきたすことは少ない．一般に肝臓の薬物代謝能も年齢とともに低下するため，肝代謝性薬物の効果が遷延したり，副作用が増悪したりすることがあるが，代謝能低下の程度は個人差が大きい．

胆嚢壁は膠原線維の増加により肥厚し，弾力性が減弱し収縮拡張能が低下する．加齢により胆汁酸の分泌が減少し，コレステロールが増加すると，コレステロール/胆汁酸・レシチン比が大きくなってコレステロールが胆汁中に析出し，コレステロール系石が作られる．胆管上皮は萎縮し平滑筋は減少する．総胆管径は，若年者と比較すると拡張する例が多い．また，乳頭括約筋機能が低下するため，十二指腸液の逆流により胆道感染が多くなり，ビリルビン系石が胆道に作られやすくなる．

加齢により膵重量の減少，腺房細胞の減少，膵線維化，脂肪変性，アミロイド沈着の増加がみられる．高齢者では，主膵管は若年者に比較して拡張しており，二次膵管や三次膵管の小嚢胞状拡張を認める場合もある．外分泌能にはあまり加齢性変化はみられないが，重炭酸やトリプシン，リパーゼの分泌や糞便中キモトリプシン活性が軽度低下し，65歳以上では慢性膵炎患者と同程度に低下する．高齢者の膵炎は，アルコール性は少なく，胆石膵炎や特発性が多いが，無痛例もある．

［梶山 徹］

表2 高齢者の便秘関連要因

1. 腸の粘膜固有筋層の萎縮，結合織増生
    →大腸の緊張，運動低下（弛緩性便秘）
2. 大腸憩室の増加
    →腸管壁緊張低下を助長
3. Auerbach神経叢の変化
4. 腸管の分泌低下
    →便硬度の増大
5. ガス吸収機能の低下
    →腸管内腔拡張，結腸曲の異常弯曲
6. 直腸壁の感受性低下
    →排便反射の減退～消失
7. 排便に関与する筋の筋力低下：
    腹壁，横隔膜筋力低下→腹圧低下
8. 高齢者に多い疾患との関連：
    脳卒中，肺気腫，心不全
9. 高齢者の生活様式と心理的要因
10. 浣腸や下痢の習慣性

9. 腎・尿路系

9.1 体液の量・組成

a. からだの水分含有率の変化

水分はからだを構成する物質のうち最大の成分で，成人では体重の約6割，新生児では約7〜8割を占める．一般に年齢が若いほどからだに対する水分の占める割合が大きい（表1）．また，未熟児は脂肪成分が少なく脂肪は水を含まないので成熟児よりも水分の占める割合が高い．女児は脂肪成分が多いので水分の占める割合は男児よりも少ない．肥満者では同じ体重の非肥満者よりからだの水分含有量は少ない．

b. 細胞外液と細胞内液の変化

からだの中の水分はその局在により細胞内液（intracellular fluid：ICF）と細胞外液（extracellular fluid：ECF）とに2分される

表1 年齢別の水含有率と細胞内液，細胞外液の占める割合

年齢	水含有率(%)	細胞外液(%)	細胞内液(%)	細胞外液/細胞内液
0〜1日	79.0	43.9	35.1	1.25
1〜10日	74.0	39.7	34.3	1.14
1〜3か月	72.3	32.2	40.1	0.80
3〜6か月	70.1	30.1	40.0	0.75
6〜12か月	60.4	27.4	33.0	0.83
1〜2年	58.7	25.6	33.1	0.77
2〜3年	63.5	26.7	36.8	0.73
3〜5年	62.2	21.4	40.8	0.52
5〜10年	61.5	22.0	39.5	0.56
10〜16年	58.0	18.7	39.3	0.48

表2 細胞内液と細胞外液の平均電解質濃度

電解質	濃度(mEq/l)		
	細胞外液		細胞内液
	血漿	間質液	
陽イオン			
Na^+	142	145	10
K^+	4	4	155
Ca^{2+}	5		3
Mg^{2+}	2		26
陰イオン			
Cl^-	103	114	3
HCO_3^-	26	31	10
PO_4^{2-}	1		
HPO_4^{2-}			95
SO_4^{2-}	1		20
蛋白	16		55
有機酸	6		

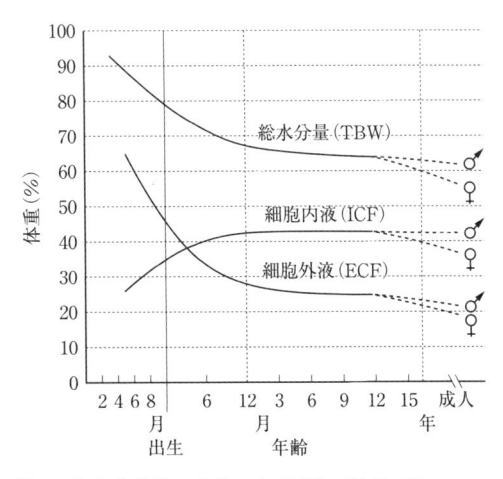

図1 体内水分量の成長による変化（Friis-Hansen, 1961）[3]

(表2). 細胞外液は血漿と組織間液 (interstitial fluid) から構成される. 細胞内液と細胞外液の割合は年齢により大きく変動する (表1). 細胞外液は新生児では高く約44%を占めるが, 年齢とともに低下して年長児では約19%に減少する. 細胞内液は新生児で約32%を占め月齢の増加とともに増加し, 年長児では約42%に増加する. 生後2か月ごろの細胞内液と細胞外液の割合はほぼ等しい. 体内水分量の成長による変化を図1に示す.

c. 細胞外液の電解質濃度の変化

年長児と成人における細胞内液・細胞外液の電解質濃度を表2に示す. 血清Na, Clは新生児期には年長児・成人よりも1～3 mEq/l 程度低値であるが, この値は血清Naの正常値135～150 mEq/l に比べるとわずかである. 乳児期以降の血清Na, Cl濃度は年長児・成人に至るまで大きな変動はない. しかしながら, その他の電解質濃度については以下のような特徴がみられる.

1) 血清K濃度

血清K濃度は新生児・乳児では4.5～6.5 mEq/l を示すことが多い. これは年長児より1～1.5 mEq/dl 程度高値である. 新生児・乳児の血清K濃度が高いのは糸球体機能が未熟である点と, 腎尿細管におけるK再吸収が新生児・乳児では年長児よりも亢進しているためである. 細胞内の主な陽イオンはKであり, 成長が細胞数の増加という面をもっている以上, 血清K濃度が高値であるのは成長のために必要な条件とも考えられる.

2) 血清Ca, P濃度

血清Ca濃度は新生児, 乳児では9.5～10.5 mg/dl を示すことが多い. これは年長児より0.5 mg/dl 程度高値である. 一般に新生児・乳児の血清総蛋白濃度は年長児・成人よりも1 g/dl 程度低い. 血清Caの多くは血清中で蛋白質と結合している. 血中Ca濃度が年長児・成人よりも高値で, 血清中の蛋白質濃度が年長児・成人よりも低値ということは, イオン化している血清Ca値が新生児・乳児では年長児・成人より高値であることを意味する. すなわち, 骨の成長に必要なCaを利用するために, 新生児・乳児では血清Ca濃度が高値となっている.

血清P濃度はCa濃度よりもさらに年齢による差が著しい. 新生児・乳児の血清P濃度は6～8 mg/dl であり, 年長児・成人よりも3～4 g/dl ほども高値である. 血清中のP濃度が高値であるのは腎近位尿細管におけるP再吸収が亢進しているためである. 血清P値が高値であることは骨の成長のために不可欠である. 骨の形成にはCaと同様にPも不可欠である. 低出生体重児 (いわゆる未熟児) にみられる未熟児くる病の原因はPの欠乏が大きな要因となる. また, 遺伝的に腎からのPの吸収が障害されると低P血症性くる病を発症する.

d. 体重あたりの必要水分量の変化

必要水分量はエネルギー産生量に支配される. エネルギー1 kcalを産生するためには1 ml の水が必要なためである. 小児は成人に比べ体重1 kgあたりのエネルギー必要量が成長

表3 熱消費量と必要水分量

年齢	体重(kg)	熱消費量			必要水分量
		kcal/日	kcal/kg/日	ml/100 kcal	ml/kg
4か月	5	500	100	100	100
2歳	15	1,250	83	100	83
10歳	30	1,700	57	100	57
成人	60	2,300	38	100	38

表4 体重あたりの水分喪失量の平均（ml/kg/日）

失われる水	新生児〜6か月	6か月〜5歳	5〜10歳	思春期
不感蒸泄量	40	30	20	10
尿	60	60	50	40
便	20	10	—	—
合計	120	100	70	50

に必要な分だけ多く，体重あたりの必要水分量も多い（表3）．体重あたりの必要水分量が多いことは水分代謝の回転が早いことを意味する．月齢6か月，体重8kgの乳児の水必要量は100kcal/kg/日であるので，この乳児は平均800kcalを摂取する．もし栄養を粉ミルク（約70kcal/100ml）のみから摂取するとすると粉ミルクを1日に1,100ml飲むことになる．この乳児の細胞外液量は体重の約30%であるので2,400mlである．したがって，体重の約14%，細胞外液の約46%の水が1日に置き換わる．一方，体重60kgの成人の1日必要水分量は2,300mlであり，体重の約4%，細胞外液（60kg×0.18＝10.8kg）の約21%の水が1日に置き換わる．つまり1日に細胞外液は6か月の乳児では半分近くが，成人では約2割が新しい水分に置き換わる．

乳児は感冒，胃腸炎などの感染症に罹患すると哺乳量が著しく減少したり，嘔吐・下痢によって大量の水分が喪失して脱水症が起こりやすい．哺乳量1,100mlの体重8kgの乳児の哺乳量が半分になると，68.75ml/kgの不足，つまり7%近い脱水となりうる．1日に100mlの水様下痢便が5回出れば500mlの水分が失われる．8kgの乳児では62.5ml/kg/日の水分の喪失となる（約6%の脱水）．体重8kgの乳児の細胞外液量は2,400mlであり，そのうちの500〜550mlが不足するとすると，細胞外液にとっては20〜23%の不足ということになり，重大な問題であることが容易に想像できよう．

e. 不感蒸泄量の変化

皮膚と肺から失われる水分の量のことを不感蒸泄量という（表4）．水は蒸発するときに熱を体から奪う（気化熱）．体温を下げるために不感蒸泄が行われる．不感蒸泄される液は水であり，電解質は含まれない．一般に人は着衣なしの状態でエネルギー産生量100kcalあたり25kcalを不感蒸泄にて失う．0.58kcalの不感蒸泄に際して水1mlを必要とする．したがって，100kcalのエネルギー産生に際して45mlの水が失われる（30mlが皮膚から，15mlが肺から）．

不感蒸泄量は湿度，着衣の状態，体温，呼吸数とその深さ，気温などの影響を受ける．新生児は気温よりも高い温度下に裸の状態で全身状態を長期間監視したり治療するので，不感蒸泄量は無視できない．不感蒸泄量は開放型保育器では50〜200%増加する．

［五十嵐 隆］

■ 文献

1) Moore FD : Determination of total body water and solids with isotopes. Science 104 : 157-160, 1946.
2) Holliday MA : Body fluid physiology during growth. Maxell MH, Kleeman CR ed, Clinical Disorders of Fluid and Electrolyte Metabolism, 2nd ed, p544, McGraw-Hill, New York, 1972.
3) Friis-Hansen BJ : Body water compartments in children. Pediatr 28 : 171-179, 1961.
4) Leighton L : Body composition, normal electrolyte concentrations, and the maintenance of normal volume, tonicity, and acid-base metabolism. Fluid and electrolyte therapy. Pediatr Clinic North Am 37 : 241-256, 1990.
5) Boineau FG, et al : Estimation of parenteral fluid requirements. Fluid and electrolyte therapy. Pediatr Clinic North Am 37 : 257-264, 1990.
6) Manz F, et al : Renal acid excretion in early infancy. Pediatr Nephrol 11 : 231-243, 1997.

9.2 腎機能

A. 幼小児〜青年・成人

a. 腎機能の発達

1) 腎重量・腎血流量の変化

満期産時の腎の重量は12.5g（体重は約3kg）で，成長とともに腎もサイズが増大し，年長児・成人になると150gになる（体重は約60kgの場合）．

生下時の腎血流量は年長児・成人の約10%である．心拍出量が少ないこと，腎血管抵抗が体血管抵抗よりも高いことが原因である．新生児期の腎血管抵抗が高い理由は不明であるが，レニンやカテコラミン分泌が高いことも一因とされる．腎血流量は体表面積換算すると3歳ころまでにほぼ年長児・成人と同じになる．

2) 糸球体機能の変化

糸球体の機能を表す指標として糸球体濾過率（glomerular filtration ratio：GFR）が用いられる．GFRを説明するうえで，クリアランスの概念を理解することが必要である．ある物質のクリアランスとは，その物質の1分間の尿中排泄と血漿中の濃度との比である．Cをある物質のクリアランス，Uをその物質の尿中濃度（mg/dl），Vを尿量（実際には24時間の尿量をmlで示す），Pをその物質の血中濃度（mg/dl）とすると，

$$C = UV/P$$

と表される．イヌリンやマニトールなど糸球体を濾過された後に尿細管にて再吸収されない物質のCは理論的にはGFRを意味する．通常，GFRは1分間あたりの値で示すので，24時間蓄尿にて得られた上記計算式の結果を24（時間）×60（分）＝1,440で除したものをGFR（ml/分）とする．成人のイヌリンクリアランス（C_{in}）は130±30ml/分である．クレアチニンはイヌリンと腎における動態が似ているので，内因性クレアチニンクリアランス（C_{cr}）をイヌリンクリアランスとほぼ同一と考え一般の臨床におけるGFRとみなしている．

出生数日間のGFRは年長児・成人の約1/5である．2週間後には2/5，2か月で1/2になる．体表面積換算すると3歳ころまでにほぼ成人と同じになる（表1）．腎皮質近傍に位置する糸球体が機能するようになることと，糸球体

表1 成長に伴う腎機能の発達

年齢	糸球体濾過率 (ml/分/1.73m²)	糸球体血流量 (ml/分/1.73m²)	最大尿濃縮能 (mOsm/kg H$_2$O)	血清クレアチニン (mg/dl)	FENa (%)
新生児					
未熟児	14±3	40±6	480	1.3	2〜5
成熟児	21±4	88±4	800	1.1	<1
1〜2週	50±10	220±40	900	0.4	<1
1/2〜1年	77±14	352±73	1,200	0.2	<1
1〜3年	96±22	540±118	1,400	0.4	<1
成人	118±18	620±92	1,400	0.8〜1.4	<1

FENa：fractional excretion of sodium.

そのもののサイズが増大することがGFRの上昇する理由である．

GFRの正確な評価は小児では実際には困難である．蓄尿を正確に行うことが特に年少児では困難なためである．そこで，臨床的には年齢・性別に準じた血清クレアチニンの基準値（表2）を参考にして，正常値よりも高値の場合にGFRが低下したと判断する．ただし，軽度のGFRの低下では血清クレアチニンは上昇しないことが多く，GFRが正常の約半分になってはじめて血清クレアチニンは上昇する．血清クレアチニンを腎機能低下の評価に使用するうえでの欠点を補うために，血中シスタチンCを測定することが成人で行われている．小児では現在検討段階である．

3）尿細管機能の変化

ⅰ）Na再吸収能　新生児の近位尿細管でのNa再吸収能も成人に比べきわめて低値である（新生児のNa再吸収率は85～95%，年長児・成人では99%）．新生児のFENa（fractional excretion of sodium：クレアチニンクリアランスに対するNaのクリアランス）は2～5%程度で，その後少しずつ低下し，生後2か月後には1～1.5%程度（年長児・成人では1%以下）となる．尿中にNaが失われやすい腎であることが低出生体重児（いわゆる未熟児）に低Na血症が多い理由の1つである．特に低出生体重児では生後2週間は負のNaバランスのために低Na血症になりやすい．胎児期は細胞外液量が多いために近位尿細管でのNa再吸収が抑制されており，出生後も低出生体重の間は近位尿細管におけるNa再吸収の未熟性が持続するためである．

出生後に尿細管は長軸方向に伸展（出生時の4～5倍の長さに）し，管腔側の襞形成が進み，膜面積が増大する．Na^+,K^+-ATPase活性も2～3倍に増加し，能動輸送のエネルギー源であるATPを産生するミトコンドリアも5倍以上に増加する．さらに，出生後にGFRが上昇

表2　年齢別，性別の血清クレアチニン正常値（mg/dl）（Schwarz, 1976）[2]

年齢（歳）	女児		男児	
	平均値	1 SD	平均値	1 SD
1	0.35	0.05	0.41	0.10
2	0.45	0.07	0.43	0.12
3	0.42	0.08	0.46	0.11
4	0.47	0.12	0.45	0.11
5	0.46	0.11	0.50	0.11
6	0.48	0.11	0.52	0.12
7	0.53	0.12	0.54	0.14
8	0.53	0.11	0.57	0.16
9	0.55	0.11	0.59	0.16
10	0.55	0.13	0.61	0.12
11	0.60	0.13	0.62	0.14
12	0.59	0.13	0.65	0.16
13	0.62	0.14	0.68	0.21
14	0.65	0.13	0.72	0.24
15	0.67	0.22	0.76	0.22
16	0.65	0.15	0.74	0.23
17	0.70	0.20	0.80	0.18
18～20	0.72	0.19	0.91	0.17

することにより近位尿細管からのNaと水の再吸収力が増大する（glomerulotubular balance）ことも尿細管からのNa再吸収能の増加に寄与する．その結果，Na再吸収能は生後1年後には新生児期の10倍以上となる．新生児期の尿細管はアルドステロンの感受性も低いため，血中アルドステロン値は高値となる．母乳と人工栄養（粉ミルク）中のNa量はそれぞれ0.3 g/l，0.5 g/lときわめて少ないことも血中アルドステロンが新生児，乳児期に高値（になることにより，集合管でのNa再吸収を促進する）となる理由の1つである．このような状態にあるため，新生児にNa濃度の高い生理食塩水を投与するとNa排泄とそれに伴う利尿が年長児・成人に比べて少なく，浮腫を招きやすい（新生児は急速なNa負荷に対して腎からの排泄が不十分）．

ⅱ）重炭酸イオン再吸収能と水素イオン排泄能　新生児のGFRは低値，有機酸排泄のための尿細管表面積が少ない，有機酸排泄に必要

表3 尿濃縮能が低値である理由

1. 新生児のGFRが低値
2. 集合管，Henle loopが短い
3. 集合管細胞が扁平でなく円柱で間質が広く，再吸収された尿素が拡散しにくい
4. 髄質部の血管の発達が未熟
5. 集合管のADH感受性低値
6. 腎PGE$_2$の産生高値
7. kallikrein高値
8. 蛋白摂取不足による髄質での尿素不足

表4 正常小児の1日尿量（目安）

年齢	尿量（ml）
1～2日	30～60
3～10日	100～300
10日～2か月	250～450
2か月～1年	400～500
1～3年	500～600
3～5年	600～700
5～8年	700～1,000
8～14年	800～1,400

なエネルギー産生が不足している，近位尿細管での重炭酸再吸収閾値が低値である（＝重炭酸イオンが尿に漏れやすい），尿細管でのアンモニアと滴定酸の産生が低値である（＝尿中に酸を排泄しにくい）などの理由にて，新生児・乳児の血液重炭酸イオン濃度は20 mM程度（年長児・成人では25 mM程度）と低値である．酸排泄能は生後1～2か月でほぼ成熟するが，排泄予備能がないため乳幼児期は代謝性アシドーシスになりやすい．生後ほぼ2年間かけて尿細管のNa$^+$, K$^+$-ATPase, H$^+$-ATPase, Na$^+$/HCO$_3^-$共輸送体，Na$^+$/H$^+$逆輸送体の活性がほぼ成人のレベルにまで増加する．同様に集合管の酸分泌細胞である間在細胞も約2年間かけて管腔側の皺が形成されミトコンドリアが増加し，細胞数が増加する．

　ⅲ）尿濃縮能と希釈能　腎からの水の排泄（尿量）は尿中に排泄すべき溶質の量と体内の水分量とによって決定される．成人では通常の食事による尿中への浸透圧負荷は40 mOsm/100 kcal/日であるが，乳児では16～20 mOsm/100 kcal/日と少ない．最大尿濃縮力は新生児では400～550 mOsm/kgと低値で，2歳までに成人と同等の1,400 mOsm/kgまで可能となる．尿濃縮力が低値である理由を表3に示す．また，小児の1日の尿量の目安を表4に示す．

　新生児，乳児の尿希釈力は成人のそれとほぼ同等であるが，負荷された水分を一定時間以内に排泄する機能は生後7日では成人の半分しかなく，生後2週から2か月ごろに成人と同等の能力となる．腎からの水分排泄能はGFRと尿細管におけるNa再吸収能などの影響を受ける．2か月以内の乳児に過剰な輸液や水分を投与すると低Na血症や水中毒をきたしやすい．

b. 排尿機能の発達

　膀胱と尿道の機能は腎で作られた尿を失禁することなく貯め（蓄尿），必要時に残尿なく排出（尿排出）することである．これら蓄尿と尿排出の機能は大脳と橋に位置する排尿中枢とその支配を受ける腰仙髄排尿中枢とにより調節されている．胎児期後期から胎児は排尿可能となるが，出生時には尿排出機能はほぼ完成するので新生児にも残尿はみられないのが普通である．ただし，新生児，乳児期は大脳排尿中枢から橋排尿中枢への抑制経路が未完成のため蓄尿機能は未熟であり，少量の尿が膀胱にたまると反射的に排尿が生じてしまう．

　抑制経路は生後発達し生後18か月ごろには蓄尿機能はほぼ完成し，膀胱充満や尿意を態度や言葉で表現可能となる．腎濃縮能は2歳までに完成し，反射的な排尿は2歳半ころには消失する．その結果，2歳半ころには自覚的排尿が可能となり，昼間の失禁はほぼ消失する．抗利尿ホルモンの日内リズムは4歳ころに完成し，夜間の排尿調節も可能となってくる．しかし，小学校入学時の児童の2割，中学校入学時の生徒の5％は夜間の排尿調節が不十分で，夜尿が

みられる．そして，思春期以後には夜尿はほぼ消失する．これらの排尿機能の発達には個人差や遺伝性（常染色体優性遺伝）が強くみられることが特徴である．　　　　　　［五十嵐　隆］

■ 文献

1) Boineau FG, et al：Estimation of parenteral fluid requirements. Fluid and electrolyte therapy. Pediatr Clinic North Am 37：257-264, 1990.
2) Schwarz GL, et al：Serum creatinine in children. J Pediatr 88：830, 1976.
3) Manz F, et al：Renal acid excretion in early infancy. Pediatr Nephrol 11：231-243, 1997.

B．成人〜老年

a．腎臓の基礎

体内の恒常性維持に腎臓はきわめて重要な役割を果たしている．その主な作用として，①水分排泄，②代謝終末産物排泄，③電解質調節，④異物の排泄，⑤浸透圧，酸塩基平衡の調節がある．腎臓の最小機能単位はネフロン（nephron）であり，糸球体（glomerulus）と尿細管（tubule）からなる．

ネフロンは両腎で約200万個ある．腎臓での物質動態の調節は糸球体濾過，尿細管再吸収，尿細管排泄（分泌）の3過程で行われる．

腎血漿流量（renal plasma filtration：RPF）は成人では500〜600 ml/分であり，糸球体内で蛋白以外は限外濾過されてBowman嚢内に出る．健常成人では糸球体で120 ml/分（糸球体濾過値：glomerular filtration rate：GFR）の濾液が作られ，1日量では約150 lの濾液が作られる．これは尿細管を通るとき約99％が再吸収されるため，体外に排泄される尿量は1日約1.5 lとなる．

近位尿細管では糸球体濾過の約2/3が等張性に再吸収される．またNa^+，K^+，HCO_3^-，PO_4^-，Ca^{2+}，Mg^{2+}，ブドウ糖，アミノ酸，乳酸，尿酸などが能動的に再吸収される．パラアミノ馬尿酸（PAH），フェノールホスホフタレイン（PSP）などは能動的に排泄されるため，この性質を用いて近位尿細管の検査に用いられている．

遠位尿細管，集合管では抗利尿ホルモン（antidiuretic hormone：ADH）によって水分調節が行われている．他に糸球体の輸出入細動脈壁にある傍糸球体装置からレニンが分泌され，レニン-アンジオテンシン系を介して副腎皮質からアルドステロンの分泌が促され，これによりNa^+の再吸収とK^+の排泄が調節され

ている．また，Na$^+$との交換に伴い水素イオンも移行し，酸塩基平衡の調節が行われている．

クレアチニン，イヌリン，チオ硫酸ナトリウムなどは代謝を受けず糸球体を自由に通過し，一定の濃度内では尿細管から排泄も吸収もされずに尿中に排泄されるため，糸球体濾過値の測定に用いられる．

このほか，β_2ミクログロブリン（β_2 MG）は糸球体を通過し，近位尿細管においてほぼ完全に再吸収・異化されるが，近位尿細管に障害があると尿中に多量に排泄される．またN-アセチル-β-D-グルコサミニダーゼ（NAG）は近位尿細管のリソソームに存在し近位尿細管に障害があると尿中に排泄される．このためβ_2 MG，NAGは近位尿細管の障害の程度を早期に知る方法として用いられる．

b．腎臓の老化過程
1）形態的変化

老化した腎臓を観察すると腎全体の萎縮がみられることが多い．同時に腎臓の表面に種々の程度の顆粒状の変化がみられるが，これは腎臓の構成成分がそれぞれの老化過程を示すなかで一部のネフロンに代償性肥大がみられるからで

図1 腎重量の変化（井上，1999）[9]

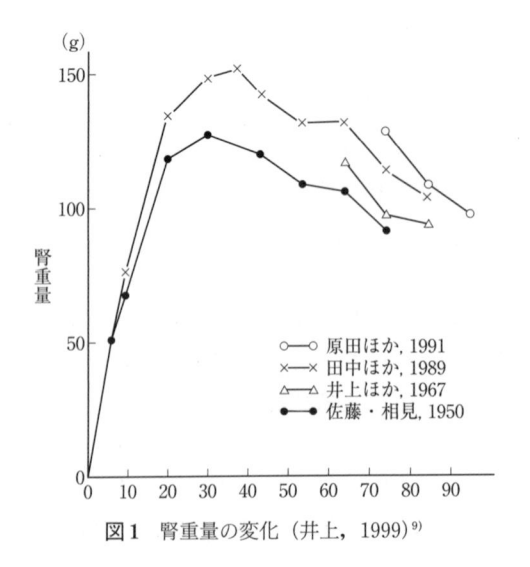

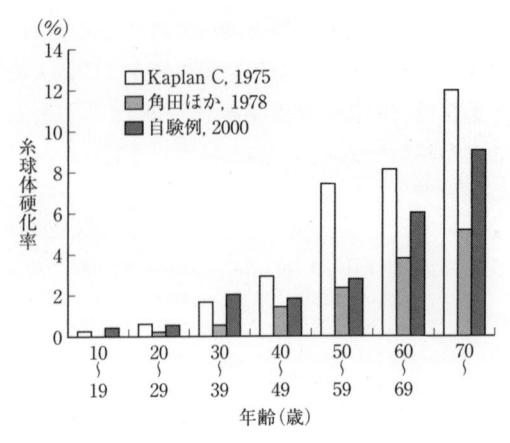

図2 加齢と硝子化糸球体の出現頻度の関係（濱口ほか，2002）[1]

ある．血管系の変化が著しい動脈硬化などでは顆粒状変化も著明となる．図1に日本人の腎重量の加齢変化を示したが，30歳前後を頂点として以後漸減する様子がうかがえる．濱口らの報告では45歳から64歳までの群で最大となり，65歳以上で減少に転じるという報告がある[1]．腎臓は実質であるネフロンとそれを支える血管系および間質組織から成立している．ネフロンは腎臓の機能単位であり，腎小体（糸球体とBowman嚢）と尿細管および集合管に分けられるが，ネフロンの老化の1つは糸球体の硝子化であり，個人差は多いものの年齢とともに増加する（図2）．また，糸球体基底膜の肥厚，メサンギウム基質の増加が認められ，糸球体の機能を失う[2]．このためネフロン数が減少していく．これは全身の動脈硬化とも深く関係する．血管系の変化である粥状硬化や動脈硬化が腎主幹動脈から葉間動脈，弓状動脈を経て輸出，輸入血管である細動脈にまで及ぶ．尿細管にも変化がみられ，線維化，細胞浸潤による間質の障害が認められる．間質結合組織の加齢変化は特に腎髄質に認められる．コラーゲン成分の直線的増加とグリコサミノグリカンの相対的増加，減少などが認められる[10-13]．

これにより糸球体濾液の再吸収や排泄機能に変化がみられる．たとえば，Naの排泄が老化

表1 腎機能の加齢変化（井上，1999）[9]

- 皮質機能
  - 糸球体濾過率　　　　　　　　（↓）
  - 腎血流量　　　　　　　　　　（↓）
  - 腎血漿流量　　　　　　　　　（↓）
  - 濾過率　　　　　　　　　　　（↓）
- 髄質機能
  - 尿濃縮能　　　　　　　　　　（↓）
  - 尿希釈能　　　　　　　　　　（↓）
- 近位尿細管機能
  - パラアミノ馬尿酸（デオドラスト）排泄極量（↓）
  - グルコース再吸収極量　　　　（↓）
- 遠位尿細管機能
  - 自由水クリアランス　（↓）
  - 自由水再吸収極量　　（↓）
  - Na 保持機能　　　　（↓）
  - 酸排泄能　　　　　　（↓）
- ホルモン産生能
  - レニン分泌能　　　　（↓）
  - 副甲状腺ホルモン-1,25(OH)$_2$D 産生能（↓）
  - エリスロポエチン産生能　　　（↓）

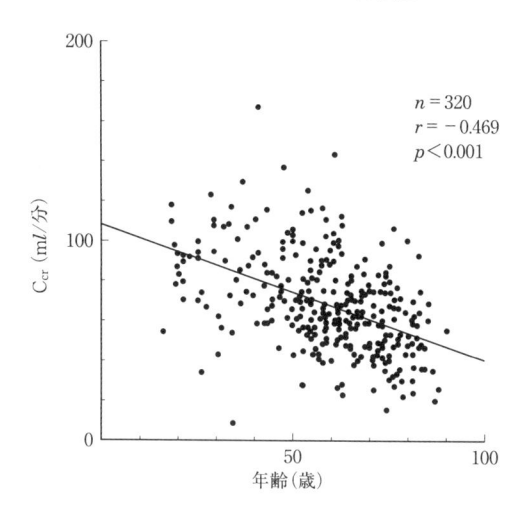

図3 クレアチニンクリアランス（体表面積補正値）と年齢との関係（濱口ほか，2002）[1]

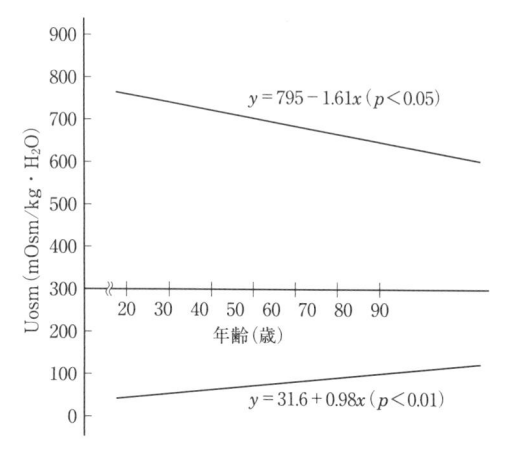

図4 尿濃縮・希釈能と加齢（井上，1999）[9]
濃縮能はバソプレシン負荷，希釈能は $15\,\mathrm{m}l$/体重 kg 水負荷による．

で増加する．

2) 機能的変化

　腎臓の機能の加齢変化を表1に示す．腎血流量は10年間に10%ずつ低下するとされている[3]．皮質機能の代表的なものは糸球体濾過である．検査値として血清クレアチニン（Cr）値は加齢に伴う筋肉量および代謝の低下，あるいは食事摂取の変化などが加わっているため変動幅が大きく，血清 Cr 濃度のみでは加齢による腎機能変化を十分反映できないと考えられる．このためクレアチニンクリアランス（C_{cr}）を用いて判断する．これはイヌリンクリアランス（C_{in}）ともよく相関し糸球体濾過のよい指標であり加齢に伴い低下する（図3）．また，この C_{cr} は正確には24時間の尿を貯め，このなかの尿中 Cr の測定が必要である．このため日常の外来などではなかなか蓄尿が難しいため C_{cr} を推定するさまざまな式が報告されている．筆者らも特に85歳以上の超高齢者に対し各簡易式の有用性を検討した[4]．髄質機能は主として水の調節にあたっており，尿濃縮，希釈機能が代表的であり水電解質代謝の点からは尿濃縮・希釈の変化も重要な意義をもっている．尿濃縮，希釈機能とも老化で低下する（図4）．加齢による尿濃縮の低下はアルギニンバソプレシンの分泌低下ではなく腎臓での反応性の低下とされている[5]．

　尿細管機能としてはネフロンの主要な部分で再吸収や排泄を行うが，多くの機能の分化がみられ，相互に補完しあう機構もみられる．先ほど述べた Na 保持機構もその1つであるが近位，遠位尿細管および集合管が関与している．老化によってこの Na 保持機構は低下し，排泄

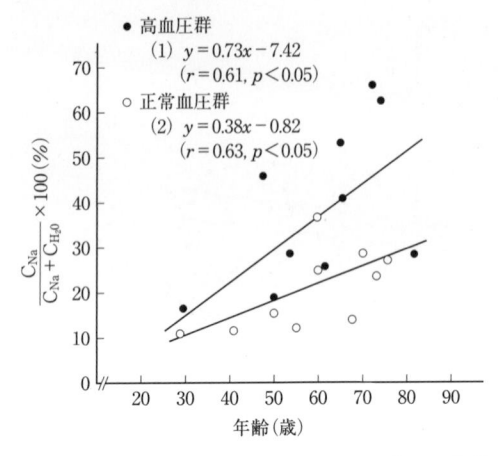

図5 水利尿下の希釈セグメントのNa排泄と年齢（井上，1989）[6]

C_{Na}：Naクリアランス，C_{H_2O}：自由水クリアランス．縦軸には近位尿細管から遠位尿細管に到達したNa量（$C_{Na}+C_{H_2O}$）とNaクリアランス（C_{Na}）との比が示してあり，ネフロンの希釈区域以下でのNa排泄能が尿中喪失率として求められる．

は増加する．図5に水利尿時のNa排泄と老化の関係を示したが，Na排泄が加齢で増加すること，また血圧の上昇がこれを促進していることがわかる[6]．

血清 β_2 MG は加齢により有意に高値を示すという報告があるが[7]，C_{cr}ほど加齢と強く相関しておらず，高齢者では値の変動が大きいという報告もある[8]．尿中 β_2 MG，N-アセチル-β-D-グルコサミニダーゼ（NAG）排泄量は近位尿細管障害の指標であるが，年齢による変動も大きいため年齢との強い相関は認めないと考えられる[8]．ホルモンについてはレニン分泌の減少[2]，副甲状腺ホルモンによる腎臓での1,25(OH)$_2$D産生能の低下が知られている．エリスロポエチン産生能も老化による低下が報告されている．

腎臓の老化の成因として以下のような説が述べられている[9]．

①血管説：腎血管のうち主幹動脈には粥状硬化が，輸出・輸入動脈，小葉間動脈には細動脈硬化がみられることは以前より知られている．血管系の変化の影響を受けやすい機能は腎血流量，血漿流量，糸球体濾過率，濾過率であるが，濾過率以外はいずれも老化とともに低下する．一方，糸球体濾過率/腎血漿流量の比である濾過率は軽度上昇を示す．このことは糸球体の老化とともに腎循環にもより大きな変化が起きていることを示している．

②過剰濾過説，過剰灌流説：高蛋白食が糸球体濾過率を増加させることは以前から観察されていたが，過剰濾過や過剰灌流が起こるとメサンギウムに障害を招き，最終的に糸球体に硝子化が起こるとする説である．

③間質結合組織説：腎循環は皮質循環と髄質循環に分かれ，その比は10：1と圧倒的に皮質に多い．しかしながら種々の低酸素血症に対して影響されやすいのは髄質とされており，間質結合組織の変化の著しい髄質の老化に対しては，糸球体の老化による2次的影響ばかりでなく，他の因子の関与も考慮する必要がある．

④細胞寿命，遺伝子説：他の臓器と同様に細胞分裂の寿命や加齢に伴い発現する炎症反応に関係する遺伝子やストレス応答に関与する遺伝子群の発現が腎臓においても老化にかかわっていると考えられる．また，活性酸素による酸化ストレスも腎臓の老化に関係する重要な要因と考えられている[14]．

[長谷川　浩]

■文献

1) 濱口明彦，宇都宮保典，川村哲也，細谷龍男：加齢による腎の機能と形態の変化．腎と透析 52：273-277, 2002.
2) Waidman P, De Nyttenaere-Bursztein S, Maxwell MH, et al：Effect of aging on plasma rennin and aldosrerone in normal man. Kidney Int 8：325-333, 1975.
3) Devies DR, Scock NW：Age changes in glomerular filtration rate, effective renal plasma flow and tubular excretion in adult males. J Clin Invest 29：496-507, 1950.
4) 平山俊一：超高齢者におけるクレアチニンクリアランス推定式の検討．東京薬科大学大学院医療薬学病院実習報告書，134-137, 2005.
5) Helderman JH, et al：The response of arginine vasopressin to intraveneous ethanol and hyper-

tonic saline in man : The impact of aging. J Gerontol 33 : 39-47, 1978.
6) 井上剛輔：老年者の検査と正常値．腎機能検査と正常値．老化と疾患 2：2300-2307, 1989.
7) 土肥和紘ほか：老化と腎機能．臨床病理 36：1128-1134, 1988.
8) Hosoya T, Toshima R, Ichida K, et al : Changes in renal function with aging among Japanese. Internal Med 34 : 520-527, 1995.
9) 井上剛輔：腎・泌尿器の加齢変化．折茂 肇編，新老年病学，pp 959-963, 東京大学出版，東京，1999.
10) 井上剛輔：老年者の検査 腎機能検査．亀山正邦，三宅健夫編，臨床検査 MOOK 29, pp 163-174, ライフ・サイエンス，東京，1988.
11) 井上剛輔：総説・老化制御指標―プロジェクト研究 10 ヵ年成果報告，理化学研究所編，pp 238-252, 東京，1993.
12) 井上剛輔：老人の腎不全 診断と治療の実際．東京都医師会雑誌 48：1231-1236, 1995.
13) Kasiske BL : Relationship between vascular disease and age-associated changes in the human kidney. Kidney Inter 31 : 1153-1159, 1987.
14) 伊賀瀬道也，三木哲郎：加齢の科学と腎臓の老化．腎と透析 52：269-272, 2002.

10. 生殖器系

10.1 性周期と排卵

　生殖可能年齢の女性では，約1か月周期で子宮内膜が剥離し，月経として排出される．性周期の始まりである月経の第1日目から，卵巣の中では約15～20個の卵胞が成熟を開始する．しかし，多くの卵胞は途中で消退していき，1個の卵胞のみが完全に成熟することになる．下垂体からの卵胞刺激ホルモン（follicle stimulating hormone：FSH）の作用で卵巣の卵胞が大きくなっていき，卵胞中の顆粒膜細胞からエストロゲン（estrogen）が分泌され，エストロゲンにより子宮内膜は増殖して厚さを増す．性周期の14日ころに下垂体からの黄体形成ホルモン（luteinizing hormone：LH）の急激な大量分泌（LHサージ，LH surge）が起こり，排卵が起こる．排卵後の卵胞は黄体に変化し，プロゲステロン（progesterone）とエストロゲンを分泌し，子宮内膜を分泌相に変える．妊娠・着床がなければ，黄体は12～14日で退化

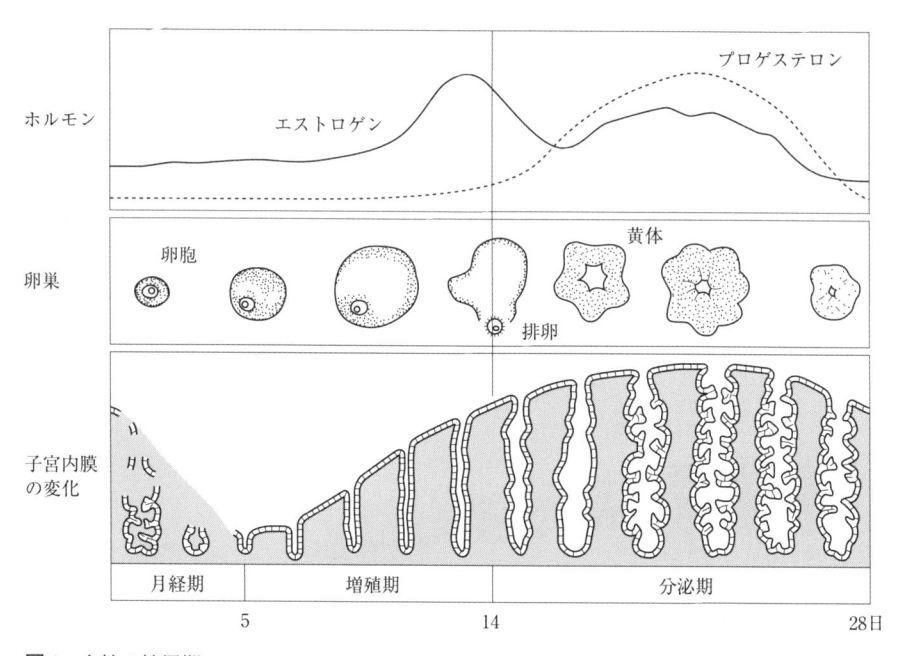

図1　女性の性周期
卵巣より分泌される性ホルモン，卵巣内の卵胞，黄体の状況，子宮内膜の組織学的変化をみたもの．

し，子宮内膜は剥離して月経が始まる．この月経周期は，間脳（視床下部），脳下垂体，卵巣の相互作用によって調節されている．また，卵巣より分泌される卵巣ホルモンは生体に大きな影響を及ぼしており，この内分泌動態は加齢に密接な関連をもっている（図1, 2）．

a. 視床下部

視床下部（hypothalamus）は第三脳室の底部と側壁に存在して，神経内分泌を営む神経核群が存在している．視床下部神経細胞で産生された物質は，神経線維内の軸索流に乗って神経終末まで運ばれる．これらの神経細胞の神経軸索末端は下垂体門脈周囲にある毛細血管叢周囲に分布し，下垂体放出因子が分泌されると，それは門脈に入って前葉に到達し，前葉ホルモンの産生分泌を制御する．

卵巣機能を調節するLH，FSHの下垂体での分泌を調節しているのはゴナドトロピン放出ホルモン（gonadotropin-releasing hormone：GnRH）である．GnRHがこの視床下部で産生されて，性周期を制御している．これはアミノ酸10個よりなるペプチドであり，この分泌

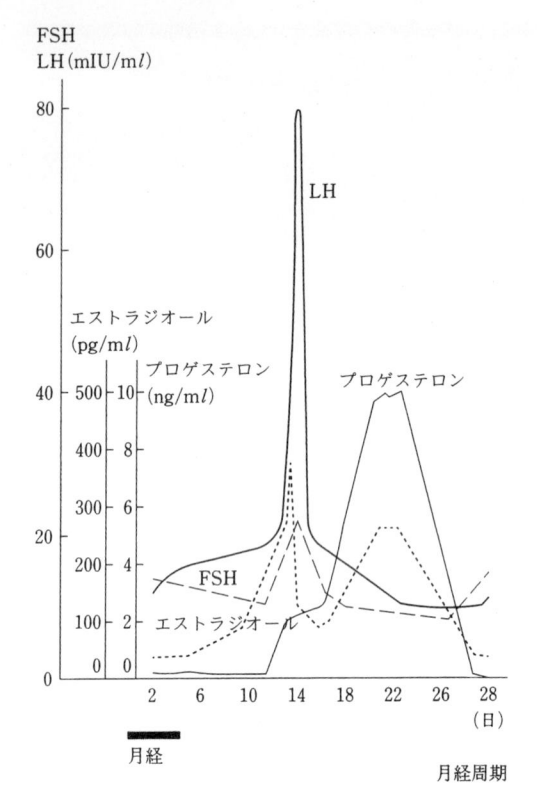

図2 月経周期に起こるFSH，LH，エストラジオール，プロゲステロンの推移
LHの大量分泌をLHサージという．

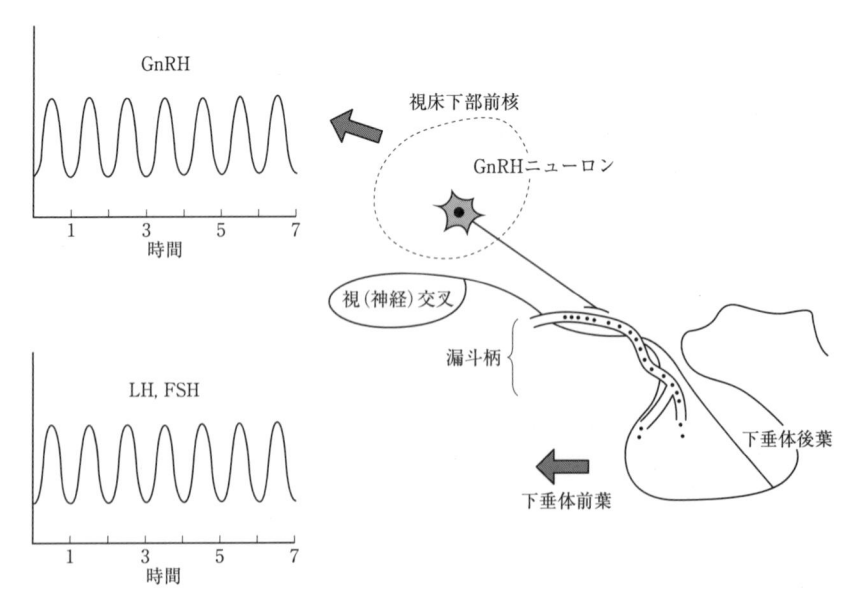

図3 視床下部ホルモン（GnRH）の下垂体前葉ホルモン分泌調節およびGnRHとゴナドトロピン（LH，FSH）のパルス状分泌様式

は通常60〜120分間隔でパルス状に行われている（図3）．そのため脳下垂体のゴナドトロピンLH，FSHは，同様なパルス状分泌パターンを示している．GnRHのアンタゴニストおよびアゴニスト（agonist）が現在多数合成されて，子宮内膜症，不妊症，前立腺がんなどの治療に広く臨床応用されている．

また，視床下部には，催乳ホルモンであるプロラクチン（prolactin：PRL）分泌を抑制する因子（prolactin inhibiting factor：PIF）が産生されている．PIFによってPRL分泌は抑制されており，妊娠，授乳期には，PRLの分泌が亢進する．

なお後葉は，視床下部の神経細胞の軸索の先端が集合して形成されており，神経末端より後葉ホルモンが直接全身の血中に分泌される．

b．下垂体

下垂体（pituitary gland, hypophysis）は視床下部直下にあるトルコ鞍に位置している指頭大の重要な内分泌器官であって，視床下部とは漏斗柄でつらなっている．下垂体は発生学的に異なる前葉部にある腺下垂体と後葉部の神経下垂体で構成されている．下垂体前葉からは6種のホルモンが分泌されており，それぞれの放出因子が視床下部で産生されている（図3）．なお，下垂体後葉は視床下部神経細胞の末端で構成されている．下垂体前葉から分泌される性腺刺激ホルモンとしてLHとFSHがあり，卵巣機能に影響するものとしてPRLの3つがある．

1）LH

成熟した卵巣の卵胞に作用して，大量のLHが分泌（LHサージ）されることにより，排卵が引き起こされる．排卵後に黄体が形成されるが，LHはその形成と機能を維持している．FSHの卵胞発育作用に対して協調的に働く．なお，妊娠した場合，妊娠初期はLHが卵巣を刺激して卵巣からプロゲステロンが分泌されるが，そのうち胎盤絨毛からLH作用をもっているヒト絨毛性ゴナドトロピン（hCG）が分泌され，hCGが卵巣を刺激して，プロゲステロンが分泌されるようになる．さらに時間が経過するとプロゲステロンは胎盤絨毛から分泌されるようになる．

2）FSH

顆粒膜細胞の分裂増殖や卵胞の発育を促進し，LHとともに作用して，顆粒膜，莢膜細胞でのエストロゲン産生，分泌を亢進させる．更年期には卵胞の発育がもはや起こらなくなるので，卵胞が形成されなくなる．すなわちエストロゲンの分泌量が少なくなっていく．また，卵胞が形成されないので低エストロゲン状態となり，FSHとGnRH分泌量は高まる．このFSHの上昇が更年期の1つの判断基準となる．逆に，若年女性にみられる著しいダイエットなどによる脂肪量の極端な減少が起こると，卵巣機能の低下が起こる．それは視床下部からのGnRH産生分泌が低下して，FSHの分泌が抑制されて生ずる現象である．両者は低エストロゲン状態となるが，発症機序・病態像は異なっている．

LH，FSHは分子量3万前後の糖蛋白ホルモンであって，α-，β-サブユニット（subunit）よりなる．α-サブユニットのアミノ酸配列は両者とも類似しており，β-サブユニットにアミノ酸配列の差がある．それぞれのサブユニットに糖鎖が結合している．糖蛋白ホルモンとして，その他にhCG，甲状腺刺激ホルモン（TSH）がある．糖鎖構造の違いやβ鎖のアミノ酸配列で異なった生理活性が発揮される．

3）PRL

催乳ホルモンともいわれ，乳腺に作用して乳汁を産生，分泌する蛋白ホルモンである．妊娠中に増加し，授乳期には吸啜刺激により分泌が促進される．妊娠していない場合は，分泌量も少なく，月経周期に伴う変動もない．しかし，夜間睡眠中，ストレス時などには分泌が増加す

る．また，妊娠していないときの高PRL血症では，卵巣機能が抑制され，ときに乳汁分泌が認められる．この状態では卵巣の機能が抑制され，妊娠しづらい．その場合，PRL分泌を抑制する薬剤投与により，卵巣機能が正常化し，妊娠に至る場合がある．PRLは妊娠中，授乳中に増えるが，それ以外では，低値をとる．

PRLを放出する因子には，ドーパミン（dopamine：DA），甲状腺ホルモン放出ホルモン（thyrotropin releasing hormone：TRH），セロトニンおよびペプチドHI（peptide HI：PHI）などがある．

c. 下垂体ゴナドトロピンの分泌調節

LHとFSHの分泌はGnRH，インヒビン，性ホルモンなどにより複雑に制御されている．

1) GnRHによる調節

下垂体門脈系を通じて下垂体前葉に到達したGnRHはともにLH，FSHの放出を促す．ところがLHとFSHの分泌パターンは同じではなく，それぞれ固有の分泌パターンを示す（図2）．成熟した卵胞顆粒膜細胞からはFSHの分泌を抑制するインヒビンが分泌されて，FSHの分泌を抑制する．これがFSH，LHの異なった分泌パターンを引き起こす大きな原因である．その他に卵巣ホルモンのフィードバック作用によってゴナドトロピン分泌細胞の機能が変化すること，さらに月経周期で現れるGnRH分泌のパルス頻度が変化することなどによって差が生ずる．

パルス状に分泌されるGnRHにより，ゴナドトロピンもGnRHの分泌に同調して，60〜120分間隔でパルス状に放出される（図3）．排卵期には一過性にLHの大量放出（LHサージ）が起こり，排卵が引き起こされる（図2）．このようなGnRHの分泌変化は排卵直前に分泌の急増するエストロゲンのポジティブフィードバック作用により起こる．

2) フィードバック機構による調節

ゴナドトロピンの分泌は，視床下部から分泌されるGnRHに支配されているが，さらに卵巣から産生されるエストロゲン，プロゲステン，インヒビンによる調節も受けている（図4）．このような下位から上位への調節作用をフィードバック調節といい，性ホルモンは一般的にゴナドトロピンの分泌を抑制する．ところが逆に排卵期には，成熟卵胞から大量に分泌されるエストロゲンが，中枢に対してはゴナドトロピンの放出を促してLHの大量放出（LHサージ）を引き起こす．正常な月経周期にLHRH

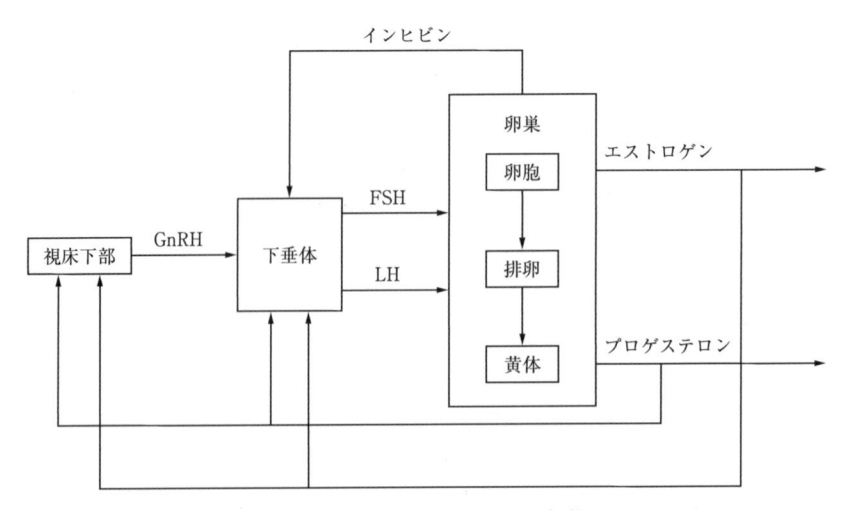

図4 視床下部-下垂体-卵巣系におけるゴナドトロピンと卵巣ステロイドホルモンのフィードバック調節

エストロゲンの急増によって逆のポジティブフィードバック作用が起こって，一過性の急激なLHサージが起こる．その結果，排卵が起こる．その後，卵胞は黄体化（黄体期）し，黄体細胞から分泌されるエストロゲン，プロゲステロンによるネガティブフィードバックによってFSH分泌は強く抑えられる（図4）．それに対し，LHは排卵期以降はほぼ一定のレベルで分泌されるが，フィードバック作用によってFSHと同様に分泌はやや低下する（図2）．

d. 排卵現象

卵胞は卵細胞とそれを取り囲む卵胞上皮とその周囲にある間質より成っており，卵胞上皮細胞が分裂増殖して卵胞が発育していく．卵細胞は，出生時に約200万個もあるが，加齢とともに減少していく．大部分の卵細胞は閉鎖・萎縮し，一生のうち400個前後が成熟するにすぎない（図6）．発育卵胞では，卵胞が発育するとともに顆粒膜細胞が形成され，さらに発育していくと空胞が形成され透明な卵胞液で満たされるようになる．その後さらに卵胞は大きくなって卵巣表面に突出してくる．この顆粒膜細胞からエストロゲンが産生される（図7）．発育卵

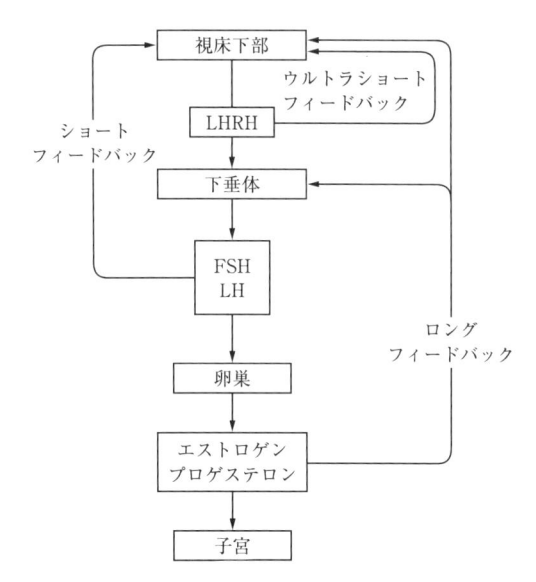

図5 視床下部-下垂体-卵巣系のフィードバック機構

試験を行うと，排卵直前には分泌反応が著しく亢進している．これらの変化はエストロゲンのポジティブフィードバック作用によって生ずる現象である．

このように性ホルモンは視床下部に対しては，GnRH分泌を変化させるとともに，下垂体前葉に対してはGnRHに対する反応性を変化させる．また，ゴナドトロピンも視床下部に作用してGnRH分泌を調節している．性ホルモンの視床下部および下垂体前葉へのフィードバックをロングフィードバック（long (loop) feedback），ゴナドトロピンの視床下部に対する作用をショートフィードバック（short (loop) feedback）という．このようなフィードバック作用によりGnRHニューロンの活動が調整されている（図5）．

3）月経周期におけるゴナドトロピン分泌

月経期から卵胞期初期にかけて分泌されるFSHが卵胞の発育を促し，その結果エストロゲン分泌が増し，その中枢に対するネガティブフィードバックによってFSH分泌は卵胞期後半には幾分抑えられる．しかし，卵胞が成熟してくるとエストロゲンの分泌が急増して，この

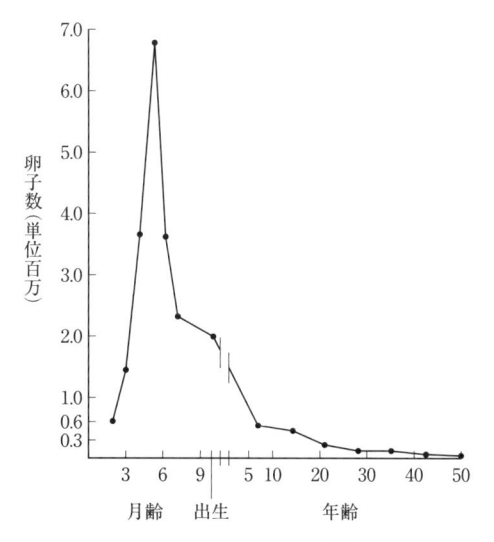

図6 ヒト卵子数の年齢による推移（Baker, 1971）

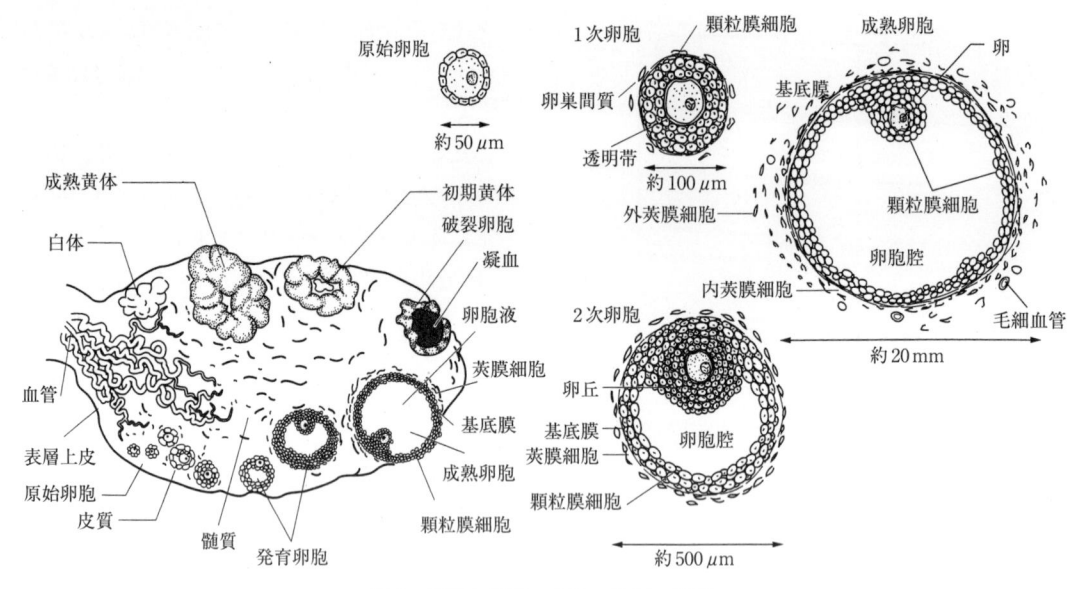

図7 卵胞の発育，成熟，排卵，退行

胞はやがて成熟卵胞になる．卵胞が発育を開始し，成熟卵胞になるまでには10〜14日を要する．排卵する卵胞は原則的に毎月1個であり，その他の発育卵胞は不完全な成熟の段階で発育を停止し，退縮して閉鎖卵胞となっていく．経腟的超音波検査法により，卵胞発育の観察が可能である．卵胞は，排卵に向かい卵胞径が徐々に増大し，LHサージの5日前には直径12〜14 mmとなり，排卵前には約20 mmにまでなる．

基礎体温（basal body temperature：BBT）やプロゲステロン値から，われわれは排卵時期を判定する．顆粒膜細胞の黄体化は正常に起こり排卵と判定されても，実際には卵胞が破裂せず卵の排出がみられないことがある．これを黄体化無排卵卵胞という．

成熟卵胞が大きくなるとともに卵胞壁は薄くなっていく．一過性にLHの大量分泌（LHサージ）が起こって，卵胞壁が破裂して排卵が起こる．LHサージが起こると，卵が排出される（排卵）．この変化には，多くの生理活性物質が複雑に関与して引き起こる．また，排卵はLHサージが開始して36〜38時間で起こる（図2）．

排卵後には，卵胞に残った顆粒膜細胞と莢膜細胞は急速に肥大増殖して，卵胞は，1〜2 cmにまで大きくなる黄体に変化する．LHは黄体を刺激してプロゲステロン分泌を促進する．妊娠していない場合には，排卵後10日ぐらいから退行変化を始め，萎縮して，やがて白体に変化する．妊娠した場合，胎盤からはhCGが産生され，このhCGはLH作用を有しており，LHと同様に卵巣黄体を刺激するので，黄体は退行することなく妊娠黄体へと変化して，妊娠6〜7週ごろまでプロゲステロンを産生し続ける．それ以降プロゲステロンの産生は妊娠絨毛が中心となる．プロゲステロンは妊娠維持に重要なホルモンである．

e．性ステロイドホルモン

卵胞の成熟とともに，卵胞の顆粒膜細胞からはエストロゲン，主としてエストラジオール（estradiol）が分泌される．排卵後に，黄体が形成されると黄体よりプロゲステロンとエストロゲンが分泌される．性ステロイドの生成・分泌は，ゴナドトロピンにより制御されている．

月経開始後からFSHの作用で卵胞は発育し，エストロゲン産生が増加していく．エストラジオールの分泌はLHサージの直前に最高となり，その後低下する．プロゲステロンは排卵前の卵胞期では少ないが，排卵後黄体が形成されるとともに急激に上昇していき，LHサージ後7～8日で最高に達する．黄体からはエストラジオールも分泌されている．妊娠が成立しない場合は黄体は退縮し，プロゲステロンは低下し，月経が発来する．

1) エストロゲン

エストロゲンには，エストロン（estrone：E1），エストラジオール（estradiol：E2），エストリオール（estriol：E3）の3種があり，卵巣では，エストラジオール，次いでエストロンが分泌される．生物活性はエストラジオールが最も高い．また，エストリオールは主として妊娠中に胎児胎盤系で多く産生される．エストロゲンは女性の性器ならびに第2次性徴の発育を促すとともに，多様な生理作用をしている．思春期になるとエストロゲン分泌が高まり，内・外性器が発育して，女性としての特徴が現れてくる．子宮筋，子宮内膜，子宮頸管，腟，卵管，乳房など性器に作用している．

エストロゲンは視床下部のGnRHの産生分泌を調節している．エストロゲンの調節機構には，FSH放出を抑制するネガティブフィードバックと，LH放出を促進するポジティブフィードバックの2つの作用がある．卵胞期後期エストロゲンの分泌が亢進することでLHサージが起こり，排卵を引き起こす（図2）．

また血液，循環器，骨など全身に作用する．閉経後はエストロゲンの低下により骨量が減少し，閉経後骨粗鬆症が起こる．そのため閉経後のホルモン補充療法を行うと，骨量減少が阻止される．エストロゲンは腸管からのCa吸収を促進し，尿中への排泄を減少させる．また，ダイエットなどによる急激な体重減少により，卵巣機能は抑制されるが，その結果若年者でも骨量の減少が起こり，骨粗鬆症のリスクが高まる．

2) プロゲステロン

プロゲステロンは，受精卵が着床するための子宮内膜の準備と妊娠の維持に重要である．受精卵の着床や発育を促進し，妊娠中のオキシトシンに対する感受性を低下させて子宮収縮を抑制する．子宮内膜には，エストロゲンにより発育増殖した内膜を分泌期の内膜に変化させ，脱落膜変化を起こす．その他，子宮頸管，腟，卵管，乳房に作用する（図2）．

基礎体温への影響：　プロゲステロンは温熱中枢を介して基礎体温を上昇させる．基礎体温表で排卵すると体温が2相性になるのはこの機序による．子宮出血があってもそれが排卵性のものか，無排卵性のものであるかの判定や，黄体期の長さをみることで，卵巣機能（特に黄体機能）をみることができる．このように不妊症治療では不可欠の検査である．

f. 子宮内膜の周期性変化

子宮内膜は，周期的に変化する機能層と基底層よりなる．機能層の細胞は，月経期，増殖期，分泌期と変化し月経時に剝脱していく（図1）．

月経は周期的に反復する子宮内膜からの生理的な出血である．妊娠しない場合，黄体が退行していくので，やがてエストロゲンとプロゲステロン分泌は減少し，その結果内膜は壊死に陥って消退出血が起こる．これが月経である．その後再びエストロゲン分泌が増加するとともに，子宮内膜は増殖する（増殖相）．排卵すると卵巣は黄体化し，エストロゲンに加えてプロゲステロンを分泌する．その結果，子宮内膜は分泌期像を示すようになり，妊娠が成立しなければ，黄体は退縮し，エストロゲンとプロゲステロンが減少する．その結果，内膜の壊死性の変化が起こり出血が開始する．

g. 月経に伴う性器外への影響

月経周期に関連して，種々の周期性変化がみられる．主にエストロゲンやプロゲステロンの分泌と関連して，自律神経系，血液循環器系，内分泌代謝系に対して種々の影響を与える．

1) 基礎体温

朝，起き上がる前に，口腔内で計った体温を基礎体温という．卵胞期には低温相，黄体期には高温相を示す．黄体期には基礎体温が上昇するが，これはプロゲステロンが視床下部の体温中枢を刺激して体温が上昇することにより生ずる現象である．低温相最終日の前2日から後2日までの5日間に排卵が起こる．すなわち低温相から高温相に移行する時点で排卵が必ずしも起こるとは限らない．

基礎体温を記録することで，排卵の有無，黄体機能の推定，妊娠の早期診断が可能となる．高温期が20日間以上続けば妊娠間を疑い，黄体機能不全では高温期の短縮や不定がみられる．このように不妊症治療を行う場合には必須の検査である．また，卵巣機能を知るうえでも重要である．

2) 精神神経系

性周期に伴う内分泌環境の変動により，精神情緒面への影響がある．黄体期から月経前に不安定な心理状態となり，イライラしたり怒りっぽくなったり，逆に憂うつになったり，集中力が低下することがしばしばみられる．特に強く起こる場合を月経前緊張症という．月経周期のある女性の約70％に起こっているといわれる．

［福岡秀興］

10.2 性周期の年齢

A. 幼小児～青年・成人

女性の加齢現象は，卵巣機能と密接な関係を有し，卵巣機能の変化そのものが女性の加齢現象を特徴づけるということができる．また，卵巣機能の変化が女性の身体発育や疾病に大きく関連している．女性の一生は，小児期，思春期，性成熟期，更年期，老年期に分けられる．これらは，身体の発育，性腺機能により区分され，特徴的な内分泌的背景をもつ．年齢による区分より，むしろ卵巣機能と強く関連している．

出生直後から思春期までを小児期と呼び，ほぼ9歳ころまでである．この時期は思春期に備える準備期間であり，一見，卵巣機能は静止しているようにみえる．しかし，エストロゲンも徐々に増え始めており，皮下脂肪の沈着なども徐々に始まっている．

思春期は乳房の発育や陰毛など第2次性徴の出現に始まり，初経を経て，やがて第2次性徴が完成する．その間に月経周期は順調となっていき，卵巣の活動が活発となり完成していく．

初潮の開始時期と終了時期は個人差が大きく，日本で8～9歳ころから17～18歳ころである．また，初経年齢は少しずつ若年化している．

a. 身体的変化（第2次性徴）

図1は胎児期から，小児期，思春期を経て性成熟期に至るまでの身体発育速度の変化を簡略化した模式図である．出生前後から急激に身体は発育していくが，やがて小児期には緩慢となり，思春期の開始ころより再び増加して，やがて急激に身体が成長する思春期のスパート (adolescent spurt) を迎える．その後は急速に発育速度が遅くなっていく．

思春期以降は卵巣ホルモンの影響を受けて体型は女性らしいものとなっていく．なお小児期には多様なホルモンが複雑に影響し合って，身体が発育成長していくが，特に成長ホルモン (GH) は，その中心的役割を果たす．肝臓に作用してソマトメジンC (IGF-1) を分泌し，このIGF-1を介して生理作用を発揮する．ま

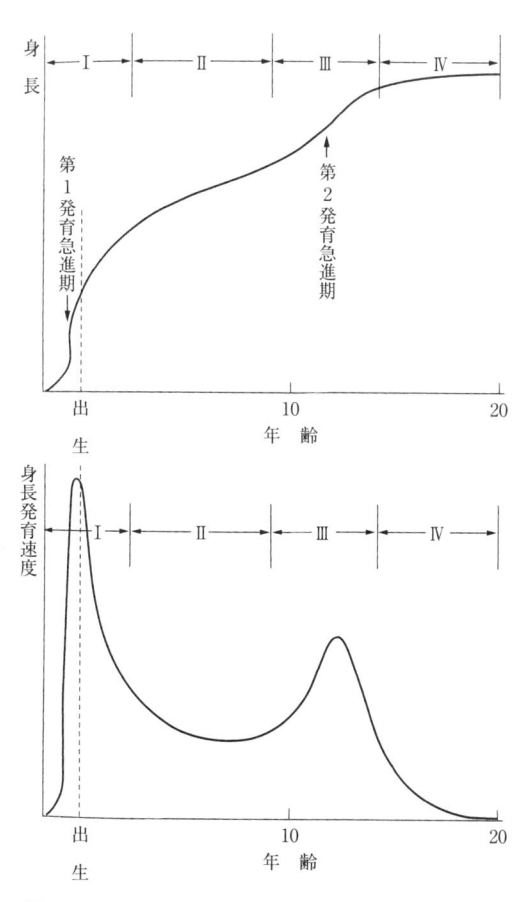

図1 身体発育の一般経過（高石：小児科臨床 23：845, 1970）

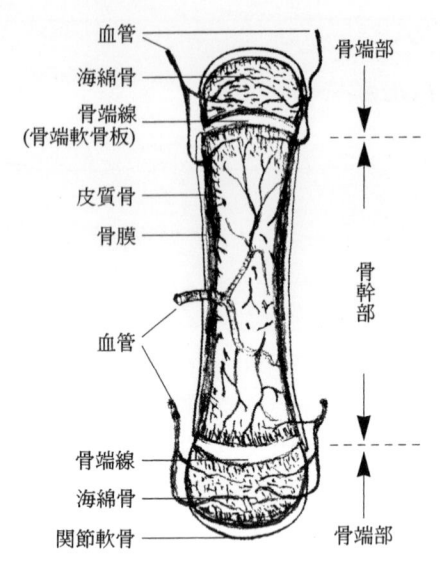

図2 成長期の長管骨の構造

た，その他に甲状腺ホルモン，副腎皮質ホルモン，エストロゲンなども協同して身長を発育させる．少量のエストロゲンは成長ホルモンとの協同作用によって身長の成長を促進する．主として骨端線が伸びることで身長が伸びるが，過剰のエストロゲンが分泌されると骨端線が閉鎖する（図2）．その結果，身長の伸びが止まる．実際，身長の伸びる速度が最大になって約1年後ころに初経が発来し身長の伸びが低下するのは，初経以降エストロゲン分泌が増加して骨端線の閉鎖により生ずる現象である．

b．骨年齢

身長発育と性成熟度には密接な関係があり，初経開始年齢が早いほど骨年齢も高くなる．身長が146〜148 cm に達すると初経が発現するが，この初経発来は暦年齢より骨年齢と深い関係があり，骨年齢は成熟の評価指標として用いられる．

c．生殖器の変化

1）卵巣の変化

卵巣は出生時には約0.3gと小さく，幼児期までは索状を呈している．身体の成長とともに大きくなり，初経前には約6gにまで大きくなる．小児期では骨盤内の高い位置にあるが，その後下降し，初経近くなって成人と同じ位置となる．原始卵胞数は胎生期の18週ころに最も多く，その数は数百万個にまで及ぶ．しかし，それ以後は減少して，出生時には数十万個，10歳ころで数万個まで減る．

小児期には見かけ上，卵巣はホルモンを分泌せず，休止期にあるようにみえるが，細かくみると，ある程度卵胞は発育するが，発育した卵胞は十分成熟することなく，変性し閉鎖していくことを繰り返している．小児期から思春期までは，卵巣は静止状態にあるようにみえるが，このように原始卵胞数は減少していく．また，エストロゲンは徐々に増加していく．

2）子宮，卵管，膣の変化

子宮は10歳ころから急激に大きくなるが，体部，頸部の比は1：1である．思春期以降では体部が発育し3：1に近づく．子宮内膜は加齢とともに肥厚し，卵管もしだいに大きくなり，膣の長さを増していく．

d．第2次性徴

思春期に第2次性徴が起こる．副腎由来のアンドロゲンと卵巣由来のエストロゲン，プロゲステロンがその発現に関与している．副腎由来のアンドロゲンは陰毛，腋毛の発生発育を起こし，エストロゲン，プロゲステロンは乳房の発育，脂肪の沈着，および子宮や膣を発育させる．

これらの身体発育の変化は，まず乳房の発達，次いで陰毛の発生，初経発来の順に段階的に出現してくる．この経過段階を示す指標に，乳房発育と恥毛発育の進展を基にした Tanner の5段階区分が臨床的によく用いられている．これは思春期の内分泌変化を判定する重要な指標である（図3，4）．

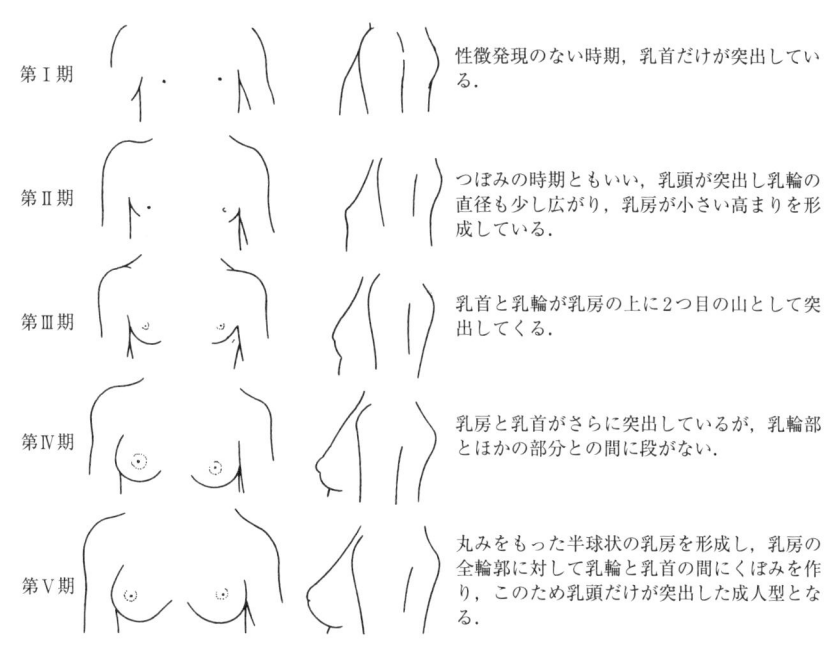

		性徴発現のない時期，乳首だけが突出している．
第Ⅰ期		
第Ⅱ期		つぼみの時期ともいい，乳頭が突出し乳輪の直径も少し広がり，乳房が小さい高まりを形成している．
第Ⅲ期		乳首と乳輪が乳房の上に2つ目の山として突出してくる．
第Ⅳ期		乳房と乳首がさらに突出しているが，乳輪部とほかの部分との間に段がない．
第Ⅴ期		丸みをもった半球状の乳房を形成し，乳房の全輪郭に対して乳輪と乳首の間にくぼみを作り，このため乳頭だけが突出した成人型となる．

図3 乳房の発育度の分類（Tannerより改変引用）

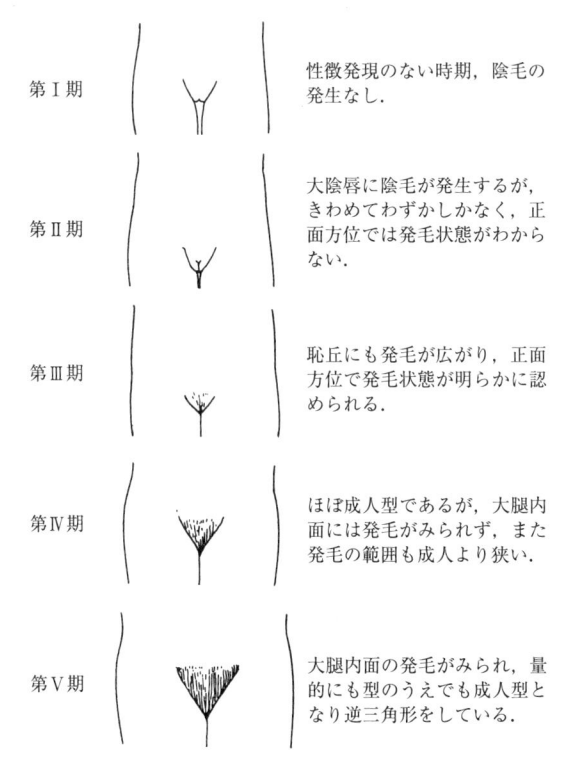

第Ⅰ期		性徴発現のない時期，陰毛の発生なし．
第Ⅱ期		大陰唇に陰毛が発生するが，きわめてわずかしかなく，正面方位では発毛状態がわからない．
第Ⅲ期		恥丘にも発毛が広がり，正面方位で発毛状態が明らかに認められる．
第Ⅳ期		ほぼ成人型であるが，大腿内面には発毛がみられず，また発毛の範囲も成人より狭い．
第Ⅴ期		大腿内面の発毛がみられ，量的にも型のうえでも成人型となり逆三角形をしている．

図4 陰毛の発生度の分類（Tannerより改変引用）

e. 小児期から思春期の内分泌変化
1) 視床下部-下垂体-性腺系の変化

　小児期にゴナドトロピンの分泌は少なく，9歳ころより，ゴナドトロピンの分泌がみられ，思春期の終了までにゴナドトロピン分泌を含めた周期的な内分泌状態が完成されていく．その過程で，①ゴナドトロピン（FSH，LH）の基礎分泌量が増加し，間欠的なパルス状の分泌パターンが確立していく．また，③中枢に対するエストロゲンのポジティブフィードバック機構が形成されて性周期が確立していく．

　ゴナドトロピン（LH，FSH）の分泌量は，思春期から性成熟期にかけて約3倍に増える．思春期以降になると，ゴナドトロピンの分泌パターンに性差が生じてくる．ゴナドトロピンのパルス状分泌はLHで特に著明となる．思春期の前半にまず夜間睡眠時の分泌パターンが著明となり，やがて昼間にもそのパルス状の分泌パターンが出現するようになる．

　思春期以前では，エストロゲンは中枢に対しネガティブフィードバック作用のみが起こっており，エストロゲンが少しでも増えるとゴナドトロピンの分泌が抑制される．ところが，思春期の中期以降になるとそれに加えて，ポジティブフィードバック機構が形成されてくる．これにより，卵胞が発育して血中エストロゲンが増加していくと，LH分泌を抑制するのではなく，逆に刺激して多量のLH分泌（LHサージ）を引き起こす．この大量の一過性LH分泌が排卵を引き起こす．このような過程を経て，やがて排卵周期が確立されていく．

2) 視床下部-下垂体-副腎系の変化

　思春期の卵巣ホルモン分泌が増加する前に，副腎からアンドロゲンの分泌が増加する．このアンドロゲンの分泌増加は，副腎皮質刺激ホルモン（ACTH）の分泌が増加して起こる．このアンドロゲンは，思春期の恥毛や腋毛の発生を起こす．

　成長ホルモンとソマトメジン　思春期の身長増加には成長ホルモンが関与している．思春期に急激な成長がみられるが，成長ホルモンの基礎分泌にはあまり変化はみられない．それは，下垂体から分泌された成長ホルモンは肝臓に作用しIGF-I分泌を促し，IGF-1を介して，その成長ホルモン作用を発現する．思春期にはこのIGF-1が約5倍にまで増加しており，青春期スパートをこれが引き起こす．初潮発来年齢は，12〜13歳ころであり，大部分16歳までに初潮をみる．また，初潮の発来時期は早くなる傾向にある．なお思春期の女子で月経周期が正常なのは30〜50％にすぎず，半数が月経不順であり，無排卵性月経も多い．

f. 思春期の発来機序

　思春期の発来については不明な点が多い．1つは，エストロゲンに対する中枢の感受性が低下して思春期が発来するという考え方がある．それは，思春期以前の視床下部は，エストロゲンはネガティブフィードバック作用を強く発揮し，少量のエストロゲンであっても，視床下部・下垂体からのゴナドトロピンの分泌は抑制されている．そのため視床下部のLHRH，脳下垂体のLH，FSHの生合成，分泌は抑制された状態が続く．思春期が近づくに従い，このエストロゲンのネガティブフィードバック作用が低下していき，少量のエストロゲンではそれが起こらなくなり，視床下部で今まで抑制されていたゴナドトロピンの分泌が起こり始めるようになる．これが1つの機序として考えられている．

　発育に伴って中枢でのゴナドトロピン放出ホルモン（GnRH）分泌の亢進が起こり，これが思春期の発来をもたらすという考えもある．それはゴナドトロピン単一欠損症などで排卵が起こらない例では，GnRHを携帯ポンプを用いて，長期に間欠的に投与して卵胞を発育させ排卵を起こすが，小児期でもこの方法で排卵や思春期の発来を誘導できる．しかし，GnRH分

泌の刺激あるいは分泌を抑制する機序は不明な点が多い．

g．思春期から性成熟期への移行

初経は思春期の開始点ではなく，思春期の中期ころにみられる現象である．初経年齢は早発化の傾向にある（1961年に13歳2.9か月，1988年には12歳2か月）．初経の発来時に卵巣機能が完全に完成していることはむしろ少なく，しばしば月経周期の不順や黄体機能不全などの不安定な状態が数年続く．しかし，月経の持続日数は月経の周期ほどばらばらでなく，初経後6か月以降では，約70％が4～6日間となる．やがて性成熟期に至り，この時期は毎月排卵が起こり，周期的な内分泌変化を繰り返す．

［福岡秀興］

B．成人～老年

1．女性ホルモンを中心として

a．性周期の種差

動物の生涯は，成長に要する期間，生殖が可能な期間，生殖が不可能になった後に死に至るまでの期間に分けられる．成長に要する期間は生殖能力を獲得するための準備期間であり，生殖が可能な期間と，その後に死に至るまでの期間の長さは種によって定められている．生殖が可能になる性成熟期に入ると，雌では生殖機能の基盤である性周期が確立し，個体群が再生産を維持するための営みが始まる．霊長類における性周期が維持される期間（生殖年齢）は妊娠期間の長短に相関しており，ヒトでは妊娠期間は40週で生殖年齢は40歳であり，オナガザルでは25週～25年，キツネザルでは19週～19年などであり，ヒト以外では寿命と生殖年齢が一致するのが原則である．しかし人類では，近代以降の生活環境の改善と医療衛生面での進歩によって事故による死亡が減少し，また疾患の予防・治療が可能となった結果，寿命の大幅な延長がもたらされ，生殖が不可能になった後に死に至るまでの期間は著しく延長している．一方，この間の閉経年齢にはほとんど変化はなく，生殖年齢は上記の環境の変化によって影響を受けないことは明らかである．性腺の老化は

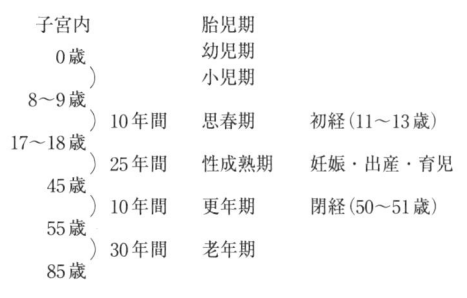

```
子宮内           胎児期
 0歳            幼児期
 ）             小児期
8～9歳
 ）10年間   思春期      初経（11～13歳）
17～18歳
 ）25年間   性成熟期    妊娠・出産・育児
45歳
 ）10年間   更年期      閉経（50～51歳）
55歳
 ）30年間   老年期
85歳
```

図1　女性のライフサイクルと生殖機能

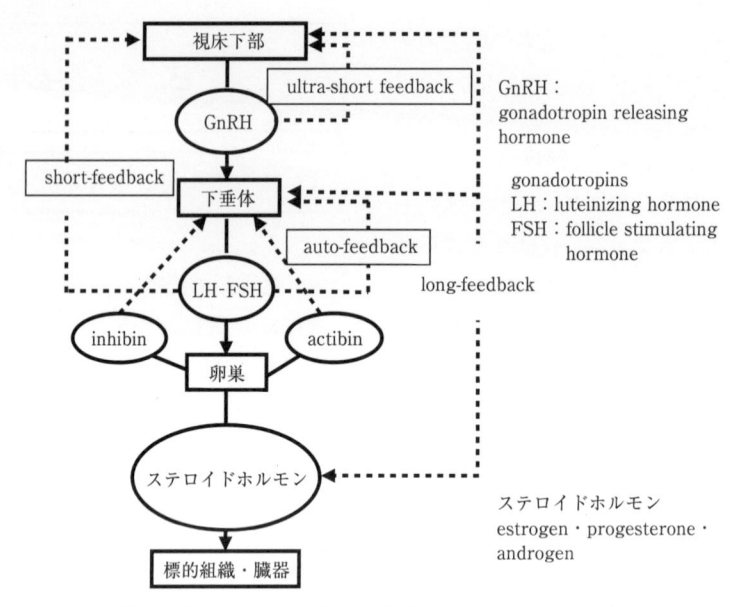

図2 視床下部・下垂体・卵巣系のフィードバック機構

GnRH：gonadotropin releasing hormone
gonadotropins
LH：luteinizing hormone
FSH：follicle stimulating hormone
ステロイドホルモン
estrogen・progesterone・androgen

性成熟と同様に，その種固有の生殖戦略を規定する根源的な要因であり，それらが環境の影響などで変化しないような遺伝的な仕組みが存在すると考えられている[1]．日本女性の平均寿命が85歳を超えた今日，性周期が停止する閉経は生殖機能の終点ととらえるよりも新たな人生への節目となっている（図1）．

b. 成人・老年期の性周期とホルモン環境

女性のライフサイクルの各ステージにおける生殖機能（図1）を含む精神身体機能全般の成長・発達・加齢には，ホルモン環境の変化が密接に関連しており，性周期年齢にもその結果が反映される．

性周期の調節は視床下部・下垂体・卵巣で形成される機能系のもとで行われており，思春期，性成熟期，更年期を経て閉経に至る過程には，各時期のホルモン環境に特徴的なダイナミックで多彩な変化が生じる．

女性の性周期は，視床下部・下垂体・卵巣系機能が成熟すると，月経周期として確立され，規則的な周期性をもって起こる子宮内膜の剥離に伴う性器出血がみられる．性成熟期での正常月経周期では，卵胞成熟・排卵・黄体形成・黄体退縮の過程が繰り返されるが，性成熟期に至るまでの思春期，そしてこの時期に続く更年期には，排卵を伴わない周期がみられるのがこれらの時期における性周期の生理的な特徴である．

性成熟期において排卵性月経周期が営まれるには，視床下部・下垂体・卵巣系機能での各種のフィードバック機構が総合的に作動することが必須である（図2）．しかし，成人・老年期に入ると，この機能系に著しい変化が生じて性周期年齢とホルモン環境に影響がもたらされる．

1）性周期と卵巣機能

加齢に伴う女性の性周期の変化に直接的に関連するのは卵巣の加齢である．卵巣組織成分は大別すると卵胞と間質とで構成されるが，このなかで卵母細胞の最大数は胎児期に達成され，ヒトでは700万にも達し，出生時には200万，性成熟期には40万にまで減少する．このように加齢に伴う卵胞数の減少は単純に直線的なパターンをとるのではなく，38歳ころまでは緩徐に減少するが，その後の閉経までの減少は急激であり，閉経後の数年で完全に消失すること

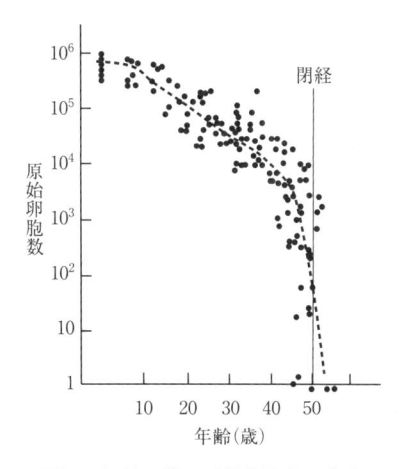

図3 加齢に伴う原始卵胞数の変化
（Burger，1996[2]）より改変）

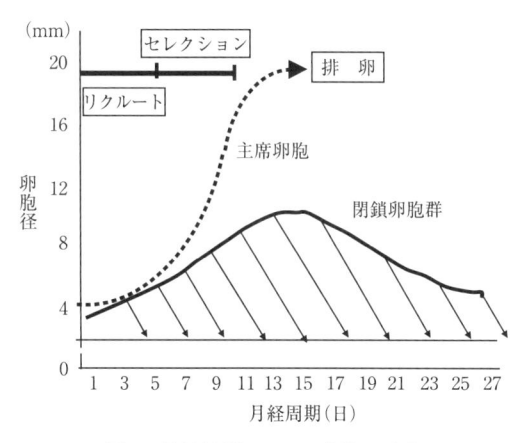

図4 月経周期における卵胞の変化

が示されている（図3）[2]．

胎生期から閉経に至る間の卵胞数の減少がどのような機序でコントロールされているかについてはいまだ明らかではない．女性の生殖可能期間の各排卵性月経周期には，一定数の卵胞がリクルートされて発育を開始し，セレクションの過程で数個が選別された成熟過程へと進み，さらに通常は1個の主席卵胞のみが排卵に至り，残りの大多数の卵胞は閉鎖への道をたどる．概算すると女性の生涯を通じての排卵回数はたかだか500回にすぎず，排卵のたびに失われる卵細胞の減少が積み重なって閉経に至るのではなく，未知のプログラムに従って卵細胞の減少が継続的に進行していると考えられる（図4）．

卵胞の減少・消滅の機序の1つがアポトーシスであることは，関連因子であるBaxをノックアウトしたマウスで野生型より高齢になっても卵胞の残存率が高いことからも明らかである[3]．また卵は，胎生期に第1減数分裂の前期となった状態で停止し，思春期になって性中枢が成熟して卵胞が刺激され，これに反応して発育・成熟を開始し，トリガーであるLHのサージが起こった後にmetaphase IIに到達して排卵される．したがって，生殖期の後半まで卵巣内に長期存在していた卵が加齢の影響を受けることになる．

近年の生殖医療に導入された体外受精・胚移植療法は，難治性不妊に対する画期的な治療効果を発揮するとともに，ヒト卵巣機能の解明にも大きなインパクト与えたといえよう．単一排卵が基本である自然排卵周期と異なり，強力な刺激により強制的に卵胞成熟・排卵が引き起こされることで生じる卵巣の機能形態的変化を解明することが可能になったことにより，種々の新知見がもたらされた．本療法で高い妊娠率を獲得する第1条件は，良好な卵を得ることである．これに関連する要因として，卵を取り囲む顆粒膜細胞の機能があげられるが，同細胞でのアポトーシス小体の出現率は若年者で高齢者より，妊娠例において非妊娠例より，さらに受精した卵を擁していた卵胞の顆粒膜細胞での出現率が受精しなかった細胞より低いとの報告がみられる[4]．加齢が進行した高齢女性の妊孕性が低下し，また妊娠に至っても流産や出産児における奇形発生のリスクが高くなる．高齢出産が増加している今日，加齢過程における卵巣の機能形態的変化の解明は，これを反映する性周期年齢を理解するうえで重要な研究課題となっている．

2）性周期と中枢機能

排卵性月経周期における視床下部での性腺刺

激ホルモン放出ホルモン（gonadotropin releasing hormone：GnRH）と下垂体での性腺刺激ホルモン（gonadotropins）である卵胞刺激ホルモン（follicle stimulating hormone：FSH）と黄体化ホルモン（luteinizing hormone：LH）の分泌は律動性・パルス様であり，パルスの振幅と間隔は性機能の発達過程と月経周期の時期によって異なる．

下垂体でのこの分泌パターンを調整するのが視床下部正中基底部に存在するGnRHニューロンから成るGnRHパルス分泌調節装置（pulse generator）である．卵巣の加齢が急速に進行し，性周期に大きな変化を生じる更年期における中枢での神経内分泌活動の変化をラットにおいて分析した結果では，加齢により惹起される視床下部内のシグナル伝達機構の不調和が，更年期到来に先立つ急激な卵胞消費の引き金であり，卵胞数の減少が視床下部の機能変化を促進する可能性がある．すなわちラットでは，視床下部の加齢が，更年期の到来とともに始まる一連の視床下部-下垂体-卵巣系機能の変化に対する引き金である可能性が示唆された[5]．しかし，卵巣機能の調節機序には種差を認めることから，ラットで観察される視床下部変化がそのままヒトに当てはまるか否かについては明らかではない．

高齢女性を対象にGnRHパルス分泌パターンを半減期の短いgonadotropinのfree α-subunitを指標として解析した成績では，若年女性に比べfree α-subunitの平均血中レベル，パルス頻度とパルスの振幅が著明に低下していることの報告がある[6]．この結果は，閉経からの年月を経て高齢期に至ると，視床下部のGnRHニューロンの活動が低下しており，加齢とともに血中gonadotropin濃度が低下する現象と関連する所見である．以上の研究はすでに卵巣機能が低下している更年期・高齢期での視床下部活動に関するものであり，成人期から更年期に至る過程に生じる性周期の変化に関連する性中枢の変化についてはさらなる検討が待たれる．

下垂体でのFSHとLHの産生は，加齢に伴い残存卵胞数が減少した卵巣のステロイドホルモン産生を維持させるために，ネガティブフィードバック機構により亢進する．これを反映して血中FSH濃度の上昇はいまだ月経周期が規則的である40歳前後から始まり，閉経に向けて顕著となり，閉経後2〜3年にはピークとなって，性成熟期女性の卵胞期レベルの8〜10倍に達する．その後は漸減して閉経後30年でピーク時の1/3となる．また，血中LH濃度の上昇はFSH濃度の上昇に約5年遅れて始まり徐々に上昇して，閉経直後には性成熟期女性の卵胞期レベルの3〜5倍になり，約10年間持続

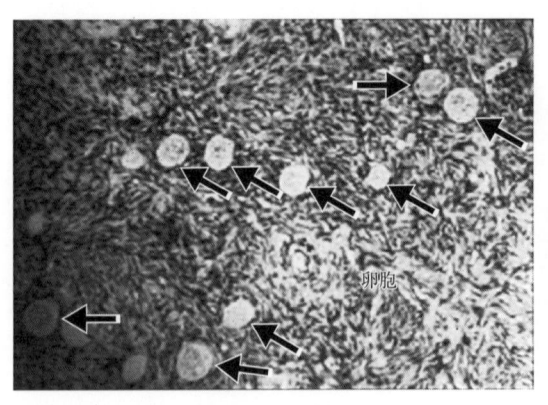

閉経前卵巣(32歳) 　　　　　　閉経後卵巣(53歳)

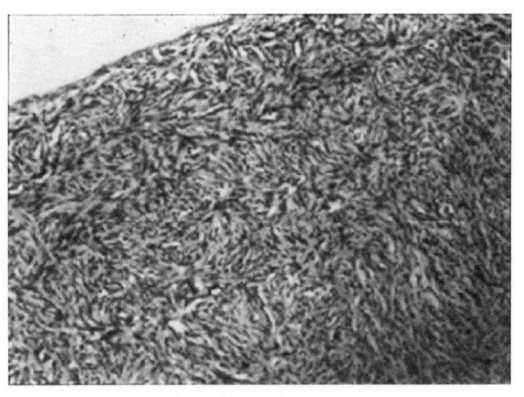

図5　閉経前後の卵巣組織の変化

した後に漸減し，閉経20年後にはピーク時の約半分の値となる．

c. 性周期の加齢

卵巣の縮小は40歳ころから始まり，閉経2〜3年後には加速する．主に卵胞数の減少による変化であり，閉経後には間質も線維化が進み全体的に縮小する（図5）．これに伴って閉経後には卵巣でのステロイドホルモン産生能も低下するが，閉経前の数年間には，この間にすでに始まっているFSHの上昇により残存している卵胞が反応しestradiol：E_2産生が一時的に不規則に増減することがある．子宮内膜がこれに反応して不正性器出血（機能性出血）が発症することがあり，性周期は不規則となる．臨床的には子宮内膜の悪性変化（子宮内膜増殖症，子宮内膜がん）との鑑別が重要となる．

排卵後の黄体で産生されるプロゲステロンは，排卵が不規則になり，排卵があっても黄体機能不全となる頻度の高い更年期には，性成熟期におけるようなパターンでは分泌されない．閉経後には卵巣での産生はなく，副腎皮質からの少量のプロゲステロンが血中に検出される．性成熟期の卵巣では，エストロゲンへの生合成過程においてアンドロゲンが産生され，その主な産生部位は莢膜細胞と間質である．閉経後は間質のみでテストステロンが少量産生されるが，性成熟期に主体であったアンドロステンジオンの産生は消失する．

一方，閉経後には，卵巣以外の組織，主に皮下脂肪であるが，相対的に主なエストロゲンの産生源となる．皮下脂肪組織に存在するアロマターゼが副腎由来のアンドロゲンをエストロンに転換する．卵巣の顆粒膜細胞で産生され下垂体でのFSH産生を選択的に抑制するインヒビンも，加齢とともに著明な変動を示す．インヒビンにはA，Bの2種類があり，前者は主席卵胞の顆粒膜細胞から産生されて排卵後の黄体期に高値となる．一方，後者のインヒビンBは，発育段階にある卵胞で産生されるので，卵胞数が減少し始める閉経前から減少し，まだエストロゲンレベルが著明に低下していないこの時期のFSHの上昇を引き起こす．さらに卵胞が枯渇する閉経以降は著明に低下する．

以上の女性の発達・成熟・加齢の過程における性周期と視床下部・下垂体・卵巣系の変化は表1のようにまとめられる．

d. 女性の性周期年齢

女性の生涯にわたる発達・成熟・加齢には，個々の周期性をもったいくつかの変動がかかわっており，それらの総和が女性に特有の各年齢

表1 女性のライフサイクルにおける性周期の変化

	視床下部・下垂体 GnRH，ゴナドトロピン分泌	卵巣 機能・形態	性周期（月経） 排卵の有無
胎生期	静止状態	卵母細胞の形成	
小児期	静止状態		
思春期	〈機能開始〉 基礎レベルの上昇	ホルモン産生開始 卵胞発育開始	無排卵周期
性成熟期	脈波様・周期的分泌の維持	規則的な排卵 周期的なホルモン産生	排卵性月経
更年期	脈波様・周期的分泌の変調	不規則な排卵 ホルモン産生の乱れ	無排卵周期
閉経	持続的分泌亢進	〈機能停止〉 無排卵 ホルモン産生の低下	無月経
老年期	機能の衰退	静止状態	無月経

生殖機能 (種族の維持)	精神身体機能 (個体生命の維持)
二次性徴 卵の成熟(原始卵胞) 排卵(卵胞) 受精(頸管粘液,卵管内環境) 着床(子宮内膜) 妊娠の維持(子宮,胎児・胎盤) 分娩(産道,陣痛) 乳汁分泌(乳腺)	大脳(認知・記憶能) 自律神経系(視床下部) 免疫系 血管系(血管内皮細胞) 血液凝固系 水電解質バランス 代謝(代謝,脂質,ビタミン) 骨,結合織

図6 エストロゲンの作用

層における精神身体的な機能の調整を行っている．なかでも卵巣で産生分泌されるエストロゲンは，各月経周期において，また女性の生涯を1つのスパーンとする周期において，明らかな周期性をもって変動するダイナミックな分泌パターンを呈する．エストロゲンの作用は種族の維持のための生殖機能に対する直接作用のほかに，女性の個体の生命維持にも多くの重要な作用を発揮する（図6)[7]．これらの点を念頭に，女性の性周期年齢の意義を理解しなければならない[8]．　　　　　　　　　　　　［麻生武志］

■文献
1) 高橋迪雄：生殖系の老化と寿命．Hormone Frontier in Gynecology 7：365-370, 2000.
2) Burger HG：The endocrinology of the menopause. Maturitas 23：129-136, 1996.
3) Perez GI, Robles R, et al：Prolongation of ovarian lifespan into advanced chronological age by Bax-deficency. Nat Genet 21：200-203, 1999.
4) Nakahara K, Saito H, et al：Incidence of apoptotic bodies in membrane granulosa of the patients participating in an in vitro fertilization program. Fertil Steril 67：302-308, 1997.
5) Wise PM, Kashon ML, et al：Againg of the female reproductive system：A window into brain aging. Recent Prog Horm Res 52：279-305, 1997.
6) Hall JE, Lavoie HB, et al：Decrease in gonadotropin-releasing hormone (GnRH) pulse frequency with aging in postmenopausal women. J Clin Endocrinol Metab 85：1794-1800, 2000.
7) 麻生武志：更年期からの女性の健康―老化の性差．芦田みどり編，ジェンダー医学：高齢化＝女性化時代にむけて，pp 41-50，金芳堂，京都，2003.
8) 麻生武志：更年期・老年期医療の動向．臨床婦産 56：1310-1314, 2002.

2. 更年期以降の変化

本項は「性周期の年齢」であるが，更年期以降，言い換えれば閉経以降はその定義からも性周期すなわち月経は永続的に閉止している状態である．そのため，本項では性周期の変調をきたす更年期を中心に，卵巣の年齢（aging；エイジング）について述べたい．また，他の臓器とは著しく異なる点である，平均寿命のずっと以前に機能終焉を起こしてしまう卵巣という臓器の特殊性について，生物学的，進化論的にアプローチしたい．

卵巣の年齢について語るには，まずは一般的な用語になっている「閉経」と「更年期」についての正しい認識とそれにかかわるさまざまな変化・現象を理解する必要がある．

a. 閉経と更年期

「閉経」とは月経の永久的な停止を意味する．したがって，閉経とは月経の閉止という現象そのものを指し示す用語である．では何をもって閉経というか．これには「1年にわたる月経の停止」という定義がある．すなわち，最後の月経から1年以上経って初めて確定される現象である．理由は閉経直前の時期では，月経がいったん停止したように思えても，再開することがしばしば認められるからである．この時期の月経は稀発月経と呼ばれ，徐々に月経の間隔が延長していき，その周期性を失い，ついには完全な閉止が訪れる（図1）．日本人女性の平均的な閉経年齢は50.5歳である．そしてこの年齢は人種や栄養状態，年代によらず，ほぼ一定である．

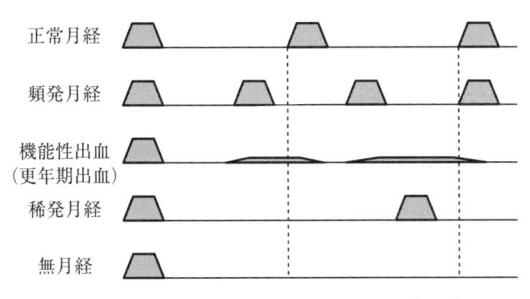

図1 更年期における月経異常の発現順序（青野，1999)[8]

図2 更年期の定義（First International Congress on the Menopause, 1976)

一方，閉経に関連した用語に「更年期」がある．更年期は英語では climacteric というが，語源はギリシア語の klimakter で「梯子」を意味する言葉である．梯子とはある物とある物をつなぐ構造物と理解できるが，更年期の場合は，生殖期から生殖不能期への移行期と定義づけられている（図2）．いかにも生物学的な言い回しである．そしてこの更年期の中心にある現象が閉経である．更年期は実際的には45歳から55歳くらいまでの期間を指す．女性のライフステージにおける各時期の呼称を図3に示すが，いかに月経による周期性や女性ホルモン（エストロゲン）の分泌を中心にすえた考え方かがうかがえると思う．

b. 卵巣の老化

卵巣の老化とは卵巣における卵胞数の減少にあるといえる．卵巣には未成熟な卵胞（原始卵胞）が多数あり，なかに卵母細胞を含んでいる．これが思春期ころより下垂体前葉より分泌される卵胞刺激ホルモン（follicle stimulating hormone：FSH）の作用によって発育卵胞の過程を経て成熟卵胞へと成長する．成熟卵胞は卵胞液がしだいに増量して直径2.0 cmに増大し，なかに成長した卵細胞（卵子）が排卵現象により卵巣から腹腔内に排出される（図4）．

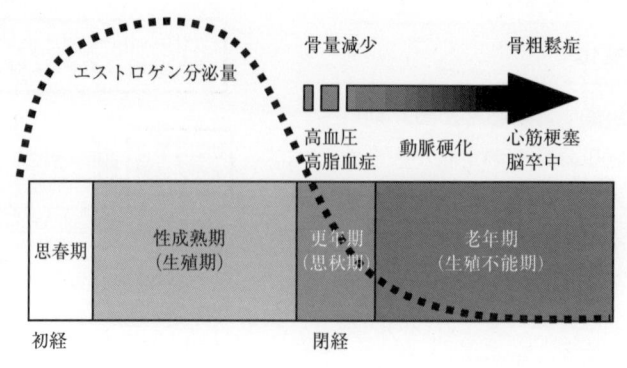

図3 女性のライフステージとエストロゲン分泌

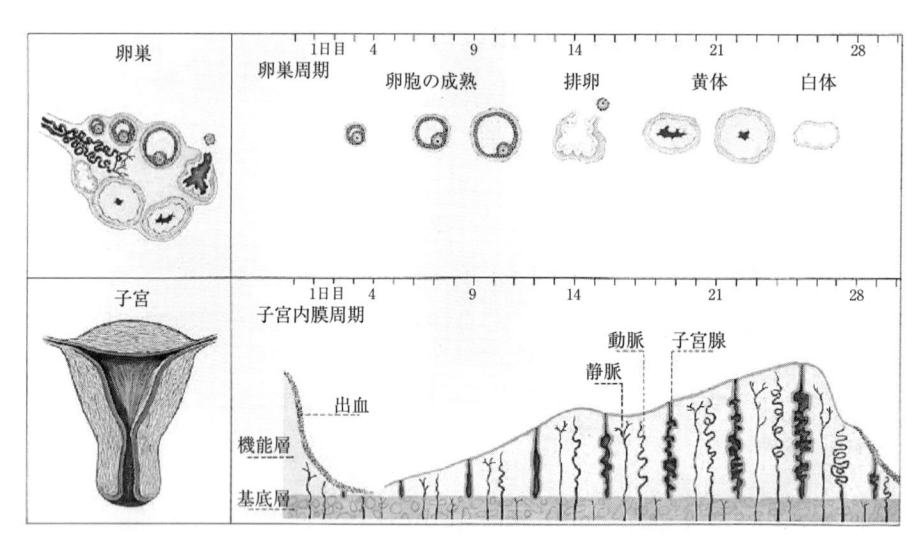

図4 卵胞の発育と排卵，黄体形成（上段）と月経周期における子宮内膜の変化（下段）
蜂屋祥一監修：イラストでみる子宮内膜症，東京田辺（編集・製作(株)メディカルトリビューン企画），1988．

卵胞数は胎生期に最も多く，妊娠16〜20週の時点では，胎児の卵巣には600万〜700万個の卵胞が存在しているが，その多くは徐々に消失して，出生時には100万〜200万個にまで減少する．卵胞はその後も減り続け，思春期を迎えるころには30万個程度まで減少，成熟婦人では1万〜10万個といわれているが，それでも女性の生殖機能を維持するには十分な数である．何十万個もの卵母細胞は成熟することなく退化していくが，この退化は閉経前の10〜15年間に急速に進行し，年齢に関係なく残存卵胞数が1,000個を切ると閉経に至るといわれている．そして閉経後期にはすべての卵胞がなくな

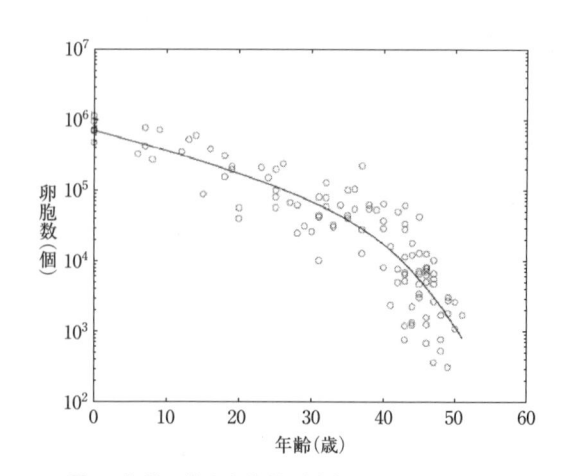

図5 加齢に伴う卵胞数の減少（Faddy, 2000）[2]

る（図5）．細胞学的にみた卵巣の老化はこれだけにとどまらない．排卵前の卵子は，胎生期に起こった細胞分裂の途中で休止した状態のままで卵巣内に保存される．思春期以降の月経の開始による卵胞発育にリクルートされるまでは，細胞分裂は休止したままであり，この状態が長期間続けば卵子の質の低下につながる．高齢出産で流産や染色体異常が生じやすくなるのはこのためであり，直接的な卵の老化と認識されている．

c．内分泌学的変化

女性は周期性のある生物であるといわれているが，その最たるものが月経である．この月経は視床下部-脳下垂体-卵巣系といった内分泌学的ネットワークによりきわめて精巧に制御されている（図6）．この系における加齢による第1の変化は，卵巣より分泌されFSHの分泌抑制作用を有するインヒビンBの分泌低下といわれている．この分泌低下は，卵胞数がある一定数以下に達すると始まるといわれている．インヒビンBの低下はFSHの分泌亢進を引き起こすが，この時点ではエストロゲンの分泌状態には変化は認められない．一般臨床検査でとらえられる閉経前期の最初の兆候がFSHのわずかな上昇であるのはこの理由からである．この時期，FSHの基礎分泌が亢進するゆえに卵胞発育が促進され，月経から排卵に至るまでの期間が短縮する．ゆえに閉経前期に認められる臨床症状としての月経の最初の変調は月経周期の短縮である（図1）．図7に閉経を基点とした下垂体ホルモン（FSH，黄体化ホルモン〈LH〉）と卵巣ホルモン（卵胞ホルモン：エストラジオール〈E2〉，エストロン〈E1〉）の血液中の濃度の経時的な変化を示した．閉経に近づくにつれFSHはさらに急峻に上昇する．同じ下垂体から分泌されるLHも上昇するがその程度が低いのは，FSHほど卵巣ホルモンからのフィードバックを受けないことと，半減期が短いことよる．卵胞ホルモンは閉経直前まで維持されているがその後急激に減少する．閉経後も数年はわずかではあるが分泌されている．この変化からもFSHが最も鋭敏に卵巣機能の低下（老化）または加齢変化を示す，いわば卵巣年齢の間接的な指標であることが理解できる．ちなみに卵巣は甲状腺や副腎と同様に内分泌器官であるが，女性の生涯のなかで最も遅く働き始め，最も早くその仕事を終え機能終焉を迎えるきわめて特徴的な内分泌器官である．この女性ホルモンの働きにより月経は周期的に発生する

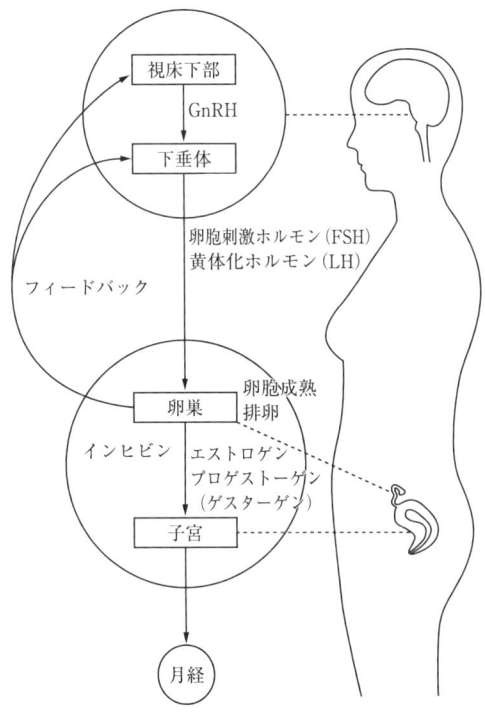

図6 月経のメカニズム（水沼，1997）[7]
- まず視床下部からゴナドトロピン放出ホルモン（GnRH）が規則正しく分泌されると下垂体を刺激して卵胞刺激ホルモンと黄体化ホルモンの分泌をうながす．これらがさらに卵巣を刺激し女性ホルモン（エストロゲンとプロゲストーゲン）を産生分泌する．
- エストロゲンとプロゲストーゲンは共同作用によって子宮内膜の増殖・分化をうながし受精卵の着床や発育によい環境を作る．ここで受精・妊娠が成立しないと女性ホルモンの分泌は減少し，その影響で子宮内膜がはがれ月経となって血液とともに排出される．

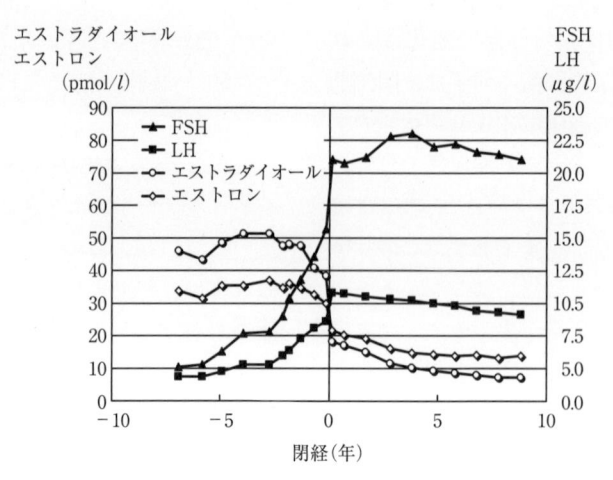

図7 FSH，LH，エストラダイオール，エストロンの閉経を基点とした推移（Rannevik et al, 1995[10]）より一部改変）

が，女性ホルモンの作用部位（target organ）は子宮だけではない．実は生体内の200もの反応に関与しているといわれている．それらは脂質代謝，骨代謝，皮膚代謝，血管内皮機能，脳機能，自律神経系にまで及ぶ．

d. 閉経後の変化

月経が閉止する数年前より，女性においては心と身体の変調が生じ始め，閉経した後も数年間は同様な不安定な時期を過ごす．心身ともに激動の変化を受けるこの時期に医学が注目し始めたのはまだごく最近のことである．なぜならば女性の平均寿命が閉経に一致する50歳を超えたのは1900年以降のことだからである．長寿化した現代社会においては，女性は卵巣の機能終焉後30年以上の人生が待っている（図8）．上記したように，エストロゲンは生殖系以外のさまざまな機能に関与している．にもかかわらず，人生の半分弱を残し枯渇する．そこに医学的にも注目しなければいけない理由が生じる．以前の言い方をすれば成人病，現在でいう生活習慣病に向かう最初の変化は女性においては更年期に始まるのである．たとえば，骨粗鬆症に対する骨量減少，心筋梗塞や脳卒中に対する高血圧・高脂血症，動脈硬化がそれに当たる

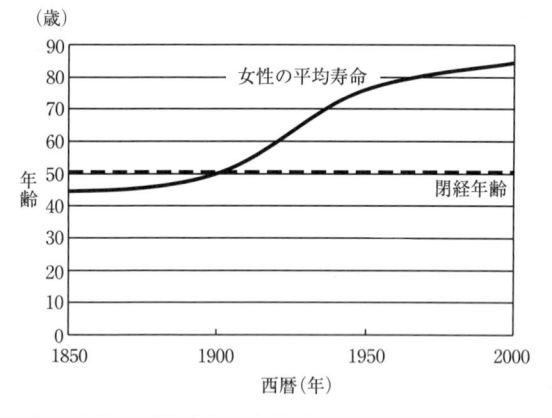

図8 女性の平均寿命の変化（Cope, 1976[16]）より一部改変）

（図3）．

e. ヒトの女性にとっての閉経の意義

生物学的には動物の雌はたいてい，倒れて死ぬまで生殖を繰り返す．ヒトの雌も長い間そうであった．一般に生物の使命は種の保存が第一義である．閉経に至るメカニズムがわかったとしても，生物学的または進化論的になぜ，命の系譜が最重要であるにもかかわらず閉経という加齢現象を人生の途中で迎えてしまうのであろうか．この意味において閉経後の人生は，まさに人間的であり哲学的でもある．

生物としての進化の面から閉経をとらえた仮説をいくつか紹介する．閉経という現象はダーウィンの進化論に合致しないが，単にヒトにおいて寿命が著しく延長した結果であるかもしれない．寿命の急激な延長には，公衆衛生面と栄養面，さらに医学の発展が大きく寄与していることはいうまでもない．この変化に対し，ヒトは生物としての進化に十分な時間を与えられなかった．結果，閉経は延長した生存期間の副産物となったと考えられる．または閉経は，質と量との交換，すなわち生き伸びる代わりに生殖能は譲る，としての進化とも受け取れる．

また，人類は二足歩行の獲得による急速な大脳発達の結果として閉経を獲得したとの考えもある．増大した大脳サイズはその頭部を娩出するために，身体は未熟なまま，親による育児・保育が必要な児を生む結果になった．二足歩行は骨盤の形も変えより分娩を困難なものとした．このことは年取った女性の妊娠・分娩・授乳がより危険なものとなり，そのため閉経を設定したとも考えられる．同様に卵子の細胞分裂を思春期まで休止せしめるシステムも，身体的に未成熟な状態での危険な妊娠・分娩を回避する合目的的な理由と理解できる．

Good mother hypothesis は，より多くの子を得ることと，現在いる子どもの生存を確保する，保証することとの間で起こる対立に対し，妊娠・分娩の危険を回避するために後者を優先させたとする仮説である．Grandmother hypothesis は，先の理論を発展させ，より閉経後期間の意味づけを明確にしている．存在の意義を確実なものにするために，孫の成育に参加・貢献するために閉経があるとする仮説だ．生殖に費やす労作を子孫の面倒をみることに再分配するという理論で，ヒトに特徴的なことと思えるかもしれないが，実はゾウもクジラも同じような社会構造をもっている．より一般的には，Disposable Soma Theory of Aging（加齢による生殖細胞以外の全器官使い捨て説）がある．

これは有機生命体は生体機能の維持や修復よりも生殖システムだけにエネルギーを注ぐものであるという仮定に基づいている．ネズミも野生型では生殖能力は死ぬまで完璧に機能するが，実験室で保護された環境にあるマウスは生殖能力を失い，全身の機能が低下するまで生きながらえる．このことは，本来は Disposable Soma 理論は妥当性はあるが，人類の健康と医療の発展が女性を保護し寿命の増加率が生殖寿命の増加率をはるかに凌いでしまったためと考えられている．

性周期の年齢，または月経の加齢変化，卵巣年齢は，ヒトの生命現象の途中である更年期の時期に終焉を迎えるというきわめて特徴的な機能・器官である．生殖器としての機能低下から停止までの分子生物学的なメカニズムはまだ十分には解明されていない．一方，閉経に対する，生物進化論的または人類学的なアプローチも，他の生物種との違いを考えるにきわめて興味深く，ヒトとしての存在理由にまで及ぶ壮大な命題である．　　　　　　　　［岡野浩哉］

■文献
1) Wu JM, Zelinski MB, Ingram DK et al：Ovarian aging and menopause：Current theories, hypotheses, and research models. Exp Biol Med 230(11)：818-828, 2005.
2) Faddy MJ：Follicle dynamics during ovarian ageing. Mol Cell Endocrinol 163：43-48, 2000.
3) Speroff L, Fritz MA：Clinical Gynecologic Endocrinology and Infertility, 7th ed, Lippincott Williams & Wilkins, Philadelphia, 2005.
4) Santoro N：The menopausal transition. Am J Med 118：8-13, 2005.
5) Berek JS：Novak's Gynecology, 13th ed, Lippincott Williams & Wilkins, Philadelphia, 2002.
6) 齊藤英和，中川浩次，高橋祐司：生殖医療における女性のエイジング．臨婦産 60(11)：1341-1345, 2006.
7) 水沼英樹：更年期障害，p13，保健同人社，東京，1997.
8) 青野敏博：臨床医のための女性ホルモン補充療法マニュアル，医学書院，東京，1999.
9) 玉田太朗，岩崎寛和：本邦女性の閉経年齢．日本

産科婦人科学会雑誌 47(9)：947-952, 1995.
10) Rannevik G, Jeppsson S, Johnell O, et al：A longitudinal study of the perimenopausal transition：Altered profiles of steroid and pituitary hormones, SHBG and bone mineral density. Maturitas 21：103-113, 1995.
11) Burger HG, Dudley EC, Hopper JL, et al：The endocrinology of the menopausal transition：A cross-sectional study of a population-based sample. J Clin Endocrinol Metab 80：3537-3545, 1995.
12) Burger HG, Dudley EC, Hopper JL, et al：Prospectively measured levels of serum follicle-stimulating hormone, estradiol, and the dimeric inhibins during the menopausal transition in a population-based cohort of women. J Clin Endocrinol Metab 84：4025-4030, 1999.
13) Robertson DM, Burger HG：Reproductive hormones：Ageing and the perimenopause. Acta Obstet Gynecol Scand 81：612-616, 2002.
14) Klein NA, Houmard BS, Hansen KR, Woodruff TK, Sluss PM, Bremner WJ, Soules MR：Age-related analysis of inhibin A, inhibin B, and activin a relative to the intercycle monotropic follicle-stimulating hormone rise in normal ovulatory women. J Clin Endocrinol Metab 89：2977-2981, 2004.
15) Hansen KR, Thyer AC, Sluss PM, Bremner WJ, Soules MR, Klein NA：Reproductive ageing and ovarian function：Is the early follicular phase FSH rise necessary to maintain adequate secretory function in older ovulatory women? Hum Reprod 20(1)：89-95, 2005.
16) Cope E：University Park Press, Baltimore, 1976.

11. 内分泌系

11.1 下垂体・副腎

A. 幼小児〜青年・成人

a. 下垂体・副腎系のホルモン

副腎皮質は外側から球状層，束状層，網状層の3層に分かたれ，それぞれ主として鉱質コルチコイド，糖質コルチコイド，副腎性男性ホルモンの3種のステロイドホルモンを合成・分泌している．ステロイドと通称されるのはこのうち糖質コルチコイドのことである．副腎皮質から分泌される3つのホルモンはそれぞれ生体にとって重要な作用を有しているが，糖質コルチコイドは生命維持に必須なホルモンであり，またその強力な薬理作用により薬剤としても広く使用されている．

糖質コルチコイドは抗ストレスホルモンと称されることもあり，生体に物理的ないし精神的などの負荷（ストレス）がかかった際に，これに抗して生命を維持する働きがある．糖質コルチコイドの分泌不全があると過労，発熱などを契機に容易に副腎不全となり重篤化する．個別

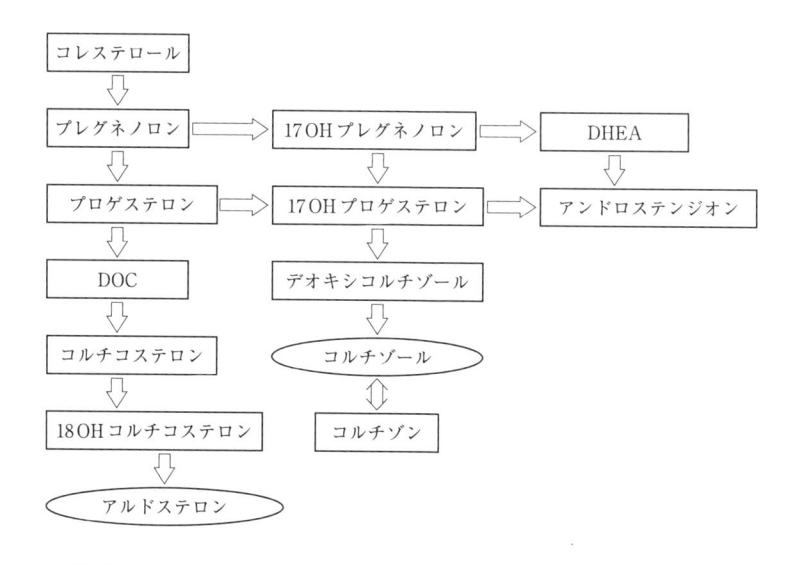

【鉱質コルチコイド系】　【糖質コルチコイド系】

図1　鉱質コルチコイドと糖質コルチコイド

の作用としてはその名称のとおり血糖値を上昇させる．アミノ酸の分解により血糖値を上昇させるため筋肉組織は萎縮するが，高血糖を是正するためインスリン分泌が亢進し肥満を呈する．ヒトではヒドロコルチゾン（コルチゾール）が代表的な糖質コルチコイドである．

　副腎皮質におけるステロイドホルモン産生の初期のステップはLDLコレステロールのLDL受容体による取り込みである．これは下垂体前葉から分泌される副腎皮質刺激ホルモン（ACTH）が副腎のメラノコルチン2受容体に結合することにより刺激される．ACTHは下垂体前葉において前駆体のPOMC（プロオピオメラノコルチン）が切断されることにより産生され分泌される．ACTHの分泌は視床下部の副腎皮質刺激ホルモン放出ホルモン（CRH）により調節されている．

　アルドステロンはヒトの鉱質コルチコイドの中心であり，その作用は主として腎尿細管においてNaの再吸収を促進し，Kの排泄を増加させ，体液貯留，血圧上昇を生ずる．

　副腎性男性ホルモンにはデヒドロエピアンドロステロン（DHEA）やアンドロステンジオンなどがあり，精巣から分泌されるテストステロンと比較すると作用は弱いが，女子においても分泌される男性ホルモンであり，病的状態で大量に分泌されると種々の症状を呈する．

　副腎皮質ホルモンの調節の主体は下垂体から分泌されるACTHである．ACTHの分泌はコルチゾールの濃度によりフィードバック調節を受けている．コルチゾールが低下するとACTHの分泌は上昇する．鉱質コルチコイドはレニン～アンジオテンシン系の調節を受け，アンジオテンシンIIの作用によりアルドステロン濃度は上昇する．

　副腎髄質からはカテコールアミンが分泌され交感神経系の興奮や血圧上昇作用を有している．

b．新生児期・乳児期の副腎皮質機能
1）糖質コルチコイド

　副腎皮質には胎児期の胎児皮質と，出生後に増生する永久皮質の2種がある．副腎の発生にはSF1（Ad4-BP）やDAX-1などの転写因子が重要である．胎児皮質は3β水酸化ステロイド脱水素酵素を有しないため，永久皮質のような経路でコルチゾールを合成することはできない．これに代わり胎盤で産生されるプロゲステロンを基質として，コルチゾールを産生することができる．母体血中のコルチゾールは胎盤の11β水酸化ステロイド脱水素酵素により不活型のコルチゾンに転換され胎児側へ運ばれる．コルチゾンは再度コルチゾールへ変換され糖質コルチコイドの作用を発現する．

　胎児皮質にてACTHの刺激下でコレステロールから産生されたプレグネノロン，プロゲステロンはアルドステロン，コルチゾールへの経路がなく，DHEAから16水酸化DHEAを経て胎盤でエストリオール（E3）へ変換される．E3は母体へ移行し胎児・胎盤系の機能の指標となる．

2）下垂体

　胎児副腎は生後数週ころまでに急激に退縮しほぼ永久皮質に置き換わる．下垂体前葉から分泌されるACTHの刺激によりコルチゾールからのステロイド産生系が進行する．コルチゾール値は出生後1～2時間で上昇がみられるが以

表1　ACTHとコルチゾール

ACTH（pg/ml）		
臍帯血		130～160
1～7日		100～140
成人	午前8時	25～100
	午後6時	<50

コルチゾール（μg/dl）		
新生児期		1～24
成人期	午前8時	5～23
	午後4時	3～15
	午後8時	午前8時の値の1/2

後は低下し大きな変動はなく，3〜7日ごろにやや上昇を示す．分泌パターンは脈動的であるが，年長児や成人でみられる日内変動はこのころには認められず，夜間に低値とはならない．蛋白と結合していない遊離型コルチゾールは全体の30%と成人に比して高値である．

コルチゾン値は臍帯血で高くコルチゾールより優位であるが，以後は低下しコルチゾールを下回る値となる．

プロゲステロン，17α水酸化プロゲステロンは臍帯血では高値であるが，数日で急速に低下し小児期の値となる．

ACTH濃度は臍帯血で上昇しているが以後は低下傾向をとる．新生児期におけるACTHは年長児・成人に比べ高く，また日内変動も認められず，この時期の血清コルチゾール濃度に反映されていると考えられる．CRHの分泌も亢進している．

3) 鉱質コルチコイド系

アルドステロン濃度は臍帯血では高値でありその後は徐々に低下傾向をとるが，年長児・成人に比べ上昇している．早産児ではより高くなる．生後1か月以降では明らかに低下傾向を示すが，いまだ年長児に比べて高値である．すなわち新生児期から小児期にかけてアルドステロンの血中濃度は全体として低下傾向を示すが，成人に比べると高値であるといえる．鉱質コルチコイド調節系であるレニン〜アンジオテンシン系の指標となる血漿レニン活性も，新生児期から乳児期を通じて年長児より上昇しており，この結果としてアルドステロン濃度の高値がもたらされると考えられる．

4) 副腎性男性ホルモン

DHEAは主としてDHEAサルフェート（DHEA-S）の形で存在する．胎児期では高値をとっているが，出生後は低下する．その後は思春期に副腎性男性ホルモンの分泌の上昇する時期（adrenarche）までは低値のままである．もう1つの副腎性男性ホルモンであるアンドロステンジオンも同様に思春期までは低値である．

表3　DHEA-S（$\mu g/dl$）

Tannerの恥毛発育段階	男性	女性
1	13〜83	19〜144
2	42〜109	34〜129
3	48〜200	32〜226
4	102〜385	58〜260
5	120〜370	44〜248
成人	100〜460	76〜255

c. 幼児期・小児期の下垂体・副腎系
1) 下垂体と糖質コルチコイド

副腎皮質は永久皮質に移行し3層に分かたれた機能分化が進んでいる．下垂体からはACTHが分泌されるが日内変動が認められる．すなわち早朝4〜6時ころにACTHの分泌が上昇し，それにつれてコルチゾールもピークを示す．通常は午前8時の値が用いられることが多い．午後になるとACTHそしてコルチゾールの分泌は低下してくる．午後4時で明らかな低下が確認され，夜間には低値をとる．コルチゾールとACTH濃度は成人の値と有意な差異はないと考えられるが，小児期ではACTHおよびコルチゾールともに成人期の値よりやや低下しているとの報告もある．

表2　レニン活性とアルドステロン

	血漿レニン活性（ng/ml/時）	アルドステロン濃度（ng/dl）
0〜6日	8.8±8.72	52.7±48.5
7〜27日	7.4±3.7	52.2±23.5
1〜2月	5.7±3.0	38.2±21.0
3〜5月	3.5±2.0	29.9±19.0
6〜11月	2.6±1.4	17.4±9.6
1〜2歳	2.1±1.1	14.2±7.6
3〜5歳	1.8±1.0	11.4±6.5
6〜8歳	1.4±0.6	9.7±4.5
9〜11歳	1.3±0.6	9.6±4.6
12〜15歳	0.6±0.4	7.4±2.2
成人	1.0±0.1	8.5±1.4

2) 鉱質コルチコイド

小児期のアルドステロン濃度は臥位では乳児期に比べ低くなっている。しかしながら成人期に比較すると高目の値である。新生児期・乳児期早期は原則として臥位のみであるが、幼児期以降は立位をとることがあり、これによりアルドステロン濃度は上昇する。食事中のNa含量は乳汁栄養が中心である時期は比較的一定であるが、食事の個人差が現れる年齢になるとNa摂取量に変動がみられ、アルドステロン濃度にも影響がみられる。

血漿レニン活性も同様に低下傾向を示す。臥位か立位かで血漿レニン活性は変動する。低Na食では上昇が認められる。このような血漿レニン活性の変化はアルドステロン濃度の主要な調節因子となっている。

3) 副腎性男性ホルモン

幼児期から小児期を通じてDHEA-Sやアンドロステンジオンなどの副腎性男性ホルモンの濃度には大きな変化は認めない。

d. 思春期から成人期

1) 下垂体と糖質コルチコイド

思春期になると性腺および副腎皮質から性ホルモンが分泌される。下垂体からの性腺刺激ホルモン、成長ホルモンなどの分泌が高まり成長が著しく促進する。ACTH分泌は比較的変化が少なく、早朝に高く午後から夜間に低下する日内変動を示す。これによりコルチゾールも類似の日内変動がもたらされる。身体的ないし精神的なストレスが加わるとACTHが分泌されコルチゾールによる抗ストレス作用が発現する。

2) 鉱質コルチコイド

アルドステロンの分泌は乳児期以降、低下傾向を示し、思春期になると成人の値に近くなっている。血漿レニン活性も類似する経過をとり成人の値へと変動する。

表4　恥毛の発育段階（Tanner）

1度	思春期以前
2度	陰茎基部、陰唇に沿ってわずかに発毛
3度	恥骨結合部により黒く、カールした恥毛が広がる
4度	成人様の恥毛が認められるが、範囲はいまだ狭く、大腿前面へは広がらない
5度	成人型

3) 副腎性男性ホルモン

思春期になると副腎皮質からの男性ホルモン分泌が高まりアドレナルキと呼ばれる。性腺からの男性ホルモン（テストステロン）ないし女性ホルモン（卵胞ホルモン、エストラジオール〈E2〉）の分泌開始はゴナダルキと称される。この両者は比較的近い年齢で生ずるが、別個の機序で発来すると考えられている。男子ではテストステロンの作用が男性ホルモンとしてはより強力であるが、女子では副腎性男性ホルモンが女性化作用のある卵胞ホルモンと並んで二次性徴発現に重要である。

思春期の発来には個人差がありadrenarcheの年齢も一定ではない。思春期における恥毛発育段階はTannerにより5段階に分類されている。1度はいまだ恥毛の発生をみない小児段階であり、成人として恥毛発育が完成すると5度とされる。思春期の発育途上期を2、3、4度に分類する。

DHEAは血中では主としてDHEA-Sの形で存在している。特に女子ではDHEA-S濃度と恥毛発育に関連が明確である。恥毛2度になるとDHEA-Sの血中濃度が上昇を始める。尿中17ケトステロイド（17KS）濃度も小児期は低値であるが、思春期になると副腎性男性ホルモンの分泌増加を反映し上昇がみられる。

［大関武彦］

B. 成人～老年

　加齢に伴い，各種のホルモンの血中濃度は低下する（表1）[1]．加齢によるホルモン産生の低下は内分泌器官の老化変性によるもので，これは内分泌細胞の減少と機能の低下，すなわち刺激に対する応答性分泌の低下により呈する．内分泌細胞の減少には，プログラミングされた細胞の寿命による内因性細胞死とフリーラジカルなど環境要因による外因性細胞死が関与するとされる．一方，分泌機能の低下には，臓器における血流の減少や分泌刺激ホルモンにおける細胞内シグナルの減弱が関与すると考えられている．また，ホルモン受容体の発現低下や受容体シグナルの減弱も老化のフェノタイプとして認められることがある[2]．

a．成長ホルモン（GH）

　成長ホルモン（growth hormone：GH）は，中枢神経系の視床下部に存在するGH分泌促進因子（growth hormone-releasing hormone：GH-RH）と抑制因子であるソマトスタチン（growth hormone-inhibiting factor：GIF）の二重の支配を受けて脳下垂体前葉から分泌される．また，GHはインスリン様成長因子（insulin-like growth factor：IGF）-1の産生を介して，小児期から思春期を経て成人に至る過程で長管骨の長軸方向への伸長，骨量の増加，筋肉量の増加，性腺の発育などを促進する．成人になってからも肝臓，骨，筋肉，性腺などの臓器に対する蛋白合成および細胞増殖の促進，ならびに骨，糖質，電解質，脂質の各代謝を調節する重要な役割を果たしている．GHの分泌を刺激する要因は，運動，高蛋白食・アミノ酸，質の高い睡眠がある．一方，GH分泌を抑制する要因としては，運動不足，睡眠不足，ストレス，糖質摂取過剰，コルチゾール（cortisol）およびエストロゲン製剤の服用がある（図1）．最近発見された消化管ホルモンのグレリンもGH分泌に作用することが判明し，注目されている．

　GH分泌は思春期から青年期に最大となり，それ以降は加齢に伴い低下する[3]．特に高齢者では律動的GH分泌パターンの頂値が低下し，GH分泌を促進するGH-RHの外因性投与に対するGHの増加反応が低下する．それに伴い，GHにその産生が依存しているIGF-1およびIGF結合蛋白（insulin-like growth factor-binding protein：IGFBP）-3の血中濃度も低下する．血清IGF-1（表2）および血清IGFBP-3（表3）の年齢別基準値を示す[4]．

　近年，加齢に伴うGH/IGF-1系の低下に対してソマトポーズ（somatopause）という用語が用いられている[5]．ソマトポーズになると，筋肉量の減少，筋力や運動能力の低下が起こり，内臓脂肪の蓄積が起こる．内臓脂肪の蓄積はインスリン抵抗性，糖尿病，高脂血症などのいわゆるメタボリックシンドロームと密接に関

表1　各種ホルモンの加齢変化（板東，2004）[1]

ホルモンの種類	基礎分泌	刺激後の分泌反応	標的器官の反応性
成長ホルモン	→	↓	↓
IGF-1	↓		
LH, FSH	↑	↑	↓
プロラクチン	↑	→	
ACTH	→	→ or ↑	→
TSH	→	→ or ↓	→
ADH	→	↑	
T₄	→	→	
T₃	下	→	
副甲状腺ホルモン	↑		
カルシトニン	↓	↓	↓
インスリン	↓ or →	↓	↓
コルチゾール	→	→	→ or ↓
アルドステロン	↓	↓	
ビタミンD	↓		
テストステロン	↓	↓	
DHEA	↓	↓	↓
DHEA-S	↓	↓	↓
エストロゲン（男性）	→		
エストロゲン（女性）	↓	↓	↓

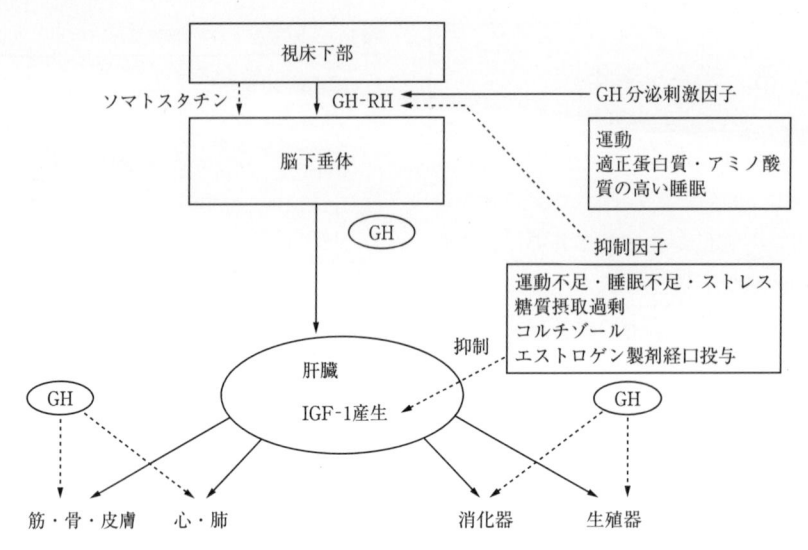

```
                    視床下部
         ソマトスタチン ↓  ↓ GH-RH ←---- GH分泌刺激因子
                    ↓
                   脳下垂体           運動
                                    適正蛋白質・アミノ酸
                    ↓                質の高い睡眠
                   GH
                            抑制因子
                                    運動不足・睡眠不足・ストレス
                         抑制        糖質摂取過剰
                    肝臓             コルチゾール
         GH        IGF-1産生   GH    エストロゲン製剤経口投与

      筋・骨・皮膚  心・肺    消化器   生殖器
```

図1 成長ホルモン（GH）と IGF-1 の分泌機構（吉川, 2006）[2]

表2 血清 IGF-1 の年齢別基準値
（RIA 固相法（IRMA），単位：ng/m*l*）[4]

年齢（歳）	男　子	女　子
0	18〜150	12〜174
1〜 3 未満	11〜172	37〜229
3〜 5 未満	29〜173	35〜238
5〜 7 未満	64〜203	74〜230
7〜 9 未満	50〜356	95〜437
9〜11 未満	87〜405	60〜514
11〜13 未満	115〜545	206〜731
13〜15 未満	178〜686	216〜798
15〜17 未満	287〜555	262〜510
17〜20 未満	219〜509	264〜542
20〜30 未満	85〜369	119〜389
30〜40 未満	67〜318	73〜311
40〜50 未満	41〜272	46〜282
50〜60 未満	59〜215	37〜266
60〜70 未満	42〜250	37〜150
70 以上	75〜218	38〜207

表3 血清 IGFBP-3 の年齢別基準
（RIA 固相法（IRMA），単位：μg/m*l*）[4]

年齢（歳）	例数	基準値（参考値）
1 未満	56	1.45〜2.61
1〜 3 未満	44	1.64〜3.22
3〜 5 未満	30	1.74〜3.73
5〜 7 未満	38	1.76〜4.03
7〜 9 未満	36	1.78〜4.43
9〜11 未満	38	2.33〜4.91
11〜13 未満	33	2.75〜5.15
13〜15 未満	35	2.99〜5.00
15〜17 未満	18	2.43〜5.70
17〜35 未満	124	2.29〜4.17
35〜70 未満	53	2.17〜4.05

連し，動脈硬化疾患につながるため，その発症基盤として重要である．また健康成人では，骨塩量と IGF-1 値には正の相関がみられ，かつ骨粗鬆症者では血中 IGF-1 値の有意な低下が報告されており[6]，老年期における骨量の減少や骨粗鬆症の罹患に GH/IGF-1 系の低下が関与している可能性が示唆されている．

b. 性腺刺激モルモン

性腺刺激ホルモン（gonadotropin）である黄体形成ホルモン（luteinizing hormone：LH）および卵胞刺激ホルモン（follicle stimulating hormone：FSH）は下垂体前葉細胞で産生される．視床下部の下垂体刺激ホルモンの産生細胞についてはまだ十分に明らかでないが，性腺刺激ホルモンの分泌調節には間脳-視床下部-大脳辺縁系が主要な働きを担っている．女性および男性における LH，FSH の分泌調節（図2）[7] と血清 LH，FSH の性周期における基準値（表4）[4] を呈示する．

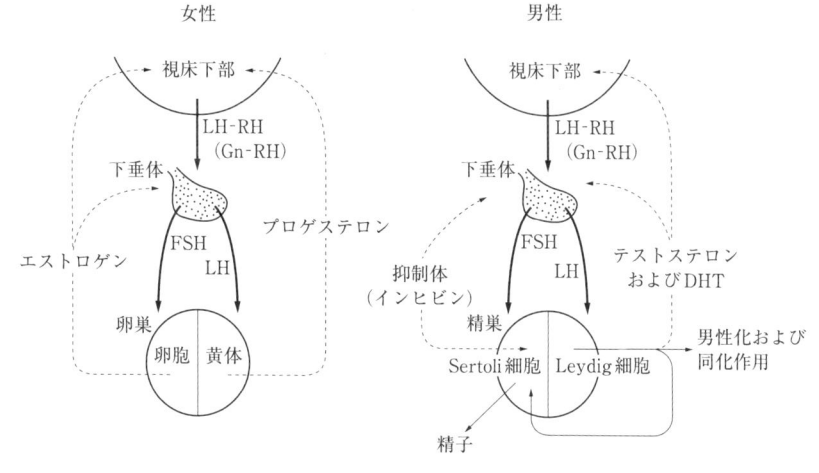

図2 LH, FSH の調節（河合ほか, 2001）[7]
太線は分泌刺激，実線は放出状態，点線は分泌抑制を示す．

表4 血清 LH, FSH の性周期における基準値
（科学発光免疫測定法（CLIA），単位 mIU/ml）[4]

LH

女性	卵胞期	1.76〜10.24
	排卵期	2.19〜88.33
	黄体期	1.13〜14.22
	閉経後	5.72〜64.31
男性		0.79〜 5.72

FSH

女性	卵胞期	3.01〜14.72
	排卵期	3.21〜16.60
	黄体期	1.47〜 8.49
	閉経後	157.79 以下
男性		2.00〜 8.30

女性においては，視床下部-下垂体系の機能は閉経後も保たれている．卵巣機能の低下によりネガティブフィードバックの抑制が減弱し，視床下部における Gn-RH ニューロンの神経細胞は肥大し，Gn-RH 分泌が亢進するためパルス状の分泌パターンを示す．下垂体からの LH および FSH の分泌の周期性は欠落し亢進する．卵巣からのインヒビン分泌により抑制されている FSH はインヒビン分泌の減少により，LH に先行して上昇する．この結果，閉経により FSH レベルは閉経前の5〜10倍に，LH は3〜4倍程度に上昇するが，60歳以降は徐々に低下する．

一方，男性においては，思春期に夜間睡眠時の LH が分泌増加するのに並行して，生後3〜5か月で成人の約半分の値を示した後，思春期まで 10 ng/dl 以下の低値を示していたテストステロン値の夜間の血中濃度上昇が始まる．思春期後期になると，日中も高値となり成人の値となる．血中テストステロン値は20〜30歳代でピークとなり，それ以降は徐々に低下するが，個人差が大きく，高齢者でも若年者と同程度の場合もみられる．精巣における Leydig 細胞数の減少および機能低下によりテストステロンの分泌能が低下するとともに，LH は上昇する．FSH もインヒビンによるフィードバック抑制の減弱により加齢とともに上昇する．この血中インヒビンと FSH との逆相関関係は血中テストステロンと LH とのそれよりも早期に認められ，より明確であることから，加齢に伴い Sertoli 細胞の機能は，Leydig 細胞よりも早期に低下すると考えられている．

c. 副腎皮質ホルモン系

副腎皮質からは，糖質コルチコイド，鉱質コルチコイド，副腎アンドロゲンの3つの主なホ

ルモンが分泌される.糖質コルチコイドの代表的なホルモンにコルチゾールがある.コルチゾールは血漿中で血漿蛋白(corticosteroid-binding globulin:CBGまたはトランスコルチン)と可逆的に結合している.コルチゾールとCBGの結合はきわめて強く,これによりコルチゾールは代謝や排泄から防御されている.CBG結合率は90%といわれ,残りの10%が代謝を受けやすい状態にある.コルチゾールでは遊離型のみが生理的な活性をもつが,血漿コルチゾールが増加すると結合蛋白は飽和となり,コルチゾールのかなりの量が遊離となって残る.血漿コルチゾールは加齢による変化を認めないが,遊離コルチゾールでは若年層が高年層より有意に高い(基準値[7]:血清コルチゾール(RIA):4.0〜18.3 μg/dl,尿中遊離コルチゾール(RIA):11.2〜80.3 μg/日).

鉱質コルチコイドのアルドステロン(aldosterone)は副腎皮質球状層で合成され,腎皮質傍糸球体細胞の働きで放出される蛋白分解酵素レニン,これに接触して生ずるアンギオテンシンとともに水と電解質代謝の恒常性維持に働いている.産生されたアルドステロンは,遠位尿細管に作用してカリウム変換とナトリウム再吸収を促進し,ナトリウムが細胞外液中に増量する.その結果,循環血液量が増して血圧を上昇させる.アルドステロンは高齢者では低下している.これは血漿レニン活性が加齢に伴って低下することによると考えられている(基準値[4]:血清アルドステロン(RIA):随時35.7〜240 pg/ml,臥位29.9〜159 pg/ml,立位38.9〜307 pg/ml,尿中アルドステロン10 μg/日以下).

副腎皮質におけるアンドロゲン生合成は網状層で行われ,女性では主要なアンドロゲン分泌源となる.血中のアンドロゲンには,主として副腎皮質から分泌されるアンドロステロン(androsterone),デヒドロエピアンドロステロン(dehydroepiandrosterone:DHEA),

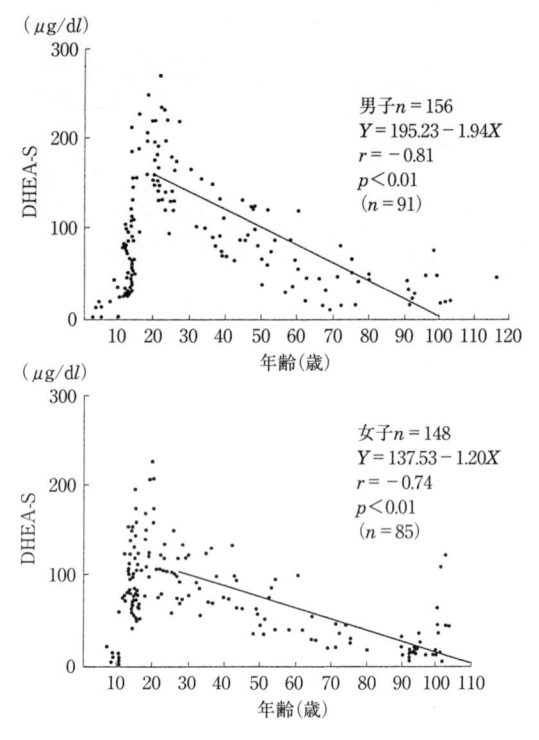

図3 血中DHEA-Sの加齢による変動(日本抗加齢医学会専門医・指導士認定委員会,2004)[8]

DHEA-sulfate(DHEA-S),エチオコラノロン(ethyocholanolone)などと,精巣から産生されるテストステロン(testosterone)が存在する.血中のDHEAはその硫酸塩であるDHEA-Sの0.1〜1%と微量である.DHEAとDHEA-Sのアンドロゲン活性はテストステロンの約5%ときわめて微弱であるが,DHEAとDHEA-Sはアンドロゲン活性のほかに抗糖尿病作用,抗肥満作用,抗動脈硬化作用,抗腫瘍作用,抗骨粗鬆症作用,免疫調整作用,中枢神経作用などの多彩な生理作用があるといわれている.その血中濃度(図3)は思春期前には低く,思春期に著増し,20歳ころピークに達し,20歳代以降加齢に伴い漸減する.このように老化の指標といえる変動を示すため抗加齢医学において重要視されている[8].血清DHEA-Sの基準値を呈示する(表5).

高齢者におけるDHEA-S産生分泌の低下機

表5 DHEA-Sの加齢による基準値
(RIA 固相法 (IRMA), 単位: ng/ml)[4]

年齢(歳)	男 性	女 性
20～29	1,650～5,420	850～2,990
30～39	1,200～4,410	640～2,030
40～49	830～3,960	250～1,950
50～59	620～2,820	110～1,160
60以上	140～2,240	50～1,000

序についてはまだ十分に明らかでないが，副腎網状帯の老化に伴う相対的サイズの減少によるDHEA-S産生細胞数の減少や，コルチゾール合成に必須な17α-hydroxylase活性に対してDHEA/DHEA-S合成に関与する17,20 lyase活性が相対的に低下していることなどが原因と考えられている[9]．

加齢に伴う血中DHEA-Sの減少と生活習慣病の発症進展が相関することから，血中DHEA-Sを成人レベルに維持するDHEA補償療法に関する研究が行われる[10]など，臨床応用への試みがなされている[11]．

[清水聖子, 太田博明]

■ 文献

1) 板東 浩: 加齢に伴うホルモン分泌の変化. Geriatric Medicine 42(9): 1109-1114, 2004.
2) 吉川敏一編: アンチエイジング医学, pp 50-55, pp 261-264, 診療と治療社, 東京, 2006.
3) Corpas E, et al: Human growth hormone and human aging. Endocrine Review 14: 20-38, 1993.
4) SRL 総合検査案内, 2006.
5) Larsen PR, et al: Williams Txtbook of Endocrinology 10 th ed, pp 1287-1298, Saunders, Philadelphia, 2003.
6) Ljunghall S, et al: Low plasma levels of insulin-like growth factor 1 (IGF-1) in male patients with idiopathic osteoporosis. Journal of Internal Medicine 232(1): 59-64, 1992.
7) 河合 忠, 屋形 稔, 伊藤喜久編: 異常値の出るメカニズム 第4版, pp 208-211, 医学書院, 東京, 2001.
8) 日本抗加齢医学会専門医・指導士認定委員会編: アンチエイジング医学の基礎と臨床, pp 67-75, メジカルビュー社, 東京, 2004.
9) Parker CR Jr: Dehydroepiandrosterone and dehydroepiandrosterone sulfate production in the human adrenal during development and aging. Steroids 64(9): 640-647, 1999.
10) Roth GS, et al: Biomarkers of caloric restriction may predict longevity in humans. Science 297: 811, 2002.
11) Yen SS, et al: Replacement of DHEA in aging men and women. Potential remedial effects. Annals of the New York Academy of Science 774: 128-142, 1995.

11.2 甲状腺

甲状腺の主な働きは甲状腺ホルモンの合成と分泌である．甲状腺ホルモンは身体・精神の発育・発達・機能維持に重要な役割を果たしており，その過剰や不足により全身に大きな影響が生じる．ヒトの甲状腺機能は出生前後に大きく変動し，幼児期から思春期にかけて徐々に成人レベルに下降していく．成人から老年にかけては甲状腺機能・作用の大きな変動は認められないが，高齢者では機能低下の頻度が高く，症状も成人とは異なっている．本項では，ヒトの一生における甲状腺機能の変化を甲状腺ホルモン作用を中心に記述し，また，老化と甲状腺ホルモンとの関係についても考察する．

a. 甲状腺の機能とその調節

甲状腺は「喉仏」（甲状軟骨）の下（足側）に蝶が羽を広げたような形で気管前面に張り付いている．甲状腺は系統発生的には脊椎動物だけに存在する．

甲状腺の主な働きは甲状腺ホルモンの合成と分泌であり，視床下部下垂体によりコントロールされている（図1）．視床下部は，ホルモン・サイトカイン・神経入力などの情報を統合してTSH放出ホルモン（TRH）を分泌し，下垂体からの甲状腺刺激ホルモン（TSH）の分泌を調節している．甲状腺の機能を直接支配しているのはTSHであり，一方，甲状腺ホルモンはTRH・TSHに対してネガティブフィードバックを行っている．甲状腺から主に分泌されるのは，サイロキシン（T_4：分子量780, 1分子中にヨードを4原子含む）だが，細胞レベルで作用を発揮するのはトリヨードサイロニン（T_3：分子量651, 1分子中にヨードを3原子含む）である．T_3は甲状腺からも分泌されるが，75％以上は肝臓・腎臓などでT_4から5′-脱ヨード酵素により産生され，また5-脱ヨード酵素よって生理活性のないreverse T_3（rT_3）が産生される（図2）．この甲状腺外でのT_3・rT_3の産生に対しては全身の代謝状態・サイトカインなどが大きな影響を与える．たとえば，健常人が24時間絶食すると，甲状腺からのT_4分泌はほとんど影響されないが，肝臓・腎臓でのT_3産生は著しく減少して血液中のT_3濃度

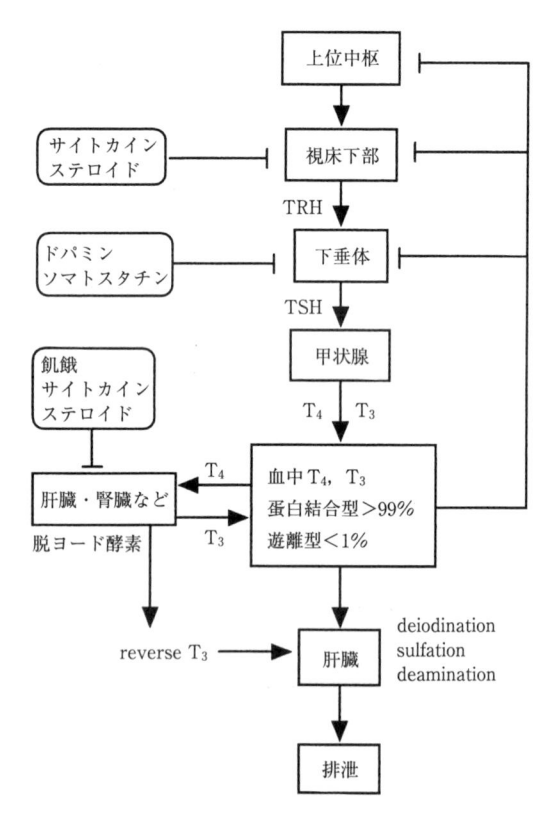

図1 甲状腺機能の調節
甲状腺機能は視床下部からのTRH, 下垂体からのTSHによってコントロールされている．甲状腺からはT_4とT_3が分泌され，視床下部・下垂体に対してネガティブフィードバックを行っている．T_4は肝腎などでT_3, reverse T_3に代謝される．T_3の75％以上は肝腎で産生される．

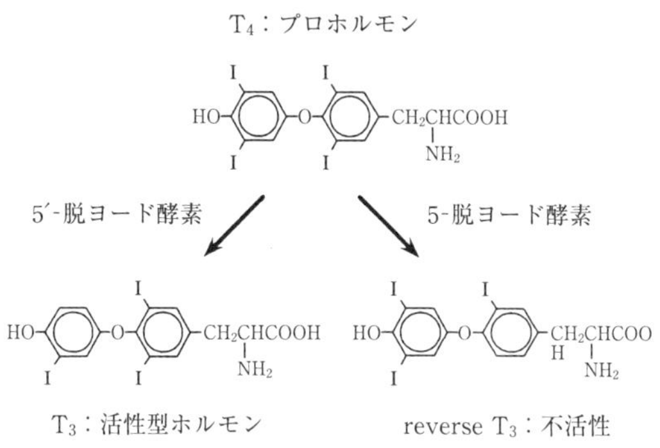

図2 脱ヨード酵素による T_4 からの T_3, reverse T_3 の産生

T_4 は活性の低いプロホルモンである．活性型ホルモンである T_3 は 5′-脱ヨード酵素により T_4 から生成する．5-脱ヨード酵素により T_4 から生成する reverse T_3 は不活性である．

表1 甲状腺ホルモンの作用

甲状腺ホルモンによって調節される生体機能
活性化
基礎代謝
熱産生
細胞膜のイオン輸送
コレステロール代謝
骨形成・吸収
精神機能
交感神経活動
心機能
ミエリン形成（生後2〜3年間）
シナプス形成（生後2〜3年間）
身体の成長
性成熟
抑制
TSH・TRH の合成分泌

は半分以下に低下し，一方，rT_3 は増加する．つまり，視床下部下垂体は甲状腺から適切な量の甲状腺ホルモンが合成分泌されるように調節しているが，時々刻々変化する生体の状況に応じて甲状腺ホルモン作用を微調整するためには肝臓などが重要な役割を果たしている．

甲状腺機能は，血液中の T_4，T_3，TSH の測定により評価できる．血液中では T_4，T_3 は両者とも 99% 以上が蛋白と結合している．細胞内に入って作用を発揮するのは蛋白と結合していない遊離 T_4，遊離 T_3 であり，遊離型ホルモン測定の臨床的意義が高い．

b. 甲状腺ホルモンの作用

甲状腺ホルモンは発育・発達，身体機能の維持に欠かすことができない（表1）．

生後2〜3年間は中枢神経系の発育発達に不可欠であり，この時期に不足するとクレチン症として知られる重度の永続性精神機能発達障害を生じる．甲状腺ホルモンのこの作用は生後の一定期間だけに認められるもので，神経軸索のミエリン形成，シナプス形成への関与が報告されているが，その詳細は十分には明らかではない．また，小児期の身体の発育にも甲状腺ホルモンが必要である．

ヒトの発育発達に対する作用に類似しているのが両生類の変態における役割である．カエルなどの幼生（オタマジャクシ）の変態では運動器，呼吸器，消化器，皮膚など全身の変化が認められるが，甲状腺ホルモンはこれらのすべてに必要である．変態に先立って甲状腺ホルモンの上昇と甲状腺ホルモン受容体の増加が認められ，甲状腺ホルモン不足では変態できずに巨大なオタマジャクシとなり，また，早期の甲状腺ホルモン投与により変態が早期に生じて小型のカエルとなる．

成人での主な甲状腺ホルモン作用はエネルギー消費とそれに伴う熱産生のコントロールおよび神経機能の調節である．Basedow 病などの甲状腺ホルモン過剰状態では食物・体成分をエネルギー源として激しく消費し熱産生が亢進する．その症状は運動時の状態に類似しており，脈拍・発汗の増加，体重減少，交感神経をはじめとする神経活動の亢進などがみられる．甲状腺機能低下症ではエネルギー消費が抑制され，脈拍・発汗の低下，体重増加，精神神経活動の全般的低下がみられる．飢餓・重症疾患などでは甲状腺外での T_3 産生が低下するが（低 T_3

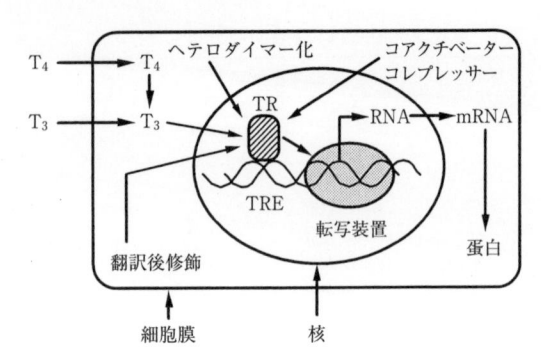

図3 甲状腺ホルモンの作用メカニズム
甲状腺ホルモンは細胞の核内のT₃受容体に結合し、標的遺伝子の転写活性を調節することによりその作用を発揮する。T₃受容体はレチノイドX受容体などとヘテロダイマーを形成し、また、各種の転写共役因子と相互作用する。TR：T₃受容体，TRE：甲状腺ホルモン応答配列．

症候群），これはエネルギー消費を抑制するための適応現象と考えられている．

T_3 は細胞の核内に存在する T_3 受容体と結合し，標的遺伝子の発現を調節することにより作用を発揮する（図3）．T_3 受容体はステロイドホルモン受容体，ビタミンA・D受容体などと共通の構造をもつホルモン依存性転写因子である．T_3 によって発現が変化する遺伝子は多数知られているが，その作用は上記のように年齢，臓器により大きく異なっており，全貌はいまだに十分には解明されていない．

c. 各年齢における甲状腺機能

1) 胎児

胎児と母体の甲状腺はそれぞれ独立して機能しており，通常は母体のTSH，T_4，T_3 は胎盤を通過しないが，先天甲状腺機能低下症では甲状腺ホルモンは胎盤を通過する．ヒトの胎児では11週ころに甲状腺での T_4 産生が始まり13週までには血中に T_4 が検出され，以後，T_4 濃度は徐々に上昇して28週ころには母体の濃度にほぼ等しくなる．胎児の総 T_3 濃度は20週前は低く，その後徐々に増加し出生時には45 ng/dl となる．rT_3 濃度は30週では250 ng/dl と非常に高く，その後低下し出生時には150 ng/dl となる．

2) 新生児

臍帯血の総 T_4 濃度は平均 11.5 μg/dl，遊離 T_4 は母体よりやや低く，総 T_3 は 45 ng/dl，TSH は 10 mU/l である．TSH は出生30分以内に急上昇（～60 mU/l）した後，24時間内に急速に低下し，5日以内に 10 mU/l 以下となる．このTSH の上昇は出生に伴う環境温度の低下によるものと考えられており，これに伴って総 T_4 は 16 μg/dl，総 T_3 は 300 ng/dl まで上昇し，褐色脂肪組織での熱産生が増加する．出生2週後にはTSH は 3.5 mU/l，総 T_4 は 12 μg/dl，総 T_3 は 200 ng/dl まで下降する．T_4 補充量は 10～15 μg/kg 体重である．

3) 幼児～小児

出生2週以降TSH，甲状腺ホルモンは徐々に下降し，15歳前後に成人の値となる．幼児の T_4 補充量は 4～8 μg/kg 体重，小児の T_4 補充量は～4 μg/kg 体重である．

4) 成人

成人の総 T_4 は 5～12 μg/dl，遊離 T_4 は 0.8～1.8 ng/dl，総 T_3 は 80～180 ng/dl，遊離 T_3 は 0.2～0.5 ng/dl，rT_3 は 15～45 ng/dl，TSH は 0.3～4.0 mU/l である．なお，これらの数値は測定方法・施設により若干異なる．これらの数値は20歳から60歳まで変動しない．成人の T_4 補充量は 1.6～2.0 μg/kg 体重である．

5) 高齢者

加齢に伴う甲状腺機能の大きな変化はない．TSH の有意の軽度低下がみられ，T_4 の合成分泌の低下，甲状腺外での T_3 産生の低下がみられるが，T_4・T_3 の代謝も減少しているため，T_4・T_3 の血中濃度は大きく変化しない．高齢者では個人差が大きいため報告により多少異なるが，健康な高齢者では100歳以上まで遊離 T_4 は成人と有意差がなく，総 T_3・遊離 T_3 は軽度だが年齢に相関して有意に低下することが報告されている．高齢者での T_4 補充量は成

人より約20%低下する．受容体レベルでの甲状腺ホルモン作用については加齢に伴う変化はないとされている．

d. 加齢に伴う甲状腺の異常およびその症状
1) 抗甲状腺抗体

抗サイログロブリン（Tg）抗体，抗 thyroid peroxidase（TPO）抗体はともに一般人口の約10%で検出されるが，正常な小児ではほとんど検出されない．60歳以上では陽性率が上昇し，抗 Tg 抗体は15%，抗 TPO 抗体は30%で陽性となる．しかし，100歳以上の高齢者ではこのような陽性率の上昇は認められず，抗体の出現は加齢に伴う生理的現象ではなく，加齢に伴う免疫異常を反映すると考えられる．

2) Basedow 病

Basedow 病は若年～成人に多いが，高齢者にも初発する．高齢者では若年～成人と比較して動悸・頻脈，振戦などの症状が少なく，食欲不振，体重減少，心房細動，心不全などが出現しやすい．

3) 甲状腺機能低下症

本症に伴う代謝・精神神経活動の低下は加齢に伴う変化でもあるため，高齢者では見逃されやすい．重症化すると認知症状態となり，昏睡に陥ることもある．軽症の甲状腺機能低下症は高齢女性の20%にみられるとの報告が多いが，その病的意義・治療方針については結論が得られていない．

e. 甲状腺ホルモンと老化

甲状腺機能低下症の患者は老けてみえ，逆に甲状腺機能亢進症の高齢者は若々しくみえる．甲状腺機能低下症に伴う代謝・精神神経活動の低下は，加齢に伴う変化と共通している．また，本症では血中コレステロールが上昇するため動脈硬化が進行し，さらに，本症の認知機能障害は治癒可能な認知症として重要である．このようなことから，「甲状腺ホルモンは若返りの妙薬」との誤解もある．しかし，ヒトは甲状腺機能が低下するから老化するのではない．高齢者では TSH，T_3 の軽度の低下が認められるが，その変化は全身の臓器組織の老化に比例するものではなく，加齢に伴う甲状腺機能の低下は，加齢による全身状態の変化への適応現象と考えるべきである．

このような老化に適応した甲状腺ホルモンのバランスが崩れるとどのようなことが起こるだろうか？

甲状腺ホルモン過剰では代謝の亢進が起こり，それに伴って組織の酸素消費量が増加する．高齢者では消化吸収機能が低下しており，代謝の亢進に見合うだけのカロリー摂取が困難であり，また，動脈硬化・心機能の低下のため酸素消費の増加に対応した組織への十分な血流供給も困難である．したがって，カロリー摂取の低下を補うために体組織が消費されて体重は減少し，血流供給が破綻すれば狭心症などの臓器虚血が出現する．甲状腺ホルモン過剰によって代謝を亢進させると「若さ」の一部を外見上再現できるかもしれないが，それは老化による全身臓器の機能低下には不釣り合いな「老骨にむち打つ」「年寄りの冷や水」といえよう．

一方，甲状腺ホルモン不足では代謝の低下が起こる．高度になれば加齢に伴う代謝の低下をさらに悪化させ「老化の足を引っ張る」ことになるが，軽度であれば老化によって機能の低下している全身の臓器の負担はむしろ軽減する．実際，狭心症の治療として甲状腺機能を低下させることが行われたこともある．

最近の臨床研究では，健常な高齢者では T_3 が基準値内低値のほうが全般的な健康状態がよく，死亡率も低いことが示されており，また，軽度甲状腺機能亢進症の高齢者では死亡率が高いことも報告されているが，これらの結果も加齢に伴う甲状腺機能の低下が生理的適応現象であることを示唆している．

現在知られている老化の進行を遅らせる最も

確実な方法はカロリー制限である．カロリー制限による寿命の延長，加齢に伴う疾患・生理的変化の遅延効果は単細胞生物から齧歯類まで認められている．そのメカニズムとしては，カロリー制限に伴う代謝の抑制→活性酸素の産生抑制→酸化ストレス（生体高分子の酸化によるダメージ）の抑制が考えられている．文字どおり「細く長く」である．この点からも甲状腺ホルモンの過剰が老化を促進し，不足が老化を抑制する可能性が考えられる．

　甲状腺ホルモンは代謝をコントロールする重要なホルモンであり，エネルギー消費を支配している．甲状腺ホルモンは老化を直接コントロールしているのではないが，老化に伴うさまざまな変化に密接に関連しており，甲状腺ホルモンを巧妙にコントロールすることにより老化の進行のコントロールが可能となるかもしれない．

［三橋知明］

11.3 副甲状腺

a. 副甲状腺とは

副甲状腺は上皮小体ともいわれる内分泌臓器であり，甲状腺の裏側被膜の上に，つまり甲状腺とは別個に4つ存在する．それらは通常，甲状腺左右の上下極にあたる位置に分布する．それぞれの大きさは直径数mmであり，4つ合わせて重量は100～120 mgとかなり小さな臓器である．しかしながら，副甲状腺が分泌する副甲状腺ホルモン（parathyroid horomone：PTH）は生体のカルシウム調節の主役の1つであり，副甲状腺は「小さな巨人」ともいえる内分泌器官である．胎生期にさかのぼると，副甲状腺は鰓弓に由来する臓器であり，両生類以降の動物に認められる．分泌する細胞は，主細胞といわれるものであり，その他にも水様透明細胞，好酸性細胞といった細胞が副甲状腺に存在する．

b. カルシウム調節の概要と副甲状腺の役割

カルシウムは骨におけるミネラルの主成分であるのみならず，血液における重要な陽イオンである．その血中濃度が厳格にコントロールされていることはすべての細胞が正常に機能するために必要なことである．特に，神経，筋肉の機能は血中カルシウム濃度によって大きく影響を受ける．ヒトでは血清カルシウム濃度は8～10 mg/dlの幅にコントロールされているが，そのコントロール場所としては，腸管，腎臓，骨の3か所であり，これらの標的に対していくつかのホルモンが作用することによって臓器間の連携をとりつつ，血清カルシウム濃度を安定させている．そのホルモンとして重要なものがPTH，活性型ビタミンD_3なのである（図1）．

腸管，特に小腸上部では，活性型ビタミンD_3の影響下に能動的にカルシウム吸収が行われている．腎臓ではPTHが尿細管におけるカルシウムの再吸収を促進している．また，25水酸化ビタミンD_3は腎臓で1位が水酸化されることによって，初めて生物学的に活性をもつ型ビタミンD_3，つまり活性型ビタミンD_3となるが，その活性化はPTHに依存している．骨では骨形成と骨吸収が常に進行しており，骨形成においては骨基質にカルシウムが沈着し，骨吸収の場では骨からカルシウムが遊離される．ここでもPTHは骨形成と骨吸収の両方に大きくかかわっている．

このようにPTHは腎臓と骨には直接的に，腸管にはビタミンDの活性化を通して間接的に作用する，カルシウム調節の要となるホルモンである．

c. 副甲状腺ホルモンの構造と合成・分泌

PTHは84個のアミノ酸からなる分子量8,500のペプチドホルモンである．N末端の1～34のアミノ酸部分に生物活性がある（図2）．PTHの遺伝子は第11染色体の短腕にあり，その発現は副甲状腺でのみ認められる．PTH遺伝子の転写は細胞外のカルシウムイオンで制

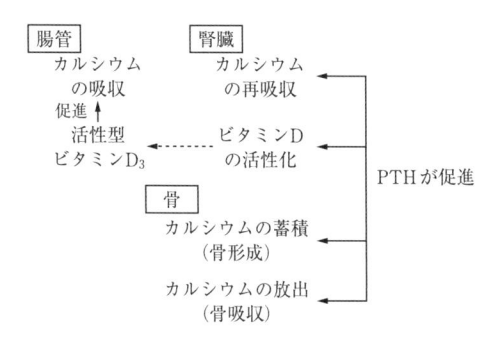

図1 カルシウム調節をつかさどる臓器とPTH

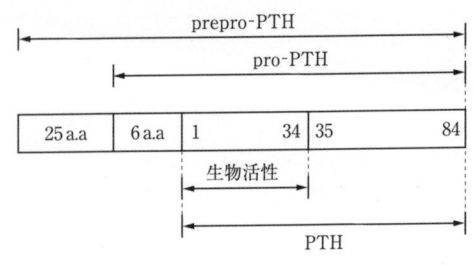

図2 PTHとその前駆物質

御されている．つまり，細胞外のカルシウム濃度が上昇すると転写レベルでPTHの合成が抑制される．この調節で鍵となるのは，PTH遺伝子上流にある，negative Ca-responsive element（nCaRE）である．細胞外液のCa濃度が上昇すると，nCaRE binding proteinという核内蛋白質がnCaREに結合し，PTH遺伝子の転写が抑制される．細胞外カルシウム濃度の変化は細胞表面に存在するカルシウム感受レセプター（calcium sensing receptor：CaSR）が感知する．このレセプターに先天的な異常をもたらす疾患がいくつか知られており，不活性化による疾患（細胞外液のカルシウム濃度が高くなってもそのように感知しない）が家族性低カルシウム尿性高カルシウム血症などであり，活性化し続けることによる疾患（細胞外カルシウム濃度が低くても高いものとして感知する）が常染色体優性低カルシウム血症である．

PTH遺伝子から転写されたmRNAは粗面小胞体で蛋白質に翻訳され，prepro-PTHが生成される．このprepro-PTHは最終的なPTHよりも31個のアミノ酸が多くつながれている．そのうちの25個はいわゆるシグナルペプチドであり，粗面小胞体を通過するときにはずされて，今度はpre-PTHとなる．N末端の6個のアミノ酸がはずされるのはGolgi装置内である．ここで最終的にPTHとなり，分泌顆粒に貯蔵される．PTHの一部はN末端側の34アミノ酸であるN-PTHとそれ以外の部分であるC-PTHに分解される．生物活性をもつのはN-PTHである．

カルシウムバランスが負になろうとすると分泌顆粒からの分泌が促進される．血中カルシウム濃度の上昇に対してはまずは分泌抑制という形で対処されるが，上昇傾向が続くと転写，翻訳が抑制されるとともに，副甲状腺内でのPTH分解が促進される．

d. 副甲状腺ホルモンの作用

PTHは腎臓と骨に直接作用し，腸管にはビタミンDの活性化を通して間接的に作用することは先に述べたとおりである．

それぞれの標的器官における作用を考えてみる前に，細胞レベルでの共通する作用についてまとめておく．PTHは細胞膜のPTH受容体に結合することによって作用が開始される．PTH受容体遺伝子としては1，2，3型が同定されているが，そのうち1型に相当するものが一般にいわれるPTH受容体である．この受容体にはPTHのほかにもPTH関連蛋白（PTHrP）も同じ親和性で結合する．PTH受容体は膜貫通型の受容体であり，カルシトニン受容体やセクレチン受容体と相同性をもつ．

PTHが受容体に結合すると細胞内のGTP結合蛋白（G蛋白）が活性化される．このことによってcAMPの産生が亢進し，プロテインキナーゼAの活性化が起こることでPTHの生理作用が発揮される．それぞれのステップの遺伝的な異常がPTHの作用異常に基づくさまざまな疾患の原因となる．

さて，腎臓における作用は，尿細管に対する作用とビタミンDの活性化に関する作用の2つに分けることができる．PTHが尿細管に作用するとリンの再吸収が抑制され，カルシウムの再吸収は促進される．また，ナトリウム，カリウム，重炭酸の再吸収は抑制される．PTHが過剰に分泌される状態（副甲状腺機能亢進症など）では，骨吸収が亢進するために骨からのカルシウム放出とともにリンも放出されるが，

リンについては腎臓におけるリン再吸収抑制作用のほうが有意に作用するために，典型的には血清カルシウム濃度が上昇し，血清リン(P)濃度は低下する．リンの再吸収抑制作用にはアデニル酸シクラーゼ系を介しており，PTHの尿細管作用には尿中cAMPの上昇が伴う．このことは，PTHの作用を検査するEllthworth-Howard試験において応用されていることである．

ビタミンDはその生理活性を得るために，1α位と25位が水酸化されなければならない．25位の水酸化は肝臓で行われ，その後腎臓で1α位の水酸化が行われる．このときに作用する酵素が25水酸化ビタミンD-1α水酸化酵素（1αハイドロシキラーゼ）である．この反応は近位尿細管で行われる．PTHが欠如すると1αハイドロシキラーゼの活性が抑制される．一方，血清カルシウムの低下はこの酵素活性を直接的に促進し，カルシウムホメオスターシスを保つ方向に作用する．

e. 副甲状腺ホルモンが異常な場合

ここでは，PTHの分泌が過剰であったり，不足しているためなどにより，その作用が病的に低下している状態について考えてみる．

1) 分泌過剰

PTHの分泌が過剰である状態とは，血清カルシウムが低下していないにもかかわらず血清PTH濃度が高い場合のことを指す．血清PTH濃度の測定が手軽にできなかった時代にはさまざまな状況証拠を積み上げてPTH分泌過剰を証明していた面もあるが，現在では免疫学的な測定が進歩しており，PTHの過剰分泌が疑われる場合には，諸検査と並行してその測定を行うことによって診断が進められる．特に分解されていない形のintact PTH（1-84 PTH）の血中濃度を用いれば，腎機能の影響を受けずに副甲状腺機能を鋭敏に把握することができる．これはimmunoradiometric assay（IRMA）

表1　副甲状腺機能亢進症の分類

| 原発性副甲状腺機能亢進症 |
| 続発性副甲状腺機能亢進症 |

法によって測定され，正常値は10〜60 pg/mlである．

PTHの分泌過剰状態は大きく2種類に分けて考えることができる（表1）．1つは副甲状腺以外に異常はなく，PTHの分泌過剰が一義的に起こっている場合であり，原発性副甲状腺機能亢進症と呼ばれる．もう1つは副甲状腺以外の原因によってPTHの分泌過剰が起こっている状態であり，続発性副甲状腺機能亢進症という名のもとにくくられている．原発性副甲状腺機能亢進症は腺腫（80％近く），過形成，がん腫のいずれかによって起こるものであり，高カルシウム血症に加えて主な病変が骨にある場合（骨型），腎臓にある場合（腎結石型），無症状の場合（化学型）の3タイプに分類される．高カルシウム血症は筋力低下，筋緊張低下，倦怠感，食欲不振，嘔吐，便秘，体重減少，腹痛，多飲，多尿，さらには抑うつなどの症状をもたらす．つまり，これらの症状を認めた場合には，高カルシウム血症の存在も疑う必要がある．

骨では骨代謝回転が亢進し，なかでも骨吸収が優位であるため骨の脱灰が起こり，特徴的な病理所見を呈する（線維性骨炎像，褐色細胞腫など）．また，骨形成マーカーである骨特異型アルカリフォスファターゼ（血清で測定）や骨吸収マーカーであるデオキシピリジノリン（尿で測定）の上昇が顕著に認められる．このような骨代謝回転の亢進は骨痛や病的骨折をもたらすことがある．

腎臓ではPTHの作用として，カルシウムの再吸収促進，リンの再吸収抑制が顕著に進み，血清カルシウムの上昇，血清リンの低下，高クロール血症性代謝性アシドーシスが認められる．腎結石は原発性副甲状腺機能亢進症の約

50%で認められ，再発性かつ両腎性に発症することが特徴である．腎結石の組成はリン酸カルシウムまたはシュウ酸カルシウムである．また，リン酸カルシウムの結晶が関節腔内に集積することによる偽痛風が関節症状をもたらすこともある．

診断においては，副甲状腺局所の診断（超音波，シンチグラフィー，CT，MRIなど）とともに悪性腫瘍に伴う高カルシウム血症ではないことの確定が重要である．原発性副甲状腺機能亢進症の診断がついた際の治療方針は外科的治療も含めて総合的に検討する[3]．

続発性副甲状腺機能亢進症とは，副甲状腺以外の病変によって慢性的血清カルシウムの低下が刺激されてPTHの分泌過剰と副甲状腺の腫大がもたらされている病態である．その原因としては慢性腎不全がもっとも多く，腎性副甲状腺機能亢進症といわれる．それが進行した状態が腎性骨異栄養症である（renal osteodystrophy：ROD）．臨床症状としては原疾患による症状に加えて，荷重時の骨・関節痛，病的骨折，異所性石灰沈着，掻痒感，消化性潰瘍，筋肉痛，筋力低下，精神障害などがある．骨では原発性副甲状腺機能亢進症と同様の線維性骨炎が認められる．X線写真で軟部組織の異所性石灰化がしばしば認められる．副甲状腺腫瘤は超音波，シンチグラフィー，CT，MRIなどで診断される．

表2　副甲状腺機能低下症の病型分類

1. 副甲状腺ホルモンの欠如または分泌低下
   1) 自己免疫性多腺性内分泌異常
   2) 続発性副甲状腺機能低下症：甲状腺手術に伴うものや副甲状腺摘出後などを含む
2. 副甲状腺ホルモンに対する標的器官の不応性によるもの：偽性副甲状腺機能低下症(Ia, Ib, Ic, II型)
3. pro-PTHが分泌されるが，PTHに転換されない場合：偽性特発性副甲状腺機能低下症
4. 副甲状腺機能に異常がない場合：偽性偽性副甲状腺機能低下症

2) 分泌低下

副甲状腺機能低下症はPTHの分泌が低下している場合のみならず，PTHに対する標的臓器の反応性が低下している場合や，PTHが成熟した形で産生されない場合も含まれる．このため，副甲状腺機能低下症の病型分類はやや複雑である（表2）．これらは原因不明の原発性ともいえるものと原因が特定できる続発性とに分類される．続発性副甲状腺機能低下症の原因として代表的なものは甲状腺摘出に伴うものである．一方，「原発性」の内容が多岐にわたる．ここではすべてを解説することはできないし，本書の役割を考えたときにその責はないと考えるが，若干解説する．PTHの分泌低下やその作用不足による主要な症状はテタニー，つまり四肢の硬直性攣縮である．産科医手，助産婦手，Trousseau徴候，Chvostek徴候などが有名である．これらは低カルシウム血症が，運動神経の被刺激性を亢進させていることに起因する．運動神経以外にも知覚神経，自律神経，中枢神経の被刺激性も亢進するためにさまざまな症状がもたらされる可能性がある．ときには意識消失を伴う全身痙攣も認める．これらの症状を認めた場合に低カルシウム血症も念頭においた診療が必要である．

PTHの分泌低下や作用不足があると血清カルシウム濃度は低下し，血清リンは上昇する．一方，尿中カルシウムは正常で尿中リンは低下する．PTHに対する反応が低下している病態が偽性副甲状腺機能低下症であり，さらにいくつかの病型に分類される．多くの場合（特にIa型のほとんどで），Albright徴候（中手骨，中足骨，特にI，IV，V中手骨の短縮によって，手拳を作ると第IV，V指基部の突出が消失してみえる）を認めることが特徴である．PTHに対する尿細管の反応性を確認するために有用な検査がEllthworth-Howard試験である．合成ヒトPTH（1-34）の静脈注射前後で尿中リン酸排出や尿中cAMP排泄を比較する．

また，偽性特発性副甲状腺機能低下症は，成熟したPTHが分泌されないことによってもたらされる病態である．つまり，pro-PTHまで産生されるが，それがPTHに転換されないために，低カルシウム血症をはじめとする副甲状腺機能低下症を呈する．血中PTHレベルをradioimmunoassayで測定するとその値が上昇しているものの生物活性を有さないpro-PTHが増加しているのである．

さらに偽性偽性副甲状腺機能低下症では，身体的特徴が偽性副甲状腺機能低下症を示すのにもかかわらず，低カルシウム血症は認めず，副甲状腺機能も正常である．赤血球膜のGs活性の低下を認めることもある．

f. 加齢に伴う副甲状腺機能の変化

加齢に伴うカルシウム代謝の変化に伴って副甲状腺機能にも変化が認められる．中高年者，特に50歳以降では男女ともにカルシウム摂取量の減少や摂取したカルシウムの吸収効率低下，ビタミンDの相対的な摂取不足などが進行することが知られている．さらに腎臓におけるビタミンDの活性化も加齢に伴って低下することが示唆されている．これらのことから，中高年者ではカルシウム不足の傾向が進行する．一方でカルシウムの恒常性を保つことは生体機能を維持することに必須のことである．これらの状況が，加齢とともに副甲状腺ホルモンの分泌が増加し，疾患というレベルには到達しないまでもいわゆる「化学的」な続発性副甲状腺機能亢進症の病態をもたらすことが想定されている．このため，骨代謝回転は亢進し，骨量は減少傾向をたどる．また，血管壁を中心とする異所性の石灰化がもたらされ，一見，骨から血管へのカルシウムの移動ともとらえられ，「カルシウムシフト」と称されることもある．加齢以外にもリンの摂取過剰はPTH分泌を亢進させることが知られており，バランスのとれた食生活を送ることはこの点からも重要である．

血清PTH濃度はビタミンD摂取不足の指標としても用いることが可能であり，カルシウム代謝における機能性物質としてのPTHがもつ意義は大きい．

ここでは生体における副甲状腺の役割について解説し，その理解を深める意味も含めて，副甲状腺の疾患についても述べた．加齢に伴うさまざまな変化を理解するためにも副甲状腺を理解することは大切なことである． ［細井孝之］

■ 文献
1) Juppner H, Gardella TJ, Brown EM, Kronenberg HM, Potts JT Jr : Parathyroid hormone and parathyroid horomone-related peptide in the regulation of calcium homeostasis and bone development. In DeGroot LJ, Jameson JL, eds. : Endocrinology, pp 1377-1417. W.B. Saunders, Philadelphia. 2000.
2) Bringhurst FR, Demay MB, Kronenberg HM : Hormones and Disorders of Mineral Metabolism. pp 1303-1313. W.B. Saunders, Philadelphia. 1998.
3) NIH Consensus Development Conference Statement on Diagnosis and Management of Asymptomatic Primary Hyperparathyroidism. J Bone Miner Res 6(Suppl 2) : S 9, 1991.

12. 特殊感覚器系

12.1 歯の年齢

A. 幼小児～青年・成人

a. 歯の萌出と年齢

小児期の口腔は，出生時の無歯期から，20本の乳歯萌出期を経て，28本の永久歯列完成期に至るまで大きく変化する．また，正常発育児においては，それぞれの歯の萌出や生え代わりは，ほぼ決まった年齢の範囲内で進んでいく．このため，口腔内に萌出している歯の状態は，生物学的な発育年齢として実際の年齢を推定する指標となる．歯を使った生物学的年齢としては，Hellman の歯年齢や Barnett の分類などがある．

b. 乳歯・永久歯の歯種と歯式の表し方

乳歯は 5 種類の名称の歯が上下左右の 4 か所にあるため，合計 20 本となる．歯種は正中部から奥歯に向かって，乳中切歯，乳側切歯，乳犬歯，第一乳臼歯，第二乳臼歯と呼ばれる．

永久歯は 7 種類の名称の歯が上下左右の 4 か所にあるため，合計 28 本となる．歯種は正中

表1 乳歯（左表）と永久歯（右表）の名称と略号

乳歯の名称	略号	永久歯の名称	略号
乳中切歯	A	中切歯	1
乳側切歯	B	側切歯	2
乳犬歯	C	犬歯	3
第一乳臼歯	D	第一小臼歯	4
第二乳臼歯	E	第二小臼歯	5
		第一大臼歯	6
		第二大臼歯	7
		第三大臼歯	8

（乳歯列の歯式）

```
              上顎
       E D C B A | A B C D E
 右側 ─────────────────────── 左側
       E D C B A | A B C D E
              下顎
```

（永久歯列の歯式）

```
                    上顎
       8 7 6 5 4 3 2 1 | 1 2 3 4 5 6 7 8
 右側 ───────────────────────────────── 左側
       8 7 6 5 4 3 2 1 | 1 2 3 4 5 6 7 8
                    下顎
```

図1 乳歯列（上段）と永久歯列（下段）の歯式の表し方

表2 日本人の乳歯萌出時期

(日本小児歯科学会, 1988)[1]

		男児		女児	
		平均年月	標準偏差年月	平均年月	標準偏差年月
上顎	A	0.10	0.01	0.10	0.01
	B	0.11	0.01	0.11	0.02
	C	1.06	0.02	1.06	0.02
	D	1.04	0.02	1.04	0.02
	E	2.05	0.04	2.06	0.04
下顎	A	0.08	0.01	0.09	0.01
	B	1.00	0.02	1.00	0.02
	C	1.07	0.02	1.07	0.02
	D	1.05	0.02	1.05	0.01
	E	2.03	0.03	2.03	0.04

(12進法, 歳.か月)

表3 日本人の乳歯萌出順序

(日本小児歯科学会, 1988)[1]

順序	1	2	3	4	5	6	7	8	9	10
上顎	A		B		D		C			E
下顎	A			B		D		C	E	

表4 日本人の永久歯萌出時期

(日本小児歯科学会, 1988)[1]

		男子		女子	
		平均年月	標準偏差年月	平均年月	標準偏差年月
上顎	1	7.03	0.08	7.00	0.07
	2	8.05	0.08	8.00	0.08
	3	10.10	1.01	10.02	0.11
	4	10.00	1.01	9.04	1.00
	5	11.01	1.04	10.07	1.03
	6	6.08	0.08	6.07	0.08
	7	13.03	1.00	12.09	1.04
	8	17.04	0.09	17.08	0.06
下顎	1	6.03	0.07	6.01	0.06
	2	7.03	0.08	7.00	0.09
	3	10.02	0.11	9.03	0.09
	4	10.02	1.01	9.07	0.11
	5	11.04	1.03	10.09	1.04
	6	6.05	0.08	6.02	0.07
	7	12.05	1.02	11.08	1.01
	8	17.03	0.10	17.05	0.09

(12進法, 歳.か月)

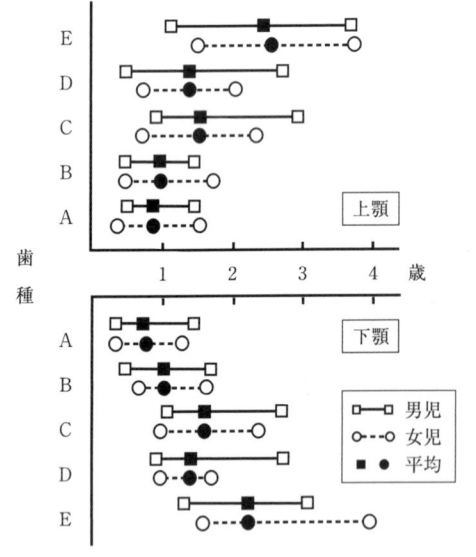

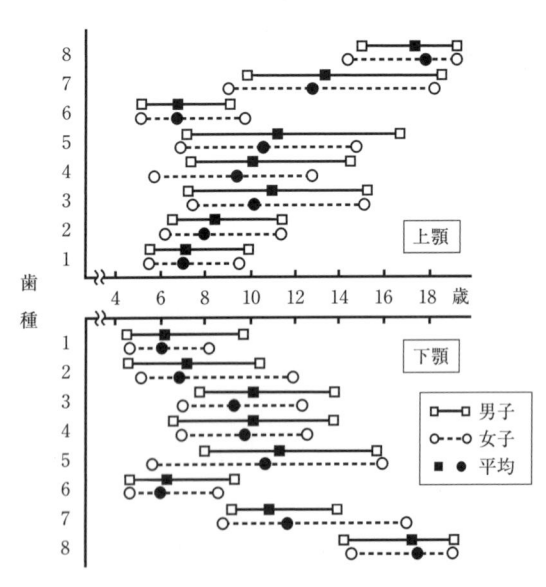

図2 乳歯の萌出時期 (上下顎別, 歯種別)

(日本小児歯科学会, 1988)[1]

図3 永久歯の萌出時期 (上下顎別, 歯種別)

(日本小児歯科学会, 1988)[1]

部から奥歯に向かって, 中切歯, 側切歯, 犬歯, 第一小臼歯, 第二小臼歯, 第一大臼歯, 第二大臼歯と呼ばれる.

また, 第三大臼歯 (智歯) は, 8番目の永久歯であるが, 先天欠如の頻度が高く, 歯が発育しても個人差が大きい. また, 歯科的にみるとその存在はさまざまな疾患を引き起こす. このため, 正常な永久歯列は, 通常, 第二大臼歯の

表5 日本人の永久歯萌出順序
(日本小児歯科学会，1988)[1]

順序	1	2	3	4	5	6	7	8	9	10	11	12	13	14
上顎					6	1		2		4		3	5	7
下顎	1	6		2			3		4				5	7

表6 臨床的にみた咬合発育段階と年齢との関係
(Barnettの分類を改編)

咬合発育段階	年 齢
乳歯咬合期	3歳
第一大臼歯萌出期	6歳
切歯交換期	6〜8歳
側方歯（犬歯・小臼歯）交換期	9〜11歳
第二大臼歯萌出期	12歳

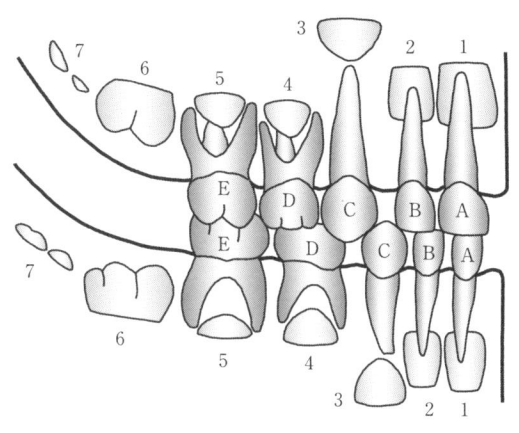

図4 3歳児の平均的な乳歯と永久歯の発育・萌出状況
(日本小児歯科学会，1988[1] を改変)

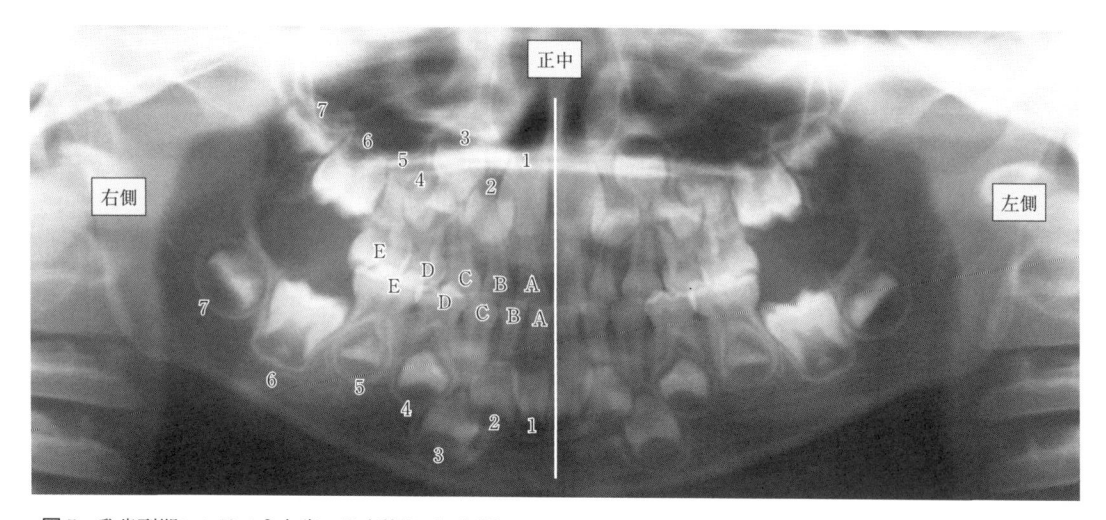

図5 乳歯列期における永久歯の発育状況（4歳児）
パノラマ断層エックス線写真の観察による乳歯の萌出状況と顎骨内の永久歯胚の発育状況から，年齢が推定できる．

萌出完了をもって完成とみなされる．

歯科で一般的に使用されている乳歯と永久歯の名称とその略号を表1に，乳歯列と永久歯列の歯式の表示方法を図1に示す．以後図表中の歯種や歯列の表示には，これらの略号を用いる．

c. 乳歯の萌出時期

日本小児歯科学会の全国調査によると，乳歯の萌出時期は表2と図2に，また，萌出順序は表3に示すとおりであった．

最初の乳歯萌出は，生後8〜9か月ころの下顎乳中切歯に始まり，2歳5〜6か月ころの上顎第二乳臼歯の萌出で20本の乳歯が生えそろう．

萌出順序は，上下顎ともにA→B→D→C→Eである．

d. 永久歯の萌出時期

前述した萌出時期の調査によると，永久歯の萌出時期は，表4と図3に，また萌出順序は表5に示すとおりであった．

最初の永久歯萌出は，6歳ころの下顎中切歯

または下顎第一大臼歯に始まり，12〜13歳ころの上顎第二大臼歯の萌出により，28本の永久歯が生えそろう．

萌出順序は，上顎が $6 \to 1 \to 2 \to 4 \to 3 \to 5 \to 7$，下顎が $1 \cdot 6 \to 2 \to 3 \to 4 \to 5 \to 7$ である．最近の特徴として，下顎中切歯の萌出時期が早まり，下顎第一大臼歯とほぼ同時期に萌出するようになっている．

e. 歯からみた生物学的発育段階

Barnettの分類は，歯の萌出を基準にして，生物学的な発育状態から作成された臨床的に簡便な咬合発育段階の指標である（表6）．

分類の目安とされるのは，第二乳臼歯の萌出完了による乳歯列咬合の完成期（図4，5），最初の永久歯の萌出となる第一大臼歯の萌出期と切歯の交換期，側方歯である犬歯と小臼歯の交換期（図6，7），および永久歯列の完成を意味する第二大臼歯の萌出期（図8，9）である．

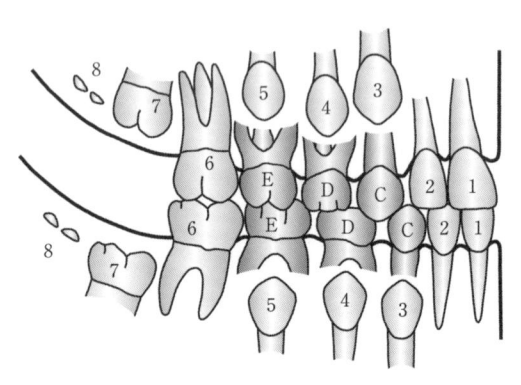

図6　9歳児の平均的な乳歯と永久歯の発育・萌出状況
（日本小児歯科学会，1988[1]）を改変）

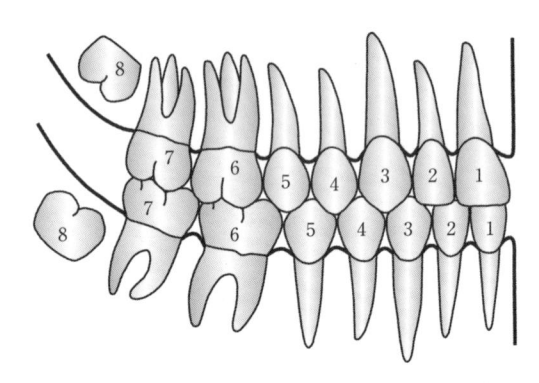

図8　第三大臼歯以外のすべての永久歯の萌出が完了した15歳児の永久歯列
（日本小児歯科学会，1988[1]）を改変）

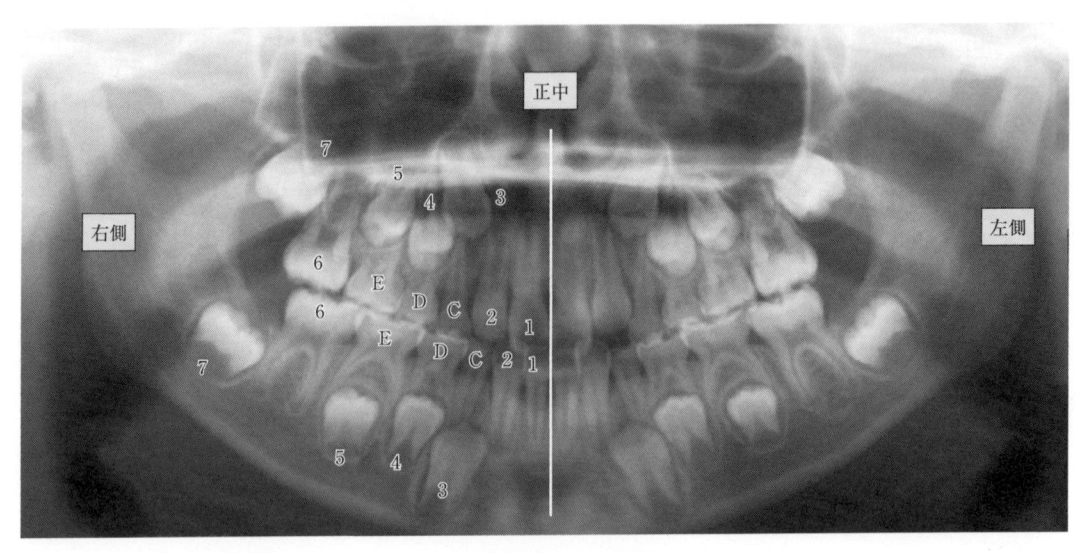

図7　乳歯・永久歯の混合歯列期における永久歯の発育状況（8歳児）
永久歯である中切歯と側切歯，第一大臼歯が萌出し，乳犬歯および第一・第二乳臼歯がまだ交換していないため，歯列内に乳歯と永久歯が混在している．顎骨内では犬歯，小臼歯の歯根形成が開始し，先行乳歯の歯根吸収が進んでいることが観察される．

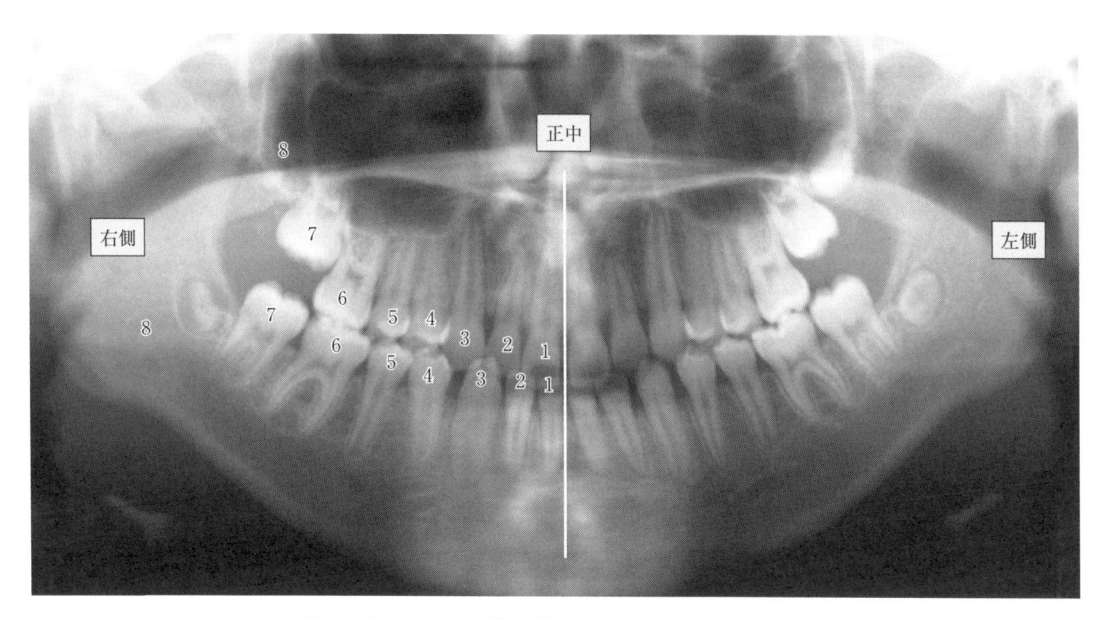

図9 永久歯列完成期の状況（13歳児）
上顎第二大臼歯以外の永久歯は，萌出を完了している．
第三大臼歯（智歯）の歯胚形成が始まっている．

以上，無歯期から乳歯列期を経て，永久歯列完成期に至るまでの乳歯と永久歯の発育状況を年齢と対比しながら概説した． ［山﨑要一］

■ 文献
1) 日本小児歯科学会：日本人小児における乳歯・永久歯の萌出時期に関する調査研究．小児歯科学雑誌 26（1）：1-18, 1988.
2) Barnett ME（菊池 進，下岡正八訳）：小児の咬合治療，医歯薬出版，東京，1978.
3) 赤坂守人，西野瑞穂，佐々龍二，高木裕三，田村康夫編：小児歯科学（第3版），pp 69-95，医歯薬出版，東京，2007.
4) 祖父江鎮雄，長坂信夫，中田 稔編：新小児歯科学，pp 1-145，医歯薬出版，東京，2001.

B. 成人〜老年

　歯の形成は，顎骨内で完結するため，萌出した歯冠の形態は，その後，年齢とともに成長したり，変化したりすることはない．ここで「ない」というのは内的要因によって変わることはないという意味で，外的要因によってはかなりの変化を起こす．歯に限らず，外的要因による生体の変化は，病的な要因によるものと，それ以外の要因によるものとに大別されよう．歯の病的な変化で最も一般的なものは齲蝕（いわゆる虫歯）であるが，齲蝕を代表とするさまざまな歯科疾患については，臨床歯科学の記載に譲り，ここではふれないこととする．
　病的な要因以外による変化についても種々の要因が考えられるが，その要因が何であれ，結果的には「磨り減り」という同様の形態変化が生じる．この意味で，歯の加齢に伴う変化は多要因性であるが，結果的には一方向性のものとみなすこともできる．

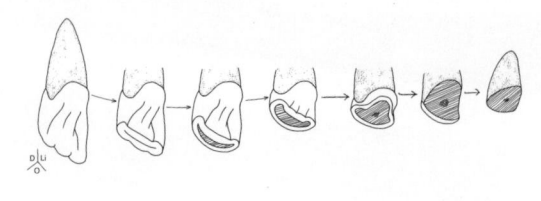

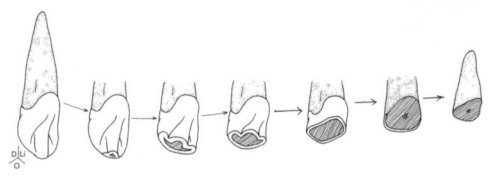

図1 切歯と犬歯の咬耗（Hillson, 1996）[2]
上：切歯の咬耗の進行段階．左上顎中切歯を遠心舌側よりみる．
下：犬歯の咬耗の進行段階．左上顎犬歯を遠心舌側よりみる．

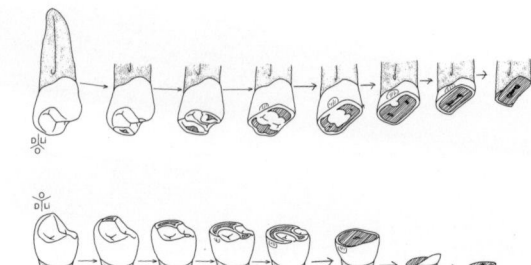

図2 小臼歯の咬耗（Hillson, 1996）[2]
上：上顎小臼歯の咬耗の進行段階．左上顎第2小臼歯を遠心舌側よりみる．
下：下顎小臼歯の咬耗の進行段階．左下顎第1小臼歯を遠心舌側よりみる．

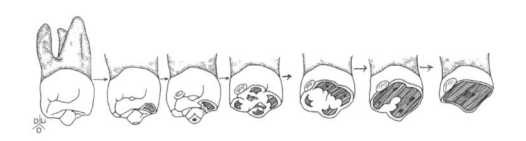

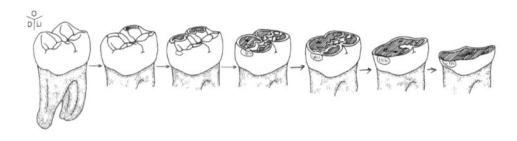

図3 大臼歯の咬耗（Hillson, 1996）[2]
上：上顎大臼歯の咬耗の進行段階．左上顎第1大臼歯を遠心舌側よりみる．
下：下顎大臼歯の咬耗の進行段階．左下顎第2大臼歯を遠心舌側よりみる．

多くの場合，歯の磨り減りは本来の歯の機能である咀嚼が主な原因となり，一般には「咬耗」と呼ばれている．咀嚼以外の咬耗の原因としては，歯の道具としての使用，歯軋り，歯磨きなどが考えられるが，これらの場合，それぞれ独特な「磨り減り方」が認められる場合もある．さらに，上記のような磨り減りとはまったく異なった歯の形態の変化として，歯自体を人為的に削ることによってできる歯の変形があるが，これらについては後述する．

a．咬耗のメカニズム

咬耗の進行度，または程度（段階）は当然のことながら年齢に比例するが，歯の咬耗過程，つまり，磨り減ってゆく過程には主として次のような3つのメカニズムがある[1]．

① attrition：歯と歯の摩擦により，その表面が磨り減ること．

② abrasion：歯と歯の接触によるattrition以外の要因によって歯が磨り減ること．

③ erosion：外因性，内因性を問わず，非細菌性の化学物質によって歯の組織が失われること．

咬耗は，一般的には食べ物の種類，調理法，あるいは集団の生業形態によってその進行度が異なる．特殊な例を除けば，現代人のほうが，先史集団よりもabrasionによる咬耗は進んでいるが，これは主に，歯磨き（歯磨き粉）に起因するといわれている．

b．咬耗とその評価，段階

永久歯の各歯種（切歯，犬歯，小臼歯，大臼歯）において，それぞれの咬耗がどのように進んでいくのかを図式化したものを，図1〜3に示す．ここに示したような咬耗の進行とその程度を客観的に評価するために，さまざまな方法

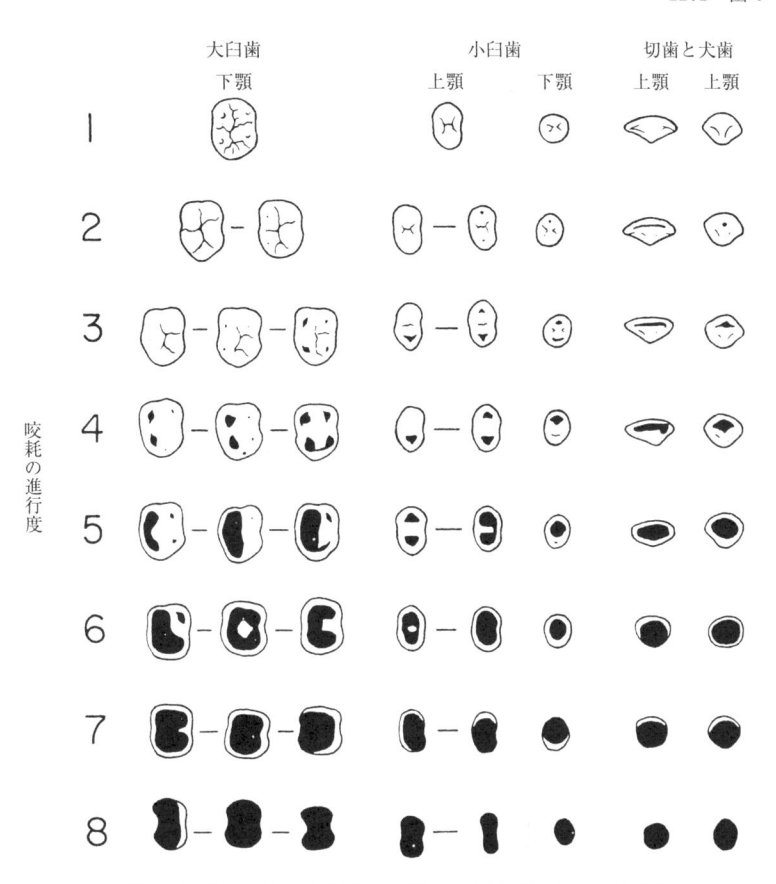

	大臼歯	小臼歯		切歯と犬歯	
	下顎	上顎	下顎	上顎	上顎

図4 Smithによる咬合面の咬耗度の分類（Smith, 1984）[6]
第1〜8段階の進行度を示す．

(scoring/measuring method) が提出されている[3-5]．Smith[6] は Murphy[3] の分類法を基として，8段階の評価基準を示したが，この方法は今日の標準的な咬耗の評価法として，最も広く応用されているものである（図4）．さらに，近年のコンピュータの発達に伴い，さまざまな画像計測に基づく評価法が提案されているが，その評価法が詳細になればなるほど，計測法や分析法は複雑化し，同一基準で多くの標本を比較することが困難になる．

c. 咬耗のパターンとその進行度

一般に，咬耗の進行の程度には，左右差はないとされている．一方，大臼歯に関しては，上・下顎間では下顎大臼歯のほうが上顎大臼歯よりも，わずかに咬耗の進行が早いといわれ，また，一般には萌出順に，第1, 2, 3大臼歯の順で咬耗の程度が進んでいる．

咬耗の進行度についての集団間差もしばしば指摘されているが（たとえば Lavelle[7]；Lunt[8]），これは主として生業形態に由来するものとして議論されることが多い．たとえば，採集狩猟民は農耕民よりも咬耗の進行度が早く，また，特に前歯の咬耗が激しいという[9,10]．咬耗の性差については Pal[11] や Lunt[8] は，有意な差はないと述べているが，Molnar[12]，Mckee と Molnar[13] は女性のほうがより咬耗が激しいことを指摘している．

d. 咬耗と咬合面の変化

咬耗による咬合面の変化の程度（咬耗の進行度）とそれに基づく年齢推定については，特に

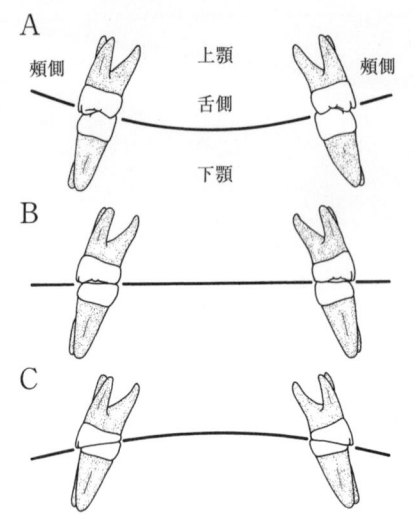

図5 大臼歯の咬合面の向き（正面観）(Hillson, 1996)[2]
A：正常（咬耗がほとんどない），この段階における左右大臼歯の咬合面を結ぶ曲線を curve of Monson と呼ぶ．B：咬耗がある程度進んでくると左右大臼歯の咬耗面を結ぶ面はフラットになる．C：さらに咬耗が進むと curve of Monson とは逆のカーブを描く．

大臼歯に関して詳細に研究されている．Osborn[14] は大臼歯における咬耗の進行度と咬合面の位置や向きとの関係を検討した．口腔内において，側面（横）からみると，大臼歯の咬合面は歯列弓の奥（後方）にゆくに従って，つまり第1大臼歯から第2，第3大臼歯にゆくに従ってしだいに高くなる（これを curve of Spee という）．一方，正面からみると，下顎大臼歯は舌側に傾き，上顎大臼歯は頰側に傾いているので，左右の咬合面を結ぶ曲線は下に凸となる（このカーブを curve of Monson と呼ぶ，図5A）．しかし，咬耗が進んでくると，上顎大臼歯は舌側が，下顎大臼歯は頰側がより磨り減り，左右の大臼歯の咬合面を結ぶ線は直線的（フラット）になる（図5B）．さらに咬耗が進むと，図5Cに示すように curve of Monson は逆向きとなる．このような変化はまず，第1大臼歯に現れ，次に第2大臼歯，そして最後に第3大臼歯というように，近位側の大臼歯からしだいに遠位へと及んでゆく．このことからわかるように，大臼歯の咬合面は，咬耗が進むに従って上顎歯では外側から内側（頰側から舌側）に，下顎歯では反対に内側から外側（舌側から頰側）に向くようになり，また，その進行度は第1大臼歯が最も進んでおり，第2，3大臼歯にゆくに従って，弱くなっている．このような第1～第3大臼歯における，異なった咬耗の進行度に起因する異なった咬合面（咬耗面）の向き，すなわち位置的に変化する咬合面の向きを，らせん状咬合面（helicoidal plane）と呼ぶ．このような咬合面の形成に関しては，上述のような萌出順による咬耗度（進行度）の違いのほか，第3大臼歯の傾きが第2，第1位よりも大きいこと[15]，第3大臼歯がその咬合様式として舌側鋏状咬合（lingual crossbite）をすること[16]，さらに，第1大臼歯のエナメル質の厚さが第2，第3大臼歯よりも薄いこと[17] などの要因が示唆されている．これらの要因がさまざまな程度に影響を及ぼすことによって第1～第3大臼歯の咬耗の進行度に違いが現れ，その結果，咬合面の向きも異なってくると考えられる．

なお，このような咬耗による大臼歯の咬合面の向きの変化は年齢のみならず生業形態にも左右されるという (Smith, 1984)．

e．咬耗と年齢推定

上述のように，咬合面の咬耗度は年齢とともに進行することから，咬耗の進行程度により，死亡時の年齢推定が可能となる．

歯の咬耗から死亡時年齢を推定しようとする研究は数多くあるが，その信頼性についての評価はさまざまである．たとえば Santini ら[18] は咬耗度と年齢の相関はほとんどないとする研究結果を報告しているが，多くの研究者は中等度から比較的高い相関を見いだしている．

最もよく知られており，また，最も広く応用されている年齢推定法は Brothwell[19] によるものであろう（図6）．この推定法は，先史時

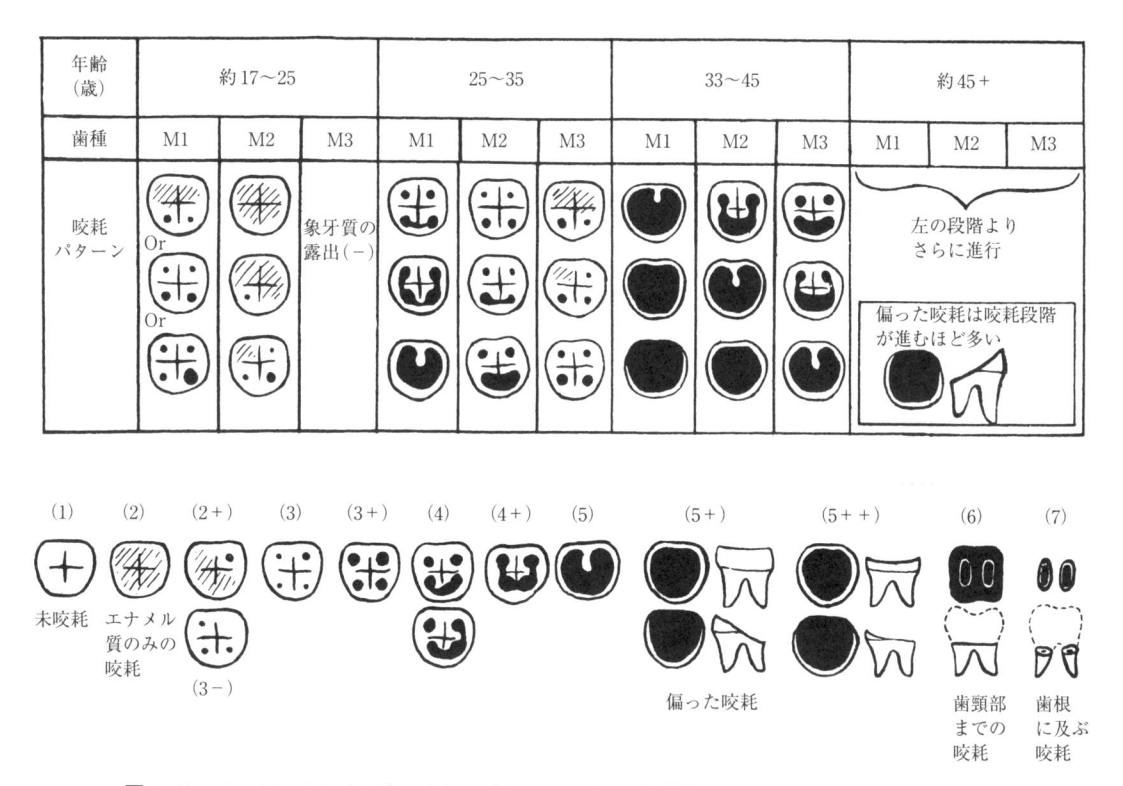

図6 Brothwell による大臼歯の咬耗の進行程度に基づく年齢推定（成人）（Brothwell, 1981）[19]

代から中世におけるイギリスの標本に基づいて作製されたものであるが，今日，世界的な標準となっているといっても過言ではない．ただし，これだけから年齢を推定しようとする場合，咬耗の速さが個体間でも集団間でも一定であるという仮定が前提となる．

この問題を考慮した年齢推定の方法としてMiles 法[20]がよく知られている（図7）．この方法は大臼歯の萌出年齢の差に着目し，咬耗の速度を考慮した点で優れている．簡単に説明すると，第1大臼歯の萌出年齢は約6歳，第2大臼歯は12歳，第3大臼歯は18〜20歳である．つまり，第1大臼歯と第2大臼歯には6年の差があり，したがって，第1大臼歯と第2大臼歯との咬耗量の差は6年間使用された結果を示している．同様に第1大臼歯と第3大臼歯の差から12年間の咬耗量を推定することができる．こうして，各個体における歯の年間"使用量"，あるいは咬耗の量を推定することができ，咬耗の速度が異なる個体や集団でも12年間の咬耗量の差は直接評価することができる．つまり，約30歳までは比較的高い信頼性をもって推定することができる．ただ，これだけでは第1〜第3大臼歯は同じ割合で磨り減るということを前提としなければならないが，前項で述べたように，3種の歯は必ずしも同じ咬耗の進行度を示すわけではない．Miles によると，咬耗速度は第1大臼歯で最も早く，次いで第2大臼歯で，第3大臼歯は最も遅いという．具体的には第1大臼歯が6年間で進む咬耗状態と同程度の咬耗状態になるためには第2大臼歯で6.5年，第3大臼歯では7年かかる．さらに，年齢と咬耗度の相関は第1大臼歯で最も高く，第2，第3大臼歯と歯列の奥になるに従って低くなることも指摘されている．

なお，歯による年齢推定については『骨の辞典』[21]でも紹介されている．

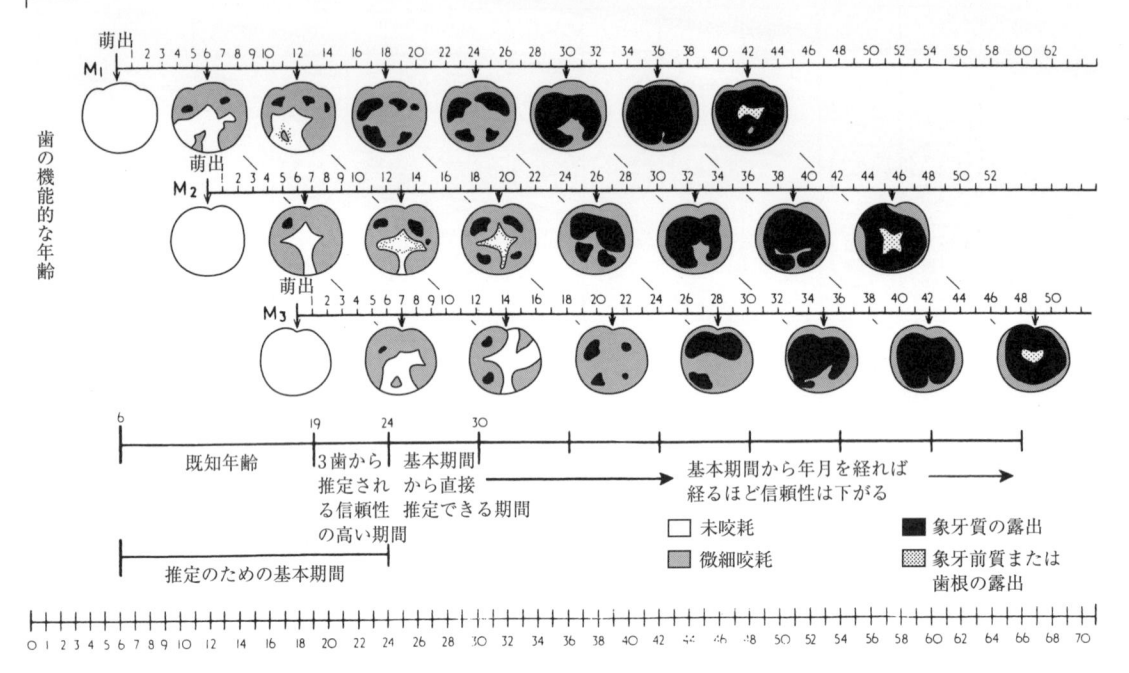

図7 Miles（1962）による第1～第3大臼歯の咬耗の進行程度に基づく年齢評価（成人）（Miles, 1962）[20]

f. 近遠心側の咬耗

これまで，歯の咬合面，つまり歯冠平面における咬耗について述べてきたが，咀嚼時には下顎の運動のみならず，個々の歯それ自体もわずかではあるが動くために，近遠心側，すなわち，隣接する歯の接触面（側面）にも，磨り減りが生ずる．この側面の咬耗により，歯冠近遠心径はしだいに減少し，したがって，歯列全体の長さも短くなる（歯列の前方移動）．このような磨り減り（歯間咬耗）は化石人類でもよく観察されており，現生人類集団では，一般に採集狩猟民により明瞭に認められるとされ，たとえばオーストラリア先住民や縄文時代人の歯間咬耗に関して詳細な報告がある[22,23]．

さて，今日，われわれ現生人類の直接の祖先と一時共存していたが，その遺伝的影響はほとんどないとされているネアンデルタール（彼らの人類学的位置づけ，現生人類集団との関係の詳細については埴原[24]を参照）には下顎第3大臼歯と下顎枝の前縁との間に後臼歯空隙（retromolar space）というスペースが存在するという特徴がある（図8）．このスペースは大臼歯がもう1つ入るくらいのスペースで，現代人に比べ大変広い．ちなみに現代人は第2大臼歯の後ろにもほとんどスペースがないために，第3大臼歯の萌出する位置は下顎枝にかかってしまい，ここから前方に向かって萌出してくることがしばしば起こる．後臼歯空隙は上述のように，ネアンデルタールの特徴としてしばしば成書にも記載されているが，この空隙はネアンデルタールの顎骨が非常に大きいことによる，いわば"余剰"スペースと考えられてきた．しかし，このスペースが，"余剰"としてもともと存在していたものではなく，近遠心間の咬耗による歯列の前方移動によって生じたものである，という可能性も指摘されている[23]．

咬耗は個々の歯の形態を変化させるばかりではなく，このように歯列全体の大きさや形態変

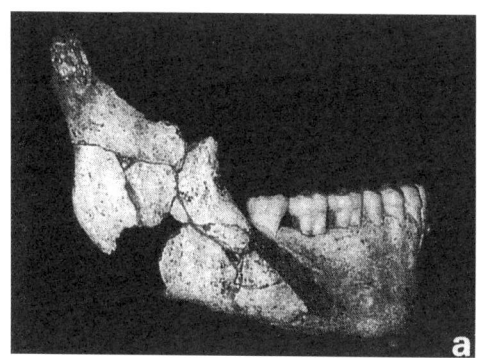

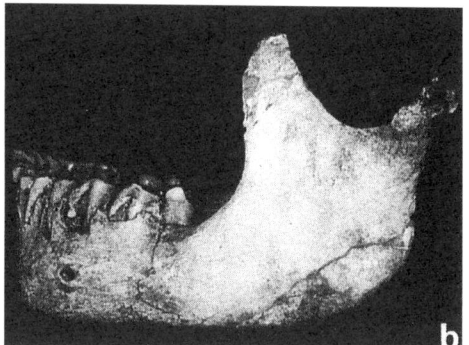

図8 後臼歯間隙 (Nara et al, 1998)[23]
a. サン・セゼール，b. ラ・フェーラシー．

化にも影響を及ぼす．このことに関連する別の例として，咬耗の進行と上・下顎の咬合状態の変化との関係について，ユニークな研究がなされている．現代日本人の切歯咬合は鋏状咬合であることはよく知られているが，縄文時代人が鉗子状咬合を示すことも古くから知られている．しかし，最近の研究によると，縄文人の鉗子状咬合は前歯の咬耗と舌側の傾斜によってもたらされたものであり，彼らももともとは鋏状咬合をしていた可能性があるという[26]．

g. 咀嚼以外の原因による歯の磨耗

冒頭に述べたように，現代人では歯磨きによっても歯の咬耗は起こるという．しかし歯磨きの習慣がなかった先史時代の人骨中には，咀嚼だけでは考えられないような激しく，また，特異的な咬耗が認められる例がある．前出のネアンデルタールには，前歯（中切歯，側切歯，犬歯）が球状に激しく磨耗している例がしばしば認められる（図9）．また，このような磨耗はかなり若い個体にも観察されていることから，ネアンデルタールが，歯をたとえば大型哺乳類の皮をなめす，といった目的に用いていたことが考えられている．現生人類でも，このように，歯を生活のなかで道具として使っている例は一部の採集狩猟民（たとえばイヌイートや日本ではオホーツク文化期人）に認められる．

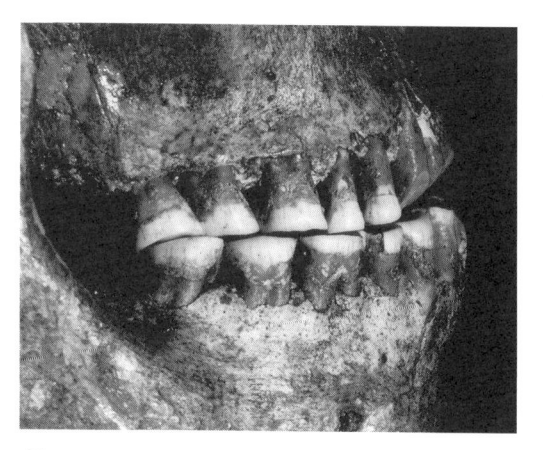

図9 ネアンデルタールの前歯（シャニダール1号）(Tattersall, 1995)[25]
著しい前歯部の磨耗は歯を皮なめしなどの道具として用いてきたことを示唆する．

h. 歯の意図的修飾

今日の文明社会では歯を意図的に削るのはもっぱら臨床的な目的，すなわち歯科疾患の治療であろう．これとは別に，歯を意図的に削り，修飾することは数千年も以前からアメリカ，アジア，オセアニア，アフリカの各地域で行われている．この歯の修飾とその分類についてはアメリカ先住民を研究対象としたJ. Romeroの研究が今日でも標準となっている（図10）．このような主に前歯に施される修飾やそのパターン，修飾を行う年齢などは，民族によって異なっている．では，なぜそのようなことを行うかといえば，抜歯と同じように，さまざまなこと

328   12. 特殊感覚器系

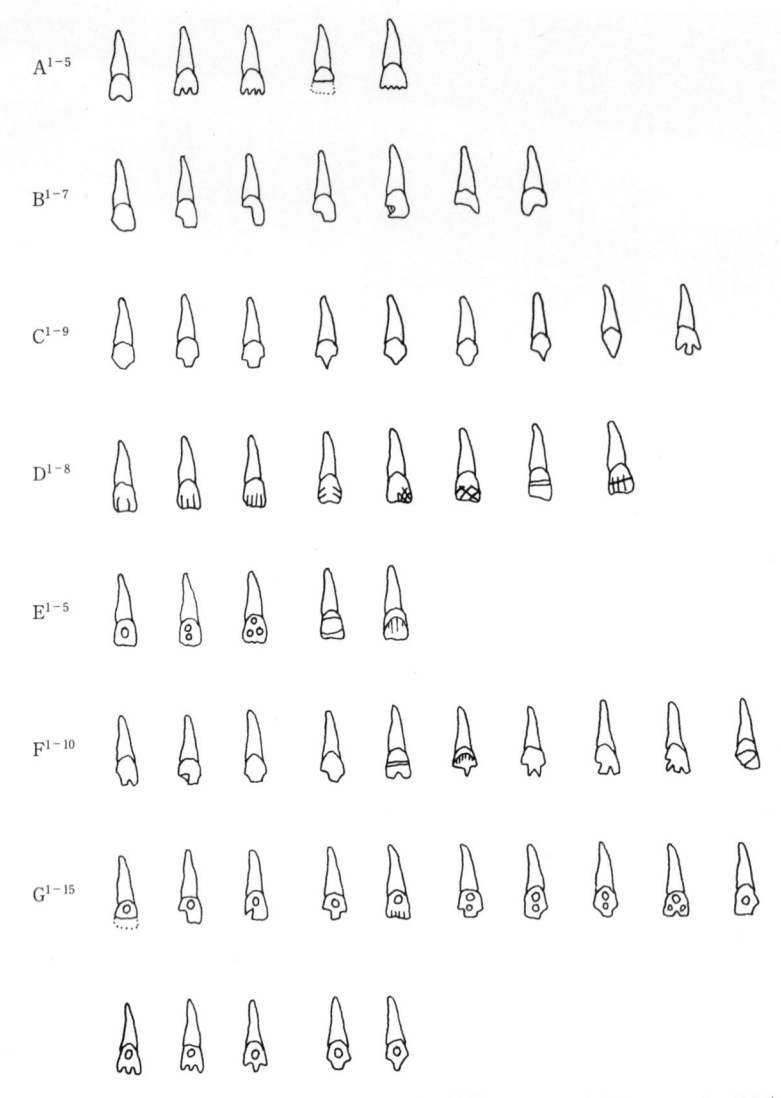

図10 Romero (1958, 1970) による上顎切歯の修飾パターン (Molnar et al, 1991)[4]

が考えられよう．多くの研究者は，自己，あるいは自分が属する社会，集団のアイデンティティー的な意味をもつと考えているようである．

i. 歯の微細磨耗

以上，成人における歯の形態的変化を概観してきたが，これとは別に歯の咬耗の微細形態を研究する領域もある．このような研究では，歯の咬耗の程度，あるいは進行度の評価というよりは，顎骨の動きや咀嚼サイクル，あるいは歯の機能と系統進化を解明することを目的とするものであり，実体顕微鏡，あるいは走査型電子顕微鏡を用いて，歯についた微細な傷や凹みの方向や位置を正確に観察する．ヒトを含む霊長類に応用されたこのような微細咬耗の研究は，咀嚼機能の系統的な変化や適応の解明をその目的とし，必ずしも加齢変化をその研究目的としているものではないので，ここでは特にふれないが，興味のある方は Butler[27]，Kay と Hiiemae[28]，Kay[29]，Hanihara[30] などの論文を参考にされたい．

[埴原恒彦]

■ 文献

1) Kaidonis JA, Richiards LC, Townsend GC, Tansley GD : Wear of human enamel : A quantitative in vitro assessment. Journal of Dental Research 77 : 1983-1990, 1988.
2) Hillson S : Dental Anthropology, Cambridge University Press, Cambridge, 1996.
3) Murphy T : The changing pattern of dentine exposure in human tooth attrition. American Journal of Physical Anthropology 17 : 167-186, 1959.
4) Molner GR, Larsen CS : Teeth as artifacts of human behavior : Intentional mutilation and accidental modification. Kelly MA, Larsen CS eds, Advances in Dental Anthropology, Wiley-Liss Inc, New, York, 1991.
5) Scott EC : Dental wear scoring technique. American Journal of Physical Anthropology 51 : 213-218, 1979.
6) Smith BH : Patterns of molar wear in hunter-gatherers and agriculturalists. American Journal of Physical Anthropology 63 : 39-56, 1984.
7) Lavelle CLB : Analysis of attrition in adult human molars. Journal of Dental Research 49 : 822-828, 1970.
8) Lunt DA : Molar attrition in Medieval Danes. Butler PM, Joysey KA eds, Development, Function and Evolution of Teeth, pp 465-482, Academic Press, London, 1978.
9) Hinton RJ : Form and patterning of anterior tooth wear among aboriginal human groups. American Journal of Physical Anthropology 54 : 555-564, 1981.
10) Hinton RJ : Differences in interporximal and occlusal tooth wear among prehistoric Tennessee Indians : Implications for masticatory function. American Journal of Physical Anthropology 57 : 103-115, 1982.
11) Pal A : Gradients of dentine exposure in human molars. Journal of the Indian Anthropological Society 6 : 67-73, 1971.
12) Molnar S : Human tooth wear, tooth function and cultural variability. American Journal of Physical Anthropology 34 : 175-190, 1971.
13) McKee JK, Molnar S : Measurements of tooth wear among Australian Aborigines : II Intrapopulational variation in patterns of dental attrition. American Journal of Physical Anthropology 76 : 125-136, 1988.
14) Osborn JW : Dental Anatomy and Embryology, a Comparison to Dental Studies, Blackwell Scientific Publications, Oxford, 1981.
15) Smith BH : Development and evolution of the helicoidal plane of dental occlusion. Americal Journal of Physical Anthropology 69 : 21-35, 1986.
16) Tobias PV : The natural history of the helicoidal occlusal plane and its evolution in early *Homo*. American Journal of Physical Anthropology 53 : 173-187, 1980.
17) Macho GA, Berner ME : Enamel thickness and the helicoidal occlusal plane. American Journal of Physical Anthropology 94 : 327-338, 1994.
18) Santini A, Land M, Raab GM : The accur 4 acy of simple ordinal scoring of tooth attrition in age assessment. Forensic Science International 48 : 175-184, 1990.
19) Brothwell DR : Digging up Bones, Cornell University Press, New York, 1981.
20) Miles AEW : The dentition in the assessment of individual age in skeletal material. Brothwell RD ed, Dental Anthropology, pp 191-209, Pergamon Press, Oxford, 1963.
21) 土肥直美：骨の個体識別．鈴木隆雄，林　泰史編，骨の辞典，pp 104-120，朝倉書店，東京，2003．
22) Begg PR : Stone age man's dentition. America Journal of Orthodontics 40 : 298-312, 373-383, 462-475, 517-531, 1954.
23) Nara T, Hanihara T, Dodo Y, Vandermeersch B : Influence of the interproximal attrition of teeth on the formation of Neanderthal retromolar space. Anthropological Science 106 : 297-309, 1998.
24) 埴原恒彦：骨から探る人類の歴史．鈴木隆雄，林　泰史編，骨の辞典，pp 25-89，朝倉書店，東京，2003．
25) Tattersall I（高山　博訳）：最後のネアンデルタール，別冊日経サイエンス，日経サイエンス社，東京，1995．
26) Kaifu Y : Tooth wear and compensatory modification of the anterior dentoalveolar complex in humans. American Journal of Physical Anthropology 111 : 369-392, 2000.
27) Butler PM : Functional aspects of molar evolution. Evolution 26 : 474-483, 1972.
28) Kay FR, Hiiemae KM : Jaw movement and tooth use in recent and fossil primates. American Journal of Physical Anthropology 40 : 227-256, 1974.
29) Kay FR : The functional adaptations of primate molar teeth. American Journal of Physical Anthropology 43 : 195-216, 1975.
30) Hanihara T : Comparative anatomical study on the remnants of the distal trigonid crest on the lower molars of *Homo sapiens*. 野村　崇編，先史学と関連科学，pp 195-210，北海道図書企画，札幌，1993．

12.2 眼の年齢

A. 幼小児〜青年・成人

眼の発達には眼球そのものの発達と視覚・視機能の発達とがあり，その両者がバランスよく発達することが重要である．

眼球は胎生期6週ころにはすでに全般的な構造を認め，出生時，構造的にはほぼ完成しているものの，まだ小さく，機能の点ではまだ未熟であり，生後の発達が重要な鍵を握る．

視覚を構成するものには眼球とその付属器，視神経および視中枢がある（図1）．

眼球はピンポン球程度の大きさの球状の形をしており，外膜・中膜・内膜に相当する，強膜・脈絡膜・網膜の3つの膜と，水晶体，硝子体，房水といった内容物に分けられ，眼窩（眼球の入っている骨のくぼみ）で保護されている．

眼球付属器には眼瞼，結膜，涙器，外眼筋などがある．

視神経は眼球の後方より出て，視神経管という頭蓋骨の通路に保護され，視中枢のある大脳側へ伸びている．

a. 視覚の成立

眼の仕組みはよくカメラにたとえられる．

カメラでは被写体の像はレンズを通ってフィルムに映し出される．その際，レンズを前後に移動させピントを合わせたり，しぼりでカメラの中央に入ってくる光の量を調整することにより，被写体の像がフィルムにはっきりと写るようにする．

眼においては眼内に入ってきた光は主に角膜と水晶体とで屈折し，網膜に像が映し出される．その際，毛様体筋の働きで水晶体の厚みを調節し，ピントを合わせる．また，虹彩の動きによって眼内に入る光の量を絞っている．

カメラでフィルムに映った像を現像するように，眼では網膜に映し出された像の情報は視神経を通って大脳にある視中枢という部分に送られ，そこで視覚として認識される．

1）視力の発達

視力とは，物の形や存在を認識する眼の能力のことである．視力は視機能を評価する最も基本的な尺度であり，2つの点が離れていることを見分けることができる能力で評価する．通常は，網膜の中心窩での中心視力のことをいう．

視力は出生直後には発達しておらず，新生児では視力は0.02〜0.04程度にすぎない．その後，眼球の発達と生活における眼の使用に伴い，1歳で0.1，2歳で0.3と向上し，3歳でほぼ1.0となる．乳幼児での視力検査は縦縞を見せて反応を見る検査などで視力を推測するが，3歳ごろになると大人と同様のLandolt（ラン

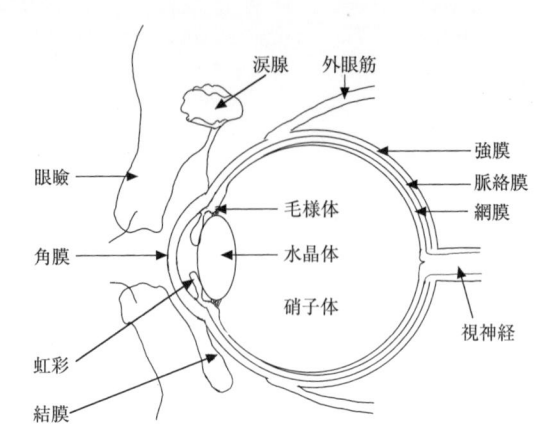

図1 眼球ならびに付属器断面図
眼球の表面は眼瞼で覆われ保護されている．眼球後方から伸びる視神経は，大脳にある視中枢へ伸びる．

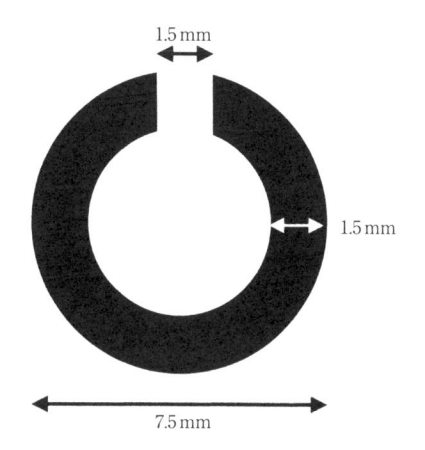

図2 Landolt 環
幼小児ではこの Landolt 環を1つずつ見せて視力検査を行う．多数の Landolt 環を配列した視力表の一番上の Landolt 環は外径が直径 7.5 mm，環の太さは 1.5 mm で切れ目の幅も 1.5 mm である．この切れ目を 5 m の距離で判別できる視力が 0.1 である．

ドルト）環（図2）を用いての視力検査が可能になる．3歳ごろでは個体差があるため視力が 1.0 を得ないからといってすなわちそれが異常というわけではないが，年齢に応じた視力に基づく行動の発達がなかったり，視力の左右差があるといった場合には，弱視，発育遅延，器質的異常の可能性もある．また，視覚の発達は眼球の形態学的発育に伴ってみられるが，常時正常の視経験を維持できることが必要である．

2) 弱視

視覚が発達するために出生以後，外界から常に鮮明な視覚刺激を受けることが非常に大切である．視覚が発達しつつある過程で視覚刺激が妨げられるようなことがあると視力の発達が止まってしまい，これを弱視という．弱視の原因としては斜視，屈折異常（左右の屈折の差が 2.0 ジオプター以上の不同視や，高度遠視），視性遮断（先天白内障や眼瞼下垂，眼帯などによる視覚の刺激を障害するもの）などがある．斜視では，眼の中心窩の像がぼやけていることが原因となる．不同視では，遠視または遠視に近いほうの眼が鮮明な網膜像を得られないことが原因となる．高度遠視でも鮮明な網膜像が得られないことが原因となる．また，先天白内障や眼瞼下垂のような長期的な視覚刺激の遮断のみならず，たとえ1晩でも眼帯などにより視覚刺激が遮断されると，視機能の発達を阻害し弱視の原因となる．

3) 屈折

眼で主にレンズの役割を担うものは角膜と水晶体である．屈折力の単位は D（ジオプター）で表され，D＝1/焦点距離（m）で計算されるので，1.0 D なら 1 m で焦点を結ぶ屈折力，2.0 D なら 50 cm で焦点を結ぶ屈折力ということになる．

新生児の屈折は約＋3.0 D の遠視であるが，眼球が大きくなるにつれ，それに伴い屈折は少しずつ遠視の度数が弱まっていく．1歳で約＋2.0 D，3歳では＋1.0 D を切る程度となり，成長とともに正視（±0.0 D）化していく．成長過程での眼の長さ（眼軸という）のみをとると，約 7 mm 伸びるので屈折においては 15.0 D 以上近視化する計算になるが，実際には角膜の扁平化や水晶体などの成長も関与するため，極端な近視になることなく正視化する．

b. 眼球の構成

1) 眼球の大きさ

眼球の長さは新生児では約 16〜17 mm であるが生後1年での成長が著しく，1歳半で 20 mm を超え，15歳くらいには 24 mm 前後とほぼ健常成人の大きさに達する．このような眼球の成長は，主に眼球後方の成長によるものである．

2) 角膜

角膜は無色透明な組織であり，眼の屈折系において最も屈折力が強く，重要な役割を担っている．新生児では直径約 9 mm 以下であったものが生後1年で約 12 mm へと発達し，ほぼ成人同等になる．また，厚みは新生児では中央部が 0.96 mm，周辺部が 1.2 mm であるものが，成長に伴い扁平化し成人では中央部 0.52

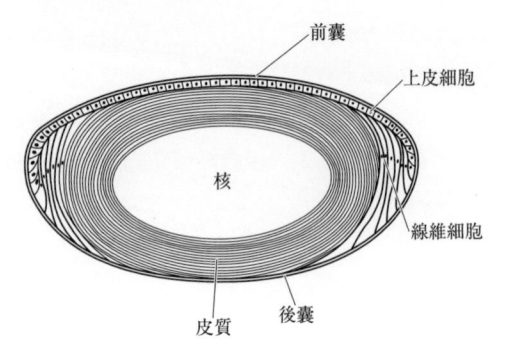

図3 水晶体断面図
嚢で包まれた水晶体には核があり，その周りを皮質が取り囲んでいる．前嚢の内側にある上皮細胞は細胞核をもち，細胞分裂する．線維細胞はもともとは細胞核をもつが，しだいに細胞核を消失しながら水晶体中央へ移動していく．

mm，周辺部 0.62 mm となる．角膜の内皮細胞は，通常，出生直後には 3,500 個/mm² 程度であり，20 歳代では 3,000 個/mm² 程度となるが，加齢や内外的因子により徐々に減少し 70 歳代では約 2,500 個/mm² になる．

3）水晶体

水晶体は屈折と調節，紫外線の吸収といった役割を担う透明で凸レンズの形をした組織である（図3）．水晶体嚢と呼ばれるカプセルで包まれており，中心を核，それを取り巻いて嚢に内接する部分を皮質と呼ぶ．核，皮質は水晶体線維細胞から作られる．生直後は透明で 4.0 mm ほどの厚みのある，球状で軟らかい状態であるが，直径の伸長や毛様体の発達により，1 歳ごろまでに一時的に薄くなり，2.5 mm 前後となる．その後は組織が蓄積するため徐々に厚みを増し，成人では 5 mm ほどになる．老人ではさらに厚みを増し，5.2 mm ほどになる．直径は眼球の成長と同様に生後 1 年での発達が著しく，新生児で 4 mm 程度であったものが 1 歳で約 7.5 mm となり，さらに徐々に発達し，成人では約 9 mm となる．このような形態の変化は，水晶体上皮の細胞分裂により，水晶体線維細胞が核を失いながら水晶体線維となり，水晶体中央へ向かって集積した結果である．水晶体線維が密に集まった水晶体中央部では水晶体核が形成される．核は胎生期からの線維細胞が集積した胎生核と乳児核，そのまわりは小児期にはない成人核が加わり，加齢に伴い蛍光物質と黄色着色物質が増加する．また，水晶体の酸化に関与する蛋白質の代謝により水晶体の透明性は保たれているが，加齢とともにしだいにこの蛋白質が減少するため，水晶体は 30 歳ころより徐々に透明性を失い硬化し，ゆくゆくは白内障を生じるようになる．

調節にかかわり，水晶体の厚みを変化させる毛様体筋は出生直後はまだ未発達であり調節作用がないが，生後 5 か月には発達が完成し，調節作用（ピント合わせ）が始まる．この調節作用は加齢に伴う毛様体筋の機能低下により，青年期以降徐々に低下する．

4）硝子体

硝子体は眼球で約 4 ml と最も大きな容積を占める，コラーゲン線維，ヒアルロン酸，水などから成るゲル構造をもつ透明な組織である．外界からの光を網膜まで通過させ，また，高い粘弾性により眼球の形態保持や外力からのショックを吸収するといった役割を果たしている．

硝子体の後方は網膜と，前方は水晶体の後面と接している．胎生期，硝子体には水晶体後面へ伸びる動脈があり，通常は胎生 4 か月には消退するが，ごくまれに消退せずに遺残することがあり，水晶体後面にループ状の不透明な塊状組織を認めることがあるが，幸い視力に影響を及ぼすことはない．

網膜の加齢性変化が生じ始めるのと同時期に硝子体にも液化などの加齢性変化が生じ始める．また，それは網膜の退行性変化と関与しているといわれている．

5）網膜

網膜は光・色・形を感じる部分であるが，黄斑部を除いては組織学的に胎生期によく発育している（図4）．黄斑部は網膜のなかで最も視力に関与する部分であり，生後よく発達し生

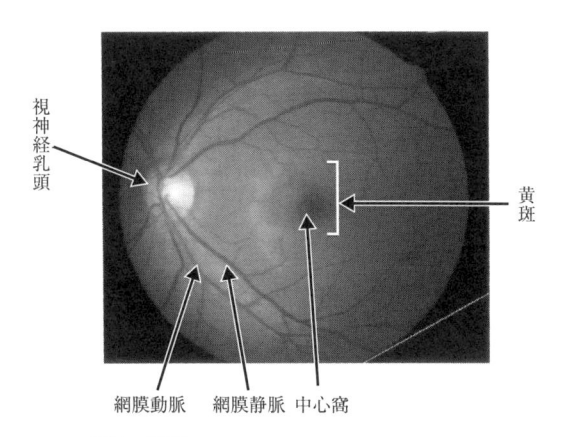

図4 眼底
網膜の動静脈は，視神経乳頭から，耳側は黄斑を挟むように上下に伸びている．鼻側も上下に伸びて，さらに周辺まで伸びる．

後4か月ほどでほぼ完成するため，新生児の視力は前述のようにあまりよくない．

網膜血管の発達は眼内のほかの組織に比べ完成が遅いが，通常胎生8か月には発達を終えている．しかし，未熟児では周辺網膜まで発達していない場合があり，後述のような未熟児網膜症が発症する．また，正常に発達した網膜においても思春期に周辺網膜に変性が生じることがある．さらに，40歳代では加齢による血管硬化などを含む網膜の退行性変化が始まる．

未熟児網膜症 網膜，特に網膜血管の未熟性が基盤となり発症する増殖性疾患であり，在胎週数が短いほど，出生時体重が軽いほど頻度が高くかつ重症となりやすい．幸い未熟児網膜症の多くは自然寛解するものの，重度の場合には失明につながるため眼科のみならず小児科との連携による慎重な診察を要する．なお，未熟児は，網膜症の程度が重症なほど後に近視になり，また，たとえ網膜症を発症しなくとも近視になりやすいといわれている．

6）視神経

視神経は直径3 mm，長さ35〜50 mmほどの，神経線維の集束であり，生後1か月ごろには完成する．網膜で得た情報は，この視神経を介して大脳へ送られる．

7）ぶどう膜

虹彩，毛様体，脈絡膜を併せてぶどう膜という．新生児ではぶどう膜の色素量が少なく，虹彩の色は明るい．生後数週から半年の間に色素量は急増する．

新生児では瞳孔散大筋が未発達のため瞳孔径は小さいが，5歳ころには瞳孔散大筋が発達するため瞳孔径は10歳代後半に最大となり，その後は徐々に小さくなり，老人では縮瞳していることが多い．

なお，胎生期には血管膜という膜が水晶体表面を覆っており，本来は消退するものであるが，それが消退せずに茶褐色の索状物や有孔膜が瞳孔に張りわたされた状態として残ることがある．これを瞳孔膜遺残と呼ぶが，瞳孔全体を覆い隠すような高度なものでないかぎり，一般的に視力は良好である．

8）強膜

網膜を裏打ちする形で発達し，胎生5か月過ぎにほぼ完成する．出生時にはまだ薄く淡青色である．生後1年では線維成分の増生が盛んであり，著しく成長し白色調となる．

9）外眼筋

眼球を動かしている外眼筋は上・下・内・外直筋と上斜筋，下斜筋の6つの筋肉からなる．出生時すでに発達しているが，出生後厚みが増すとともに幅も広くなる．また，眼球の成長に伴い，筋の付着部は見かけ上，眼球中央から眼球前方へ変化する．

10）涙器

涙器は眼球付属器の1つである（図5）．涙腺は出生時には発達が不十分なため，新生児は泣いても涙液（涙）が出ない．しかし，その後涙腺の発達により生後3〜4か月には流涙を認めるようになる．また，瞬目（まばたき）は涙液の導入および導出に役立つが，通常1分間に10〜20回程度，無意識に繰り返している．こういった瞬目は反射的に起きるもので，新生児期にすでに認められる．涙液の排出路である鼻

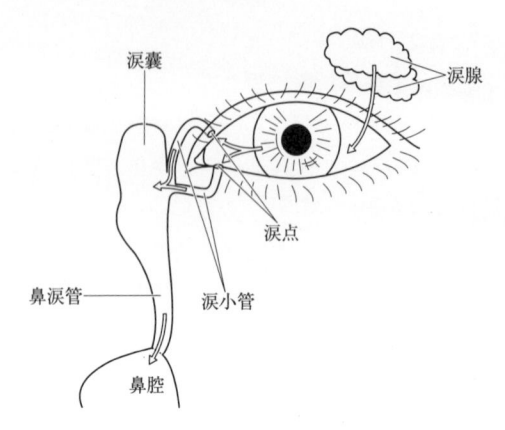

図5 涙液の産生と排出経路
涙腺で産生された涙液は図の矢印のごとく眼表面を通り，上下の涙点から，涙小管，鼻涙管を通り，鼻腔へ抜ける．

涙管は出生時には完成し，鼻腔に開口しているが，新生児のうち2割ほどは開口部に近い部位に膜が残る．生後3か月ごろまでに自然開口することが多いが，開口しない場合は治療を要する．
　　　　　　　　　　　　　　　　[坂田栄美，松原正男]

■文献
1) 重藤真理子，山本　節ほか編：眼科診療プラクティス27：小児視力障害の診療，文光堂，東京，1997.
2) 田中靖彦，富田　香ほか編：小児眼科のABC，日本医事新報社，東京，1995.
3) 丸尾敏夫ほか編：眼科学，文光堂，東京，2002.

B. 成人～老年

　成人以降の加齢に伴う変化は，疾患との境界が困難なものも多いが，本項では加齢に伴い高頻度に認められる変化・疾患について，機能と組織に大別してポイントを絞り述べていく．

a. 機能的な変化
1) 視力
　加齢とともに視力は低下する．日本の疫学調査でも，10歳ごとの加齢は視力障害（矯正視力0.5以下）の独立した危険因子であった．瞳孔領に水晶体混濁がなく，特に眼疾患のない者を対象に矯正視力を検討しても，矯正視力1.0以上の割合は，50歳代で80％，60歳代で66％，70歳代で42％，80歳代で12％と，年齢とともに減少した．視力低下の原因としては，老人性縮瞳，水晶体の透過率の減少などの透光体の問題，さらには視細胞の減少や中枢神経に至る経路の機能の問題などがあげられる．また，コントラスト感度も加齢により低下するが，この傾向は矯正視力が1.0以上の者のみを対象に解析しても，同様に認められる．さらにまた，加齢で動体視力とともに角速度も低下する．

2) 色覚
　網膜には青・緑・赤錐体という3種類の錐体細胞が存在し，色覚機能を担っている．加齢によって，青黄軸の混同が増加する．加齢によるこの色覚の異常の原因として，白内障の進行により水晶体が黄化し，400～550 nmの可視光短波長領域の透過率が減少することで青色光の網膜の透過が減少することが一因としてあげられる．また，青錐体はもともと障害されやすく，加齢変化においても青錐体系の感度低下が認められることが報告されている．

3) 屈折
　近視，正視，遠視，および乱視といった眼の

屈折状態を決める要素には，角膜表面から網膜までの透光体の形態，位置関係，屈折率といったものがある．加齢の変化として最も大きいのは水晶体の変化であり，核白内障の進行によって水晶体核が硬化すると，屈折率が増加し近視化が進行する．一方，乱視軸は倒乱視化，すなわち垂直方向の曲率が扁平化し水平方向が急峻化する．これは角膜乱視によるところが大きく，20～30歳代では，直乱視が62.7%，倒乱視が15.1%に認められるが，40～50歳代では直乱視が50.0%，倒乱視が25.0%に，60～80歳代ではそれぞれ25.4%，49.1%に認められるようになる．

4) 調節力

対象物の像を網膜面に結像させるためにピントを合わせることを眼の調節力という．主に，水晶体を支える毛様小体および毛様体筋の作用により，水晶体の形態と位置が変化することで決まる．加齢とともにこの調節力は低下し，老視の状態となる．正視・遠視眼では裸眼での近方視が困難になることで老視が顕在化するが，近視眼では見かけ上遅く出現する．調節力と年齢の関係を図1に示す．加齢による水晶体嚢の弾性の低下，毛様体筋の作用の低下，水晶体の硬化が調節力の低下に関与している．

5) 瞳孔

瞳孔径は10歳ごろをピークに徐々に小さくなる．明所で成人では4～6 mmであるのに対し，高齢者では2.5 mm前後であり，老人性縮瞳という．主に瞳孔散大筋の変性萎縮による．成人での瞳孔面積の経年変化には男女差があり，男性は20歳から70歳以降まで直線的に縮小していくが，女性は40歳代まで変化は少ないが，更年期に当たる40～50歳代で急激に縮小する．これには性ホルモンと自律神経の変化が関与していると考えられる．さらに，瞳孔反応における縮瞳速度，散瞳速度も加齢とともに遅くなる．

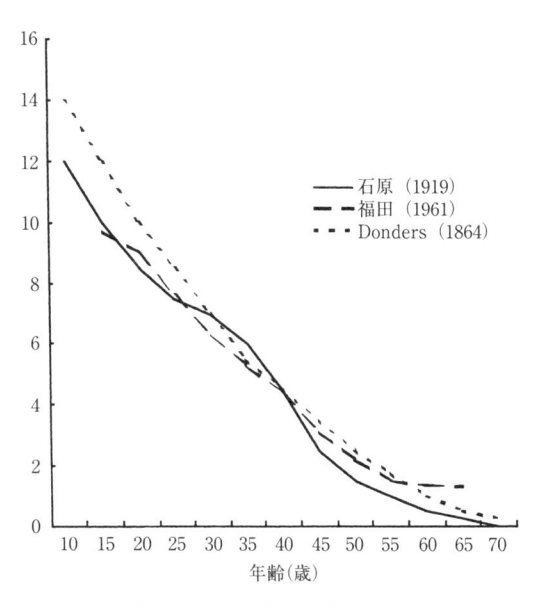

図1 年齢と調節力（所，2004）[2]

6) 眼圧

眼球の内腔は房水という液体で満たされていて，適度な内圧を保っている．この内圧を眼圧と呼ぶ．加齢による眼圧の変化は，欧米人では上昇，日本人では下降すると報告されている．房水は，毛様体で産生され，眼内を還流したのち主に隅角線維柱帯を通過して静脈に排出される．加齢に伴い，毛様体の機能は低下し房水産生は減少する一方で，房水流出抵抗は増す．このバランスが日本人と欧米人とでは異なると考えられている．

7) 前房深度

前房とは角膜後面と水晶体前面および虹彩で囲まれ，房水に満たされている空間である．前房の周辺部は隅角と呼ばれ，線維柱帯という房水流出路がある．角膜中央の角膜後面と水晶体全面の距離，つまり中心前房深度は加齢とともに浅くなり，特に女性，遠視眼で顕著である．前房深度は20歳代で最大で，50歳代以降は著明に減少し，多くの報告で3.0 mm以下になるとされている．浅前房は隅角が狭く，原発閉塞隅角緑内障のリスクファクターとなる．この変化に関与する最大因子は水晶体前後径の増加

であり，水晶体の加齢による前後径の増加は1年あたり0.02 mmである．

8) 血液眼関門

眼には，血液眼関門が存在し，血液成分が無制限に眼内組織に流入するのを防いでいる．血液眼関門は毛様体と虹彩における血液房水柵と網膜における血液網膜柵がある．血液房水柵については，房水中蛋白濃度や，静注後の前房内フルオレセイン値が加齢とともに高値となること，虹彩瞳孔縁付近からの蛍光漏出が高齢者ほど増えることがわかっている．血液網膜柵においても，硝子体蛍光測定法によって硝子体中へのフルオレセイン濃度の移行率は加齢とともに亢進する．これらの機能的な変化と各組織にみられる形態的な加齢変化との関係の解明は今後の課題である．

b. 各組織の変化

1) 角膜

角膜表面は，重層の角膜上皮細胞が覆っている．角膜輪部には角膜上皮幹細胞が存在すると考えられており，細隙灯顕微鏡では角膜輪部にひだ状の構造物として認められ，Palisades of Vogt（POV）と呼ばれる．POVの出現率は，50歳未満で100%であるが，80歳以上では53.1%と低くなり，加齢による上皮幹細胞の機能低下が推測される．また，角膜上皮細胞表面の接着分子の発現が高齢者では断続的になることや，最表層の細胞によるバリア機能が高齢者では低下していることが知られている．したがって，高齢者では角膜上皮障害が生じた場合，創傷治癒が悪く，上皮の接着が不良であると考えられる．

上皮の内側にある角膜実質層は，実質細胞の減少とコラーゲン線維の変性により透明性が低下し，厚みは減る．また，臨床的に高頻度に出現する変化は老人環であり，50歳以上の70%に認められる．これは，角膜周辺部に輪状の白色の混濁として認められるもので，角膜実質に生じた脂質の沈着である．視力に影響はない．

角膜の最内層，前房水に接する面には角膜内皮細胞が1層分布しており，角膜の含水率を一定に保ちその透明性を維持している．角膜内皮細胞密度は，生後ほとんど増加せず，生下時には3,000～4,000個/nm^{2}であるが80歳では2,000個/nm^{2}前後になり，加齢とともに細胞密度は減少する．それに伴い，欠損部分を他の細胞が補うように移動・拡大するため，細胞面積は拡大し，正常な形態である六角形細胞は減少し多角形細胞が増える．

2) 水晶体

水晶体は，ピントを合わせる役割を担うレンズである．加齢とともにサイズと重量は増加し，20歳では直径8.8 mm・厚さ3.45 mmほどであるが，80歳になると直径9.0 mm・厚さ5～6 mmほどに達する．

水晶体が混濁・硬化すると，白内障となる．白内障は，50歳代で37～54%，60歳代で66～83%，70歳代で84～97%，80歳代で100%に認められる．水晶体の蛋白質の主要成分はクリスタリンという水溶性蛋白質であるが，加齢により不溶性画分の割合が増加する．なかでもβ，γクリスタリンは酸化・凝集を受けやすく，それらが進行し不可逆性の変化をきたすと，混濁となり白内障となる．一方，αクリスタリンは上述のようなβ，γクリスタリンの酸化および凝集を防止する役割をもつが，この機能は加齢とともに徐々に低下する．また，活性酸素消去能をもつスーパーオキシドジスムターゼ（SOD）活性は，加齢白内障においては正常水晶体の1/3に減少していることが知られており，白内障の進行に関与している．

水晶体は320～400 nmの吸光率がよく，紫外線による網膜硝子体の障害を防いでいるといえる．このUVフィルターとして働いている成分は，トリプトファン代謝産物である蛍光色素である．このうち，水溶性の蛍光物質は加齢とともに減少し，酸化を受けた不溶性蛍光物質

は増加する．結果的に不溶性蛍光物質による蛍光強度が増加し，短波長領域の分光透過度が低下するため黄色調に着色する．

3）硝子体

硝子体は水晶体の後方，網膜前方の空間を埋める，無色透明のゲル状組織である．水分が99%を占め，0.1%のコラーゲン線維とヒアルロン酸が3次元格子構造を構成し，ゲル構造を作っている．硝子体の加齢変化は主に硝子体ゲルの融解と液化である．45～50歳以降に硝子体のゲル成分は減少し液化するといわれ，40～49歳では硝子体の25%，80～89歳では硝子体の62%が液化していると報告されている．活性酸素により，コラーゲン線維の分子間の架橋形成やヒアルロン酸との分離が生じ，硝子体を融解すると考えられている．その原因として光線への暴露による活性酸素の発生が関与していると考えられている．

臨床的に認められる重要な硝子体の変化としては後部硝子体剥離がある．50歳以上で53%，65歳以上で65%，80歳代では80%に認められる．本来，硝子体と網膜は癒着しているが，硝子体の液化と，硝子体と網膜の接着力の低下により，硝子体ゲルが，網膜の内境界膜から剥離する現象である．特に，視神経乳頭に接着していた部位は輪状の線維性混濁（weis ring）となるため，後部硝子体剥離に伴いこの混濁が，飛蚊症として自覚されることもある．後部硝子体剥離に伴い硝子体の牽引が生じ，網膜裂孔，さらには網膜剥離を発症することもある．

4）網膜・Bruch膜

視細胞の細胞密度は加齢とともに減少する．錐体より杆体の減少が著しく，20歳代と比較して40歳代では周辺部網膜の杆体は半減するという報告や，34歳から90歳の間に中心部網膜の錐体数は変化しなかったが杆体は30%減少した，という報告がある．この減少は視力低下，色覚の変化，網膜感度の低下による視野変化を惹起する．

網膜色素上皮細胞も，加齢とともにその数が減少し，結果として視細胞数とほぼ一定の比を保つ．形態的に最も顕著な変化はリポフスチンの増加である．網膜色素上皮細胞は視細胞外節を貪食・代謝する役割をもつが，再利用されずに残った物質は，自発蛍光のあるリポフスチンとして蓄積する．リポフスチンは40歳で色素上皮細胞の体積の8%，80歳で20%と，加齢により増加する．リポフスチン自体がフリーラジカルの発生源となり，他の細胞小器官に物理的障害を及ぼし，細胞機能の低下を招くのではないかと考えられている．

網膜色素上皮の基底膜と脈絡膜血管基底膜の間にはBruch膜という膜があり，網膜色素上皮細胞と脈絡膜毛細血管網の間の水，栄養素，代謝産物の流出入経路となっている．加齢に伴って，それらの物質の流入出障害が生じる．また，加齢とともに肥厚し，小児期では厚さ2μm程度だったものが高齢者では4.7μmほどになる．Bruch膜の肥厚と網膜色素上皮細胞の残留物質，ならびに自発蛍光の程度には相関が認められ，Bruch膜と網膜色素上皮細胞の加齢変化には関連があると推測される．Bruch膜には，小胞状，顆粒状，線状などの多形性物質が沈着しうるが，限局性沈着の場合は，ドルーゼンとして検眼鏡的に眼底の黄白色の小斑状病巣として認められる．日本人を対象の疫学調査でもドルーゼンの頻度は50歳代では3.0%であったものが，80歳代では20.0%と加齢とともに増す．ドルーゼンは，臨床的には硬性ドルーゼンと軟性ドルーゼンに分類され，硬性ドルーゼンは63μm以下の境界鮮明なドルーゼンであるのに対し，軟性ドルーゼンはそれよりもやや大きく，円形もしくは楕円形で境界不鮮明であり，融合傾向が認められる．軟性ドルーゼンは加齢黄斑変性の前駆病変として重要である．

5）視神経

網膜面に分布する視神経線維は視神経乳頭か

ら眼球外に出たあと，視神経として中枢に向かう．視神経線維数は，100～120万本ほどある．サル標本では1年あたり0.45％の割合で減少することが知られている．ヒトでは，視神経線維層の厚みを測定すると，加齢により，その厚みが減少することが報告されている．また，慢性進行性の視神経の疾患として，原発開放隅角緑内障がある．神経乳頭陥凹の拡大や視神経線維層の欠損を認め，障害部位に一致して視野障害が進行する疾患で，日本における疫学調査では，40歳代では2.0％，70歳代では8.2％と，加齢とともにその頻度が増加し，加齢性の変化とのかかわりが推察される．

［高本光子，沼賀二郎］

■文献
1) 市川　宏：老化と眼の機能．臨眼 35：9-26, 1981.
2) 所　敬：屈折異常とその矯正　改訂第4版, pp 210-213, 金原出版, 東京, 2004.
3) 河合正孝, 山田昌和, 蕪城晃子, 小西美奈子, 真島行彦：日本人の角膜の加齢性変化．日本眼科紀要 53：874-877, 2002.
4) Iwase A, Suzuki Y, Araie M, Yamamoto T, et al：The prevalence of primary open angle glaucoma in Japanese. Ophthalmology 111：1641-1648, 2004.
5) Iwano M, Nomura H, Ando F, Niino N, Miyake Y, Shimokata H：Visual acuity in a community-dwelling Japanese population and factors associated with visual impairment. Jpn J Ophthalmol 48：37-43, 2004.
6) 高橋洋子：青錐体系反応の加齢変化．慈恵医科大誌 115：385-389, 2000.
7) 岩井　誠, 松井瑞夫：眼科学大系　第10巻B　加齢と眼, pp 3-299, 中山書店, 東京, 1995.
8) Oshima Y, Ishibashi T, Murata T, Tahara Y, Kiyohara Y, Kubota T：Prevalence of age related maculopathy in a representitive Japanese population：The Hisayama study. Br J Ophthalmol 85：1153-1157, 2001.

12.3 耳の年齢

A. 幼小児～青年・成人

　耳は聴覚と平衡感覚をつかさどる器官であり，末梢部と中枢部に大別できる．末梢部は一般にイメージされるいわゆる「耳」であり，大きく外耳・中耳・内耳（蝸牛・前庭・三半規管）に分けられ，中枢部は内耳神経（第VIII脳神経＝蝸牛神経と前庭神経からなる），蝸牛神経核，前庭神経核，脳幹，大脳皮質，小脳とそれらをつなぐ神経経路からなる．聴覚という視点からみると，外耳・中耳は伝音器，蝸牛から中枢部は感音器となる．図1にヒトの末梢聴覚器と聴覚伝導路を示す[1]．平衡感覚は前庭・三半規管を含む前庭からの感覚入力と深部知覚，視覚が統合され，結果としてわれわれはほとんど意識することなく自然に目的に合った行動ができている．これら聴覚と平衡感覚に関

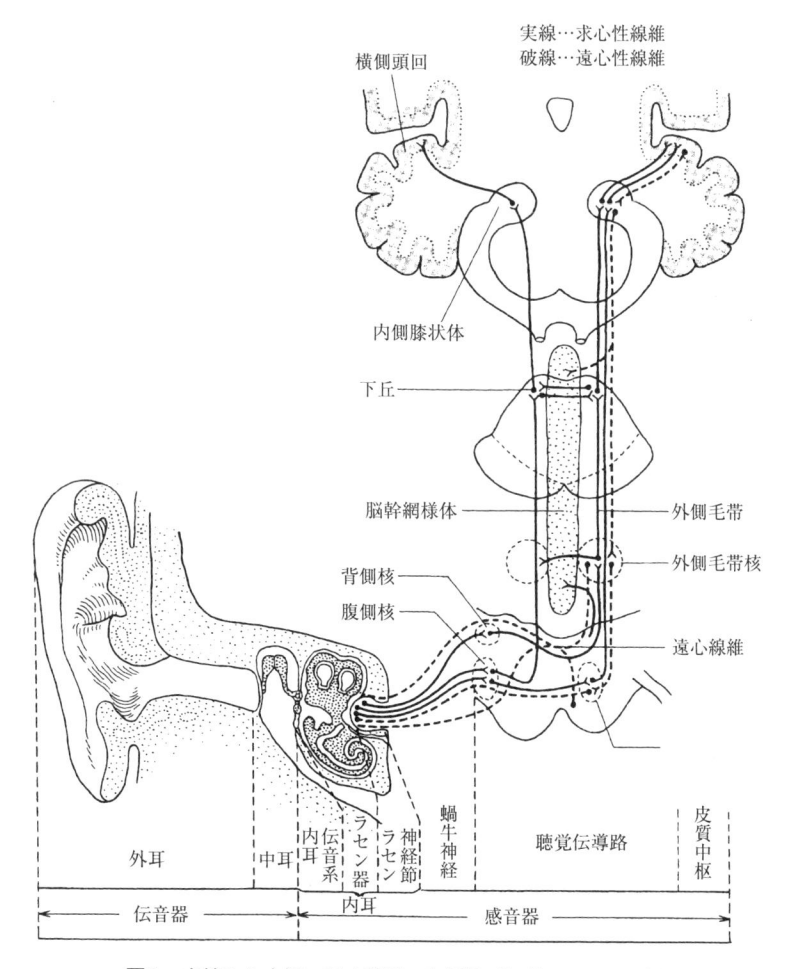

図1 末梢から中枢に至る聴器の各部位（切替ほか，1967）[1]

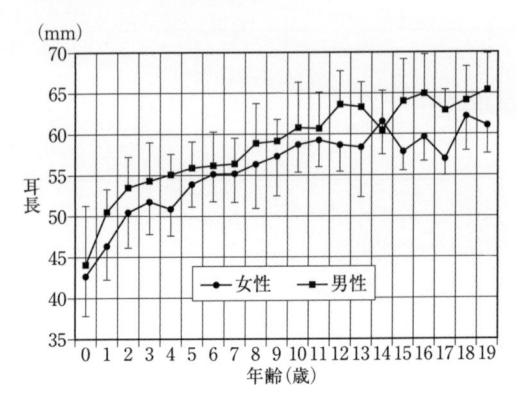

図2　耳長の成長（伊藤ほか，2001）[4]

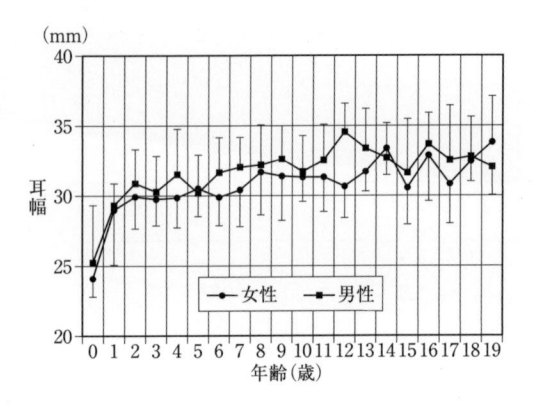

図3　耳幅の成長（伊藤ほか，2001）[4]

し，その形態・機能・発達を記す．

a．聴覚の発達

新生児の末梢聴覚器の形態はおおむね成人と同じ形をしているが，特に内耳は胎生24週にすでに成人と同じ大きさとなっており[2,3]，新生児は音刺激に反応する能力を有している．しかし，音を認知し解釈する機能は生後時間をかけて発達，獲得されるもので，中枢部，特に大脳など高次の脳機能の発達と相関する．

1) 外耳

耳介と外耳道からなる．

ⅰ）耳介　耳介軟骨板で支えられた皮膚のひだであり，新生児の耳介は軟骨も軟らかく寝た状態である．以後，体の成長とともに，耳長（耳介の縦の長さ）・耳幅（耳介の横幅）ともに大きくなる[4]．図2は，成人までの耳長の成長のグラフである．耳長は全年齢で男性のほうが女性より大きく，0～2歳の間に急激に伸長する．男性では12歳ころ，女性では13歳ころに成人（18歳）とほぼ同じ大きさまで成長するとされる[5]．図3は成人までの耳幅の成長のグラフである．耳幅は0～1歳の間に急激に伸長し，男性では6歳ころ，女性では7歳ころに成人（18歳）とほぼ同じ大きさまで成長する．耳介は成長し起立するようになることで音源定位に役立つようになる．形態上，集音作用があるように思われるが，実際には2.5 kHz以上の周波数の音が3～5 dB程度増幅されるのみで音の増幅作用に担う役割は少ない．

ⅱ）外耳道　外耳道孔から鼓膜までの曲がった管状通路である．成人では外側1/2が軟骨部外耳道，残り1/2が骨部外耳道であり，軟骨部外耳道には毳毛，皮脂腺，耳垢腺があるが，骨部外耳道には存在しない．新生児の外耳道は細く短くかつ屈曲しており，骨部外耳道がなく[1]，直径は成人の半分以下で，入口部より鼓膜までの距離は1.3 cmと短い[6]．成人では外耳道の共鳴作用により3 kHz付近の音が約10 dB増幅されるのに役立っている．

2) 中耳

中耳腔は鼻咽腔とつながる含気腔で，耳管，鼓室，乳突洞，乳突蜂巣からなり，鼓膜，耳小骨を含む．形態的には，新生児の鼓膜・耳小骨連鎖・中耳腔は，乳突蜂巣の部分を除いてほぼ成人と同じである[7]．鼓膜は出生時には成人と同じ大きさがあるが，水平に近い位置を取っており，外耳道の発達とともに，徐々に垂直方向に変わる．中耳腔は胎生期には羊水に満たされており，出生・呼吸の開始とともに含気化される．しかし，Sandoら[8]によれば中耳腔内には間葉組織の残存が19％に認められるといわれ，これらは1歳までに吸収される．乳突蜂巣は新生児期には存在しない．1歳から6歳ころまでに乳様突起内を満たす海面様骨髄が粘膜上皮下の結合組織に置き換わり，次いで結合組織が退

縮するとともに乳突洞からのびた上皮で覆われ含気のある小蜂巣ができあがり乳突蜂巣となる．成人における乳突蜂巣の発育程度は個人によって差があり，幼少期に中耳炎を繰り返すと不良になる．中耳の機能は，音が空気振動として鼓膜を振動させたものを効率よく内耳内の液体振動に変換するものであり，耳小骨連鎖のテコ比と鼓膜とアブミ骨底の面積比から 30 dB の音響利得がある．鼓膜とツチ骨・キヌタ骨がなくなると 40 dB の聴力低下をきたし，これは前述の 30 dB の音響利得の損失だけではなく，音波が前庭・蝸牛両窓に入ることで相殺される 10 dB の損失などがあるためである[1]．耳小骨連鎖は胎生期に完成し化骨も進んでいるため，新生児でも成人とほぼ同じ音響利得があると考えられるが詳細は不明である．乳突蜂巣は鼓室に連なる含気腔の容積を拡大しており，鼓膜振動が抑制されるのをできるだけ少なくする働きがあると考えられるが，実際には幼少期の中耳炎の繰り返しのため乳突蜂巣の発育が不良な成人でも聴力が正常である例が多い．

3）蝸牛

前述のように，内耳の大きさは胎生 24 週にすでに成人と同じであり，新生児期にすでに内耳の形態は完成されている．また，新生児の蝸牛の機能は，耳音響反射・ABR（聴性脳幹反応）で測定するかぎり，外有毛細胞・内有毛細胞ともに，その機能は完成している．

4）蝸牛神経から脳幹における聴覚路

蝸牛神経は約 3 万本の神経線維からなり，蝸牛軸内でラセン神経節を形成，末梢側は有毛細胞に，中枢側は延髄橋結合部の蝸牛神経核に到達し，聴覚路における一次ニューロンとなっている．蝸牛神経は胎生期にその存在が確認でき，機能的には，出生時までに髄鞘化が完成していることから，蝸牛神経核までの音の伝達速度は生下時から成人と同程度と考えられる．

蝸牛神経核から視床の内側膝状体に至る聴覚伝導路は複雑で，上オリーブ核，外側毛様核，下丘などの主要な中継核で対側への交差線維を出しながら上行する．神経の髄鞘化は生下時には下部脳幹までしかなされておらず，成長とともに尾側から吻側へと進む．生下時には上オリーブ核までは髄鞘化されているが，下丘と内側膝状体は髄鞘化されていない．

新生児において，内耳の形態が成人と同じであり蝸牛神経から下部脳幹まではすでに髄鞘化がなされていることから，新生児は音刺激に反応する能力があるということになる．実際，突然の音にビクッとする Moro 反射や突然の音に眼瞼がギュッと閉じる眼瞼反射などの反応が生後 1〜2 か月に認められる．これらの反射は脳幹下部の反射的運動であり，成長とともに脳幹上部から大脳までの高次脳の髄鞘化が進むと出現頻度が低下する．

5）大脳皮質

一次聴覚野は側頭葉の側頭平面にある横側頭回にあり，聴覚連合野に周囲を囲まれている．大脳皮質への投射線維の髄鞘化は出生時には十分でなく，4 歳ころまでに完成するが，皮質間線維の髄鞘化は思春期まで続く．このことは，成長とともに種々の音を認識できるようになることにつながり，結果として，たとえば幼児期に言語音を理解し発語できるようになる．

近年，PET や functional MRI といった脳機能画像が進歩し，さまざまな課題を負荷することで大脳の部位別機能を評価できるようになっている．聴覚健常人に音刺激を負荷すると，横側頭回を中心とする側頭葉が活動していることが観察されるが，われわれは読話をコミュニケーションの主体とする先天性難聴児において，言語音刺激では活動しなかった側頭葉が読唇（視覚）刺激で活動亢進を示す例を経験した．またこの児は，9 歳で人工内耳手術を受けたが，内耳に音刺激が入るようになっても音声言語でのコミュニケーションを得るには至らなかった．このことは，聴皮質の発達は感覚入力の種類によって分化する方向が変化することを

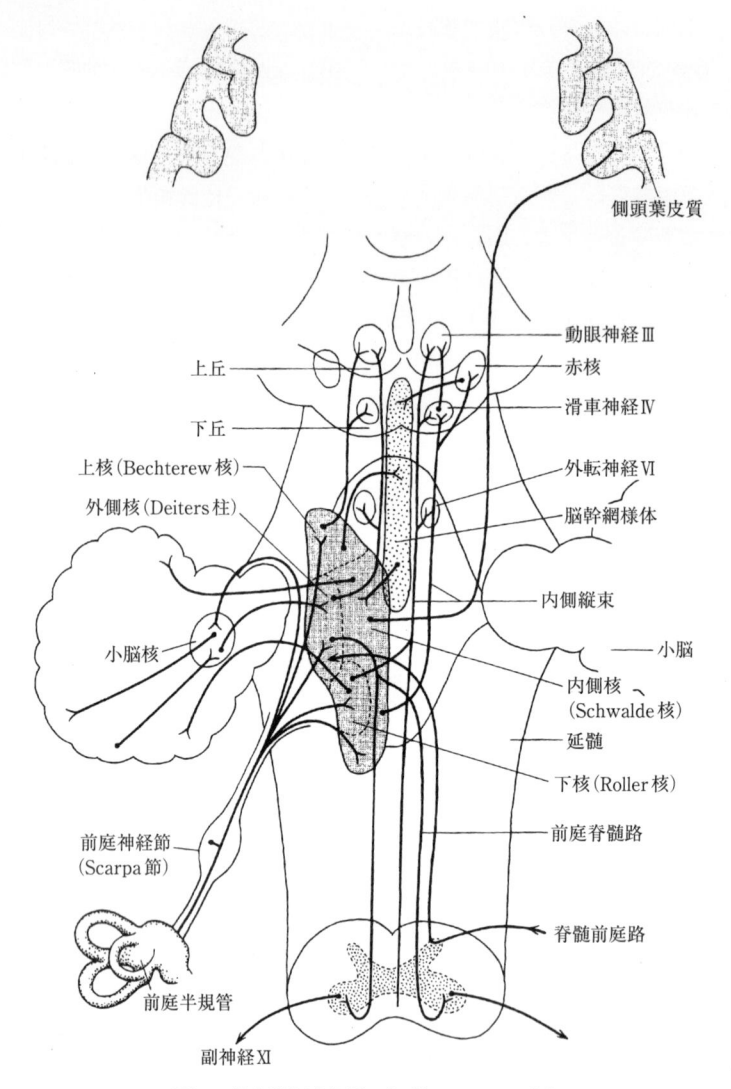

図4 前庭神経中枢路（切替ほか，1967）[1]

示しており，聴皮質が音声言語を認知するように発達するためには，一定の年齢（4～5歳）より若いうちに言語音を聴取する必要があるという臨界期の存在の証拠ともなっている[9]．

b. 平衡感覚の発達

ヒトは日常生活において意識することなく適切な行動が可能であるが，これは前庭，深部知覚，視覚などからの感覚入力に対し，四肢・軀幹への出力が反射的に起き，姿勢が保持されるからである．前庭・三半規管は末梢平衡感覚器であり，耳石器（卵形嚢と球形嚢）は有毛細胞に耳石をのせた構造の平衡斑を有し，運動に伴う耳石のずれによって直線加速度，重力，遠心力を感受している．三半規管は膨大部稜に有毛細胞があり，回転加速度刺激を感受している．図4に前庭神経の中枢路について示すが，これらの平衡斑，膨大部稜で感受された刺激は前庭神経を介し中枢へと送られる．前庭神経は，直接小脳への線維を出すとともに，延髄の前庭神経核に投射する．前庭神経核からは，下行路として前庭脊髄路，上行路として小脳・眼筋の運

動核,さらには視床から大脳皮質へとつながっている.これらの連絡路を介して,前庭からの刺激は深部知覚・視覚などの入力と相交わり,小脳・脳幹で統合され,さらに大脳からの修飾も経て,適切な姿勢を保ちスムーズに運動するのに役立っている.

前庭系は発生学的にみても聴覚に比べはるかに古い系であり,前庭・三半規管には新生児から平衡覚を感じる機能が備わっている.しかし,生下時における前庭神経系の髄鞘化は前庭神経から脳幹までであり,生後,2～3歳ころまでに小脳・大脳へと髄鞘化が進む[10].新生児を起立姿勢にし,体を前屈させると両下肢を交互に出す原始歩行反射が誘発され,これは上位中枢の修飾を受けない脊髄反射の表出である.上位中枢の発達とともに原始歩行反射は消失する[11].また,新生児は体位変換ができないが,寝返りができるようになり,這い這いができるようになり,1歳ころには起立,以後二本足で歩行できるようになっていく.これらは,前庭神経系の髄鞘化が進み,さらに,前庭系と深部知覚運動系・視覚運動系の連携が発達し,四肢・軀幹の筋力などが発達することによる.新生児が二足歩行に至る過程でも,前述のように,這い這いからつかまり立ちを経て歩行できるようになる以外に,座位の後からつかまり立ちを経て歩行となったり,座位から下肢を使わずいざって移動の後,歩行するようになるなどいろいろなパターンがあり[12],さまざまな入力と出力が複雑に統合されて平衡感覚が成立していくことがわかる.

平衡感覚における前庭・三半規管の役割を平衡の感覚器・感覚伝導路と考えると,耳の発達は生後2～3歳ころまでで,以後変わらない.しかし,耳を含めた平衡感覚の発達という意味合いで広く考えると,平衡機能はこのような神経発達によるだけでなく学習・訓練による発達があり,幼児期以降も発達を続ける.すなわち,ヒトは立位・二足歩行が可能であるが,たとえば体操の選手が極端な姿勢でバランスを保てたり回転を繰り返してもめまいを感じにくくなるなど,個々人の平衡機能は学習・訓練により異なってくる.特定の訓練を受けずとも,健常学童児の重心動揺計を用いた平衡機能検査では,低学年群(7歳と8歳),中学年群(9歳と10歳),高学年群(11歳と12歳)の3群間で加齢に伴い動揺面積や軌跡長の減少傾向があり,測定値のばらつきが減り,開眼・閉眼条件間ではすべての学年群で有意差が認められ,平衡機能が加齢とともに発達しているのがわかる[13].

〔藤原敬三,内藤 泰〕

■文献

1) 切替一郎,野村恭也:新耳鼻咽喉科学, pp 7-48, 南山堂,東京, 1967.
2) 加我君孝:新生児聴覚スクリーニングの方法と問題点.日本マス・スクリーニング学会誌 11:5-16, 2001.
3) 加我君孝:新生児聴覚スクリーニング,金原出版,東京, 2005.
4) 伊藤 勇,池田 稔,木田亮紀:耳介の成長と加齢. JHONS 17(2):157-160, 2001.
5) Farkas LG, Posnic JC, Hreczko TM:Anthropometric growth study of the ear. Cleft Palate Craniofac J 29(4):324-329, 1992.
6) 近藤健二,加我君孝:聴覚器の発生・聴機能の発達.周産期医学 25(9):1211-1216, 1995.
7) Takahara T, Sando I, Hashida Y, et al:Mesenchyame remaining in human temporal bones. Otolaryngol Head Neck Surg 95:349-357, 1985.
8) 原田勇彦:外耳・中耳の発生学. JHONS 2(1):5-11, 1986.
9) 内藤 泰:聴覚中枢機構の発達と可塑性. CLIENT 21, 10巻, pp 120-133, 中山書店,東京, 2000.
10) 加我君孝:幼小児の前庭神経系の代償によるバランスと運動の発達的変化.神経進歩 49(2):217-228, 2005.
11) 中江陽一郎:小児の歩行の発達.小児科 43(4):511-517, 2002.
12) 前川喜平:赤ちゃんの発達に順序性があるのはなぜ? 周産期医学 31(7):964-965, 2001.
13) 滝澤 聡,仙石泰仁,中島そのみ,舘 延忠:健常学齢児の平衡機能に関する研究.札幌医科大学保健医療学部紀要(7):85-90, 2004.

B. 成人～老年

　耳の機能は聴覚と平衡覚が重要である．その意味から，耳の年齢を考える場合，この2つの大きな機能についての加齢性変化について述べることにする．聴力については，高齢者に多く認められる加齢による難聴が最もよく研究されている．まず，このことについて詳述する．平衡覚についての研究は多くないため，いくつかの分野について紹介するにとどめる．

a. 加齢による難聴の用語と定義

　加齢による難聴（老人性難聴または加齢性難聴；presbycusis）は，高齢者の聴覚障害を表す一般的な用語である．そのなかには，加齢によるものに，さらに騒音が付加されたもの，遺伝的に感受性の高いために起こるもの，耳疾患によるもの，さらに耳毒性をもつ薬剤の使用されたものも含まれている．

　老人性難聴を単に老化のみに起因する難聴と限局して定義する場合もある．しかし，加齢による要素のみの難聴を分離して聴覚障害の成因を考えるのは難しい．ゆえに，老人性難聴あるいは加齢性難聴とは加齢に関連するこれらのすべての要素を加えた難聴と定義するのが一般的である．

b. 聴覚に関連した解剖学的構造と生理（図1）

　解剖学的に耳は外耳・中耳・内耳に分けられる．外耳は耳介と外耳道からなり共鳴器として作用する．中耳では，鼓膜，耳小骨の力学的な作用により25～30 dBの音の増幅が行われる．一般的には，鼓膜の石灰化などの組織学的変化が高齢者に認められるが，加齢による外耳・中耳の変化による難聴は少なく，主に内耳および後迷路の障害による難聴が主体である．

　内耳のうち聴覚に関連する蝸牛はラセン状の長さ35 mmの管状の構造であり，鼓室階，前庭階，そして中央階（蝸牛管）に分けられる．中央階は，内リンパで満たされ高濃度のカリウムを含む．内リンパ液には+80 mVにも達する高い静止電位が形成される．この内リンパにおける大きい電位の差（内リンパ電位）は，蝸牛の外側壁にある血管条の$Na^+K^+ATPase$・ポンプにより供給される．この静止電位は内有毛細胞の脱分極に不可欠である．後述するごとく，蝸牛の外側壁の構造（血管条とラセン靱帯）と内リンパ電位は，加齢により影響を受けやすい．

　中央階（蝸牛管）にあるCorti器には感覚細胞（3列の外有毛細胞と1列の内有毛細胞）がある．中耳からの音響エネルギーにより生じた「進行波」により感覚細胞の不動毛の傾きが起こり，蝸牛神経への音の伝達が起こる．

　ヒトでは認知できる聴覚の周波数範囲は，20 Hz～20 kHzであるが，この周波数の分析は「位置説」と呼ばれる理論に基づき行われる．すなわち，進行波は周波数により特徴的なピークをもつ．このピークは高い周波数は蝸牛の基底回転，すなわちアブミ骨に近い部位，低い周波数は頂回転に近いところに起こる．

　進行波による有毛細胞の不動毛の動きはイオンチャンネルを開閉する．そして，感覚細胞にカリウムの流入をもたらす．結果として生じる脱分極は伝達物質を放出して，その後求心性線維を興奮させる．

　外有毛細胞は，自身を収縮・伸展させる蛋白質モーター（プレスチン）をもっており，自身が振動することで基底板の振動を増幅させ，進行波をより大きなものにすることが知られている．

　蝸牛神経は，感覚細胞と蝸牛神経核を結ぶ約3万のニューロンを含む．蝸牛神経の神経節は「ラセン神経節」と呼ばれ，蝸牛の中央の蝸牛軸に位置している．また，蝸牛神経は2種類の神経線維をもつ：すなわち，神経線維のうち90～95%は，1型線維であり，それは内有毛細

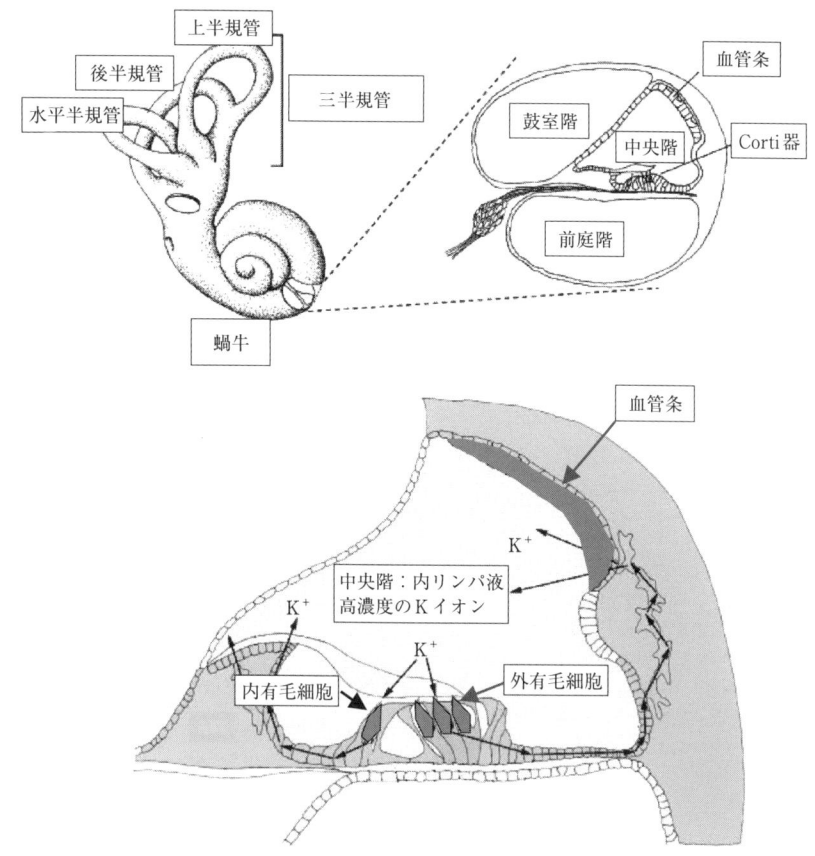

図1 内耳，特に蝸牛の構造
内リンパ静止電位維持には血管条が重要．

胞に分布する双極性ニューロンである．残りの5〜10%は，2型線維であり，遠心シナプスとして外有毛細胞に接する無髄のニューロンである．聴覚刺激は蝸牛神経を通り脳幹，中脳の中枢聴覚路を経て皮質聴覚野へ伝わる．

また，平衡覚に関する3つの半規管と耳石器も内リンパに満たされる膜迷路に存在する．形態的には異なるものの有毛細胞があり，半規管ではリンパ流によるクプラの動きにより回転感を認知する．耳石器では耳石の動きにより，重力加速度を感知する．

c. 聴力検査の結果からみた耳の年齢

老年性難聴は高い罹患率であるため，高齢化社会での聴覚障害は大きな社会的問題である．人口の10%はコミュニケーション障害を起こしうる聴力損失をもっている．そして，この変化は年齢とともに増加し，65歳以上では40%に難聴が認められる．さらに，聴覚障害者の80%は高齢者に属すると報告されている．25 dB以上の難聴に限ると，60歳以上の30%以上が中等度以上の難聴をもつとされている（図2）．いずれにしても，聴覚障害のない高齢者を見つけることは難しいことがわかる[1]．

一般的な聴力検査は「純音聴力検査」と呼ばれるものであり，これは125 Hzから1オクターブごとに8 kHzまでの音を聞かせて検査する．加齢による聴力閾値の変化は種々の要因が含まれるが，一般的には進行性，両側性（左右対称性），高音域から始まる聴力レベルの低下である．このため純音聴力検査によるオージオグラムでは高音漸傾型の感音難聴を示す．この

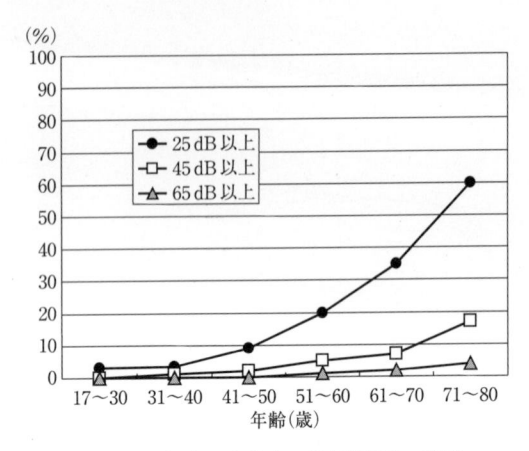

図2 年齢別の軽度・中等度・高度難聴者の頻度
平均聴力は軽度から中等度の難聴者が50歳代を過ぎると増加してくることがわかる.

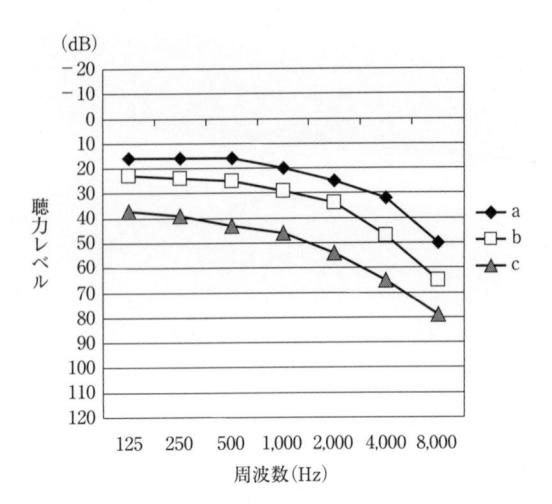

図3 高齢者での周波数別聴力像
a：65～74歳，b：75～84歳，c：85歳以上．高音域の聴力低下が年齢が上昇するに従って顕著になる.

表1 各周波数の変化をもたらすターニングポイントの年齢（高野，2002[5]より改変）

	125Hz	250Hz	500Hz	1kHz	2kHz	4kHz	8kHz
女性	なし	なし	60～70歳	50～60歳 60～70歳	60～70歳	40～50歳 50～60歳	40～50歳 50～60歳
男性	なし	なし	60～70歳	50～70歳	60～70歳	40～50歳 50～70歳	40～50歳 60～70歳

ような変化は壮年期にも始まるが，気づかれることがあるのはほとんどが60歳代からである．さらに高齢になるに従い，低い周波数の難聴が進行してくる（図3）．

日本での疫学調査では八木らの報告がしばしば引用される[3]．代表的な年齢の聴力像を図2に示したが，65～69歳では平均聴力は35 dBであり85歳以上の群では55.6 dBまで低下する．

欧米での報告でも加齢に従い聴力低下をきたすことが報告されており，縦断的解析では対象者の97%が加齢に従い進行性の難聴を示した[2]．進行の程度は年齢により異なり，55歳以下では年間3 dBの低下であるが，55歳以上では年間9 dBずつ聴力が低下していく．

男性ではすでに20歳から高音域の聴力低下が始まる．10年間の聴力低下は男性が女性の2倍と大きく変動する[4]．低周波数，特に500 Hzでは逆に女性に低下傾向が認められる．会話に重要な1 kHzの低下は男女とも同程度であったと報告されている．表1に変化の起こるターニングポイントの年齢を，周波数別に示した[5]．

d. 他の聴力検査からみた耳の年齢

老人性難聴では音の聞き取りに問題なく，言葉の聞き取りが悪くなる（語音弁別能の低下）．母音（a, i, u, e, o）は会話領域のなかの周波数（500 Hz～2 kHz）に含まれるが，高い周波数のなかに含まれる言葉の要素もある．どの会話にも含まれる子音（t, p, k, f, sとch）は2～4 kHzの周波数特性をもつ．このため，高い周波数から進行してくる難聴がこの周波数にかかってくると，これらを含む言葉の聞き取りが悪くなる．結果として，老人性難聴では聞こえが悪くないにもかかわらず，何を言われているか理解できないという状況が生ずるのである．特に，騒がしいところでの理解度の低下が著しくなる．このため，高齢者では「語音検査」も重要である．加齢変化の初期には会話領域の周波数（特に500 Hz～2 kHz）は保たれ

ているにもかかわらず，語音検査の正答率が低下する．語音弁別能は65～70歳では約75％，80～85歳では50％と高齢になればなるほど低下してくる[3]．

内耳の機能障害をみる検査法として「補充現象」をとらえるものがある．補充現象が陽性であることは，その周波数の認知に必要な内耳の機能が傷害されていることを示す．補充現象の陽性率は65～70歳では45.2％，80～85歳では59.7％とこれも高齢になるほど高くなり，内耳由来の難聴が進行する[3]．

さらに詳細な検査法として，まず「聴性脳幹反応（ABR）」がある．これは蝸牛から聴覚野に至る神経伝道路の興奮性シナプス電位を記録するものである．この検査では，加齢により振幅の著明な低下が認められるものの，潜時は変化がなかった．この結果からは，内耳の機能低下があるものの蝸牛神経や脳幹の変化は少ないと考えられる．

同様の検査法として「蝸電図」がある．この検査は，蝸牛内の内・外有毛細胞の細胞内電位とラセン神経節および蝸牛神経の活動電位を測定するものである．この検査からは，加齢性変化は内有毛細胞の障害が主体であると報告されている．

「耳音響放射（OAE）」は外有毛細胞の機能をみる検査である．60歳まではOAEは全例に認められたのに比較し，60歳以上では反応欠如の症例が増える．また，40歳以上では閾値の上昇が認められることから，老人性難聴の病変は外有毛細胞が主体であると報告している[6]．しかし，加齢による変化は純音聴力検査の変化より小さいことが知られており，加齢による難聴が外有毛細胞の障害だけでなく別の機序も要因として存在することを示唆している．

e. 耳の年齢を加速させるリスクファクター
1) 環境因子

加齢性の難聴の増悪因子として騒音の暴露があげられる．Goycooleaら[7]によるイースター島での疫学的調査が有名である．イースター島という静かな環境下で過ごした高齢者の聴力は，騒音に暴露されやすい本土の親族との比較では，難聴の進行が3～5年遅れていることが認められた．

Millsらのスナネズミを用いた実験では，静かな環境で飼育した加齢動物が騒音下で飼育したものより聴力が低下しているが，個体差に関しては静かな環境で飼育したもののほうがより大きかったとしている．この事実は，他の要因（遺伝的感受性など）も重要であることを示している[8]．さらに，騒音による難聴は3～6 kHzの聴力に最も影響するため，加齢性難聴の始まりである8 kHzから進行した場合，騒音の関与がどの程度であるかの区別が難しくなる．

そのほか，喫煙習慣，投薬の内容（耳毒性薬剤，ループ利尿薬，シスプラチン，抗炎症薬など）も因子としてあげられている．

2) 身体的要因

加齢性の難聴を増悪する因子として，心血管系疾患とそのリスクファクターである動脈硬化，高脂血症，糖尿病はある程度関与すると考えられる．他に甲状腺機能低下などが報告されている．

3) 遺伝的要因

加齢による難聴には家族歴がある．前述のイースター島での研究のなかで，騒音環境下での差異は60歳以下で聴力が低下するのに比べ，60歳以上では逆に非騒音下の環境で生活する高齢者に聴力が低下することが認められた．このことは，環境要因に加えて遺伝的要因が重要であることを示している[7]．

老人性難聴の原因となる遺伝子異常としては，ミトコンドリア遺伝子が注目されている．ミトコンドリアは細胞1個あたり数千個存在し，同遺伝子異常により高いエネルギーを必要とする組織（蝸牛内では外有毛細胞，血管条）

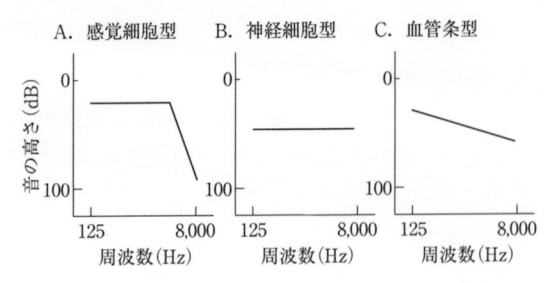

図4 純音聴力検査上の聴力図（土井ほか，2002）[12]
蝸牛の病変部位により，聴力像が異なることがわかる．

表2 側頭骨病理による加齢変化の分類と病理所見（Schuknecht，1995[11]を改変）

type	病理所見	臨床像
sensory type	ラセン器感覚細胞の消失	高音急墜型聴力
neural type	蝸牛神経の変性	語音弁別能低下
metabolic type	血管条の変性による代謝障害	水平型聴力
mechanical type	基底板の運動特性の変化	高音漸傾型聴力

の機能に大きな影響を与える．ヒトのミトコンドリア遺伝子では4977番での塩基欠損がよく知られ，加齢とともにこの遺伝子変異の頻度は増加する．同変異が高齢者のラセン神経節細胞や血管条で生じている[9]．一方，ヒトミトコンドリア遺伝子の4977番欠損に相当するラットミトコンドリア遺伝子4834番欠損に注目し，聴力低下を示す老化ラットの血管条，蝸牛神経および脳に同遺伝子変異の存在，内耳における同遺伝子変異と聴力低下の正の相関を確認した[10]．

f. 側頭骨病理からみた耳の年齢

老人性難聴の側頭骨を用いた病理学的検討は，1955年にSchuknechtにより詳細に検討された[11]．光学的顕微鏡レベルの検討であるが，生前の聴力像との比較と詳細な内耳の所見とを照らし合わせたバイブル的な優れた研究である（表2，図4）．この古典的側頭骨病理の研究から，老人性難聴の発症が内耳障害に起因することを確認したが，加齢による聴力低下の組織変性についてさらに詳細に分析した．老人性難聴を組織学的に感覚細胞型（sensory type，感覚細胞の変性・脱落），神経細胞型（neural type，神経細胞の変性・脱落），血管条型（metabolic type，血管条の代謝障害），そして蝸牛伝音型（mechanical type，蝸牛管の運動力学的障害）の4つの型に分類した．後に，蝸牛伝音型は理論上のものであることとして除外された．また，これらの混合した型（混合型）とどの分類にも当てはまらないもの（全体の約25％）を不確定型として加え5つに分類した．その後50年間にわたり，老人性難聴の発症機構に関する議論の多くは，このSchuknechtの理論に従ってなされている．

①感覚細胞型：組織学的に基底回転の有毛細胞（特に外有毛細胞）の脱落・変性が認められ，さらに進行するとCorti器の支持細胞も消失する．ラセン神経節細胞も一部脱落が認められる．この組織学的特徴をもつ群では，4，6，8 kHzの聴力が低下し，図4のような高音急墜型の難聴を示す．会話領域が障害されないため，会話には比較的不自由せず，補聴器も有効で，パターンとしては多くの老人性難聴に類似している．

②神経細胞型：ラセン神経節にある神経細胞の数の減少が主体の群である．ラセン神経節の減少は10歳代から認められるため，加齢性変化とは考えにくいが，10年ごとに5％程度減少し，80歳代では半減する．語音弁別能はラセン神経節の数が生下時より半数以下になると著明に低下する．それに対して，純音聴力検査の閾値の低下はラセン神経節が90％以上減少しないと起こりにくい．これゆえに，純音聴力検査では比較的軽度の難聴であるにもかかわらず，語音検査では著しく弁別能が低下する．補聴器も有効性が低くなる．

③血管条型：血管条の30％以上に萎縮が観察される病型である．血管条の変性は中回転から頂回転にかけてまだらに認められる．30〜40歳ごろより認められる．聴力検査では全周波数

にわたって平坦もしくは高音漸傾型の聴力像を示す（図4）．血管条の萎縮と純音聴力検査の閾値は相関し，語音弁別能も良好である．

組織学的検討から外有毛細胞の減少と老人性難聴の聴力パターンが類似することから，加齢による難聴は外有毛細胞の減少に起因するとする説が有力であった．しかし，外有毛細胞の減少は，騒音性難聴の組織像と類似しており，組織学的な変性は騒音暴露に起因するとして，加齢変化の主体を血管条に求める意見も多い．さらに，Schuknechtも後年に血管条の変性が最も加齢に関連するものと考えられると述べている[13]．

g．動物モデルにおける蝸牛の加齢現象

近年の電気生理学的・形態学的研究から，聴覚の老化の主たる病変部位は内耳蝸牛であることには一定の了解が得られてきている．内耳のいずれの部位にも加齢による変化が大なり小なり観察されるが，血管条が主体であるとする考えと，有毛細胞，特に外有毛細胞の変化が聴覚の老化と関連しているとする理論とがある．

①加齢に関与するのは血管条とする説：静かな環境で飼育された動物モデルでは，最も加齢により認められるのは血管条の変性であった[14-16]．内耳血管条の辺縁あるいは中間細胞の加齢よる変性に加えて，$Na^+K^+ATPase$の酵素活性低下が認められ，さらに内リンパ電位が低下した[17]．さらに，血管条は血管に富む構造をしており，加齢動物モデルで認められる血管条の微小血管系の構築の変性も加齢による難聴の要因と考えられている．

②加齢に関与するのは有毛細胞が主体であるとする説：一方，有毛細胞に着目した検討も多く報告されている．動物モデルを用いた研究では，未成熟から老齢までのチンチラの蝸牛を形態学的に解析し，内有毛細胞の変性は年間0.29％，外有毛細胞の変性は年間1％の割合で進行していくことを報告し，聴覚の老化は外有毛細胞の変性が主体であると結論した[18]．

内リンパ静止電位に関しては，血管条の変性が蝸牛の基本的な音の増幅にかかわる生理機能に重大な影響を及ぼすことは容易に推定できる．

内リンパ電位を20 mV減少させた実験動物において測定されたオージオグラムでは，ヒトの高齢者の加齢性変化で得られるオージオグラムと類似していることが報告されている[19]．さらに，血管条に20～30％の変性を起こさせることで，20 mVの静止電位の減少が起こるとされる．この結果は，内リンパ静止電位の維持が加齢により困難になることが，老人性難聴の成因に深くかかわっていることを示す．

老人性難聴の治療に結びつくかもしれない興味ある実験がある．加齢動物で40～50 dBの難聴を示す動物に，人工的に中央階に20 mVの電流を付加すると，内リンパ静止電位が上がり，結果として20～25 dBの聴力改善が得られたとする報告がある．

血管条の変性は「充電器としての蝸牛」の機能低下をもたらす．老人性難聴がこの蝸牛の充電器としての機能が廃絶しているとの理論から，逆に，人工的な「充電」が可能であれば，加齢による難聴の治療に結びつく可能性を秘めている[17]．

このように，近年の多くの報告では，純粋な加齢変化は血管条に起因すると考えられている．特に，多くの動物での検討とヒト側頭骨の組織病理所見が血管条の加齢性萎縮を示すことで一致している点は重要である．

h．耳の年齢への蝸牛神経のかかわり

ところで，蝸牛神経の加齢による変性はどのようにかかわっているのであろうか．蝸牛神経に起因する出入力機能の低下だけでは，わずか5～10 dBの閾値低下をもたらすにすぎない．

i. 耳の年齢への中枢のかかわり

聴覚性刺激が聴覚皮質において認められるために脳内回路の神経変性による難聴が起こることは理論的には考えられる．しかし，中枢での聴覚路の変性は限定的な要因でしかなく，まれなことと考えられる．聴覚刺激による中枢での処理時間を年齢ごとに比較してみると，確かに処理時間の著明な延長が認められる．しかし，言語聴取能については若年者と大きな相違がなく，高齢者では中枢機能の低下はあるものの，それが加齢による難聴を引き起こしているわけではないとされている．また病理学的にも，蝸牛で認められる変性所見と中枢で認められる変性所見の程度には相関がないことが報告されている．

幸いにも，独立した中枢性に起因する加齢性の難聴はまれであり，大部分の中枢性難聴と考えられる症例では，蝸牛の変性も伴いそれによる語音弁別能の低下であると結論されている．特に，補聴器の効果のない高度難聴に対する人工内耳が高齢者でも良好な弁別能をもたらしたことは，加齢性の変化が主に蝸牛内で起こっていることを示している．

j. 平衡障害からみた耳の年齢

代表的な加齢性変化は感覚毛や感覚細胞の消失で，耳石器よりも半規管により早く生じる．前庭神経や前庭神経節にも変化がみられ，40歳から以後は10歳ごとに3%ずつ神経細胞数は減少する[20]．半規管膨大部稜の有毛細胞数の減少が70歳以後著明となることが認められる[21]．すなわち末梢受容器の感覚細胞，前庭神経，前庭神経節細胞のいずれにおいても，加齢に伴う変性による数の減少がある．眼運動系に影響の大きい小脳のPurkinje細胞の変性，消失は40歳代から始まる．

機能面では，回転刺激検査および温度刺激検査にて，外側半規管の加齢による機能低下や[22]，振子様回転刺激における前庭眼反射の検討では，高齢者において周波数0.005〜0.01Hzでは利得の減少が認められたとの報告がある[23]．また，脊髄運動ニューロンの伝導速度も低下することが知られ，前庭眼運動系やこれに関係する中枢ニューロンにも同様の変化が起こる．さらに，抗重力筋の筋線維や運動ニューロンの減少によって筋力の低下が起こり，末梢前庭機能の低下と相まって歩行障害や重心動揺の増大が現れる[24]．

このように，加齢により平衡機能に関与する内耳の変性は明らかにされているが，平衡障害には中枢性の代償機能が働く．このため，平衡障害では，聴覚のように障害がすぐに自覚症状に表れることがなく，そのため，どこまでが耳の加齢変化なのか，どれだけ中枢の代償機能の低下が加わっているかが判別できない．この点が，内耳由来の平衡障害の加齢変化の研究を難しくしている．

耳は加齢とともに確実に機能障害が起こる．特に聴覚では顕著で，老年性難聴は普通にみられる疾患である．しかし，聴覚障害は老人から重要な知覚の入力を奪う．そして，それはQOLに重大な影響を及ぼす．難聴は，個人の心理社会的面に影響を及ぼし，未治療の聴覚障害は，社会的孤立，うつ的傾向の原因となる．聴覚障害はまた加齢性の認知症の要因と考えられている．このように，耳の年齢からもたらす加齢現象は，聴覚の変化がもたらす社会的影響も含め総合的に考えるべきであろう．

［氷見徹夫］

■文献

1) Ries PW : Prevalence and characteristics of persons with hearing trouble : United States, 1990-91. Vital Health Stat 10 188 : 1-75, 1994.
2) Davis AC : Epidemiological profile of hearing impairments : The scale and nature of the problem with special reference to the elderly. Acta Otolaryngol Suppl 476 : 23-31, 1990.
3) 八木昌人，川端五十鈴，佐藤恒正：高齢者の聴力

の実態について. 日耳鼻 99：869-874, 1996.
4) Pearson JD, Morrell CH, Gordon-Salant S, Brant LJ, Metter EJ, Klein LL, Fozard JL：Gender differences in a longitudinal study of age-associated hearing loss. J Acoust Soc Am 97：1196-1205, 1995.
5) 高野信也：加齢に伴う聴力変化. 耳鼻臨床 95：777-785, 2002.
6) Cilento BW, Norton SJ, Gates G：The effect of aging and hearing loss on distortion product otoacoustic emissions. Otolaryngol Head Neck Surg 129：382-389, 2003.
7) Goycoolea MV, Goycoolea HG, Farfan CR, Rodriguez LG, Martinez GC, Vidal R：Effect of life in industrialized societies on hearing in natives of Easter Island. Laryngoscope 96：1391-1396, 1986.
8) Mills JH, Schmiedt RA, Kulish LF：Age-related changes of auditory potentials of Mongolian gerbil. Hearing Res 46：201-210, 1990.
9) Fischel-Ghodsian N, Bykhovskaya Y, Taylor K, Kahen T, et al：Temporal bone analysis of patients with presbyacusis reveals high frequency of mitochondrial mutations. Hear Res 110：147-154, 1997.
10) Seidman MD, Bai U, Kahn MJ：The association of mitochondrial DNA deletions and cochlear pathology；A molecular biological tool. Laryngoscope 106：777-783, 1996.
11) Schuknecht HF：Presbycusis. Laryngoscope 65：402-419, 1955.
12) 土井勝美, 久保 武：老化現象の解明と予防—聴覚の老化. 老年精神医学雑誌 13：611-619, 2002.
13) Schuknecht HF, Gacek MR：Cochlear pathology in presbycusis. Ann Otol Rhinol Laryngol 102：1-16, 1993.
14) Spicer SS, Schulte BA：Spiral ligament pathology in quiet-aged gerbils. Hear Res 172：172-185, 2002.
15) Spiess AC, Lang H, Schulte BA, Spicer SS, Schmiedt RA：Effects of gap junction uncoupling in the gerbil cochlea. Laryngoscope 112：1635-1641, 2002.
16) Schulte BA, Schmiedt RA：Lateral wall Na, K-ATPase and endocochlear potentials decline with age in quiet-reared gerbils. Hear Res 61：35-46, 1992.
17) Gratton MA, Schulte BA：Alteration in microvasculature are associated with atrophy of the stria vascularis in quiet aged gerbils. Hear Res 82：44-52, 1995.
18) Bohne BA, Grunner MM, Harding GW：Morphological correlates of ageing in the chinchilla. Hear Res 48：79-92, 1990.
19) Schmiedt RA, Lang H, Okamura HO, Schulte BA：Effects of furosemide applied chronically to the round window：a model of metabolic presbyacusis. J Neurosci 22：9643-9650, 2002.
20) Lopez I, et al：Aging and the human vestibular nucleus. J Vest Res 7：77-85, 1997.
21) Rosenhall U：Degenerative patterns in the Aging human Vestibular Neuro-epithelia. Acta Otolaryngol 76：208-220, 1973.
22) Van der Lann FL, Oosterveld WJ：Age and vestibular function. Aerospace Med 45：540-547, 1984.
23) Wall C, Black FO, Hunt AE：Effect of age, sex, and stimulus parameters upon vestibullocular responses to sinusoidal rotation. Acta Otolaryngol (Stockh) 98：270-278, 1984.
24) 徳増厚二：高齢者の体平衡—直立と足踏—. Equilibrium Res 54：45-56, 1995.

13. 集団としての年齢変化

13.1 栄養に関する年齢（国民健康・栄養調査から）

A. 幼小児〜青年・成人

ヒトは成長発達の過程において，摂取する食物の量やその内容・構成が変化する．生物学的には，身体の構成成分量の増加（＝成長）に必要な量，身体を維持するために必要な量（＝体格の大きさに依存），身体活動に由来するエネルギー消費量の変化に伴い必要となる量の総和として，それぞれの成長のステージにおいてエネルギーや各種栄養素の必要量が大きく変化する．

エネルギーおよび各栄養素に関して，それぞれの摂取必要量，栄養素不足や過剰および生活習慣病発症のリスクを低く保つために推奨あるいは目標とされる量などについては，「日本人の食事摂取基準（2005年版）」[1]に性・年齢階級，あるいは妊婦・授乳婦別に示されている．各栄養素について，性・年齢グループごとにヒト（特に日本人）を対象とした栄養学的実験が行われ，それぞれのグループに対して必要とされる摂取量が示されることが望ましい．しかし，実際には，特に小児に対しては，そのような実験を行うことは困難であるので，成人を対象に求められた値から，下記のような式を用いて外挿されることが多い[1]．

$$X = X_0 \times (W/W_0)^{0.75} \times (1+G)$$

X＝求めたい年齢階級の推定平均必要量
W＝求めたい年齢階級の基準体重
X_0＝推定平均必要量の参照値
W_0＝推定平均必要量の参照値が得られた研究の対象者の体重の代表値（平均値または中央値）
G＝成長因子（表1）

エネルギーおよび各栄養素の必要量や推奨量などの具体的な値については，日本人の食事摂取基準（2005年版）を参照されたい．本項では，毎年，厚生労働省が行う大規模な調査である国民健康・栄養調査の最新のデータ[2]を基に，性・年齢グループによって，どの程度，エネルギーおよび代表的な栄養素や食品群の摂取量の実態が異なるのかを示す．

実際のデータを解説する前に，国民健康・栄

表1 推定平均必要量の推定に用いられた成長因子（1歳以上）

年齢階級	成長因子
1〜 2歳	0.30
3〜14歳	0.15
15〜17歳（男児）	0.15
15〜17歳（女児）	0
18歳以上	0

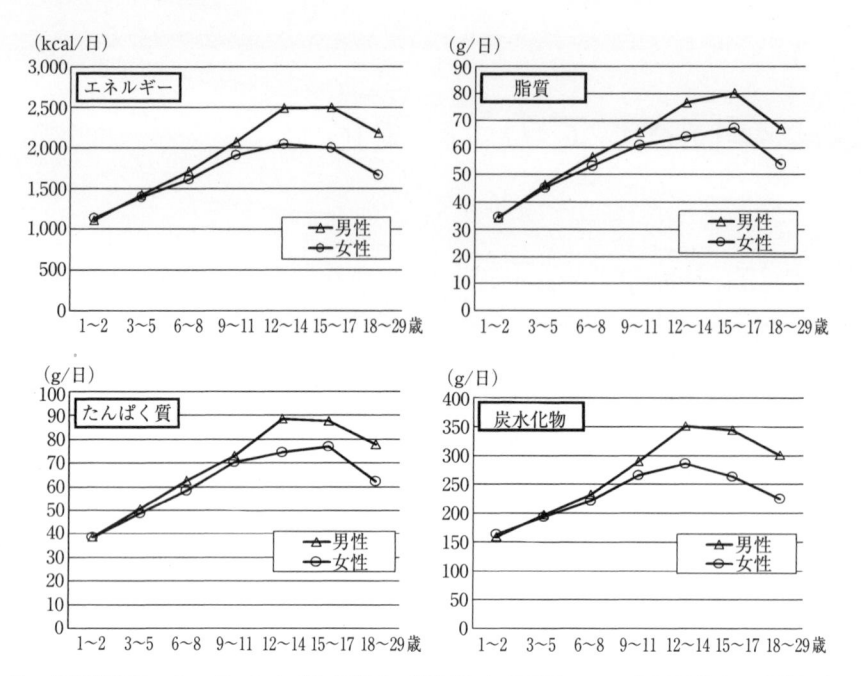

図1 性・年齢階級別エネルギーおよび主栄養素の摂取量（1日平均；2004年国民健康・栄養調査より）

養調査について簡単に説明する．この調査は，毎年11月に全国から無作為に抽出された300地区で行われる．約5,000世帯を対象とし，その世帯に属する1歳以上の者に対して，ある1日（平日）の食事について詳細な記録（各料理に使用されている食品の種類と量）が依頼される．その記録を基に，日本食品標準成分表に収載されている各食品中の栄養素含量の値を用いて，各対象者の1日あたりのエネルギーや栄養素摂取量が算出される．なお，カルシウム，鉄，ビタミンA, B_1, B_2, Cについては，食品への強化分やいわゆるサプリメントからの摂取量が把握され，それらを加えた摂取量が示されている．

図1に1歳から成人に至るまでの，3大栄養素（たんぱく質，脂質，炭水化物）およびエネルギーの摂取量を，性・年齢階級別（前述の食事摂取基準における年齢分けに従った）に示した．エネルギー摂取量は，男性では12～14歳，15～17歳でほぼ同じ量，女性では12～14歳が，15～17歳よりも若干高く，生涯を通じてピークに達している．たんぱく質は，男性では12～14歳でピーク，女性では15～17歳でピークとなる．他方，脂質は男女ともに15～17歳で，炭水化物では男女ともに12～14歳でピークとなっており，この時期に食事の構成要素の傾向が異なってきている．これらをエネルギーの構成要素としての比率でみると（図2），年齢による相対的な変化のパターンがわかる．総エネルギーに占める炭水化物の割合（炭水化物E％）は，男女ともに6～8歳でいったん低下するが，その後の"食べ盛り"の時期に上昇し，女子では15～17歳で再び大きく低下している．

主要なミネラルについて，図3に示す．カルシウムについては，男性では12～14歳で，女性では9～11歳および12～14歳でピークとなり，その後学校給食への依存度が低くなるためか，急激に摂取量が低下する．一方，鉄は男女ともに15～17歳でピークとなりその後もほぼ一定に保たれる．野菜，果物などに多く含まれるカリウムは，男女ともに12～14歳でピークとなりその後漸減，ナトリウム摂取量を「食塩相当量」として換算した値は，男性は成人に至

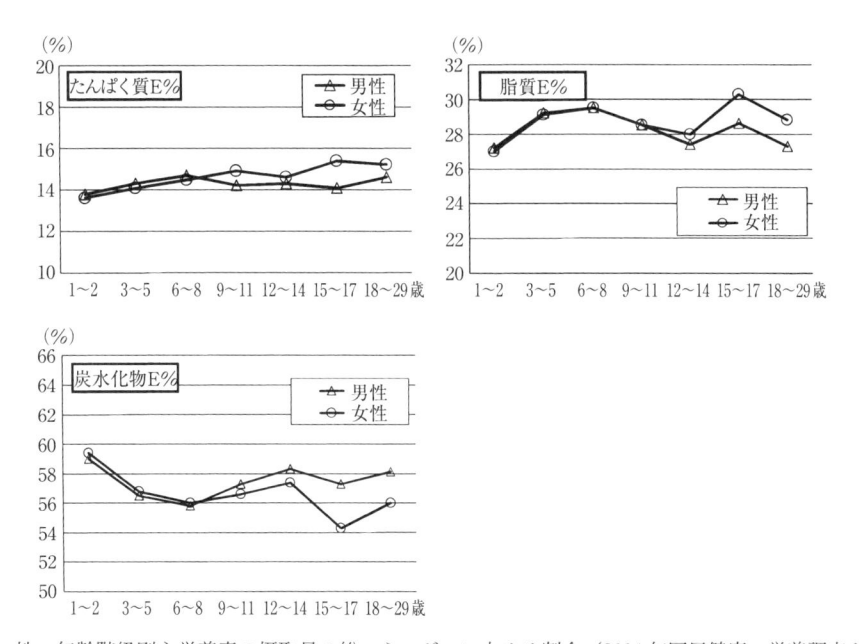

図2 性・年齢階級別主栄養素の摂取量の総エネルギーに占める割合（2004年国民健康・栄養調査より）

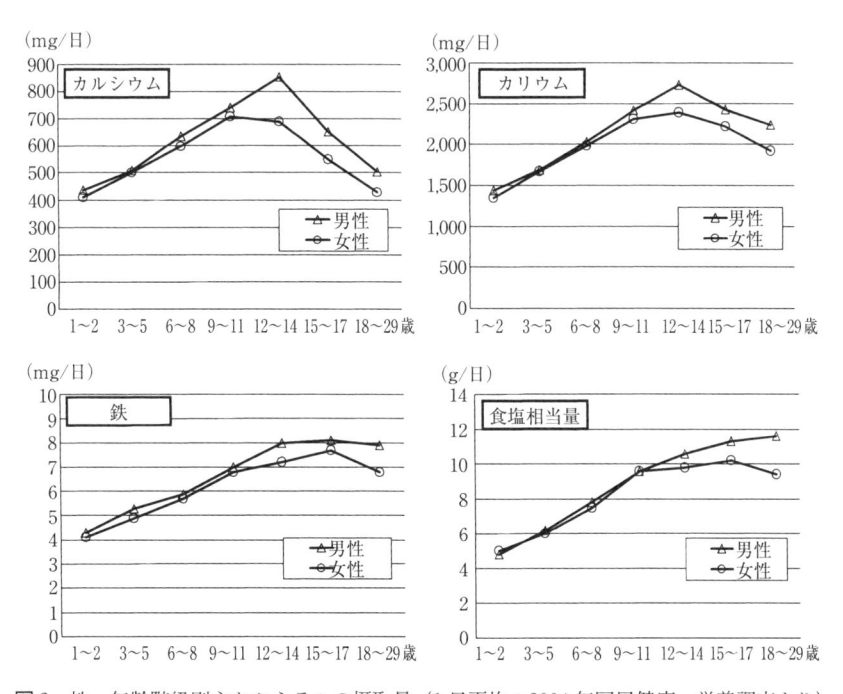

図3 性・年齢階級別主なミネラルの摂取量（1日平均；2004年国民健康・栄養調査より）

るまで一様に増加，女性では15～17歳でピークとなり1日量の平均として10gを超える．なお，食事摂取基準では，高血圧などの生活習慣病のリスクを相対的に軽減させるための1日の摂取「目標量」として，成人男性で10g未満，女性で8g未満をあげている．

ビタミン（図4）については，ビタミンAでは男性で12～14歳，女性で15～17歳にピークがありその後減少するが，ビタミンB_1，B_2，Cについては，全体として年齢とともに

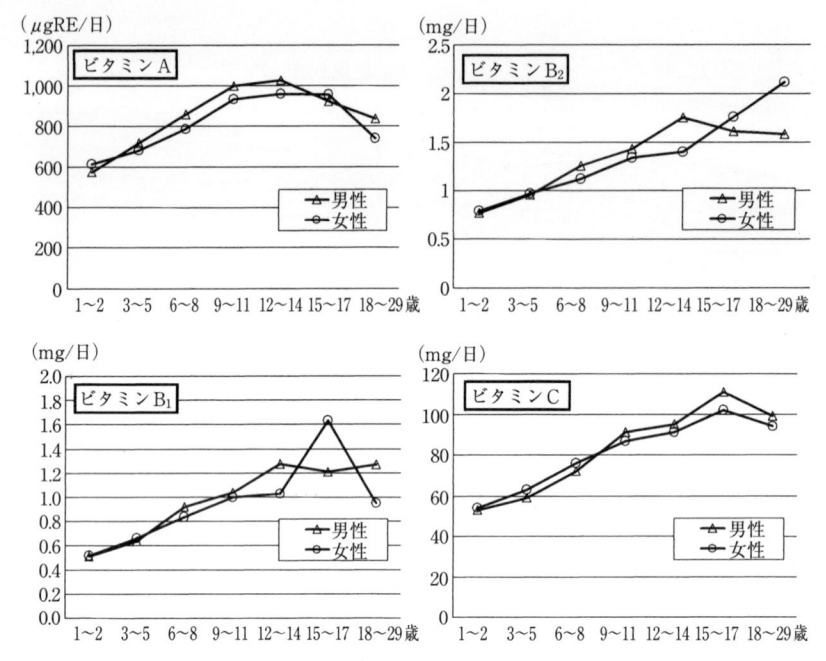

図4 性・年齢階級別主なビタミンの摂取量（1日平均；2004年国民健康・栄養調査より）

漸増し，15歳以降は横ばいの傾向にある．なお，女性のビタミンB_1摂取量が15〜17歳で跳ね上がっているのは，いわゆるサプリメントから多量の摂取をしていた者がいたために，集団平均値が高くなっているものと思われる．

これまで示したエネルギーや栄養素の摂取パターンの変化を説明するものが，各食品群の摂取量の年齢による変化である．特徴的あるいは重要と思われる食品群のみをとりあげて図5に示した．主食の中心として特徴的に変化するのが米・米加工品（食品成分表の食品項目に従って，「精白米」ではなく実際に食事として口にする「飯」としての重量として表されている）である．男女ともに15〜17歳でピークとなっているが，成長期において男性での増加の程度が顕著である．一方，野菜類については男女ともに12〜14歳以降はほとんど横ばいで男女差も小さい．果実類はきわめて特徴的で，1〜2歳から12〜14歳の年齢階級ではほとんど変わりなく，その後むしろ減少している．また，豆類（大豆・大豆製品を含み，味噌は含まない）

については，男性で12〜14歳，女性で9〜11歳がピークとなっている．動物性食品の代表である肉類，魚介類，乳類もそれぞれ年齢による変化のパターンが特徴的であり，肉類は男女ともに15〜17歳で大きなピークを示し，魚介類は男性ではほぼ一様に増加，女性では15〜17歳でピークを示している．乳類（牛乳，乳製品）については，男性で12〜14歳をピークとして急激に増加し，その後激減することが特徴的である．女性においては男性ほど極端なピークはみられていないが，15〜17歳以降は急速に減少している．一方，嗜好飲料については，男女ともに15歳以降急速に増加している．

以上，多くの栄養を母乳に依存する乳児期を過ぎた1歳以降から，成人に至るまでの過程で，エネルギー，各種栄養素や食品群の摂取のパターンが大きく変化することを，国民健康・栄養調査の公表データを整理して示した．このデータは調査時点（2004年11月）での一断面の性・年齢差を表したものであり，その時点での各"世代"の差異も含んでおり，年齢変化の

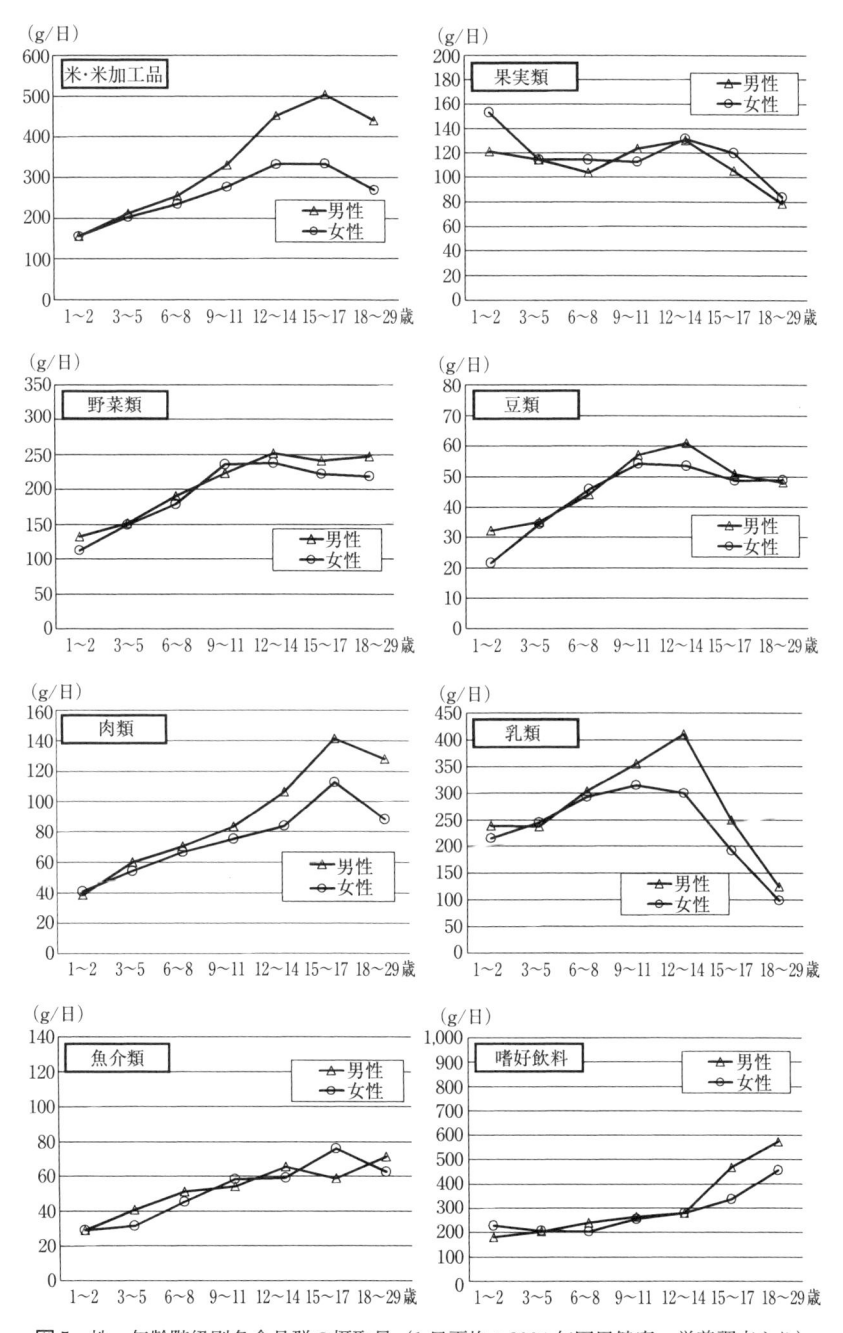

図5　性・年齢階級別各食品群の摂取量（1日平均：2004年国民健康・栄養調査より）

みに由来するものではないことに留意する必要がある．いずれにしても成長期においては，年齢によって食事のパターンが大きく異なっており，そのことから健康や疾病発症に与える影響を考察するうえで，国民健康・栄養調査のデータは貴重な資料となっている． ［吉池信男］

■文献
1) 厚生労働省：日本人の食事摂取基準（2005年版），第一出版，東京，2005．
2) 厚生労働省：平成16年国民健康・栄養調査報告，第一出版，東京，2006．

B. 成人～老年

成人期以降は，エネルギーおよび各種栄養素の摂取必要量は，小児期から成人期にかけての成長期と比べると，年齢による変化は少ない．しかし，エネルギーについては，加齢に伴い基礎代謝量が低下し，代謝的に活発な除脂肪体重が減少することに加えて，生活活動の低下などのために身体活動によるエネルギー消費量が減少することなどから，推定エネルギー必要量は加齢に伴い低下する[1]．また，女性においては，鉄の推定平均必要量は閉経前後で大きく異なっている（9.0 mg → 5.5 mg）．たんぱく質については，高齢者では身体活動量の低下による骨格筋のたんぱく質代謝が低下するとともに，エネルギー摂取量が少ないと体重あたりの必要量が増加するといわれている[1]．

日本人の食事摂取基準（2005年版）[1]では，高齢期の値は「70歳以上」のグループとして示されている．高齢者福祉施設などにおける要介護者を含めて後期高齢者に対する栄養ケアマネジメントの実践を考えると，より高齢（たとえば「80歳以上」）のグループに対する値が提示されることが望まれる．しかし，実際に後期高齢者を対象として行われた研究データはきわめて限られており，値を設定することは現時点では困難である．また，小児においては，乳児期における母乳の摂取量から推定した1日の「目安量」を参照しながら，成人における必要量のデータを外挿して値が定められた．しかし，高齢者においては，代謝活性や消化・吸収率の変化，体位（体重，除脂肪体重など）の変化，身体活動レベルの変化など多くの要因が複雑に摂取必要量に影響を及ぼすものと考えられるために，成人期のデータからの単純な外挿も困難である．

エネルギーおよび各栄養素の必要量，推奨量などの具体的な値については，日本人の食事摂取基準（2005年版）を参照されたい．本項では，毎年，厚生労働省が行う大規模な調査である国民健康・栄養調査の最新のデータ[2]を基に，性・年齢グループによって，どの程度，エネルギーおよび代表的な栄養素や食品群の摂取

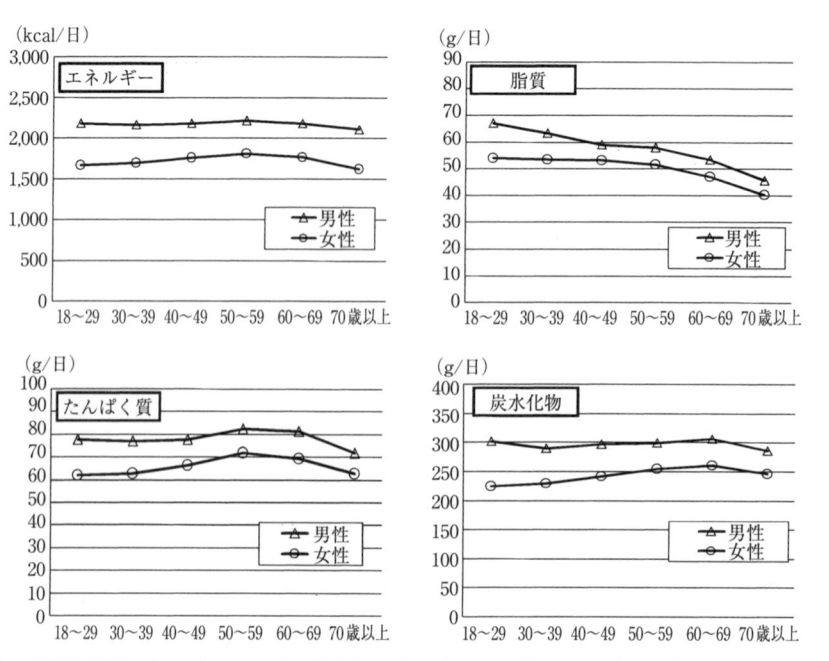

図1 性・年齢階級別エネルギーおよび主栄養素の摂取量（1日平均；2004年国民健康・栄養調査より）

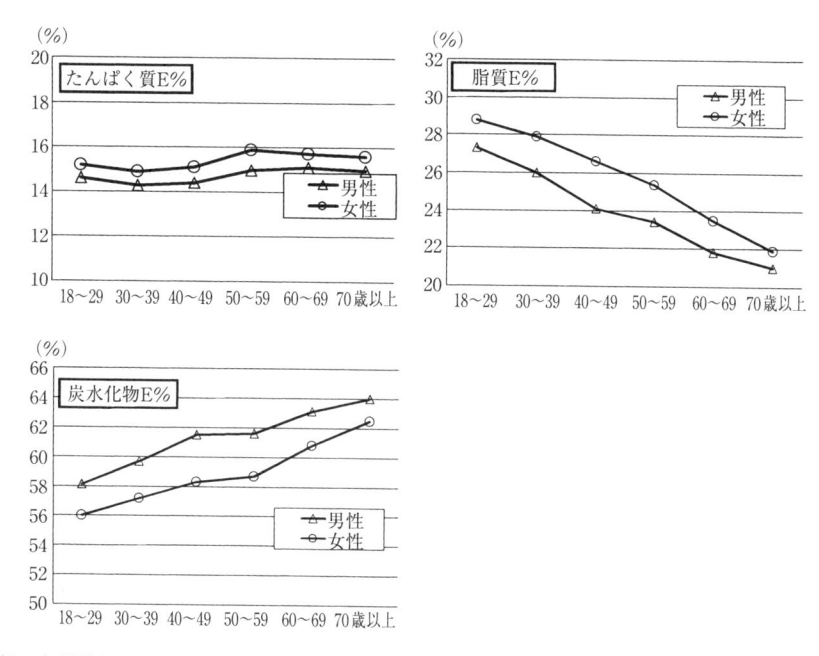

図2 性・年齢階級別主栄養素の摂取量の総エネルギーに占める割合(2004年国民健康・栄養調査より)

量が異なるのかを示す.なお,国民健康・栄養調査の概要については,前項「A. 幼小児〜青年・成人」を参照されたい.

図1に成人から老年に至るまでの,3大栄養素(たんぱく質,脂質,炭水化物)およびエネルギーの摂取量を,性・年齢階級別(前述の食事摂取基準における年齢分けに従った)に示した.エネルギー摂取量は,すでに男性では12〜17歳,女性では12〜14歳でピークに達し,その後18〜29歳では男女ともにピーク時より約300 kcal低下し,成人期ではほぼ一定している.70歳以上では60歳代と比較して男性で約70 kcal,女性で約150 kcal低下している.たんぱく質については,男女ともに30歳代と比較して,40, 50歳代で増加し,70歳以上では60歳代と比較して男性で約10 g,女性で約7 g低下している.一方,脂質は男女ともに年齢とともに減少するが,その傾向は男性で顕著であり,70歳以上の摂取量は18〜29歳と比較して20 g以上も少なくなっている.それに対して,炭水化物の摂取量は成人期以降は男女ともにほぼ一定で,女性では18〜29歳から60〜69歳まで漸増している.これらをエネルギーの構成要素としての比率でみると(図2),年齢による相対的な変化のパターンがわかる.最も特徴的な変化は,年齢とともに脂質E%が低下し,おおよそその分(男女ともに18〜29歳から70歳以上で約6%の変化)のエネルギーが炭水化物で置き換わることである.一方,たんぱく質E%については多少の変化はあるものの,全体に占める%の変化量は大きくない.

主要なミネラルについて,図3に示す.カルシウムについては,成人期では,男性は30歳代で最低となり60歳代まで年齢とともに増え,女性は18〜29歳が最低で60歳代まで直線的に増加している.この時期における年齢差は大きく,女性では約160 mgの差がみられ,これは40歳代女性の1日摂取量の約1/3に及ぶ.鉄およびカリウムは,年齢による変化の傾向としてはカルシウムに近似しているが,その変化量はカルシウムほどではない.ナトリウム摂取量を「食塩相当量」として換算した値は,男女ともに60歳代がピークとなっている.両者の折

360   13. 集団としての年齢変化

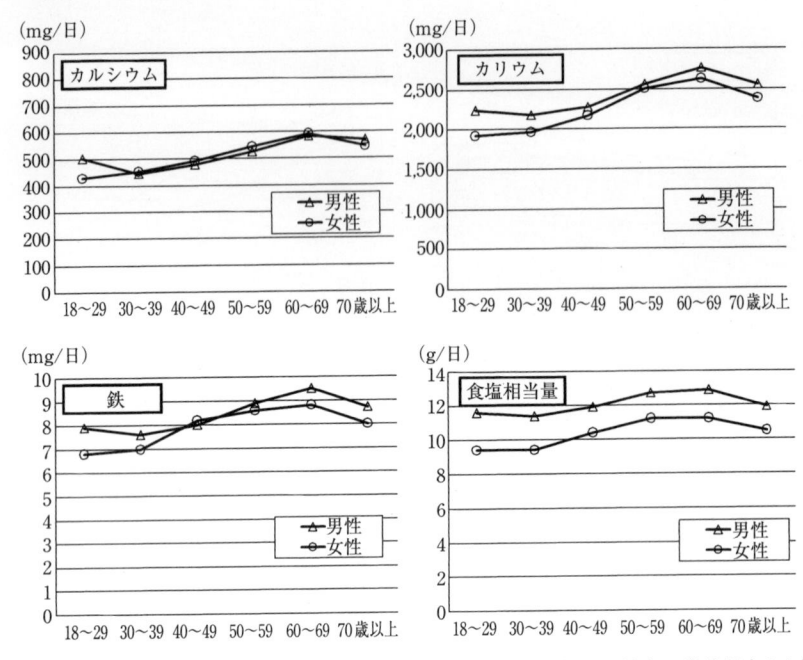

図3　性・年齢階級別主なミネラルの摂取量（1日平均；2004年国民健康・栄養調査より）

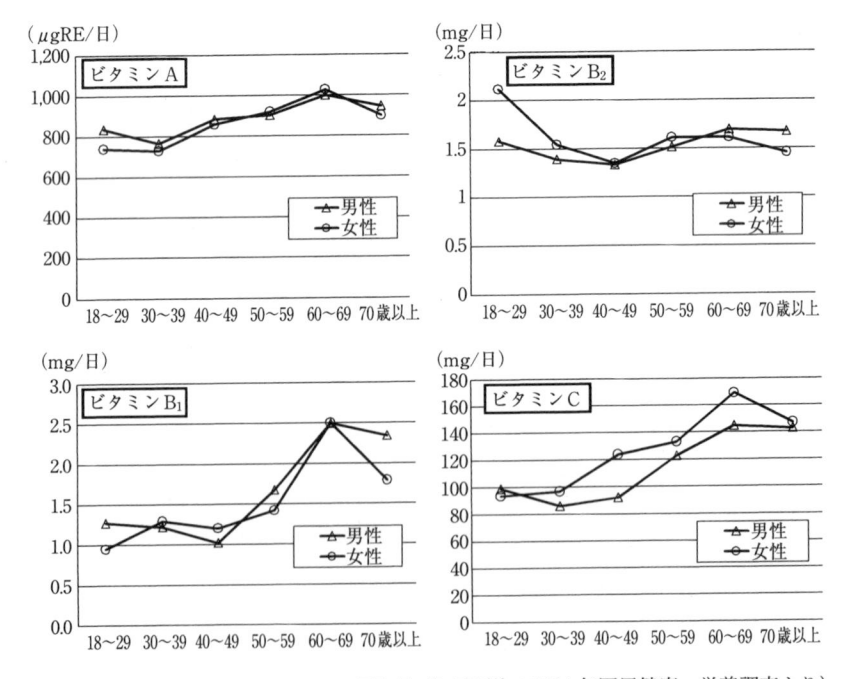

図4　性・年齢階級別主なビタミンの摂取量（1日平均；2004年国民健康・栄養調査より）

れ線はほぼ並行しているのが特徴であるが，いずれも食事摂取基準で示されている高血圧などの生活習慣病のリスクを相対的に軽減させるための目標量（成人男性で10g未満，女性で8g未満）よりも高い値である．

ビタミン（図4），特にビタミンB_1，B_2では食品中から通常摂取される量の何十倍もの量をいわゆるサプリメントなどから簡単に摂取で

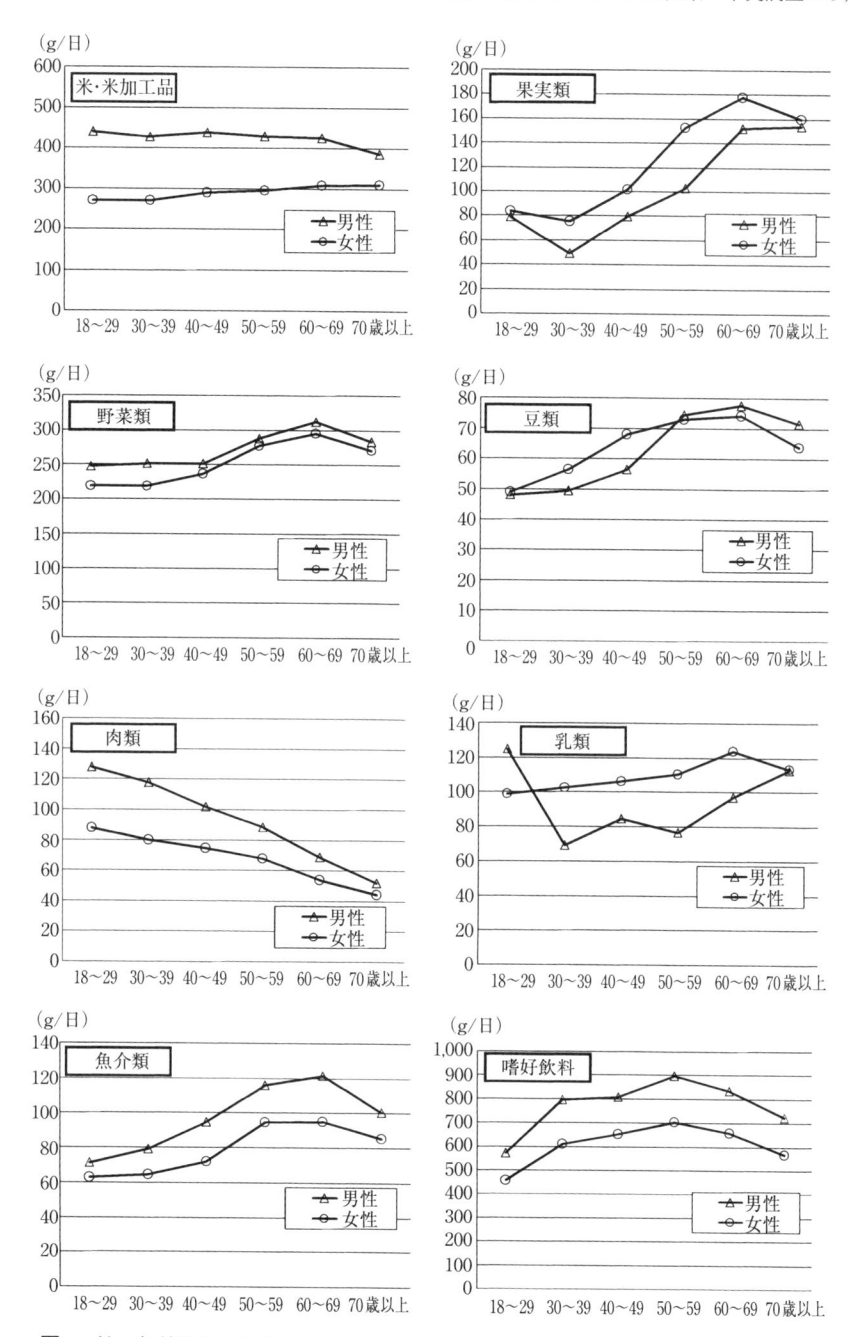

図5 性・年齢階級別各食品群の摂取量（1日平均；2004年国民健康・栄養調査より）

きるため，集団としての平均値の変動も大きくなる．特にビタミンB_1については多くの「総合ビタミン剤」に配合されていることもあり，60歳代以降での摂取量が急に増えている．

これまで示したエネルギーや栄養素の摂取量のパターンの変化を説明するものが，各食品群の摂取量の年齢による変化である．特徴的あるいは重要と思われる食品群のみをとりあげて図5に示した．米・米加工品（食品成分表の食品項目に従って，「精白米」ではなく実際に食事として口にする「飯」としての重量として表されている）については，成人期以降男性では

70歳以上を除いてほぼ横ばい，女性では年齢とともに漸増している．野菜類については，男女とも60歳代でピークとなっている．果実類は特に男性30歳代で低く，それ以降は男女ともに60歳代まで大きく増加（女性では2倍，男性では3倍程度）している．豆類（大豆・大豆製品を含み，味噌は含まない）についても，男女ともに60歳代でピークとなっている．肉類の摂取量も特徴的で，18～29歳の摂取量と比較すると70歳以上では男女ともに約1/2となっている．一方，魚介類については男女ともに60歳代がピークとなっている．乳類（牛乳，乳製品）については，男性で18～29歳から30歳代にかけて大きく減少する．30歳代の摂取量は，ピークである12～14歳（410.8 g）と比較すると約1/6になっている．女性では成人から老年期での変化はあまり大きくない．一方，嗜好飲料については，男女ともに50歳代でピークとなり，比較的大きな変化がみられている．

これら成人期以降の食品群別摂取量の年齢による違いはきわめて特徴的である．このデータは調査時点（2004年11月）での一断面の性・年齢差を表したものであり，加齢による自然の変化を直接的に示したものではない．日本人全体の食品の摂取パターンは，国民栄養調査の過去のデータからみると，1950～70年にかけて最も大きく変化している．「成人から老年」として摂取量の違いをみてきた世代は，この時代に小児期から成人期を過ごしてきた者であり，過去において形成された個々人の食習慣の違いが現時点での「世代」間の摂取量の差として現れているのかもしれない．より詳細には，出生コホート分析などによる解釈を試みる必要があるが，残念ながら国民健康・栄養調査（2002年までは国民栄養調査）では，1994年までは世帯全体として摂取量が調べられていて，性・年齢階級別にデータが得られないことから，そのような解釈を難しくしている．　　　［吉池信男］

■文献
1) 厚生労働省：日本人の食事摂取基準（2005年版），第一出版，東京，2005.
2) 厚生労働省：平成16年国民健康・栄養調査報告，第一出版，東京，2006.

13.2 有訴(通院・受療)に関する年齢(国民生活基礎調査と患者調査)

A. 幼小児～青年・成人

a. 有訴者率(国民生活基礎調査)[1)]

われわれは,普段と異なるからだの違和感を感じることで,自分の健康状態をモニターし,その程度が大きい場合には,医療機関を受診する.そのような感覚の訴えを医療者側は,自覚症状という.医療機関では,患者の主要な自覚症状を主訴としてまずとりあげる.自覚症状は,患者のQOLに関係し,これを改善することを治療の最大目的とするものである.国民が集団としてどのような自覚症状を訴えているかについての調査には,国民生活基礎調査の有訴者率がある.国民のQOLに関する調査ともいえる.

国民生活基礎調査は,1985年まで毎年実施されていた厚生行政基礎調査,国民健康調査,国民生活実態調査,保健衛生基礎調査の4調査が統合したものであり,3年に1回,国民の保健,医療,福祉,年金,所得についての調査が1986年から実施されている.全国の28万世帯と世帯員78万人を対象とした調査である.ここでは,最新の2004年の結果を示すものである.

国民生活基礎調査の健康調査では,入院者を除いた世帯員に「あなたはここ数日,病気やけがなどで体の具合の悪いところ(自覚症状)がありますか」という質問があり,それに対して「ある」と答えた場合に,複数回答で症状を選択した結果が有訴者率である.また,最も気になる症状,病院や診療所でみてもらうほどか,治療を受けているかどうか,についても質問している.

人口千人対有訴者率は乳幼児期(0～4歳)が高いが,小児期(5～14歳)に低値を示し,成人期は,加齢とともに高くなる(図1).乳幼児と小児期は,男性のほうが女性より有訴者率が高いが,思春期から成人期にかけては,女性のほうが,有訴者率が高くなる.

乳幼児期に多い訴えは,「鼻がつまる・鼻汁が出る」「せきやたんがでる」「熱がある」であり,急性の感冒症状と思われる症状が多く,そ

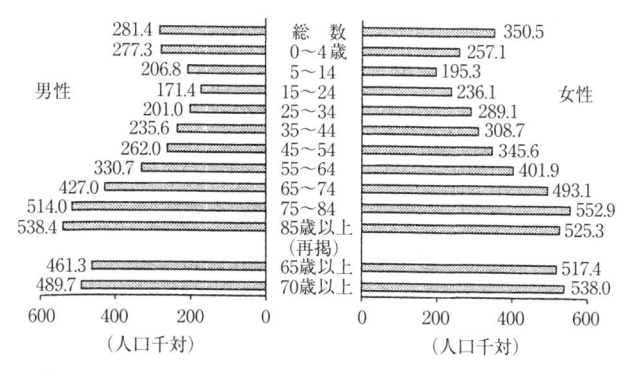

男性		女性
281.4	総数	350.5
277.3	0～4歳	257.1
206.8	5～14	195.3
171.4	15～24	236.1
201.0	25～34	289.1
235.6	35～44	308.7
262.0	45～54	345.6
330.7	55～64	401.9
427.0	65～74	493.1
514.0	75～84	552.9
538.4	85歳以上	525.3
	(再掲)	
461.3	65歳以上	517.4
489.7	70歳以上	538.0

図1 性・年齢階級別にみた有訴者率(人口千対)(2004年)
資料:厚生労働省「国民生活基礎調査」
注:総数には年齢不詳を含む.

れぞれ人口千人対156人，118人，61人である．すなわち，10人に1人ぐらいは，調査時に感冒症状があることになる．また，「かゆみ（湿疹・水虫など）」の有訴者率が人口千人対40.9人と多いのは，アトピー性皮膚炎の症状を反映している可能性がある．

小児期（5〜14歳）には，成長に伴う免疫能の発達により，「熱がある」の有訴者率が減少するが，乳幼児期の他の症状は同様に上位を占める．しかし，これらは，感冒症状というよりアトピー症状である可能性も高い．思春期・青年期（15〜24歳）では，有訴者率は一生のうちで比較的に低い時期である．症状としては「鼻がつまる・鼻汁が出る」が最も多いが，「体がだるい」「肩こり」など成人の症状が上位を占め，「月経不順・月経痛」の訴えも多くなり，それぞれ，20人に1人ぐらいの有訴者率である．

壮年期（25〜34歳，35〜44歳）では，「肩こり」「腰痛」「体がだるい」「頭痛」などの症状が上位を占め，人口千人対100〜50人の有訴者率である．これらの症状は，不定愁訴にも位置づけられるものである．不定愁訴は，器質的疾患の裏づけがない複数の漠然とした症状と定義される．女性の「月経不順・月経痛」の訴えはこの年代に多い．

実年期（45〜54歳，55〜64歳）では，全体の有訴者率が増加してきて3人に1人が症状を訴えてくるとともに，訴える症状の種類も多岐にわたるようになる．症状として多い順に「肩こり」「腰痛」「手足の関節が痛む」「体がだるい」「頭痛」「目のかすみ」「かゆみ（湿疹・水虫など）」「手足のしびれ」などであり，10人に1人から20人の1人の有訴者率である．これらは，加齢に伴う身体機能の低下に伴う症状である．

b．通院者率（国民生活基礎調査）[1]

日本における疾病のなかで，どのような疾病がどの程度の負荷（disease burden）となっているかをみる指標として，死亡率以外に有病率の指標がある．有病率は，ある人口集団において，ある時点において，当該疾病をもつものの割合を表す指標であり，国民医療費などに直接関係するものである．一方，罹患率は，ある人口集団において，ある期間の間に当該疾病が新たに発症する割合である．有病率は罹患率×有病期間で近似されるものであり，高血圧症や精神疾患など有病期間が長いものは有病率が高くなる．有病率をみる指標としては，住民全体を調査して疾病の頻度をみる方法が必要であり，国民生活基礎調査はそのような方法である．

国民生活基礎調査では，通院の状況について，「あなたは現在，傷病（病気やけが）で病院や診療所（医院，歯科医院），老人保健施設，あんま・はり・きゅう・柔道整復師（施術所）に通っていますか．（往診，訪問診療を含む）」と質問し，通っていると答えた者には，傷病名を記入するようにしている．これを，通院者率という．医療施設を調査した患者調査に近いものを，患者側から調査したものであり，一時的な病気ではなく，継続的に通院している状況を調査したものである．

2004年調査の性・年齢階級別通院者率（図2）は，ほぼ有訴者率（図1）と類似した分布と人口千人対の割合を示す．

乳幼児期（0〜4歳）に多い傷病は，「急性咽頭炎（かぜ）」と，「アトピー性皮膚炎」であり，それぞれ人口千人対45.7と37.6人であり，有訴者率の症状とあっている．

小児期（5〜14歳）には，通院者率は乳幼児に比較して減少し，「ムシ歯」「アレルギー性鼻炎」「アトピー性皮膚炎」が主要な傷病である．乳幼児期に比較して，アレルギー性鼻炎が増加し，アトピー性皮膚炎が減少するのは，アレルギーマーチを示唆する．

思春期・青年期（15〜24歳）では，有訴者率が低いように，通院者率も一番低い．上位の

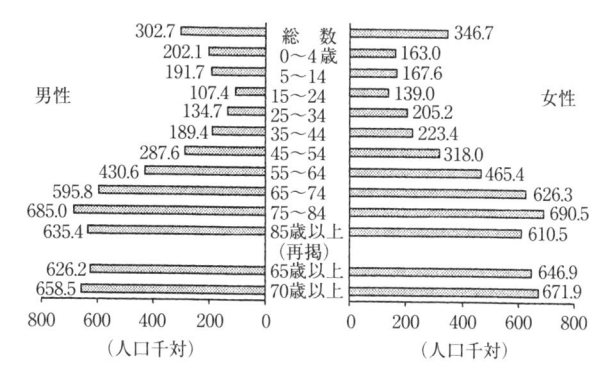

図2　性・年齢階級別にみた通院者率（人口千対）（2004年）
資料：厚生労働省「国民生活基礎調査」
注：総数には年齢不詳を含む．

男性　　　　　　　　　　　　　　　　　　　　女性
総数　302.7 / 346.7
0〜4歳　202.1 / 163.0
5〜14　191.7 / 167.6
15〜24　107.4 / 139.0
25〜34　134.7 / 205.2
35〜44　189.4 / 223.4
45〜54　287.6 / 318.0
55〜64　430.6 / 465.4
65〜74　595.8 / 626.3
75〜84　685.0 / 690.5
85歳以上　635.4 / 610.5
（再掲）
65歳以上　626.2 / 646.9
70歳以上　658.5 / 671.9

傷病は,「ムシ歯」「アトピー性皮膚炎」であり，約50人に1人の通院者率である．

壮年期前期（25〜34歳）では，青年期と同様の通院者率であり，「ムシ歯」「アトピー性皮膚炎」が上位を占める．壮年期後期（35〜44歳）では，「ムシ歯」が最も多いが，若年期と異なり，種々の成人期の主要傷病の増加がみられ，「腰痛症」「肩こり症」「高血圧症」が「ムシ歯」に次ぐ通院者率である．

実年期（45〜54歳，55〜64歳）では，全体の通院者率が増加してきて3人に1人が通院しているとともに，生活習慣病が増加してくる年代である．通院者率の多い順に「高血圧症」「高脂血症」「糖尿病」「ムシ歯」「腰痛症」「歯肉炎・歯周疾患」「肩こり症」となり，有訴者率に現れないサイレントな疾病である生活習慣病が上位を占めるようになる．55〜64歳の年代では，上位3疾患の生活習慣病による通院者率は，人口千人対それぞれ146.2, 59.3, 55.8である．この年代では，症状があって医療機関を受診する傷病ではなく，健康診断などで指摘された検査値異常による傷病が主要な傷病となってくる．そのため，有訴者率に反映されない傷病が多くなるといえる．

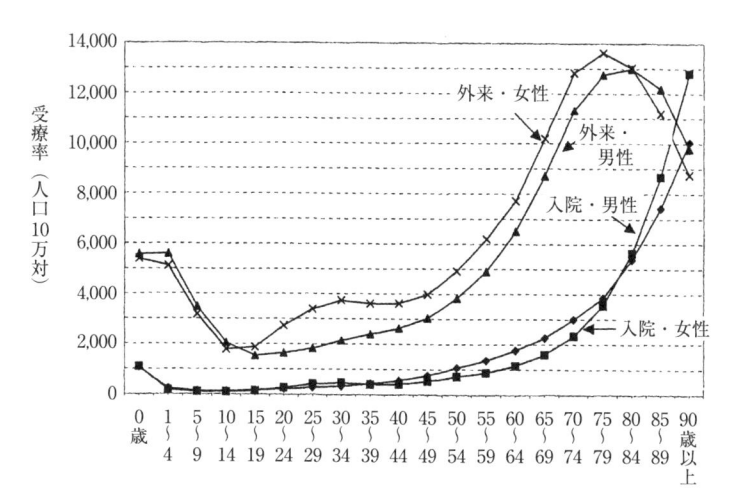

図3　性・年齢階級別受療率（人口10万対）―入院，外来―（2002年10月）
資料：厚生労働省「患者調査」

c. 受療率（患者調査）[2]

有病率をみる指標としては，医療施設を外来受診や入院治療している患者の割合を調査する患者調査がある．調査日に医療施設を受診していない患者が含まれないことや，受診は医療保険制度に影響される問題点があるが，医療施設による診断がなされた結果なので，疾病の診断が正確である利点がある．

患者調査は，1953（昭和28）年から毎年行われ，1983（昭和58）年から3年に1回行われるようになり，受療率と推計患者数が出されている．調査では，10月の指定された1日の入院患者，外来患者を調査され，疾病ごとに入院・外来別の患者数，受療率（人口10万人あたり）を推計するものである．医療施設は無作為抽出された，病院，一般診療所，歯科診療所である．ここでは，2002年度調査結果を示す．

推計患者数を人口で割って，人口10万人あたりの患者数を求めたのが受療率である．外来受療率は，前述の通院者率に相当する調査である．年齢階級別受療率は，0～4歳が高く，15～19歳で最低になり，その後加齢に伴い上昇する（図3）．総数では，人口10万対5,083人であり，人口千人では51人程度であり，国民生活基礎調査の通院者率よりかなり低い値で約1/6であるのは，通院していても調査当日に医療機関を受診しない人が多くいるからである．

1) 外来受療率

乳幼児期（0～4歳）に多い傷病は，呼吸器系の疾患の「急性上気道感染症」（著者註：カゼを含む）と「急性気管支炎及び急性細気管支炎」「喘息」と，「皮膚及び皮下組織の疾患」（皮膚炎及び湿疹が主），「耳及び乳様突起の疾患」（中耳炎が主），腸管感染症である．感染症とアレルギー性疾患の多い時期である．

小児期（5～14歳）には，受療率は減少し，乳幼児期と同じ傷病に加えて，「う蝕」（ムシ歯のこと）の受療率が増加してくる．また，この時期は，高齢者と同様に「損傷，中毒及びその他の外因の影響」（以下損傷）が多い時期である．免疫能の発達によって感染症による傷病が減少してくる時期である．

思春期・青年期（15～24歳）は，外来受療率が最も低い．傷病名では，「損傷」が最も多い．また，「精神及び行動の障害」の受療率が増加してくる年代である．男女別では，この時期に女性の受療率が高いのは，「尿路生殖系の疾患」と「妊娠，分娩及び産じょく」がこの時期の女性に多いからである．

壮年期前期（25～34歳）では，青年期と類似した受療率であるが，「う蝕」と「歯肉及び歯周疾患」が上位を占めるようになる．壮年期後期（35～44歳）では，「歯肉及び歯周疾患」受療率が，「う蝕」の受療率を上回る．また，加齢とともに増加する「筋骨格系及び結合組織の疾患」，「内分泌，栄養及び代謝疾患」（糖尿病，高脂血症を含む），「循環器系の疾患」（高血圧性疾患を含む），「新生物」（がんを含む）の受療率の増加がみられる．

実年期（45～54歳，55～64歳）では，全体の受療率が増加してくる．65～69歳は，45～49歳に比較して約3倍の受療率となる．受療率では，「高血圧症」「高脂血症」「糖尿病」が上位を占めるようになる．外来受療率の傷病名は，国民生活基礎調査の通院者率に類似している．

2) 入院受療率

入院受療率は，調査日に入院している患者調査による．したがって，入院期間が長い傷病の受療率が高くなる．入院受療率は全体では，外来受療率の約1/5である．年齢階級別では，0歳時（乳児期）を除いて，幼児期から青年期までは低い入院受療率である．

乳児期では，「周産期に発生した病態」と「呼吸器系の疾患」が多い．青年期から壮年期前期にかけて増加する受療率は，「精神及び行動の障害」による．実年期の後半になってくる

と，「精神及び行動の障害」とともに，「循環器系の疾患」（脳血管疾患が多い）と「新生物」（がん）の入院受療率が増加してくる．外来受療率が高い「高血圧症」「高脂血症」「糖尿病」の入院受療率は高くない．

3）総患者数

総患者数は，継続的に医療を受けている者（調査日に医療施設を受療していない者を含む）を推計するものである．その推計式は下記である．総患者数＝入院患者数＋初診外来患者数＋再来患者数×平均診療期間×調整係数（6/7）．平均診療期間は，診療の間隔を，調整係数は，1週間のうちの診療実数を示している．

総患者数は，国民のうちその傷病で医療機関に外来通院あるいは入院している総人数を推計するものであり，国の疾病負荷のよい指標である．総患者数では，多い順に高血圧性疾患698.5万人，歯および歯の支持組織の疾患487万人，糖尿病228.4万人，脊柱障害186.2万人，高脂血症139.1万人，脳血管疾患137.4万人，白内障129.2万人，悪性新生物128万人，喘息106.9万人，虚血性心疾患91.1万人，急性上気道感染症81.2万人，などである．多くは，実年期以降に増加してくる疾患で，慢性に経過する疾患である．これらの傷病対策が，国民の健康状態を高めるうえで重要となる．

[川久保　清]

■文献
1) 厚生統計協会：厚生の指標臨時増刊　国民衛生の動向，p 69，厚生統計協会，東京，2006．
2) 厚生労働大臣官房統計情報部編：平成14年患者調査，厚生統計協会，東京，2004．

B. 成人〜老年

わが国の65歳以上の高齢者人口は2005年国勢調査によれば，約2682万人と総人口の21.0%を占め，2018（平成30）年には約3420万人（総人口の27.3%）に達すると推定されている．また，疾病構造については，従来，死因として主要な位置を占めていた結核をはじめとする感染症が戦後減少し，悪性新生物（がん），脳血管疾患，心疾患といった発症の前後とも長い経過をとる，いわゆる慢性疾患が増加している．さらに近年の著しい高齢化に伴い，上述の慢性疾患とともに，高齢期における日常の生活機能あるいは自立状態を容易に低下せしめる転倒，失禁，低栄養，うつ状態などの老年症候群（あるいは廃用症候群）が介護予防の観点からも，その対応が緊急の課題となっている．

このような人口の高齢化，生活習慣病の増加，そして高齢期の生活機能を傷害する老年症候群の対策など，健康医療を取り巻く環境は大きく変化し，国民ニーズもきわめて多様化している．したがって，このような状況に対応するためにも，疾病および障害（外傷，事故など）の状況とその生活に与える影響とを的確に把握することが不可欠であり，いわばからだの年齢に応じたきめ細かな対応が必要である．

国民全体の疾病や障害の構造とその影響を世帯の面から調査しているものが，厚生労働省の実施している「国民生活基礎調査」である．この調査は，1986（昭和61）年に開始され，3年ごとに健康に関する項目を含めた大規模調査を行うものである．さらに1989年調査からは高齢社会を反映し，疾病や傷害の有無のみならず日常生活への影響も加味した総合的な視点をふまえた調査を行っており，自覚症状，通院状況，生活影響を独立の指標として，それぞれの組み合わせによって，国民の健康状態の実際を

表1 有訴者率（人口千対），性―年齢階級・症状（複数回答）別（2004年）

	総数	男性	女性	0～4歳	5～14	15～24	25～34	35～44	45～54	55～64	65～74	75～84	85歳以上	65歳以上（再掲）	70歳以上（再掲）
全身症状															
熱がある	10.7	9.8	11.6	60.5	15.3	10.3	10.7	8.0	6.2	5.3	5.2	7.0	13.1	6.5	7.0
体がだるい	49.8	41.9	57.2	7.5	15.3	45.2	60.2	64.5	59.7	52.0	50.7	59.0	61.3	54.4	56.5
眠れない	28.7	21.3	35.6	2.7	3.0	12.8	18.2	20.5	26.0	40.5	57.6	65.2	65.0	60.8	63.5
いらいらしやすい	30.2	22.3	37.6	1.6	9.5	29.7	39.4	38.2	32.4	31.7	35.8	31.8	26.4	33.6	32.3
もの忘れする	39.8	30.2	48.8	0.1	2.9	10.7	14.1	16.7	29.3	49.3	87.2	142.7	181.7	114.2	130.1
頭痛	40.4	23.2	56.5	2.7	16.7	37.1	50.0	54.6	47.4	40.8	41.5	44.1	40.3	42.3	42.3
めまい	21.0	12.0	29.5	0.2	3.3	15.1	18.0	19.3	20.2	23.7	35.7	44.0	45.5	39.3	42.1
眼															
目のかすみ	44.5	34.4	54.0	0.7	2.9	10.9	13.2	19.2	45.2	68.5	102.0	121.9	129.8	111.1	118.1
物を見づらい	33.4	27.1	39.2	0.6	7.0	10.1	8.7	12.2	39.3	47.6	69.0	93.2	112.6	81.0	88.8
耳															
耳なりがする	26.7	23.5	29.7	0.7	2.8	7.2	9.6	13.2	23.0	43.2	67.9	64.5	42.2	64.5	64.2
きこえにくい	29.5	27.2	31.7	4.2	5.2	6.2	5.7	7.9	14.9	31.5	65.6	124.6	201.6	97.5	116.7
胸部															
動悸	20.5	15.7	25.1	0.4	0.6	4.1	9.0	12.3	19.5	28.5	43.7	60.8	64.1	51.2	56.3
息切れ	17.9	17.3	18.5	0.2	1.1	4.6	6.0	7.1	13.0	22.4	41.6	63.8	75.2	52.0	58.9
前胸部に痛みがある	10.9	10.1	11.5	0.1	1.3	5.0	6.6	7.2	9.9	15.9	21.9	25.6	21.2	23.1	24.0
呼吸器系															
せきやたんが出る	52.5	55.0	50.2	118.1	50.6	29.1	40.5	41.3	37.1	52.6	69.3	86.9	91.2	77.1	80.3
鼻がつまる・鼻汁が出る	48.6	49.3	48.0	155.7	81.7	46.8	43.9	39.9	30.7	33.9	39.5	45.4	40.4	41.6	42.1
ゼイゼイする	13.4	13.7	13.1	37.0	15.5	6.5	4.2	8.2	7.5	10.9	18.7	27.5	36.4	23.2	25.7
消化器系															
胃のもたれ・むねやけ	27.5	24.2	30.7	0.9	1.6	11.3	20.3	24.0	31.2	39.3	51.0	52.1	45.7	50.9	50.9
下痢	15.8	18.2	13.6	19.7	8.2	14.9	18.9	19.7	15.8	14.4	14.4	16.3	19.3	15.5	15.9
便秘	35.2	20.4	49.0	6.8	5.3	23.0	24.8	20.6	25.1	39.3	67.1	98.6	123.8	82.7	92.8
食欲不振	9.9	8.6	11.0	7.3	3.2	7.1	7.4	6.8	7.8	8.6	15.7	28.0	30.2	21.1	24.2
腹痛・胃痛	20.8	16.6	24.7	4.0	13.5	23.4	24.9	26.5	21.3	19.6	20.4	21.8	20.8	20.9	21.2
痔による痛み・出血など	8.6	10.1	7.3	0.8	0.2	3.2	6.9	8.7	10.9	12.6	14.4	13.3	14.8	14.1	14.1
歯															
歯が痛い	20.9	20.5	21.2	4.1	13.0	16.7	22.9	19.9	21.2	27.3	27.9	23.2	15.2	25.2	23.3
歯ぐきのはれ・出血	21.2	19.1	23.1	0.8	4.1	8.1	13.4	18.6	29.2	36.5	35.5	26.4	19.8	31.1	28.3
かみにくい	20.8	18.3	23.1	0.2	2.0	2.6	3.6	6.3	16.9	33.5	48.8	67.9	78.8	57.9	63.5
皮ふ															
発疹（じんま疹・できものなど）	18.2	16.6	19.8	33.2	19.2	18.0	20.3	17.6	13.8	15.8	18.2	18.8	17.8	18.3	18.4
かゆみ（湿疹・水虫など）	42.9	41.9	43.8	40.9	28.5	25.3	32.6	32.4	40.0	54.7	66.0	66.4	69.8	66.5	68.0
筋骨格系															
肩こり	91.6	58.1	123.0	0.3	5.9	42.8	85.7	107.4	121.7	127.3	135.9	124.5	83.8	127.4	12.7
腰痛	95.4	82.0	107.9	0.2	5.1	35.5	66.4	84.1	104.1	128.7	174.4	215.9	181.3	188.8	202.8
手足の関節が痛む	57.1	40.5	72.7	0.7	8.4	10.3	17.1	28.5	52.9	83.9	129.7	169.9	164.0	146.1	159.2
手足															
手足の動きが悪い	26.5	20.7	31.8	0.2	0.8	2.1	3.3	6.1	14.4	28.9	62.8	121.3	174.4	92.4	111.1
手足のしびれ	33.8	30.3	37.1	0.8	3.7	10.2	17.3	36.1	53.0	76.1	95.3	89.3	83.6	89.1	
手足が冷える	25.0	14.7	34.6	0.2	1.2	8.7	13.1	14.1	17.9	30.8	54.6	78.9	92.8	66.1	74.2
足のむくみやだるさ	28.8	14.4	42.3	0.3	1.5	13.0	22.7	24.9	29.8	34.1	47.7	70.9	88.3	59.1	66.0
尿路性器系															
尿が出にくい・排尿時痛い	8.5	11.8	5.3	0.5	0.1	1.5	1.7	2.2	5.6	12.1	23.9	27.4	32.3	25.8	27.3
頻尿（尿の出る回数が多い）	24.1	27.4	21.0	0.4	0.9	3.0	5.2	8.2	29.8	29.8	62.7	94.3	101.9	76.7	86.5
尿失禁（尿がもれる）	10.6	6.8	14.1	0.2	0.6	0.5	1.2	3.3	6.0	10.8	22.3	46.0	97.2	37.0	45.2
月経不順・月経痛	19.4	·	19.4	―	2.0	22.3	25.4	19.1	11.8	0.2	―	―	―	―	―
損傷															
骨折・ねんざ・脱きゅう	10.3	9.6	10.9	1.5	12.7	11.2	6.3	7.7	7.2	10.4	14.0	19.8	23.9	16.8	18.6
切り傷・やけどなどのけが	6.5	6.8	6.3	9.8	13.4	8.4	6.4	5.4	5.1	4.4	4.7	4.4	5.7	4.7	4.8
その他	14.2	12.7	15.6	11.5	13.8	11.4	12.0	13.0	13.3	14.5	17.6	20.9	23.2	19.2	20.2
不詳	3.3	3.2	3.5	1.4	1.4	1.8	1.4	1.5	3.2	4.4	7.0	7.6	7.0	7.2	7.8

資料：厚生労働省「国民生活基礎調査」

注：1)「有訴者」とは，世帯員（入院者を除く）のうち，病気やけがなどで自覚症状のある者をいい，「有訴者率」は，人口千人に対する有訴者数である．
2)「総数」「男性」「女性」には，それぞれ年齢不詳を含む．
3)「月経不順・月経痛」は，女性の人口を分母人口として算出した．

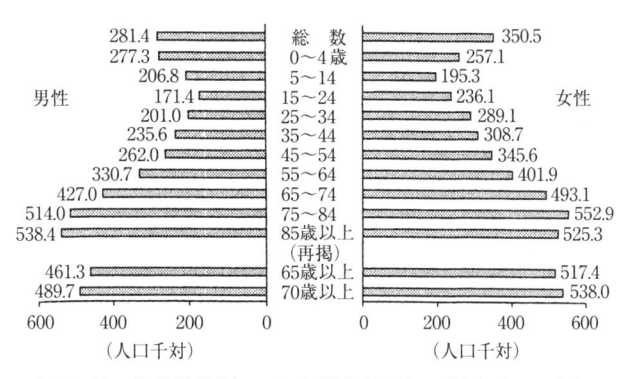

図1 性・年齢階級別にみた有訴者率(人口千対)(2004年)

男性	年齢	女性
281.4	総数	350.5
277.3	0〜4歳	257.1
206.8	5〜14	195.3
171.4	15〜24	236.1
201.0	25〜34	289.1
235.6	35〜44	308.7
262.0	45〜54	345.6
330.7	55〜64	401.9
427.0	65〜74	493.1
514.0	75〜84	552.9
538.4	85歳以上	525.3
	(再掲)	
461.3	65歳以上	517.4
489.7	70歳以上	538.0

資料:厚生労働省「国民生活基礎調査」
注:総数には年齢不詳を含む.

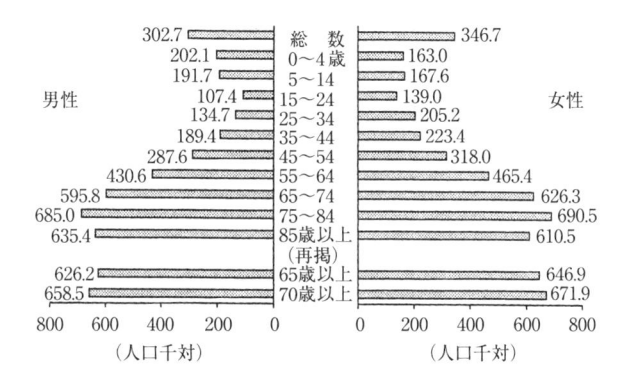

図2 性・年齢階級別にみた通院者率(人口千対)(2004年)

男性	年齢	女性
302.7	総数	346.7
202.1	0〜4歳	163.0
191.7	5〜14	167.6
107.4	15〜24	139.0
134.7	25〜34	205.2
189.4	35〜44	223.4
287.6	45〜54	318.0
430.6	55〜64	465.4
595.8	65〜74	626.3
685.0	75〜84	690.5
635.4	85歳以上	610.5
	(再掲)	
626.2	65歳以上	646.9
658.5	70歳以上	671.9

資料:厚生労働省「国民生活基礎調査」
注:総数には年齢不詳を含む.

明確にする基礎的資料となっている.

本項では,直近の2004年の生活基礎調査から,①有訴者および②通院者の状況を,さらに2002年患者調査からは,③受療状況について紹介し,からだの年齢とともにそれらがどのように変化しているかを概説する.

a. 有訴者の状況

(入院・入所者を除く)病気や外傷などで自覚症状のある者の人口千人に対する割合(有訴者率)は全国平均で317.1,すなわち約32%である.性および年齢階級でみると男女ともに加齢とともに上昇し,また男性よりも女性で各年齢階級ともに高いことが示される(図1).最も有訴者率の低いのは,5〜25歳までであるが,その後加齢とともに上昇し,65歳以上では男性461.3,女性517.4とほぼ半数に1人が何らかの有訴を示している.

自覚症状では「腰痛」「手足の関節痛」「肩こり」といずれも筋・骨格系の有訴が際立って高く,特に65歳以上ではそれぞれ人口千対,188.8,146.1,127.4とワースト3になっている(表1).特に女性の場合,これらの筋・骨格系の有訴率は高く,高齢社会における女性の生活機能の維持あるいは要介護状態をいかに防ぐかという問題と密接に関連しており,今後の重要な対策となっている.このような筋・骨格系の有訴すなわち痛みを生み出していく原因と

表2 通院者率（人口千対），性―年齢階級・傷病（複数回答）別（2004年）

	総数	男性	女性	0～4歳	5～14	15～24	25～34	35～44	45～54	55～64	65～74	75～84	85歳以上	65歳以上(再掲)	70歳以上(再掲)
内分泌・代謝障害															
糖尿病	29.8	35.9	24.0	0.2	0.2	0.8	2.2	7.2	26.6	55.8	85.2	81.9	56.0	81.5	80.0
肥満症	4.3	3.8	4.9	0.1	0.5	0.4	1.0	2.3	4.6	7.6	11.7	8.9	4.5	10.2	9.8
高脂血症(高コレステロール血症等)	27.5	22.2	32.5	0.2	0.1	0.6	2.0	8.5	26.4	59.3	76.2	61.3	33.6	67.4	62.9
甲状腺の病気	7.0	2.6	11.0	0.5	0.6	1.8	3.8	5.8	8.4	11.8	13.4	12.9	5.9	12.6	12.9
精神・神経															
認知症	2.6	1.7	3.4	0.1	0.0	0.0	0.1	0.0	0.2	1.0	3.5	16.7	47.9	11.9	16.0
精神病(躁うつ病・分裂病等)	6.0	5.4	6.5	0.0	0.4	2.8	8.1	8.6	8.4	6.8	6.5	6.8	5.4	6.5	6.9
神経症	5.4	4.5	6.3	0.4	0.5	2.2	4.3	5.0	4.6	8.1	10.3	14.5	10.4	11.7	12.9
自律神経失調症	7.0	3.4	10.4	—	0.4	2.1	4.6	5.9	7.5	10.0	14.5	14.7	10.9	14.3	14.5
眼															
白内障	25.3	17.2	33.0	0.2	0.6	0.4	0.7	1.0	3.5	21.5	81.7	141.7	127.5	105.8	125.6
網膜の病気(網膜はく離等)	6.0	5.7	6.2	0.4	0.7	0.9	1.2	2.1	5.0	10.6	15.3	16.4	11.6	15.3	15.5
耳															
中耳炎	4.1	4.3	3.9	22.6	9.6	1.0	1.0	1.3	1.6	3.4	5.2	4.8	4.0	5.0	4.9
難聴	6.8	6.8	6.9	0.7	1.6	0.6	0.8	1.2	2.3	6.7	16.9	31.8	47.9	24.7	30.0
循環器系															
高血圧症	81.0	76.3	85.4	0.3	0.1	0.4	2.2	13.9	61.1	146.2	228.6	263.3	240.2	241.2	254.9
脳卒中(脳出血・脳梗塞)	10.3	13.1	7.6	0.1	0.1	0.1	0.3	1.0	4.9	13.5	30.1	45.9	43.6	36.6	41.7
狭心症・心筋梗塞	15.8	18.5	13.4	0.3	0.1	0.1	0.5	1.4	6.1	20.7	47.3	72.4	70.7	57.8	65.9
その他の循環器系の病気	13.5	14.0	13.1	3.8	2.7	1.7	1.9	3.2	7.7	17.6	32.8	54.0	63.2	42.6	49.6
呼吸器系															
急性鼻咽頭炎(かぜ)	7.3	6.7	7.9	45.7	11.8	3.0	3.9	4.3	3.6	5.1	6.8	8.1	6.4	7.2	7.6
アレルギー性鼻炎	15.7	15.2	16.2	14.6	36.4	10.9	9.7	11.7	13.9	16.2	17.6	15.5	5.9	15.8	14.8
喘息	12.8	13.4	12.3	24.8	26.4	5.9	6.9	7.7	7.2	10.7	17.4	23.6	20.6	19.7	21.3
その他の呼吸器系の病気	7.3	8.3	6.4	8.4	4.8	1.4	2.8	2.7	3.9	7.3	14.8	26.2	27.5	19.8	23.1
消化器系															
胃炎・十二指腸炎	9.4	8.8	10.0	0.3	0.1	1.4	2.8	4.9	7.0	12.9	25.4	28.6	25.8	26.5	28.3
胃・十二指腸かいよう	9.2	12.1	6.6	0.3	0.0	0.6	2.1	4.9	10.6	16.2	19.9	25.2	19.7	21.6	23.0
肝炎・肝硬変	6.2	7.2	5.3	0.2	0.0	0.3	1.0	2.9	5.7	10.8	18.8	14.2	7.0	16.2	15.8
胆石症・胆のう炎	3.2	2.9	3.5	0.1	0.1	0.2	0.4	1.0	2.5	4.7	9.2	10.5	8.2	9.6	10.2
その他の消化器系の病気	8.2	8.9	7.7	2.4	1.4	2.3	3.4	5.1	7.3	10.4	15.6	26.4	28.3	20.3	23.7
歯															
ムシ歯	38.8	35.9	41.5	19.9	45.1	24.6	40.0	41.0	40.6	46.4	46.6	30.3	15.3	38.3	33.4
歯肉炎・歯周疾患	23.9	22.2	25.5	0.3	4.0	3.6	8.8	15.6	30.0	49.4	50.2	33.6	20.1	41.9	37.1
皮膚・皮下組織															
アトピー性皮膚炎	12.2	12.6	11.9	37.6	24.1	21.4	15.1	8.3	5.1	4.7	6.8	7.2	6.2	6.9	6.9
接触皮膚炎(かぶれ)	7.1	6.2	8.0	8.9	4.5	4.5	5.6	5.1	6.5	8.5	9.5	12.7	16.3	11.2	12.2
じんま疹	4.6	3.9	5.4	4.8	2.6	2.9	4.0	3.8	4.6	5.1	7.4	7.4	6.0	7.3	7.3
脱毛症	0.7	0.5	0.9	0.1	0.2	0.4	0.8	0.7	0.7	0.8	1.4	1.2	1.0	1.3	1.4
筋骨格系															
痛風	6.9	13.0	1.3	—	—	0.2	1.6	5.1	9.7	13.1	15.6	12.2	6.4	13.6	12.6
慢性関節リウマチ	5.6	2.7	8.3	0.0	0.1	0.3	0.8	1.5	4.4	8.3	14.7	20.5	19.0	17.0	18.5
関節症	20.2	12.0	27.9	0.3	2.1	2.3	2.9	6.4	13.7	25.3	53.6	78.0	76.5	63.8	73.0
肩こり症	28.2	16.0	39.7	0.1	0.6	5.1	14.7	23.3	31.9	41.9	61.4	62.3	41.7	59.9	60.5
腰痛	44.5	36.8	51.7	0.2	1.8	9.1	18.6	25.6	38.1	57.2	103.0	145.2	113.4	118.0	131.8
骨粗しょう症	11.0	1.6	19.8	0.2	0.0	0.1	0.1	0.5	1.7	9.3	32.4	65.0	66.3	46.3	56.3
尿路性器系															
腎臓の病気	6.0	6.8	5.4	1.2	1.3	2.0	2.0	3.2	5.5	8.5	13.5	16.1	16.4	14.7	15.5
前立腺肥大症	16.1	16.1	·	—	—	0.0	0.0	0.2	1.5	7.7	27.3	40.3	29.6	31.8	36.7
閉経期又は閉経後障害(更年期障害等)	3.6	·	3.6	—	—	—	—	—	6.6	4.8	1.2	0.8	0.6	1.0	0.8
損傷															
骨折	5.2	4.5	5.8	1.1	4.1	2.9	2.5	2.8	3.2	5.0	9.5	16.1	21.3	12.8	15.1
骨折以外のけが・やけど	5.7	5.6	5.7	2.6	8.0	8.4	4.3	5.2	4.5	5.0	5.5	6.8	7.5	6.1	6.5
貧血・血液の病気	5.4	2.8	7.8	0.8	1.1	1.9	2.5	5.4	6.9	4.2	8.6	16.4	18.8	12.1	14.3
悪性新生物(がん)	4.6	4.2	5.0	0.2	0.3	0.3	0.5	2.4	5.8	8.7	10.3	11.3	6.8	10.3	10.6
妊娠・産褥	4.9	·	4.9	—	—	2.9	14.3	2.8	0.0	—	—	—	—	—	—
不妊症	0.9	0.1	1.6	—	—	0.3	3.6	2.7	0.1	—	—	—	—	—	—
その他	27.7	21.7	33.3	30.4	34.2	20.6	23.4	28.6	28.1	24.5	28.5	34.9	44.0	32.0	34.4
不明	0.1	0.1	0.1	0.0	0.0	0.0	0.0	0.0	0.1	0.1	0.1	0.1	0.2	0.1	0.2

資料：厚生労働省「国民生活基礎調査」
注：1)「通院者率」とは，世帯員（入院者を除く）のうち，病気やけがで病院や診療所，あんま・はり・きゅう・柔道整復師に通っている者をいい，「通院者率」は，人口千人に対する通院者数である．
2)「総数」「男性」「女性」には，それぞれ年齢不詳を含む．
3)「前立腺肥大症」は，男性の人口を分母人口として算出した．
4)「閉経期又は閉経後障害（更年期障害等）」「妊娠・産褥」は，女性の人口を分母人口として算出した．

表3 施設の種類別推計患者数（2002年10月）

(単位 千人)

	入院	外来	初診	再来
総数	1,451.0	6,478.0	1,040.5	5,437.5
病院	1,377.6	1,952.5	235.2	1,717.3
一般診療所	73.4	3,377.6	619.9	2,757.7
歯科診療所	・	1,147.9	185.4	962.5

資料：厚生労働省「患者調査」

して，変形性関節症そして骨粗鬆症があげられる．特に人口の高齢化とともに，骨粗鬆症は急増し，それに伴って高齢者の骨折もまた他の高齢期慢性疾患を凌駕する勢いで増加している．骨粗鬆症により生ずる骨折としては，脊椎骨折，橈骨遠位端骨折（Colles骨折），上腕骨近位端骨折，そして大腿骨頸部骨折などがあげられる．

表4 推計患者数，入院—外来・施設の種類・性—年齢階級別（2002年10月）

(単位 千人)

	入院			外来			
	総数	病院	一般診療所	総数	病院	一般診療所	歯科診療所
総数	1,451.0	1,377.6	73.4	6,478.0	1,952.5	3,377.6	1,147.9
男性	671.0	645.7	25.3	2,734.5	884.1	1,341.9	508.5
女性	780.0	731.9	48.1	3,743.5	1,068.4	2,035.7	639.4
0歳	12.6	11.8	0.8	64.2	19.3	44.8	0.1
1～4	9.8	9.6	0.1	252.3	53.2	179.1	20.0
5～9	7.4	7.2	0.2	198.9	36.9	112.4	49.6
10～14	7.2	7.1	0.1	119.7	26.2	69.7	23.8
15～19	11.4	11.0	0.5	122.3	29.8	65.1	27.3
20～24	19.7	17.7	2.0	174.0	46.1	81.0	46.9
25～29	32.9	28.6	4.3	244.3	69.3	112.9	62.1
30～34	38.2	33.6	4.6	277.9	78.4	126.3	73.2
35～39	34.4	32.4	2.0	246.8	71.7	114.1	61.0
40～44	37.4	36.3	1.1	242.6	70.9	107.0	64.7
45～49	52.8	51.4	1.4	285.3	88.2	123.3	73.8
50～54	94.4	91.7	2.7	463.2	144.9	208.6	109.7
55～59	96.8	93.7	3.1	481.6	151.4	219.9	110.3
60～64	117.0	113.3	3.7	577.7	183.8	283.9	109.9
65～69	140.8	135.7	5.2	699.4	226.7	358.4	114.4
70～74	164.0	156.6	7.3	754.0	246.1	417.5	90.5
75～79	171.3	162.6	8.7	620.0	203.2	354.8	61.9
80～84	158.5	149.0	9.5	371.6	120.0	222.9	28.7
85～89	137.3	127.9	9.5	190.6	59.2	118.4	13.0
90歳以上	103.7	97.3	6.4	77.1	22.5	50.0	4.6
不詳	3.3	3.1	0.2	14.7	4.8	7.7	2.3
（再掲）							
65歳以上	875.7	829.1	46.5	2,712.8	877.6	1,521.9	313.2
70歳以上	734.8	693.5	41.4	2,013.3	651.0	1,163.6	198.8
75歳以上	570.9	536.8	34.0	1,259.3	404.9	746.1	108.3

資料：厚生労働省「患者調査」

表5 受療率（人口10万対），入院—外来・性・年齢階級別（2002年10月）

	入院			外来		
	総数	男性	女性	総数	男性	女性
総　数	1,139	1,078	1,197	5,083	4,393	5,743
0　歳	1,078	1,070	1,086	5,496	5,587	5,401
1〜4	208	238	176	5,360	5,594	5,116
5〜9	124	139	108	3,324	3,474	3,167
10〜14	116	129	102	1,917	2,042	1,785
15〜19	159	173	144	1,699	1,534	1,874
20〜24	246	220	273	2,171	1,642	2,726
25〜29	349	278	421	2,590	1,825	3,379
30〜34	402	333	473	2,927	2,141	3,728
35〜39	416	434	399	2,987	2,388	3,595
40〜44	480	555	404	3,112	2,620	3,610
45〜49	647	760	534	3,500	3,028	3,975
50〜54	890	1,062	718	4,366	3,820	4,909
55〜59	1,118	1,363	881	5,563	4,902	6,204
60〜64	1,444	1,755	1,152	7,130	6,511	7,715
65〜69	1,910	2,262	1,593	9,485	8,707	10,186
70〜74	2,640	3,002	2,338	12,140	11,326	12,824
75〜79	3,666	3,846	3,540	13,267	12,751	13,629
80〜84	5,550	5,383	5,640	13,013	12,990	13,031
85〜89	8,278	7,432	8,664	11,491	12,190	11,187
90歳以上	12,115	10,037	12,794	9,007	9,773	8,756
（再掲）						
65歳以上	3,706	3,518	3,843	11,481	10,858	11,935
70歳以上	4,521	4,196	4,735	12,387	12,020	12,629
75歳以上	5,684	5,125	6,000	12,539	12,560	12,526

資料：厚生労働省「患者調査」
注：総数には，年齢不詳を含む．

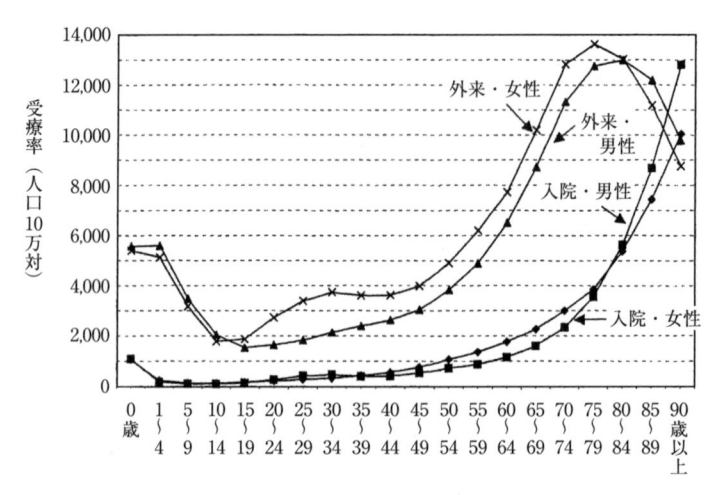

図3　性・年齢階級別受療率（人口10万対）—入院，外来（2002年）
資料：厚生労働省「患者調査」

b. 通院者の状況

医療施設やあんま・はり・灸・柔道整復師等の施術所に通院・通所している者の人口千人に対する割合（通院者率）は全国で325.4，すなわち約33%である．性および年齢階級でみると，14歳以下と85歳以上は女性より男性が，また15歳から84歳までは男性より女性が高くなっている．男女ともおおむね年齢が高くなるに従って通院者率は上昇し，65歳以上の高齢者では6割以上の者が通院者となっている（図2）．通院者の傷病として多いのは「高血圧症」「腰痛症」「ムシ歯」「肩こり症」などとなっている（表2）．

c. 受療状況（2002年患者調査による）

患者調査は，全国の医療施設（病院，一般診療所，歯科診療所）を利用する患者の傷病などの状況を把握するために実施されている．現在は3年に1度調査がなされている．

調査の容体は，病院の入院に関しては，二次医療圏単位で，また病院の外来と診療所は都道府県単位で層化無作為抽出された医療施設を受診した患者すべてについて調査されている．

2002年10月の調査日における全国の医療施設で受療した推計患者数は入院患者145万人，外来患者がその4.5倍の約648万人となっている（表3）．それらの年齢階級別推計患者数を表4に示した．

さらに人口10万人に対する推計患者数，すなわち受療率についてみると，入院受療率は1,139，外来受療率は5,083である．これは調査日において人口の1.1%が入院しており，約5.1%が外来を受診したことを示している．それらの性・年齢階級別受療率（人口10万対）は表5および図3に示した．

それによると，男女とも10～19歳が入院，外来の受療率ともに低く，加齢に伴い受療率は高くなる．性別では，入院患者での受療率にはあまり大きな男女差はなく，わずかに女性が高いことが示されるが，外来患者での受療率はほぼすべての年齢階級で女性が高くなっている．特に20～45歳では女性の受療率は男性に比し約1.5倍高くなっている．おそらく，産婦人科的な疾病が影響しているものと推定される．

〔鈴木隆雄〕

13.3 自殺と年齢

A. 幼小児〜青年・成人

a. 自殺の定義

ある事柄を定義するということは，その本質を短いことばで表現することである．本質を的確に表現する自殺の定義とは，どのようなものだろうか．自殺をよりよく，より深く理解しようとして，多くの観点（社会学，精神分析，神学，哲学，人口学，生物学，法律など）から自殺の定義が表明されてきたが，問題となる重要点は"自らの死の意図"と"結果予測性（行為がもたらす結果をどのように予測しているか）"である．

現実の自殺を理解するのに資するという点から，まず自殺学者であるShneidmanの定義を記そう．表1のように「自殺に共通してみられる10の特徴」を示したうえで，「自殺とは意識的に自らがもたらした死の行為であり，ある種の問題に対して最善の解決策であるとみなす必要に迫られた人にとっての多次元的な病と理解される」と定義した．

小児精神科医であるPfefferは，厳密さにこだわるあまり，実際に起こりかねない危険を防止することが二義的になってしまっては本末転倒であるとして，「死を達成しようという目標こそが，その子が自殺しようとしている」と定義した．すなわち小児の自殺行動を定義する際に重要なのは，死がもたらす最終性について理解していることではなく，絶望のあまり死にたいと考えていることであると主張した．幻聴に操られて自殺行動を起こす統合失調症の患者においても死の危険が認識されているとはかぎらないことなどから，（死ぬという）結果の予測を必須としないことは，臨床家として有用な視点だろう．

b. 自殺が起こり始める年齢

前述のShneidmanによる定義を用いると，自殺が起こり始める年齢はいつからだろうか．

合衆国では，政府による公式保健統計に14歳以下の死は自殺として集計されない．公式には子どもの自殺はありえないということだろう．わが国の警察庁が作成する2005年中の自殺に関する資料では，若年者の自殺は「19歳以下」と示されているが，1993〜1998年には「0〜14歳」「15〜19歳」，さらに1989〜1992年には「0〜9歳」「10〜14歳」「15〜19歳」という年齢階級が設けられていた．これによると「0〜9歳」の自殺者数は0〜1人であったので，10歳未満の自殺はまず起こりえないと考えられる．また「世界的にみて，自殺は10歳を過ぎないとできないようだ．自殺は生への執着を意欲的に絶つという，前頭葉分野の働きによっ

表1 自殺者に共通してみられる10の特徴（Shneidman, 1975）[9]

自殺に共通する動機は，耐えがたい心の痛みである
自殺に共通する悩みは，心の願いが叶わぬこと
自殺に共通する目的は，直面する難問を解決すること
自殺の目標は，意識を失うこと
自殺に共通する感情は，望みも救いもないという思い
自殺者に共通する心理は，ゆれる心
自殺者による認識の特徴は，視野の狭窄
自殺者が示す特徴的な対人行為は，死ぬことの予告
自殺者によくみられる行為は，逃亡
自殺においても，難問に直面したときの過去の適応パターンが現れる

てはじめて可能なのだから」という大脳生理学者（時実利彦）の言とも，これは合致する．

自殺の定義に関する前述の Pfeffer の主張と関係するが，10歳程度の自殺者が残したメモには"もう一度生き返る"ように記されていることも多い．たとえば，自分が死に，葬式で悲しむ両親や友人をあの世から眺め，この人たちが自分を苦しめることがもうないだろうと夢想し，翌日には生き返って楽しく一緒に生活できるなどと考える子がいる．現実と空想の世界が混沌としており，美化された夢をみて，そして夢から覚めたら，再び学校生活を送れるように思っているような面がある．

c. 年齢別，性別にみた自殺

警察庁が作成する「平成17年中における自殺の概要資料」によれば，自殺者の総数は32,552人であった（同年の交通事故死者数は7,358人であるから，自殺者数はその4.4倍にのぼる）．これを年齢別にみると，多い順に「60歳以上」が10,894人（33.5％），「50歳代」が7,586人（23.3％），「40歳代」が5,208人（16.0％），「30歳代」が4,606人（14.1％），「20歳代」が3,409人（10.5％），「19歳以下」が608人（1.9％），「不詳」241人（0.7％）であり，高齢者の自殺者数が多かった．性別にみると，男性が23,540人（72.3％），女性が9,012人（27.7％）であり，男性の自殺者数が多かった．

厚生労働省が作成する人口動態統計により，2003年の性・年齢別自殺率を表2に示した．男女とも高齢者で高い自殺率を示すが，男性ではこの他に40～60歳代でも自殺率が高かった．

性・年齢別にみた自殺死亡数の総死亡数に占める割合，自殺の死因順位を表3に示した．15～19歳から40～44歳では，自殺死亡数の総死亡数に占める割合が2割超であった．また，10～14歳から60～64歳で，自殺の死因順位が第4位以内であった．特に20～24歳から35～39歳では死亡原因として自殺が最多であった．小児期，青年期，壮年早期の死亡という点から，自殺は最大の問題となっている．

世界的にみても，自殺者の年齢分布については一定の傾向がある．高齢者の自殺率が高いことは，先進国でほぼ共通している．また，社会変動が激しい地域では若者，特に若年男性の自殺率が上昇する傾向がある．

わが国の自殺に関する全国統計は，警察庁と厚生労働省から発表される．例年，前者と比較して後者の数値は1,000～2,000人少ない．この差の原因として，調査対象の差異*，事務手続き上の差異** などが考えられる．

* 調査対象が，警察庁では（外国人を含めた）総人口であるのに対して，厚生労働省では国内の日本人である．

** 自殺，他殺あるいは事故死のいずれか不明の場合，警察庁ではその後の調査等により自殺と判明したときは，その時点で計上される．これに対して，厚生労働省では自殺以外で処理され，死亡診断書などの作成者からこれを自殺に訂正する旨の報告がないかぎり自殺に計上されない．

表2 性・年齢別にみた自殺率（人口10万対）（厚生労働省，2003）[4]

年齢階級	男性	女性
総　　数	38.0	13.5
10～14歳	1.0	1.1
15～19歳	8.8	5.6
20～24歳	21.5	9.9
25～29歳	29.2	12.4
30～34歳	32.9	12.6
35～39歳	37.2	12.8
40～44歳	49.0	11.6
45～49歳	56.3	12.6
50～54歳	66.0	15.3
55～59歳	71.1	17.1
60～64歳	58.4	18.2
65～69歳	49.4	20.7
70～74歳	39.5	21.1
75～79歳	36.9	20.9
80～84歳	45.5	25.5
85～89歳	64.5	30.3
90歳以上	74.8	27.4

表3 性・年齢別にみた死亡数に占める自殺死亡数の割合，自殺の死因順位（厚生労働省，2003）[4]

年齢階級	総数		男性		女性	
	割合(%)	死因順位	割合(%)	死因順位	割合(%)	死因順位
総　数	3.2	6	4.2	6	1.9	8
10〜14歳	9.7	3	8.5	4	11.2	3
15〜19歳	23.6	2	21.5	2	28.1	1
20〜24歳	36.9	1	36.4	1	38.0	1
25〜29歳	40.8	1	41.6	1	38.9	1
30〜34歳	36.1	1	38.9	1	30.2	1
35〜39歳	28.9	1	32.8	1	21.5	2
40〜44歳	22.6	2	27.1	1	13.3	2
45〜49歳	16.3	2	19.7	2	9.2	2
50〜54歳	11.7	3	13.8	3	7.0	4
55〜59歳	8.8	4	10.1	3	5.7	4
60〜64歳	5.2	4	5.7	4	4.3	4
65〜69歳	3.0	6	3.0	6	3.0	6
70〜74歳	1.6	7	1.4	8	1.8	7
75〜79歳	0.9	—	0.8	—	1.0	—
80〜84歳	0.6	—	0.6	—	0.6	—
85〜89歳	0.4	—	0.5	—	0.4	—
90歳以上	0.2	—	0.3	—	0.2	—

—：死因順位が第11位以下．

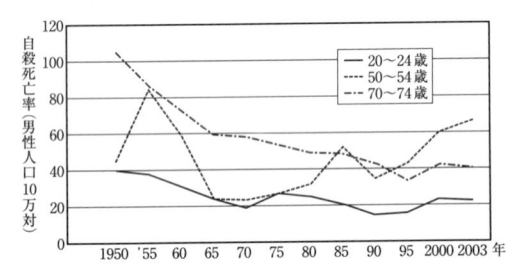

図1　性・特定年齢別自殺死亡率の年次推移―男性
「厚生労働省：自殺死亡統計 平成17年」を基に著者作成．

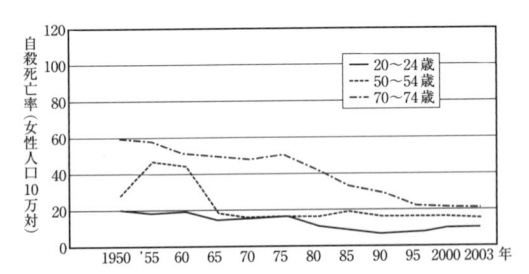

図2　性・特定年齢別自殺死亡率の年次推移―女性
「厚生労働省：自殺死亡統計 平成17年」を基に著者作成．

d. 自殺者数の推移

厚生労働省が作成する人口動態統計で自殺者数の年次推移をみると，1899（明治32）年の5,932人から1936（昭和11）年の15,423人までは増加傾向を示すが，1937（昭和12）年から戦時中まで減少傾向となり，第2次世界大戦後は，再び増加傾向となっている．戦前にない戦後の特徴として，増減を繰り返し，過去2回の高い山があり，最近も1つの山を形成している．1番目の山は毎年2万人を超えた1954〜1960（昭和29〜35）年であり，2番目の山は毎年2万3千人を超えた1983〜1987（昭和58〜62）年であり，最近の山は1998（平成10）年から始まる．1998（平成10）年の自殺者数は31,755人であり，その直前10年間の年間平均自殺者数よりも1万人も急増した．それ以降，年間の自殺者数は3万人前後で推移している．性でみると，2番目の山，最近（3番目）の山は，主に男性の自殺者数の増加によるという特徴がある．

図1，2は性・特定年齢別自殺死亡率の年次推移である．

（第2次世界大戦中と同様に）終戦直後は自殺率が低く，戦後10年を経て青年の自殺率が一時的に急増した．戦後10年を経過して，曲がりなりにも衣食住は安定した．ふと我に返ると，精神的支柱はなく，自由な競争社会の影響を受けて青年たちは孤独になり，自殺が急増したのではないだろうか（終戦直後の混乱期には，生きるために衣食住と関係して切迫した明確な目標があった）．

1990年代末以降，わが国の自殺で特に問題となっているのは，働き盛りの年代で男性の自殺が増加したことであり，これが全体の自殺者増加に直結していると分析されることが多い．しかし，自殺が急増したのは中年層に限定されず，青少年の自殺の増加も深刻である．たとえば1998（平成10）年には前年比で53.5%も増加した．しかし，自殺者全体に占める割合が小さいためか，青少年の自殺についてマスメディアでは中高年の自殺ほど大きく取り上げられなかった．

年齢調整死亡率（1985年モデル人口を基準人口とする10万人あたりの死亡者数）について，1950（昭和25）年と2003（平成15）年を比較した．2003（平成15）年は，全死因では，男性は約1/3程度（601.6 ← 1,858.6），女性は1/5程度（302.5 ← 1,457.8）となったが，自殺では，男性は同程度（33.2 ← 35.1）であり，女性は半分程度（10.9 ← 20.7）になった．すなわち，全死因の年齢調整死亡率が大きく低下したにもかかわらず，自殺の年齢調整死亡率をみると，男性では低下せず，女性でも比較的小さい低下にとどまった．

e．未遂自殺の数

自殺しようとしたが達成できなかった，いわゆる未遂自殺の数は明らかではないが，（既遂）自殺の少なくとも10倍はあるといわれている．未成年では，これが100倍以上であるという報告もある．未遂自殺は特に思春期の女性に多い．（未遂も含めると）青少年において，自殺はまれな問題ではない．

f．自殺の危険要因

自殺の主な危険要因を表4に示した．

1）自殺未遂歴

危険要因のなかで，最も危険度が高い．具体的な行動レベルで自殺を図った人は，一命を取り留めても，自殺行動の背後にある根本的な問題が解決されない状況では，再び自殺を図るリスクが一般人よりもはるかに高い（50～140

表4 自殺の危険要因

行動
　自殺未遂歴
　事故傾性（自己破壊傾向）：安全運転を怠る，薬を服用しなくなる，失踪する，無謀な投資をする
生物医学的要因
　精神疾患：うつ病（気分障害），統合失調症
　性：既遂は男性，未遂は女性
　年齢：老年，中高年
　自殺の家族歴
心理的要因
　喪失体験：人―家族，親友，同一化しているアイドル（自殺による死亡は特に危険）
　　　　　　人以外―健康（病気や怪我），財産，仕事，学業成績，信用（予想外の失敗）
　性格の偏奇：衝動的，易怒性，生真面目で融通がきかない，非社交的
社会環境的要因
　所属集団（家庭，職場，学校，地域）における孤立
　家庭の機能不全：親の別居や離婚，崩壊家庭，虐待
マスコミによる自殺報道

倍).再企図に及んで,自殺未遂者の1割が結局は既遂者になるといわれる.自殺企図からの経過時間が短いほど再企図のリスクが高く,企図1年以内では一般人と比べて約100倍のリスクであるといわれる.

2) 事故傾性

さまざまな自己破壊傾向が,自殺に先行してしばしば認められる.生命を失いかねない危険な行動を青少年が取り出したら,無意識な自己破壊傾向の可能性を検討する必要がある.

3) 精神疾患

一般人口と比較して精神疾患者では自殺率が高い.うつ病は361倍,統合失調症は121倍というデータがある.(成人と同様に)思春期・青年期の者を対象とする研究でも,自殺者の約9割が何らかの精神疾患を有していた.思春期・青年期はうつ病の初発時期(統合失調症も同じ)である.操作的診断基準を用いた多くの研究から,うつ病の有病率は学齢期で1〜2%,思春期で2〜5%,青年期になると14〜25%にのぼるとされる.しかるに(本人だけでなく家族,教師など周囲の者も含めて)うつ病を患っていることに気づかない場合が少なくない.たとえば生真面目で,学業成績も優良であった青年がうつ病のためにだらけ,成績が不良になって,周囲者は疾病に気づかずに叱責するが,事態が改善しない.医療の場においても,青年期のうつ病はなかなか診断がつかない症例が多く,積極的な治療が行われないため,自殺の危険が高い.

4) 男性

わが国だけでなく(一部の例外的な国を除けば)諸外国においても,自殺者は男性で圧倒的に多い.性差は1980年代あたりから,わが国では拡大している.自殺と密接に関連する精神疾患の率には,これほど大きな男女差がない.男性で自殺者が多いことの解釈として,①問題に直面したとき他者に相談する態度が取れず,すべてを独りで抱え込んでしまう,②問題解決の場面で,衝動的,攻撃的な行動に及ぶ,あるいは自殺を図るとき比較的危険な手段を取るという傾向が男性では強いことなどがいわれている.

5) 自殺の家族歴

自殺者が多発する家系が存在する.ただし自殺傾向(後述)が遺伝子レベルに規定されると解するべきでなく,精神疾患や性格の遺伝的要因,家族関係や家庭環境の世代間伝達によると考えられる.

6) 喪失体験

自分にとって大事なもの,生きるよりどころとなる対象を失うことであり,生きがいを喪失することにもなりかねない.アイドル歌手の自殺の直後に同年代者(青少年)の自殺率が急増することが実際にあった.

7) 独特な性格

生真面目で融通がきかない,非社交的で引っ込み思案,情緒的に未成熟,抑制的(感情をストレートに表出しない),自信がない,依存的,攻撃衝動が強い,反社会的傾向など.思春期・青年期の自殺に衝動性が関与していることを多くの研究が示している.たとえば,過量服薬者において3時間前に計画していたのは2割にすぎなかった.

8) 家庭の機能不全

周囲のトラブルに対して,子どもは罪悪感を抱きやすい.家庭内に生じた問題(親の病気,別居,離婚,死別など)を自分と結びつけて,自責する青少年が少なくない.幼少時の虐待体験のため自尊感情が健全に発達せず,自分は生きている価値のない人間であると思い込んでいることがある.

9) マスコミによる自殺報道

青少年において自殺が流行したことがあり,マスコミによるセンセーショナルな自殺報道の影響がいわれている.

表5 性・年齢別にみた自殺の原因・動機

年齢	遺書 なし 人 (%)	遺書 あり 人 (%)	家庭問題 人 (%)	健康問題 人 (%)	原因・動機（「遺書あり」のみを集計）経済・生活問題 人 (%)	勤務問題 人 (%)	男女問題 人 (%)	学校問題 人 (%)	その他 人 (%)	不詳 人 (%)	計 人 (%)
計											
19歳以下	438 (72.0)	170 (28.0)	17 (10.0)	48 (28.2)	3 (1.8)	5 (2.9)	15 (8.8)	35 (20.6)	35 (20.6)	12 (7.1)	170 (100.0)
20〜29歳	2,433 (71.4)	976 (28.6)	82 (8.4)	313 (32.1)	177 (18.1)	114 (11.7)	113 (11.6)	31 (3.2)	97 (9.9)	49 (5.0)	976 (100.0)
30〜39歳	3,197 (69.4)	1,409 (30.6)	168 (11.9)	452 (32.1)	412 (29.2)	143 (10.1)	95 (6.7)	3 (0.2)	92 (6.5)	44 (3.1)	1,409 (100.0)
40〜49歳	3,557 (68.3)	1,651 (31.7)	187 (11.3)	437 (26.5)	700 (42.4)	152 (9.2)	54 (3.3)	—	75 (4.5)	46 (2.8)	1,651 (100.0)
50〜59歳	4,795 (63.2)	2,791 (36.8)	209 (7.5)	906 (32.5)	1,247 (44.7)	200 (7.2)	27 (1.0)	—	136 (4.9)	66 (2.4)	2,791 (100.0)
60歳以上	7,543 (69.2)	3,351 (30.8)	348 (10.4)	1,989 (59.4)	716 (21.4)	40 (1.2)	13 (0.4)	1 (0.0)	185 (5.5)	59 (1.8)	3,351 (100.0)
不詳	229 (95.0)	12 (5.0)	—	—	—	—	—	1 (8.3)	2 (16.7)	9 (75.0)	12 (100.0)
男性											
19歳以下	273 (71.5)	109 (28.5)	10 (9.2)	22 (20.2)	2 (1.8)	4 (3.7)	12 (11.0)	23 (21.1)	24 (22.0)	12 (11.0)	109 (100.0)
20〜29歳	1,664 (70.6)	693 (29.4)	53 (7.6)	177 (25.5)	157 (22.7)	103 (14.9)	64 (9.2)	24 (3.5)	77 (11.1)	38 (5.5)	693 (100.0)
30〜39歳	2,321 (68.5)	1,068 (31.5)	114 (10.7)	269 (25.2)	384 (36.0)	127 (11.9)	64 (6.0)	3 (0.3)	74 (6.9)	33 (3.1)	1,068 (100.0)
40〜49歳	2,770 (67.2)	1,350 (32.8)	136 (10.1)	285 (21.1)	658 (48.7)	141 (10.4)	32 (2.4)	—	58 (4.3)	40 (3.0)	1,350 (100.0)
50〜59歳	3,760 (62.5)	2,256 (37.5)	146 (6.5)	584 (25.9)	1,146 (50.8)	197 (8.7)	21 (0.9)	—	106 (4.7)	56 (2.5)	2,256 (100.0)
60歳以上	4,852 (68.7)	2,208 (31.3)	220 (10.0)	1,158 (52.4)	617 (27.9)	37 (1.7)	12 (0.5)	1 (0.0)	121 (5.5)	42 (1.9)	2,208 (100.0)
不詳	206 (95.4)	10 (4.6)	—	—	—	—	—	1 (10.0)	1 (10.0)	8 (80.0)	10 (100.0)
女性											
19歳以下	165 (73.0)	61 (27.0)	7 (11.5)	26 (42.6)	1 (1.6)	1 (1.6)	3 (4.9)	12 (19.7)	11 (18.0)	—	61 (100.0)
20〜29歳	769 (73.1)	283 (26.9)	29 (10.2)	136 (48.1)	20 (7.1)	11 (3.9)	49 (17.3)	7 (2.5)	20 (7.1)	11 (3.9)	283 (100.0)
30〜39歳	876 (72.0)	341 (28.0)	54 (15.8)	183 (53.7)	28 (8.2)	16 (4.7)	31 (9.1)	—	18 (5.3)	11 (3.2)	341 (100.0)
40〜49歳	787 (72.3)	301 (27.7)	51 (16.9)	152 (50.5)	42 (14.0)	11 (3.7)	22 (7.3)	—	17 (5.6)	6 (2.0)	301 (100.0)
50〜59歳	1,035 (65.9)	535 (34.1)	63 (11.8)	322 (60.2)	101 (18.9)	3 (0.6)	6 (1.1)	—	30 (5.6)	10 (1.9)	535 (100.0)
60歳以上	2,691 (70.2)	1,143 (29.8)	128 (11.2)	831 (72.7)	99 (8.7)	3 (0.3)	1 (0.1)	—	64 (5.6)	17 (1.5)	1,143 (100.0)
不詳	23 (92.0)	2 (8.0)	—	—	—	—	—	—	1 (50.0)	1 (50.0)	2 (100.0)

—：計数なし.
「警察庁：平成17年中における自殺の概要資料」を基に著者作成.

g. 自殺の原因・動機

性・年齢別にみた自殺の原因・動機を表5に示した．いずれの年齢においても，「遺書あり」の自殺者が約3割であった．この「遺書あり」の自殺者についてみると，「19歳以下」から「50〜59歳」までの特徴は次のとおりであった．

自殺の原因・動機として，総数でみると男性では「経済・生活問題」，女性では「健康問題」が最も多かった．かつて三大動機の1つとされた「男女問題」は減少した．年齢別でみた特徴として，「19歳以下」では「学校問題」が比較的多く，「40〜49歳」「50〜59歳」では「経済・生活問題」が多かった（ちなみに「60歳以上」では「健康問題」が男女とも最多であった）．

統計資料では自殺の原因・動機として1つの問題が計上される．また，青少年の自殺があれば，ひとむかし前では"受験の失敗"，最近では"いじめ"が原因であるかのようなテレビや新聞の報道が跡を絶たない．しかし，実際には1つの問題だけで説明できるほど自殺は単純ではない．自殺は複数の要因が複雑にかかわっている現象である．

自殺の可能性（S）は，環境ないし状況要因である脅威の水準（T）と比例し，パーソナリティ要因であるコンピタンス（有能感）の水準（C）と反比例する指摘がある〔$S=f(T/C)$〕．すなわち「脅威（ストレス）の負荷とコンピタンスの機能不全という2つの相互作用によって，自殺は発現する」と言い換えられる．

図3に自殺企図の構図を示した．①生物医学的要因，②心理的要因，③社会環境的要因が複合的に作用して，「自殺傾向」（自殺の準備状態）が形成される．これに「直接動機」が加わったときに自殺企図が起こると考えられる．

自殺傾向を形成する3種類の要因のうち，最も重視すべきものは生物医学的要因である．前述のように，うつ病においては自殺の危険が非常に高い．心理的要因では，性格の偏奇などが問題になる．社会環境的要因は，親許を離れて学生生活をするようになった青年や就職している青年において大きなストレスとなることがある．逆に，支援的環境は自殺の防止に作用する．うつ病を患っている青年であっても，家族内の人間関係が健全であれば相談し，家族のほうからも救援するため，自殺は防止される．

直接動機として，幼少時には環境に関係する要因が比較的多い（親の喪失，叱責など）．自我が形成・成長する青年期になると，個人的な悩みが多くなる（男女問題，受験・就職や仕事の失敗，適応不安など）．

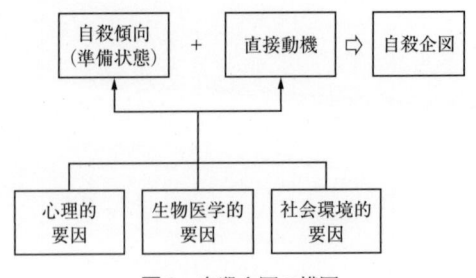

図3 自殺企図の構図

h. 自殺のスペクトルとリスク

自殺行動とは自殺にかかわるさまざまな行動（思考も含まれる）であり，次のようなレベルがある．

①希死念慮（思考，観念）：「死にたい」「自殺したい」などと思う．

②自殺の威嚇（言語）：「自殺する」「死んでやる」などと言って，他者を脅す．

③自殺のそぶり（示威的行動）：道路に飛び出そうとする，窓から飛び降りようとするなど．

④自殺企図（自害行動）：自殺するための行動を実行する．

後掲ほど重症となっており，自殺のリスクが高いと考えられる．異なる複数の時点で比較すれば，自殺のリスクを動的にとらえることもで

きる．

さらに，同様に「希死念慮」にしても，「方法までは考えていない」と「致死性の高い具体的な手段を考えている」ではリスクは異なる．また，手段の致死性の評価については，子どもの場合，客観的評価と大きく隔たっている可能性がある．したがって，低年齢者では手段の致死性をもってリスクを推し量ることは適当でない．

i. 自殺者の心理

自殺者の心理的特徴としては，自殺予防の観点から，2つの心理の共存を強調したい．すなわち，"死にたい"と願いながら，一方では"助けられたい（救われたい）"と願う，相反する心理を自殺者は同時にもつといわれる．"助けられたい"という心理は，青年で強い．これを反映して，青年の自殺行動では致死的な手段が少なく，演劇的ともみえるケースが多い．

j. 問題行動と自殺の関連

学齢期において，問題行動（拒食・過食，暴力，性的逸脱，薬物乱用，非行・犯罪行為など）と自殺はその根源が同じであると解せられるケースが多い．自己破壊的行動であるという点で共通しており，耐えがたい環境からの逃避のために行われる．非行や校内暴力に対して教師が厳しく臨むとこれらは減少するが，一方で心身症や神経症が多くなり，自殺も増える．

k. 自殺予防ための教育

青少年に対する自殺予防教育の要点を表6に示した．

学校における教育としては，青少年（学生），親，教師を対象とするものが考えられる．

なかでも青少年に対する教育が大事である．青少年が自殺の問題を抱えたときに相談する相手は，同世代の仲間が多い．そこで相談された青少年が自殺の問題に適切に対応できることが，予防の観点からは大きな意義をもつ．また，青少年の自殺行動が家庭の病理と関係することから，親に対する教育も実施されるべきである．

そういっても，青少年に対して自殺予防の教育を直接行うことについて，「自殺の危険を煽ることになるのではないか」という心配が世間

表6 青少年に対する自殺予防教育の要点

青少年の自殺の実態
  統計データを用いて，自殺が大きな問題であることを知る．
  自殺行動を起こすことの深刻さを理解する．
  道徳や倫理など，社会的規範を適用しない．
ストレスと自殺の危険
  ストレスとは何か，どのように対処するかを，具体的に知る．
うつ病（気分障害）
  自殺と密接に関連しているうつ病について理解する．人生の一時期にうつ病を患う者の割合が低くないこと，効果的な治療法があることを知る．
支援する態度
  「自殺したい」と打ち明けられた場合，取るべき態度を学ぶ：①批判を交えずに話を聴いて，絶望している感情を理解する．②相手の気持ちや危機を誠実に受け止めたうえで，（他者からの援助を拒んでいる場合であっても）信頼できる大人に知らせて援助を求めることを強調する．
  グループ討議，ロールプレイといった学習形態は有効である．
地域にある自殺予防の関係機関
  自殺予防に関係する機関（自殺予防センター，精神保健福祉センター，電話相談，自助団体，病院など）を知る．話し合い，調べて，一覧表やマップを作成する．
  どのような事態のときに，どこへ連絡するかを，具体的に考える．

には根強く存在するので、これを広く実施することは容易でない（青少年に対して教育を直接行っても、自殺の危険を煽ることがないことが多くの経験から実証されていることを、参考までに付言する）。そこで、第1段階としては、教師に対する教育が現実的だろう。青少年の自殺危機を早期に察知して、適切な支援へつなげるという役割を教師が果たすのを期待したい。この種の教育は、部分的ではあるがすでに実施されている。

こうした現実的あるいは具体的レベルを越えて自殺の背景や心情を洞察すると、「優れた自殺研究の成果を教えるだけでは、優れた自殺予防の教育になりえない」と気づく。Shneidmanは前記の定義（表1）を基に「自殺の恐れの強い人を救うのに役立つと思われる注意」として、「痛みを和らげる。願いを叶えてあげる。解決の方法が他にもあることを示す。別の方法を指示する。希望を与える。時間をかせぐ。心の覆いを取り除く。助けを求める声を聴き取る。役に立つ人々の協力を得る。あの世への出口を封じる。愛する人や、愛する物事との絆を回復する」といった働きかけをあげている。"救い"を自ら求めることができるように、また"救いの手"を他者に差し出せるように、共に育つ」ことが大事である。「根底において人生を肯定し、"生きる歓び"（生きがい感）を心の底から感じさせる」、そんな教育を期待したい。　　　　　　　　　　　　　　　［石井敏弘］

■ 文献
1) 石井敏弘：自殺に関する研究の現状：国内．保健医療科学 52(4)：261-271, 2003.
2) 大原健士郎編：子どもをとりまく問題と教育⑪自殺，開隆堂出版，東京，2003.
3) 警察庁生活安全局地域課：平成17年中における自殺の概要資料，警察庁，東京，2006.
4) 厚生労働省大臣官房統計情報部：自殺死亡統計（第5回），厚生統計協会，東京，2005.
5) 高橋祥友：新訂増補 自殺の危険，金剛出版，東京，2006.
6) 高橋祥友：青少年のための自殺予防マニュアル，金剛出版，東京，1999.
7) Evans G, Farberow NL：The Encyclopedia of Suicide, Facts On File, New York, 2004.（高橋祥友監修：自殺予防学事典，明石書店，東京，2006）
8) Maris RW, Berman AL, Silverman MM（eds）：Comprehensive Textbook of Suicidology, The Guilford Press, New York, 2000.
9) Shneidman ES：Definition of Suicide, John Wiley & Sons, New York, 1985.
10) Wasserman D（ed）：Suicide：An unnecessary death, Martin Dunitz, London, 2001.（小林章雄，坪井宏仁，高橋祥友監修：自殺予防学 医師・保健医療スタッフのために，学会出版センター，東京，2006）

B. 成人～老年

自ら自分の生命を絶つことを自殺（suicide）という．自殺とされていた死が，後に事故や殺人事件と判明したり，逆に自殺であるのに警察や遺族により事故とされる例も少なくないとみられるが，全体的にみれば，自殺の判断に対象の年齢による差や時代差はほとんどないものと思われる．本項では，国の統計資料および調査資料を基に，自殺と年齢の関連を明らかにしたうえで，自殺と年齢の関連の背景要因を分析する．

a. 自殺統計の根拠

わが国の自殺者数に関する公式統計には，人口動態統計特殊報告（厚生労働省，明治32年～）と自殺の概要資料（警察庁，昭和53年～）の2種類がある．人口動態統計特殊報告の自殺死亡統計は，毎年公表している人口動態統計を基に，時系列分析など自殺による死亡の状況について分析を行ったものである．これまで，1977年，1984年，1990年，1999年，2005年に発表されている．最近の2005年に発表されたものでは，1994～2003年を中心として，自殺死亡数・率の年次推移，年齢階級別，死因順位，曜日別，時間別，死亡月別1日平均，配偶関係別，手段別，都道府県別，職業・産業別，1994～2003年の状況，国際比較などが分析されている．一方，警察庁の統計である自殺の概要資料は，警察庁生活安全局地域課が，各都道府県の警察本部の扱った自殺事例の報告を基に全国集計として資料にしているものである．

2003年（平成15年）の人口動態統計特殊報告による自殺者数は32,109人であるのに対し，同年の自殺の概要資料による自殺者総数は34,427人と約2,000人の乖離がみられる．この乖離の原因としては，以下にあげる両統計の調査方法の差があげられる．

①対象の母集団の差：自殺の概要資料（警察庁）では，遺体の発見された地域を管轄する警察署において計上され，在日外国人を含む総人口を対象としている．一方，人口動態統計（厚生労働省）では，該当者が住民登録していた自治体において計上され，国内在住の日本人が対象となっている．

②調査時点の差：警察庁では，発見地を基に自殺死体発見時点で計上しているのに対し，厚生労働省は，住所地を基に死亡時点で計上している．

③事務手続きによる差：警察庁では，死体発見時に自殺，他殺あるいは事故死のいずれか不明のときには，検視調書または死体検分調書が作成されるのみであるが，その後の調査などにより自殺と判明した場合は，さかのぼって計上される．これに対し，厚生労働省は，自殺，他殺あるいは事故死のいずれか不明のときは「自殺」ではなく「その他外因」などに区分し計上しており，死亡診断書などについて作成者から自殺の旨訂正報告がない場合は，自殺に計上していない．

このような両統計調査方法の差異のため，人口動態統計による自殺者数は実際よりもやや少なくなっているものと考えられる．

b. 年齢別にみた総死亡における自殺が占める位置

厚生労働省の「自殺死亡統計」により，性・年齢（5歳階級）別にみた2003年の総死亡に占める自殺死亡の割合と死因順位を表1に示した．総死亡に占める自殺の割合は，全体では3.2％であり，死因の第6位となっている．高齢期では総死亡に占める自殺の割合は低く，75歳以上の後期高齢期では1％未満となっている．しかし，高齢期に達するまでは男女ともすべての年齢層で自殺は死因の4位以内を占めている．若年層では総死亡に占める自殺の割合は

表1 性・年齢（5歳階級）別総死亡に占める自殺死亡の割合と死因順位（2003年）

年齢階級	総数		男性		女性	
	割合(%)	死因順位	割合(%)	死因順位	割合(%)	死因順位
総数	3.2	6	4.2	6	1.9	8
10～14歳	9.7	3	8.5	4	11.2	3
15～19	23.6	2	21.5	2	28.1	1
20～24	36.9	1	36.4	1	38.0	1
25～29	40.8	1	41.6	1	38.9	1
30～34	36.1	1	38.9	1	30.2	1
35～39	28.9	1	32.8	1	21.5	2
40～44	22.6	2	27.1	1	13.3	2
45～49	16.3	2	19.7	2	9.2	2
50～54	11.7	3	13.8	3	7.0	4
55～59	8.8	4	10.1	3	5.7	4
60～64	5.2	4	5.7	4	4.3	4
65～69	3.0	6	3.0	6	3.0	6
70～74	1.6	7	1.4	8	1.8	7
75～79	0.9	12	0.8	12	1.0	11
80～84	0.6	14	0.6	14	0.6	16
85～89	0.4	17	0.5	16	0.4	20
90～	0.2	21	0.3	19	0.2	27

注：1）割合はそれぞれ年齢階級別総死亡数を100として算出した．
　　2）「総数」には5～9歳および年齢不詳を含む．
（厚生労働省：自殺死亡統計の概況，2005）

さらに高く，男性では20～44歳階級で死因の第1位，女性では15～34歳階級で死因の第1位を占めている．最も高い25～29歳階級では総死亡の40.8％と非常に重大な死因となっている．

c．年齢別にみた自殺者の推移

警察庁の「自殺の概要資料」によると自殺者は1998年以降連続して3万人を超えている状況が続いている．2005年中における自殺者の総数は32,552人で，前年に比べ227人（0.7％）増加している．性別では，男性が23,540人で全体の72.3％を占めている．年齢別の自殺の状況をみると，60歳以上が10,894人で全体の33.5％を占め，次いで50歳代（7,586人，23.3％），40歳代（5,208人，16.0％），30歳代（4,606人，14.1％）の順となっており，自殺者の主体が成人～老年者であ

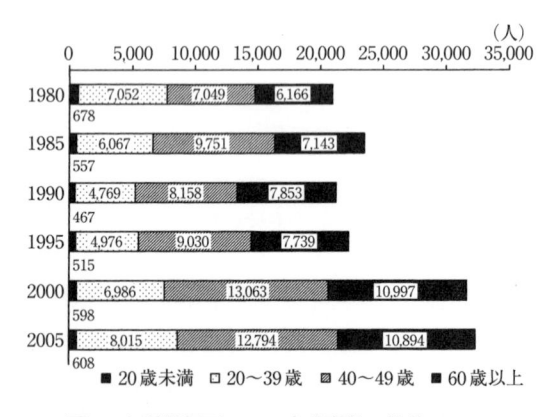

図1 年齢階層別にみた自殺者数の推移
（警察庁：自殺の概要資料，2006より作図）

ることがわかる．

自殺の概要資料による年齢階層別にみた自殺者の推移を図1に示した．いずれの年齢階級層も自殺者数は増加傾向にあることがわかる．1995年から10年間の各年齢階級の増加率を算出すると，20歳未満では18.1％，20～39歳で

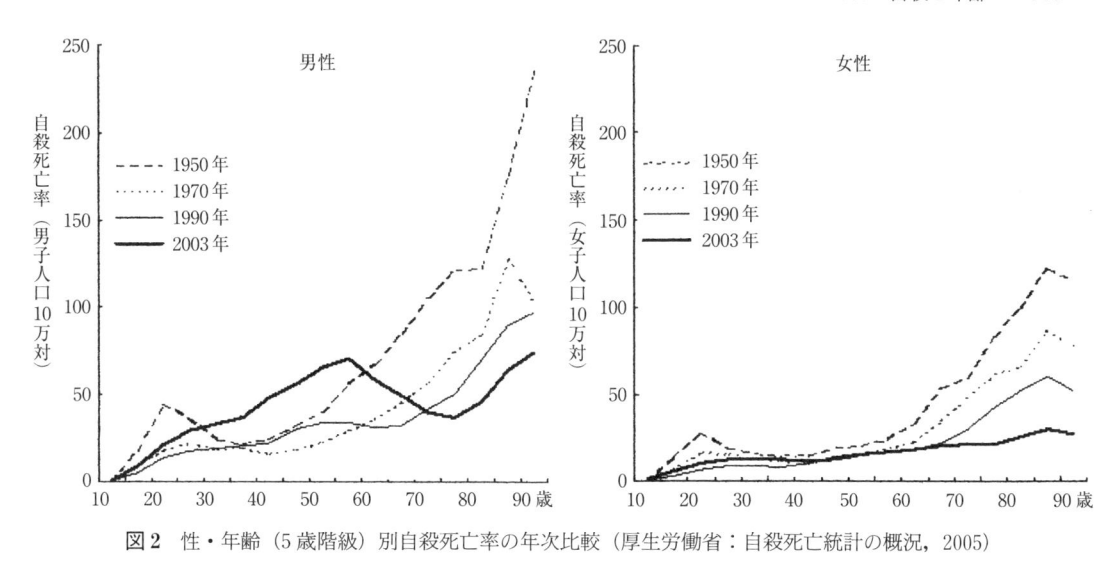

図2 性・年齢（5歳階級）別自殺死亡率の年次比較（厚生労働省：自殺死亡統計の概況，2005）

は61.1%，40～59歳では41.7%，60歳以上では40.8%であり，特にこの10年間では20～39歳階級の増加が著しい．

厚生労働省の「自殺死亡統計」から性・年齢（5歳階級）別自殺死亡率（人口10万対）の死亡率の推移をみたものを図2に示した．1950年には男女とも20歳代に1つのピークを形成している．この若年層のピークは1970年にはほぼ消失し，85歳代のピークに向けて年齢階級が上がるとともに死亡率が増加する構造になっている．しかし，1990年になると年齢階級の増加に伴う死亡率の増加はややなだらかとなり，男性では50歳代に小さな山がみられるようになっている．さらに2003年になるとこの男性の50歳代のピークはより大きくなり，1970年の水準の2倍以上となり，85歳代～90歳代の死亡率に匹敵するまでに増加している．一方，女性では1990年以降男性でみられた50歳代の山はみられず，さらに年齢とともに死亡率が上がる傾向は徐々に少なくなってきている．以前非常に高率であった80歳代以上の自殺死亡率は男女とも年々低下している．

d. 年齢別にみた自殺の手段

2003年における性・年齢（10歳階級）別にみた手段別の自殺死亡数の割合を図3に示した．男女ともすべての年齢階級で「縊首」による割合が最も多い．また，年齢階級が上がるとともに「縊首」が占める割合は高くなり，60歳以上の男性および70歳以上の女性では70%以上となっている．その他の手段では男女差がみられる．男性では2番目に多いのは「ガス」によるものである．特に30～40歳代の若い世代に多く，20%前後を占めている．一方，女性では「飛び降り」が2番目に多い．これも若い世代ほど多く，10～30歳代では25%前後を占めている．また，女性では「溺死」を手段とする者が，年齢階級が上がるとともに多くなる特徴がみられる．

e. 年齢別にみた自殺の原因・動機

自殺の概要資料により，性・年齢（10歳階級）別にみた自殺の原因・動機別自殺者数を表2に示した．遺書があるものの内訳から原因・動機をみると，全体で最も多いのは「健康問題」であり，遺書ありの自殺者の40.0%を占めている．次いで「経済・生活問題」（31.4%），「家庭問題」（9.8%），「勤務問題」（6.3%）の順となっている．性・年齢階級別の特徴をみると，男性では，30～59歳では「経

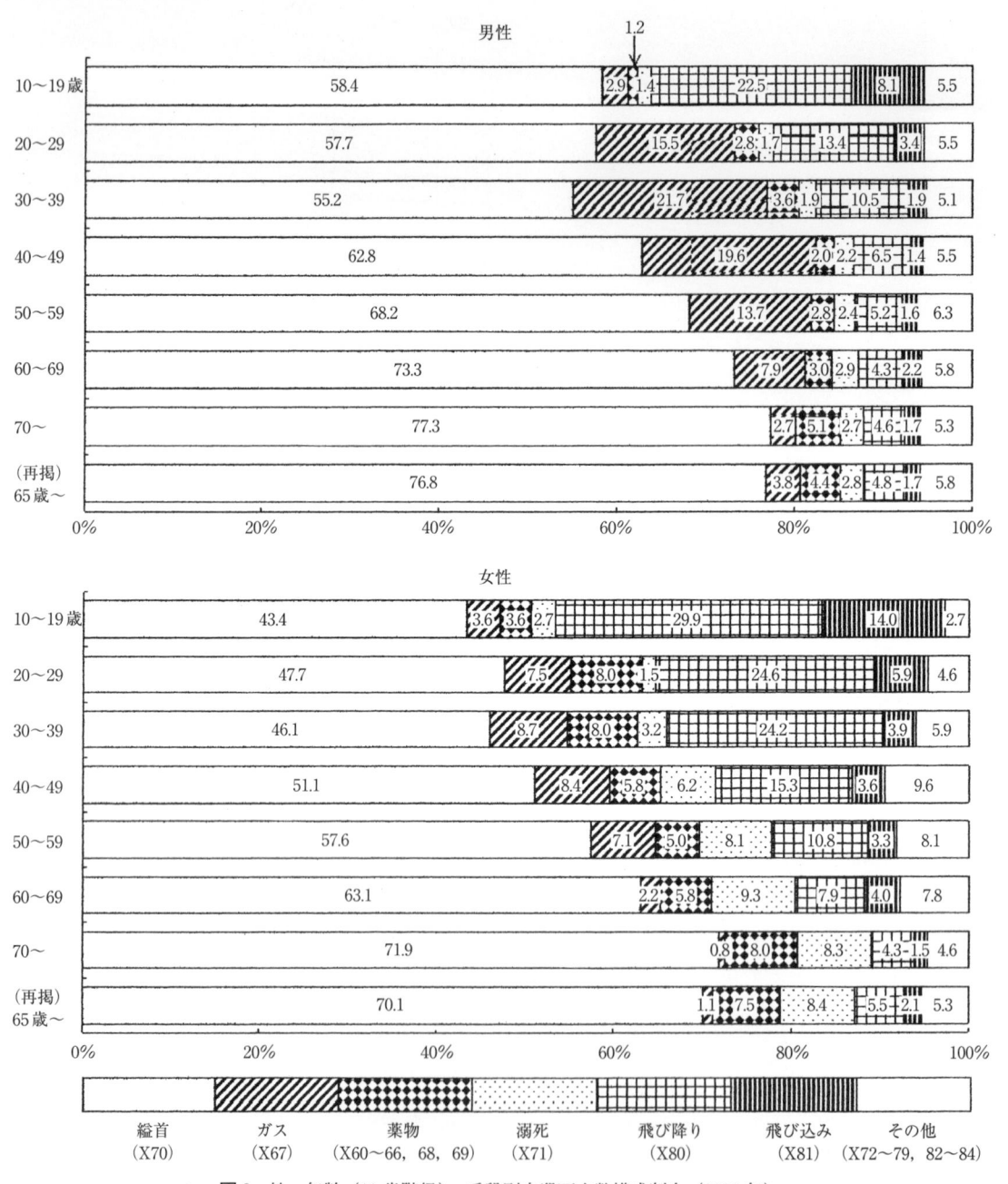

図3 性・年齢（10歳階級）・手段別自殺死亡数構成割合（2003年）
注：（ ）は「ICD-10基本分類番号」
（厚生労働省：自殺死亡統計の概況，2005）

済・生活問題」が原因・動機として最も多く，特に50〜59歳では遺書ありの自殺者の半数を占めている．女性では全年齢階級を通して「健康問題」が多く，また，年齢階級が上がるにつれその割合は増加し，60歳以上では遺書ありの自殺者の72.7%を占めている．その他の特徴としては，「家庭問題」は男女とも30〜49歳にピークがあること，「勤務問題」では20〜39

表2 性・年齢階級別にみた自殺の原因・動機別自殺者数(2002年)

原因・動機別			～19歳	20～29	30～39	40～49	50～59	60歳～	不詳	合計
総数(人)		計	608	3,409	4,606	5,208	7,586	10,894	241	32,552
		男性	382	2,357	3,389	4,120	6,016	7,060	216	23,540
		女性	226	1,052	1,217	1,088	1,570	3,834	25	9,012
遺書あり	遺書あり小計(人)	計	170	976	1,409	1,651	2,791	3,351	12	10,360
		男性	109	693	1,068	1,350	2,256	2,208	10	7,694
		女性	61	283	341	301	535	1,143	2	2,666
	家庭問題(%)	計	10.0	8.4	11.9	11.3	7.5	10.4	0.0	9.8
		男性	9.2	7.6	10.7	10.1	6.5	10.0	0.0	8.8
		女性	11.5	10.2	15.8	16.9	11.8	11.2	0.0	12.5
	健康問題(%)	計	28.2	32.1	32.1	26.5	32.5	59.4	0.0	40.0
		男性	20.2	25.5	25.2	21.1	25.9	52.4	0.0	32.4
		女性	42.6	48.1	53.7	50.5	60.2	72.7	0.0	61.9
	経済・生活問題(%)	計	1.8	18.1	29.2	42.4	44.7	21.4	0.0	31.4
		男性	1.8	22.7	36.0	48.7	50.8	27.9	0.0	38.5
		女性	1.6	7.1	8.2	14.0	18.9	8.7	0.0	10.9
	勤務問題(%)	計	2.9	11.7	10.1	9.2	7.2	1.2	0.0	6.3
		男性	3.7	14.9	11.9	10.4	8.7	1.7	0.0	7.9
		女性	1.6	3.9	4.7	3.7	0.6	0.3	0.0	1.7
	男女問題(%)	計	8.8	11.6	6.7	3.3	1.0	0.4	0.0	3.1
		男性	11.0	9.2	6.0	2.4	0.9	0.5	0.0	2.7
		女性	4.9	17.3	9.1	7.3	1.1	0.1	0.0	4.2
	学校問題(%)	計	20.6	3.2	0.2	0.0	0.0	0.0	8.3	0.7
		男性	21.1	3.5	0.3	0.0	0.0	0.0	10.0	0.7
		女性	19.7	2.5	0.0	0.0	0.0	0.0	0.0	0.7
	その他(%)	計	20.6	9.9	6.5	4.5	4.9	5.5	16.7	6.0
		男性	22.0	11.1	6.9	4.3	4.7	5.5	10.0	6.0
		女性	18.0	7.1	5.3	5.6	5.6	5.6	50.0	6.0
	不詳(%)	計	7.1	5.0	3.1	2.8	2.4	1.8	75.0	2.8
		男性	11.0	5.5	3.1	3.0	2.5	1.9	80.0	3.0
		女性	0.0	3.9	3.2	2.0	1.9	1.5	50.0	2.1
遺書なし(人)		計	438	2,433	3,197	3,557	4,795	7,543	229	22,192
		男性	273	1,664	2,321	2,770	3,760	4,852	206	15,846
		女性	165	769	876	787	1,035	2,691	23	6,346

注:原因・動機の%は,「遺書あり」に占める割合を示す.
(資料:警察庁:自殺の概要, 2006)

歳にピークがある.また,「男女問題」を原因・動機とする割合は,男女とも年齢階級が上がるにつれて少なくなる傾向にあるが,男性では19歳以下にピークがあるのに対し,女性では20～29歳にピークがある.

f. 自殺と年齢の関係の国際比較

自殺と第5回自殺死亡統計から諸外国の自殺死亡率(人口10万対)をみると,男性では,高い国は,ロシア(70.6),ハンガリー(51.5),日本(36.5)であり,低い国は,イタリア(11.1),イギリス(11.8),アメリカ(17.6)となっている.女性では,高い国は,ハンガリ

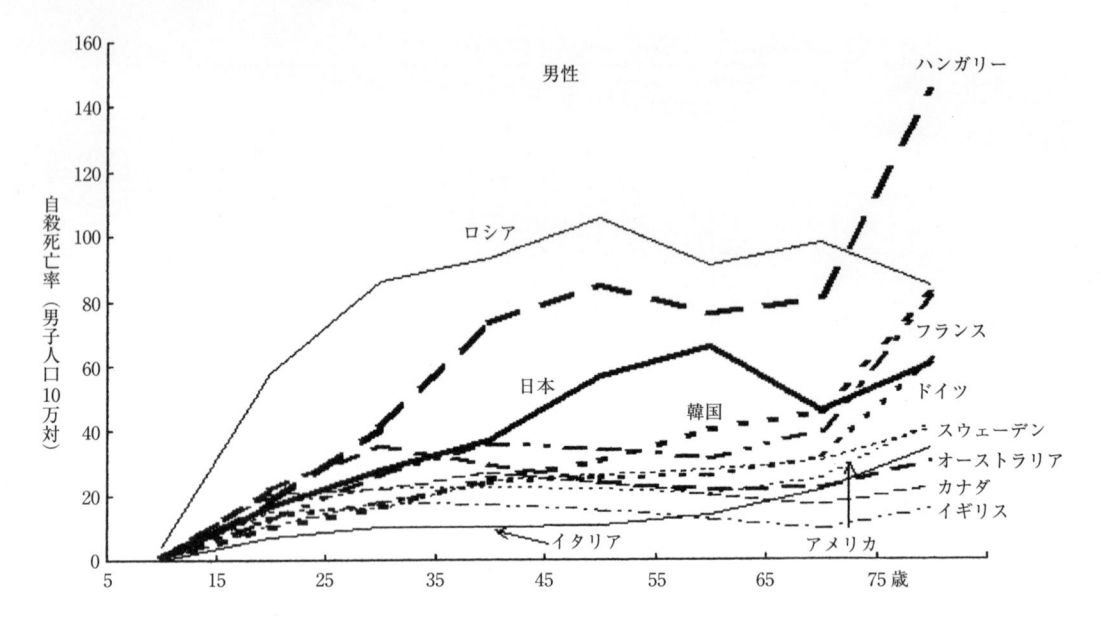

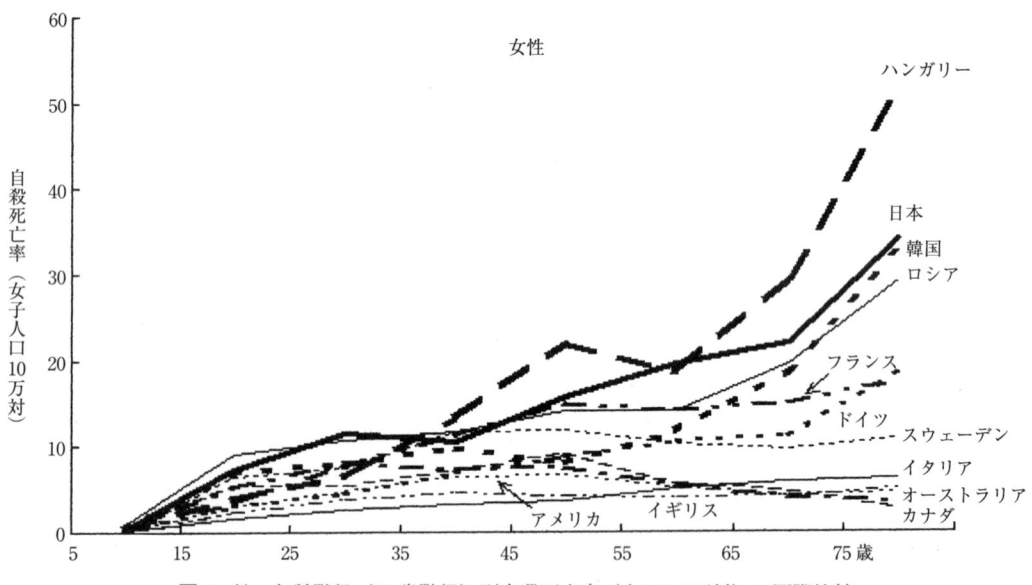

図4 性・年齢階級（10歳階級）別自殺死亡率（人口10万対）の国際比較
（厚生労働省：第5回自殺死亡統計，2005）

ー（15.4），日本（14.1），ロシア（11.9）となっており，低い国は，イギリス（3.3），イタリア（3.4），アメリカ（4.1）となっている．わが国の自殺死亡率は男女とも国際的にみてきわめて高い水準にあるといえる．

最近10年間の推移をみると，男性では，ハンガリーやスウェーデン，フランスやドイツなどは低下傾向にあるのに対し，ロシア，日本，韓国は増加傾向にある．女性では，ハンガリーやスウェーデン，フランス，ドイツなどは低下傾向にあるのに対し，日本や韓国は増加傾向にある．

わが国でみられる自殺と年齢の関係は，これらその他の国々ではどうなっているのであろう

か．図4に，性・年齢階級別にみた自殺死亡率の国際比較を示した．男性では，日本では，55～64歳が最も高くなっているのに対し，ロシアでは45～54歳とやや若い世代が最も高くなっている．また，ハンガリーやフランス，ドイツでは75歳以上が最も高くなっている．一方，女性では，ハンガリーや韓国，ロシア，フランス，ドイツなどの国々ではわが国と同様に年齢階級が高くなるに従って高率となる傾向を示しているが，ハンガリーでは，45～54歳にもう1つのピークがある．また，オーストラリアの女性の自殺死亡率は25～34歳にピークがあり，アメリカ，カナダ，イギリス，スウェーデンの女性では45～54歳が最も自殺死亡率が高くなっており，高齢期の自殺死亡率はわが国に比較し低率である．

自殺の死亡率は，全体的には年齢が高くなるほど高くなる傾向がみられる．その背景としては，原因・動機で最も多い「健康問題」があげられる．疾病に罹患することによる喪失体験をきたさないよう，医療やケアの技術・質を今後さらに発展させ，疾病の予後について明るい見通しを立てることができるようにすることが重要と考えられる．高齢期の自殺死亡率が男女とも年々低下している状況をみると，自殺は特に高齢期において予防効果が現れやすいものと考えられる．また，カナダやイギリスなどの高齢者の自殺死亡率がわが国に比較し著しく低いことを考えると，わが国の高齢者の自殺は予防対策の実施によりまだまだ低下する余地があるものと考えられる．

わが国でバブル経済のはじけた1991年以降40～50歳代男性の自殺率が上昇していることは「経済・生活問題」の深刻さを物語っている．しかし，この間，女性の40～50歳代の自殺死亡率には変化はみられていない．わが国における社会的性（ジェンダー）差が著しく，社会で求められている役割の男女差が大きいことが主因と考えられる．うつの有病率は一般的に女性のほうが高いのに対して自殺死亡率は女性のほうが低い背景には，女性のほうが疾病に対する耐性が強く，また，疾病の気づきが多く，受療や保健行動などの対応が男性よりもよいことも影響しているものと考えられる．

自殺と年齢の関係には生物学的要因の関与は少なく，社会経済的要因が大きく影響しているといえる．

［渡辺修一郎］

■文献
1) 厚生労働省大臣官房統計情報部編：人口動態統計特殊報告 第5回自殺死亡統計，厚生統計協会，東京，2005．
2) 警察庁生活安全局地域課編：平成17年中における自殺の概要資料，警察庁，東京，2006．
3) 総務省行政評価局編：自殺予防に関する調査結果報告書，総務省，東京，2005．
4) 平成16年度厚生労働科学研究費補助金（こころの健康科学研究事業）「自殺の実態に基づく予防対策の推進に関する研究」総括・分担研究報告書，2005．

13.4 不慮の事故と年齢

A. 幼小児～青年・成人

事故とは「予期せざる外的要因が短時間作用し，人体に障害を与えたり，正常な生理機能の維持に悪影響を及ぼすもの」と定義されている[1]．事故のなかには死亡に至る事故と死亡に至らない事故があり，年齢や発達の程度によって事故の発生頻度や内容は異なる[2]．なかでも，小児における不慮の事故に関して最も重要な問題は1960年以降40年以上にわたり不慮の事故がわが国の小児の死亡原因の第1位を占めているという現実である．毎年事故のために日本全国で数百名の小児が死亡しているという事実は「単に運が悪かった」とか「偶然事故に遭ったので仕方がない」などという議論だけでは片づけられない問題であり，少子化の進行する現在，小児の事故防止対策はその必要性を国民全員が重く受け止めなければならない緊急課題である．

a. 小児の死因における不慮の事故の重要性

わが国では，現在のところ，事故症例を事故の発生状況のみならず医療情報（障害の程度，治療の内容，経過と予後）も含めて継続的に収集できる全国的なサーベイランスシステムは構築されておらず，信頼しうる疫学的事故情報として入手可能なのは毎年厚生労働省から人口動態統計として発表される死亡統計のみである．

2004年の年齢階級別死因順位（表1）をみると，0歳では不慮の事故は第5位で総死亡数の4.8％を占めるにすぎないが，1歳以上ではど

表1　年齢階級別にみた死因順位（2004年）

年齢	第1位 死因	死亡数 割合(%)	第2位 死因	死亡数 割合(%)	第3位 死因	死亡数 割合(%)	第4位 死因	死亡数 割合(%)	第5位 死因	死亡数 割合(%)
0歳	先天奇形・変形および染色体異常	1,185 (38.0)	周産期に特異的な呼吸障害等	421 (13.5)	乳幼児突然死症候群	214 (6.9)	胎児および新生児の出血性障害等	174 (5.6)	不慮の事故	149 (4.8)
1～4歳	不慮の事故	278 (24.0)	先天奇形・変形および染色体異常	198 (17.1)	悪性新生物	109 (9.4)	肺炎	74 (6.4)	心疾患	67 (5.8)
5～9歳	不慮の事故	207 (34.1)	悪性新生物	104 (17.1)	その他の新生物	40 (6.6)	先天奇形・変形および染色体異常	26 (4.3)	心疾患/肺炎	25 (4.1)
10～14歳	不慮の事故	149 (25.3)	悪性新生物	123 (20.9)	自殺	49 (8.3)	心疾患	42 (7.1)	先天奇形・変形および染色体異常	33 (5.6)
15～19歳	不慮の事故	707 (36.7)	自殺	500 (25.9)	悪性新生物	211 (10.9)	心疾患	108 (5.6)	先天奇形・変形および染色体異常	40 (2.1)

割合（％）はそれぞれ年齢階級別死亡数を100とした場合の百分率．
厚生労働省「平成16年人口動態統計」より．

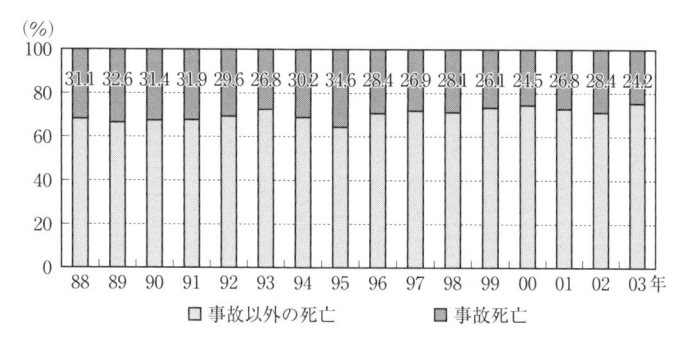

図1 不慮の事故による死亡数が総死亡数に占める割合（1～14歳）

の年齢階級においても死因順位の第1位を占めていた。さらに，2004年の1～14歳の原因別死亡者数をみると，第1位の不慮の事故は634名，2位の悪性新生物（ガン）は336名であり，事故による年間死亡者数はガンによる死亡者数の約2倍（1.89倍）になっていた。また，1～14歳の不慮の事故による死亡者数が総死亡者数に占める割合は1998～2003年において24.2～31.1%で推移しており，この15年間をみても事故による死亡は小児死亡の1/3～1/4を占めていた（図1）。なお，事故による年齢階級別死亡率（出生10万対）は0歳13.4，1～4歳6.1，5～9歳3.5，10～14歳2.5，15～19歳10.6で，死亡者数と同様に乳幼児期に高く，学童期に低く，青年期に再び高くなっていたが，各年齢階級における死亡総数に占める事故死亡数の割合は0歳（4.8%）を除くと他の年齢階級では25～35%と大きな差はなかった。

b. 年齢階級別にみた不慮の事故による死亡

年齢階級別にみた不慮の事故による死亡者数の内訳（表2）をみると，0歳では窒息が71.1%と圧倒的に多かったが，1～4歳では窒息は17.6%まで減少し，交通事故（38.8%），溺死（21.2%）が多くなっていた。0歳児の窒息による死亡の50.9%は誤嚥によるものだが，その半数以上は胃内容物が原因となっていた。また，0歳児の窒息の32.0%はベッド内で発生していた。生後5，6か月くらいになるとある日突然寝返りをするようになり，姿勢変換時に胃内容物が逆流したり，布団，毛布，ぬいぐるみ人形，紙おむつなどが顔を覆ったり，よだれかけのひもが首に巻きつくような状況が窒息につながる可能性が推測される。さらに，0歳児の窒息ではSIDS，虐待との鑑別がときに問題となる。1～4歳の窒息では喉頭異物，かばんのひもが首に巻きつくような事故が原因となりやすい。一方，溺水事故自体は2歳未満での浴槽での発生が圧倒的に多い[3]ため，0～4歳では浴槽内での溺死が多い。ただし，10～19歳でも1年間に21人が浴槽で溺死していたことは注目され，年長児の浴槽での溺死はてんかんによるけいれん発作の可能性を考えるべきである[4]。また，5歳以降は自然水域での溺死が多くなっていた。これは成長とともに行動範囲が広がり，発見が遅れる海，川，池，湖などでの溺水事故が増加するためと考えられ，子どもだけで遊びに行かないように教えることが不可欠となる。

5～9歳，10～14歳については交通事故，溺死が事故の2大死因であったが，15～19歳になると溺死は7.8%まで減少し，交通事故が80.3%とさらに増加していた。よって，不慮の事故による死亡者数，死亡率がともに青年期に上昇した理由は交通事故による死亡が増加したためと考えられた。2004年の交通事故による死亡者数の年齢階級別にみた内訳を表3に示

表2 年齢階級別にみた不慮の事故による年間死亡者数と主な内訳(2004年)

	0歳	1～4歳	5～9歳	10～14歳	15～19歳
不慮の事故死亡者数	149(100.0%)	278(100.0%)	207(100.0%)	149(100.0%)	707(100.0%)
交通事故	12(8.1%)	108(38.8%)	110(53.1%)	73(49.0%)	568(80.3%)
溺死および溺水	17(11.4%)	59(21.2%)	48(23.2%)	31(20.8%)	55(7.8%)
浴槽	16	21	2	9	12
プール	0	2	6	2	1
自然水域	1	9	28	17	34
その他	0	16	12	3	8
窒息	106(71.1%)	49(17.6%)	12(5.8%)	12(8.1%)	18(2.5%)
ベッド内	34	7	1	1	0
胃内容物誤嚥	30	8	3	4	7
食物誤嚥	18	5	2	3	4
その他の物体誤嚥	6	8	2	0	3
その他	18	21	4	4	4
転倒・転落	8(5.4%)	23(8.3%)	5(2.4%)	7(4.7%)	29(4.1%)
同一平面上	3	5	0	1	1
建造物	0	12	4	5	15
その他	5	6	1	1	13
煙,火および火災への曝露	0(0.0%)	31(11.2%)	22(10.6%)	13(8.7%)	6(0.8%)

厚生労働省「平成16年人口動態統計」より.

表3 年齢階級別にみた交通事故による年間死亡者数(2004年)

	0～4歳	5～9歳	10～14歳	15～19歳	20～24歳
交通事故死亡者数	120(100.0%)	110(100.0%)	73(100.0%)	568(100.0%)	626(100.0%)
歩行者	74(61.7%)	49(44.5%)	16(21.9%)	40(7.0%)	39(6.2%)
自転車乗員	6(5.0%)	28(25.5%)	33(45.2%)	50(8.8%)	20(3.2%)
オートバイ乗員	0(0.0%)	0(0.0%)	7(9.6%)	245(43.1%)	181(28.9%)
乗用車乗員	30(25.0%)	24(21.8%)	13(17.8%)	177(31.2%)	298(47.6%)
軽トラックまたはバン乗員	1(0.8%)	1(0.9%)	0(0.0%)	3(0.5%)	5(0.8%)
大型輸送車両乗員	0(0.0%)	0(0.0%)	0(0.0%)	4(0.7%)	7(1.1%)
その他の陸上交通事故	8(6.7%)	7(6.4%)	4(5.5%)	46(8.1%)	69(11.0%)
水上交通事故	1(0.8%)	1(0.9%)	0(0.0%)	3(0.5%)	6(1.0%)
航空事故	0(0.0%)	0(0.0%)	0(0.0%)	0(0.0%)	1(0.2%)

厚生労働省「平成16年人口動態統計」より.

した.0～4歳では歩行中の事故死亡が61.7%と最多で,乗用車の事故がこれに次いで多かった(25.0%).5～9歳になると歩行者(44.5%),乗用車(21.8%)に加えて自転車の事故が増加していた(25.5%).10～14歳では自転車の事故死亡が45.2%と最多となり,15～24歳ではオートバイ,乗用車の事故だけで7～8割を占め,これらが2大死因となっていた(15～19歳ではオートバイが,20～24歳では乗用車のほうが多かった).乳幼児の乗用車同乗中の事故防止にはチャイルドシートの着用が必須である[5]が,小児の交通事故防止活動はそれだけでは不十分で,幼児と保護者に対して道路の歩き方,幼児・学童に対して自転車の走り方,青年に対してオートバイ,自動車の走行に関する安全教育を強化し,自転車乗車時のヘルメット着用に対する法規制も検討していく必要があると思われた.また,15～19歳では転倒・転落が不慮の事故死因の3位(4.1%)になっていたが,その半数は建造物からの転落

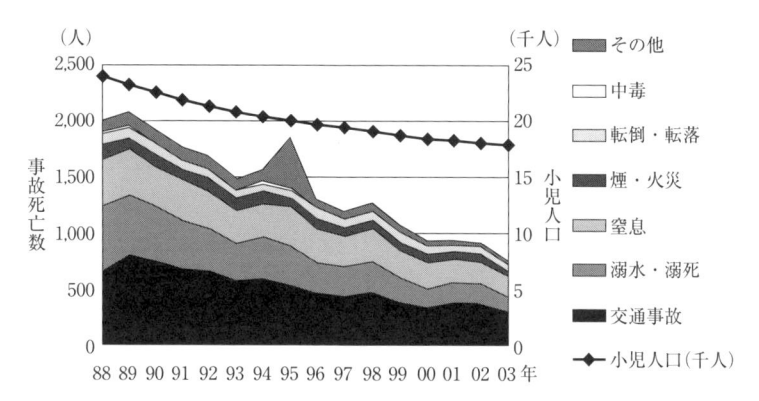

図2 小児人口の推移と小児の事故による死亡状況（0〜14歳）
小児人口については住民基本台帳人口要覧を，事故死亡数については厚生労働省人口動態統計を参照した．

で，自殺によるものと考えられた．

以上より，小児の事故死因として特に重要なのは交通事故，溺水，窒息であり，どの年齢階級においてもこの3死因で事故死亡全体の8割を占めていた．図2は1988〜2003年の小児人口の推移と0〜14歳の事故による死亡状況を比較したものである．小児人口の減少とともに事故死亡数も減少していたが，事故死亡の内訳をみるとその大部分は交通事故，溺水，窒息で占められるという傾向はこの15年間変わっておらず，わが国の小児の事故対策においてこの3種類の事故に対する防止戦略がきわめて重要であることは明白である．

c. 不慮の事故の年齢階級別死亡率の国際比較（表4）

GDP（国内総生産）上位の先進13か国とわが国における年齢階級別死亡率（人口10万対）を比較してみると，わが国では0歳（14か国中12位）と1〜4歳（14か国中10位）の不慮の事故による死亡率が先進国より高かった[6]．この差こそが小児の事故問題に対する国民の意識あるいは国家として取り組む姿勢の差[7]を反映するものであろう．諸外国のように，事故を小児の健康障害ととらえ，事故の実態調査，研究を行い（事故が起こるには何らかの原因があり，その原因を科学的に解明していけば必然的に防止戦略は明らかになる），関連する各分野を連携して事故防止プログラムの実行を推進する機関（国立事故防止センター）の設置がわが国においても望まれる[8]．もし，わが国が国をあげて小児事故防止に系統的に取り組み，0〜4歳の事故死亡率をスウェーデンなみに引き下げることができれば，毎年同年齢の子どもたちを500人程度救命できると試算されている[2]．

また，事故の内容（交通事故，転落，火災，溺水）に関してわが国の死亡率が先進国より高かったのは0歳では交通事故（1.3倍），転落（1.25倍），溺水（1.13倍），5〜14歳では溺水（1.75倍），15〜24歳では溺水（1.38倍）であった[6]．学童，青年の戸外での溺死の死亡率を低下させるためには一般市民への心肺蘇生法の普及を徹底することも重要と思われる[9]．

d. 死に至らない事故について

事故は一瞬に起こるものであり，その事故の重症度（結果として子どもが助かったのか命を落とすことになったか）を決定するのはそのときのちょっとした状況の違いによるという場合も多い（たとえばマンションのベランダから転落したが，たまたま停車していた自動車のボンネットに落下したためかすり傷ですんだ，ある

表4 不慮の事故の年齢階級別死亡率(人口10万対，1997〜2003年)(田中ほか，2005)[6][2]

	0歳		1〜4歳		5〜14歳		15〜24歳	
1位	スウェーデン	2.2	イギリス	2.8	スウェーデン	2.2	オランダ	13.2
2位	オーストリア	5.2	イタリア	3.7	イギリス	2.4	イギリス	14.8
3位	オランダ	5.5	スウェーデン	4.6	ドイツ	3.2	日本	15.0
4位	ドイツ	5.6	オランダ	5.4	日本	3.3	スウェーデン	17.9
5位	イギリス	7.5	カナダ	5.4	イタリア	3.5	ドイツ	23.2
6位	スペイン	8.2	オーストラリア	5.6	オランダ	3.8	カナダ	24.5
7位	イタリア	8.3	ドイツ	5.8	オーストリア	3.9	オーストラリア	26.9
8位	カナダ	11.6	スペイン	6.7	オーストラリア	4.0	オーストリア	27.3
9位	オーストラリア	12.3	スイス	6.8	スペイン	4.1	イタリア	27.6
10位	フランス	12.8	日本	7.2	フランス	5.1	スペイン	28.2
11位	ベルギー	16.4	フランス	7.5	カナダ	5.2	ベルギー	31.0
12位	日本	18.3	ベルギー	8.4	スイス	5.3	フランス	31.0
13位	スイス	19.3	オーストラリア	8.6	ベルギー	5.9	スイス	33.7
14位	アメリカ	23.6	アメリカ	12.0	アメリカ	7.3	アメリカ	36.1
日本を除く13か国の平均		10.6		6.4		4.3		25.8

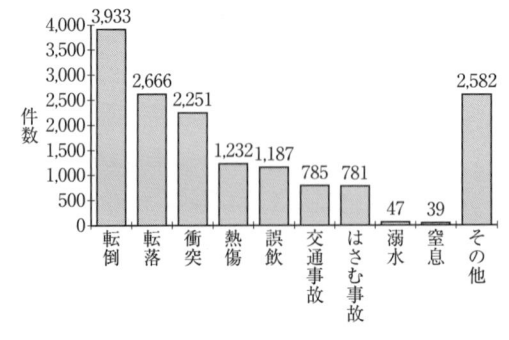

図3 未就学児の医療機関受診事故の事故内容
(14,612件：1997年11月〜1998年1月)(田中，2003)[2]

転倒 3,933／転落 2,666／衝突 2,251／熱傷 1,232／誤飲 1,187／交通事故 785／はさむ事故 781／溺水 47／窒息 39／その他 2,582

いは誤飲したゴムボールが喉頭異物となって窒息死したなど)．さらに，0〜14歳では事故による死亡者1名に対して，入院数35〜160名，外来患者数1,200〜9,400名とされており[2]，死亡統計だけから事故防止を論じることは十分ではない[10]．実際，死に至らない医療機関受診事故の内容(図3)は不慮の事故の死因順位とはかなり異なる．一般的に小児(特に乳幼児)の事故の内容は発達段階に応じた行動パターンと密接な関係があり(図4)，発達に伴う行動パターンを理解して早め早めに的確に対応すれば，かなりの事故は防止可能と考えられる[2]．

ただし，親がいくら近くにいて注意していても，子どもの突然の動きを瞬時に止めてすべての事故を防止することは現実問題として不可能である．その意味では，子どもがおかれた環境(家庭内だけではなく，社会全体からみて)を事故防止の観点から子どもの目線で見直すということが最も重要で，安全な環境を整備したうえで子どもを思う存分遊ばせることが理想的である．安全対策がなされた環境で起こる事故は起こっても軽症ですむはずであり，軽症な事故には子どもに事故の危険性を認識させ，危険を予知して重症な事故を回避するための判断力を養う教育効果[11]も期待できる．

［長村敏生，田中哲郎］

■文献
1) 衞藤 隆，山中龍宏，清水美登里，梅田 勝，田中哲郎，水田隆三：「事故」の定義についての検討．日本医事新報 No.3567：97，1992．
2) 田中哲郎：新子どもの事故防止マニュアル，診断

	誕生	3か月	4か月	5か月	6か月	7か月	8か月	9か月	10か月	11か月	12か月	13か月	1歳半	2歳	3歳	3～5歳
運動機能の発達		●体動 ●足をバタバタさせる		●見たものに手をだす ●口の中にものを入れる	●寝返りをうつ	●座る	●はう	●ものをつかむ	●家具につかまり立ちする		●一人歩きする	●スイッチ・ノブ・ダイヤルをいじる	●走る・のぼる	●階段をのぼりおりする	●高い所へのぼれる	
転落	●親が子を落とす	●ベッド・ソファーからの転落				●歩行器による転落	●階段からの転落	●バギーやイスからの転落	●浴槽への転落		●階段ののぼりおりの転落		●窓・バルコニーからの転落	●すべり台ブランコ		
切傷・打撲				●床にある鋭いもの	●鋭い角のあるおもちゃ				●鋭い角の家具・建具・カミソリのいたずら			●鋭いテーブルの角・ドアのガラス・ドアに手をはさむ・引出の角など		●屋外の石など		
やけど	●熱いミルク・熱い風呂		●ポット・食事・アイロン				●ストーブ・ヒーター							●マッチ・ライター・湯わかし器・花火		
誤飲・窒息	●まくら・柔らかいふとんによる窒息		●何でも口に入れる		●小物・たばこ・小さなおもちゃの誤飲				●よだれかけ・ひも・コード	●ナッツ・豆類		●薬・化粧品		●ビニール袋		
交通事故	●自動車同乗中の事故				●母親と自転車の二人乗り				●道でのヨチヨチ歩きのとき			●歩行中の事故		●三輪車	●自転車	
溺水事故				●入浴時の事故					●浴槽への転落事故					●プール・川・海の事故		

図4　子どもの発達と事故例(田中，2003)[2)]

と治療社, 東京, 2003.
3) 水田隆三：わが国の小児溺水事故の実態と予防対策. 日本医事新報 No. 3553：43-48, 1992.
4) Osamura T, Fushiki S, Yoshioka H, Yamanaka T, Mizuta R：An autopsy case of bathtub drowning in epilepsy. Brain & Development 19：499-501, 1997.
5) 長村敏生, 伊藤陽里, 清沢伸幸, 澤田 淳, 能勢 修, 土井 渉, 村山 彰：未就学児童の自動車同乗中の事故における死傷者数の推移―全国と京都府の比較―. 日本医事新報 No. 4294：81-84, 2006.
6) 田中哲郎, 内山有子, 石井博子：わが国の全死因と不慮の事故の死亡率の国際比較. 日本小児救急医学会雑誌 4(1)：127-134, 2005.
7) 長村敏生：わが国は子どもの事故防止後進国. 小児科診療 66：1404-1405, 2003.
8) 長村敏生, 清沢伸幸, 澤田 淳, 野田 広, 土井 渉, 中島すま子, 清益英雄, 多田 寛：子ども事故防止センターの配置に向けて―そのあり方に関するアンケート調査結果から―. 日本医事新報 No. 4129：59-62, 2003.
9) 長村敏生, 椿井智子, 山森亜紀, 小田部修, 伊藤陽里, 清沢伸幸, 沢田 淳, 家原知子, 吉岡 博：心肺蘇生法の重要性を再認識させられた溺水の3例―心肺蘇生法教育の重要性と電話での口頭指導の有用性について―. 小児保健研究 60：630-641, 2001.
10) 山中龍宏：事故の情報収集システム（事故サーベイランス）. 小児科診療 59：1579-1587, 1996.
11) Ytterstad B, Smith GS, Coggan CA：Harstad injury prevention study：Prevention of burns in young children by community based intervention. Injury Prevention 4：176-180, 1998.

B. 成人～老年

日本における不慮の事故は，2004年人口動態統計[1]によれば，悪性新生物，心疾患，脳血管疾患，肺炎に継ぎ，死因順位の第5位に位置しており，年間死亡総数は38,193人，死亡率は人口10万対30.3であり，日本人の健康課題として重要な位置を占めている．不慮の事故による死亡と健康障害の概要については，田中哲郎による体系的な検討がすでにある[2]．したがって，本項では，性差および成人～老年期にかけての加齢による変化，事故の種類によるそれらの相違の程度などに焦点をあて論ずることとする．国際疾病分類修正第10版（ICD-10）に基づく人口動態統計（1999～2001年の平均）[3]を用いた記述疫学的検討により，性差や加齢による変化を概観し，そのうえで，不慮の事故を予防するための視点から留意すべき点について考察する．

a. 各種の不慮の事故死を概観する
1) 全事故死について

すべての種類の不慮の事故死を併せた粗死亡率は，男性が67.0，女性が23.5であり，男性が女性の約3倍と著しい性差が認められることがわかる（表1）．また，男女ともに，加齢とともに死亡率が増加し，特に65歳以上になると加速度的な死亡率の増加がみられることがわかる（図1）．

2) 交通事故死について

交通事故死については，男性の死亡率が女性の約3倍弱となっている．男性では，乗用車乗車中，歩行者，オートバイ乗車中，自転車乗車中の順に死亡率が高くなっているのに対し，女性では，歩行者，乗用車乗車中，自転車乗車中，オートバイ乗車中の順であり，性別により，頻度の高い交通事故の態様が異なる（表1）．歩行者交通事故死（図2A）については，

表1 各種不慮の事故の性別粗死亡率および全事故死に占める割合

事故の種類	ICD10コード	粗死亡率		全事故に占める割合(%)	
		男性	女性	男性	女性
全事故	V01-X59,Y40-Y86,Y88,Y89	67.0	23.5	100.0	100.0
陸上交通傷害	V01-V89,Y85.0	14.3	5.9	21.3	25.0
歩行者	V01-V09	3.1	2.8	4.6	11.9
自転車乗車中	V10-V19	1.7	0.9	2.6	3.9
オートバイ乗車中	V20-V29	2.8	0.4	4.1	1.8
乗用車乗車中	V40-V49	4.4	1.4	6.5	6.0
不慮の中毒	X40-X49	0.7	0.3	1.1	1.3
転倒・転落	W00-W19	6.3	3.9	9.4	16.4
火焰火災による傷害	X00-X09	1.5	0.9	2.2	3.6
不慮の溺死	W65-W74	5.4	4.0	8.1	17.1
浴槽内溺水	W65-W66	2.7	2.8	4.1	11.9
その他不慮の窒息	W75-W84	7.3	5.5	10.8	23.2
誤嚥による窒息	W78-W80	5.5	4.1	8.3	17.2

壮年期から高齢者に至るまで，男女とも加齢による死亡率の増加がきわめて著しい．後期高齢者については，女性が男性の死亡率を上回っている．自転車乗車中交通事故死（図2B）については，男性は加齢による死亡率の増加がきわめて著しいが，女性については，加齢による増加傾向は男性に比較すると顕著ではない．オートバイ乗車中交通事故死（図2C）については，男性においてのみ，青年層のピークにほぼ相当するピークが後期高齢者にみられることが特徴的である．乗用車乗車中交通事故死（図2D）については，男女とも，青年層（15〜29歳）にピークがみられ，加齢による死亡率の増加は，比較的軽度である．

3）転倒・転落

転倒・転落死については，死亡率では，男性が女性の約2倍弱であるが，全事故に比較すると性差はやや小さい．各性別の全死亡率に占める転倒・転落の割合は，女性のほうが高い（表1）．転倒・転落についても，死亡率は，高齢者になると加速度的に高くなる（図3）．

4）火焰・火災による傷害

火焰・火災による傷害については，死亡率で

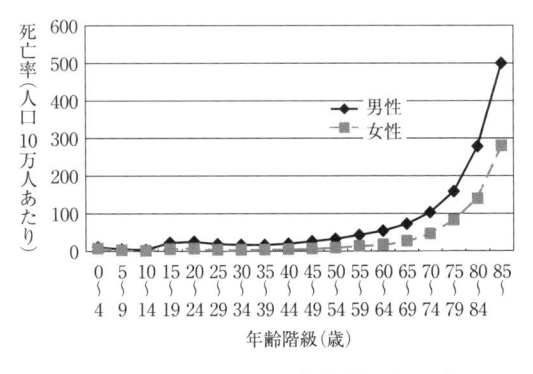

図1　全事故の男女別・年齢階級別死亡率

は，男性が女性の約2倍弱であるが，全事故に比較すると性差はやや小さい（表1）．火焰・火災による傷害についても，死亡率は，高齢者になると加速度的に高くなる（図4）．

5）不慮の溺死

不慮の溺死については，男性で女性よりやや高い死亡率を示すものの，その差は，事故のなかでは小さく，そのなかでも，浴槽内溺死についてはほとんど性差を認めない．各性別の全死亡率に占める不慮の溺死の割合は，女性のほうが高い（表1）．不慮の溺死および浴槽内溺死のいずれも，加齢による死亡率の増加が著しい

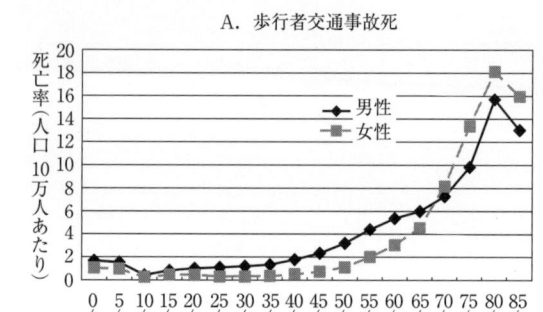

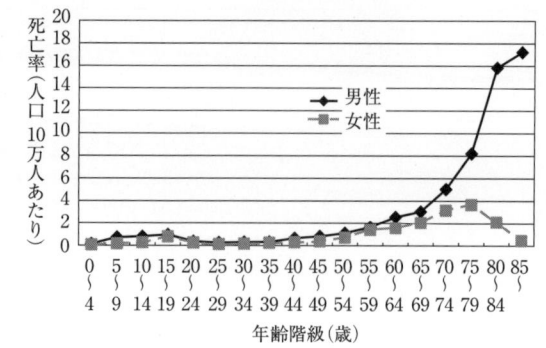

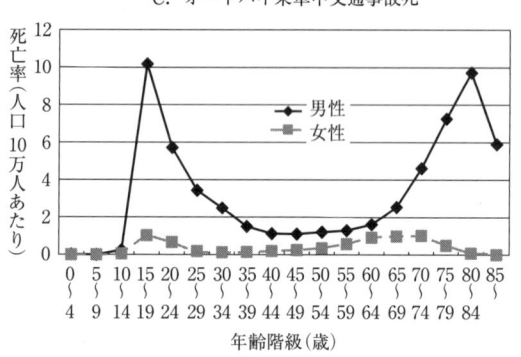

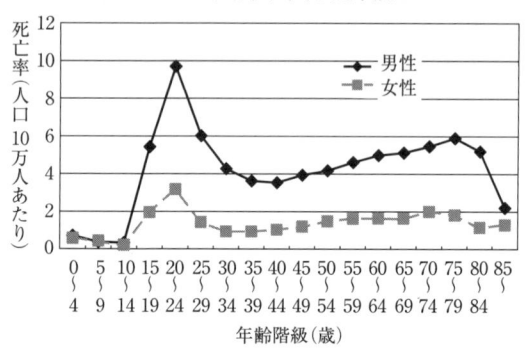

図2 交通事故死

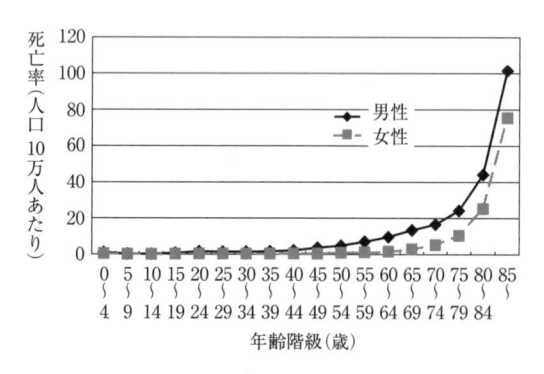

図3 転倒・転落死

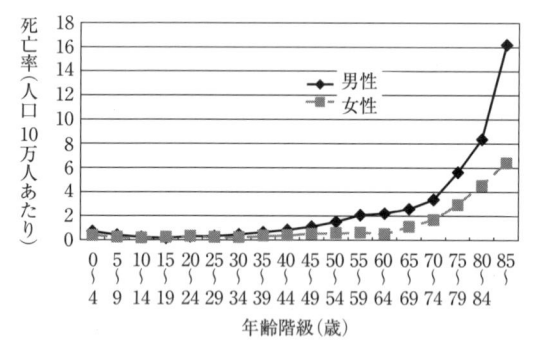

図4 火焔・火災による傷害死

（図5）．

図6は，2001年の大阪市内において，医師法21条に基づいて異状死の届出が所轄警察署になされ，大阪府監察医事務所で取り扱われた浴槽内死亡のうち，死因の種類が事故死または病死とされたケースの月別割合を示している（注：浴槽内死亡が病死によるか溺死によるかの医学的判断は，ときに解剖によっても困難であり，同じ所見を示す解剖例でも，執刀者により死因判定が異なる場合があるので，死因の種類が溺死と判定されたものだけでなく，病死と判定されたものを含めて示した）．浴槽内死亡は，季節変動が著しく，夏季の発生はまれであり，そのほとんどが，寒い季節に起きているこ

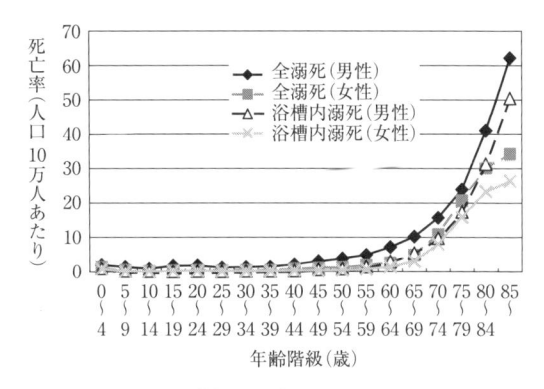

図5 不慮の溺死

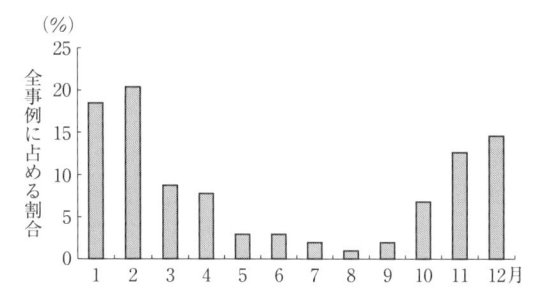

図6 浴槽内死亡の季節変動
(2001年大阪市内 大阪府監察医事務所による取り扱い例，$n=103$)

6) その他の不慮の窒息

その他の不慮の窒息およびその中の誤嚥による窒息は，男性で女性よりやや高い死亡率を示すものの，その差は，事故のなかでは比較的小さい．各性別の全死亡率に占めるその他の不慮の窒息割合は，女性のほうが高い（表1）．その他の窒息，そのなかの誤嚥による窒息は，加齢による死亡率の増加が，各種事故死のなかでも，最も著しいことがわかる．85歳以上の男性では，人口10万あたり165であり，各種事故死のなかで，最も高い死亡率となっている（図7）．

7) 不慮の中毒

不慮の中毒は，男女とも，死亡率は比較的低く，全事故に占める割合も小さい（表1）．

b. 考察

各種の不慮の事故のほとんどは，加齢に伴い，死亡率の増加をみることがわかる．しかしながら，事故の種類および性別により，死亡率の加齢による変化は大きく異なる．各種不慮の事故の加齢による死亡率の増加の要因としては，加齢による生理的機能の低下，加齢による各種事故リスクへの暴露量の変化などが考えられる．たとえば，浴槽内の溺死やその他の不慮の窒息において，加齢による死亡率の増加が著しいことは，これらの事故において，加齢による

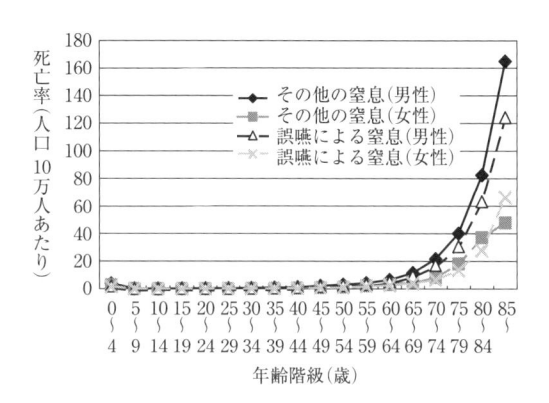

図7 その他不慮の窒息による死亡

生理的機能の低下が寄与する程度の大きさを示唆していると考えられる．一方，交通事故外傷では，たとえば，青年期壮年期には移動手段として乗用車を運転している人が相対的に多いが，高齢者になると徒歩や自転車，男性ではオートバイを利用する人が多くなる，といった事故リスクへの暴露量の変化の寄与が大きいことが推定される．

性差についても，「その他の不慮の窒息」や「不慮の溺死」のように，性差が小さいものから，オートバイ乗車中交通事故死や乗用車乗車中交通事故死のように，性差が顕著なものまでさまざまである．オートバイ乗車中交通事故死や乗用車乗車中交通事故死のように，性差が顕著なものについては，これらの事故において，事故リスクへの暴露量の性差が影響している可

能性を示唆していると考えられる．

ところで，田中[2]は，WHOの資料を用いて，交通事故，不慮の中毒，転倒・転落，火焔・火災による事故，不慮の溺死による死亡率について，先進14か国（カナダ，アメリカ，オーストリア，フランス，ドイツ，ギリシア，イタリア，デンマーク，ベルギー，スウェーデン，スイス，イギリス，オーストラリア，ニュージーランド）と日本の比較を行い，不慮の溺死死亡率が際立って高いことを指摘している．筆者も，不慮の事故死が世界で最も低いレベルとされているスウェーデンと日本における各種不慮の事故死亡率を比較し，不慮の溺死なかんずく浴槽内溺死の死亡率が高齢者できわめて高い日本と，浴槽内溺死がほとんど皆無に近い，スウェーデンとを比較検討している[4]．この差は，毎日の入浴習慣のある日本と浴槽の利用が通常毎日ではないスウェーデンとの入浴習慣の違い，深い日本と浅いスウェーデンの浴槽デザインの違い，冬季の浴室や脱衣場の暖房が不十分で浴槽内の湯との温度差が大きいことがしばしばである日本と，暖房設備が充実して室温と湯温の差が小さいスウェーデンの住宅環境の違いなど，リスクへの暴露の質と量に影響を与える複合的な背景があることが考えられた．

その他の不慮の窒息死亡率は，日本の後期高齢者で最も死亡率の高い事故となっている．筆者は，これについてもスウェーデンと比較検討した[4]が，その他の不慮の窒息死亡率の低いスウェーデンとの差はきわめて大きかった．その他の不慮の窒息死亡率が高い理由については，これまで，十分な検討がなされていない．誤嚥は，口腔ケアが不良の場合起こりやすいことが指摘されている．日本における高齢者の誤嚥による窒息死亡率が著しく高い理由については，口腔ケアの問題が一因とも考えられ，歯科や口腔衛生の専門家を含めた原因究明の努力がなされ，適切な対策に早急な着手がなされることが必要と考えられる．

日本の高齢者の歩行者交通事故死亡率は，スウェーデンと比較すると，男性では約2～3倍，女性では約3～4倍程度であり，また，自転車乗車中交通事故死亡率は，スウェーデンと比較すると，男女とも，最大約5倍程度と高率であることを，筆者は別稿[5]にて指摘している．この事実は，これらの態様の交通事故死においては，高齢者を取り巻く物理的環境要因やリスクへの暴露要因も重要であることが示唆される．また，同じ稿にて，高齢オートバイ乗車中交通事故死亡率が，日本の男性では，スウェーデンの約3～10倍程度であることを指摘している．これについては，日本の高齢男性が，スウェーデンの高齢男性と比較し，高頻度でオートバイを運転し，リスクへの暴露量が多いことがその主要因と推定できる．

ところで，本項では人口動態統計から，各種事故の性別，成年～高齢者にかけての加齢による死亡率の変化についてのみ，検討した．死亡例は，不慮の事故による傷害例の氷山の一部にすぎないので，日本における不慮の事故を概観するには，本来であれば，医療機関外来受診，入院データに基づく解析も実施するのが望ましい．しかしながら，そのような分析のデータソースとして期待されるべき厚生労働省による患者調査は，事故の種類別の統計が公表されていないため，本項で実施したような，事故の種類別分析のデータソースとして用いることはできない．

世界保健機構は，事故外傷を含むあらゆる外傷（injury）は，「予見可能かつ予防可能であり，世界における公衆衛生上の最重要課題」と位置づけ[6]，2000年に暴力・外傷部門[7]を独立した部門として設立し，世界的な取り組みを進めている．また，地域ベースの外傷サーベイランスシステムを中核とするセーフティプロモーション[8]と呼ばれる手法を用いた外傷予防への新しい公衆衛生アプローチが世界中で進展している．日本においても，事故外傷が，健康政策

上明確に位置づけられ，取り組まれることが切に求められている．そのためには，人口動態統計だけに依存しない事故外傷サーベイランスシステムの確立が求められる．その第一歩は，厚生労働省の患者調査の結果が，事故の態様別に分析され公表されるという，課題の解決から始められるべきかもしれない． [反町吉秀]

■文献
1) 厚生労働省統計情報部：平成16年人口動態統計．
2) 田中哲郎：「事故防止」も公衆衛生の重要課題である．公衆衛生 67(12)：946-950．
3) 厚生労働省統計情報部：平成11年～13年人口動態統計．
4) 反町吉秀：日本における傷害の国民負荷と日瑞比較を用いたその特徴抽出．国立保健医療科学院 53(2)：235-236，2004．
5) 反町吉秀，白川太郎：交通弱者の死亡事故をいかにして減らすか？―医学的・疫学的根拠に基づくスウェーデンの交通外傷予防政策に学ぶ．道路 775：48-53，2005．
6) Krug EG, Sharma GK, Lazono R：The global burden of injuries. Am J Public Health 90：523-526, 2000.
7) the web site of WHO, Department for Injuries and Violence Prevention：http://www.who.int/violence injury prevention/en/
8) 反町吉秀，渡邉直樹：セーフティプロモーションおよびセーフコミュニティとは何か．ストレス科学 19(3)：119-124，2004．

13.5 体力と年齢

A. 幼小児～青年・成人

体力とは広範な領域を含む概念である．福田と猪飼が提案した体力概念では，ヒトの形態から機能そして精神心理的な側面までをも含めて「体力」といっている．この事典の全体をも覆う大きな概念である．ここでは集団的に概観するという視点に立ち，体力測定という方法によって定義され評価された体力を扱うこととする．そこで，まずこの分野でこれまでに検討され理解されてきた体力概念を整理しておく．

a. 諸家の提案による体力概念

キュアトン・TK（1947）やラルソン・LA（1951）によって古典的ともいえる体力概念が提案された．この概念が体育学，スポーツ科学において胚胎したことにもよるであろうが概念の基底には解剖学的・生理学的にみた体力要素が位置づけられ，これを基礎として運動適性や運動要素そしてスポーツ技能や運動技能へと発展してゆくとするモデルが人口に膾炙されてきた．これに対してニックスとフライシュマン・EA（1962）は，それまでの因子分析を用いた体力研究を総括して「体力の構造」を提案した．さらに松浦（1968）はこれを進めて，階級的因子構造（hierarchical factor structure）や多因子構造（multiple factor structure）モデルからみた「体力」（図1）を示した．これらの提案は身体運動の成就・発揮に関与している体力の要素に関心を寄せたものであるともいえる．これに対して福田と猪飼が提案した体力概念は，図2にみるように生命と健康維持に必要な能力までを含んだ概念となっている．

b. 体力測定によって測られる「体力」

体力測定という操作可能な方法によって測定された要素の何らかの総合として「体力」を定義する，というのが一般に評価対象となっている体力である．これは知能という精神能力を知能テストによって定義していることと同じである．むろん測定された体力測定値は測定方法に依存している．このようなことを前提にしたうえでの体力テスト得点であり，体力であり，その発達であるということを理解していただきた

A		D
身体協調能力因子		
体格因子		
肩・上腕諸筋の持久力因子No.1（屈筋）		
柔軟能力因子		
循環・呼吸器系持久力因子		
脚筋の静的筋力因子		
敏捷能力因子		
握力因子		
平衡能力因子		
走運動のパワー因子		
脚筋持久力因子		
垂直方向跳躍のパワー因子		
腹筋力因子		
水平方向跳躍のパワー因子		
肩・上腕諸筋の持久力因子No.2（伸筋）		
B	腹筋持久力因子	C

図1　運動能力の多因子構造（松浦）

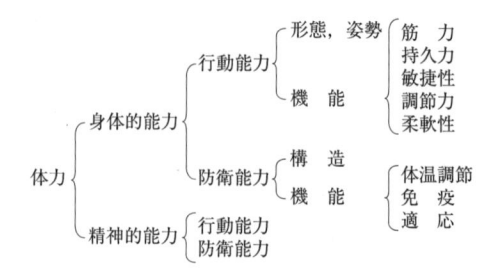

図2　体力の構造（福田と猪飼）

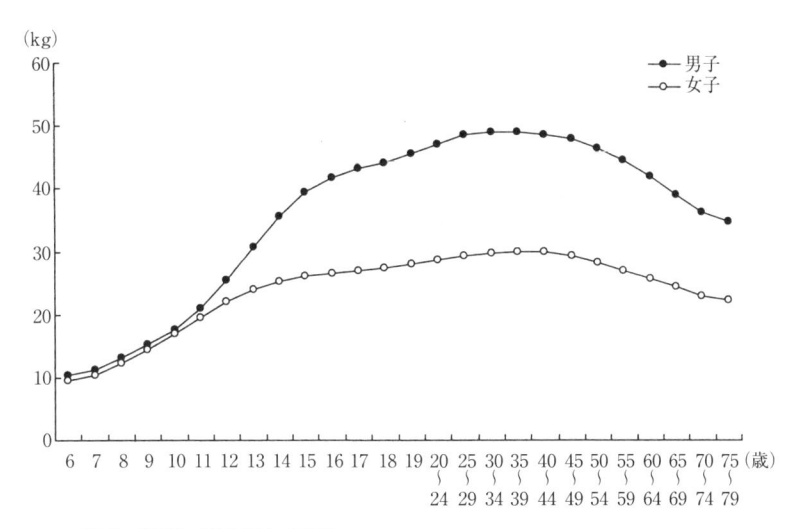

図3 加齢に伴う握力の変化
注：図は，3点移動平均法を用いて平滑化してある（以下同様）．
資料：文部科学省：平成16年度「体力・運動能力調査報告書」より．

い．ここでは，数多くの体力テスト項目のうちで，最も標準的な文部科学省の「新体力テスト」による測定値を手がかりにして，日本人の体力の発達について紹介する．

c. 測定項目

項目は握力（測定する体力要素としては筋力または静的筋力），上体起こし（筋持久力），長座体前屈（柔軟性），反復横とび（敏捷性），20mシャトルラン（全身持久性），50m走（走能力），立ち幅とび（跳躍力），ソフトボール投げ（投能力）である．前の5項目は基礎体力要素であり，後の3項目は走跳投の運動能力を測定している．これらの項目はすべてにわたって得点化され男女ともに10段階に評価され，さらにはその合計点が算出される．また，個人ごとには合計点が5段階（ABCDE）に評価される．

対象となる年齢は6歳から64歳である．国の統計調査として実施されているこの調査は毎年報告書が刊行されている．日本人のデータはこのように参照できるのであるが，残念ながら，外国または他の民族のデータはわずかにしか得られていない．

1）握力の変化

図3にみるように，男子は急激に思春期まで発達し，続けて以降20歳代後半まで少しずつ上昇している．女子は13歳までは順調に発達するがそれ以降は緩やかに40歳代まで上昇する．一般に筋力は他の項目と比べると，その能力が頂点に達するのが遅く，それ以降はごく緩やかな低下傾向を示す．

2）上体起こしの変化（図4）

男子は16歳ごろまで上昇傾向を示し，17歳ごろにピークに達する．その後は急激な低下傾向を示して落ち込んでゆく．60～64歳にはピーク時の約50％に，75～79歳では約30％にまで低下する．

女子は14歳ごろにピークに達し，数年間その水準を保持した後に緩やかな低下を始める．40～44歳以降に急激な低下傾向を示す．

3）長座体前屈（図5）

この項目は，男女差が最も小さいテスト項目である．

6歳から女子が男子よりもやや高い水準を示したまま，14歳ごろまで直線的に上昇し，17

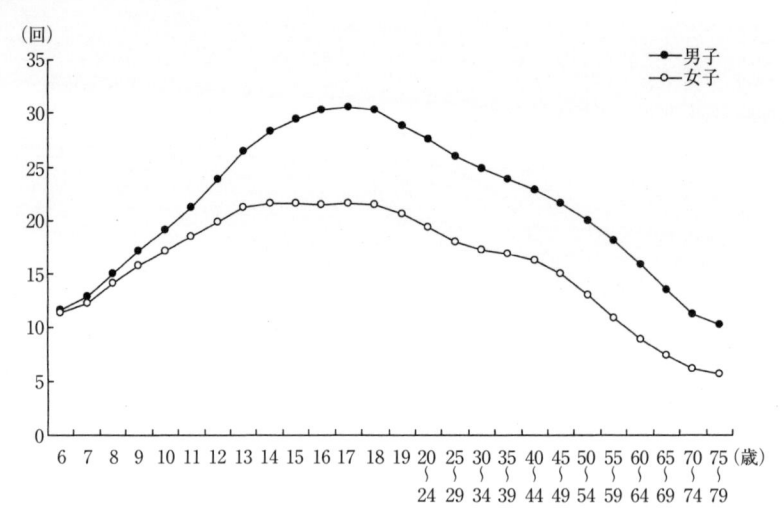

図4 加齢に伴う上体起こしの変化
資料：文部科学省：平成16年度「体力・運動能力調査報告書」より．

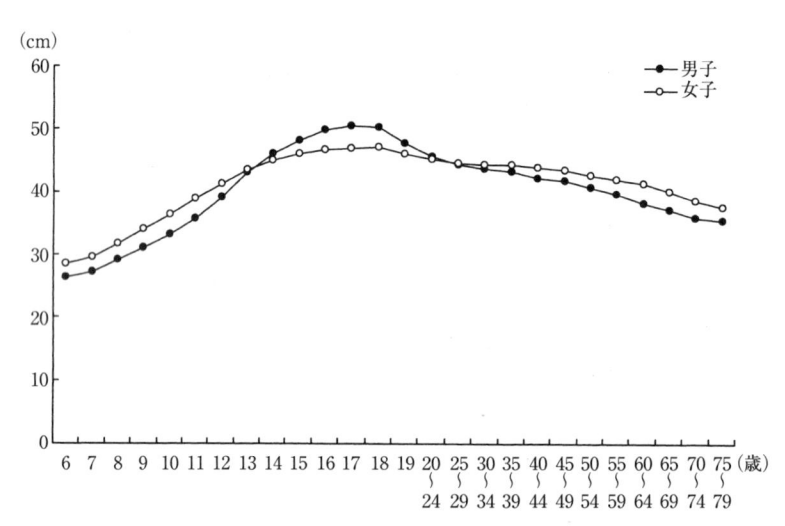

図5 加齢に伴う長座体前屈の変化
資料：文部科学省：平成16年度「体力・運動能力調査報告書」より．

歳ごろにピークに達する．その後，40歳中ごろまでその水準を保持した後，緩やかに低下してゆく．これに対して男子は11歳ごろまで急に上昇し，14歳から女子より少し高い値となって17歳でピークに達する．その後，緩やかな低下傾向を示し20～24歳で再び女子の値を下回るようになる．老年期には男子ではピーク時の約75％，女子は約85％にまで低下する．

4）反復横跳び（図6）

男子は14歳ごろまで急激に発達し，17歳ごろでピークに達する．その後，緩やかな低下を示す．女子は11歳ごろまで急激に発達し，14歳ごろから19歳までにかけて最も高い値を示し，30歳代までほぼその水準が維持され，その後しだいに低下傾向を示す．

5）20mシャトルラン（図7）

男子は14歳，女子は13歳でピークに達す

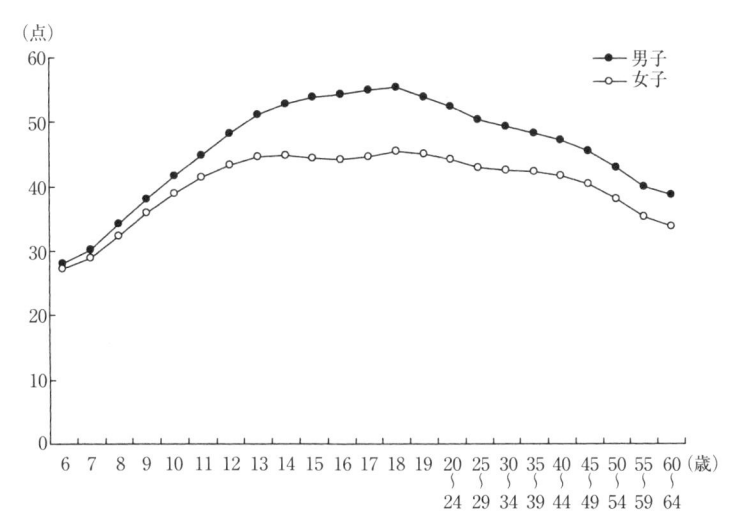

図6 加齢に伴う反復横跳びの変化
資料：文部科学省：平成16年度「体力・運動能力調査報告書」より.

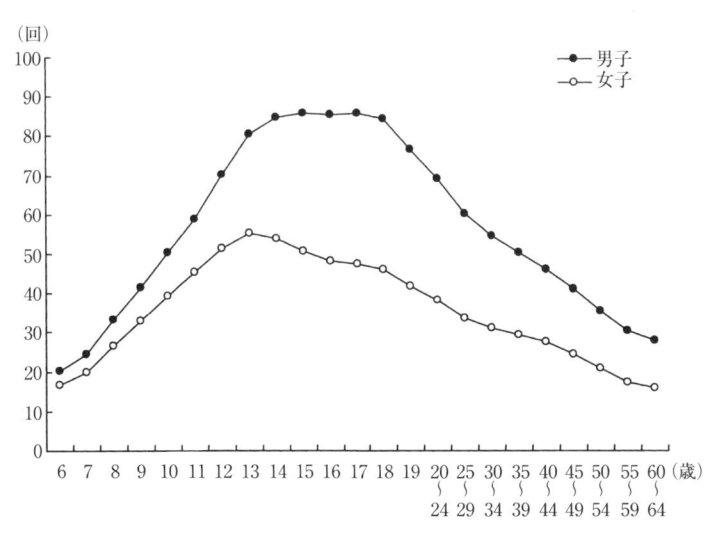

図7 加齢に伴う20mシャトルラン（往復持久走）の変化
資料：文部科学省：平成16年度「体力・運動能力調査報告書」より.

る．それまでは急激な発達傾向を示す．その後の数年は男子ではほぼそのままであるが女子では緩やかに低下してゆく．19歳以降は男女とも著しく低下傾向を示している．

6）立ち幅跳び（図8）

男子は，14歳ごろまで急激に発達傾向を示し，さらに19歳ごろまで緩やかに上昇してゆく．女子は，14歳ごろから19歳までがピークの時期で，20歳代までその水準が保持され，その後緩やかな低下傾向を示すが，他の項目に比べて年齢による大きな変化はない．

7）50m走（図9）

疾走能力の指標である50m走は，6歳から12歳までは，男子が女子よりやや高い水準を維持したまま，男女ともに直線的に上昇していく．男子はその後も17歳ごろまで緩やかな発

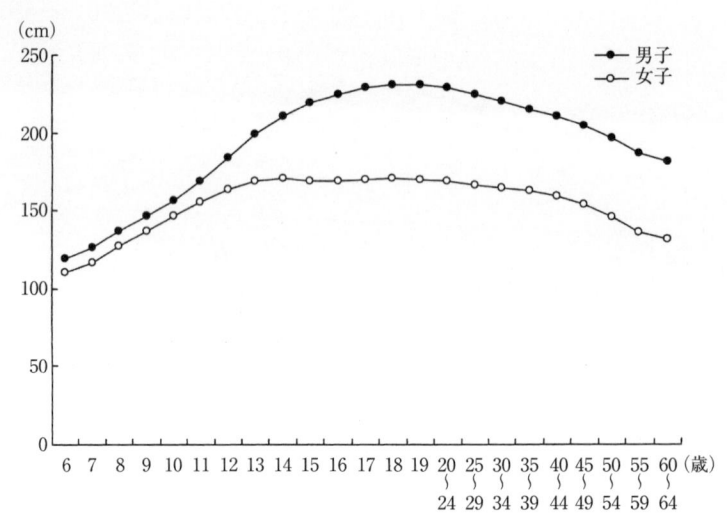

図8 加齢に伴う立ち幅跳びの変化
資料：文部科学省：平成16年度「体力・運動能力調査報告書」より．

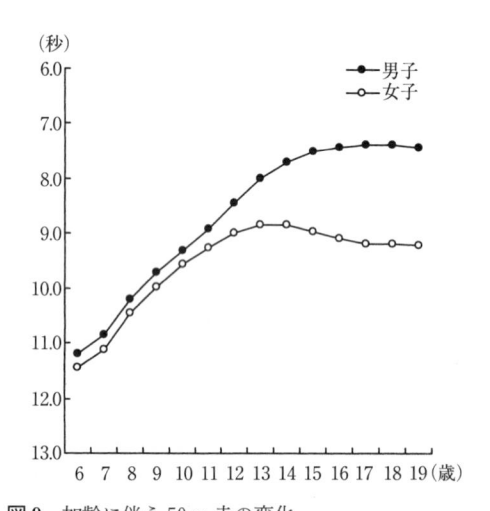

図9 加齢に伴う50m走の変化
資料：文部科学省：平成16年度「体力・運動能力調査報告書」より．

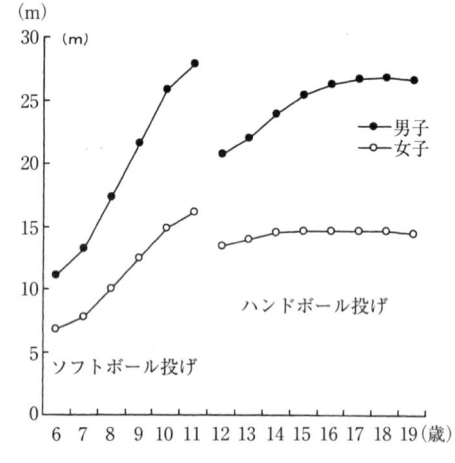

図10 加齢に伴うボール投げの変化
資料：文部科学省：平成16年度「体力・運動能力調査報告書」より．

達傾向が続くが，女子ではその傾向が鈍り，14歳でピークを迎えた後は緩やかに低下してゆく．

8) ボール投げ（ソフトボール投げおよびハンドボール投げ）（図10）

筋パワー（瞬発力），投能力，巧緻性が合成された能力を評価するボール投げは，(6歳から11歳まではソフトボール投げを用いている) 6歳からすでに男子が女子よりもはるかに高い水準を保ちつつ，男女ともに直線的で著しい発達傾向を示す．その後も差はさらに拡大してゆく．また，12〜19歳を対象としたハンドボール投げでも，男女差は依然として大きい．男女ともに17歳でピークを示している．このように道具を用いて行うパフォーマンスにおいてはスキルが大きく関与し，学習の効果が大きいこ

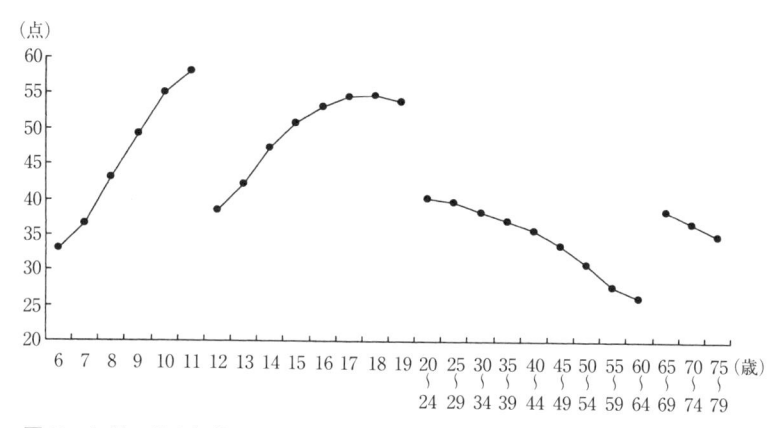

図11 加齢に伴う新体力テスト合計点の変化（男子）
注：1）図は，3点移動平均法を用いて平滑化してある．
　　2）合計点は，新体力テスト実施要項の「項目別得点表」による．
　　3）得点基準は，6〜11歳，12〜19歳，20〜64歳，65〜79歳ならびに男女により異なる．
資料：文部科学省：平成16年度「体力・運動能力調査報告書」より．

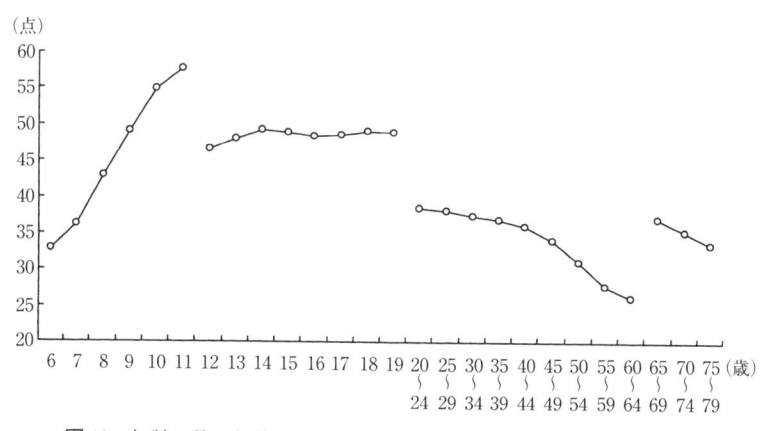

図12 加齢に伴う新体力テスト合計点の変化（女子）
資料：文部科学省：平成16年度「体力・運動能力調査報告書」より．

とが国際比較によっても明らかにされている．すなわち，ボール遊びが今まであまり行われていないタイなどの地域ではこの能力が日本人のようには学習されず，したがって発達しない．

d. 体力テストの合計点からみた発達傾向
（図11，12）

テストの合計点からみた体力水準は6歳から11歳では発達に伴って著しく上昇している．この傾向は男子では17歳まで続くのに対して，女子では14歳あたりから停滞する傾向にある．

一方，20歳以降をみると，男女ともに体力得点は加齢に伴って徐々に低下する．この傾向は40歳代までは女子が男子よりもやや緩やかである．さらに40歳代後半からは，男女ともに急激に体力は低下する．

e. 年次推移（図13）

しばしば指摘されるところであるが，近年の青少年（6〜19歳）の体力は長期的にみて低下傾向にある．このなかから，男子の持久走についてみると，長期的にはすべての年齢段階で低

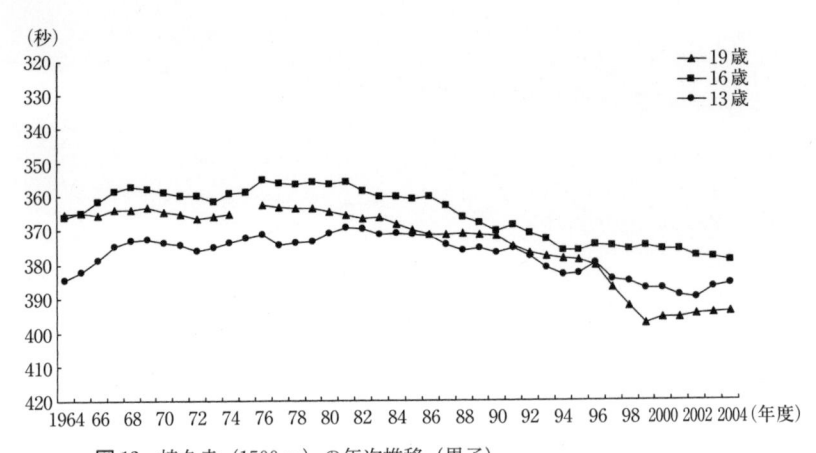

図13 持久走（1500 m）の年次推移（男子）
資料：文部科学省：平成16年度「体力・運動能力調査報告書」より．

下している． ［大澤清二］

■文献
1) 文部科学省：体力運動能力調査報告書，pp 1-252，2005.
2) 松浦義之：体力測定法，pp 151-158，朝倉書店，東京，1983.
3) 松浦義之：体力の発達，pp 1-184，朝倉書店，東京，1982.
4) 小林芳文：幼児の体力発達―平衡機能の実証的分析，pp 1-345，多賀出版，東京，1998.
5) Ohsawa S, et al：Ubon Child Motor Development Study, Fuji Technology press, Tokyo, 1993.

B. 成人～老年

ヒトの生理的機能は，一般に20～25歳あたりから加齢とともに漸減し，身体の適応能力や回復能力，およびトレーナビリティも低下する．80歳になると，身体のさまざまな機能は平均して20～30歳のころの1/2に低下する．70歳前後では，2/3程度の機能になる．本項では，さまざまな高齢者の身体諸機能や運動トレーニングの効用を解説する．

a. 加齢に伴う身体的変化

加齢に伴い，生体の各臓器・器官は形態的および機能的に徐々に変化してくる．その結果，高齢になると筋力（特に大腿四頭筋）や敏捷能力（素早い動作），平衡機能（内耳器官の働き）が低下し，よろける（よろめく）頻度が増し，つまずきやすくなる．突然視界に現れた自転車や自動車を避けようとする際にも，予想以上に時間がかかり，転倒しやすくなる．転倒による骨折（大腿骨頸部骨折）がきっかけで歩数などの身体活動量やエネルギー消費量が一気に減り，筋肉量のさらなる減少，体力のさらなる低下，身体の虚弱化，閉じこもり化，そして寝た

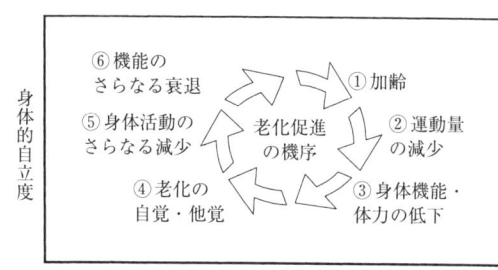

図1 老化促進循環説（Berger, 1989；田中, 2004に加筆）

身体的自立度
① 加齢
② 運動量の減少
③ 身体機能・体力の低下
④ 老化の自覚・他覚
⑤ 身体活動のさらなる減少
⑥ 機能のさらなる衰退
老化促進の機序
加齢・老化

表1 生理的機能の老化（30～70歳にかけての変化）(Smith ら，1989)

生理的機能		変化率（%）	
作業能力		25～30%	↓
心拍出量		30%	↓
最高心拍数		24%	↓
血圧	収縮期	10～40%	↑
	拡張期	5～10%	↑
呼吸機能	肺活量	40～50%	↓
	残気量	30～50%	↑
基礎代謝		8～12%	↓
筋系	筋量	25～30%	↓
	握力	25～30%	↓
神経伝達速度		10～15%	↓
柔軟性		20～30%	↓
骨密度	（女性）	25～30%	↓
	（男性）	15～20%	↓
腎機能		30～50%	↓

り起きたりの生活パターンを経て，死を迎えるまで要介護状態や寝たきり状態になる人も珍しくない（図1）．

上記の身体的変化は個人差が大きく，加齢に伴って必然的に起こる生理的機能の衰退（生理的老化）と機能障害が異常に進行した病理的老化の加味された状態とが含まれてくる（板倉，1998）．つまり，高齢になるに従って各機能の個人差が増大し，老年期に至る以前に重篤な機能障害をきたす例がある一方で，平均寿命を5～6歳も上回っているにもかかわらず高い生理的機能を有する人も少なくない．特にすこぶる元気な高齢者では，生理的機能の低下度が小さく，スポーツや運動トレーニングを積極的に励行しているケースが多い．そのような人たちの生理的機能は，暦年齢で20歳若い人の平均的機能水準に匹敵する．

スポーツを継続している高齢者の体力は高く，一般にQOLも良好である．しかし，体力の低下にブレーキをかけることは可能でも，低下を完全に阻止することは不可能といえよう．つまり，加齢に伴う体力の低下は不可避的なものである．では，加齢に伴う種々の生理的機能の低下はどの程度であるのだろうか．Smithら（1989）の報告によると，男性では，30～70歳にかけて呼吸機能（肺活量）と腎臓機能の減少が最大（30～50%）であり，これに循環系機能や作業能力，そして骨密度，筋肉系，柔軟性などの減少（25～30%）が続いている（表1）．

基礎代謝の低下率は10%前後である．筆者らの横断的データによると，体重1kgあたりの最大酸素摂取量は65歳で男性36%，女性43%，75歳で男性45%，女性51%の低下となる．これらの数値は横断的にみたものであり，特に元気な高齢者での縦断的データをみると，運動を続けているかぎり低下度はもう少し小さい．

スポーツや運動の習慣化が老化を予防することは証明されていないが，高齢アスリートの身体の動きや姿勢をみていると明らかに若々しい．活性酸素の働きなどから細胞生理学的にみると，スポーツは老化を促進しうるといえるのかもしれないが，キネシオロジー（身体動作学）的にみると明らかに老化にブレーキがかかっている．

b. 寿命と体力

老化の先に待ち受けているものは死であるが，寿命と体力水準の関係について貴重な知見が報告されている．aerobics（エアロビクス）発祥の地，アメリカのクーパー・クリニック（Blair ら，1995）では，1970年から1989年に至る9,777人の男性（20～82歳）について有

酸素性能力を含む体力の追跡調査を行い，生存率との関係を検討した．調査中に亡くなった数は223人であったが，同1人を2回以上追跡調査した結果，常に体力水準が劣ると判定された群の生存率が最も低いことが明らかになった．興味深いことに，初回の判定で体力水準が劣っていても，その後に改善が認められた群では生存率が高まり，この傾向は若年者のみならず60歳を越える人たちにおいても同様に認められた（図2）．すなわち，運動やスポーツは，適切に行うことにより何歳から始めても有効であり，体力水準を向上させることによって生活の質（QOL）の保持・向上および寿命の延伸を達成する可能性があるといえよう．

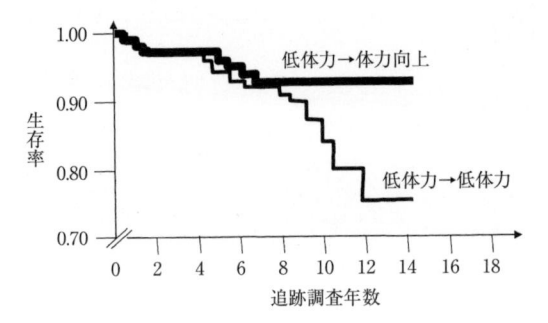

図2 体力水準の変化に伴う生存率の動向（Blair, et al, 1995）
低体力水準を維持した対象と低体力水準を改善させた対象との比較．

c. 加齢に伴う全身持久力の変化

全身持久力を反映する指標に最大酸素摂取量があるが，加齢に伴い最大酸素摂取量はどのように変化していくのだろうか．

健康な一般成人男性（25～75歳）の最大酸素摂取量を10年刻みでみると，4～5 ml/kg/分ずつ（1年ごとに約1％）減少すると昔からいわれている（表2）．この値は横断的データから導き出されたものであり，この減少率は持久走，持久泳，持久的自転車こぎなどのパフォーマンス低下率とほぼ等しい．最近では，Inbarら（1994）が男性1,424人（20～70歳）を横断的に検討し，1年の低下率は0.33 ml/kg/分であることを報告している．また，小林（1987）の報告よれば，60歳代の一般人の最大酸素摂取量の平均は，1.74 l/分，体重あたり28.8 ml/kg/分である．田中ら（1995）のデータでは，男性60歳代前半で31 ml/kg/分，同後半で29 ml/kg/分，70歳代前半で27 ml/kg/分，女性60歳代前半で21 ml/kg/分，同後半で19 ml/kg/分，70歳代前半で18 ml/kg/分を得ている．

最大酸素摂取量の加齢に伴う変化率は，男性よりも女性で小さいようである．BuskirkとHodgson（1987）は，女性で1年あたり0.2～0.5 ml/kg/分程度であると述べている．一方で，減少率に性差はないとする報告もみられる．最大酸素摂取量の減少は，30歳以降に除脂肪組織（主に筋肉量）が顕著に減少することに関係している．筋肉量の減少には，一般に食事量（タンパク質摂取量）の減少，身体活動量の減少などが起因していると考えられる．なお，天然カリウム同位元素（^{40}K）計測法によって収集されたForbes（1976）の縦断的データによると，除脂肪組織量は10年間で約3 kg（6％）の減少となっている．

d. 加齢に伴う筋力の変化

高齢者にとって，筋力は病気予防や健康つくりに大きく関係する体力の1つである．その理由は第1に，筋力の高い人ほど筋肉量が多く，筋肉量の多い人ほど基礎代謝量も大きいこと，第2に，筋力はQOLにつながる日常生活遂行能力（生活機能）を維持・向上させるために必要不可欠であることがあげられる．では，加齢に伴い筋力はどのように変化していくのであろうか．

筋力は，20～30歳代でピークを迎え，その後は加齢とともに低下し，80歳代ではピーク時の55～65％まで低下するといわれている．筋力低下の主な原因は，加齢に伴う筋萎縮によ

表2 最大酸素摂取量の加齢に伴う低下（健康な一般成人男性）（Robinson, 1938に加筆）

	最大酸素摂取量 (ml/kg/分)	変化率* (%)	筆者のデータ (ml/kg/分)
20歳	—	—	59.6
25歳	47.7	0	55.0#
30歳	—	—	49.2#
35歳	43.1	−9.6	53.5
40歳	—	—	51.1
45歳	39.5	−17.2	50.4
50歳	—	—	49.7
55歳	38.4	−19.5	(46.9)
60歳	34.5	−27.7	—
65歳	25.5	−46.5	

*25歳時の値を基準とした場合．
#運動量が少ない時期．
（　）の数値は54歳時の間接法による推定値．

る筋肉量の減少および神経-筋機能の低下である．一般的には，筋力および筋肉量の変化は，50歳くらいまでは小さいが，50歳以降は大きくなる．また，筋萎縮の程度は筋の部位によって異なり，大腿部の場合，膝屈筋群（大腿後面の筋肉）よりも膝伸筋群（大腿前面の筋肉）のほうが加齢に伴う萎縮率が大きい．筋肉を組織レベルでみると，多くの筋で遅筋線維よりも速筋線維での萎縮率が大きい．また，筋力の低下には上記のほかに，筋線維数の減少や，結合組織の老化による筋の弾性の低下，そして筋肉を動かす運動ニューロン自体の減少も関係している．

e. 加齢に伴うバランス能力の変化

高齢者では，加齢に伴うバランス能力の低下がみられる．2001年に文部科学省が行った，「体力・運動能力に関する調査」では，65〜79歳を対象とした開眼片足立ちテストでは，バランス能力は加齢に従ってほぼ直線的に低下しており，5年間あたりでは約20％もの低下が認められた．この低下にはさまざまな要因がかかわっているが，筋力の低下をはじめ，前庭といった感覚受容器の低下や視機能の低下が考えら

れる．

バランス能力の低下が問題となるのは，この能力の低下により，日常生活において転倒や転落事故を起こしたり，交通事故にあったりし，それによって発生した骨折（特に大腿部）が原因で，要介護化や寝たきり化に陥るケースが多くみられるからである．

f. 運動の習慣化がもたらす体力保持効果

年齢の積み重ねによる直線的変化（linear change）である加齢（aging）と異なり，老化（senescence）とは成熟期移行に個体の諸機能が徐々に失われ，個体差を保ちながら死に至る過程または経過を指す．Comfort（1969）は，「老化とは，時の経過とともに，身体のホメオスターシスを崩壊させてしまう一つのないし一連の過程である」と定義している．この過程は通常時間の経過とともに不可逆的に顕在化するものであるが，身体諸機能の変化，つまり体力の変化には一部可逆性が成り立つ．この可逆性を可能ならしめる1つの要因がスポーツや運動トレーニングといった身体活動であり，ここに積極的に体を動かすことの重要性が認められる．よって，継続的な身体活動の実践により，体力が低下するスピードを遅延させることができるといえる．

図3は，筆者らの院内監視型運動療法プログラムに参加している，虚血性心疾患または高血圧症を保有している女性13人における，閉眼

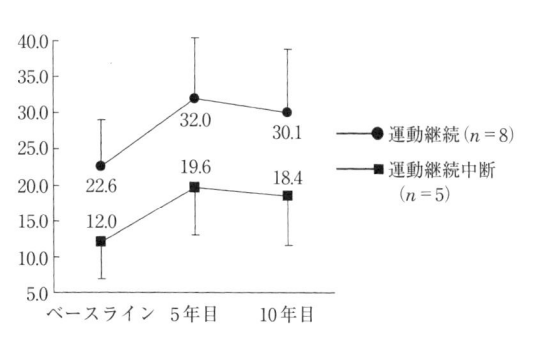

図3 閉眼片足立ちテストの縦断的変化

片足立ちテストの10年間にわたる縦断的データである．10年間運動を継続していた者（運動継続群），運動の継続が5年未満の者（運動継続中断群）ともに，ベースライン時に比べて10年後では，よりよい値を示している．このことより，参加者のバランス能力は継続的な運動を行うことで，加齢に伴う変化に対して可逆的に働く可能性が示唆される．以上のデータからも，積極的にかつ継続的に運動を実践することの意義を見いだすことができよう．

[田中喜代次，平倉朝映子]

13.6　年齢と病気（1）　未病について

a. 健康と病気の間

ここに1つの名言がある．たとえば「ヒトは血管とともに老いる」がそれである．年齢とともに柔軟な血管からしだいに硬化した血管へ，そして狭窄，閉塞へと移る．硬化に至るまでは何ら生体の監視機構に入らず痛くもかゆくもない時期でもある．この無症状の時期は“健康ではないが病気とは感じない時期”である．生物学的年齢を経ることで成長から老化の時期に入り，それぞれの疾病を産みだし遭遇もする．この状態が“未病の時期”である．最近重要視されてきたメタボリックシンドロームはまさしくこの健康と病気の間の時期であり，これを経て高脂血症，高血圧，高血糖状態を経て動脈硬化に至る．この期間は約10年はかかる．このメタボリックシンドロームを制するのは医師ではない．医師は1割，あとの9割は自分が治すようにするのである．この時期を現代では「未病の医学」ととらえ，早期に発見，治療を行うようにする．これは少子高齢社会にとって受け入れられる概念でもあろう．この項では未病の存在を紹介し，この未病についてその診断，治療について概説したい．

b. 未病とは：古典から学ぶ未病の潮流

では未病についてその歴史的観点より少し述べる．未病という言葉は約2,000年以上前に中国（後漢）で生まれた．中国最古の医学書といわれる『黄帝内経素問』に「未病」の原点をみることができる[1]．「聖人不治既病，治未病」とあり，総じて病気以前の状態を指し，“名医はすでに生じた病気を治すのではなく未病のうちに治す”と位置づけられている（図1）．この時点では未病の実践者は医師でありしかも名医であったのである．

この未病はその後数奇な運命をとげる．ときには哲学であり，医学であり，そしてあるときは兵法学として形を変えてきた．敵に攻められる前に準備しておくことの意義にこの未病の概念が応用された．その後3世紀に張仲景により編集された『金匱要略』には肝臓の悪化が脾臓へ伝播することがすでに記されている．脾臓が腫れてないうちに肝臓をよくしなければならないことが記されている．臓器相関の概念が打ち出されていることに驚く．悪化させないうちに未然に対応することの重要性に言及したものとして高く評価される．

さて，「養生」は日本において18世紀江戸時代には貝原益軒による『養生訓』が出版され一大流れを形成した．この『養生訓』のなかで未病に関して述べられている箇所がある（紙数の関係で割愛）．

この『養生訓』は今日でいう生活習慣病の指

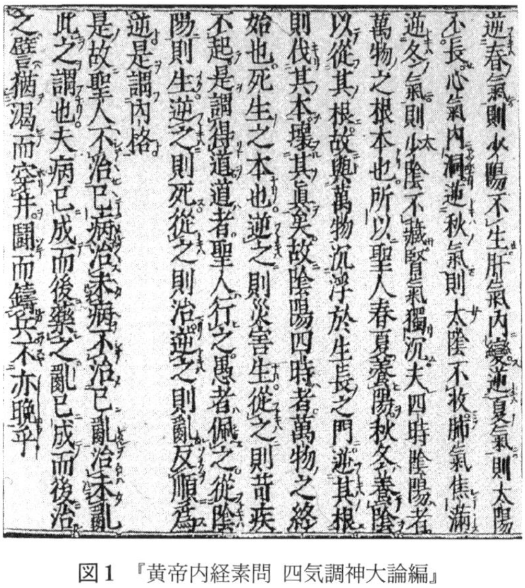
逆春氣則少陽不生肝氣內變逆夏氣則太陽
不長心氣內洞逆秋氣則太陰不收肺氣焦滿
逆冬氣則少陰不藏腎氣獨沉夫四時陰陽者
萬物之根本也所以聖人春夏養陽秋冬養陰
以從其根故與萬物沉浮於生長之門逆其根
則伐其本壞其眞矣故陰陽四時者萬物之終
始也死生之本也逆之則災害生從之則苛疾
不起是謂得道道者聖人行之愚者佩之從陰
陽則生逆之則死從之則治逆之則亂反順爲
逆是謂內格
是故聖人不治已病治未病不治已亂治未亂
此之謂也夫病已成而後藥之亂已成而後治
之譬猶渴而穿井鬪而鑄兵不亦晩乎

図1　『黄帝内経素問 四気調神大論編』

南書であり，未病の概念に添うものである．日本では未病の概念は養生に姿を変えその後深く浸透したと考えられる．だが明治になり脱亜入欧により西洋医学の時代となって未病はいったん忘却された．しかし，少子高齢時代の日本で再びこの未病の医学に注目が当てられてきている[2]．ここに未病医学を紹介する．

c. 西洋学的未病と東洋学的未病：患者中心の新たなカテゴリーとしての未病の範囲

では未病の範囲とはどこまでをいうのだろうか．

まず未病に属する状態をあげれば，しびれ，倦怠感，眩暈，冷えなどの「軽微な自覚症状はあるが検査では発見できない状態」（東洋医学的未病）と「自覚症状はないが検査をすれば異常値を示す状態」（西洋医学的未病）との2つの部分が入る（図2）．前者の東洋学的未病はこれまでの現代医学の検査では感知できない状態であるが自覚症状として存在する．実際これまで東洋医学的未病としてとらえてきた「疲労」は疲労の科学として最先端医学として注目されている．このように，まず東洋医学的未病に属しているモノをいかに科学として西洋医学的未病とするかの研究が注目されてきている．

後者には肥満，高脂血症，境界域糖尿病，高血圧症，高尿酸血症，無症候性脳梗塞，未破裂脳動脈瘤，軽度認知症，潜在性心不全，脂肪肝，B型肝炎C型肝炎のキャリア，メタボリックシンドロームなどが該当し，成人病，生活習慣病といわれていたものとかなりオーバーラップすることができる．さらに遺伝子診断で同定できる異常も加わることになる．未病の範囲は今後検査技術の発展とともに広がりをみせる．病気とは自覚症状もあり，検査値も異常を示す状態であり，東洋医学的未病と西洋医学的未病のオーバーラップした状態をいう．このように日本未病システム学会では定義している[3]．

d. 老化は未病の複合体

さて老化とは加齢による未病の蓄積の過程であり，老人病はその発現した状態と言い改めることができる．老化に伴う臓器の機能の低下が生じてくる．神経の伝達の低下，肺活量はじめ腎血流量の低下などは年齢とともに低下を示す．それぞれ低下するがこれは加齢変化であり，病的ではない．これと相対的に年齢とともに検査値異常の上昇がみられてくるものもある．血圧，クレアチニン，大動脈脈波伝達速度（PWV）などであり，これらは年齢とともに上昇あるいは加速してくる．これらの臓器機能低下と異常値の上昇との交わるところで病気が発症しやすくなる．未病とは加齢による変動範囲から逸脱し，しかも自覚症状がない時期をいう．たとえばPWVは加齢とともに加速するが高脂血症や血圧の上昇，血糖値の悪化などの負荷が加わることで正常PWV回帰曲線より逸脱した速度となる．しかし，自覚症状はない．この状態が未病である．老化により個々の未病は進行し，複数の未病が絡み合ってくる．この未病のコントロールの仕方で老化の個人差が生じ，それが寿命の相違につながるのである．複数の未病は互いに関連仕合う．これが高齢者特有の老人症候群を呈してくる．表1には老化による未病の集積と老人病の関係を示した．

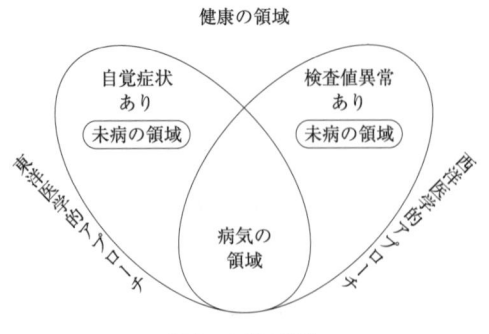

図2 未病の概念

表1 加齢に伴う各臓器，組織の変化（未病期から病的期へ）

臓器と機能	健康	未病期	病気
細胞 免疫機能	正常数，機能	免疫監視機構低下 遺伝子損傷，前がん状態	がん
心	基準心機能	左室肥大，収縮力低下，動脈硬化	狭心症，心筋梗塞，心不全
脳	活発な記憶，創造力，人格	脳血流低下，無症候性脳梗塞	脳出血，脳梗塞
血管	しなやか	動脈硬化，高血圧状態	脳出血，大動脈瘤
糖代謝	基準血糖値	インスリン抵抗性，高インスリン血症	糖尿病，糖尿病合併症
骨	十分な骨量	骨量低下，骨粗鬆症	骨折
尿酸		高尿酸血症	痛風
脂質代謝	基準脂質値	高脂血症 動脈硬化	心筋梗塞，脳梗塞

e．実在としての未病の例

では実在しているわかりやすい未病の例を簡略に以下に示す．

1) メタボリックシンドローム

内臓脂肪を生活習慣病の発生源とするもので2005年にガイドラインが創られ全国的に検診項目に腹囲計測が取り入れられた．

診断：腹囲が男性85 cm以上，女性90 cm以上で中性脂肪150 mg/dl以上 HDL 40 mg/dl以下で血圧130/80 mmHg以上または血糖110 mg/dl以上になっていればメタボリックシンドロームと診断される．腹部CT：臍を中心としたCTにて内臓脂肪の面積が100 cm^{2}以上あればメタボリックシンドロームと診断できる．

意義：内臓脂肪が増え脂肪細胞自体が大きくなると悪玉のTNF-α，アンジオテンシノーゲン，PAI-1などが多く分泌され高脂血症，高血圧，糖尿病へと進ませる．一方，内臓脂肪を減らすことで善玉のアディポネクチンが分泌され動脈硬化を抑制させるようにする．

未病対策：運動とカロリー制限を行い内臓脂肪を減らすようにする．まず体重計で自分の体重を記録し摂取した食事内容を付ける．駅の階段を上る，バスの1つ停留所まで歩くなどして1日30分以上歩くように．1か月に1 kgの体重減少を心がける．詳細は参考文献[4]を．

2) 無症候性脳梗塞

CT（コンピュータ断層撮影法）やMRIなどの画像診断技術の進歩により，脳ドックにおいて発見されるようになった．画像上小さな脳梗塞が発見される．しびれ，麻痺などの神経症状がないのが特徴である．頻度は65歳以上の一見健常者で約30に上る．その後1〜7年の経過中に新たな脳卒中を発症した頻度は，無症候性脳梗塞をもった人では2.8％，無症候性脳梗塞をもたない人では0.28％と有意な差が報告されている[5]．さらに，無症候性脳梗塞をもった人は，そうでない人と比べて10倍も脳卒中を起こしやすい結果であった．つまり無症候性脳梗塞は脳梗塞の未病である．また認知症に進む頻度も高く，うつ病の発症も高率である．

未病対策：塩分摂取を控え血圧を下げるようにする．納豆，ネギ，海草などを多くし血液のサラサラを計る．寝る前の少量の水の摂取もよい．

血圧の安定化と抗血小板薬が予防的治療として用いられる．

3) 未破裂脳動脈瘤

やはりMRIやCTなどの画像診断の発達で発見されるようになった．脳底部の小〜中動脈（径1〜6 mm）にできる血管の瘤である．原

因として高血圧や喫煙，遺伝などが関連する．保有率は成人の2～6%．症状はほとんどないが大きくなると神経を圧迫しHorner症状がみられることがある．脳動脈瘤は脳の底部の血管（Willis輪という）の分岐部にできることが多く，中大脳動脈，内頸動脈，前交通動脈，脳底動脈などが代表的な発生部位．破裂するとくも膜下出血となり生命に危険である．径5mm以下は保存的観察．それ以上大きなものは放置すると年0.5～1%の破裂の危険性があるといわれている．脳外科では現在クリッピング法に加え血管内コイル栓塞術が用いられている．今後技術の開発がさらに進む分野である．

4）軽度認知症

現在認知症は160万人以上といわれ高齢社会にとって大きな問題である．現在用いられている治療薬はコリン分解酵素阻害薬である塩酸ドネペジルであるが，進行を遅らせるだけで根治療法ではない．認知症に至ってからの回復は困難であるのが現状である．早期に発見し対策を練ることが準用である．軽度認知症は加齢による物忘れと異常な物忘れの中間のグレイゾーンに位置し，この時点での治療介入が効果が期待されクローズアップされてきている．物忘れはあるが人格は保たれている時期でもある．表2に認知症の未病を示す．放置すると年間15%が認知症に移行する．

対策：外界との交流をもつ．趣味をもつ．血圧，高脂血症，糖尿の管理．運動を行い魚を多く食べる．

5）骨粗鬆症

二重エネルギーX線骨密度測定（DXA）や単純X線撮影（MD法，DI法），CT，超音波法などによる骨密度の測定で年齢平均より80%以下は骨粗鬆状態である．転倒により骨折して初めて骨粗鬆症とわかるときが多い．加齢，女性ホルモン，カルシウム，ビタミンDの低下が原因とされる．この他日常の運動不足などでこの骨粗鬆症が生じてくる．骨粗鬆症は骨の未病といえる．

対策：未病第一期は食品によるカルシウム補給，運動の励行を行う．そして未病第二期になると活性型ビタミンD_3，ビスアンドロネートなどの薬剤服用を指導する．

以上わかりやすい未病の例を提示した．このように老化への移行期に未病の存在は顕著になってくる．この未病を認識し自ら検査することで西洋型未病は発見できる．そして早期に対策を練れば大事に至らないのである．「聖人は己病を治さず未病を治す」の聖人とは現在では生活者自身であると筆者は考えている．未病の概念は先端の医療と自立の医療を兼ね備えたものである．

f. 国民皆医療保険制度を考慮した未病1と未病2分類

最後に"自覚症状のない未病"を自らが理解し治療に向かわしめるのに2つのパートがあることを示す．図3のごとく未病を"未病1"（自立で行う部分）と"未病2"（医療保険で扱う部分）に分類している．日本未病システム学

表2 認知症の未病

	健常者	軽度認知症	認知症
記憶力	保たれている	保たれない	障害
判断力	あり	あり	なし

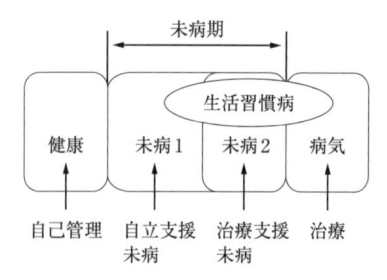

図3 未病における自立未病期と治療未病期(福生，2004)[6]

未病には自立の時期（未病1）と治療を行う未病（未病2）がある．

会ではこの"未病1"と"未病2"の区別の提唱を行い，その基準作りを行っている．分類のポイントは器質的変化や臓器障害の所見の有無で分かれることである．たとえば前述の無症候性脳梗塞や脳動脈瘤の場合は画像的に判断できる器質的変化がすでに生じているので"未病2"となり，糖尿病性腎障害の指標である尿中アルブミンの陽性の場合も"未病2"となる．腹部エコーで発見される脂肪肝やサイレントストーンや囊胞もこの"未病2"に属する．"未病2"は積極的に医療介入し医療保険で対応できるようにする．一方，"未病1"の場合はレントゲン検査やME機器による検査では他覚的異常所見が認められない場合で，血液検査レベルで検査値の10％以内の異常がある場合に適応している．10％以上の異常がある場合には"未病2"（東洋医学的未病を含む）として扱う．

　この"未病1"，"未病2"の概念は将来の日本の医療システムを見すえた概念でもある．これを導入することにより，対象となる患者は対応しやすくまた診療を行う側にも納得のいく分類である．「自分で守れる範囲は自分で守ること」ができ，継続して管理しやすくなる．これは膨張した医療費の抑制になり，国民皆保険制度の維持につながると考えられる．そして次の世代との協調関係を増すのに有効な手段になりうる．

　老化に伴い病気の合併は多くなるが，すぐに健康状態から病気になるわけではない．その間には未病という段階が存在する．現在，この未病の状態を検査機器の発達で早期に発見できるようになってきた．病気に至ってからでは改善しない疾患も厳然として存在するし，医療経済システム的にもその負担はスムーズではない．自覚症状のない時期に存在する未病に対しての対応が求められる時代でもある．そこには生活者自らが参加型医療を実行していくという姿勢が望まれる．未病を賢く理解し，「未病を治す」のは一般生活者であり，医療者はそれをナビゲートするのであるとする領域までアウフヘーベンすることが目下の急務ではないであろうか．その意味でこの「からだの年齢事典」は健康と病気を考える人に役に立つことを期待したい．

［福生吉裕］

■文献
1) 小川鼎三：医学の歴史，中央公論社，東京，1964．
2) 福生吉裕：21世紀のモデルとしての未病医学．未病の医学．別冊医学のあゆみ．pp 122-125, 2001．
3) 福生吉裕：未病からみた動脈硬化—その歴史からの展望と社会的意義—．日本未病システム学会誌 1(2)：1-5, 2005．
4) 福生吉裕：病気になる前に治す本：メタボリック・シンドロームは未病で治す，法研，東京，2005．
5) Kobayashi S, et al：Subcortical silent brain infarction as a risk factor for clinical stroke. Stroke 28：1932-1939, 1997．
6) 福生吉裕：動脈硬化予防．メジカルビュー 3(3)：7-12, 2004．

13.7 年齢と病気（2）女性

A. 幼小児〜青年・成人

a. 婦人科外来で診る年齢と病気

筆者が日本家族計画協会クリニックに赴任したのは1988年4月である．診療日を毎週火・金曜日および第二土曜日と定めて予約診療を行ってきた．以来，2006年3月末までに当クリニックを訪れた患者は延べ42,081人，初めて診療録を作成した患者は4,950人（女性4,786人，男性164人）に上っている．診療科目は思春期を対象とした婦人科が中心であるが，1989年からは，厚生省（現厚生労働省）の運営費補助を受けて，月1回だけ泌尿器科と精神科を併設している．開設当初は，紛れもなく思春期の子どもたちのたまり場であった当外来も，継続的に受診する患者が増え平均年齢が高まっている．

ここでは「幼少児〜青年・成人における女性の病気」という課題に答えるために，2001年度から05年度までの5年間に初めて診療録を作成した女性患者のうち，25歳未満に限って5歳階級別の主訴をまとめた（表1）．これらの主訴に対して，どのような診断と治療，保健指導がなされているかについて具体的に記述した．

b. 下着が汚れる・かゆがる（性交経験なし）

男女ともに年齢にかかわらず性別特有の病気がある．5歳未満の女子も例外ではない．主訴では「その他」に含まれてしまうが，「下着が汚れる」「かゆがる」との母親の訴えから受診することが多い．排便・排尿後の手当が不十分なために外陰部が汚れている，膣内に身近なおもちゃなど異物を入れてしまうことなどが原因となっている．特に後者については，微熱が続く，下着の汚れが気になるということで受診す

表1 2001〜05年度にクリニックを訪れ初めて診療録を作成した患者の主訴（%）　　（日本家族計画協会クリニック）

	5歳未満	5〜9歳	10〜14歳	15〜19歳	20〜24歳
合計($n=$)	3	9	96	529	449
月経の異常	—	66.7%	38.5%	13.3%	8.7%
月経がない・来ない	—	—	24.0%	21.0%	6.0%
下腹痛・腰痛	—	—	13.5%	11.7%	3.6%
出血が続く	—	11.1%	9.4%	2.1%	1.1%
緊急避妊	—	—	4.2%	22.3%	43.8%
かゆい	—	11.1%	3.1%	1.9%	1.8%
性病・性病不安	—	—	2.1%	5.5%	2.2%
おりもの	—	—	1.0%	4.2%	2.7%
できもの（腫瘤）	—	—	—	0.8%	—
妊娠・妊娠不安	—	—	—	3.0%	3.1%
避妊	—	—	—	9.3%	24.2%
月経の人工移動	—	—	—	1.9%	0.9%
その他	100.0%	11.1%	4.2%	3.0%	1.8%

るも，幼い女子の場合，婦人科診察台を使うことは困難であるため，診察に慣れていないと異物の発見は難しい．かゆみは外陰炎や膣炎に併発することもあるが，ときには下着の大きさが体格に合っていないとか蟯虫卵が発見されることもある．

初経を迎えようという年齢では，女性ホルモンの高まりとともに帯下が増え下着の汚れを訴えるが，これはきわめて生理的な現象である．

c. 月経がない・月経が来ない
1）一度も月経がない

18歳を過ぎても自然月経の発来をみないものを原発性無月経という．

月経が正常に発来するためには，視床下部，下垂体，卵巣，子宮，膣，副腎，甲状腺などの臓器が正常に存在し，かつ機能することが必要であり，これらのいずれかに異常があれば月経は発来しない．

無月経の原因を特定するためには，一般的な診察に加えて，二次性徴の発現と進行度の確認，内診や超音波画像診断による膣・子宮・卵巣などの奇形の有無の確認，膣細胞採取による成熟指数の判定などのほかに，LH（黄体形成ホルモン），FSH（卵胞刺激ホルモン），E_2（エストラジオール），PRL（プロラクチン），T（テストステロン）などのホルモン定量検査が必要である．また，診察所見から高アンドロゲン状態が疑われる例ではDHEA-Sやアンドロステンジオンの測定，副腎性器症候群が疑われるならば尿中17-KSおよび17-OHCS，コルチゾールの測定などが追加され，さらには染色体検査なども必要に応じて行われる．

処女膜閉鎖症や膣欠損も原発性無月経の器質的原因である．処女膜閉鎖症では，二次性徴は順調に発現しながら，初経の発来だけを認めない．これはいわゆる見せかけの無月経であり，無月経とともに周期的な下腹痛などを主訴に来院することが多い．処女膜切開によって一応の解決をみるが，なかには膣瘤血腫が子宮内にも影響を及ぼし，子宮内膜機能の障害を招くこともある．

膣欠損症・膣閉鎖症は，胎生期におけるMüller管と泌尿生殖洞の発育・癒合障害により膣が存在しない先天異常であり，全膣欠損で機能性子宮をもたないRokitansky-Küstner-Hausen症候群の頻度が高い[1]．卵巣は正常な機能を有するため二次性徴は順調に発現していながら，全膣欠損による原発性無月経を伴うことが特徴である．性交が日常化するころを待って膣形成術が施される．

染色体異常の代表的な疾患であるTurner症候群により初経の発来を認めない例も少なくない．これは卵巣の機能障害を伴うため，エストロゲン・プロゲステロン療法を長期間にわたって施すことになる．

一方，15歳を過ぎてから月経が始まった場合を遅発月経というが，遅発思春期も伴うことが一般的である．日本産科婦人科学会の用語委員会では[1]，遅発思春期を「適正な年齢になっても，乳房発育，陰毛発生および初経のいずれをも見ないものをいう．その年齢は，現状では乳房発育11歳，陰毛発生13歳および初経発来15歳である」と定義し，「原疾患が明確であればその治療を行うが，特別な原因がなく単に時期が遅れただけの場合は治療対象とはならない」としている．

原因として遺伝，ストレス，極度の肥満ややせ，過重な運動，慢性疾患など種々考えられる．「治療対象とはならない」とはいえ，無月経に不安を抱く患者も多く，一般的にはプロゲステロンテスト（プロゲストン®25mg筋注），エストロゲン・プロゲステロンテストなどを施行し診断を絞り込んだ後，視床下部-下垂体-卵巣系の異常であれば，クロミフェン療法やエストロゲン・プロゲステロン療法などの治療を行う．

2) しばらく月経がない

妊娠に関連した生理的無月経を除き，初経以来何度か繰り返された月経が3か月以上停止したものを続発性無月経という．3か月という期間は，稀発月経と続発性無月経とを区別するものである．性機能が未熟な思春期にはしばしばみられる．無月経の期間が長引くほど回復に時間がかかる．

日本産科婦人科学会の調査（280例）では[2]，続発性無月経の原因の第1位は減食によるもの（43.6％），次いで環境などのストレスによるもの（10.7％），過度のスポーツ（7.0％），過食（6.3％），その他・不明（32.4％）となっていた．体重減少による無月経は，3か月から6か月以内に原体重の15〜20％以上の減少で起こることが多い．また，神経性食欲不振症（摂食異常とやせ，エストロゲン分泌の減少による二次性徴の退行，月経異常，特に無月経，および精神的には反社会的行動やうつ状態などを特徴とする症候群．背景に家族環境の歪みがしばしばみられる）による無月経もよく知られているが，食行動の異常や精神症状を伴うため，単なる体重減少性無月経とは区別して対処すべきだと考えられており，治療も心療内科，あるいは精神科的療法が優先される[1]．

続発性無月経は原発性無月経と同様，一般的な診察に加えて二次性徴の発現と進行度を確認し，LH，FSH，E_2，PRL，Tなどルーチンのホルモン検査を行う．同時にプロゲステロンテストを行い，これに反応する消退出血が認められれば第1度無月経，反応しなければ第2度無月経と診断する．第2度無月経の場合は，続けてエストロゲン・プロゲステロンテストが実施される．体重減少性無月経の場合，ほとんどが第2度無月経である．無月経の原因が摂食障害などにより，やせが顕著であれば栄養状態のチェックや甲状腺機能などの検査を加え，可能ならば原因を除去する．

第1度無月経でE_2が25 pg/mlを超える症例については，消退出血の第5日目からクロン酸クロミフェン（クロミッド®）を1日100 mg，5日間服用させ，同時に基礎体温の測定を促し排卵の有無などをチェックする．思春期では無排卵月経であっても，クロミッド®を100 mg，50 mgと漸減させながら経過をみる．卵巣機能を知る方法として月経記録や基礎体温（婦人体温計を使った安静時の体温）の測定は非常に有効である．第2度無月経では，プロピオン酸エストラジオール（オバホルモンデポー®）10 mgとカプロン酸ヒドロキシプロゲステロンプロルトンデポ®125 mgを連続3回筋注し経過を観察する．3回投与後，適当な時期にプロゲストン®25 mgを筋注し反応をみる．

乳汁漏出を伴う無月経にもしばしば遭遇する．通常は高プロラクチン血症であることが多く，原因としては妊娠，中絶後，下垂体腫瘍，向精神薬などの薬剤の副作用，ストレスなどが考えられる．可能ならば原因を除去するが，プロラクチン高値のみで他に原因がない場合には，持続性ドパミン作動薬・パーロデル®2.5 mgを夕食直後に服用させ，基礎体温を測定しながら経過を観察する．クロミッド®による排卵誘発を試みることもある．

d. 月経の異常
1) 月経周期の異常

月経の初日から次回月経前日までの日数を月経周期という．日本産科婦人科学会では25日から38日を正常周期と定義しており，39日を超える場合を稀発月経，24日以下を頻発月経と診断する[1]．

稀発月経の代表的なものとして，多囊胞性卵巣症候群（PCOS：polycystic ovary syndrome）がある．これは両側卵巣の腫大・肥厚・多囊胞化，月経異常，多毛・男性化，肥満などを伴う症候群で，原因は視床下部のGnRH分泌異常によるものと考えられるが[1]，

その一次的な病因は不明である．超音波診断による多嚢胞卵巣の確認，内分泌的検査による高LH，正または低FSHによるLH/FSH比の上昇などが特徴である．また，エストロゲン，テストステロンの分泌増加もみられる．排卵誘発法としてはクロミッド®が有効なことが多い．ゴナドトロピン（hMG）療法は卵巣過剰刺激症候群が発生しやすく，通常思春期女子には行われない．

頻発月経の多くは無排卵や黄体機能不全によることが多い．頻回の出血による鉄欠乏性貧血を伴うことがあるので血液検査を実施する．エストロゲンとプロゲストーゲンの配合剤，いわゆるピル（中用量ピルとしてのプラノバール®，ドオルトン®あるいは低用量ピルのいずれか）を休薬期間をとりながら3周期投与し月経周期を整える．高校生以上では，その後，クロミッド®による排卵誘発を試みる．

2) 月経血量の異常

月経血量の異常には，過少月経と過多月経がある．過多月経には明確な定義がなく，夜間用ナプキンを使用しても月経血の漏出が起こる，凝血が混じる，貧血を伴うなどから総合的に判断する．治療は頻発月経の場合と同様に行うが，過少月経は明らかな原因がないかぎり治療の対象とはならない[3]．

e. 出血が続く

月経持続日数は3日から7日間を正常と定義しており，2日より短い場合を過短月経，8日を超える場合を過長月経という．過短月経は過少月経を伴うことが多く，前述のとおり明らかな原因がないかぎり治療の対象とはならない．過長月経の原因としては，無排卵による卵胞成熟期間の延長，エストロゲン作用の持続，子宮内膜の増殖に伴う破綻出血などが考えられる．これに対しては，エストロゲンとプロゲストーゲンの配合剤いわゆるピルを7日間服薬させ止血を確認する．止血した場合には，さらに14日間服用を継続させる．7日間のピルの服用で止血しない場合には，子宮頸管ポリープや内膜ポリープなどの器質的疾患を疑い，経腟式超音波診断装置などによる精査を行う．

特に原因の見あたらない機能性出血を繰り返す症例では，ピルを3周期分服用させた後，基礎体温を測定させ経過を観察する．ときにはピル服用中止後の消退出血5日目よりクロミッド®を5日間服用させる．

f. 下腹痛・腰痛

下腹痛や腰痛はしばしば遭遇する主訴である．この際，下腹痛の原因が婦人科疾患か，虫垂炎，腸炎，膀胱炎，尿路結石など，婦人科以外の疾患によるものかを鑑別する必要がある．

婦人科でしばしば遭遇するものとして，月経周辺期に起こる月経困難症を中心に述べたい．月経困難症とは，月経期間中に月経に随伴して起こる病的症状をいい，下腹痛，腰痛，腹部膨満感，嘔気，頭痛，疲労・脱力感，食欲不振，いらいら，下痢および憂うつの順に多くみられる．無排卵月経には通常みられない．PMS（pre-menstrual syndrome：月経前症候群）として，月経開始の数日前より同様の症状を訴えることもある．

月経困難症には機能性と器質性とがあり，機能性月経困難症は初経後2〜3年より始まる．月経1〜2日目ころの経血量が多いときに強く，痛みの性質は痙攣性，周期性で，原因は子宮頸管狭小やプロスタグランジン過剰による子宮の過収縮などが考えられる．思春期女子では子宮発育不全や心因性反応などによる機能性のものが大半を占め，子宮内膜症などの器質性のものはきわめてまれなので，婦人科診察を必要としないことが多い．治療法としては従来は非ステロイド抗炎症薬であるメフェナム酸（ポンタール®）やジクロフェナクナトリウム（ボルタレン®）坐剤が投与されていたが，最近では，排卵を抑えるための低用量経口避妊薬（ピル）が

積極的に処方されるようになっている．

また，月経周期が安定し始めた女子では，排卵日の数日前から下腹痛を訴えることがある．排卵痛と呼ばれるもので，基礎体温測定を勧めて疼痛が排卵期に一致していることを確認する．

一方，思春期女子の性行動が活発化した昨今では，性感染症（sexually transmitted infections：STI）などによる炎症性の下腹痛も増加している．病原体が腟から腹腔に至る間に子宮内膜炎，卵管炎，骨盤腹膜炎などを惹起する．治療後も腹腔内の癒着による下腹痛や性交痛を訴え，不妊や子宮外妊娠の原因ともなっている．以下，STIの詳細は別項に譲る．

g．その他の月経異常

日本では初経発来時の平均年齢は12歳とされているが，10歳未満の初経発来（早発月経），または乳房発育が7歳未満，陰毛発生が9歳未満で開始したものを早発思春期（precocious puberty）という．原因は思春期前に発生した顆粒膜細胞腫や莢膜細胞腫，中枢神経系の炎症，腫瘍などの病変で，ゴナドトロピン分泌が早期に開始するために発症する．治療は器質的病変があればその除去を行うが，他には黄体ホルモンの大量投与やGnRHアナログ薬投与などがある[1]．本クリニックでは，二次性徴の発現と進行度からみて早発思春期と診断した段階で，LH-RH誘導体であるリュープロレリン（リュープリン®）注射用を4週に1回，あるいは抗男性ホルモン薬であるアンドロクール®錠を1回25 mgあるいは50 mgを1日2回服用させ10歳になるのを待つ．ただし，アンドロクール®には肝機能障害の副作用が起こる危険性があるので十分留意する．

10歳未満で始まる月経の多くは無排卵性で，かつ周期不順である．これには真性早発月経と偽早発月経とがあり，前者は卵巣機能が早期に促進されたもの，後者は卵巣あるいは副腎に性ステロイドホルモン産生性腫瘍があるために子宮出血が認められるものである．

h．外陰部がかゆい，おりものが気になる

帯下や搔痒感については，性行為に伴うSTIであるか否かを鑑別するための問診がきわめて重要になる．したがって，年少者ではあっても率直に性交経験の有無を問いかける必要がある．

帯下や搔痒感を訴える患者では，外性器の所見や帯下などの性状について観察する．その際，特に婦人科診察の経験がない患者には診察の必要性を十分に説き，同意を得る．婦人科診察台での診察が不可能な年齢では胸膝位で腟内を観察するが，腟鏡の代替え品として鼻鏡を使用するなどの工夫をする．

搔痒感の原因の多くは外陰炎である．外陰は帯下，月経血，尿，糞便，性行為などにより刺激を受けやすい．外陰・腟炎には細菌，真菌，原虫，スピロヘータ，ウイルスなどによる直接感染のほか，非感染性のものもある．日常頻繁にみられる病原体はカンジダやトリコモナス原虫などである．カンジダ外陰・腟炎では抗真菌薬・オキシコナゾール（オキナゾールV®）腟坐剤やケトコナゾール（ニゾラール®）クリームを投与し，使用を終了した1週間後に再検査する．腟内の異物（多くは忘れられたタンポンや脱落したコンドームなど）による腟炎もあり，黄色，悪臭を伴う帯下が増加する．

帯下を伴わない搔痒感を訴える患者では，非感染性のアトピー性皮膚炎，接触皮膚炎などを考慮し，全身の皮膚症状を観察する．なかには，ナプキンや下着の選択法，長時間・長期間にわたるナプキンの使用などが問題になることがある．また，不潔な手指による性器いじりの結果というようなこともあるので，日常的な生活指導を行うことも重要である．

また，STIの可能性が高い場合は，視診で性器ヘルペスや尖圭コンジローマ，毛ジラミ

を，核酸増幅法診断いわゆる PCR（polymerase chain reaction）法でクラミジア・トラコマティスと淋菌の検査を実施している．

i. 妊娠したかもしれない

妊娠の診断に際しては，尿による妊娠検査薬，あるいは超音波診断装置による画像診断が役立つ．たとえ妊娠検査薬の反応が陰性であっても，2週間後には必ず再度受診するよう指示し，再検査する．

思春期女子の妊娠は家族的・社会的な問題が大きい．中絶を選択する可能性がある場合は，母体保護法による中絶許可週数は妊娠 22 週未満であり，心身への負担が少ないのは妊娠 12 週未満であることを知らせておく．どのような選択がなされるにせよ，悔いが残らないようにパートナーや家族と十分に話し合い，現段階での自分の選択に納得したうえで行動させたい．医療者側の安易な誘導で選択を誤らせることがないよう，注意が必要である．また，同じ失敗を繰り返させないためにも避妊指導を充実させたい．

j. 避 妊

1）思春期女子の避妊[4]

性的に活発であり，衝動的な性行動に走る可能性のある思春期には，簡単に使え，より効果の高い避妊法が不可欠とされる．しかし，実際にはこのような避妊法を身につけていないために，性交の相手が多いわりには確実な実行ができていないというのが現状である．

わが国では，性行動をさらに加速させ性のモラルが乱れる，STI を蔓延させるなどを理由に，若い世代にピルを処方することに批判的，消極的であるが，国際家族計画連盟医学委員会（IMAP）は，次のような声明を出している[5]．『経口避妊薬は効果が高く，副作用が少ないために，思春期にとって適切な選択である．低用量ピルが使用されている場合，この年齢層に対する効果と禁忌は，高年齢の女性の場合と同様である．思春期の女子にピルを使用することには，理論的な憂慮があるものの，科学的には危険性は立証されていない．特に頻繁に性交をしていない場合，思春期の女子は高年齢の女性に比べて，ピルをきちんと服用するのが困難であると思われるため，カウンセリングの中で一貫した適切な服用の必要性を強調する必要がある．また，ピルは骨盤内感染症に対する保護効果の可能性があることも考慮すべきである』．

筆者は避妊と STI 予防をふまえて，「避妊にはピルなど女性が主体的に取り組める方法を，性感染症予防には男性・女性用コンドームを」と提唱している．

2）緊急避妊法（EC）[6]

性暴力の被害者となりうる思春期女子には，自身の健康を守るために緊急避妊法（emergency contraception：EC）を学ばせておくことが重要である．「EC を知らないのは愚か，知らせないのは罪」とまで言われるほどに，世界では広く普及している避妊法となっている．

筆者らのクリニックで採用している EC は，1970 年代後半に開発された Yuzpe（ヤツペ）法としてよく知られている（図1）．この方法はエチニルエストラジオール（EE）100 μg とノルゲストレル（NGR）1 mg との配合剤である緊急避妊ピル（ECP，プラノバール® あるい

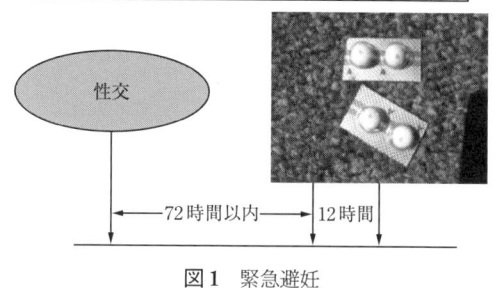

図1 緊急避妊

はドオルトン®2錠分に相当する）を，性交後72時間以内に投与し，その12時間後に同量投与する方法である．これは妊娠が成立する前の避妊法であって，着床が成立した後では効果がない．すなわち，決して中絶薬にはなりえない．

2005年8月末までにECを求めて来院した762例の受診動機の内訳は，コンドーム破損（44.6%），避妊せず（19.4%），コンドーム脱落（14.3%），膣外射精（10.0%），コンドーム膣内残留（7.2%），レイプ（3.7%）であった．

緊急避妊ピルの作用機序は明らかではないが，受精から着床までに5～7日を要することを利用した受精卵の子宮内膜への着床の防止や排卵の遅延などが考えられている．当クリニックにおけるYuzpe法実施者の避妊失敗率は2.6%であるが，1年間を通じての妊娠率は他の避妊法よりも高いと推測されたためECは継続的に行う避妊法としては推奨できない．また，12時間という短時間で高用量のピルを服用するため，悪心（50.0%），嘔吐（14.7%），胃部痛（3.3%）などの副作用が出現している．

幼小児から成人にみられる女性の病気を中心にまとめたが，筆者の専門から婦人科で診る月経・妊娠・避妊などを主テーマにせざるをえなかった．不備については，別項に譲ることでご容赦願いたい．　　　　　　　　　［北村邦夫］

■文献
1) 日本産科婦人科学会編：産科婦人科用語集・用語解説集　改訂新版，金原出版，東京，2003.
2) 生殖・内分泌委員会報告（委員長：中村幸雄）：思春期における続発性無月経の病態と治療に関する小委員会（平成9年度～10年度検討結果報告）18歳以下の続発性無月経に関するアンケート結果—第1度無月経と第2度無月経の比較を中心として—，日産婦誌 51(8)：755-761，1999.
3) 武谷雄二：月経異常への対策，日産婦誌 49(11)：N 271-N 274，1997.
4) 北村邦夫：思春期と避妊相談，産婦人科治療 81(2)：149-157，2000.
5) IMAP Statement on Contraception for Adolescents. IPPF Medical Bulletin 28 (1)：February, 1994.
6) 北村邦夫：緊急避妊法の実際と有用性．産婦人科の実際 53(5)：769-774，2004.

B. 成人～老年

女性は男性と異なり閉経があるので成人から老年の時期は性成熟期，更年期，老年期に分けられ，更年期は最近では周閉経期（日本産婦人科学会として正式の閉経となる予定）とも呼ばれる．老年期はさらにいくつかに分類されている．行政的な見地からの女性のライフサイクルの成人から老年の分類は更年期，前期老年期（65～74歳），後期老年期（75歳以上）となっている．

a. 成人から老年期の女性医学的にみた分類
1）性成熟期

女性は思春期を経て性成熟期へと移行する．性成熟期には，「身体および生殖器は完全に女性として機能を発揮する」と定義され[1]，18歳から40歳前半まで[2]をいう．性成熟期に入ると月経周期は確立して生殖可能な時期となる．

2）更年期

更年期は加齢の面からは「生殖期から老年期への移行期であり，閉経の前後5年間をいう．平均閉経年齢は50.5歳」[2]と定義される．

3）老年期

定義では「老年期は更年期以降を指し通常56～60歳以降をいう」[2]とされる．WHOの定義によれば65歳以上を老年期といい，老年期はさらに老年初期（young old）65～74歳，老年中期（middle old）75～84歳，老年後期（old old）85歳以上の3つに分類される．

b. 性成熟期に罹患しやすい病気

性成熟期には性機能は確立して女性ホルモン（エストロゲン）が安定して卵巣から分泌される．この時期に頻度の比較的多い疾患として部位別にみると，膣では細菌性膣炎，カンジダ膣炎，トリコモナス膣炎などの感染症があり，子宮頸管では，クラミジア頸管炎，頸管ポリープ，子宮頸部がんなど感染症，良性腫瘍，悪性腫瘍などがあり，子宮体部では子宮内膜炎，子宮筋層炎，子宮筋腫，子宮体部がんなど炎症性疾患，良性・悪性腫瘍があるが，子宮体部がんの頻度は多くない．卵巣では良性の卵巣嚢腫，卵巣腫瘍，悪性の卵巣腫瘍（卵巣がん）などがあり，比較的若年女性でも卵巣がんに罹患する．その他に骨盤を中心に発生する子宮内膜症がある．

1）膣炎

膣は直接体外に開口しているにもかかわらず，病原微生物が進入して感染症を起こす機会は比較的少ない．通常，健康な女性の膣内には常在細菌叢としてDöderlein桿菌が増殖し，グリコーゲンを分解して乳酸を産生して膣内のpHが酸性に維持される．このために膣内では病原性のある細菌，カビ，原虫などが繁殖しにくくなっており，膣の自浄作用と呼ばれる．ところが，風邪や感染症に罹患して抗生物質を服用すると病原微生物だけでなくこのDöderlein桿菌も膣内から消失し膣内のpHが高くなるため，病原性のある微生物，カビなどが繁殖しやすくなる．一方，糖尿病などのように感染症に対する抵抗力が低下する病気を合併しても膣炎にかかりやすくなる．したがって，感染による膣炎にかかりやすい女性では常に全身性疾患が合併していないかを念頭におくことが大切である．

クラミジア頸管炎は性感染症の代表的な疾患の1つであり，特に若年女性での感染率の著しい増加が医学的のみならず，社会学的にも問題となっている．これは若年，特に若年女性での性活動が活発となり性交渉の相手が不特定多数になりつつあることを反映している．

2）子宮頸部がん

子宮頸部がんの大部分を占める重層扁平上皮がんは，子宮頸部で膣の粘膜から連続している上皮である重層扁平上皮が下方から，子宮頸管の腺組織である円柱の形をした円柱上皮が上方

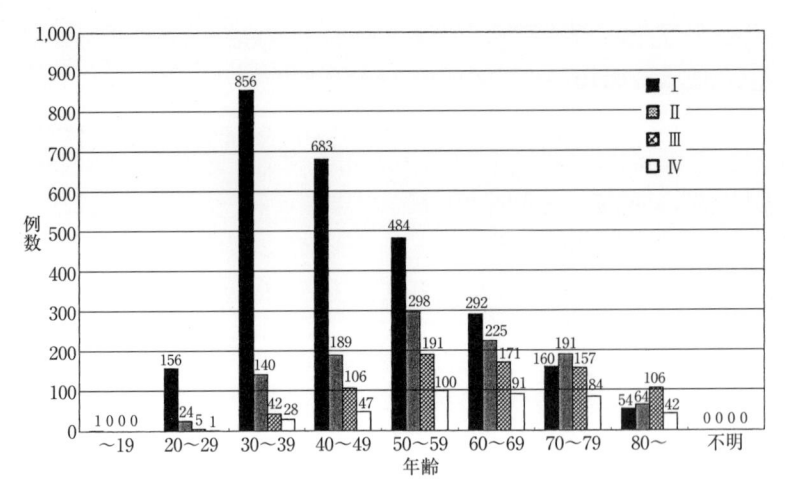

図1 2004年度 子宮頸がんI〜IV期進行期別年齢分布

から，の両者が境界を接する部位から発生する．これとは別に子宮頸部の分泌腺そのものから発生する腺がんがあり，最近では腺がんの比率が増加しつつある．日本産科婦人科学会の腫瘍委員会の調査結果による子宮頸部がんの進行期別で分類した年齢の違いによる発生率は図1のようになり子宮頸部がんはすでに20歳代から発生しており，各自治体が実施してきた子宮がん検診の受診対象は最近になり30歳以上から20歳以上に変更された．

子宮頸部の重層扁平上皮がんにはいくつかの危険因子が考えられている．これまで，子宮頸部がんは，独身者よりも既婚者に多く，初交年齢が若いほど，妊娠・出産の経験が多いほど，性交渉の相手が多いほど頸部がんになる確率が高い．このようにセックス，妊娠，出産が子宮頸部がんの発生と強く関係していることがわかる．前述のクラミジア頸管炎感染率の若年化と並行して子宮頸部がんの発生率も若年化しているのは，セックスを開始する時期が早まっているのが原因である．子宮頸部がんもある程度進行していると子宮か卵巣を摘出しなければならないので，これから妊娠，分娩を控えている世代の女性にとっては大きな問題となる．危険因子として現在注目されているのが，ヒトパピローマウイルスと子宮頸部がんとの関係である．

尖圭コンジローマは女性の外陰部，肛門周囲，男性の陰茎，肛門周囲にできるカリフラワー状の軟らかい疣で，セックスによりヒトパピローマウイルスに感染すると発生する．現在ではヒトパピローマウイルスのDNAが60種類ほど分離され，同定されて番号が付けられている．このなかで子宮頸部がんと関係があるといわれているのはタイプ16と18であり，発がんに関与（イニシエーター）していると考えられている．しかし，ヒトパピローマウイルスに感染すると全部の症例が子宮頸部がんになるわけではないので，他のがんの増殖に関係したプロモーターの存在が必要であるとされている．ごく最近ではヒトパピローマウイルス感染予防のためのワクチンが開発され，外国ではすでに実際に使用され始めている．

3）子宮筋腫

子宮筋腫は性成熟期女性の婦人科的疾患のなかでは最も頻度が高く，5人に1人は子宮筋腫をもっているともいわれる．特に最近では日常の臨床に経腟超音波断層検査が取り入れられ，径が数cmの筋腫核も識別可能であるので子宮筋腫の症状がまったくない場合でも子宮筋腫が見つかる．子宮筋腫のいわゆる代表的な症状としては，過多月経とそれに伴う貧血，月経困難症，圧迫による頻尿，便秘などがある．子宮筋

腫の治療が必要な場合は，過多月経による貧血が強く経口の鉄剤では貧血が改善しない，月経時の疼痛が強く通常の鎮痛薬でも耐えられない，夜間の頻尿がひどく睡眠不足になるなどである．現在，子宮筋腫の治療としては手術療法と薬物療法があり，前者では将来妊娠・分娩を希望するときは子宮筋腫のこぶだけを核出する手術となり，希望しない女性では子宮全体を摘出する手術となり，後者では点鼻薬あるいは注射により人工的に閉経の状態を作り，排卵をとめ，月経が来ないようにする偽閉経療法がある．

4) 子宮内膜症

子宮内膜症とは，子宮内膜あるいはそれに類似する組織が子宮内腔以外の部位に発生して，増殖する疾患と定義されている．子宮内膜症は，骨盤内と骨盤外に分けられるが，臨床的に重要であるのは骨盤内子宮内膜症である．子宮体部筋層に発生する内膜症は子宮腺筋症と呼ばれ別個に取り扱われる．子宮内膜は病理組織学的には良性であるが，増殖，浸潤し，周囲組織と強固に癒着し，あたかも悪性腫瘍のような性格を有する．子宮内膜症の発生，進展には女性ホルモンが大きく関与する．子宮内膜症の疼痛症状は特徴があり，原因は腹膜病変によると考えられている（表1）．年齢とともに症状は悪化し，腹膜病変の範囲や癒着の程度により，月経時以外にも下腹部痛，腰痛，性交痛，排便痛を訴えるようになる．内膜症の原因としては，Sampsonによる月経血の卵管采からの逆流による内膜移植説と，腹膜上皮と間質が女性ホルモンの存在下でMüller管型組織に化生する体腔上皮化生説があり，最近では後者の考え方が有力となっている．子宮腺筋症での子宮腫大による症状は子宮筋腫の症状と同様であるので，子宮筋腫と鑑別するのは困難である．

c. 更年期に罹患しやすい病気

更年期とは，生殖期（性成熟期）と非生殖期（老年期）の間の移行期を指し，卵巣機能が衰退し始め消失する時期であり，女性の生涯のなかで医学的に大変重要な時期である．最近ではこの時期を周閉経期（perimenopause）とも呼んでいる．年齢の面からみると45歳から55歳までの時期が周閉経期に当てはまる．この時期に入るとこれまで安定していた性機能すなわち正常月経周期の維持が不安定となるため月経周期が不規則となる頻度が増加したり，あるいは見かけ上月経周期は規則的であるにもかかわらず女性ホルモンの分泌が不安定であったり，排卵が認められない場合もある．卵巣機能が消失するのが，閉経であり，「自然閉経とは，卵巣機能の衰退ないし消失によって起こる月経の永久的な閉止で，40歳以後で1年間無月経が続けば，閉経と判定する」と定義される．40歳以上の女性で6か月くらい月経をみない場合にはその約8割は月経が再来せず閉経となる．日本人女性の平均閉経年齢は50.54歳である．閉経を挟んだ更年期には女性ホルモンの分泌が低下して欠乏する状態となるので多様な症状が観察される（図2）．更年期に罹患しやすい疾患としては，更年期障害，排尿障害，骨粗鬆症，高脂血症などの生活習慣病がある．

1) 更年期症状と障害

女性ホルモンの欠乏により出現する多様な症状を更年期症状と呼ぶ．これは正常な女性の加

表1 子宮内膜患者の自覚症状と頻度（日本子宮内膜症協会，1996）

自覚症状	頻度(%)	自覚症状	頻度(%)
月経痛	87.7	嘔気・嘔吐	29.0
下腹痛	71.3	不正出血	24.0
腰痛	57.4	下痢	23.1
性交痛	56.2	頭痛	20.6
不妊	50.9	便秘	20.1
過多月経	48.1	頻尿	18.2
肛門痛	42.6	微熱	17.6
排便痛	39.5	背部痛	17.0

腹腔鏡検査または開腹手術によって子宮内膜症の確定診断を受けた324人の患者に対して行ったアンケート調査結果．

13. 集団としての年齢変化

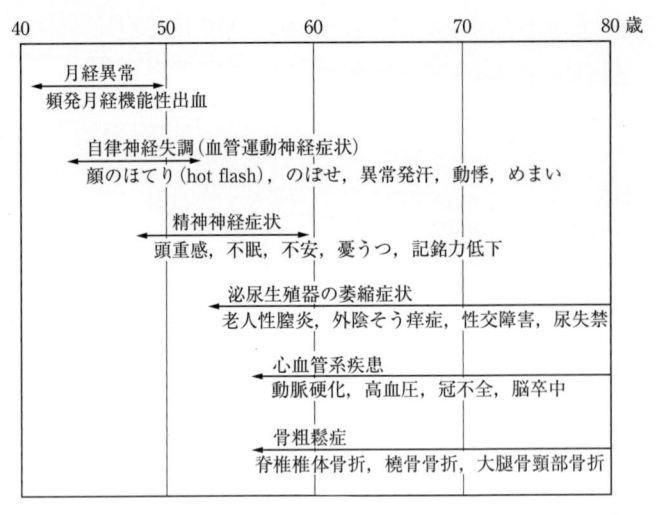

```
         40        50        60        70        80歳
         ┌─────────┬─────────┬─────────┬─────────┐
         │←月経異常→│         │         │         │
         │ 頻発月経機能性出血  │         │         │
         │         │         │         │         │
         │    ←自律神経失調(血管運動神経症状)→   │
         │      顔のほてり(hot flash),のぼせ,異常発汗,動悸,めまい
         │         │         │         │         │
         │      ←精神神経症状→│         │         │
         │       頭重感,不眠,不安,憂うつ,記銘力低下│
         │         │         │         │         │
         │      ←泌尿生殖器の萎縮症状──────────→
         │       老人性膣炎,外陰そう痒症,性交障害,尿失禁
         │         │         │         │         │
         │         │  ←心血管系疾患──────────→
         │         │   動脈硬化,高血圧,冠不全,脳卒中
         │         │         │         │         │
         │        ←骨粗鬆症──────────────→
         │         脊椎椎体骨折,橈骨骨折,大腿骨頸部骨折
         └─────────┴─────────┴─────────┴─────────┘
```

図2 女性の加齢に伴うエストロゲン欠乏による症状 (青野, 1998)[10]

表2 東南アジア諸国の40〜60歳の女性にみられた更年期症状の出現頻度 (%) (Boulet, et al, 1994)[4]

症状	香港 n=427	インドネシア n=346	韓国 n=500	マレーシア n=401	フィリピン n=500	シンガポール n=420	台湾 n=398
のぼせ	10.2	9.8	38.5	30.0	30.2	14.5	21.4
発汗	9.5	18.6	32.0	21.3	27.4	10.4	17.9
動悸	16.9	15.9	48.6	24.3	35.6	16.9	38.0
めまい	25.6	31.0	47.8	23.4	42.9	26.3	42.5
不安感	18.5	15.9	38.3	21.6	44.0	29.0	59.2
いらいら	21.6	22.7	30.5	23.1	50.4	41.5	58.1
頭痛	30.8	33.4	47.5	57.6	62.2	47.2	60.9
抑うつ	19.4	7.9	32.9	24.4	32.5	27.4	41.7
不眠	17.2	20.7	29.6	23.6	29.2	27.6	51.0
尿失禁	22.6	12.8	22.8	20.3	21.8	17.2	20.7
性交障害	6.2	20.3	16.5	6.3	9.9	6.1	10.8

東南アジア諸国では,のぼせ・発汗などの血管運動神経症状より,頭痛,いらいら,めまいなどの症状がより高い頻度で出現する傾向がある.

齢に伴う生理学的現象であり,通常は生活に差しさわりがない.更年期症状もその程度あるいは個人差により感じ方が異なるため,日常の生活を送るのに影響が出て,医学的な処置が必要になると,更年期障害と定義される.更年期障害患者での症状と頻度を詳細に研究した報告[3]をみると,血管運動神経障害様症状では,hot flash,冷え性,のぼせ,心悸亢進,頻脈,遅脈など,精神神経障害様症状では,頭痛,頭重感,めまい,不眠,耳鳴り,閃光視,圧迫感,恐怖感,記憶力不良,判断力不良など,知覚障害では,しびれ感,知覚過敏,知覚鈍麻,蟻走感などがある.他に頻尿,排尿痛などの泌尿器系障害,腰痛,肩こり,関節痛,筋肉痛などの運動器官障害などがあげられる.日本人女性での更年期障害の症状の頻度は赤松らによると,ほてり・のぼせ66.2%,疲労感58.4%,発汗54.7%,手足の冷え51.9%,関節痛50.6%,神経質46.6%,憂うつ46.1%などである.更年期症状・障害の内容と頻度はそれぞれの地域の文化を反映するといわれ同じアジアの国々でも異なる(表2)[4].日本人女性で特徴的な症状

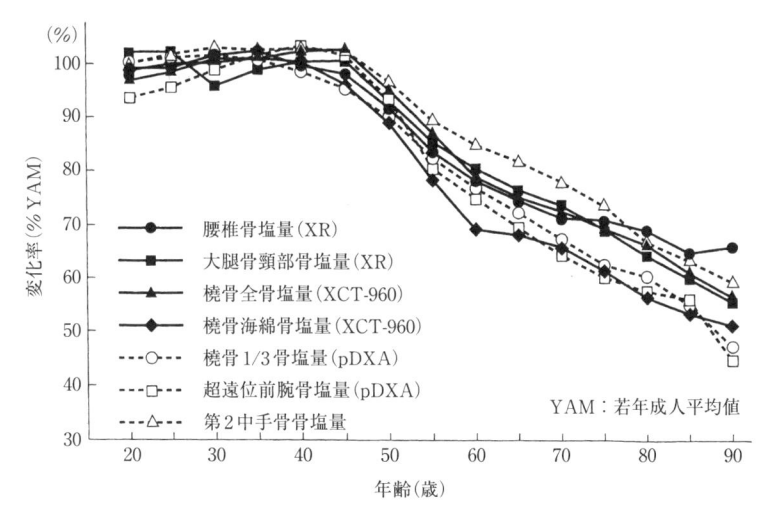

図3 若年成人平均値に対する変化率

の1つに肩こりがあるが,これは日本人女性に特徴的な症状といわれており,同じアジアの国々でも日本以外の国の女性には認められない.

2) 骨密度の変化

エストロゲンが欠乏すると骨代謝回転が亢進して,骨吸収が骨形成よりも優位となるため骨密度が急激に低下する.現在では特異性が高い骨代謝マーカー,骨吸収マーカー,骨形成マーカーが臨床で用いられている.閉経に先立ち,月経周期や経血量に変化がみられる更年期あるいは周閉経期になると,骨形成マーカーの値は閉経前と比べてほとんど変化を認めないのに対して,骨吸収マーカーは約20%上昇し,ゴナドトロピン値は約2倍となり,骨密度は低下し始める.このため周閉経期に骨密度が低下するのにはエストロゲン分泌低下以外の因子が関与している可能性が指摘されている[5].

女性において骨密度が低下し始める時期を知ることは骨粗鬆症の予防を考えるうえで重要である.これまではいわゆる最大骨量(peak bone mass)が提唱され,その個人が一生のうちで最も骨密度が大きいときの値とされ30歳代あるいは40歳代にあるとの報告がなされてきたが,20歳以上の女性を2歳ごとに区分

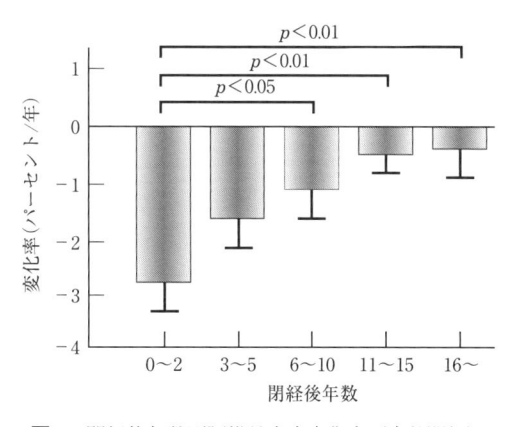

図4 閉経後年数別腰椎骨密度変化率(自然閉経)

して年齢による推移を横断的に観察すると20歳から44歳までは腰椎骨密度はほぼ一定で頂値を保持することが明らかとなった[6].さらに腰椎以外の部位の骨密度もほぼ腰椎と同様に加齢による変化を示すことがわかった(図3).以上より女性では45歳以降,いわゆる更年期あるいは周閉経期よりいずれの部位の骨密度もほぼ同じ割合で低下することがわかる.これは,日本人女性の周閉経期の骨代謝を月経周期の状態により詳細に観察した研究により,月経周期が規則的である群に比較すると月経周期が不規則あるいは稀発となった群で骨密度の低下が始まることが確認されている[7].日本人女性

の腰椎骨密度の変化を縦断的に詳細に検討した他の研究では閉経後2年以内では−2.75+/−0.48%，3〜5年では−1.34+/−0.38%，6〜10年では−0.82+/−0.30%，11〜15年では−1.24+/−0.33%，16年以降では−0.22+/−0.43%であり，閉経後の最初の10年間で約15%の骨密度を失うことがわかった[8]（図4）．

3）排尿障害

排尿障害は症状により頻尿，尿失禁，尿閉の3つに分類され，機能の面から蓄尿機能，排尿機能の障害に分けられる．正常な蓄尿・排尿を維持するためには，300ml以上の膀胱容量があり，膀胱が空になるまで収縮できる膀胱であり，尿を出してかつ止めることができる尿道があることが不可欠である．このなかで臨床的に最も問題となるのが尿失禁であり，「不随意な尿漏れ，すなわち排尿しようと思わないときに本人の意思に反して尿の漏れてしまう状態で，衛生面のあるいは社会生活や経済面の問題を伴う尿漏れを抱えている」と定義される．

尿失禁にはいくつかの分類法があるが，尿が漏れる際の膀胱の状態により分けると，膀胱の収縮している切迫性尿失禁，膀胱収縮の関与していない腹圧性尿失禁，膀胱は過伸展されていて逆説的に尿が漏れている溢流性尿失禁の3つになる．腹圧性尿失禁が全体の半数以上を占め，腹腔内圧の上昇を伴う身体動作に際し，少量ずつ尿が漏れる状態で，骨盤内臓器が脆弱となり，尿道の抵抗が膀胱内圧を下回ることにより発症し，分娩時の骨盤底筋群や陰部神経の損傷であり，妊娠・分娩回数が多いほど発生率も高い．腹圧性尿失禁は外科的に治療が可能な唯一の尿失禁である．排尿障害が基本となって起こる切迫性尿失禁の原因は，過活動膀胱で，尿意切迫感，排尿したいという自覚症状を有する症候群と考えられ，膀胱炎，膀胱結石，膀胱腫瘍などの下部尿路の刺激により発症することが多い．同時に脳出血，脳梗塞，Parkinson病などにより大脳前頭葉から脳幹排尿中枢への抑制が取れ膀胱が痙攣様に収縮するような場合や核上型脊髄損傷が起こり排尿中枢への抑制が消失し，排尿筋が過度に収縮する場合などがある．溢流性尿失禁は，婦人科悪性腫瘍や骨盤内腫瘍のために広汎子宮全摘出術などを受けた場合に，膀胱を支配する神経が切断されたために膀胱が収縮しなくなり，膀胱内に尿が充満し，尿が漏れるものである．

4）子宮体部がん

子宮は，子宮口をさかのぼっていくと子宮狭部を堺に頸部から体部に移行する．子宮体部とは，子宮の奥2/3の広い部分で，妊娠すると胎児が育つ場所でもある．ここにできるのが子宮体部がんであり，子宮体部は内膜で覆われているので子宮内膜がんとも呼ばれる．最近子宮体部がんの発生率は増加しつつあり，特に1965年を堺に，一段と発生率が上昇しており，わが国での冷蔵庫の普及率と一致して，食生活の欧米化がその誘因ではないかとされている[9]．子宮体部がんの発生年齢のピークは50歳代となっており（図5），子宮頸部がん発生率のピークが45〜50歳にあるのと比較して，子宮体部がんは発生の分布はさらに60歳代，70歳代に広がっている．39歳以下の若年者の子宮体部がんを「若年体部がん」と呼び，不妊症や卵巣の機能に異常がある人に多い．

子宮体部がんの危険因子としては，不妊症や分娩の経験のない人に多いのが特徴的である．他の危険因子として有名なのが，肥満，糖尿病，高血圧である．閉経後になると卵巣の機能が失われるので，卵巣に代わって副腎で男性ホルモンが産生され，この男性ホルモンが脂肪組織中のアロマターゼにより女性ホルモン（エストロゲン）に変換される．このため肥満体質の女性のほうがエストロゲンの量が増えるために子宮体部がんの発生が増えると考えられている．

月経周期が規則的にあるときは，排卵後卵巣

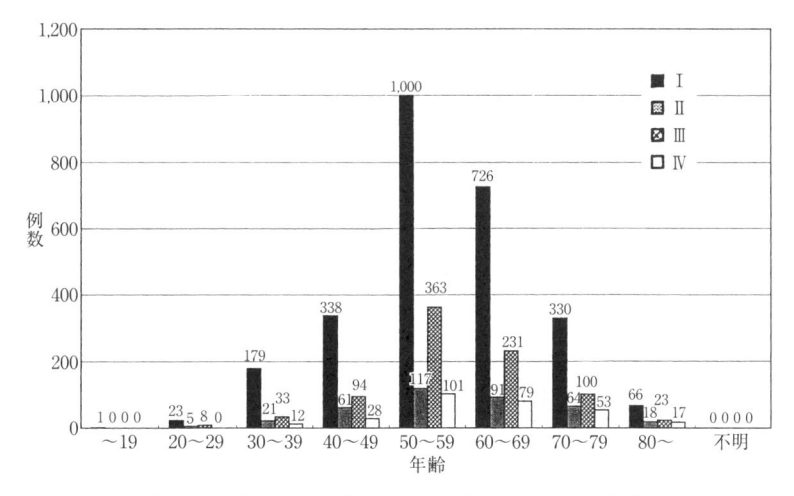

図5 2004年度 子宮体がんⅠ〜Ⅳ期の進行期別年齢分布

に黄体が形成されて，黄体ホルモン（プロゲステロン）が分泌される．この黄体ホルモンがエストロゲンの刺激を受けて増殖する子宮内膜を分泌期に変えるが，閉経後になると黄体ホルモンが分泌されなくなり，エストロゲンが過剰状態になる．このために子宮内膜は増殖し続けるために，子宮体部がんの発生率は閉経後に高くなると考えられている．

d. 老年期に罹患しやすい疾患

萎縮性膣炎（老人性膣炎）

閉経後エストロゲン欠乏の状態が長期間に及ぶとエストロゲンに依存して増殖する膣壁の重層扁平上皮は萎縮する．膣壁が萎縮すると外陰部違和感，膀胱炎様症状，頻尿などの症状が出現する． ［五来逸雄］

■ 文献

1) 高橋真理，工藤美子，島袋香子：女性のライフサイクルと健康．系統看護学講座 専門24 母性看護学[1] 母性看護学概論，pp 148-150，医学書院，東京，2004．
2) 日本産科婦人科学会編：産科婦人科用語集・用語解説集，p 182，金原出版，東京，2003．
3) 久嶋勝司：更年期．倉知敬一，坂元正一，鈴木雅洲編，現代産科婦人科学大系3A，リプロダクション・成長・老化，pp 211-238，中山書店，東京，1975．
4) Boulet MJ, Oddens BJ, Lehert P, et al：Climacteric and menopause in seven southeast Asian countries. Maturitas 19：157-176, 1994.
5) Ebeling PR, Atley LM, Guthrie JR, et al：Bone turnover markers and bone density across the menopausal transition. J Clin Endocrinol Metab 81：3366, 1996.
6) 折茂 肇，杉岡洋一，五来逸雄ほか：原発性骨粗鬆症の診断基準．日本骨代謝学会誌 13：113-118，1995．
7) Okano H, Mizunuma H, Soda M, et al：The long-term effect of menopause on postmenopausal bone loss in Japanese women：Results from a prospective study. J Bone Miner Res 13：303-309, 1998.
8) Chaki O, Yoshikata H, Kikuchi R, et al：The predictive value of biochemical markers of bone turnover for bone mineral density in postmenopausal Japanese women. J Bone Miner Res 15：1537-1544, 2000.
9) 岡島弘幸：子宮がん・卵巣がん，pp 114-117，主婦の友社，東京，1995．
10) 青野敏博：産婦治療 77：78-91，1998．

13.8 年齢と病気（3） 男性

A. 幼小児〜青年・成人

　男性という集団が幼少児期から青年期，成人期にかけて，人と人との間に生きる「人間」として発達，成熟，安定という過程をたどることが難しいことが明らかになってきた．近年，個々人の発達や成長過程が正しく理解されていないために，「病気」と思ってしまう，あるいは健全な成熟に必要な情報が的確に得られない「病気」になってしまう事例が増えている．身体の正常な発育，発達，成熟，安定のために必要な，身体と身体を取り巻く情報，状況について概説する．

a. 陰茎（ペニス）の成長と個体差

　陰茎の図（図1）をみて，それぞれを何と呼ぶかを周囲の大人の男性に聞いていただきたい．①真性包茎，②仮性包茎，③正常，もしくは大人のペニス，といった回答が多いと思われるが，少なくとも日本泌尿器科学会では真性包茎や仮性包茎についての明確な定義づけはされていない．そのため，あえて共通理解が得られる名称を付けるとなると，①包茎，②亀頭部が少し出たペニス，③むけたペニスとなる．一方で，「包茎」をインターネットで検索すると200万件以上のヒットがあり，不必要な手術を勧める広告が少なくなく，手術の後遺症やトラウマに苦しむ男性も少なくない[1]．

　筆者は，新生児期のペニスはほとんどむけていないのに，成長とともにむけていく人が多いことに着目し，「真性包茎は仮性包茎になり，仮性包茎であれば亀頭部を全部露出することが可能となり，清潔を保てば手術は不要になる」という仮説のもと，1994年から新生児に対する包皮翻転指導を行った結果，指導が継続できた症例全例が仮性包茎になることを報告している[2]．筆者が診察した新生児3,781人中，非勃起時に亀頭部がわずかでも露出しているのは53人（1.4%）だけであった．今村[3]は包茎を「包皮内板と亀頭が融合しているもので，用手で尿道口が出にくい，あるいはわずかに見えるもの」とし，その率は1〜3か月児で87%，3歳児34%と加齢とともに亀頭部が容易に露出できるようになると報告している．しかし，医学書には真性包茎，仮性包茎，嵌頓包茎，埋没陰茎，ミクロペニス等々，ペニスの状態を表現する一見病的な名称が並び，亀頭包皮炎を繰り返す，バルーニング（排尿時に包皮内に尿がたまり風船状に膨らんだ状態になること）を起こす，埋没陰茎，といった状態は手術適応と書かれているものも少なくない．包茎などを主訴に受診した15歳以下の男児に包皮翻転指導をした結果，従来手術適応としていたケースでも仮性包茎になることを報告[4]しても，残念ながら「包茎」は学会をあげての議論の対象にはなりにくく，いまだに包茎を「病気」として扱い，「治療」として手術が必要と主張する医師は少なくない[5]．

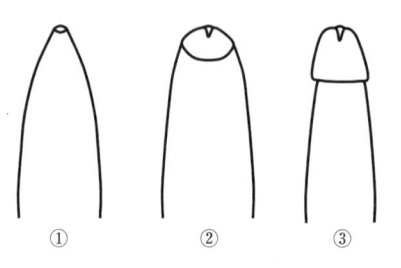

図1　陰茎の呼称は？

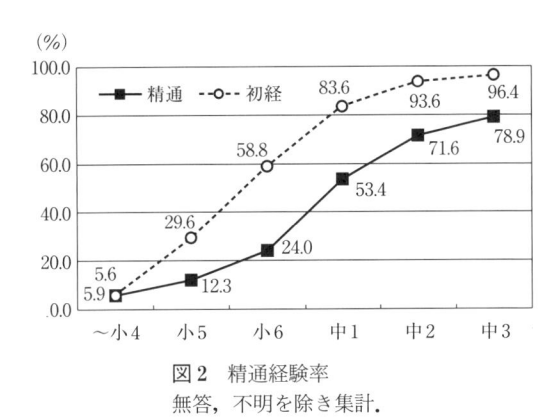

図2 精通経験率
無答，不明を除き集計．

b. 停留精巣

男性の生殖機能にとって重要な精巣は，胎児期に腹腔内に発生し，胎児の成長とともに下降し，出生時に左右とも陰囊内に収まっているのが正常である．しかし，陰囊内になく，鼠径部や腹腔内にとどまっている停留精巣の発生頻度は新生児で4.1〜6.9％，1歳児で1.0〜1.7％である．出生後も精巣が正常な位置へと下降するため，経過観察となる場合が多いが，陰囊外の位置のまま長期間放置すると，将来の造精機能の低下，精巣腫瘍の発生などが懸念される．従来から，手術治療やホルモン療法が行われてきたが，治療時期，治療方法などに関する明確なガイドラインがなかったため，日本小児泌尿器科学会は近年の多くのエビデンスを基に，手術時期については1〜2歳が望ましいといった「停留精巣診療ガイドライン」[6]を定めた．

c. 射 精

射精を初めて経験する精通の時期には個人差がある（図2）．この個人差について悩まないよう，中学校の教科書に「射精には，次のようなものがあります．自慰 マスターベーション，オナニーとも呼びます．自分の性器を刺激して快感を得ることです． 夢精 睡眠中に性的な夢を見たときなどに起こる射精です．起きているときに，自分の意思とは関係なく射精が起こることもあります」とフォローされている．従来，2次性徴に伴うからだの変化については，先輩や仲間から情報を得，悩みを解消したが，近年，人と人との関係性が希薄化するなかで，集団，人間関係のなかで性に関する情報が得られなくなる一方で，思春期には性に関する悩みが多くなるため，教科書が悩みの解消という役割を担い，「思春期には，男女とも自慰のことでなやむ人も多いようですが，健康に過ごせるなら，その有無や回数でなやむ必要はありません」とも書かれている．しかし，射精をめぐる状況は悪化の一途をたどっており，近年，不妊症で泌尿器科を受診する患者のなかで射精障害が問題となっている．手で陰茎を刺激して射精に至る「正しいマスターベーション」ではなく，ベッド，机，床などに陰茎をこすりつける「間違ったマスターベーション」をしていたために正常に腟内射精ができない．インターネットやアダルトビデオなどの影響で性的刺激を受ける対象が特殊で，結婚生活などでは十分な性的刺激が得られず射精ができない．このような患者が増えており，身体機能が正常に発達していても，その機能を正しく活用するために集団のなかで正確な情報を得ることが不可欠だが，教科書にはそこまでの記載を求めることは難しい．

d. 性生活習慣病としての性感染症（クラミジア，HIV/AIDS）

性行為自体は成長に伴う正常な行動だが，初

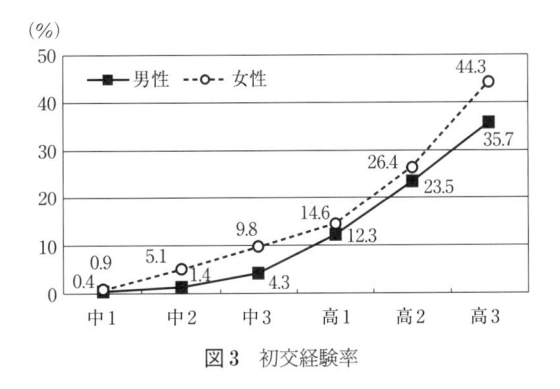

図3 初交経験率

図4 性感染症は『性生活習慣病』

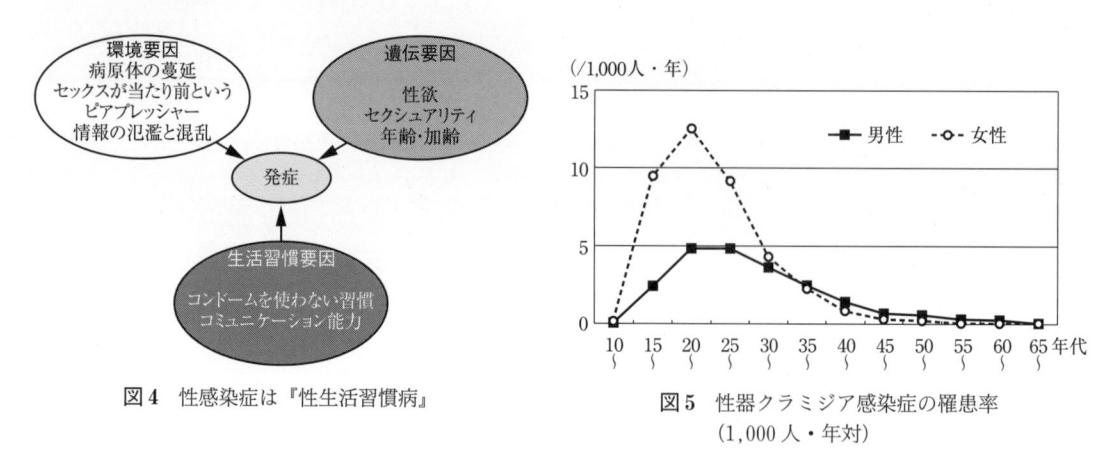

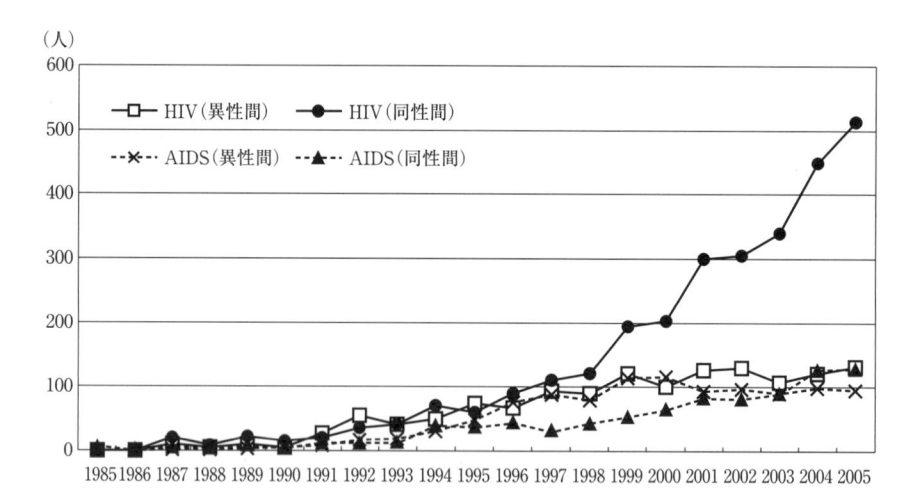

図5 性器クラミジア感染症の罹患率
(1,000人・年対)

図6 日本国籍男性感染経路別 HIV 感染者・AIDS 患者数

交年齢が低年齢化し，高校卒業時に約4割が体験している（図3）[7)]ことなどが影響し，性感染症の様相は近年急速に変化してきている．この状況を正確に理解し，的確な対応を取るためには「性生活習慣病」という概念を取り入れることが重要と思われる[8)]．かつて，成人病といわれた高血圧や糖尿病などが必ずしも成人になってから起こるのではなく，子どものときからの生活習慣の積み重ねと，その人のもっている遺伝的素因，さらに環境要因が重なり合って発症することから「生活習慣病」という概念がでてきたと同様，性感染症といわれているエイズ，クラミジアなども「性生活習慣病」ととらえることで，生活習慣要因，遺伝要因，環境要因といったさまざまな視点からの取り組みが必要であることが理解しやすくなる（図4）．

性感染症で最も多いクラミジアの罹患率は10歳代後半から20歳代までがピーク（図5）となっている[9)]．若年者では女性の罹患率が高いため，女性からの感染が広がっていると誤解する人もいるが，性器の構造上，女性のほうがクラミジアに感染しやすい．すなわち，若年者では1対1，年配者では風俗店などで1人の女性から複数の男性が感染する1対複数の関係性のなかで性感染症が広がっていることを理解した普及啓発が求められる．

一方で，HIV/AIDS は男性のなかに，同性愛者を含め，多くの同性間で性関係をもつ人の

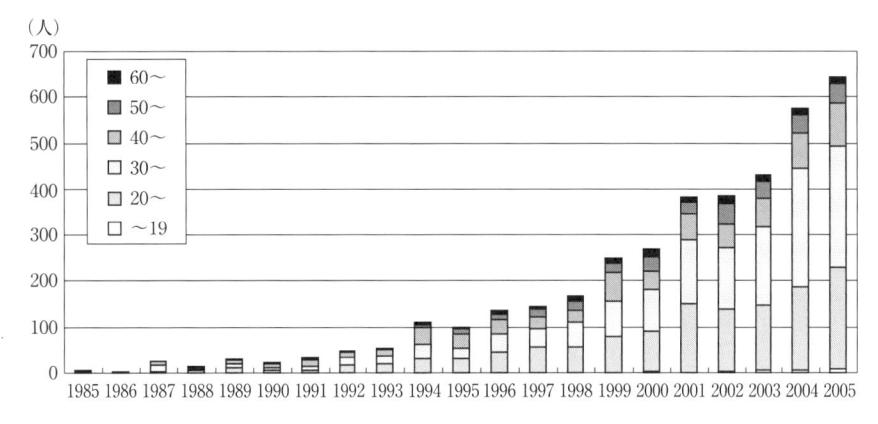

図7 同性間性的接触による日本国籍男性HIV感染者・AIDS患者数（年代別）

存在を明らかにした．日本国籍のHIV感染者/AIDS患者数の大半は男性で，異性間性的接触による届出はほぼ横ばい状況になっているが，同性間性的接触によるHIV感染者/AIDS患者は増加の一途をたどり（図6），性的に活発な20歳代，30歳代が多くなっている（図7）．同性愛者の正確な数は把握されていないが，少ない推計では男性200人に1人，多いものでは20人に1人とされている．同性愛者にHIV感染が拡がっている背景には，マイノリティであるために集団に対して行われる公教育のなかに性的な発達支援としての性感染症予防教育がしにくいことに加え，異性間でコンドーム使用の目的の約9割が避妊であるように，多くの人にとって性感染症は他人事であるうえ，妊娠に無関係な男性同性間性的接触ではコンドーム使用は，お互いに性感染症の嫌疑をかけることになり積極的な使用の妨げになっている．

性感染症の最も確実な予防手段はノーセックスであり，次善の手段としてコンドームの使用が有効である．1994年に横浜で第10回国際エイズ会議が開催される前後の普及啓発活動の結果，コンドーム使用が一時的に上昇したが，その後しだいに国内出荷数は減少の一途をたどり，ピーク時の1994年の6億8000万個に比べ2003年は37.9％減の4億2000万個になっている．HIV感染予防にコンドームが有用であるという「知識」は中学校の教科書にも記載されているが，HIV感染が身近な問題であるという「意識」が集団として植え付けられなければ，結果的にはコンドームを使わず，HIVの感染拡大は増加の一途をたどってしまう．

以前は，身体的な発達に対して，先輩や同世代からの積極的な介入により性的な発達が健全に完成する環境があった．また，18歳という「暦年齢」や生殖活動が可能な「生物学的年齢」になっても，若年者の性行動を許容しない「社会的年齢」というプレッシャーにより性行動が抑制され，性感染症になれない環境であった．しかし，近年，人と人との関係性が喪失するなかで，「男性」としての健全な発達，成熟，安定という過程がたどれない人が増えており，関係性を再構築し，あらためて集団としての健全な発達，成熟，安定という過程をたどれる環境整備が急務となっている． ［岩室紳也］

■文献
1) 飛波玄馬，岩室紳也，山本直英：まちがいだらけの包茎知識，pp 9-49，青弓社，東京，2000．
2) 岩室紳也，古田 昭，岩永伸也，野田賢治郎，波多野孝史，中條 洋，田代和也：新生児の包茎に対する包皮翻転指導，日泌尿会誌 88：35-39，1997．
3) 今村榮一：乳幼児の包茎．小児科診療 57：2339-2344，1994．

4) 岩室紳也,滝沢明利,古田　昭,簗田周一,波多野孝史,田代和也：包茎の手術適応―当院における包茎の手術適応の変遷―.日小泌会誌 7：218-223,1998.
5) 荒井陽一,岩室紳也,坂井清英：ディベート・包茎の治療　保存的に治療するか,手術で治療するか.Urology View 3：124-135,2005.
6) 日本小児泌尿器科学会学術委員会編：停留精巣診療ガイドライン.日小泌会誌 14：117-152,2005.
7) 東京都幼稚園・小・中・高・心障性教育研究会：2005年調査　児童・生徒の性,p 75,学校図書,東京,2005.
8) 岩室紳也：HIV対策とリスクコミュニケーション「性生活習慣病」という概念の必要性.公衆衛生 68：529-533,2004.
9) 熊本悦明ほか：日本における性感染症（STD）サーベイランス―2001年度調査報告―.日本性感染症学会誌 13：147-167,2002.

B. 成人～老年

男性では成人期から老年期にかけて,加齢により生理機能は大きく変化する.加齢による泌尿生殖器機能への影響がどのような仕組みで現れてくるのかは,判然としない.全身的な加齢による変化の一部分症として出現していることは明らかではあるが,泌尿生殖器の各臓器によりその影響は一律ではない.ここでは,加齢に伴い,泌尿生殖器の機能がどのように変化し,どんな病気が出てくるのか,という点を概説する.

a. 精巣機能の変化

精巣機能は,"manhood"としての男性ホルモン分泌能と"fatherhood"としての精子発生能とからなるが,両者ともに加齢による変化が生ずる.男性ホルモンの1つであり,生物学的活性のあるフリーテストステロン（フリーT）の血液中の値は,思春期から急速に増加し20歳前半でピークに達する.その後,このホルモンは,加齢に伴い緩徐に低下していく（図1）[1].この原因は,男性ホルモン分泌を促す脳からのホルモンの分泌低下,精巣での男性ホルモン分泌を担ってきた細胞（Leydig細胞）の機能低下,の両方と考えられる.

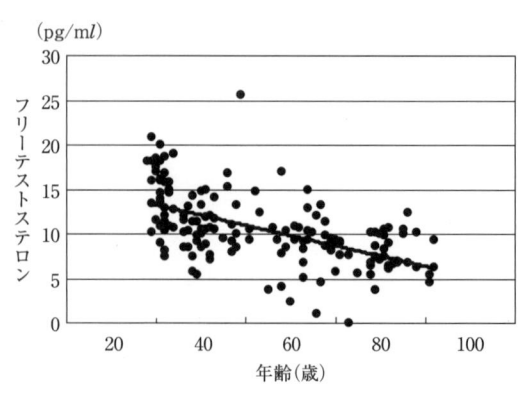

図1　加齢に伴う男性ホルモン（フリーテストステロン）の低下

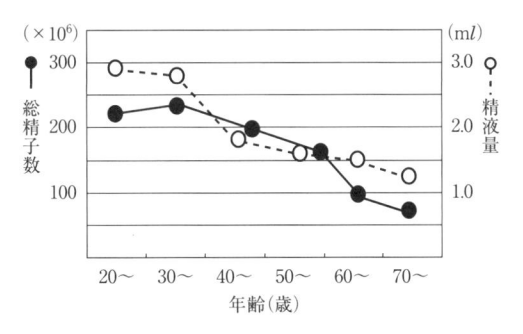

図2 加齢に伴う精液量および総精子数の低下

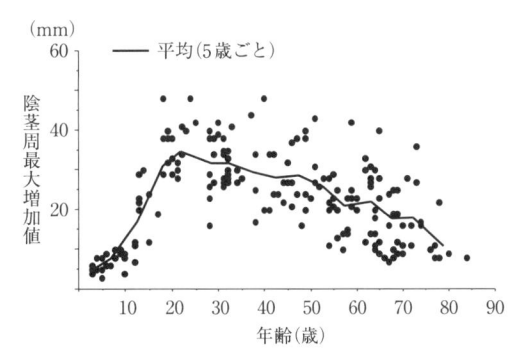

図3 加齢に伴う勃起能の変化―陰茎周最大増加値による評価

一方，精子発生能も加齢により明らかに低下する．男性ホルモンの低下はその一部の原因になっている可能性はあるが，すべてではない．他の要因の影響も無視できない．加齢により精液量は著明に低下する（図2）[2]．これには，精嚢，前立腺の加齢による機能低下も加わっている．精嚢からの分泌液，前立腺液の量も加齢とともに減少する．精子数も20～30歳代をピークに減少に転ずる．さらに，運動精子（いわゆる生きている精子）数の減少もこれらよりさらに顕著である．

b．勃起能の変化
1）加齢による変化
男性の生殖器機能の他の1つである勃起能も加齢に伴い低下する．ただし，年齢とともに個人差も大きくなる．勃起能の評価方法には決まったものはないが，夜間睡眠時勃起の際の陰茎周最大増加値測定が1つの方法である[3]．これは，健康な男性では睡眠時に生理的勃起が起こることを根拠にしている．この最大増加値は，個人差も伴いながら，加齢により確実に低下する（図3）．加齢による低下には男性ホルモンの低下のみならず，血管系の加齢による変化（動脈硬化など）も強く関与している．

2）勃起障害
このように生理的にも加齢に伴って勃起能は低下するが，これが加速された状態といえるのが，病気としての勃起障害である．勃起障害の原因は複数にわたるが，①血管障害，②神経障害，③内分泌障害，④心理的・精神的要因，などがある．動脈硬化，糖尿病，喫煙は勃起障害を促進する．勃起障害の頻度は従来予想されたよりはかなり高く，40歳代：10～15％，50歳代：25～45％，60歳代：40～60％，70歳代：70％以上，とされている．ホスホジエステラーゼ-5阻害薬であるシルデナフィル，バルデナフィル，タダラフィルが治療に用いられる．

c．膀胱機能の変化と過活動膀胱
加齢は膀胱機能に影響を与える．特に，過活動膀胱は加齢とともにその頻度が増加する．高齢者の生活の質（QOL）に影響するとされているので，最近，関心がもたれている．「過活動膀胱」は，膀胱機能の障害の1つであるが，「尿意切迫感を主症状として，頻尿，夜間頻尿あるいは切迫性尿失禁を伴う症状症候群」と定義されている．40歳代では男女とも5％程度に認められるとされているが，50歳代では7～8％，60歳代では10～15％，70歳代では20～25％，80歳代では35％程度と，加齢により増加する．過活動膀胱は男女を問わずに出現する病気であるが，その原因は神経障害による（神経因性）ものと，非神経要因が原因となるもの（非神経因性）に大別される[4]．神経因性要因としては，①排尿中枢を含めたそれより上

位の中枢の障害（排尿抑制機能の障害），②脊髄の障害，などがある．非神経因性要因としては，①前立腺肥大症を代表とする下部尿路閉塞，②加齢，③特発性，などがある．②と③は男性では区別できないことがある．通常の神経因性の過活動膀胱以外では原因を特定できないことが多い．過活動膀胱の診断には，排尿日誌と症状スコアが有用である．過活動膀胱に対する根本治療はないので，症状をコントロールすることが目的となる．最近は効果の優れた抗コリン薬が開発されているので，症状の軽減を図ることはそれほど難しくはなくなってきている．

d．排尿（下部尿路）症状と前立腺肥大症

加齢とともに，下部尿路症状が出現することはよく知られている．これに，前立腺肥大症が関係していることは明らかではあるが，すべてではない．排尿症状があっても，明らかな前立腺肥大が認められないような場合もある．したがって，加齢に伴う下部尿路症状の出現には，膀胱の加齢現象が関係している可能性も十分にある．

男性における下部尿路症状は前立腺肥大症を抜きにしては語れないので，この症状を評価する場合には，一般に国際前立腺症状スコア（IPSS）が用いられる．IPSSで評価している下部尿路症状は，①尿の勢い，②尿の途切れ，③残尿感，④昼間の頻尿，⑤尿意切迫感，⑥排尿開始時の状況，⑦夜間尿回数，などである．スコアは0点から35点になる（点数が高い＝症状が強い）．このスコアの評価で8点以上が中等度以上の下部尿路症状をもつとみなされるが，その割合は20〜30歳代の男性では低いが，50歳代では30〜45％，60歳代では50〜60％，70歳代では60％以上とされている（図4）[5]．このような症状の出現は，臨床的に評価できる前立腺肥大と無関係な場合もあるが，集団としてみた場合には前立腺肥大の程度と関係する．

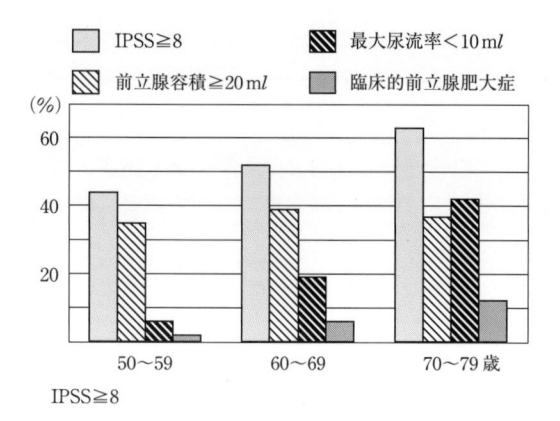

図4 下部尿路症状，前立腺容積，最大尿流率，臨床的前立腺肥大症の割合

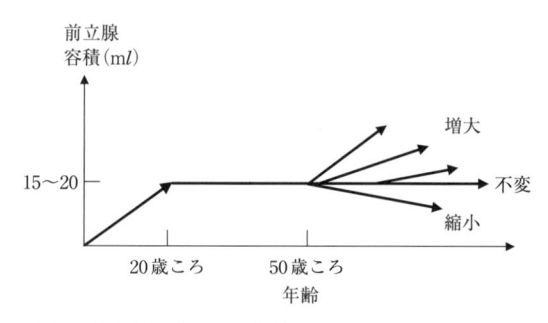

図5 前立腺の大きさは年齢とともにどのように変化するのか？（模式図）

前立腺の形態は加齢により変化するが，その原因はすでに述べたように，肥大結節が前立腺内で増加あるいは増大する（前立腺肥大）からである．前立腺肥大の元になる肥大結節は，剖検例の組織学的検討では30歳ころから出現し，40歳代：20％，50歳代：40％，60歳代：70％，70歳代：80％，80歳代ではほとんどすべての例にみられるとされている．しかし，組織学的な肥大結節の存在が必ずしも前立腺の大きさの増大を意味するわけではない．

前立腺の成長は男性ホルモン（特にジヒドロテストステロン）により促進される．思春期ころからその容積がしだいに増大し，20歳ころまでに正常の大きさのピークに達する（図5）．その後，大きさの変化はないが，50歳ころから多くの場合その大きさは縮小（萎縮）するか，不変のままである．しかし，30〜40％の

人では前立腺容積の増大が明らかになる．増大のパターンは個人差があるが，著明に大きくなる人は増大が明らかになる時期が早いようである．臨床的には前立腺の推定容積（経直腸的超音波断層法で測定）が 20 ml を越えると，前立腺肥大があると考えられるが，その割合も 50 歳代の 30% から 70 歳代の 40% に増加する（図4）．

尿の勢いの指標である最大尿流率（1秒間にでる最大の尿量）も加齢に伴い低下する．前立腺肥大あるいは加齢による膀胱機能の低下が原因と考えられる．10 ml/秒未満は尿の勢いが低下していると考えられるが，この割合は 50 歳代では 10% 以下であるが 70 歳代では 40% 以上となる．

以上のような IPSS，前立腺容積，最大尿流率から治療が必要と思われる「臨床的前立腺肥大症」の頻度を推定すると，50 歳代では 2%，60 歳代では 6%，70 歳代では 12% ということになる．

このように臨床的前立腺肥大症の人の絶対数は非常に多いが，すべての人が病院を受診しているわけではない．それは，この病気が良性で QOL の病気であるからである．症状が生活に支障をきたす程度が受診する人の動機となっている．

前立腺肥大症の治療は，特殊な場合を除くと薬物療法が主体である．交感神経 α 受容体遮断薬を中心として，抗アンドロゲン薬も用いられる．初めから手術が必要な場合もあるので，この点には注意が必要になる．

なお，前立腺肥大症の診断・治療にあたっては，前立腺がんとの鑑別が必須である．血清前立腺特異抗原（PSA）の測定および前立腺針生検以外に前立腺肥大症とがんを鑑別できる方法はない．少なくとも，下部尿路症状で両者を区別することはできない．

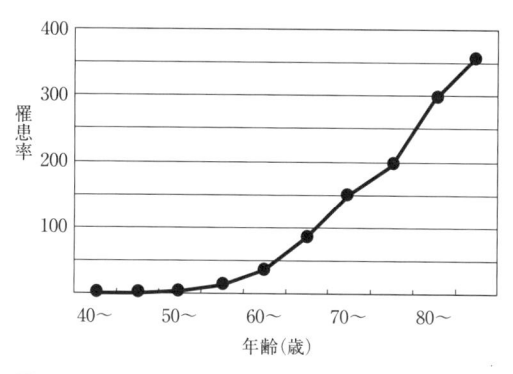

図6 人口 10 万人（男性）あたり年齢調整前立腺がん罹患率（文献6より改変して引用）

e. 前立腺がん

現在，前立腺がんの患者数は明らかに増加している．1975 年には全国で年間新規患者数は 2,000 人を上回る程度であったのが，1985 年には 6,000 人，1995 年には 11,000 人に達し，2005 年にはおそらく 15,000 人程度までになっていると予測されている．この理由には，高齢化，PSA 測定の普及，生活スタイルの欧米化，などが考えられている．この増加は今後も続くとされており，2020 年までに最も増加率の高いがんである，と推測されている．

前立腺がんの発生は明らかに年齢依存である（図6）．40〜50 歳代以下では少ないが，70 歳を越えるころから著明に増加する．しかし，最近は 50 歳代の前立腺がんも珍しくなくなってきているので，これまでの傾向が変化する可能性がある．前立腺がん発生の危険因子は，①加齢，②男性ホルモン，③環境因子，④家族歴，④人種，などである．加齢との関係は既述のとおりである．男性ホルモンは，がん発生の必要条件ではあるが十分条件ではない．十分条件としての要因は明らかにはなっていない．環境因子では食事内容が関係しているようである．高脂肪・高蛋白食（高カロリー食）は，がんの発生に促進的に作用する可能性が以前から指摘されている．逆に，日本食などの低カロリー食の意義が見直されてきている．がんの家族内集積

も報告されている．父親，男兄弟に前立腺がんの人がいると，本人のがんのリスクも2〜4倍高くなる，という報告もある．がんの発生率に明らかな人種差があることから，遺伝的に決定されている部分もあると思われる．

　前立腺がんの早期発見には血液のPSA測定が欠かせない．これにより，進行がんで発見される割合が従来より減って，早期がんで発見されることが多くなった．最近では，前立腺がんと診断される人の60〜70％は早期がんである．20〜30年前は，前立腺がんの60〜70％が進行がんであったことを考えると，雲泥の差がある．PSA測定の普及のたまものである．ただし，PSA値の高い人がすべて前立腺がんというわけではない．前立腺肥大症の人でも高くなるので，最終的には前立腺針生検による診断が必要である．PSAが高いために前立腺針生検を行うとおよそ20〜40％の人にがんが発見される．現時点では，PSAが早期がんを発見する手段としては最も優れている．50歳を越えた男性では一度はPSAの測定が必要であるとされている．

　　　　　　　　　　　　　［塚本泰司，福多史昌］

■文献
1) 塚本泰司，伊藤直樹，久末伸一：男性におけるアンドロゲン欠乏と疾患．日本内科学会誌 92：87-92, 2003.
2) 新田俊一，熊本悦明，伊藤直樹，塚本泰司，丹田均：加齢にともなう精子発生能の変化に関する研究—精液所見を中心に—．札幌医学誌 64：77-85, 1995.
3) 堀田浩樹，熊本悦明：健康男子における夜間睡眠時勃起現象の検討．日本泌尿器科学会誌 85：1502-1510, 1994.
4) 西沢 理，井川靖彦，石塚 修，加藤春朗，関 聡：過活動膀胱の概念．泌尿器外科 16：1039-1042, 2003.
5) 塚本泰司，舛森直哉：下部尿路症状／前立腺肥大症の疫学と自然史．カレントテラピー 24：334-338, 2006.
6) 大島 明，黒石哲生，田島和雄：がん・統計白書 2004, 145, 篠原出版，東京，2004.

13.9 年齢と病気（4）高齢期の病気の特徴

A. 成人〜老年

a. 加齢現象と生活習慣

厚生労働省による2004年の介護予防の推進に際し,「健康な」という言葉には,「病気がない」というイメージがあるが,高齢者（特に後期高齢者）においては「病気がない」ということはまれであり,心身機能も低下しているのが通常である（図1）. 超高齢社会においてはできるかぎりの健康寿命の延伸を目指すことが必要であるとした[1]. 老化はとめられない. 炎症や酸化ストレスなどの侵襲が,染色体末端に存在して染色体の安定に貢献する老化時計テロメアを短小化させ,細胞（臓器,生体）の老化を進める. ヒトの体細胞分裂増殖は一生のうち50回前後とされ,増殖のたびテロメアは短小化し限界の長さに達すると細胞死（体細胞破棄－アポトーシス）を迎える[2]. さらに加齢に伴う動脈硬化などが加わり,各臓器のもつ予備能や安全域が狭くなり,免疫能も落ちて,高齢者では病気に対する安全域が縮小した疾患発症の温床である高齢未病状態といってよい[3].

b. 成人期の「未病」と「病気」と加齢の関係

未病とは,①生活機能（quality of life：QOL）が侵されない程度の軽微な症状がみられる状態を発見して治療するのが上医という,4,000年来の中国の「治未病」思想に根ざしたものである.「現代未病」は,②西洋医学的な種々な検査で異常が見つかるが症状が出現していない状態,③遺伝子診断で既知の病気の発症しやすい異常がみられる家族歴が存在する,④諸臓器のもつ予備能が減少し病気を発症しやすい高齢期（65歳以上）を未病状態とする.

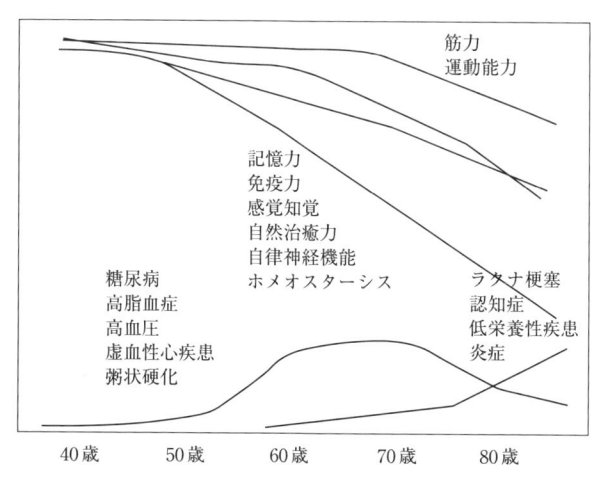

図1 加齢と循環器疾患および身体能力のシェーマ（都島, 2003）
喫煙などの危険因子があると健康寿命は短く,動脈硬化性疾患のために寿命は短く,生活習慣のよい人は健康寿命は長くなり,生き生き85歳に到達する.

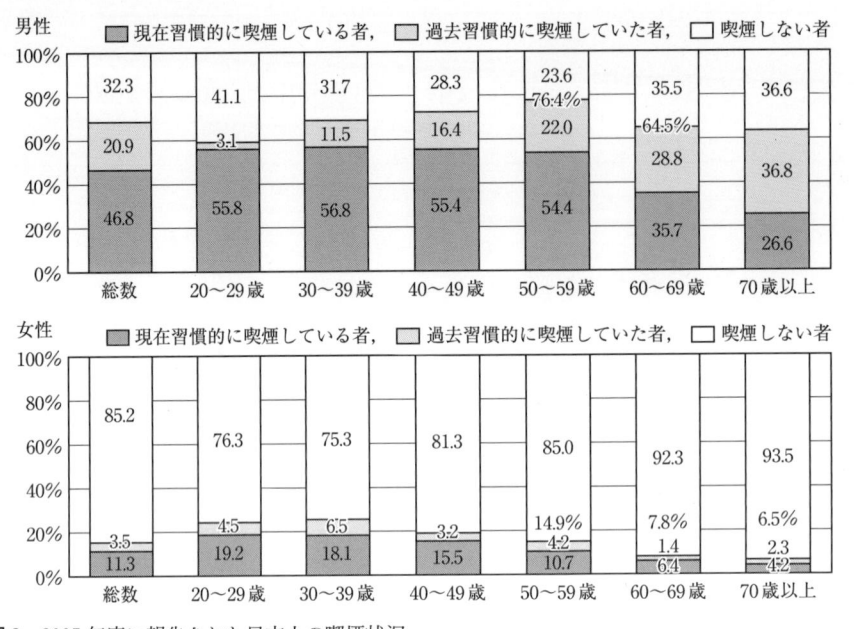

図2 2005年度に報告された日本人の喫煙状況
男性，女性とも喫煙経験者が50歳代から60歳代にかけて非喫煙者と比較すると明らかに減少しており，この間に死亡したものと考えられる．また，現在喫煙者が減っているのも病気になり喫煙できなくなったと推定できる．

QOLを侵され介護を必要とする病気を発症させない健康寿命の延伸，介護予防を行い，国民皆医療保険制度を維持する新しい医療システムを構築する．未病には喫煙や肥満や合併症のない糖尿病，高血圧，高脂血症，さらに肝炎ウイルスやピロリ菌の陽性者なども含まれる．

1）習慣性喫煙症候群

2005年に報告された喫煙の状況をみると（図2），男性で喫煙継続者＋過去喫煙者の喫煙者比率が50歳代から60歳代にかけて12％減り，概算で男性喫煙者では過去喫煙者も含め700万人余のうち120万人が死亡する．さらに男性の現在喫煙者が60歳代で18％減っており，喫煙継続者540万人のうち180万人が50歳代で死亡したか介護や体調不良で禁煙せざるをえない状態になったと推定され，喫煙継続者の健康寿命は50歳代で終わる率が高い．習慣性喫煙症候群の徴候を以下にあげる．①喫煙習慣がある．②尿中コチニン量が高く，血中HbCO量が非喫煙者の10倍以上の高値を示す慢性一酸化炭素中毒である[4]．③このためHct 46%，Hb 16.0 g/dl 以上の多血傾向を示す血液粘度が高いものが多い．④ニコチンには血管収縮作用があり，高血圧になりやすい．⑤HDL-コレステロール（C）が低下しやすい（動脈硬化指数 2.5以上）．⑥大動脈蛇行，大動脈弓突出，石灰化などの動脈硬化が40歳代で出現しやすい．⑦酸化ストレスによる細胞障害や炎症などを引き起こす．過酸化LDLにより粥状動脈硬化が形成され，気管支の線維化などによる肺機能の低下，血小板凝集亢進なども出現する．10年間毎日10本の喫煙女性の胎児の12.5％に免疫能をつかさどる11 P 23染色体の傷害がみられ，喫煙女性から生まれる新生児白血病が多い[5]．⑧コラーゲンの生成が悪く，顔面のこじわ，目の下のしわが増えたり，40～60歳代の脳動脈瘤によるくも膜下出血のリスク比が非喫煙者の3～4倍と高い．喫煙者では微小循環が低下して，メタボリックシンドロームと同様の徴候を発生しやすい．

2) メタボリックシンドローム，肥満症

日本では内臓脂肪型肥満を基本徴候とし，これに耐糖能異常，高血圧，高脂血症などが合併した病態を指す．内臓脂肪の蓄積を腹囲で表し，男性85 cm，女性90 cm以上を肥満として，これに加えて空腹時血糖110 mg/dl以上（厚生労働省ではHbA$_{1c}$ 5.5%以上），血圧140/80 mmHg以上，高脂血症グリセリド（TG）150 mg/dl以上，HDL-C 40 mg/dl未満の異常が加わったものである[6]．このようなメタボリックシンドロームは現在成人男性の50%以上，女性の20%以上に存在し，心筋梗塞など心血管病の発症率が高い．

3) 糖尿病

1型糖尿病は若年に発症しやすい，インスリン依存型，やせ型で，コントロールが悪いと早期に網膜症，腎症，末梢神経障害などの最小血管症を発症する．壮年，老年期で問題となるのはこれらの合併症による腎透析などで医療費が費やされることである．さらに2型糖尿病は，家族歴があるものが多く，肥満などの生活習慣に基づく異常が発症に影響する．境界領域においても上記メタボリックシンドロームの構成因子となりアテローム硬化を進めるが，糖尿病単独でも心筋梗塞，脳卒中の強い危険因子である．体細胞は糖の利用障害によるストレス状態にあり，カテコラミン値が高く，血糖値が高いほど血中脂肪酸値が高く[7]，これだけでも動脈硬化を進展させるが，これにより高血圧も合併しやすい．グルコースや脂肪酸上昇などにより肝臓でのTGの合成が上昇する．糖代謝異常に伴う体細胞の栄養失調状態で老化は進み，免疫能が低下して，がんの発生も多いとされる．都市部の統計では，都市住民で糖尿病頻度が60歳代がピークで70歳以上になると人口比が減り，心筋梗塞の発症例も70歳代で減ってくる．すなわち糖尿病者は60歳代まで加齢に伴って増え続け，また心筋梗塞の発症も高率にみられ，60歳代に死亡する例が多いということ

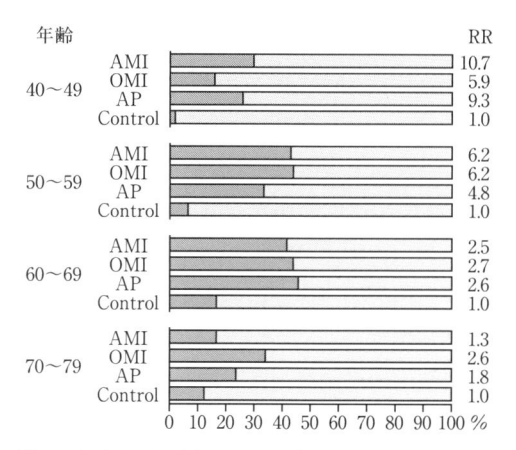

図3 都市部(S市)における無作為抽出住民の糖尿病治療治療歴あるいは75 gOGTTでの糖尿病型の頻度と，同市基幹循環器病センターの1年間の入院者の糖尿病頻度（都島，厚生省研究報告書，1993）．

Control：住民，AMI：急性心筋梗塞，OMI：陳旧性心筋梗塞，AP：狭心症．

を物語っている（図3）．糖尿病に伴う高齢者の虚血性心疾患は冠動脈末梢まで動脈硬化が進む多枝病変が多く，心不全にもなりやすい．都市部では中壮年層から肥満型のインスリン抵抗性を伴う糖代謝異常が多く，血清脂質も高く，メタボリックシンドロームとなる傾向が強い．全国平均人口比では70歳代でも糖尿病がなお増え続けることを考えると，これらには地域差があると考えられる．

糖尿病の厳密治療としてインスリン強化療法が推奨されているが，食事療法や運動療法を怠った例では，1型糖尿病でも体重が増えて肥満になると1+2型糖尿病となり動脈硬化性心脳疾患が増えるという警鐘がある．糖尿病の治療の基盤はあくまで食事療法と運動療法であることを忘れてはならない．

4) 高血圧

血圧は心拍出量，抵抗血管といわれる細動脈の循環，循環血漿量が多いことなどにより生じるものである．したがって，高血圧は加齢に伴い，あるいは動脈硬化が進むに従い増える疾患である．血圧は血管壁にかかる圧であり，心拍

数が80％増える運動をしたときには，収縮期血圧120 mmHgの健常人も200 mmHgまで上昇し，水圧にしたら20 cm×14（水銀の比重）＝280 cm吹き上げる圧が1拍ごとに動脈壁にかかっている．高血圧が長く続くと肥満や喫煙と同様に，動脈の蛇行，さらに脈派伝播速度（PVW）も速くなり硬化が進む．高血圧者では炎症指標の高感度CRPが高いほど多発性ラクナ梗塞の出現が高頻度に認められる．久山町研究[8]では高血圧の頻度は20年前と変わっていないが，脳卒中，特に脳出血が減ったのは，降圧薬の開発で血圧の管理がよくなったと結論づけている．

5）脂質異常症（高脂血症）

高脂血症にはTC 220 mg/dlまたはLDL-C 140 mg/dl以上の高コレステロール血症とTG 150 mg/dl以上の高TG血症があり，前者は日本人の約30％，後者は約20％存在し，後者ではHDL-Cの低下（HDL-C 40 mg/dl未満）を伴うことが多い．コレステロールは60兆個ある細胞膜構成成分として，ホルモンや胆汁の合成素材として必要であり，栄養不足であった第二次大戦後20年間の冷蔵庫がなく塩蔵品が多かった時代には，低コレステロール，低蛋白質，高血圧に伴う細動脈硬化性脳出血やラクナ梗塞が多かった．コレステロールは，一生のうちでも細胞分裂が多い生体発育が盛んな時期には低く，加齢に伴い細胞分裂が減るに従い，女性では月経がなくなる更年期前後からTCが増加してくる．欧米食では脂肪や単糖類などの摂取量が増えている．高コレステロール血症者で体重1 kgの増減でTC値は20〜40 mg/dl変化する．高TG血症はTGの肝臓での合成，小腸での吸収合成が多いと出現し，さらに末梢毛細血管領域に多く存在するリポ蛋白リパーゼによる分解が遅延すると，HDL-Cの低下を伴う高TG血症となる．TG値は加齢による変化は少なく，糖尿病予備状態の高インスリン血症，肥満が出現するとTG合成亢進に脂肪肝を伴い，さらに微小循環障害に伴うTG異化障害も加わると低HDL-C血症が出現する．

6）動脈硬化

動脈硬化の早期診断法として，動脈のsclerosisすなわち加齢変化，atherosisすなわち粥腫の形成に分けることができる．

①脳頸動脈血流測定装置（QFM）は頸脳動脈系を対象に，超音波ドップラー法による絶対血流速波形と，超音波パルストラッキング法による壁変位（血管径）波形を同時に測定する．血流速（Vel）と血管断面積（Dia）の積により絶対血流量の波形と頸脳動脈系循環抵抗（Zo）などを定量的に算出できる．健常者集団ではVelとDiaは逆相関し，脳頸動脈血流量は年齢と関係なく維持される．年齢，血圧はVelと負相関，Dia，末梢血管抵抗Zoとの正相関を示す[9]．脳梗塞発症後では麻痺側の血流量の低下，認知症では両側の血流量の高度の低下が示されている．

②頸動脈Bモード超音波断層法では，プラークの形成は頸動脈の狭窄の指標となる．プラークは高齢になるほど出現率は高く，高血圧，喫煙に加えて，糖尿病や高脂血症などの合併が進展要因となる．

③脈派伝播速度（PWV）：PWVに影響を与える因子は，血管の弾性率，血管壁の厚さ，内径などであり，PWVが速いほど動脈のsclerosisや老化が強い．PWVは年齢，血圧が最も強く関与し，正相関を示す．

④超高速X線CTでは，薄い切片の鮮明な画像が得られ，心機能，冠動脈石灰化などの評価が可能となった．冠動脈のX線吸収値（CT値）は冠動脈狭窄率と正相関し，冠動脈石灰化が検出された症例では心血管事故の発生率が高い．

最も早期に動脈硬化が出現する腹部大動脈硬化の観察を行うと，加齢に伴い血管径が拡張し，石灰化率が増加していき，壁狭窄率は高脂

血症が存在すると強く，石灰化率は糖尿病や高血圧で強く出現し，プラークの安定性も評価できる[10]．

7) 老化に伴い増える未病と病気

①骨粗鬆症：40歳以後，特に女性では閉経後に骨塩量が年1～3％低下する．検診，ドッグでチェックし，骨折予防を行う．

②変形性関節症，変形性脊椎症：肥満者や糖尿病者では60歳を過ぎると高頻度に出現．

③慢性閉塞性肺疾患：有害なガス，粒子に対する炎症反応と関連した進行性の気流制限を伴う疾患で，50歳代5.1％，60歳代12.2％，70歳以上17.4％となり，また肺気腫合併も増え60歳以上の男性喫煙者の65％に気腫変化がみられる．

④老人性の認知症（動脈硬化性，Alzheimer型）：栄養管理や運動療法などで予防効果も示されている．

⑤排尿障害：加齢に伴い，前立腺肥大，神経因性膀胱，腹圧性尿失禁などがある．運動障害や認知能力低下に伴う機能的排尿障害も加齢に伴い増える．

c. 循環器疾患と老化

加齢に伴いほとんどの臓器は萎縮するが，心臓や大血管系は肥大，拡張する臓器である．動脈は加齢とともに粥状硬化が進むが高齢ではプラークは安定化する．高脂血症や糖尿病による虚血性心疾患の発症は60歳代がピークであり，それ以降は老化も絡んだ安定プラークに伴う狭窄による労作性狭心症や心筋梗塞が多く，また多枝病変で見いだされることが多い．

心房細動などの不整脈も加齢に従い増加する[11]．心房細動は全体で0.5～1％といわれているが，60歳過ぎると割合は増え，70歳代で5％，80歳以上で10％といわれる．心房細動は心原性脳梗塞，頻脈性心房細動は心不全の原因となる．房室ブロックも高齢になると出現しやすく，80％が60歳以上といわれている．

表1 日本人の脳卒中　　　　　　　（山口, 2000)[12]

脳卒中の危険因子は	
1. 高血圧	60.9％
2. 糖尿病	24.3％
3. 喫煙	17.5％
4. 心房細動	20.8％
5. 高脂血症	16.8％

関東，近畿で高脂血症が多い傾向であった．

脳卒中の臨床病型は	
1. ラクナ梗塞	36.3％
2. アテローム血栓性梗塞	31.1％
3. 心原性脳塞栓	20.4％
4. TIA	6.4％
5. その他の脳硬塞	5.7％

関東，近畿ではアテローム性脳梗塞の頻度が高い傾向にある．

d. 脳血管障害と老化

高血圧は脳のラクナ梗塞の強い危険因子で壮年，前期高齢期の無症候性脳梗塞の出現に寄与し，また脳出血や細動脈硬化性ラクナ梗塞およびアテローム血栓性脳梗塞の危険因子になる．有効な降圧薬の導入により高血圧の管理ができるようになり，脳出血が激減した．日本人の脳血管障害についての調査結果を表1に示す．都市部ではアテローム性梗塞が多い傾向，さらに高脂血症がリスクになりうる可能性が高い[12]．高齢者が増え，特に心房細動や動脈硬化性弁膜疾患が加齢に伴い増えつつあり，心原性脳梗塞が増えている．脳卒中は介護の最も強い要因であり，その予防は急務である．

e. がんと老化

老化に伴う骨髄性白血病については，*de novo* の白血病で二次性悪性腫瘍に多い染色体5，7番の異常など種々の染色体異常が30～40％みられる．白血病発症の前に骨髄異形成症候群などの血液異常が20～40％ある．高齢者貧血の赤芽球系幹細胞はエリスロポイエチンに対する反応性が低下し，また高齢者の赤

表2 寝たきりの原因と介護

脳卒中	30〜50%
骨粗鬆症，骨折	1年以内死亡率11%
虚弱　老衰・低栄養・老年症候群（急性疾患後，認知症や麻痺など慢性疾患由来，要介護状態）	
認知症	
Parkinson病などの変性疾患	

加齢に伴う介護の増加	
65〜69歳	4%
75〜79歳	13%
80〜84歳	22%
85歳〜	45%

色髄が減少するが，高齢者の急性白血病では骨髄低形成，正形成白血病が約50%と多い．末梢血白血球数も3,000/μl以下が30〜40%と報告されており，5年生存率は約10%とされる[13]．

人間には加齢現象，老化は必発であり，体質と生活習慣がこれに強くかかわってくる．体質と生活習慣がよければ生き生き85歳，90歳のsuccessful ageingに到達して，その後，臥床期間が短いピンピンコロリン（PPK）の形で寿命の終焉を迎えることができる．肥満に高血圧や糖尿病や高脂血症が加わるメタボリックシンドローム，喫煙に多血状態や低HDL-Cが加わる習慣性喫煙症候群，ストレス，運動不足などの悪い生活習慣が加わると，多くの人で健康寿命は50歳代までで終わる．高齢者が増え医療費が窮乏した現在，介護予防（表2）を含む未病対策が必要である． ［都島基夫］

■文献

1) 厚生労働省厚生労働省老人保健事業の見直しに関する検討会：生活習慣病予防と介護予防の新たな展開に向けて．厚生労働省ホームページ 平成16年10月 (http://www.mhlw.go.jp/shingi/2004/11/s1109-4html)
2) 井出利憲：テロメアとテロメレース．現代医療 34(2)：361-366, 2002.
3) 都島基夫：高齢化社会における未病対策．日本老年医誌 39(3)：237-245, 2002.
4) 今井孝俊，西山敦，仲森隆子，丸山太郎，丸山千寿子，京谷晋吾，日生下あき，中野里美，本橋佳子，中西守，内田景博，都島基夫：習慣性喫煙者における呼気中CO濃度，尿中コチニン濃度測定の意義―習慣性喫煙症としての認識．日本未病システム学会誌 9(2)：247-249, 2003.
5) de la Chica RA, Ribas I, Giraldo J, Egozcue J, Fuste C：Chromosomal instability in aminocytes from fetuses of mothers who smoke. JAMA 293(10)：1212-1222, 2005.
6) Expert Panel on Detection, Evaluation, and Treatment of High Blood Cholesterol in Adults (Adult Treatment Panel III)：Executive Summary of the Third Report of the National Cholesterol Education Program (NCEP). JAMA 285：2486-2497, 2001.
7) 都島基夫：（解説：特別講演）動脈硬化リスクファクター集積症候群における微小循環の関与．日本バイオレオロジー学会誌 11(1)：2-14, 1997.
8) 藤島正敏：脳神経領域における病気の変遷と未来-脳血管障害．臨床成人病 30(1)：25-31, 2000.
9) 都島基夫，西大條靖子，丸山太郎，川村顕：血流と血管壁のバイオメカニクス，(8) 総頸動脈血流と容積弾性率に関する疫学的，臨床的検討．脈管学 32(1)：43-47, 1992.
10) 都島基夫，藤井繁樹，由谷親夫，山本章，内藤博昭：動脈硬化症の診断法としてのX線CTの精度と高脂血症治療時の動脈硬化の進展．動脈硬化 18(12)：1091-1098, 1990.
11) Feinberg WM, Blackshear JL, Laupacis A, et al：Prevalence, age distribution, and gender of patients with atrial fibrillation. Arch Intern Med 155：469-473, 1995.
12) 山口武典，厚生科学健康科学総合研究事業研究班：脳梗塞急性期医療の実態に関する研究，平成12年度厚生科学研究費補助金健康科学総合研究事業研究報告書：1-58, 2000.
13) 森眞由美：高齢者造血器悪性腫瘍―急性骨髄性白血病を中心に―，老年医学 update 2005-06, 日本老年医学会雑誌編集委員会編, pp 98-108, メディカルビュー社, 東京, 2005.

B. 老年症候群

a. 老年症候群とは
1) 歴史的経緯

1980年代に現れた比較的新しい概念で，無痛性狭心症，尿失禁，せん妄，うつ傾向など高齢者に独特な，あるいは高齢者で異なった症状表現の症候が次々に報告された[1]．わが国では1982年の「老年者における特異な病態（原澤道美，亀山正邦編集：老年科治療指針）が最初の記述で，以後さまざまな表現で老年症候群を指す言葉が使われてきたが，2002年，老年テキスト改訂版（日本老年医学会編集，井口）で初めて専門医の教科書に「老年症候群」という，その正式な名前が掲載された」[2]．

2) 定義

老年症候群（geriatric syndrome）とは個々の病気の名称ではなく，高齢者に多い特有な症状や所見の総称であり，定義としては，「高齢者に多くみられ，原因はさまざまであるが治療と同時に介護・ケアが重要である一連の症状・所見」ということができる．一見健康そうな高齢者でも，加齢による恒常性機能維持の減少，知的機能の減少，運動能の低下などにより一連の症状のいくつかはもっていると考えてもよい（図1）．

3) 分類

老年症候群は大きく3つに分類される（図2）[3]．①主に急性疾患に付随する症候で，若い人と同じくらいの頻度で起きるが，対処方法は高齢者では若い人と違って工夫が必要な症候群（めまい，頭痛，不眠，転倒，骨折，下痢，睡眠時無呼吸症候群，吐血など），②主に慢性疾患に付随する症候で，65歳の前期高齢者から徐々に増加する症候群（認知症，脱水，視力低下，腰痛，食欲不振，呼吸困難など），③75歳以上の後期高齢者に急増する症候で，日常生活動作（ADL）の低下と密接な関連をもち，介護が重要な一連の症候群（骨粗鬆症，椎体骨折，嚥下困難，尿失禁，頻尿，せん妄，うつ，褥瘡，難聴，低栄養，不整脈など）に分類することができ，その数は加齢により指数関数的に増加するといわれてる．85歳では平均8個以上の老年症候群をもつと考えられており，通常当然ながらその数が増加するほど，介護面でも医療面でもケアが困難になるといえる．具体

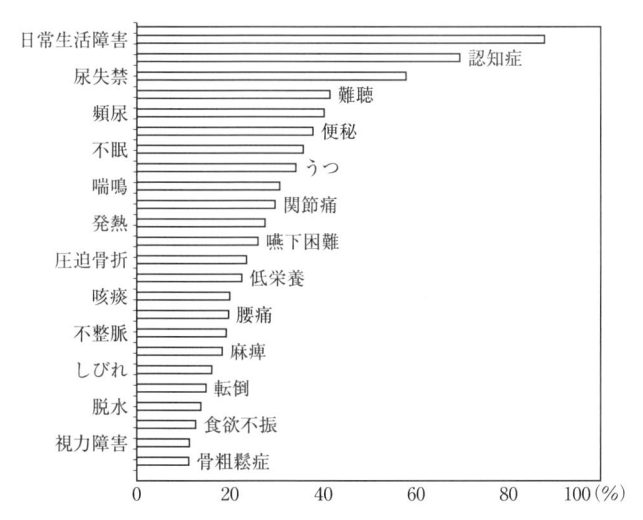

図1 高齢者に多い症状・所見
在宅介護，老人保健施設，療養型病院，大学病院　合計487名の調査．

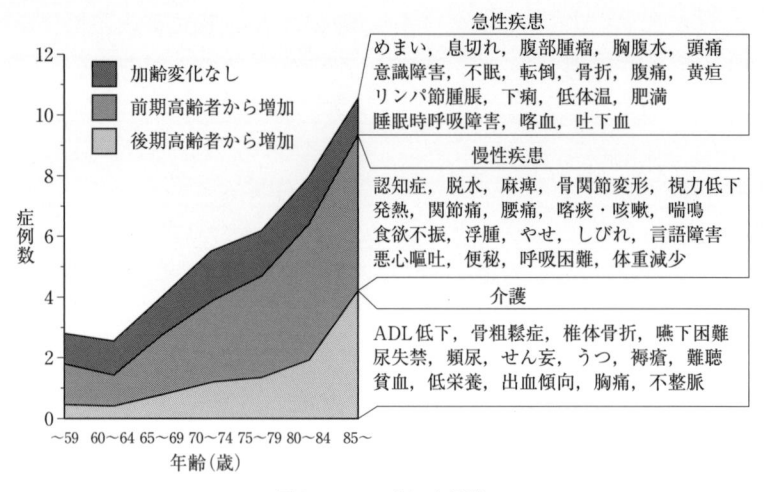

図2 3つの老年症候群

急性疾患
めまい，息切れ，腹部腫瘤，胸腹水，頭痛
意識障害，不眠，転倒，骨折，腹痛，黄疸
リンパ節腫脹，下痢，低体温，肥満
睡眠時呼吸障害，喀血，吐下血

慢性疾患
認知症，脱水，麻痺，骨関節変形，視力低下
発熱，関節痛，腰痛，喀痰・咳嗽，喘鳴
食欲不振，浮腫，やせ，しびれ，言語障害
悪心嘔吐，便秘，呼吸困難，体重減少

介護
ADL低下，骨粗鬆症，椎体骨折，嚥下困難
尿失禁，頻尿，せん妄，うつ，褥瘡，難聴
貧血，低栄養，出血傾向，胸痛，不整脈

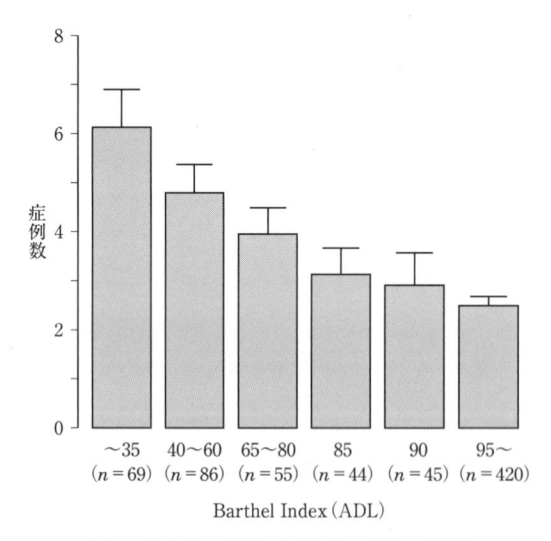

図3 基本的日常生活活動度と老年症候群

事例をあげると転倒およびそれにつらなる骨折の場合，骨粗鬆症が基盤にあることが多いが，それのみで転倒・骨折が発症するのではなく脳血管障害，糖尿病による下肢血管障害，起立性低血圧などによる歩行不安定やめまいなどによって発症する．いったん骨折した後は，寝たきりになり介護負担が発生することがある．ここで重要なのは原因疾患はともかくとして，転倒を予防すること，転倒しても骨折を起こさないこと，もし骨折を起こした後も早期にリハビリテーションをし機能を回復すること，機能が低下しても褥瘡などの合併症を防ぐことなど複数の老年症候群の合併を予防していくこととなる．

b. 老年症候群主要疾患と徴候

老年症候群として，考えられている症状所見は多岐にわたるが，なかでも頻度が高いとされている症状所見につき以下に述べる．

1) ADL（日常生活動作）低下

基本的ADLの低下した症例では老年症候群の数が比例して増加し，寝たきりに近い症例で

は自立群の約2倍の老年症候群を保有するといわれている．老年症候群が増加し，その結果，ADLが低下していくのか，逆にADLが低下していく過程で老年症候群が増加していくのかが現時点では明らかではない．しかし，ADLと老年症候群は密接な関係があるといえ，ADL評価を含む高齢者機能評価は医療介護にかかわるすべての職種に必須の知識であると考える（図3）[4]．

当初，高齢者総合的機能評価（comprehensive geriatric assessment）は混然としていた入院患者を振り分けるため，認知能やせん妄状態を中心に行われたが，その後，高齢者の生命予後や認知能，手段的ADLの改善，医療費の節約などに役立つことが報告され，また機能評価が確立するまでは抽象的であった認知能などの評価を数値化して示すことができるようになり，その存在価値が確立した[5]．

総合的機能評価の構成成分として，①ADL，②手段的ADL，③認知能，④ムード（気分，精神的状態），⑤コミュニケーション，⑥社会的環境（家庭環境，介護者，支援体制など）があり，このうち①〜④は定量的な尺度が数多く発表されており，研究機関レベルではよく認知されている．ADLは「ひとりの人間が独立して生活するために行う基本的な，しかも各人とともに共通に毎日繰り返される一連の身体動作群」と定義され，手段的ADLはそれに道具や機器を使う活動，他者との交流・社会とかかわりのある活動動作を加えたものである[6]．代表的なものが買い物，調理（食事の準備），家事，金銭管理，服薬管理であり，基本的ADLに比べて認知機能の要求度が非常に高くなっている．

基本的ADLの評価法の代表的なものとしてKatz法とBarthel Indexがあり，前者は食事，排泄自制，更衣，トイレ，移動，入浴の6動作について自立して行えるかどうかを評価する方法であり，後者は日本で最も用いられている評価法である．Barthel IndexはKatz法の6動作のなかで排泄が排便と排尿に区別され移動が移乗，歩行，階段昇降に区別されており，整容も追加されて計10項目としたものである．

2）認知障害

認知機能とは自分自身および外部の状況を理解するのに必要な思考力や知性を意味している．構成成分としては，見当識，注意力，短期記憶，長期記憶，視空間判断力，構成能力，実行能力などがある．認知機能障害とは，さまざまな原因によりこの機能が障害された状態を指す．

高齢者では記憶の障害をはじめとする認知機能障害がしばしば認められ，自身や家人により「物忘れ」として訴えられることが多い．認知能の評価法としては，MMSE（Mini Mental State Examination），長谷川式簡易知能スケール（HDS-R）があり，主に短期記憶障害の判定を行う．これらの点数のみを根拠に認知症の有無や重症度を判断することはできないが，MRIや脳シンチグラフィー実施前のスクリーニングとして施行することが望ましい．このようなスクリーニング検査や画像診断，問診を手がかりとして鑑別診断を進めていくこととなる．高齢者の認知機能障害の原因としてはAlzheimer型認知症，血管性認知症，うつ病，甲状腺機能障害をはじめとした内分泌性疾患，ビタミン欠乏症，炎症性疾患，薬物，慢性硬膜下血腫など多岐にわたっており，疑わしき経過があれば積極的に検査・治療を進めていくべきである．重要なのは，慢性硬膜下血腫や薬物性のような可逆性の疾患を見落とさないことであり，認知症すべてが不可逆の経過をたどると考えないことである．

3）うつおよびムード（気分，精神的状態）

抑うつ気分，興味や喜びの喪失，易疲労感や気力低下などの症状が続き，社会的，職業的にも生活機能障害を引き起こしてくるのがうつである．うつ病は65歳以上の高齢者の10人に1

人の割合で生じるといわれており，高齢者にとって最も頻度の高い精神障害の1つである[7]．高齢者うつの特徴として，心気症や身体愁訴が増えることがあげられる．また，不安や焦燥が目立つとともに思考の抑制をきたすことがあり仮性認知症と呼ばれる認知症に似た様相を呈することがある．仮性認知症は治療により改善することが多いため真の認知症と鑑別が重要となる．うつおよびムードの指標としては，GDS (geriatric depression scale) や意欲の指標 (vitality index) があり，特に意欲の指標はわが国独自の指標となっており，要介護者の日常生活動作に関連した「意欲」を測定する方法である．起床・意思疎通・食事・排泄・リハビリテーションからなっており，リハビリテーションや介護の現場でしだいに使用頻度が増えている．

うつの評価としては，GDSを代表とするスクリーニング法があり，陽性者に対しては詳細な検査や専門医の診察も考慮していく．

4) 低栄養

高齢者の低栄養の原因としてはさまざまな要因がある．根本的には食事摂取量の低下が主な基盤となっていることが多いと考えられるが，その原因としては食事の際に必要な味覚，嗅覚の低下や消化管機能（口腔内の問題も含む）の低下，食事を食事として認識できないという認知機能の低下，食欲中枢の機能障害，嚥下機能の低下などがあげられる．また，そういった身体的障害以外にも，「うつ」をはじめとする精神神経症状や貧困・多剤服用といった社会的要因も原因となる．特に「うつ」は「悪性腫瘍」「消化管疾患」に並ぶ高齢者の食欲不振・体重減少の主たる原因となっており，注意が必要となる．「うつ」は実際に日常で見逃されやすく，しかも高齢者の場合，精神心理的訴え（「眠れない」「死にたい」など）より，身体的訴えが主訴となることが多く，明らかな食欲不振・体重減少の原因がない場合には特に「うつ」の存在を疑う必要がある[7]．

5) 尿失禁

在宅高齢者では5～15%，施設入所者では30～80%に尿失禁がみられ，80歳以上となると在宅高齢者でも5人に1人はオムツをしているといわれている[8]．老年症候群のなかでもきわめて頻度が高い疾患の1つであるが，その性質上患者から強く訴えることは多くなく，軽症のものは年齢のみを理由とし，見過ごされていることがある．しかし，軽症の症例ほど治療に対して良好に反応すると考えられ，排尿回数・排尿量などはこちらから問診する必要がある．尿失禁の分類としては，切迫性尿失禁（急に激しい尿意があり，しばしば頻尿を伴う．基礎疾患は脳血管障害，尿路感染症など），溢流性尿失禁（尿がたまりすぎ，あふれ出る．排尿困難を伴うことがある．基礎疾患は糖尿病性ニューロパチー，前立腺肥大など），腹圧性尿失禁（せき，くしゃみなど激しい動作時に腹圧が高まり尿が漏れる．基礎疾患は尿道括約筋不全，多産の老婦人など），機能性尿失禁（下部尿路に異常がなく，認知症などの認知能力低下や，麻痺などによる肉体的機能低下のため尿器で排尿できない状態）があり，高齢者においては上記の混合尿失禁が多い．特に機能性尿失禁の場合は，排尿時間を記録，排尿パターンを把握し排尿訓練を行うことで排尿自立を目指すことができる．起立可能な症例ではかなりの確率で自立が期待できる．

c. 老年症候群の予防と早期発見

複数の老年症候群の合併を予防していくためには成年期に発症する生活習慣病を老年期にそのままもちこまないことも必要となる．糖尿病・高脂血症・肥満などの生活習慣病を基盤にした動脈硬化の進展による脳血管障害，心血管障害は高齢者でもQOL (quality of life) を損なう疾患の大部分を占めている．特に脳血管障害はわが国の寝たきりの原因の第1位であり，

寝たきり全体の30％以上を占める疾患となっている．この病態と老年期特有の変性疾患（骨粗鬆症，Parkinson病，老人性白内障など）が併発することで相乗的にADLを低下させることとなり，寝たきり・介護老人数を増加させることになっている．よって，成年期から老年期にかけてのライフスタイルの改善は心身ともに健康な老年期を過ごすために重要な事柄の1つであると考えられる．ただし，老年期に入り高齢者となるとすでにライフスタイルが確立している場合が多く，成年期と同様の方法を適用することが必ずしもよい結果を生み出さないことがある．栄養過多を極端に避けることは低栄養につながり，また食事の楽しみを奪うことなどQOLを低下させることにもなりかねない．高齢者においては平均余命，意欲，生活活動度などに注意しながら慎重に行っていくことが重要となる[9]．

このように，予防は重要な因子の1つとなっているが，発症した場合の早期発見も大切である．老年症候群の発見にはその患者の情報収集が必要となってくる．情報の代表的なものとして問診・診察所見・血液所見などがあるが，それぞれで発見できる老年症候群が違ってくる．たとえば，不眠やうつ傾向といったものは問診で発見できるが，嚥下困難や難聴などは診察をしないとわからないことがある．また，貧血・脱水などの詳細は血液検査を行うことで評価ができ，訴えが少なく，発見の難しいもの（頻尿・睡眠時無呼吸症候群など）は医療・介護側から本人や家族に問いかける（排尿回数やいびきの様子など）ことも必要である．早期の発見は老年症候群に対する早期の対策をたてる契機となり，有効な予防対策がとれる可能性が高くなると考えられる．老年症候群の対策はその病態だけではなく，社会的背景も加味されなければならないことが多く，対象者一人ひとりにあったケアの構築が重要である． ［塚原大輔］

■文献

1) Abrams WB, et al, ed：The Merck Manual of Geriatrics. A problem oriented approach, pp 5-169, Merck & Co, Inc, White Station USA, 1995.
2) 鳥羽研二：老年病ガイドブック「老年症候群の診かた」，大内尉義ほか編，pp 2-6，メジカルビュー社，東京，2005．
3) 鳥羽研二：老年症候群とは何か．治療学 38(7)：14-17，2004．
4) 鳥羽研二，秋下雅弘：老年症候群と高齢者機能評価．現代医療 34(2)：468-475，2002．
5) 鳥羽研二：高齢者総合的機能評価ガイドライン．日本老年医学会雑誌 42(2)：177-180．
6) 大内尉義ほか編：老年病ガイドブック「高齢者の総合的機能評価」，メジカルビュー社，東京，2005．
7) 武田雅俊：老年者に特有な症候 抑うつ．老年医学テキスト，日本老年医学会編，pp 56-57，メジカルビュー社，東京，1997．
8) 鳥羽研二：老年者に特有な症候 尿失禁．老年医学テキスト，日本老年医学会編，pp 76-77，メジカルビュー社，東京，1997．
9) 高柳涼一：高齢者医療の現状と展望「予防医学」．日本内科学会誌 93(12)：24-27，2004．

13.10　年齢と病気（5）　環境との関係

A. 幼小児〜青年・成人

　受精卵が着床し，胎芽期，胎児期を経て出生した後，人間として発育・発達をしながら成熟するまでの過程，すなわち，新生児期，乳児期，幼児期，学童期，思春期，青年期に至る年代で，環境との相互作用のなかでどのような病気に遭遇することがあるかを概観してみたい．

a. 新生児期の生理的適応

　人間は他の哺乳類と比較しても，出生後，成人に達するまでの時間が長く，ゆっくりと時間をかけて発育・発達していくという特徴がある．しかし，環境の変化が最も著しいのは，まさにこの世に生まれ出るときであり，またその後の約1週間以内の時期（早期新生児期）であるといえる．母親の胎内にいるときと出生後とでは，生きるための基盤となる営みが著しく変化する．胎児期には，生きるために必要不可欠な酸素や栄養は胎盤を介して母体とつながる臍帯の血管を流れる血液から供給を受けていた．胎児自身の肺はいわば水浸し状態でペチャンコにつぶれており，呼吸には用いてはいなかった．また，胃腸（消化管）も消化，吸収という働きをまったくしないですむ状態であった．出生と同時に，オギャーと第1声を発し，肺がふくらみ，自らによる呼吸が始まる．この呼吸は一生涯休むことなく続く．胃腸も徐々に動き出し，やがて始まる哺乳とともに消化，吸収の機能が営まれ始める．このように，生後すぐの時期は子どものからだのはたらき（身体機能）の面で非常に大きな変化が起こることがわかるだろう．この変化にうまく順応することを適応という．生まれたばかりの新生児が考えたり工夫したりしなくても，適応は自然とうまく進行するよう身体が成熟し，条件が整えられるのであるが，ときに何らかの要因によりその進行がうまく進まないことがある．それはウイルスや細菌の感染，低栄養，低い温度環境などが存在し，作用する場合などである．適応がうまく進行しないと，呼吸ができない，栄養がとれないなど，すぐに生存そのものにかかわるような重大な事態に陥る．ある意味で，新生児期は一生のうちで最も生存条件が厳しく，死の危険にさらされやすい時期といえる．特に最初の1週間は，呼吸，循環，消化，排泄などの生理的適応ができていく時期であり，特に大切な時期である．胎児期に主役を務めた赤血球内のヘモグロビンFという蛋白からヘモグロビンAに置き換わるため，前者が壊され黄疸（皮膚やしろ目が黄色調になる）が起こるのもこの時期である．新生児期の生理的黄疸と呼ばれ，病気ではない．この時期に他の理由により黄疸が強く出ることがときにあり，それらは病的黄疸である．赤血球が壊れやすい状態であったり，肝臓や胆道に異常を生じていたりとその原因は複数存在する．

b. 出産場所と死亡の危険

　出生時の環境要因の1つとして，どのような環境下で生まれるかということがあげられる．衛生状態のよくない納屋などのなかで立ち会い者もなく産婦がひとりで産んだ場合と，清潔な産室で分娩介助の専門的訓練を受けた人（助産師，産科医など）の立ち会いの下，お産が行われた場合とを比較すると，生まれた子どもの生存の可能性，病気にかかる危険，産婦自身の生

命の危険，産褥期の健康状態のいずれをとっても後者のほうがリスクが低く，安全なお産であるといえる．

わが国の人口動態統計から出生の場所別出生数およびその割合を調べると，1950（昭和25）年には病院，診療所，助産所などの施設で生まれた子どもは日本全国で106,826人（4.6%），自宅・その他施設外で生まれた子どもは同様に2,230,681人（95.4%）であった．自宅分娩が圧倒的に多かったのである．しかし，その後施設分娩が増加し，自宅分娩は減少した．2006（平成18）年の統計をみると，施設での出生が1,090,059人（99.8%）であるのに対し，自宅・その他での出生は2,615人（0.2%）であった．半世紀の間に出産環境は大きく変化したのである．出生環境（分娩環境）のリスクの大小が反映されると推定される指標として，乳児死亡率や新生児死亡率がある．乳児死亡率とは1年間の生後1年未満の死亡数をその1年間の出生数で除し，1,000を乗じた数値を乳児死亡率という．同様に，1年間の生後28日未満の死亡数をその1年間の出生数で除し，1,000を乗じた数値を新生児死亡率という．わが国の1950（昭和25）年の乳児死亡率は60.1，新生児死亡率は27.4であったが，2006（平成18）年にはそれぞれ2.6，1.3と世界最低レベルにまで低下した．当然のことながら，これらの指標に反映される要因としては分娩場所だけではなく，妊娠中の健康管理状態，妊婦の栄養状態，出生後の栄養，感染症，環境衛生，保育環境などさまざまなものがある．

c．年齢と死亡原因

年齢別死亡率をみると，0歳すなわち乳児期は死亡率が高く，以後急速に低下し，むしろ人生のなかで最低の死亡率の時期を過ごす．思春期にさしかかるころから徐々に上昇し，そのまま漸増し老年期に至り急上昇する．死亡原因の内容は年齢により異なっている．乳児（0歳），幼児（1～4歳）では先天奇形・変形および染色体異常，不慮の事故，乳児突然死症候群が多い．学童期（5～14歳）では，不慮の事故，悪性新生物が多い．また，青少年（15～29歳）では不慮の事故と自殺が多く，外因死の割合が高くなっている．

d．年齢と受療率

医療機関にて診療を受けている状況，すなわち受療状況については，厚生労働省が行っている患者調査にてある程度傾向を把握できる．入院の受療率については10～14歳が最も低く，外来の受療率は15～19歳で最低となることが知られている．

e．気管支喘息

子どもの成育する環境条件のうち，大気汚染と気管支喘息の関係が示唆されている．硫黄酸化物，窒素酸化物，浮遊塵などの増加により大気が汚染されると，気管支喘息などの呼吸器疾患の誘因や増悪因子として作用が問題視されるようになってきた．学校保健統計においても近年，喘息の子どもが増加傾向にある．2007年度では，幼稚園2.2%，小学校で3.9%，中学校で3.1%，高等学校で1.8%と，いずれも，過去10年間の中では高値を示している．この統計は毎学年4月から6月末日までに行われる健康診断の際に把握された気管支喘息をカウントしまとめたものである．気管支喘息の症状の出方には季節による相違もあり，必ずしも健康診断実施の時期に医師から指摘されないこともある．アレルギー疾患に関する他の調査では小学生における気管支喘息の者はおおむね8～10%程度の割合という結果が出されている．

f．アトピー性皮膚炎

アトピー性皮膚炎については，乳児期から成人期まで幅広い年齢に存在し，環境との関係では，住居環境におけるダニ，カビ類の繁殖と無

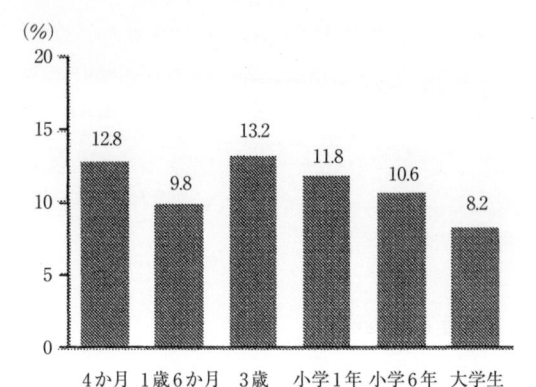

図1 アトピー性皮膚炎の年齢別有症率（山本，2003）[1]

縁ではない．また，一部には食物アレルギーとかかわるものも存在する．原因となる抗原を吸入もしくは食することで感作され，アトピー性皮膚炎が生ずるものと推定されている．また，高蛋白食が広く行きわたったこともアレルギー疾患が若者において目立つようになったことと関連する可能性が示唆されている．全国8地域を対象とした山本らによる本疾患の有症率調査[1]によると，4か月児で12.8％（調査数2,744人）であった有症率が1歳6か月（調査数6,424人）では9.8％といったんは低下し，3歳（調査数6,868人）では13.2％と増加したとのことである．その後は年齢が進むにつれ有症率は低下し，大学生（調査数8,317人）では8.2％であったという（図1）．

g．心身症と心の健康

心理的環境ないし社会環境が子どもの心の病気にかかわることがある．心理的ストレスが大きな要因として作用し，身体の症状が生じ病気が顕在化する場合，すなわち心身症はその代表的な例である．心理的なストレッサーが過度もしくは長期に子どもに加わると，不安，緊張，抑圧などを生じ，身体にかかわる症状を生じ，また行動となって現れ，さらにそれらがパターン化した反応となり出没するようになる．

1998〜2000年度厚生科学研究「心身症，神経症等の実態把握および対策に関する研究」班の全国調査から興味深い結果が得られている．この調査は心身症，神経症などの実態を医療機関と学校にて調査したものである．学校については，全国の小・中学校高等学校から無作為に5％を抽出し，1999年10月または11月の特別な学校行事などの入らぬ平均的な週の月曜日から金曜日までの連続した5日間に保健室を訪れたすべての児童生徒を対象とした．回収率は全体として61％であり，調査した5日間に保健室を訪れた児童生徒は，小学生202,760人中15,683人（7.7％），中学生120,858人中12,488人（10.3％），高校生138,997人中10,446人（7.5％）であった．「だるい」「頭痛」「腹痛」などの不定愁訴を有する子どもは保健室を訪れる者の11〜17％に達し，心の問題をもつ者は来室者の13.5％と推定された．保健室を訪れた児童生徒のうち心の問題をもつ者は小学生で12.6％（男子11.1％，女子13.7％），中学生で14.6％（男子13.9％，女子15.4％），高校生で13.5％（男子12.5％，女子14.3％）であった．これらの割合の推移を細かく検討してみると，小学校から中学校，中学校から高等学校へと学校種が変わると割合が低下すること，中学生と高校生では学年とともに割合が上昇すること，おおむね女子のほうが高い割合であることなどが判明した．

また，医療機関における調査，学校における調査いずれにおいても心の健康問題ありと判定された子どもにおいて，「だるい・疲れやすい」「頭が痛い」「おなかが痛い」「吐きけがある」といった症状のオッズ比が高いことが確認され，これらの症状が単独もしくは組み合わされて訴えられた場合に，むしろ心の健康問題の存在を考慮する意味があることが示唆された．

以上の調査結果から，子どもの心の健康状態は先にあげたような訴えの群，すなわち不定愁訴と密接にかかわっていると考えられた．もし，子どもたちの間で不定愁訴が増加したとし

たなら，すなわち器質的疾患に結びつけがたいさまざまな身体的な訴えをする子どもが増えてきた，あるいはそのような機会が増えてきたとするなら，それは現代を生きる子どもたちの心の健康に何らかの問題を生ずることが多くなったということになる． ［衞藤　隆］

■文献
1) 山本昇壮：平成12-14年度厚生労働科学研究「アトピー性皮膚炎の患者数の実態及び発症・悪化に及ぼす環境因子の調査に関する研究」(主任研究者山本昇壮)報告書，2003．

B. 成人～老年

　成人期とは満20歳から満64歳までを指す．成人期は20～29歳までの青年期，30～49歳までの壮年期，50～64歳までの実年期に分けることができる．

　一方，65歳以上は高齢期であるが，75歳を挟んで前期高齢者と後期高齢者に分けることができる．100歳以上の超高齢者は百寿者と呼ぶ．高齢化社会を迎えて，国民の1/5が65歳以上の高齢者で（表1），2025年には国民の1/4以上になると予想されている．

a. 成人期の疾患と症状
1) 生理機能

　成人期から老年期は，身体の臓器が生理学的にも機能的にも成熟から退行へと変化し，老化の道をたどる．老化とは生体機能の低下で，この原因は細胞数の減少による臓器重量の減少である．また，老化には加齢に伴う生理的老化と疾病に伴う病的老化の2つがある．

　一般に，成人の身体は約60兆個の細胞からできているが，70歳までに約2/3まで減少し，臓器重量も減少する．すべての臓器が同じ道筋ではないが，30歳を過ぎると年齢の推移とともにいずれの臓器も生理機能が直線的に低下していくことが知られている（図1）．基礎代謝率や房室伝導速度などの機能は比較的長く維持できるが，眼の水晶体調節機能障害（老眼）は

表1　総人口の構成(平成16年10月1日現在)(総務省統計局より) (単位 千人，%)

区　分	人口(構成比)	対前年増減数(率)
総人口	127,697 (100.0)	67 (0.05)
男　性	62,295 (48.8)	−9 (−0.01)
女　性	65,392 (51.2)	76 (0.12)
0～14歳	17,734 (13.9)	−171 (−0.96)
15～64歳	85,077 (66.6)	−327 (−0.38)
65歳以上	24,876 (19.5)	566 (2.33)

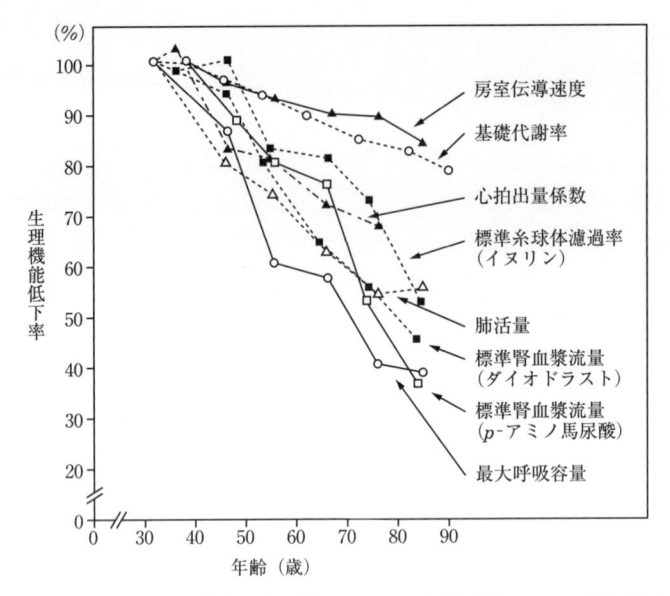

図1 加齢に伴う生理機能の低下(Kohn RR：J Chr Dis 16：5, 1963より)

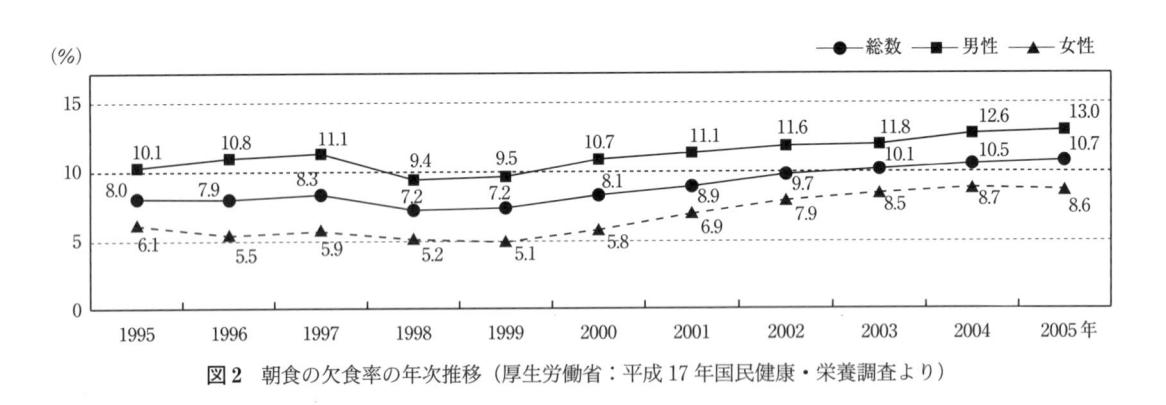

図2 朝食の欠食率の年次推移（厚生労働省：平成17年国民健康・栄養調査より）

40歳の前半から出現し，消化液の分泌低下，腸運動の低下，免疫応答の低下，肺活量の低下，糸球体濾過率の低下，腎血流量の低下，心拍出量の低下などがみられてくる．

2) 生活習慣の乱れから生活習慣病

近年になり，食生活をはじめとした生活習慣の乱れが基となって疾病の発症が生じることが問題となっている．食生活のなかでも朝食の欠食率，1日の外食率の増加は生活習慣の乱れにつながり注意を要する．朝食の欠食率は年々増加し，2004年では10.5%（男性12.6%，女性8.7%）に達している（図2）．

また，喫煙習慣のある人は男性で約4割，女性でも約1割存在し，男性では30歳代が最も多く約6割，女性では20～30歳代で最も高く約2割である（図3）．こうした生活習慣の乱れの積み重ねにより生活習慣病は発症する．

生活習慣病には，日本の3大死因である悪性新生物（がん），心疾患，脳血管障害のなかで，特に心疾患，脳血管障害の原因である動脈硬化症を引き起こす肥満，高血圧，高脂血症，糖尿病などに，肝臓病，腎臓病を加えることが多い．

3) 悪性新生物（がん）

日本における死因の第1位で30歳以上から増加し，約30%を占める．悪性新生物の発症

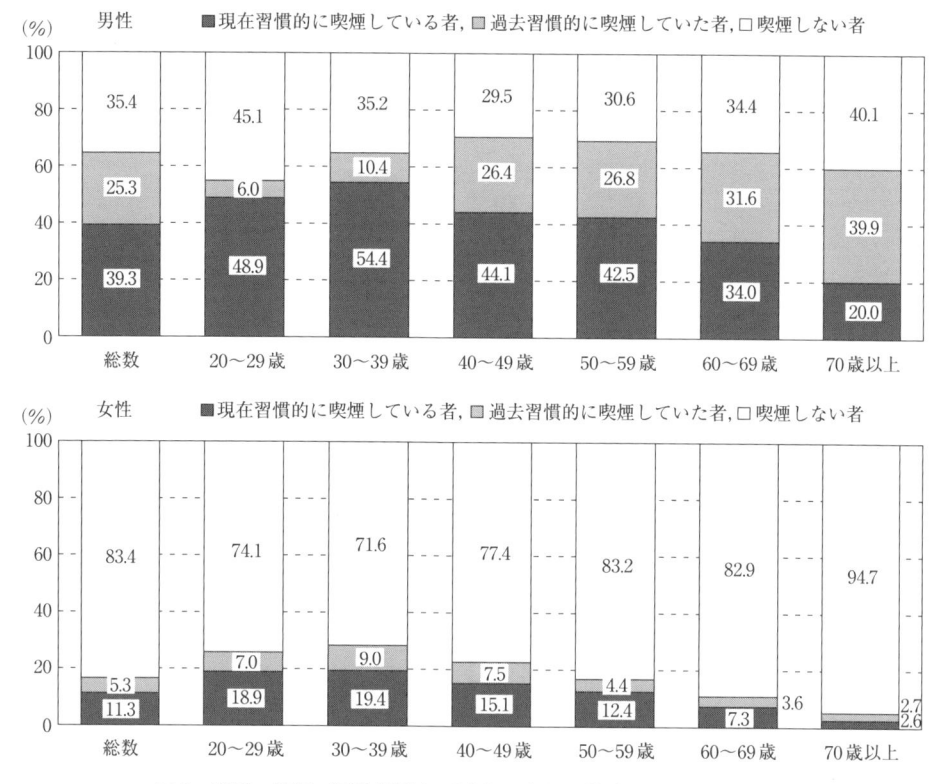

図3 喫煙の状況（厚生労働省：平成16年国民健康・栄養調査より）

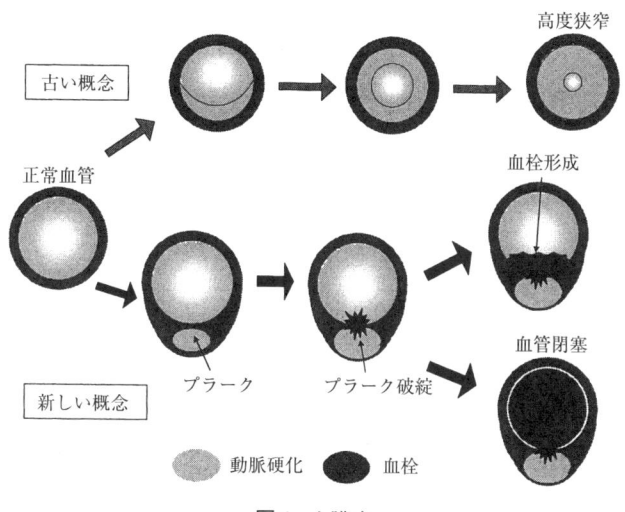

図4 心臓病

には免疫力の低下が関与しているが，食習慣でも，脂肪摂取量の増加と結腸がん，乳がんの発症が関与しているとの報告がある．

4) 脳卒中

脳出血（クモ膜下出血を含む）と脳梗塞に分けられる．1951年から1980年までの30年間，日本の死亡原因の第1位を占め，その後も第2

位または第3位を維持している。患者総数は1987年の114万4000人から2002年の137万4000人へと増加しており，寝たきりの最大の原因となっている。

5）心臓病

心臓病による死亡の約5割を占めているのは，狭心症，心筋梗塞などの虚血性心疾患である。虚血性心疾患は，冠動脈の粥状硬化を基盤として徐々に進行するという概念であった。この概念に対し，新しく，不安定プラークの崩壊と，それに伴う血栓形成により急激に臨床症状を呈する新しい疾患概念の急性冠症候群という考え方が出てきている。虚血性心疾患は単一因子ではなく，多くの生活習慣病を含む危険因子が重複することによって発症する。これら危険因子のなかでも高脂血症，高血圧，喫煙を3大危険因子と呼んでいる（図4）。

6）高脂血症

血液中の脂肪（コレステロール，トリグリセリド（中性脂肪），リン脂質，遊離脂肪酸）の高い状態をいう。臨床的には，コレステロールとトリグリセリドのいずれかが高い状態を指すことが多い。2004年の国民健康・栄養調査では，総コレステロールが240 g/dl 以上の高値者が男性で12.4％，女性で18.0％であった。また，2002年の年齢階級別受療率でみると，40歳代後半から急激に上昇していて，若年期の生活習慣の乱れが40歳以降に出てくるとみることもできる。

7）高血圧

心臓の収縮期に相当する最高血圧（収縮期血圧）か，心臓の拡張期に相当する最小血圧（拡張期血圧）の高いことをいう。日本高血圧学会のガイドラインで正常血圧を最高血圧で130 mmHg未満，最小血圧で85 mmHg未満としている。高血圧の大部分は原因不明の本態性高血圧症である。食塩の過剰摂取，アルコールの過剰摂取，肥満などの諸因子が関与している。

8）糖尿病

インスリン依存性のI型糖尿病（IDDM）とインスリン非依存性のII型糖尿病（NIDDM）に分けられる。このうちII型糖尿病の発症には，生活習慣（食生活，運動）が密接に関与している。近年の糖尿病の増加は著しく，2002年の糖尿病実態調査より，ヘモグロビンA_{1c}が6.1以上または治療中の人は1997年では17％であったのに対し2002年では19.3％に上昇している。糖尿病の問題は，耐糖能障害のときから高インスリン血症のために動脈硬化が進展することと，合併症を生じることである。糖尿病性網膜症による失明は途中失明の原因の第1位であり，糖尿病性腎症による透析は年間血液透析導入患者の20％以上を占めている。糖尿病性神経障害の頻度も高い。

9）肥満

肥満の指標として体脂肪がある。現在，体脂肪量を簡便に想定できる指数として，BMI（body mass index＝体重(kg)/身長(m)^2）が使われることが多い。日本肥満学会では，BMI 25以上を肥満と定義している。肥満は高脂血症，糖尿病，高血圧などを介して動脈硬化と関連する。ただし，肥満にも内臓脂肪型肥満（上半身肥満）と皮下脂肪型肥満（下半身肥満）の2つのタイプがあり，内臓脂肪型肥満では耐糖能障害，高脂血症，高血圧などと強い関連がある。ウエスト/ヒップ比（W/H比）はこの2つのタイプとよく相関し，W/H比が高いと内臓脂肪型，低いと皮下脂肪型である。

10）メタボリックシンドローム

メタボリックシンドロームは肥満を主体に耐糖能異常，高脂血症，高血圧を合併する症候群である。本病態の臨床的背景には肥満，内臓脂肪とインスリン抵抗性が共通しているが，現在では内臓脂肪の蓄積が主で脂肪細胞によって高脂血症，高血圧，耐糖能異常を生じ，その結果最終的に動脈硬化を発症するという考え方が主流になっている。

表2 メタボリックシンドロームの診断基準[1]

内臓脂肪(腹腔内脂肪)蓄積	
ウエスト周囲径	男性≧85 cm
	女性≧90 cm
(内臓脂肪面積 男女とも≧100 cm^{2}に相当)	
上記に加え以下のうち2項目以上	
高トリグリセリド血症	≧150 mg/dl
かつ/または	
低HDLコレステロール血症	<40 mg/dl
	男女とも
収縮期血圧	≧130 mmHg
かつ/または	
拡張期血圧	≧85 mmHg
空腹時高血糖	≧110 mg/dl

かつては，シンドロームX，死の四重奏，インスリン抵抗性症候群，内臓脂肪症候群，マルチプルリスクファクター症候群などさまざまな呼び方をされていたが，2005年4月，8学会合同委員会でメタボリックシンドロームの診断基準（表2）が公表された．本診断基準では，必須項目となる内臓脂肪蓄積（内臓脂肪面積100 cm^{2}以上）のマーカーとして，ウエスト周囲径が男性で85 cm，女性で90 cm以上を「要注意」とし，そのなかで①血清脂質異常（トリグリセリド値150 mg/dl以上，またはHDLコレステロール値40 mg/dl未満），②血圧高値（最高血圧130 mmHg以上，または最低血圧85 mmHg以上），③高血糖（空腹時血糖値110 mg/dl）のうち2つ以上を有する場合をメタボリックシンドロームと診断する．

11）高尿酸血症

尿酸値が7.5 mg/dl以上では痛風発作の危険が高まるが，人体にとって血中の尿酸は重要な抗酸化物質でもある．高エネルギー食，プリン体を多く含む動物性脂肪，アルコールの摂取過剰により尿酸値は増加するため，動脈硬化の発症と間接的に結びつくと考えられている．痛風患者の約99％は男性で，女性は1％である．

12）更年期障害

更年期とは性的成熟状態から卵巣機能が完全に消失するまでの期間として，国際産婦人科連盟（FIGO）によって定められている．これは閉経を挟んで正常月経周期を示していた卵巣機能が衰え月経が乱れ始めてから，卵巣からのエストロゲンの分泌が完全に止まるまでの期間と一致している．更年期では，個人差があるものの，わが国では女性の42歳ごろから56歳ごろまでの期間に相当し，閉経年齢は50.5歳であることが日本産科婦人科学会の調査で明らかになっている．更年期には血管運動神経障害を主体としたホット・フラッシュ（ほてり，のぼせ），多汗，腰の冷えなどの自律神経症状が生じる．このような症状を更年期障害と呼んでいる．

ⅰ）ホット・フラッシュ（ほてり，のぼせ）
ホット・フラッシュとは，発作性に生じるのぼせ，ほてりの症状である．通常，2〜3分持続することが多い．典型的な起こり方は，まず頭部に熱感を生じた後，急激に頭部，顔面，四肢に広がるもので，心拍数は増加するものの血圧の変動がみられないのが特徴である．ホット・フラッシュの発症機序は完全に明らかになっているわけではないが，エストロゲンの分泌低下に伴う体温調節中枢の機能低下によるものと考えられている．閉経期に達した女性または卵巣摘出を受けた女性の65〜80％は，この症状を呈するといわれている．

ⅱ）抑うつ，不眠など　更年期障害の約25〜50％に抑うつ，感受性亢進，いらだち，疲労感，不眠，頭重感などの精神，神経症状がみられる．これもエストロゲンの分泌低下により視床下部に中枢をもつ自律神経系に影響を及ぼすために生じると考えられている．

13）骨粗鬆症

閉経期における重要な身体上の変化の1つとして，骨量の減少がある．女性の一生における骨量の変化は，卵巣の機能の働きと一致している．骨量は，思春期から性成熟期にかけてピークを迎え，性完熟期の間維持されているが，卵

巣の機能の低下がみられ始める40歳代以降，骨量の減少が始まり，50歳代になるとエストロゲンの急速な低下とともに閉経後10年間は骨量に急激な減少を生じ，その後，緩徐な減少となる老年期に移行する．この閉経期に一致したエストロゲンの欠乏は骨代謝に影響し，カルシトニンの骨吸収抑制作用が抑えられるために，骨吸収が骨形成を上回って，骨粗鬆症が発症する．骨粗鬆症の初発症状は，腰背部痛であるが，放置すると腰椎のみならず前腕，大腿骨頭に及び，骨折の可能性もある．

14）その他の病気

ⅰ）消化性潰瘍　成人期から老年期にかけての代表的疾患の1つで，10歳代から70歳代前半まで直線的に増加する．胃腸膜が加齢とともに萎縮し攻撃因子である胃酸やペクチンの作用を受けやすくなること，ストレスなどの精神的要因の増加などが発症の原因と考えられている．また，最近ではピロリ菌（*Helicobacter pylori*）の感染による胃潰瘍の発症が高い．

ⅱ）肝疾患　ウイルス肝炎は，ウイルスにより，A型，B型，C型，D型，E型などが分類されている．A型肝炎ウイルスは食物や水による経口感染で，B型，C型肝炎ウイルスは血液を介して感染する．B型肝炎ウイルスは，血液感染の他，母子感染，性行為などで感染する．D型肝炎ウイルスは血液，E型肝炎ウイルスはシカの生肉，貝類などにより経口感染する．慢性肝炎から肝硬変，肝がんへと移行する可能性のあるのは，C型肝炎である．

ⅲ）結核　戦前，死因の第1位を占めていた結核も，抗生物質の開発，栄養状態の改善により，戦後激減した．しかし，2004年で，死因順位は25位であり，先進諸国のなかでは，罹患率が10万人中23人と高い状態にある．

ⅳ）前立腺肥大症

ⅴ）白内障

b. 高齢期の疾患と症状

臨床的に高齢者をみると，個体差が大きく，慢性・多臓器疾患が多い．高齢者に多い病気は，高血圧，脳血管障害，虚血性心疾患，閉塞性末梢動脈硬化症，慢性肺性心，骨粗鬆症であり，これらはいったん慢性化するとしだいに治療に反応しにくくなるため，疾患予防や早期治療が重要である．

また，高齢者によくみかける症状としては，認知症，意識障害，不眠，うつ症状，手足のしびれ，尿失禁，転倒・骨折，褥瘡，発熱，低体温，頭痛，胸痛，腹痛，腰背部痛，呼吸困難，めまい，吐血，下血，浮腫，脱水，便秘，やせ，多臓器障害などがあげられるが，看護・介護の立場からすると，病気の本体が何であれ，認知症，転倒，失禁は高齢者に比較的特有であり重要なものである．

　　　　　　　　　　　［町田尚子，田口千恵，近藤和雄］

■文献

1）メタボリックシンドローム診断基準検討委員会：メタボリックシンドロームの定義と診断基準，日本内科学会雑誌，94(4)，794-809，2005．

13.11 生活習慣の形成

A. 幼小児〜青年・成人

　幼小児は，主として養育者との相互作用により，また，年齢とともに社会のなかで，ことに教育関係者や友だちとのかかわりのなかで，一人ひとりの生活習慣が形成されていく．よりよい生活習慣の形成のためには，養育環境を整えるとともに，子どもの理解力に応じた教育が大切である．以下，年齢や発達段階に応じた生活習慣の形成状況を概観してみたい．

a. 新生児の生活習慣

　以下のような親と子の相互作用が自然に，多くの場合はほぼ無意識的に行われていることが，人間としての生活習慣形成の基礎を作るうえで重要である．

1) 新生児期の母（父）子相互作用

　胎児と母体とは，母体の胎内という比較的良好な環境下でいろいろの情報交換を行っていたが，出生後，別個体となってもお互い深い関係にある．母親は新生児に母乳を与えたり，抱いたり，話しかけたり，眼を合わせようとしたり，おむつを替えたりする．逆に新生児は母親を見つめたり，母親の乳頭を吸って母乳分泌を促進させたり，母乳を吸いながら母親の体温や母乳のにおいを感じ，泣いて種々の情報を送ったり，何かを要求したり，母親の愛撫に気持ちよさそうにする．授乳中は，母親の眼と新生児の眼が合っていることもある．

　新生児にもいろいろな表情や動作がみられる．新生児の神経系は，まだ発達途上にあるので，それらが大人と同じような意識レベルで行われているとは考えられない．しかし，新生児も，泣いたり，ほほえんだりさまざまな表情や表出を通して周囲の人たちにいろいろ働きかけている．

　新生児は，空腹になると泣いて母親に訴える．その泣き声を聞いた母親は新生児の側によってくる．そして母親は，その泣き声を聞くと，自分の乳房や乳腺に無意識的に血液が比較的多く流れるようになり，母乳をより多く作り出す．さらに新生児が母親の乳頭を吸うと，オキシトシンという射乳ホルモンが母体内で分泌され，これは乳頭からの母乳分泌を促進させる．新生児はその母乳を栄養として育つ．そして母親にとって，そのオキシトシンは子宮収縮作用があるので，出産後大きくなっている子宮の回復に役立つ．

　新生児の自発的微笑はとてもかわいらしく愛らしいものである．自分を見つめて笑ってくれるわが子と接するとき，親は心の底から喜びを感じる．そして親も思わずほほえみ返したり，抱いたりして愛情を深めていく．

2) 睡眠覚醒リズムの形成

　哺乳時や泣いているとき以外の大部分を眠って過ごす新生児は，昼夜の区別なく，主として授乳リズムによって寝たり起きたりしている．それが生後2〜3か月ころになると，主として昼間起き，夜間眠るようになるのは，母親の睡眠，覚醒の生活習慣を新生児が見習っていくからである．

　出産施設では，新生児に何か異常があったら，すぐに発見できるように夜間も比較的明るくしている新生児室は多い．しかし，母児ともに出産1週間前後で退院できたということは，母児ともに元気である証拠である．帰宅後は，家族の生活習慣を少しずつ新生児に教えたい．

寝室は薄暗い静かな部屋が望ましく，夜間は授乳間隔を少しずつ長めにして，新生児をなるべくは構わないようにして，夜間は眠るものであるということを自然なかたちで教えていく．

b. 乳児の生活習慣

以下のような親子のコミュニケーションを通して乳児の生活習慣を形成させたい．

1) 乳児期の母（父）子相互作用

乳児は，泣き叫んだり，ほほえんだり，すがりついたり，後追いしたり，周囲の人たちに積極的な働きかけをしている．乳児は日ごとに大きくなり，少しずついろいろなことができるようになる．したがって，乳児自身はとてもうれしいはずである．親や保育者もそれを敏感に感じとって，乳児と一緒に喜べばよい．乳児が何か動作をやろうとして失敗したら一緒に残念がり，少し手伝ってその動作をさせ，遊んでいるうちに愛着が強くなり，信頼関係が増していく．かといって親が忙しいときには，少しくらい泣かせて放っておいてもよいであろう．乳児が泣くのは運動の1つであるし，少しはがまん強さも育てなくてはならない．

乳児は，大人とは違い言葉でコミュニケーションできないので，泣いたり笑ったりからだを動かしたりして，表情や態度で周囲の人たちと意思疎通を行っている．乳児は言葉が話せないのでよくわからないといわれることがある．しかし，親をはじめとする養育者は，乳児の世話をしながら，しだいに乳児とのコミュニケーションを上手にできるようになっていく．乳児がどの程度泣いたらどのように抱き上げるかなど，具体的なやり方は人によりかなり異なっているが，多くの場合，自然な育児行動をするなかで，親は乳児とのコミュニケーションの方法を自然に身につけていき，乳児の生活習慣形成に寄与している．

乳児は，空腹時以外にも寒いとき，疲れたとき，また，不快なことがあったときに泣いて，それらを周囲の人たちに知らせる．周囲の人たちがそれに反応してくれれば，乳児はその反応を期待して，また必要なときに泣くようになる．このようなことが，乳児にとって初期の人間関係，ことに親子関係をかたちづくるうえに大切である．また，親にとっては，このような育児行動を通して母親（父親）らしさがだんだん備わっていく．

2) 乳児の発達

乳児初期の泣きはやがて喃語に発展し，言葉の発達につながり，微笑は子どもの社会性や情緒発達の基礎となる．乳児の側からそうした行動がみられた際に相手になり，しっかりそれを受け止め，声をかけたり，あやしたり，笑いかけたりして答えている場合には盛んに現れるようになるが，それを無視したり，タイミングがずれて反応していると，そうした乳児からの働きかけは少なくなる．

したがって，乳児からの働きかけを，相手となる人間が温かく受けとめることが，子どもの行動を積極的にさせ，情緒・社会性の発達を促す意味で大切である．乳児からの合図を読み取り，活発な，あるいは静かな刺激によって乳児の興味をひき，乳児をくつろがせ集中させてその関心をとらえ，乳児が視覚，聴覚，触覚，動きなど，多様な感覚的運動的方法で外界を模索する手助けをしていくことが望まれる．

1980年以降，寝がえり，はいはい，1人歩きなど乳児の動作性運動発達は，多少早くなっている．この要因として，部屋全体を暖める暖房器具の普及などにより薄着の乳児が増えた点，どちらかというとスリムな乳児が多くなった点などもあるかもしれない．しかし，母乳育児などの母子相互作用がいわれ，乳児をより温かく受けとめる親が増加した要素，父親の育児参加が増加し，父親と乳児との運動遊びが多くなった要素など，赤ちゃんと親とのコミュニケーションが密になった要因もあると考えられる．

2000年の調査では，1990年と比較して大き

な変化はみられなかったが，乳児自身が興味をもって1人で行う行動は早くなる傾向が，また，親など養育者との対人関係に関連する発達は若干遅くなる傾向がみられた．最近の乳児は，養育者から温かく見守られているものの，親とのコミュニケーションが少なくなっている心配がある．

3) 父親の役割

家庭の経済的基盤を支え，子どもの社会化を支援し，子どもにとって学習の男性モデルとなることが，一般的に父親の役割といわれている．ただし，乳児をもつ父親としてはだっこや沐浴，おむつ交換などいろいろ乳児と接触する機会をもつことにより，父性を確立していく．

c. 幼児の生活習慣

生活習慣病の予防は，幼児期から正しい食習慣，生活習慣を身につけさせることが大切である．幼児にとっては，遊びが日常生活そのものであるので，遊びなどを通して以下のような生活習慣が形成されるように配慮したい．

1) 1歳児

幼児は，1人で歩けるようになると行動範囲が広がり，いろいろなことを経験しながら知識として身につけていく．ときには，痛い思いをして，危ないことやしてはいけないことに気づいていく．しかし，病院受診が必要なひどい外傷や火傷，誤飲などはしないよう，危険防止には，大人が特に注意していなければならない．

幼児自身の意志がより明確になってくると，子どもどうしまねしたり，ちょっかいを出したりして社会性がしだいに身についていく．近くの公園などに親子で出かけていき，友だちを見つけられるとよい．幼児どうしの接触が大切になっていくので，集団保育する利点もでてくる．

1歳児は周囲の人のまねをしたがるので，大人はよい手本を幼児に示しながら正しい生活習慣を形成させたい．大人と一緒に食事して，大人がバランスよく食べているものを食べさせたり，歯磨きのまねをさせ歯ブラシを口にしゃぶらせるとよい．

2) 2歳児

2歳くらいになると，しっとしたり，すねたり，はにかんだり，てれたりといった情緒面で複雑な感情が現れてくる．弟や妹などの赤ちゃんができると，自分のほうに大人の注意をひこうと赤ちゃんがえりすることもある．反抗期に入ると，道路や店の前で寝ころんで抵抗することもある．しかし，幼児にわかるように大人がゆっくりいいきかせると，幼児なりに理解できる年齢になるので，「もうちょっと待っててね」などと何回もいってみるとよい．

友だち遊びは，まだ平行遊びで，まねして遊んでいることが多く，大人がそばにいないと危ないし，子どもたちだけでは十分に遊べない．しかし，何をどこまでしたらよいか悪いか身につけていく年齢であるので，友だちとの交わりの機会をもつことは大切である．少しずついろいろな経験を重ねることによって生活習慣を形成できるとよい．

3) 3歳児

3歳くらいになると子どもたちだけでの友だち遊びが可能になる．ブランコ，すべり台，鉄棒などの遊具や用具を用いて遊ぶ経験から，さまざまな運動機能，平衡感覚，そして安全な習慣を身につけていく．交通事故の危険性のない場所で，友だちとの外遊びを十分に行わせたい．

幼児は，家庭での生活を基盤にしながらより広い社会生活を経験し始め，その喜びや葛藤体験のなかで自ら探し，工夫し，活動することによって心身を，また社会性を発達させていく．幼稚園や保育所での集団生活を経験するなかで，子どもなりの生活習慣を形成していく．

4) 4, 5歳児

4, 5歳になると子どもはいろいろの規則がわかり，身のまわりが自立していく．生活や遊びのなかで，人間に対する信頼感，自発性，意

欲，豊かな感情，物事に対する興味，関心，思考力，判断力，忍耐力，表現力，運動能力などの基礎が養われていく．幼児自身が自分の考えや体験を話し，また人の話しを聞けるようにしたい．文字や数に関しては，幼児自身が興味をもちだしてから，それを媒介にしていっしょに遊べるとよい．

幼児の周りの世界に関心と親しみの目を向けさせたい．いろいろ体験させ，幼児の興味や疑問にこたえたい．そのためには，幼児にとってゆとりある生活リズム，周囲の温かい人間関係，自然環境との豊かな触れ合いなどが大切になる．

親しい大人に，自分をかけがえのない大切な存在として受け入れられていると確認した幼児は，その大人への信頼感をもち，以後，他の人々へのかかわり方のモデルとなる．また，幼児には，自主性や独創性とともに，他の人がいうことに耳を傾け協調する態度を身につけさせることも望まれる．相手と共存し社会的関係を保つために，自分の要求を正しい方向へもっていく練習を保育や幼児教育のなかで行い，人間としての生活習慣形成の基礎を築きたい．

d. 小学生の生活習慣

学校教育のなかで，また家庭内の自然な親子関係のなかで，以下のような正しい生活習慣が形成されるように配慮したい．

1) 小学1，2年生

小学生は，何が健康によいのか悪いのか，何となく知識として知っていることは多いが，現実的にはなかなか実行できない．理由としては，食べ物の好き嫌いが強い，寝起きが悪くて朝食を食べられない，夕食の時間帯に塾に通っていて家庭で食べられない，両親が共働きで帰宅が遅い，などいろいろみられる．したがって，親子ぐるみでの食生活，遊び，運動，勉強などに関して，それぞれの家庭でどうしたらよいか考えることが望まれる．

食教育に関しては，小学生も参加して野菜や果物を校庭などで栽培したり，食品工場を見学したりすれば，食物や食品の作り方が小学生なりに理解できる．具体的な活動や体験を通して食事，そして正しい生活習慣について理解を深めることが大切である．

2) 小学3，4年生

健康の大切さを認識させるとともに，健康によい生活習慣の形成の仕方が理解できるようになるとよい．毎日を健康で過ごすためには，食事，運動，休養および睡眠の調和のとれた生活を続ける必要がある．また，体の清潔を保つことや明るさ，換気などの生活環境を整えることなどの必要性を理解させたい．

体は，年齢に伴って発育・発達していく．よりよく発育・発達させるためには，調和のとれた食事，適切な運動，休養および睡眠が必要である．体は，思春期になるとしだいに大人の体に近づき，体つきが変わったり，初経，精通などが起こったりする．そして，異性への関心が芽生えることを理解させたい．

3) 小学5，6年生

高学年になれば，けがの防止について十分理解するとともに，けがなどの簡単な手当ができるようにしたい．交通事故，学校生活の事故などによるけがの防止には，周囲の危険に気づいて的確な判断の下に安全に行動することや，環境を安全に整えることが必要である．また，けがをしたときは，すみやかに手当てする必要があるので，簡単な手当ができるようにしたい．

心の発達および不安，悩みへの対処の仕方について理解できるようにしたい．心は，いろいろな生活経験を通して，年齢とともに発達する．心とからだは密接な関係にあり，互いに影響し合う．不安や悩みへの対処には，大人や友だちに相談する，仲間と遊ぶ，運動するなどいろいろな方法があることを理解させたい．

病気は，病原体，体の抵抗力，生活行動，そして環境がかかわり合って起こる．病原体が主

な要因となって起こる病気の予防には，病原体を体に入れないことや病原体に対するからだの抵抗力を高めることが必要である．生活習慣病など生活行動が主な要因となって起こる病気の予防には，栄養の偏りのない食事や口腔の衛生など，望ましい生活習慣を身につけることが必要である．また，喫煙，飲酒，薬物乱用などの行為は，健康を損なう原因となることを理解させたい．

e. 中学生以降の生活習慣

個人の生活における健康や安全に関する理解を通して自らの健康を生涯を通じて適切に管理し，改善していく資質や能力を育てたい．健康を保持増進させるためには，欲求やストレスに適切に対処できるようにするとともに，自己実現を図っていけるようになることが大切である．

健康な生活と病気の予防について理解を深められるようにしたい．健康は一人ひとりと環境との相互作用の下に成り立っている．健康の保持増進には，年齢，生活環境に応じた食事，運動，休養および睡眠の調和のとれた生活が必要である．食事の量や質の偏り，運動不足，休養や睡眠の不足などの生活習慣の乱れは，健康を損なう原因となりうる．

喫煙，飲酒，薬物乱用などの行為は，心身にさまざまな影響を与え，健康を損なう原因になる．そのような行為には，個人の心理状態や人間関係，社会環境が影響するので，それらに適切に対処する必要がある．個人の健康と集団の健康とは密接な関係があり，相互に影響し合う．また，健康を保持増進させるためには，保健・医療機関を有効に利用することが大切であることも理解させたい． ［加藤忠明］

B. 成人～老年

成人期以降，生活習慣はどのように形成されるのであろうか．成人期以降の生活習慣と年齢との関連についての研究手法には，ある一時点での生活習慣を調査した横断研究や，一定の時期に生まれた集団を経時的に観察し分析する出生コホート分析，特定の集団の一人ひとりの生活習慣の時間変化を追跡したコホート研究などがある（表1）．

横断研究は，年齢階級ごとに特定の生活習慣をもつ者の頻度を調査するものなどであり，調査時点での年齢と生活習慣との関連を知ることができる．横断研究は他の研究手法に比べると，比較的代表性のある幅広い対象に調査を行うことが容易なことも多い．しかし，横断研究での調査の対象はあくまでその時点の年齢と生活習慣との関連であり，年齢階級で生活習慣が異なった場合に，それが年齢変化によるもの（年齢効果）なのか，あるいはその世代に特有の変化（コホート効果）なのか，区別することが難しい．

コホート効果や，あらゆる年代層が同時に影響を受ける時代による生活習慣の変化（ピリオド効果）が大きい場合では，出生コホート分析が有用となる．しかし，出生コホート分析では一人ひとりの生活習慣の変化は追跡していないため，出生コホート分析でみられた年齢別の生活習慣変化が，生活習慣の獲得，維持，変化のどの段階に関連しているのかは検討できない．

特定の集団を追跡調査して生活習慣の変化を追ったコホート研究では，一人ひとりの生活習慣の経時的な変化を追跡することができる．しかし，生活習慣の変化の要因を厳密に調査することは困難であり，経時的な変化が年齢変化によるものなのか，あるいは調査の行われた時期によるピリオド効果や疾患・体調の変化など別の要因によるものなのか判別に注意を要する．

A. 男性

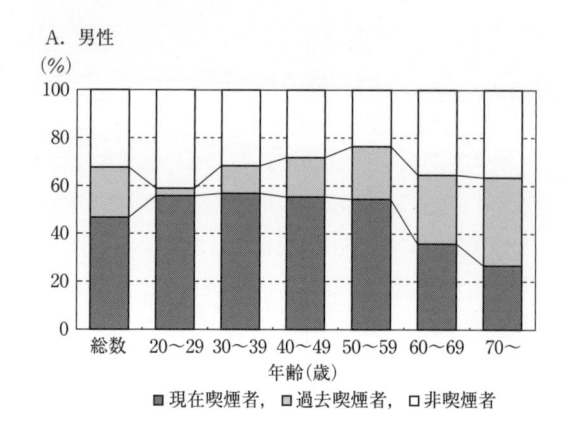

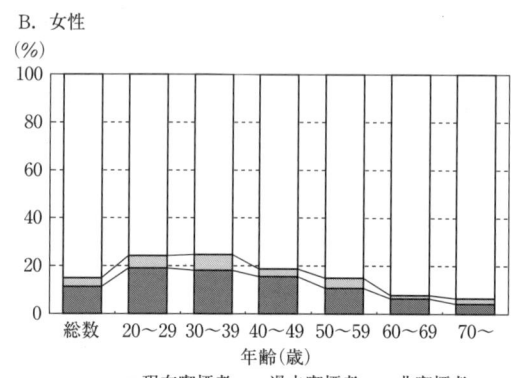

B. 女性

図1　2003年喫煙の状況
資料：厚生労働省「国民健康・栄養調査」

年齢効果，コホート効果，ピリオド効果を分けて分析するための解析手法が開発されているが，完全にこれらの効果を分けることは実際には不可能である．

このようにいずれの研究手法にも一長一短があり完璧な研究はありえない．また，成人期以降の加齢が生活習慣の獲得，維持，変化のどの段階に関連するのかについても定かではない．そのため，成人～老年期を対象にして年齢と生活習慣の獲得，維持，変化を検討した日本人でのコホート研究はほとんどない．本項では，健康に関連した喫煙，飲酒，肥満，運動の4つの生活習慣を例に，政府の行っている調査の結果について検討する．

a. 喫煙習慣
1) 喫煙習慣の横断調査

厚生労働省「国民健康・栄養調査」とは，健康増進法に基づき，「国民の身体の状況，栄養素等摂取量及び生活習慣の状況を明らかにし，国民の健康の増進の総合的な推進を図るための基礎資料を得ること」を目的に，毎年11月に無作為抽出された約20,000人を対象に，栄養摂取状況，生活習慣，体格，血液指標，運動量などを調査するものである．

2003年「国民健康・栄養調査」によると，現在習慣的に喫煙している者（現在喫煙者）の頻度は，男性で47%，女性では11%であった（図1A，B）．男性では，現在喫煙者の頻度は30～39歳が最大で，その後年齢階級とともに低下した（図1A）．喫煙習慣が一度でもある

表1　生活習慣病と年齢についての研究手法

研究デザイン	横断研究	出生コホート分析	コホート研究
概要	ある一時点での生活習慣を調査して分析する	一定の時期に生まれた集団を経時的に観察し分析する	特定の集団の一人ひとりの生活習慣の変化を経時的に調査し分析する
実行のしやすさ	易	中間	難
長所	代表性のある大規模な集団にも比較的容易に実行可能	コホート研究よりも実行が容易である．年齢効果とコホート効果を区別できる	年齢効果とコホート効果を区別できる．生活習慣に関連するさまざまな要因についても検討可能
短所	年齢効果とコホート効果の区別がつかない	各個人の生活習慣の変化については不明	ピリオド効果と疾患・体調の変化など別の要因との区別が困難

と現在喫煙者または過去喫煙者に分類されるため，非喫煙者の頻度は30歳代より年齢とともに低下し，50歳代で最低であった．しかし，60歳代・70歳代の非喫煙者の頻度は30〜50歳代に比べて高かった．これは60歳代以上の世代と30〜50歳代では非喫煙率に違いがあるというコホート効果の可能性に加えて，60歳以上まで生存する確率が喫煙者と非喫煙者とで異なっていることなどが考えられる．これは女性の非喫煙者の年齢階級別の違いについても同様である．女性の喫煙率は20歳代が最も高く，年齢が上がるにつれて減少するが，これについても現在の若者世代の女性に喫煙習慣が多いというコホート効果なのか，あるいは喫煙者が早世するリスクが高いためなのか，これだけでは判別できない．

2）喫煙習慣の出生コホート分析

日本たばこ産業は1965年以降「全国たばこ喫煙者率調査」を毎年実施し，喫煙率を調査している．2005年「全国たばこ喫煙者率調査」によると男性の喫煙率は30歳代で55％と最も高く，女性の喫煙率は20歳代と30歳代で21％と最も高かった．

2005年と10年前，20年前，30年前，40年前のデータから作成した出生コホートごとの喫煙率の推移を図2A，Bに示す．男性ではどの出生コホートでも年齢が上がるにつれて喫煙率は低下した（図2A）．女性では喫煙率は年齢

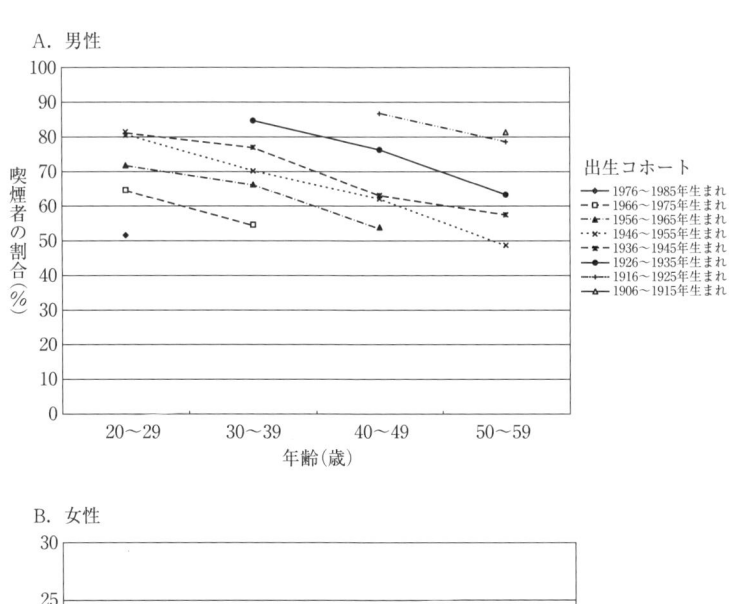

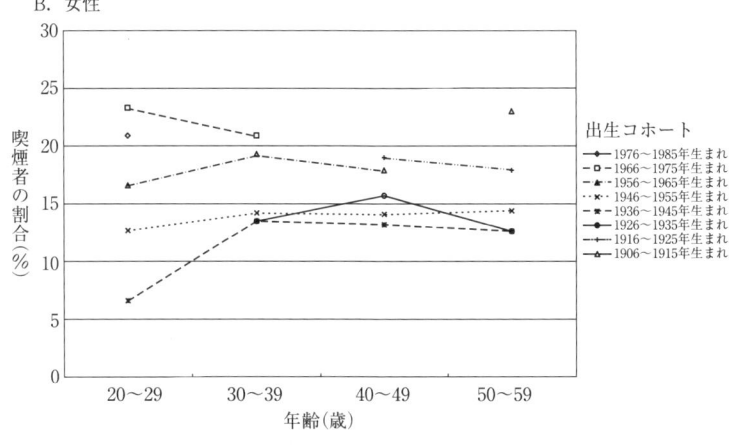

図2 喫煙者の割合の推移
資料：日本たばこ産業「全国たばこ喫煙者率調査」

でほぼ横ばいであった（図2B）．男性の喫煙率は若い出生コホートほど低かった．女性では20歳代，30歳代の喫煙率は若い出生コホートほど高く，50歳代の喫煙率は若いコホートほど低かった．

b. 飲酒習慣

2003年「国民健康・栄養調査」による飲酒の状況を年齢階級別に検討した（図3A，B）．ここでは「国民健康・栄養調査」での定義に合わせて，多量飲酒者を「飲酒日1日あたりの飲酒量が5合以上」または「飲酒日1日あたりの飲酒量が4合以上5合未満で，飲酒の頻度が週5日以上」または「飲酒日1日あたりの飲酒量が3合以上4合未満で，飲酒の頻度が毎日」のいずれかに該当する者とし，少量～中等量飲酒者を多量飲酒者以外の現在飲酒している者とした．

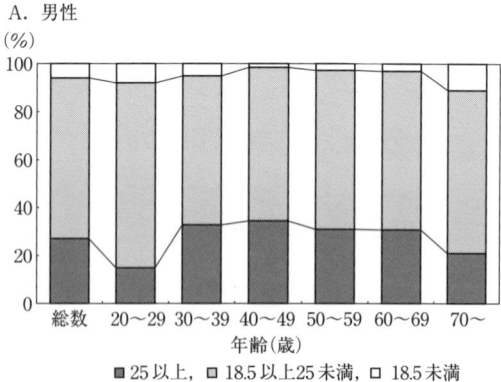

図3Aの男性では，多量飲酒者と少量～中等量飲酒者を合わせた飲酒者の頻度は20歳代から徐々に増加し50歳代をピークに減少に転じる．

男性の多量飲酒者の頻度は30歳代が最も高く，それ以上の年代では年代が上がるごとに徐々に低下している．多量飲酒者のピークの30歳代は，飲酒者全体や少量～中等量飲酒者の頻度のピークである50歳代と一致していなかった．多量飲酒者と少量～中等量飲酒者では関連する要因が異なる可能性が考えられた．

図3Bの女性では若い年代ほど飲酒者の頻度が高かった．一方，女性の多量飲酒者のピークは男性と同じ30歳代であった．

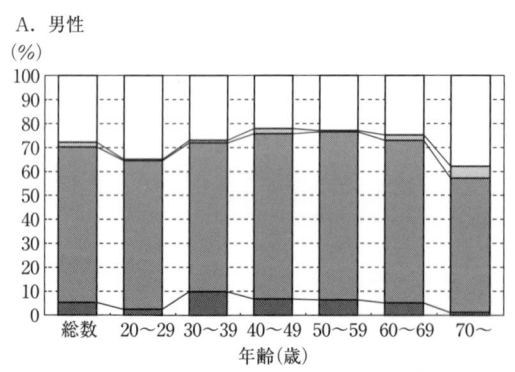

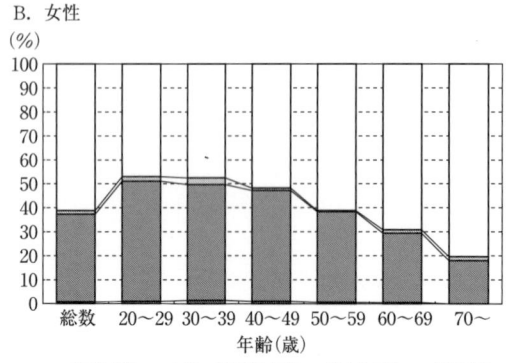

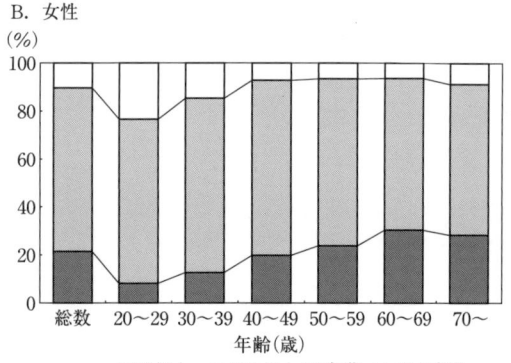

図3 2003年飲酒の状況
資料：厚生労働省「国民健康・栄養調査」

図4 2003年BMIの状況
資料：厚生労働省「国民健康・栄養調査」

c. 肥　満

1) 肥満・やせの横断調査

2003年「国民健康・栄養調査」によると，30～60歳代男性，60歳代女性の3割以上にbody mass index（体重（kg）を身長（m）の2乗で除したもの：BMI）25以上の肥満がみられた（図4A，B）．男性では，20歳代では肥満の頻度は15%だが，30歳代で33%と倍以上に増加し，40歳代で34%に達する（図4A）．70歳以上の男性では肥満の頻度は21%であり，高齢になると肥満の頻度が低下した．BMI 18.5未満のやせの頻度は，男性では20歳代と70歳以上でそれぞれ8%，11%と高く，40歳代で2%と最も低かった．

女性の肥満の頻度は60歳代まで年齢とともに高くなった（図4B）．20歳代では肥満の頻度は8%にすぎないが，10歳上がるごとに約5%ずつコンスタントに増加し，60歳代で30%であった．女性のやせの頻度は，20歳代で23%と最も高く，60歳代までは年齢階級が上がるほど低下し，60歳代で6%に達する．

2) 肥満の出生コホート分析

次に2003年「国民健康・栄養調査」，1993年および1983年「国民栄養調査」の結果から，肥満の頻度について図5A，Bに示した．

男性の肥満の頻度は，30歳代，40歳代，50歳代，60歳代では，若い出生コホートほど増加していた．男性の同一出生コホート内では肥

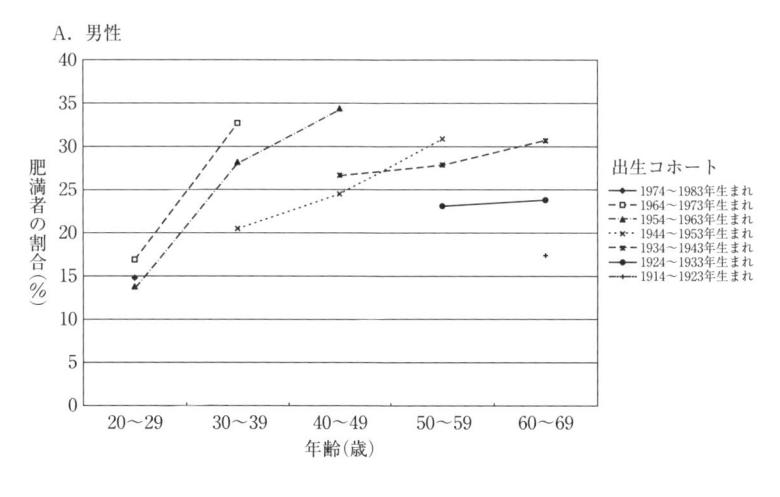

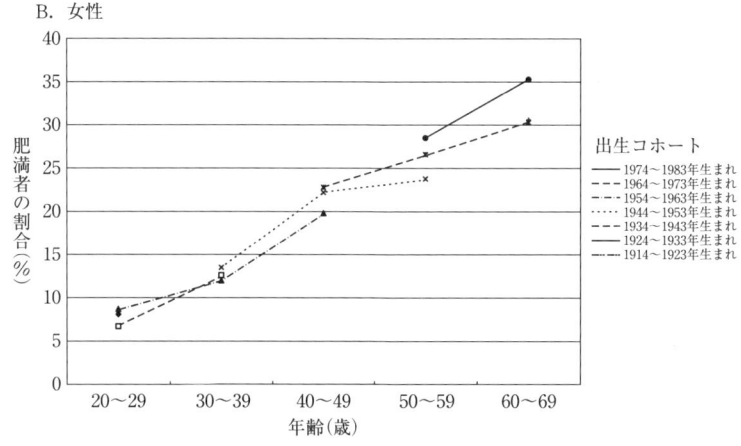

図5　肥満者の割合の推移
資料：厚生労働省「国民健康・栄養調査」

A. 男性

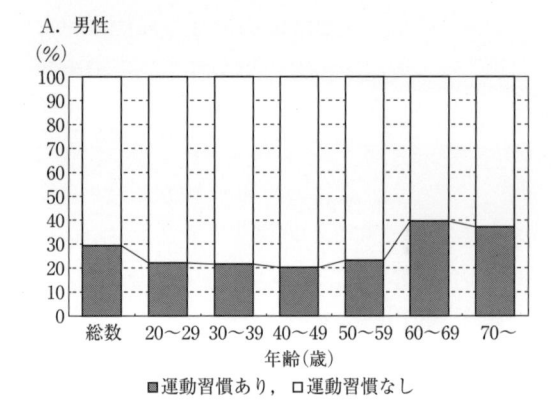

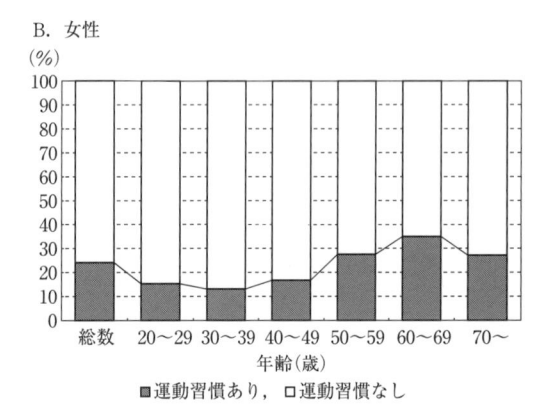

B. 女性

図6 2003年運動習慣のある者の割合
資料：厚生労働省「国民健康・栄養調査」

満の頻度は年齢とともに増加していた．たとえば，1954～1963年生まれでは，20歳代では肥満の頻度は14%であったのが，30歳代には28%になり，40歳代になると34%に増加している．横断調査では40歳代が肥満の頻度のピークであったが，経時的にみると60歳代まで年齢とともに肥満の頻度は増加している．若い世代ほど肥満が増加するというコホート効果とともに，年齢とともに肥満が増加するという年齢効果も認められた．

女性の肥満の頻度のコホート効果を検討すると，20歳代，30歳代ではほぼ横ばいであったが，40歳代，50歳代では若いコホートほど低下していた（図5B）．女性では男性に比べると世代間の差，すなわちコホート効果が小さかった．女性の同一出生コホート内で肥満の頻度

の変化を検討すると，どのコホートでも年齢が上がるほど増加していた．これは横断調査とも一致した結果であり，女性も年齢効果により肥満の頻度が増加した．

d. 運動習慣

1) 運動習慣の横断調査

2003年「国民健康・栄養調査」によると，運動習慣のある者（1回30分以上の運動を週2日以上実施し，1年以上継続している者）の頻度は，男女とも60歳代で最も高く，それぞれ60%，65%であった．運動習慣のある者の頻度が最も低いのは男性では40歳代の20%，女性では30歳代の13%であった（図6A，B）．

2) 運動習慣の出生コホート分析

2003年「国民健康・栄養調査」，1993年および1983年「国民栄養調査」の結果から，運動習慣のある者の頻度を出生コホート別に図7A，Bに示した．男女とも60歳代においては，より若い出生コホートで運動習慣をもつ者の頻度が高いというコホート効果がみられた．同一コホート内でみると，男女で運動習慣の年齢効果が異なった．男性では30～40歳代で運動習慣のある者の頻度が最も低下し，その後年齢が高くなるにつれて運動習慣の頻度は増加していた．一方，女性では，運動習慣のある者の頻度は30歳代で最も低くなり，その後増加していた．

以上，健康に関連した喫煙，飲酒，肥満，運動の4つの生活習慣を例に，紹介した．年齢効果は生活習慣によって異なった．年齢が上がるにつれて，男性の喫煙率は減少し，男女の肥満は増加した．多量飲酒者は30歳代がピーク，少量～中等量飲酒者は男性では50歳代，女性では20歳代がピークであった．運動習慣は男性では30～40歳代，女性では30歳代で最も低くなり，その後年齢とともに増加した．また，

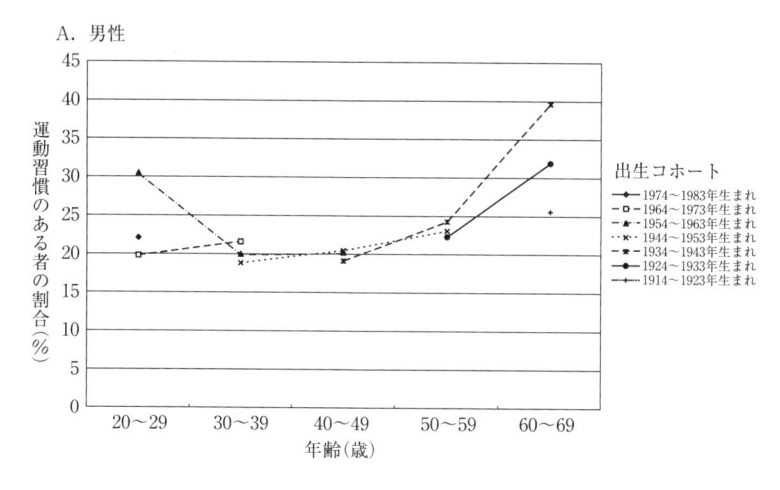

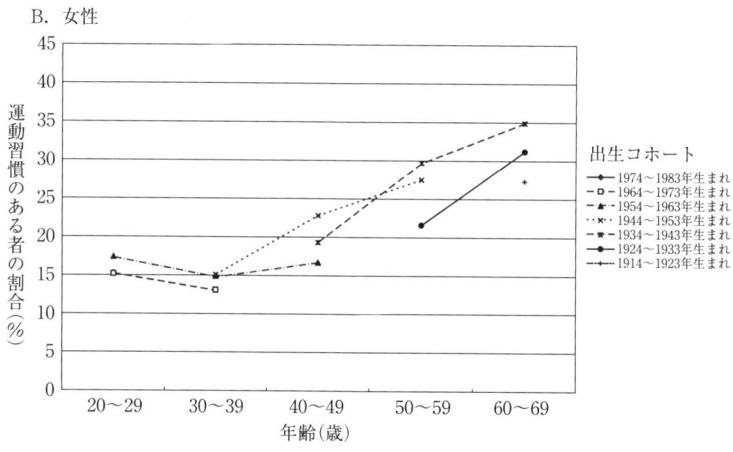

図7 運動習慣のある者の割合の推移
資料：厚生労働省「国民健康・栄養調査」

喫煙，肥満，運動習慣にはコホート効果もみられた．

これらの調査から年齢が生活習慣に関連していることは明らかとなったが，生活習慣の獲得，維持，変化のどの段階に関連しているのか，そのメカニズムには不明な点も多い．今後の研究が期待されるところである．

［大森　芳，辻　一郎］

13.12 年齢と生活習慣病

A. 幼小児〜青年・成人

 小児の生活習慣病が問題とされるようになったのは,ちょうど東京オリンピックが開催された1964年の高度経済成長の始まるころからである.その20年後には小児肥満は2倍に,現在では文部科学省の報告では3倍にまで増加している.心血管病の予防の立場からいえば,当初は成人病予防と呼ばれたなかで三大危険因子として高脂血症,高血圧,喫煙が中心であった.その後,1996年以降は生活習慣病という言葉に変わり,それを構成する3要件として生活習慣,環境,遺伝があげられ,都市化した社会生活における人為的な暮らし方のなかにおける早期予防の概念が盛り込まれた.そして現在は,心血管病による死亡率の増加の主因として過栄養と運動不足を背景とする内臓脂肪蓄積とメタボリックシンドロームの重要さが,WHOをはじめ全世界的に認識されるようになった.

a. 成人病から生活習慣病へ

 昭和30年代の初めごろ,当時のわが国の主要死因をなす脳卒中・がん・心臓病とこれに関連する疾患を含めて,積極的な予防策を行うようにとの考えから総称されたものであった.しかし,この成人病のスローガンも時代が過ぎてみると,どうも有効に予防効果を発揮できていないことから,見直しされ生活習慣病という新たな概念を盛り込んだ呼称に代わったわけである.その1つの理由に成人病という言葉では,人間は年を経ればいたしかたない病であるというあきらめ感としてのイメージが定着しすぎたとの指摘もあった.これは裏を返せば,人生早

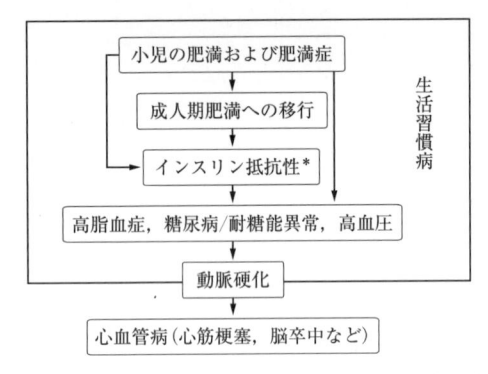

図1 小児肥満から始まる生活習慣病と動脈硬化を基盤とする心血管病の進展

期からの正しいライフスタイルの確立,予防が重要視されねばならないことを意味した.その2は,成人病の成立要件は,遺伝,環境,そして生活習慣の3つから構成され生活習慣の具体的な内容は,食習慣,運動習慣,休養,喫煙,飲酒など成人病の発症・進行にかかわっており,今日のわが国においては成長期からおのおのの年代における正しいライフスタイルの確立を促されねばならない状況にあることが強く盛り込まれた.

 がんを別にすれば,脳卒中と心臓病は循環器疾患であり,動脈硬化という病理学的背景を共有しており図1に示すような生活習慣病と動脈硬化の関係の上流に肥満や小児のライフスタイルが位置するのである.

b. 小児の動脈硬化と生活習慣病の歴史

 生活習慣病は小児期から始まるものであるという概念は,どこから由来したのであろうか.これには,アメリカにおける死因の第1位である心臓病の発症進展の解明と予防,すなわち動脈硬化の病理学と疫学研究のエビデンスが大き

な役割を担っていた．実はEnosらの報告[1]した，20世紀半ばの朝鮮戦争で亡くなった平均年齢22歳の若いアメリカ兵士に行われた剖検の成績は，はなはだショッキングなものであり，生前何の症状もないのに冠動脈病変を有する者が77％にも及んだのである．このような病変が突然出現するのも不自然であり，このため時の小児科医はアメリカの子どもたちがきわめて深刻な事態にあることを認識させられることになった．Holmanは，動脈硬化は小児期における栄養学的問題であることを最初に提唱したとされる．しかし，そこでは具体的にどのような栄養障害であるのかについては直接触れられてはいないが，当時すでにその40年前からウサギにコレステロール負荷して粥状硬化を生じるなどの動物実験は知られており，アメリカにおける肉食が主食という栄養問題について暗黙の了解として読み取ることができる．その後Keysらの7か国研究のような成人と小児における大規模な横断的研究において，全脂肪や飽和脂肪を多くとる母集団においては総コレステロール（TC）やLDLコレステロール（LDLC）の平均値が高く，これらは冠動脈疾患の罹病率が高いことと相関することが示された．

動脈硬化の初期病変は，小児期に始まるという仮説は，Pathobiological Determinants of Atherosclerosis in Youth（PDAY）Study[2]やBogalusa Heart Studyなど現在もなお進行中の研究により，20世紀末にようやく証明されることになる．図2は1990年JP Strongらによって発表された成績であるが，不慮の事故や自殺で死亡した男子における死体血中の血清脂質リポ蛋白（小児でも死後血と生前血との関係では中性脂肪（TG），VLDLCはまったく異なるが，TC，LDLC，HDLCは生前血と検査値は一致し死体死後血にて代用できることが報告されている）および喫煙の指標としての血清チオサイアネート濃度と動脈硬化の進展度との相

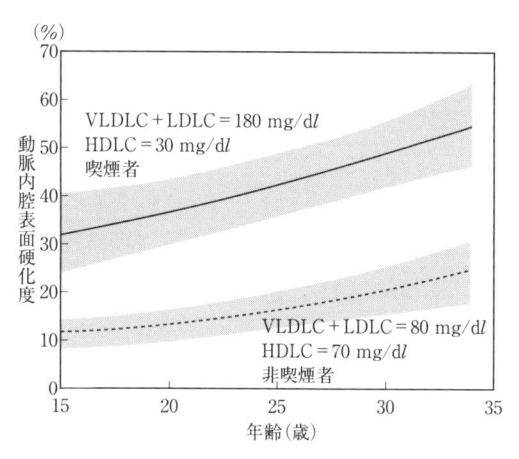

図2 危険因子の有無と小児，若年者における動脈硬化の進展の比較（Strong JP, 1994）

関を検討したものである．対照的な二群間において，中央値のラインが示すようにリスクを有する群では，各年齢において約3倍のスピードで動脈硬化が進展していく経緯が示されている．

Bogalusa Heart Studyにおいてもコホート追跡中に事故などで死亡した小児における生前の高脂血症や高血圧の危険因子の存在と動脈硬化の加速との相関関係が，Newmanらから報告されているが，TC，LDLCと腹部大動脈における早期動脈硬化病変（SI）の進行との関係は，上述したPDAY Studyと同様であるが，冠動脈の脂肪線条の占める表面積はVLDLC濃度と正の相関を示し，また冠動脈の線維斑を示した者はそうでない者と比べ高血圧の傾向にあったという．

わが国でも田中健三のもと全国的な生後1か月から39歳までの小児・若年者動脈硬化症実態調査が行われた（1988年に報告書がまとめられた）[3]．その結果，日本人の小児でもコレステロールと動脈の脂肪線条の大きさとは正相関を示し，血圧と線維斑との相関も上述した研究と同じような成績が示された．その13年後に第2回の全国調査がなされたが，前回とまったく同じ手法で動脈硬化病変が比較検討され

た．これによると，男子では前回より有意に冠動脈における動脈硬化は進んでおり，若年者の心血管疾患の増加が推測されるというものであった．最近，スペインのバルセロナの若年者におけるPDAYと同じような不慮の事故や殺人などで死亡した男女65例における検討が報告されている．これもTCと左冠動脈の動脈硬化病変との間に正の相関が示された．

以上から，コレステロールや喫煙および高血圧という危険因子の存在により，動脈硬化の初期病変は小児期に始まるという仮説が，人種や国民の違いを越えて支持される結果となったのである．これらの因子はいずれも生活習慣と深くかかわりをもつものであり，小児の生活習慣病の持続は，動脈硬化を潜在的に進行させ成人期に動脈硬化症という臓器症状を発症させる可能性を示している．

c. 日本人小児の血清脂質の実態とその基準値

剖検による小児の動脈硬化病変の研究から，わが国でも小児の高脂血症について対策の必要性が示唆されるのであるが，一方，わが国小児の血清脂質に関する実態調査は昭和50年代以降，厚生省研究班をはじめとして各地で行われるようになった．その代表的な比較的規模の大きい報告に，林の東京都における小学生から大学生にかけた報告がある．これによると，小児のTCは，加齢により直線的には上昇しないこと，特に身長の伸びの著しい中学1，2年生では小学4年生と比べて10 mg/dl以上の低下がみられること，思春期以降女子のほうがTCは高く男女差があるといった特徴が確認された．

近年の日本人の小児の血清脂質レベルは世界的にはどのようなレベルにあるのかという比較研究もなされている．1981年に報告されたKnow your body (KYB) 運動による13歳男子の平均TC値の各国の小児の比較をみると欧米よりも日本人の小児はいまだ低いランクにあるようにみえるかもしれないが，その20年前と比べれば着実にTC値は上昇しており，さらに1980年の当時の文部省によるアメリカとの比較では，20歳以下の小児・若年者ではわが国のほうが平均値は高いという成績が示された．先に述べた動脈硬化の病理像が若年者で進行しているという所見と合わせて，若年者における冠動脈疾患の増加傾向を示唆するものと考えられる．

実は今日まで，児童生徒のわが国独自の小児の血清脂質基準値に関する大規模な検討はなされてこなかったのである．成人においては周知のように日本人における血清脂質調査研究班，日本動脈硬化学会からわが国独自の高脂血症判定基準が設けられている．小児版のNational Cholesterol Education Program (NCEP) による基準値が欧米では広く使われている[6]．しかし，人種や食習慣，生活様式の異なる場合や冠動脈疾患の罹病率の著しく異なる地域の基準値がわが国の小児のために適当であるとする根拠はどこにもない．

そこで，われわれはわが国小児について全国から小児生活習慣病健診（年間10万人以上が参加する）データの集まる予防医学事業中央会の協力を得て，現代の小児の血清脂質の分布を把握し，小児の基準値を検討することにした．対象は，1993年から1999年の7年間に全国19都府県にて小児の生活習慣病予防検診に参加した9歳から16歳の小児である．TC，HDLC，TGを測定し，朝食をとらなかったと申告した者についてはTG値を採用した．Friedewald式よりLDLCを算出した．各性別年齢群の各測定項目について，1999年の平均値とt-検定にて有意差のない年度を抽出して標本集団とし，標準的な統計解説書に基づくパーセンタイル値を求めた．その結果を表1に示した．TC値と冠動脈疾患死亡率との関係をみた有名なセブンカントリースタディでも示されているように，血清TCやLDLCは，1つの

カットポイントでは，その死亡率の差異を見分けることができず，グレイゾーンを設けた基準値の設定が必要となったのである．すなわち，集団の75thパーセンタイル値未満を正常，75th〜95thパーセンタイルを危険域，95thパーセンタイル以上を高値としたのである．現在，この値を参考に各地で生活習慣病予防健診が行われている．今後，わが国の子どもたちの将来における早期の動脈硬化予防の1つのわが国独自の指標でもあり，前方視的研究の出発点になるのである．

d. 肥満は食習慣と運動不足が主な原因

幼児期以降における肥満の成因と食事との関係は，わが国のような経済社会の発達した環境にあっては，なべて肥満化しやすい条件がそろっていると認識すべきであり，家族はことに強くこの気持ちをもち，幼児期からの肥満予防を徹底させる努力が必要である．ファーストフードやスナック菓子，清涼飲料水などの氾濫する加工食品，飽和脂肪酸と炭水化物の摂取過多の反面，牛乳，乳製品や野菜の摂取が少なく，また和食として象徴される魚類の摂取不足は，脂肪細胞のメカニズムからも肥満化しやすいのである．また，家庭での食育の場としての機会が有効に機能していないところの，家族で食事を

表1 日本人小児における血清脂質基準値（1993〜1996年について）

血清総コレステロール（mg/dl）	
acceptable	<190
borderline	190〜219
high	220≦
LDLコレステロール（mg/dl）	
acceptable	<110
borderline	110〜139
high	140≦
HDLコレステロール（mg/dl）	
acceptable	40≦
low	<40
中性脂肪（mg/dl）	
acceptable	<140
high	140≦

作る手伝いのなさ，夜型生活で朝食の欠食もあげられ，3食はきちっと食べ適度な間食が勧められる．家族団らんのなさを象徴する孤食も肥満化の要因になっている．子ども心を過度にあおるような食品の宣伝も企業サイドとしては注意を払ってもらいたいものである．

運動不足に関する調査として，日本学校保健会「平成12年度児童生徒の健康状態サーベイランス事業報告書」によると，学校での体育，授業間の遊び，部活動，学外での運動やスポーツなどをした1週間の総時間数を調査した結

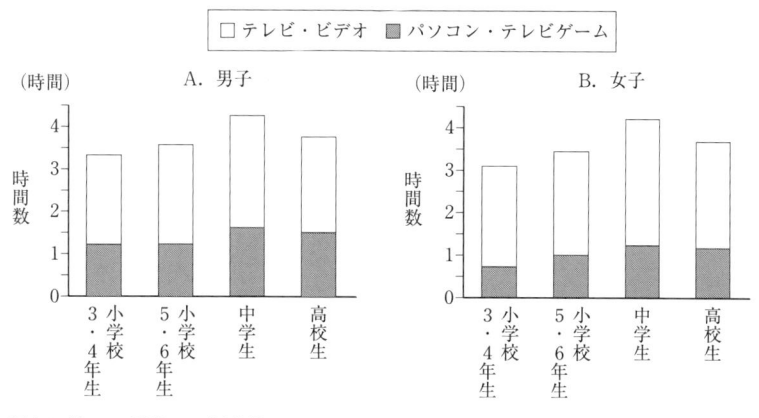

図3 調査日前日に学校から帰宅後テレビ・ビデオ・パソコン・テレビゲームで過ごした時間数（日本学校保健会：平成12年度児童生徒の健康状態サーベイランス事業報告書）

表2 小児肥満症の病的内容（小児肥満に伴う医学的異常）

肥満治療が特に必要となる医学的問題
　　高血圧
　　睡眠時無呼吸など肺換気障害
　　2型糖尿病，耐糖能障害（HbA$_{1c}$の異常な上昇）
　　腹囲増加または臍部CTで内臓脂肪蓄積

肥満と関連の深い代謝異常など
　　肝機能障害（ALTの異常値）
　　高インスリン血症
　　高コレステロール血症
　　高中性脂肪血症
　　低HDLコレステロール血症
　　黒色表皮症
　　高尿酸血症

参考項目：
身体的因子および生活面の問題（2項目以上の場合はB項目1項目と同等とする）
　　皮膚線条，股ズレなどの皮膚所見
　　肥満に起因する骨折や関節障害
　　月経異常（続発性無月経が1年半以上持続する）
　　体育の授業などに著しく障害となる走行，跳躍能力の低下
　　肥満に起因する不登校，いじめなど

果，10～12時間以下であったものが小学校3・4年生で男子60％，女子70％，小学5・6年生で男子55％，女子70％，中学生で男子50％，女子60％，高校生で男子50％，女子70％であった．この数字をみても，今の子どもたちの運動不足が明らかである．今の学齢期の子どもたちが体を動かさない大きな理由の1つにテレビやビデオをみたり，パソコンゲーム，インターネットといった室内遊びの時間が長いことがあげられる．図3は，日本学校保健会「平成12年度児童生徒の健康状態サーベイランス事業報告書」に基づいた学校から帰宅後テレビ・ビデオ・パソコン・テレビゲームで過ごした時間数を示した．これをみても今の児童生徒がいかに長い時間室内で遊んでいるのかがわかる．

e. 肥満は病気の原因になる

小児肥満症とは，肥満に伴う医学的な異常を指す言葉である．それを表2にまとめた．いかに多面的な異常が小児の肥満に伴うかがわかる．肥満に起因する生活習慣病は，インスリン抵抗性に進展し，高脂血症や糖尿病/耐糖能異常や高血圧がもたらされる（図1）．これらは動脈硬化という動脈の血管に病理学的変化を生じ，最終的には心筋梗塞や脳卒中などの心血管病がもたらされる．そして非常にやっかいなことには，肥満に伴う動脈硬化は，何の痛みもかゆくもなく無症状で進行し，ある日突然に心筋梗塞などの心血管病を発症するので，発見されたときに相当病状が進行してしまっていることが多い．突然死も珍しくはない．

f. 生活習慣病の新しい起源について
1) 胎児プログラミングと生活習慣病

近年，生活習慣病は胎児期にその素因が作られるという成人病胎児期発症説が唱えられ始めた．すなわち，妊娠末期に母体が低栄養にさらされ胎児が低体重で生まれると，BMI（Body Mass Index）が高いランクで推移し，大人になってから肥満や糖尿病や高血圧，虚血性冠動脈疾患などの生活習慣病の発症のリスクが高くなるという説で，最初の提唱者であるBarkerにちなんでBarker仮説と呼ばれる．Hofman PLらは，子宮内発育遅延の胎児は，4～10歳の思春期前までに満期産であれ早期産であれ，SFD不当軽量児はAFD適当体重児と比べインスリン感受性が有意に低く，2型糖尿病のリスクが高くなっていることを示した．

このような，胎児プログラミングの要因についても遺伝のみでなく，心血管病の一次予防として考えておかねばならない．

2) adiposity reboundと生活習慣病

5歳から6歳あたりの年齢にBMIの値が底辺となって後，増加に転じることが観察されるが，これをadiposity rebound（AR）という．

図4はColeのものである[11]. 多くの研究にて，ARが5歳未満の早期に出現する群と，ARがそれよりも遅れて出現する群とを比較すると，前者は成人にて肥満や2型糖尿病になるリスクが高いことが示されている．これらの多くの報告にもかかわらず，ARの早期の出現がどのようなメカニズムで，後世に肥満をもたらすのか，依然として不明のままである．はたして，早期ARでは急速に体脂肪蓄積を獲得することと関係するのかどうか．この点について，Taylor RWらは，二重エックス線吸収法を用いて体組成として体脂肪と除脂肪組織を測り，ARの前方視的研究を行ったのである．5歳では，体組成は類似していたが，9歳までに，早期ARを示す女児は，ARの遅発を示す女児よりも，有意に身長は高く（3.5%多く），体重は重く（14.4%），脂肪重量は重く（50%），体脂肪率は高かった（27%）．さらに，当初に差のなかったBMIも早期のARでは，9歳までに有意に高値で（18% vs.6%），体脂肪率も高かった（29% vs.11%）．毎年の体脂肪の獲得速度は，早期が遅発の2倍であった．毎年の除脂肪組織の獲得速度に両群間の有意差はなかった．すなわち，以上から，ARの早期にみられるBMIの変化は，除脂肪組織の変化によるものではなく，体脂肪の増加によって生じることを，初めて証明したのであった．このメカニズムについて，早期ARのほうが，身体活動量が少なかったとする報告もあるが，Taylorらは否定的であった．また，蛋白摂取とARとの相関を示す成績もあるが，肯定する成績は得られていない．ARの背景，成因については今後の課題である．　　　　　　　　　　［岡田知雄］

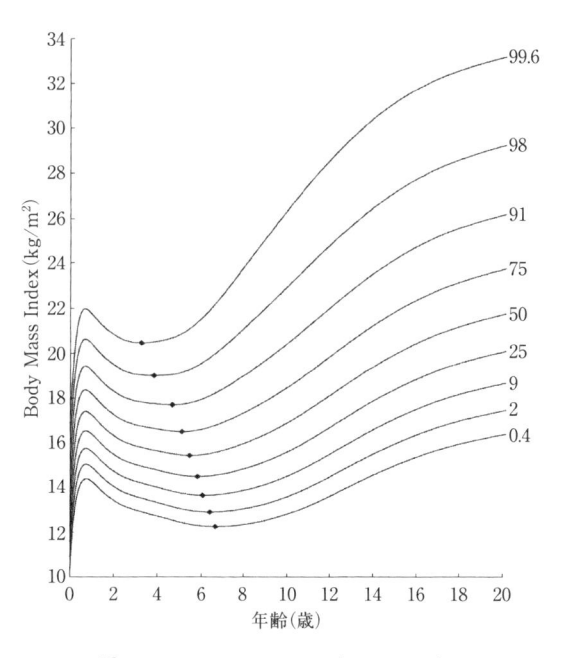

図4 adiposity rebound（Cole, 2004）[11]

■文献

1) Enos WF, Holmes RH, Beyer J : Coronary disease among United States soldiers killed in action in Korea. Preliminary report. JAMA 152 : 1090-1093, 1953.
2) PDAY Research Group : Relation of atherosclerosis in young men to serum lipoprotein cholesterol concentrations and smoking. A preliminary report from the Pathobiological Determinants of Atherosclerosis in Youth (PDAY) Research Group. JAMA 264 : 3018-3024, 1990.
3) Tanaka K, Masuda J, Imamura T, Sueishi K, Nakashima T, Sakurai I, Shozawa T, Hosoda Y, Yoshida Y, Nishiyama Y, et al : A nation-wide study of atherosclerosis in infants, children and young adults in Japan. Atherosclerosis 72(2-3) : 143-156, 1988.
4) Wynder E, Williams C, Laakso W, Levenstein M : Screening for risk factors for chronic disease in children from fifteen countries. Prev Med 10 : 121-132, 1981.
5) Sekimoto H, Goto Y, et al : Changes of serum total cholesterol and triglyceride levels in normal subjects in Japan in the past twenty years. Jpn Circl J 47 : 1351-1357, 1983.
6) National Cholesterol Education Program : Report of the expert panel on blood cholesterol levels in children and adolescents. Pediatrics 89 (suppl) : 525-584, 1992.
7) Okada T, Murata M, Yamauchi K, Harada K : New criteria of normal serum lipid levels in Japanese children : The nationwide study. Pediatr Int 44 : 596-601, 2002.
8) Asayama K, Ozeki T, Sugihara S, Ito K, Okada T, Tamai H, Takaya R, Hanaki K, Murata M : Criteria for medical intervention in obese chil-

dren : A new definition of 'obesity disease' in Japanese children. Pediatr Int 45 : 642-646, 2003.
9) 岡田知雄, 黒森由紀, 宮下理夫, 原田研介 : 小児の生活習慣病予防とは心血管病の primary prevention である. 日大医学雑誌 65(1) : 5-10.
10) 食育からみた小児生活習慣病の予防. 群馬県医師会雑誌 697 : 9-16, 2006.
11) Cole TJ : Children grow and horses race : Is the adiposity rebound a critical period for later obesity? BMC Pediatr 12(4) : 6, 2004.

B. 成人～老年

1. がん

　加齢とともに，死亡原因として悪性新生物（がん），心疾患，脳血管疾患，肺炎などが増加する．本格的な高齢社会を迎えた日本では，高齢者や超高齢者の患者が病院の外来で急激に増加している．また，がんの粗死亡率は加速してきている．しかし，年齢調整死亡率で比較してみると，日本のがんによる死亡は，アメリカよりも低率であり，年次推移は減少傾向にある．つまり，高齢人口の急激な増加のために，がんの粗死亡率が増加している．一方，老化には個人差が大きいことが特徴であり，また同一個体においても各臓器により老化の程度に差のあることも特徴である．老化は個人差が大きいと同時に，1個人の臓器でも老化の程度に差のあることから，高齢患者には状態に応じたきめこまやかな治療とケアが必要であることが強調されている．

　以下，老化とがん化を結びつけるものとしてテロメアを紹介し，高齢者では潜伏がんを含めると，担がん率がきわめて高いことと，いくつかの臓器原発のがんに関して年齢との関係を記述した．

a. 老化とがん化

　なぜ，加齢とともに急激にがんが発生してくるのであろうか．従来，漠然と生活習慣や日々の遺伝子変異の集積により40歳を過ぎ，一定の限界を超えると，がんが発生してくると考えられていた．しかし，この考え方では，悪性腫瘍を肉腫とがん腫に2分したときに，幼小児期の悪性腫瘍は，白血病を含めた肉腫の頻度が90％以上ときわめて高く，がん腫は低頻度で，反対に高齢者ではがん腫の頻度が約90％とき

わめて高頻度に発生してくることを説明できない．このため，加齢とともに，がんの発生が増加する原因は，現在のところ，テロメア機能不全，微小環境の変化やエピジェネティックな変化の蓄積などの相乗効果によると考えられている[1]．

染色体末端に存在するテロメアは，実験室における正常培養細胞では12 kbpであるが，細胞分裂を重ねるとともに短縮し，6 kbp程度まで短縮すると，「細胞老化」を迎え分裂を停止する．つまり，テロメアの短縮は培養細胞を$p53$に依存した経路で分裂停止に導く．何らかの原因によりさらに短縮したテロメアは，広範な染色体の癒合，架橋によるゲノムの不安定性を引き起こし，ひいてはクライシスに至る．しかし，この過程でテロメアの伸長酵素であるテロメレースが発現すれば，これらの細胞では，クライシスとテロメア短縮に起因する分裂停止（細胞老化）を回避することができる．これはがん化のごく初期の過程と考えられる[2]．老化とがん化に関して不可分に結びつけるテロメアではあるが，テロメアの伸長酵素であるテロメレース発現があっても正常組織やがん組織ではテロメアの短縮があり，特にがんでは高度に短縮している．正常組織のテロメア長の平均値は，百寿者でも培養細胞が細胞老化を迎える6 kbpよりもかなり長く[3,4]，また，テロメア長は個体，細胞，染色体単位で長さが大きく異なり，個人差が大といえる．このほか，微小環境の変化に関しては，間質の線維芽細胞は細胞老化に達すると前がん細胞に増殖刺激を与えることが知られている．

潰瘍性大腸炎，ピロリ菌による慢性胃炎や肝炎・肝硬変などの慢性炎症性疾患では，高度で持続的な上皮性細胞の破壊と再生があり，テロメアの加速した短縮が証明され，炎症の場は，がんの発生母地と考えられている．

b. 担がん率と潜伏がん

高齢者のがんの研究・診療は，老年医学と腫瘍医学の学際的領域にあるといえる．厚生労働省統計を用いて50歳代以降，5歳ごとの年齢群で3大死因を検討してみると，一般的に高齢者とされる60～64歳および65～69歳の群では，脳血管疾患と心疾患を併せた死亡数の約2倍ががんによるものである．さらに，85～89歳では，死因の第1位はがんであり，死因の第1位でなくなるのは90歳代からである[1]．つまり，高齢者，超高齢者といえども，がんは最も注目すべき疾患の1つであり，老年医学や老人科の専門医には悪性腫瘍の専門家であることが望まれる．

東京都老人医療センターにおける死亡患者のうちで剖検の行われた例の担がん率（がんを体内にもっている率で死因とは限らない）は，51％である（平均年齢は男女とも80歳）．ほぼ半数を占める男性では56％，女性では46％であった．胃，直腸を含む大腸，肺の順で高率であり，3者で50％を占める．以上は剖検時に肉眼的に検索し，かつ組織学的に確かめられた通常の剖検時の観察によるデータである．組織をすべて病理標本とし顕微鏡で観察する方法を用いた詳細な組織学的検索によるものではない．剖検例中90歳以上の555例の担がん率は43％であり，このうち男性185例の担がん率は48％，女性370例の担がん率は40％であった．100歳以上の37例の担がん率は30％であった．高齢者ではがんの発生が少ないといわれていることが，必ずしも正しくないことがわかると同時に，超高齢では死亡時に担がん率がやや低い．

一方，生前，臨床の場で発見されたがんとは別に，死後剖検などにより初めて気づかれたがんを潜伏（潜在）がんという．潜伏がんを考慮すると担がん率は非常に高いものとなる．たとえば，日本人男性の前立腺の潜伏がんの頻度は，80歳以上では50％以上と報告されてい

る．つまり，組織をすべて病理標本とするような詳細な検討を行えば，高齢者ではきわめて高頻度な担がん率が予想できる．すでに述べた3大死因の解析を併せて考えると，超高齢では担がん状態であっても脳血管疾患や心疾患など他の死因で死亡していることが多いと推測される．これは男性に限ったことではなく，高齢女性では高頻度に潜伏乳がんが存在する．われわれの研究グループは，非乳がん患者の解剖例の乳腺を13年間にわたり検索している．1992年から年間約100例の女性の剖検例の乳腺全体を全割法で検索しているが，6.4%に生前気づかれていない潜伏乳がんが観察されている．これらのがんは死亡の数年から十数年前からもっていたものである．従来，閉経後には日本人の乳がんは減少するか，もしくは増加がなかった．しかし，最近では閉経後の日本人乳がんの爆発的ともいうべき増加があり憂慮されている．われわれの潜伏がんの検索結果では，1992年ごろの検索初期では，4%前後の頻度であったが，最近では7%前後の頻度となり，今後の高齢者乳がんの高度の増加が予想できる．死亡率と発生率が欧米の1/2ないし1/3である日本の乳がんではあるが，今後，急激な発生頻度の増加が予想されるデータである．現在までの検索では，60歳から109歳までの5世代に関して世代別の検討では頻度に大差がなかった[1]．以上から乳がん検診や，高齢者の診療，介護の現場では，高齢者では7%というきわめて高率でがんが乳腺内にあることを知っている必要がある．これらのがんはヒトの生命を奪う段階ではなく，多くの患者では浸潤することなく乳管内にとどまっている．さらに，甲状腺においても，乳頭がんの微小潜伏がんの頻度は25%とされている．微小乳頭がんの組織・細胞像は大型の甲状腺がんと変わるところがなく，小型のまま潜伏する原因に関して興味がもたれている．以上から，高齢者は体内に微小ながんをもっていても，心疾患，脳血管疾患，肺炎などの他の疾患で亡くなっていることになる．

c. 年齢により予後の異なるがん
1）胃がん（分化型がんと未分化型がん）

日本人に発生するがんのうちで，死因の第1位は肺がんである．しかし，発生頻度は胃がんがやはり最も高い．また，胃がんは発生母地の異なる2種類からなる．1つは，本来の胃粘膜から発生する未分化型がんであり，他方は胃の粘膜がピロリ菌感染などを原因とする萎縮性胃炎に基づく腸粘膜類似に変化した粘膜から発生する分化型がんである．この両者の間には，発生部位，肉眼型，転移形式，多発の頻度などに異なる点が多い[5]．胃がん患者の3つの年齢群（40歳未満，65〜69歳，85歳以上）に関して，発生した早期がんの組織像の比較によると，分化型の頻度は，年齢群の若い順に，10，80，97%であり，未分化型の頻度は90，20，3%であった．また，進行がんでは分化型は，4，34，50%であり，反対に未分化型は96，66，50%であった[6]．以上から高齢者の胃がんは，早期ではほぼ分化型だが進行とともに未分化型が増加する．しかし，40歳未満では，進行度にかかわらず未分化型がほぼすべてを占めている．これは，高齢者では分化型で発生し，進行するにつれて未分化型の成分が優勢になるか，未分化型の進行が速いことを示唆している．

実際の診療面からは，分化型の早期胃がん，特に粘膜内に限局したがんでは，内視鏡的切除術やレーザー焼灼術などの局所治療により，治癒が可能である．つまり，高齢者では粘膜内がんであれば，ごく小数の未分化型を除いて，内視鏡的切除術やレーザー焼灼術により治癒することができる．なお，各年代の胃がんの組織型の比較から，65歳以上では，胃の組織型に関しては，すでに超高齢者のがんの組織像に近いことがわかる．しかし，今後はピロリ菌の感染率の低下やピロリ菌感染に対する治療により，以上のがんの発生パターンの変化が予想されて

2) 高齢者では転移の少ない乳がん

高齢者の乳がんは，閉経期前の乳がんと自然史が異なるものがある．従来から高齢者乳がんでは粘液がんが高率であることが知られていた．さらに，85歳以上ではさらに高率で，16%（閉経期前の乳がんでは3%）であった．また，アポクリンがんも11%ときわめて高率であった（閉経期前0.3%）[7]．粘液がんは転移が少なく比較的予後の良好なことが知られている．また，アポクリンがんの予後については十分なデータはないが，筆者らの経験では予後の良好なことが推定される（反論も多い）．つまり，超高齢者では予後の比較的良好な乳がんの発生が増加することになる．また，ホルモンレセプターに関しては，アンドロゲンレセプターの陽性率が高齢者では43%と，閉経期前（10%）に比して高頻度であり，プロゲステロンレセプターは38%が陽性（閉経期前では75%）で，反対に低頻度である．

3) 高齢者では比較的予後良好な大腸がん

加齢とともに大腸がんの発生部位は右側に移動する．つまり，盲腸，上行結腸，横行結腸に発生するがんが増加する．また，粘液がんと低分化腺がんの頻度が増加し，多発がんが増加する[8,9]．80歳以上の高齢女性では特異的な臨床病理像を呈する髄様がんの頻度が増加する．この腫瘍は低分化腺がんの2/3を占め，hMLH1蛋白の発現の減弱，hMLH1プロモーター領域のメチレーション，マイクロサテライトの不安定性を示す．このがんはリンパ節転移の頻度が低く，比較的予後が良好である．

4) 高齢者では予後の悪い甲状腺がん

甲状腺の大部分を占める乳頭がんは日本では特に女性に好発し，95%が女性に発生する．若年者よりも高齢者では明らかに予後が悪く，このがんによって死亡するのは，40歳以降にがんが明らかになった例が大部分である．

d. がん罹患の予防と高齢者がんの治療

がんの予防はがんになることを防ぐこと（一次予防）と，がんの早期発見による早期治療が考えられる．一次予防としては，禁煙が最も簡単な方法である．潰瘍性大腸炎や慢性肝炎などの慢性炎症性疾患の早期治療も重要である．がんの早期発見，早期治療に関しては，検診の受診率の向上と充実が考えられる．たとえば，乳がんの検診率では欧米では80%を超える国がある．しかし，日本では10%であり大きな差がある．また，がんに罹患する危険因子をもつグループを抽出し，効率的な検診を行うことが考えられている．

治療に関しては超高齢者のがんでは，超高齢者のがんの自然史を知ることにより，進行の遅いがんに対しては，攻撃的治療を行わないことが，最善の治療であることがある[10]．

老化とがん化を結びつけるテロメアとその機能不全を紹介した．本格的な高齢社会である日本では，世代別に90歳未満までは，がんが死因の1位を占める．潜伏がんを含めると，高齢者では担がん率はきわめて高く，高齢者や超高齢者に発生するがんの自然史に関する研究は，高齢患者のがんの治療の適正化のために重要である．高齢者や超高齢者に発生するがんのなかには，予後が比較的良好であったり，治療が容易であるがんが存在する．

［田久保海誉，新井冨生］

■文献

1) 田久保海誉，本間尚子，新井冨生ほか：高齢者の癌の疫学と病理．ジェロントロジー ニューホライズン 16：284-287，2004．
2) 田久保海誉，本間尚子，仲村賢一ほか：テロメア，テロメラーゼと発癌．細胞 37：143-147，2005．
3) Takubo K, Izumiyama-Shimomura N, Honma N, et al：Telomere lengths are characteristic in each human individual. Exp Gerontol 37：523-531, 2002.
4) Nakamura K-I, Izumiyama-Shimomura N, Sawabe M, et al：Comparative analysis of

telomere lengths and erosion with age in human epidermis and lingual epithelium. J Invest Dermatol 119：1014-1019, 2002.
5) 新井冨生，笠原一郎，沢辺元司ほか：高齢者消化管癌の病理学的特徴とその分子機構．細胞 37：148-151, 2005.
6) Inoshita N, Yanagisawa A, Arai T, et al：Pathological characteristics of gastric carcinomas in the very old. Jpn J Cancer Ress 89：1087-1092, 1998.
7) Honma N, Sakamoto G, Akiyama F, et al：Breast carcinoma in woman over the age of 85：distinct histological pattern and androgen, oestrogen, and progesterone receptor status. Histopathology 42：120-127, 2003.
8) Arai T, Takubo K, Sawabe M, et al：Pathologic characteristics of colorectal cancer in the elderly：A retrospective study of 947 surgical cases. J Clin Gastroenterol 31：67-72, 2000.
9) Arai T, Esaki Y, Sawabe M, et al：Hypermethylation of the hMLH1 promoter with absent hMLH1 expression in medullary-type poorly differentiated colorectal adenocarcinoma in the elderly. Mod Pathol 17：172-179, 2004.
10) 北川知行：高齢者のがん治療と天寿がん思想．Geriat Med 42：1573-1576, 2004.

2. 心臓病

a. 加齢に伴う心臓の変化

「人は血管とともに老いる」といわれるが，生涯にわたり拍動し続ける心臓にも，加齢に伴う変化が認められる．弁膜症や心筋梗塞，心肥大などの病的心を除外した，"生理的老化心"を若年者の心臓と比較すると，明瞭な変化が認められる．すなわち高齢者の心臓では，心房拡大，心室容積の減少，弁輪の拡大，弁尖の肥厚が四大特徴として認められる．さらに，加齢に伴う機能的変化としては，心拍数の減少，血圧の上昇，心拍出量の低下，血管抵抗の増大，不整脈の頻度上昇，潜在的心機能低下などが知られている．

b. 加齢と高血圧

血圧は心拍出量（1回拍出量×心拍数），末梢血管抵抗および循環血液量により規定され，自律神経系や循環ホルモンなど多くの神経・体液性因子により調節されている．成人における高血圧の基準は，健診や医療機関で測定された血圧では収縮期血圧 140 mmHg 以上あるいは/および拡張期血圧 90 mmHg 以上，家庭血圧測定ではそれぞれ 135 mmHg 以上あるいは/および拡張期血圧 85 mmHg 以上である．健常人の生理的老化においては収縮期血圧は加齢とともに上昇するが，拡張期血圧は 50 歳代後半から低下がみられる．その結果，脈圧（収縮期血圧－拡張期血圧）の増大が加齢とともに進行する．わが国の統計によると 65 歳以上の高齢者では約 60％ が高血圧の基準を満たしており，受診率も全疾患中，第 1 位となっている．

c. 生活習慣病とは

「生活習慣病」は，生活習慣と関連して生じる疾病の総称であり，また，生活習慣の改善によって予防できるものや治療できる疾病をすべて指す．したがって，特定の疾患のみを指すも

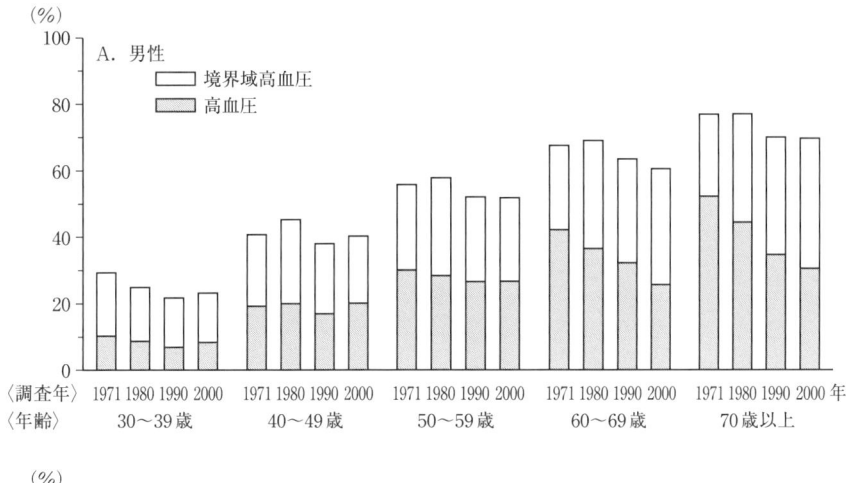

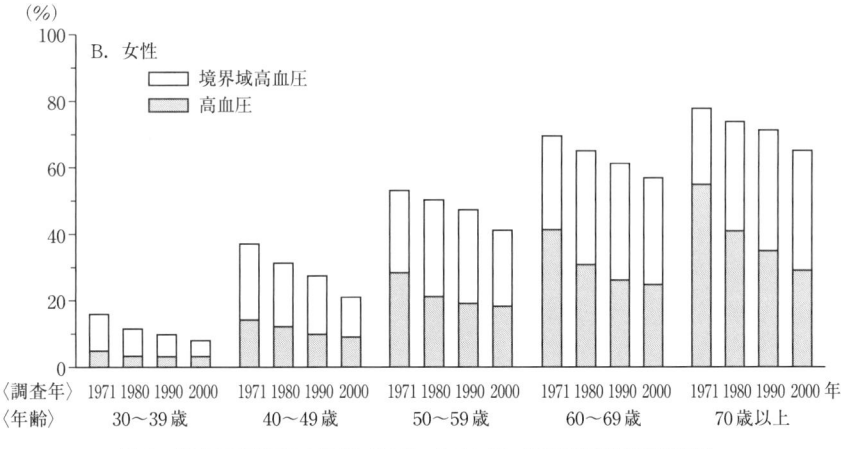

図1 高血圧有病率の推移（1971〜2000年，循環器疾患基礎調査）

のではないが，生活習慣と密接に関連している点からすると，内臓肥満を中核とするメタボリックシンドローム（MS），およびその構成要素である高血圧，高脂血症，高血糖・糖尿病，脳卒中，虚血性心疾患，心臓病，アルコール関連疾患，タバコ関連疾患などがその代表といえる．

d. わが国における循環器関連生活習慣病
1) 高血圧

高血圧患者は日本において現在約3500万人に達するとされ，国民の4人に1人が高血圧に罹患していることになる．高血圧は代表的な生活習慣病の1つであり，また，加齢に伴い増加する特徴がある．血圧水準が高いほど，脳卒中および心臓病の罹患率・死亡率が高いことが，多くの疫学的調査により明らかにされている．厚生労働省の循環器疾患基礎調査による高血圧有病率の推移を図1に示した．それによると，1971〜1990年調査にかけてはいずれの年齢群においても男女とも高血圧頻度の減少傾向が認められ，これには1987年（1日11.7g）までの食塩摂取量の減少と優れた降圧薬の導入の関与が推察される．1990〜2000年調査にかけては30歳代と40歳代男性では高血圧頻度が逆に増加しており，50歳代男性では不変であった．この原因の詳細は明らかではないが，一時減少した食塩摂取量の外食習慣の浸透などによる再増加や肥満者の増加などが考えられる．その後，食塩摂取量は再び減少に転じたが1987年

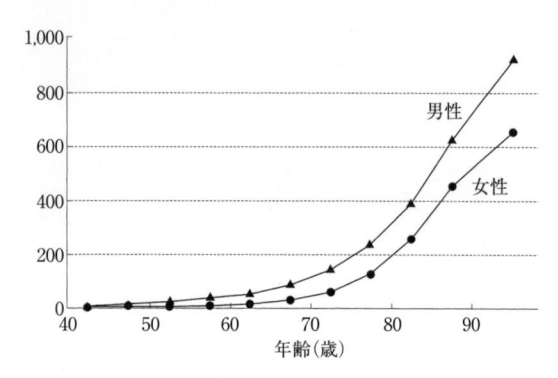

図2 わが国の性，年齢別の急性心筋梗塞死亡率（対人口10万人）（2000年）
70歳を超えると男女とも急性心筋梗塞による死亡率が急激に増加している．

のレベルに減少したのは2001年（11.5g）である．最新の2004年の食塩摂取量は10.7gと健康日本21の目標値1日10g未満，日本高血圧学会の治療ガイドライン2004年度版（JSH 2004）の目標値1日6g未満より依然として高い．

2）虚血性心疾患

わが国における虚血性心疾患による死亡率は先進国のなかではきわめて低いとされている．しかし，わが国においても1975年以後，虚血性心疾患による死亡数は増加しており，原因として食生活を含めた生活習慣の欧米化と人口の高齢化が考えられている．実際，2000年のわが国の性，年齢別の急性心筋梗塞死亡率（対人口10万人）をみると，70歳を超えると男女とも急激に増加している（図2）．今後人口の高齢化がさらに進むと，虚血性心疾患死亡率が増加し続けることが予想される．

3）糖尿病

日本では最近50年間で糖尿病の頻度が約50倍に急激に増加している．これは生活習慣の欧米化に伴う食習慣における脂肪摂取比率の急増，車の保有数の増加に象徴される運動不足，これらの総和による内臓肥満・メタボリックシンドローム（インスリン抵抗性増大）の急増が大きく関与すると考えられる．

2002年度の厚生労働省の糖尿病実態調査では，糖尿病が強く疑われる人が740万人，糖尿病の可能性が否定できない人が880万人で，これらを併せると1620万人と，日本人の6人に1人が糖尿病である可能性を報告した．年代別の検討では50～59歳で20%，60～69歳で30%，70歳以上で40%弱が糖尿病の可能性があることになる．糖尿病は動脈硬化による大血管障害の重要な危険因子であることが知られている．Japan Diabetic Complication Study（JDCS）グループの調査によると，虚血性心疾患の発症が1,000人・年あたり8.8人であり，脳卒中の発症が1,000人・年あたり7.9人である．糖尿病患者を720万人とすると，少なくとも年間63,000人が虚血性心疾患を，年間57,000人が脳卒中を発症していることになる．

e. 生活習慣病と関連の強い疾患・病態
1）高血圧性心疾患

高血圧は，別名サイレントキラーと呼ばれている．それは高血圧そのものでは無症状のことがほとんどであるが，放置しておくと脳，心臓，腎臓，血管をはじめとする重要な臓器に致死的なあるいはQOLを大きく阻害する重大な障害をもたらすからである．高血圧の心臓への直接的な影響は，圧負荷（左心室にかかる血圧の負荷）による左室心筋の肥大と心筋間質，特に小動脈周囲の線維化進展である．その成因には，圧負荷による心筋および血管壁のレニン・アンジオテンシン・アルドステロン（RAA）系の活性増大，高血圧の成因や病態と密接に関連する，神経体液性因子（交感神経・カテコールアミン系や循環血中RAA系の活性亢進）の変化が寄与している．圧負荷に対する心臓の初期の変化は，求心性リモデリング，求心性肥大（心室壁が肥厚し内腔はむしろ狭小化する）であり，それによって圧負荷に対する代償機能（左室拡張機能は低下するが収縮機能は保たれる）を果たすが，長期間の不適切な圧負荷が続

くと，やがて収縮機能も拡張機能も障害されて，心室腔は拡張（前述した左室肥大・間質線維化と合わせ心筋・冠血管リモデリングという）して心不全を発症してくる．同リモデリングには圧負荷増大と神経体液性因子を介する酸化ストレスの増大が大きく寄与するとされる．

さらに，高血圧患者では，心肥大とともに冠動脈疾患を生じやすく，高血圧の程度が重症になるに従って，冠動脈疾患を合併する頻度が増してくる．高血圧患者で冠動脈疾患を生じやすくなる機序として，前述した心筋リモデリングに伴う心筋酸素需要の増大（相対的心筋虚血），冠小動脈周囲の線維化と内膜・中膜肥厚・内皮依存性冠血管拡張反応の障害に起因する冠拡張予備能の低下，冠動脈のアテローム硬化，不安定なプラークの形成などが関与していると考えられている．

2) 冠動脈疾患

何らかの原因によって，心筋への酸素（血液）供給がその需要を満たせずに心筋虚血が生じ，急性ないし慢性の心筋障害を呈するものを虚血性心疾患という．虚血性心疾患の多くは，冠動脈硬化を基盤として発症することから冠動脈疾患とも呼ばれる．冠動脈疾患はその病態の違いから種々の病型に分類される（表1）．

冠動脈疾患の発症・進展には高血圧，高脂血症，耐糖能異常，肥満，喫煙やストレスなど多くの冠危険因子が複合的に関与している．冠危険因子の多くは，生活習慣と密接に関連しており，冠動脈疾患自体も生活習慣病の1つといえる．

心筋梗塞とは冠動脈病変により心筋が高度の虚血にさらされ，不可逆的な心筋壊死をきたす状態をいう．近年，急性心筋梗塞と不安定狭心症，虚血性心臓突然死には，比較的狭窄度の軽い冠動脈における不安定プラークの破綻→血栓形成→冠閉塞といった一連の共通した病態のあることが明らかとなり，これらは急性冠症候群という概念で総称されている．

典型的な急性心筋梗塞では，突然発症し数十分以上持続する，絞めつけられるような前胸部痛を訴える．胸痛は胸骨の裏あるいは左前胸部を中心とした，1点では示せない広がりをもった異常として感じられることが多い．一方，胸痛をごく軽度かまったく感じずに発症する心筋梗塞もあり，無痛性心筋梗塞と呼ばれる．無痛性心筋梗塞（無症候性心筋虚血）は高齢者や糖尿病患者に起こりやすく，この際には，めまい，失神，呼吸困難感，嘔気・嘔吐など非典型的症状を呈することが少なくなく注意を要する．

急性心筋梗塞の致命率は35～50％と高く，死亡例の8割以上が発症後2時間以内の死亡であり，その2/3が院外死であるとの報告もある．本症は心電図などで発症早期に正しく診断され，coronary care unit（CCU）に収容のうえ，薬物療法，再灌流療法，補助循環などを適切に行うことで，救命のみならず社会復帰も可能な疾患である．現在，CCUを有する施設では本症の院内死亡率は10％以下となっている．

3) 慢性心不全

心不全とは，高血圧性心疾患，冠動脈疾患，弁膜症，心筋症などあらゆる器質的心疾患が至

表1 冠動脈疾患の分類

Ⅰ．狭心症：冠動脈の器質的あるいは機能的狭窄により血流が悪くなることにより虚血状態に陥る．しかし，一過性であり回復する場合．
 1．発作の誘引からみた分類
  1) 労作性狭心症
  2) 安静時狭心症
 2．症状の経過観察からみた分類
  1) 安定狭心症
  2) 不安定狭心症

Ⅱ．心筋梗塞：不安定なアテロームプラークの破綻によって血管内腔に血栓が生じ，血流が途絶えて虚血状態に陥る．しかも持続することで心筋が壊死を起こす場合．

※急性冠症候群とは急性心筋梗塞症と不安定狭心症の病態を表す総称である．

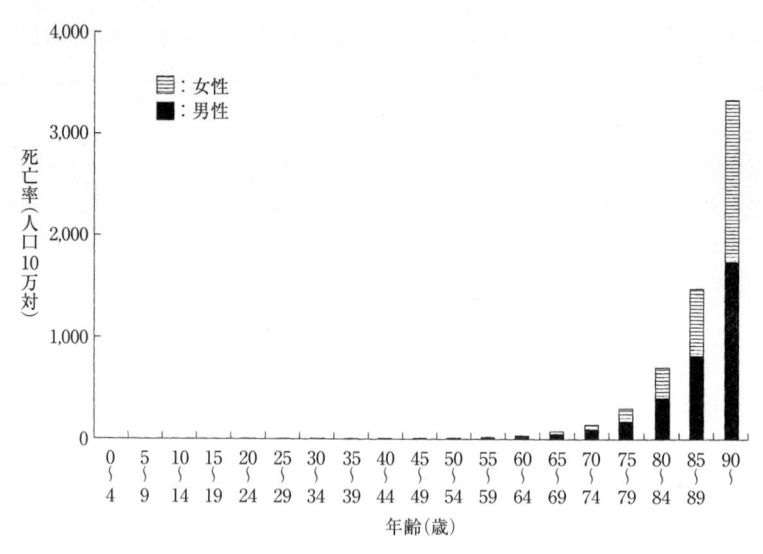

図3 人口動態統計によるわが国の心疾患の死亡率
（年齢・男女別にみた心不全死亡率）（1999年）

る末期像である．すなわち，「慢性の心筋障害により心臓のポンプ機能が低下し，末梢主要臓器の酸素需要量に見合うだけの血液量を拍出できない状態であり，肺または体静脈系にうっ血をきたし生活機能に障害を生じた病態（症候群）」である．ポンプ機能の低下とうっ血を基にして，全身倦怠感，易疲労感，労作時呼吸困難，発作性夜間呼吸困難，夜間多尿，浮腫，食欲不振などさまざまな症状が現れる．

慢性心不全は高齢者に頻度の高い疾患である．拡張型心筋症や先天性心疾患などの一部の疾患を除き，心不全による死亡率は高齢になるにつれて指数関数的に増加する（図3）．高齢者慢性心不全の基礎心疾患として重要なものに高血圧性心疾患，冠動脈疾患，弁膜症があげられる．高血圧性心疾患，冠動脈疾患はすでに述べたように，生活習慣病の代表的疾患であり，慢性心不全の発症予防および治療にも，生活習慣の是正が重要であるのはいうまでもない．

弁膜症に関しては，近年リウマチ性弁膜症は減少しているが，高齢化に伴い弁変性や石灰化による弁膜症が増加しており，高齢者心不全の重要な成因となっている．

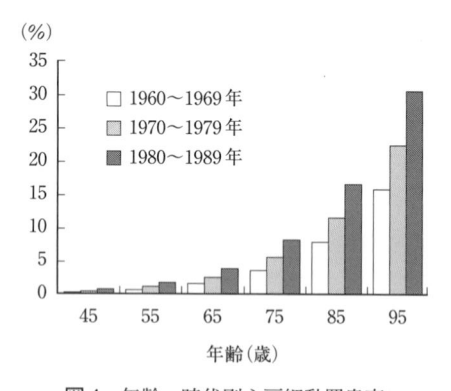

図4 年齢・時代別心房細動罹患率

また，心房細動は加齢に伴い発症率が増加するため，社会の高齢化に伴い罹患人口は増加を続けている（図4）．心房細動による頻脈および心房収縮の欠如などにより心不全が誘発もしくは増悪することが知られているが，心不全患者が経過中にしばしば心房細動を合併するとされている．

すでに述べたように心不全とは，あらゆる心疾患の末期像といえるが，冠動脈疾患や弁膜症のなかにはカテーテル治療や手術により劇的に改善しうるものがある．また，近年，慢性心不全の病態解明が進展するとともに薬物療法も進

歩し，降圧薬にも分類される，アンジオテンシン変換酵素阻害薬やアンジオテンシン受容体拮抗薬，β遮断薬による心不全の予後改善効果の明確なエビデンスが示されている．

［高橋文彦，菊池健次郎］

3. 脳卒中

a. 成人病から生活習慣病へ

生活習慣病は，かつて成人病と呼ばれていた．成人病の呼称は，本来は老人病と呼んだほうが好発年齢などの実態に即していたが，老人の呼称がもつマイナスイメージを避けて幅広い年齢を意味する成人病になった．さらに1996年に国民の間に広く浸透した成人病を生活習慣病に改めたことについて厚生労働省は以下のように述べている[1]．

「成人病は慢性の経過をもち，発症前の長い無症状期と発症後も急性増悪と回復のサイクルの繰り返しを経て，しだいに生理的諸機能が失われていくことなどに特徴づけられる．したがって，3大成人病を中心とする疾病対策については，治療のみならず，生活習慣の改善や病気あるいは危険因子の早期発見・早期治療によって病気を予防することがきわめて重要であり，さらに病気になった場合でも，病状の進行や機能回復によって社会復帰することが重要である．一方，成人病の治療は，高度の技術と設備を要することが多く，専門家の育成及び病診連携，救急医療体制などが必要である．このため，健診を中心としたいわゆる成人病予防対策が講じられてきた．

これまで生活習慣の変化や成人病予防対策の成果などにより，胃がん，子宮がん，脳出血などは発生，死亡とも減少してきたが，逆に，糖尿病などのように患者数や医療費とも他の主要疾病と比べて大きく増加している疾病があり，新たな健康問題となりつつある．（略）

このように，従来の成人病対策とは視点を変えた新たな取り組みが求められている状況の中で，平成8年，公衆衛生審議会成人病難病対策部会において，厚生大臣に対して「生活習慣に着目した疾病対策の基本的方向性について」が意見具申された．この意見具申の中で，従来，加齢に着目して使われてきた「成人病」という

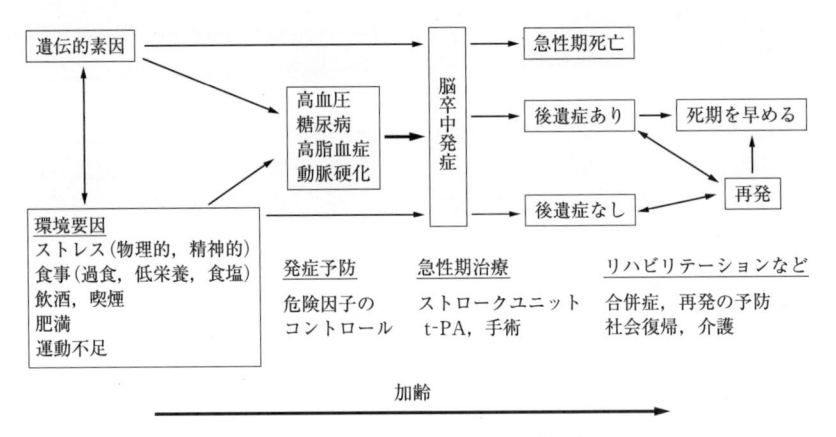

図1 脳卒中発症に至る要因とその後の状況

概念を生活習慣という観点から捉え直して「生活習慣病」という概念を導入するとともに，今後は疾病そのものの予防（一次予防）対策をより一層推進すべきことが指摘されている．」

この内容をまとめると以下のように考えられる．

生活習慣病には，肥満症，高脂血症，糖尿病，高血圧，がん，脳卒中，心臓病，肝臓病，骨粗鬆症などが含まれるが，成人病の時代には生活習慣病のなかでも最終的な出来事で健康被害の大きい脳卒中，がん，心臓病などに注目してその対策を行ってきた．生活習慣病が強調される時代に至り，同じ生活習慣病でも脳卒中の危険因子である肥満症，高脂血症，糖尿病，高血圧をコントロールすることで脳卒中発症を減らす一次予防に予防戦略の力点が移ってきている．脳卒中の発症を抑えて健康被害を最小限に食い止める予防対策は，脳卒中は発症急性期の治療に限界があり重大な後遺症を抱えやすい疾患であることから，より本質的で効果的な対策といえよう．脳卒中発症における生活習慣，生活習慣病の関係と脳卒中の転帰，それぞれのステージにかかわる対策を，加齢という時間経過を入れて整理すると図1のようになる．

b. 脳卒中の健康被害と予防

脳卒中は発症によって直接死に至らしめるばかりでなく，障害をもたらす最大の原因疾患として知られている．人口動態統計によると1954年から1980年までの期間，脳卒中は日本人の死亡原因の第1位であり，成人病の時代には脳卒中は健康被害の最も大きな疾患として存在していた．現在でも死亡原因の第3位の疾患である．脳卒中の健康被害は，発症後の死亡ばかりでなく，重大な後遺症を残しやすく，発症を契機として日常生活動作を低下させることにも及ぶ．脳卒中は長期にわたる生活習慣の積み重ねの後に発症するために，年齢に依存して高齢者に好発し，日本の総人口の減少が始まっても，人口の高齢化とともに発症数は増大する．脳卒中は，介護を必要とする後遺症を残す最大の疾患として知られている．2004年国民生活基礎調査によると，介護を要するものの26%は脳卒中が原因と考えられ，とりわけ男性の障害者の41%は脳卒中が原因となっていた（表1）．40〜64歳までの年齢階級の障害者の57%，65歳以上の老人のなかでも若い年齢での障害の多くは脳卒中が原因となっていて，介護度5の寝たきり状態の人の45%は脳卒中が原因であるなど重度の障害者が多いことがわかる．このように脳卒中がもたらす健康被害は，他の疾患に比して格段に大きい．

脳卒中に対する一次予防から三次予防までの対応は，図1の左下に示す．脳卒中発症を予防

表1 性，年齢階級，要介護度別にみた介護が必要となった主な原因別要介護者の割合(%)
(平成16年国民生活基礎調査)

	脳卒中	老衰	骨折	認知症	関節疾患
総　　数	25.7	16.3	10.8	10.7	10.6
性					
男　性	41.3	11.7	5.5	6.6	5.0
女　性	18.1	18.5	13.4	12.6	13.4
年齢					
40〜64歳	57.0	—	3.7	1.3	12.9
65〜69	42.7	1.5	4.7	6.3	11.8
70〜74	37.6	4.0	5.8	6.4	13.4
75〜79	29.2	7.0	10.9	8.6	12.7
80〜84	22.2	14.6	12.7	12.6	12.0
85〜89	16.0	26.5	12.7	13.6	8.1
90歳以上	12.4	38.5	14.0	14.5	5.5
(再掲)					
65歳以上	23.9	17.2	11.2	11.2	10.5
介護度					
要支援者	11.8	22.2	10.5	3.3	17.5
要介護者	29.1	14.9	10.9	12.5	8.9
要介護1	21.9	16.7	13.1	7.0	14.3
要介護2	29.6	16.0	10.3	12.1	6.4
要介護3	33.6	13.3	11.9	18.6	3.7
要介護4	36.4	14.7	7.3	18.9	5.6
要介護5	44.5	7.6	5.5	21.7	2.1

する（一次予防）ためには，先行する生活習慣病をコントロールすることに尽きる．その対策の中心は職場や地域での環境要因に対する介入である．さらに発症急性期（二次予防）にはストロークユニットが予後を改善し[2]，脳梗塞に対する血栓溶解療法[3] (t-PA)，脳動脈瘤破裂に対する外科療法[4] が重要であり，リハビリテーション（三次予防）は急性期から開始され，長期的な日常生活動作の改善，脳卒中再発予防，社会復帰を目指す医療である．医療以外の介護支援の仕組みも不可欠である．これら一連の関係はすべて加齢という時間的変化の上に乗って脳卒中のリスクと発症が増大，予後が増悪する方向に変化する．加齢は脳卒中発症における最も強力な危険因子である．

c. 脳卒中の発症率，死亡率，有病率などの年齢とのかかわり

2003年の人口動態統計では日本の年間総死亡者101.5万人のなかで脳血管疾患によるものが13.2万人（13％）を占めている．筆者らが行った2005年から2030年までの脳卒中推計 (http://www.stroke-project.com/) では，脳卒中は2005年の時点で，全国で27.4万人が新規に発症し，272.7万人が脳卒中の既往歴をもちながら生活していると思われる．加齢とともに生理的範囲内の変化として知力，体力ともに低下するが，脳卒中は突然発症してその後遺症によって日常生活動作を著しく低下させる特徴をもつ疾患であることから，脳卒中発症後に何らかの介護を必要とする人は161.7万人に達していると推測される．2005年から日本の総人口は高齢化しながら減少し始めている．そのなかで脳卒中の発症者数，有病者数，要介護者数は人口の高齢化の影響を受けながら変化する．脳卒中発症率は高齢になるに従い高くなることから，発症者数は日本人人口の減少にかかわらず高齢化に伴い増大して，2030年に35.1万に達する．高齢発症では致命率も上昇するために有病者数のピークは2020年の287.7万人である．高齢者のほうが要介護者になりやすいため，要介護者数のピークは有病者数のピークから5年後の2025年の177.5万人であると推測される．

d. 脳卒中発症の年齢的特長

この推計の基礎となった脳卒中の発症率を示す（表2）．脳卒中発症率は，80歳代までは男女とも高齢になるに従い上昇して，90歳以上ではやや低下する．病型別にみると脳出血と脳梗塞では，全脳卒中と同様に80歳代にピークをもつが，くも膜下出血では男性では60歳代，女性では70歳代での発症率が最も高い．90歳代以上で脳卒中発症率が80歳代より低いのは，高齢者では脳卒中症状の訴えに乏しく医療機関

表2 秋田県の脳卒中発症率(/100,000)初回発症

年齢	男性				女性			
	出血	梗塞	SAH	全体	出血	梗塞	SAH	全体
0	0.3	0.4	0.3	1.0	0.8	0.8	0.0	1.5
10	1.1	0.5	0.6	2.1	1.3	0.6	0.3	2.1
20	2.4	1.6	3.1	7.1	1.6	1.1	1.1	3.9
30	10.6	7.3	10.6	28.4	2.2	3.7	8.4	14.3
40	41.7	34.9	27.8	104.5	16.3	15.0	26.3	57.6
50	119.2	151.4	40.3	310.8	51.2	49.0	45.8	146.1
60	161.6	363.9	44.9	570.3	84.1	156.1	62.1	302.3
70	172.1	644.4	30.9	847.4	145.2	410.9	80.4	636.4
80	207.4	811.3	30.2	1,048.9	165.1	581.9	67.2	814.2
≧90	170.9	561.7	24.4	757.0	156.1	522.0	78.0	756.1

SAH:くも膜下出血.

表3 秋田県の初回発症脳卒中の1年以内死亡率(%)

年齢	男性				女性			
	出血	梗塞	SAH	全体	出血	梗塞	SAH	全体
0	0.0	0.0	50.0	11.1	14.3	0.0	0.0	7.7
10	5.0	0.0	0.0	3.3	5.0	0.0	0.0	3.2
20	17.4	0.0	25.0	14.5	6.3	10.5	5.3	7.4
30	19.9	1.7	19.8	14.9	6.3	7.4	12.6	10.0
40	19.7	4.1	23.9	15.2	12.0	6.3	16.5	12.6
50	17.7	5.0	24.9	12.4	12.5	4.6	21.2	12.5
60	19.2	8.5	34.6	13.5	14.9	8.5	30.1	14.9
70	30.8	17.0	55.6	21.3	23.8	15.7	43.4	21.3
80	47.3	33.5	75.0	37.1	40.8	32.6	70.2	37.5
≧90	75.0	59.7	71.4	63.2	59.7	47.3	97.1	53.1

SAH:くも膜下出血.

への受診の機会が劣り登録漏れが多くなる可能性がある.さらに,平均寿命をはるかに超える人たちは健康に恵まれた人であり,脳卒中を起しにくいこともあると考えられる.病型,年齢ごとに男女の発症率を比較すると脳出血,脳梗塞では男性の発症率が女性より高く,くも膜下出血では女性のほうが高い.全脳卒中の発症率(各病型の和)は,20歳代以上のすべての年齢で男性が高くなる.

e. 脳卒中発症後の生命予後と年齢

脳卒中発症から1年以内の死亡に関して,年齢・病型・性別に解析した(表3).発症後死亡は60歳代までは男女とも十数%であり,70歳代では21%,80歳代では37%であり,90歳代以上では半数以上が死亡していた.したがって,脳卒中後の死亡は70歳代からは高齢になるほど確実に死亡しやすくなるが,脳卒中発症率と異なり死亡率の男女差は目立たない.人口の高齢化が促進して,高齢者のなかでも75歳以上の高齢者が増大すると,高齢による発症者数の増加があっても,死亡率が高くなり脳卒中発症者の平均余命が著しく短縮して有病者数の減少が起きる.この現象は,c項で示したホームページのなかで,高齢化を先取りした秋田県などの脳卒中発症者数と有病者数の予測で確認できる.

f. 脳卒中の危険因子

健診データとその後の脳卒中発症情報を利用して,年齢(10歳階級),血圧(6段階の血圧区分),糖尿病(あり,なし),血清総コレステロール(160 mg/dl 未満,160~199 mg/dl,200~239 mg/dl,240~279 mg/dl,280 mg/dl 以上),酒(飲まない,1合以下/日,1~2合,2合を超える),たばこ(吸わない,10本/日,11~20本,21本以上),肥満度(やせ過ぎ(BMIで18.5未満),標準(18.5~25),やや肥満(25~30),肥満(30以上)),性(1:男性,2:女性)についてCox回帰分析を行い脳卒中発症のハザード比(相対危険)を求めた(表4).ここで示すように脳卒中発症の危険因子はさまざまであり,そのなかに高齢者に多い,男性に多いなど,コントロールできない危険因子と血圧,喫煙習慣などコントロールできる危険因子が存在する.脳卒中と性・年齢の関係は表2でも詳細に示した.

コントロール可能な危険因子のなかで,血圧は強力な危険因子であることがわかる.血圧区分に注目すると高血圧でなくても,至適血圧に比べて正常血圧では1.8倍,正常高値血圧では2.3倍脳卒中を発症しやすい.このように血圧

表4 脳卒中の危険因子—Cox 回帰分析

項目と区分	ハザード比	95%信頼限界		有意確率
年齢				
10歳区分	1.730	1.669	1.793	0.000
血圧区分				
至適血圧	1			0.000
正常血圧	1.766	1.451	2.149	0.000
正常高値血圧	2.283	1.894	2.750	0.000
軽症高血圧	3.315	2.781	3.952	0.000
中等症高血圧	4.616	3.819	5.580	0.000
重症高血圧	7.579	6.098	9.420	0.000
肥満度(BMI)				
やせすぎ	0.881	0.715	1.086	0.881
標準	1			0.002
やや肥満	1.102	1.004	1.209	0.042
肥満	1.413	1.147	1.741	0.001
総コレステロール				
160mg/dl未満	1.291	1.137	1.465	0.000
160〜199	1			0.001
200〜239	1.070	0.972	1.179	0.168
240〜279	0.994	0.862	1.146	0.936
280mg/dl以上	1.241	0.945	1.629	0.120
飲酒				
飲まない	1			0.638
1合以下	1.102	0.547	2.218	0.786
1〜2合	1.002	0.495	2.031	0.995
2合を超える	1.089	0.508	2.336	0.826
喫煙				
吸わない	1			0.000
10本/日以下	1.223	0.998	1.501	0.053
11〜20本/日	1.476	1.270	1.715	0.000
21本/日以上	1.503	1.156	1.955	0.002
糖尿病				
なし	1			
あり	1.224	1.003	1.495	0.047
性				
男性	1			
女性	0.757	0.690	0.829	0.000

値の上昇とともに直線的に脳卒中の発症危険が増すことから，脳卒中予防のために血圧は低ければ低いほどよいと思われる．ここでは示さないが，脳梗塞でも至適血圧が最も発症しにくく，低すぎる血圧では発症危険が増す，いわゆるJカーブは観察されなかった．血圧が正常範囲の群においても発症危険が大きく異なることは，脳卒中予防戦略として健診による早期発見を介して高血圧症に介入するハイリスクアプローチのみでは不十分で，集団全体の血圧値を下げるポピュレーションアプローチが不可欠であることを示唆している．

肥満，喫煙習慣，糖尿病は脳卒中発症の危険因子として検出されたが，そのハザード比は小さく，血圧値には及ばない．さらに脂質代謝に関係する血清総コレステロールは160〜199 mg/dlの群に比してコレステロール値の低い群で発症危険が大きくなり，さらに有意ではないが280 mg/dl以上でも大きくなる両肩上がりのハザード比を示した．これを病型別に解析したところ，出血性脳卒中では160 mg/dl未満の低コレステロールが有意の危険因子となり，虚血性脳卒中では，280 mg/dl以上で1.4倍（95%信頼限界：0.977, 2.046）のハザード比を示した．

脳卒中は現在においても日本人に最大の健康被害を与えている疾患であり，高齢化に伴い発症数や介護を必要とする人も増大することが予測される．脳卒中発症の予防は公衆衛生の立場から最優先課題であり，先行する生活習慣病のコントロール，とりわけ血圧値を低下させる手段で効果ある予防が可能であることも示した．

最近，メタボリックシンドローム[6]が動脈硬化性疾患の危険因子として注目され，国やマスコミもその用語の普及と予防対策に大きな力を使っている．メタボリックシンドロームに対する介入を経て脳卒中発症が低下する部分があることは否定しないが，腹部肥満を診断の必須条件にして，脳卒中で最も有力な危険因子である血圧値の重みを耐糖能異常や脂質代謝異常と並列において，喫煙の評価がない診断基準に照らすと，脳卒中発症の重大な危険があってもそれを検出できない場合もまれではないことが，ここで示した脳卒中危険因子の解析結果から危惧される．超高齢社会は確実にやってくる．その

なかで生活習慣が主たる原因となる脳卒中の特徴と健康被害を確実に予測して，集団の血圧低下を目指す予防対策を立てることが国民の健康被害を回避するための最優先課題であることを最後に強調する． 　　　　　　　　　［鈴木一夫］

■ 文献
1) 国民衛生の動向．厚生の指標 44：116-117，1997．
2) 脳卒中治療ガイドライン 2004，pp 14-15，協和企画，東京，2004．
3) 脳卒中治療ガイドライン 2004，pp 34-35，協和企画，東京，2004．
4) 脳卒中治療ガイドライン 2004，pp 151-154，協和企画，東京，2004．
5) 高血圧治療ガイドライン 2004，pp 10-11，ライフサイエンス出版，東京，2004．
6) 岡内幸義，船橋　徹：メタボリックシンドロームの診断基準．医学のあゆみ 217：43-46，2006．

4. 糖尿病

糖尿病は動脈硬化を促進するため，糖尿病では心筋梗塞，脳梗塞，閉塞性動脈硬化症といった動脈硬化性血管障害が多発する．糖尿病は動脈硬化を基盤とする血管障害のみならず，毛細血管レベルの障害である糖尿病網膜症，糖尿病腎症といった糖尿病性細小血管症も惹起する．このように糖尿病では，全身の血管が傷害され，種々の臓器・器官の機能の低下，疾患を合併することとなる．

高齢者の医学上の特徴の１つとして，臓器機能の低下や１人の人に多くの疾患が重複して存在すること（多病）があげられる．加齢とともに糖尿病の頻度が増加し，糖尿病が種々の臓器機能の低下や合併症をもたらすことから，糖尿病が高齢者の多病の重要な背景となっていることも多い．

そこで，本項では年齢と糖尿病の頻度の関係，加齢に伴う糖尿病の増加の原因および予防について述べることとする．

a. 年齢と糖尿病の頻度

表1，2は2002年に行われたわが国における糖尿病実態調査の結果[1]を，1997年度の調査

表1 日本における「糖尿病が強く疑われる人」および「糖尿病の可能性を否定できない人」の頻度と年齢の関係―2002年調査結果：1997年度調査結果との比較（厚生労働省）[1,2]

年齢 （歳）	糖尿病が強く 疑われる人		糖尿病の可能性を 否定できない人	
	男性	女性	男性	女性
20〜29	0(0.9)	0.8(0.9)	2.1(0.4)	0.4(1.4)
30〜39	0.8(1.6)	0.9(1.7)	2.7(4.5)	4.4(3.6)
40〜49	4.4(5.8)	3.6(5.4)	3.4(7.0)	8.3(7.9)
50〜59	14.0(13.5)	4.6(7.5)	10.7(10.0)	10.7(10.1)
60〜69	17.9(17.3)	11.5(10.3)	13.4(10.8)	16.0(8.8)
70〜	21.3(11.3)	11.6(15.5)	16.1(11.3)	16.7(12.8)

（ ）：1997年の調査結果．

表2 日本における「糖尿病が強く疑われる人」および「糖尿病の可能性を否定できない人」の推定数と年齢の関係—2002年調査結果：1997年度調査結果との比較（厚生労働省）[1,2]

年齢 (歳)	糖尿病が強く 疑われる人 （万人）		糖尿病の可能性を 否定できない人 （万人）	
	男性	女性	男性	女性
20〜29	0(9)	7(9)	19(4)	3(9)
30〜39	7(13)	8(13)	24(36)	39(28)
40〜49	35(57)	29(53)	27(70)	66(78)
50〜59	134(110)	45(63)	102(82)	104(85)
60〜69	133(116)	93(76)	99(73)	129(65)
70〜	138(54)	113(119)	104(53)	163(99)
計	447(359)	295(333)	375(319)	504(364)
総計	約740 (690)		約880 (680)	
合計	約1,620 (1,370)			

( )：1997年の調査結果.

表3 加齢に伴う糖代謝機能低下の機序（井藤，1999）[3]を基にその後の知見を追加し作成）

1. 加齢に伴うインスリン分泌量，分泌動態の変化
2. 加齢に伴うインスリン抵抗性の増加
   ・加齢に伴う糖代謝組織（肝臓，筋肉など）量および糖代謝機能の低下
   ・加齢に伴う脂肪組織量，特に内臓脂肪の増加
   ・加齢に伴うミトコンドリア機能の低下
3. 加齢に伴う食事の量および質の変化
4. 加齢に伴う身体活動量の低下

結果[2]と合わせ示したものである．表で「糖尿病が強く疑われる人」と表現されている人とは，ここ2〜3か月間の生体内での糖代謝状態を反映する指標であるグリコヘモグロビンA_{1c}（以下 Hb A_{1c}）が6.1％以上あるいは現在糖尿病の治療を受けている人のことであり，糖尿病と考えて大きな間違いはない．また，「糖尿病の可能性を否定できない人」と表現されている人は，Hb A_{1c}が5.6％以上で6.1％未満，かつ現在糖尿病の治療を受けていない人のことであり大半は境界型（いわゆる糖尿病予備軍）と考えて大きな間違いはない．

表1の2002年度の調査結果をみると，加齢とともに糖尿病の頻度は増加し60歳を越えると糖尿病の頻度は男性では20％，女性では12％前後と高値となる．さらに，表2に糖尿病の頻度に2002年10月の推定人口を乗じて得られた各年代の糖尿病の推定患者数を示した．それによるとわが国には約740万人の糖尿病患者が存在すると推定されるが，60歳以上が約480万人と64％，70歳以上が約250万人と34％を占めている．

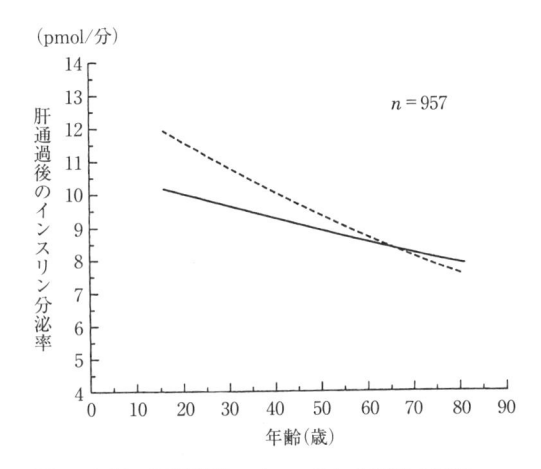

図1 年齢と肝通過後のインスリン分泌率の相関（Iozzo et al, 1999）[4]
実線は性，BMI，空腹時血糖，インスリン感受性を調整した多変量解析での回帰．点線は上記に加えてウエストヒップ比も調整した回帰．加齢とともにインスリン分泌率は低下する．

( )内に示した1997年度のデータと比較すると，推定全糖尿病患者数は690万人から740万人に増加し，高齢者，特に高齢男性での糖尿病の増加が顕著である．その結果，1997年度と比較し2002年では，全糖尿病患者に占める高齢者糖尿病の頻度は53％（365/692万人）から64％（477/742万人）に増加している．

b. 高齢者で糖尿病が多くなる原因

加齢に伴い糖尿病が多くなる原因として表3のごとくの項目があげられているが，いずれが重要であるかはなお議論が多い．これらの要因は，まず耐糖能低下（日本糖尿病学会の診断基

表4 高齢者，軽症および重症糖尿病の糖代謝状態上の特徴（井藤，1999[3]）より改変）

		高齢者	糖尿病	
			軽症	重症
血糖値	空腹時血糖値	不変または軽度上昇	不変または軽度上昇	上昇
	糖負荷後血糖値	軽度上昇	軽度上昇	上昇
病態	インスリン初期分泌	軽度低下	軽度低下	低下
	インスリン抵抗性	増加	増加	増加
	肝臓での糖新生	不変	不変	増加

準では境界型，米国糖尿病協会あるいは WHO の診断基準では impaired glucose tolerance：IGT と称される）をもたらし，さらに糖尿病をもたらすものと考えられている．

インスリン分泌と年齢の関係に関しては，反論もあるが，最近の報告[4,5]では加齢とともにインスリン分泌は低下するとするものが多い（図1）．また，インスリン抵抗性に関しては DeFronzo のグルコースクランプ法を用いた古典的な文献[6]をはじめ，加齢とともにインスリン抵抗性が増加するとされている[5,7]．

糖尿病の成立には，インスリン初期分泌の低下，インスリン抵抗性の増大および肝臓での糖新生の亢進が重要である．そこで，これらの病態の有無という観点から高齢者，軽症糖尿病および重症糖尿病の糖代謝状態上の特徴を比較したものが表4である．高齢者ではインスリン初期分泌は軽度ではあるが低下する．また，インスリン抵抗性も高齢者では増加する．しかし，肝臓での糖新生は加齢では増加しない．肝臓での糖新生の増加は空腹時血糖値の高値をもたらす．したがって，加齢で糖新生は増加しないという事実は，加齢では空腹時血糖値は高値とならないという事実とよく一致する．このような高齢者にみられる糖代謝上の特徴は軽症糖尿病の糖代謝状態に酷似している．このような糖代謝状態にあることが，高齢者で糖尿病が多発する原因と考えられる．

加齢とともに，インスリン分泌低下やインスリン抵抗性がどのような機序で出現するかはまだ明らかではない．この点に関して，最近ミト

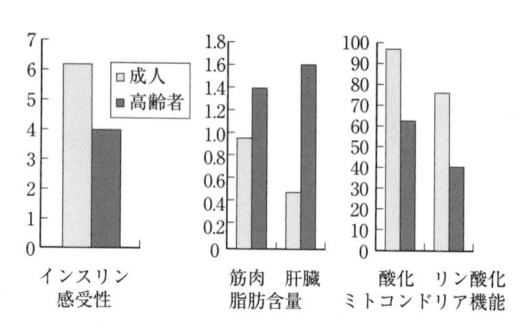

図2 加齢とインスリン抵抗性およびミトコンドリア機能（Petersen, et al, 2003[8]）より改変）

コンドリア機能の低下と関連することが報告され注目されている．Petersen ら[8]は，脂肪組織量および除脂肪組織量（主に筋肉および骨組織）を一致させた健常若年者および高齢者の糖代謝を経口糖負荷試験やインスリン・グルコースクランプ法を用いて比較検討し，高齢者ではインスリン抵抗性が増強していることを明らかにした（図2）．さらに核磁気共鳴スペクトロスコピーを用い，高齢者の筋細胞や肝細胞に脂肪が蓄積していること，高齢者筋細胞のミトコンドリアの酸化あるいはリン酸化能の低下していることを明らかにした．これらの結果は，加齢とともに，主要な糖代謝組織である筋肉や肝臓のミトコンドリア機能が低下し，その結果インスリン抵抗性が生じることを示唆しており，加齢に伴う耐糖能低下，糖尿病の多発の機序が明らかにされたこととなり大きな注目をあびたのである．その報告のなかで，膵臓にも同様のミトコンドリア機能低下が生じインスリン分泌が低下すると考えられるとも述べている．しかし，高齢者の糖尿病多発の機序としてミトコン

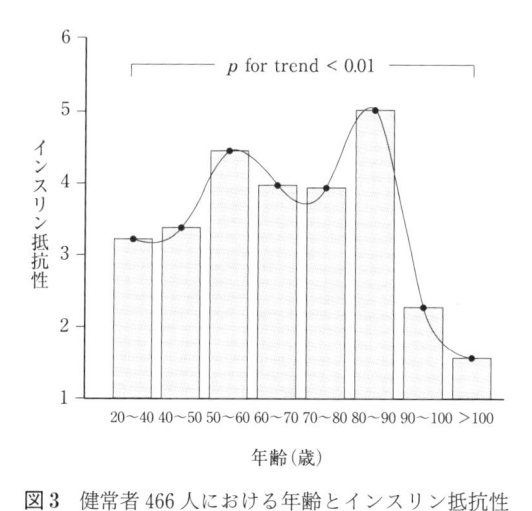

図3 健常者466人における年齢とインスリン抵抗性との関係（Barbieri, et al, 2001)[9]
インスリン抵抗性は空腹時血糖値およびインスリン濃度よりMattheusらの方法（Diabetologia 28：412-419, 1985）を用い計算．80歳代まで加齢とともにインスリン抵抗性は増加するが90歳代，100歳以上ではむしろ低下する．

ドリア機能の低下がどの程度重要であるのか，またどのように関与しているのか，今後さらに検討されるべき課題であろう．

c. 高齢者の糖尿病予防法

加齢に伴い生じる種々の現象が避けがたい，したがって万人に生じてくる現象であるのか種々議論がある．糖尿病に即して考えると，加齢に伴ってミトコンドリア機能が低下し，インスリン抵抗性やインスリン分泌低下が生じ耐糖能が低下するから糖尿病になるのであると説明されると，糖尿病になることが不可避な現象であるかのように思えてくる．しかし，表1から明らかなように糖尿病も，また耐糖能低下（境界型）も認めない高齢者も少なくないことも事実である．また，90歳を超えるとインスリン抵抗性はむしろ減弱し（図3），100歳を超えた高齢者（百寿者）では糖尿病の頻度はむしろ低い[9]．インスリン抵抗性の増加していると考えられる相対的高インスリン血症例の生存率は，相対的低インスリン血症例のそれより低値である[10]．これらの報告をみると，加齢とともに運動不足，過食（相対的な過食ということもありうる）となり，その結果肥満し，インスリン抵抗性，高インスリン血症が生じ，さらに高インスリン血症が長期に持続すると膵臓機能がやがて疲弊しインスリン分泌が低下し始め糖尿病を発症する，一方加齢しても運動や食事摂取量を適正に行った場合は肥満せず，インスリン抵抗性も増加せず糖尿病にもならず，結果的に動脈硬化性血管障害も発症せず長寿となる可能性が高くなると考えたほうが合理的であるように考えられる．このように考えると，運動を生活習慣に取り入れ身体活動量を増加させ，適正な食事を摂取し，適正な体重，内臓脂肪量を維持すれば，高齢期の糖尿病の発症を予防できる可能性が高いと考えられる．

運動や食習慣という生活習慣の改善で，糖尿病の発症予防が可能かという問題についてはいくつかの研究がなされている．それらのうち，糖尿病発症頻度の多いとされるIGT（米国糖尿病協会あるいはWHOの診断基準で用いられる定義であり，日本糖尿病学会の境界型とほぼ同様の基準であるが細部では微妙に異なる）を対象とした代表的な研究[11-14]を表5にまとめた．IGTには肥満が多いため体重の減少が改善目標となる．そのため食事摂取量，特に脂肪摂取量の減少，適正化を食習慣の改善目標としている研究が多いが，これはとりも直さず食習慣の改善，食事摂取量の適正化ということである．運動としては，中等度の運動を1日あたり30分程度行うことを目標としている．

各研究における改善目標の達成率は，研究により異なるが，大略50%程度と報告されている．たとえば体重減少7%を目標とする研究での，実際の体重減少は3～4%程度ということである．この程度の改善率であっても，糖尿病の発症は約50%抑制されている．高齢者に観察されるミトコンドリア機能の低下も，身体活動量を増加させると解消することができる[15]．

表5 生活習慣(食事・運動)の改善によるIGTからの糖尿病発症予防

研究名	フィンランド DPS	アメリカ DPP	スウェーデン Melmo	中 国 DaQing
対象(IGT)	$n=522$ BMI>25 40～60歳	$n=3,819$ BMI≧24 25歳以上	$n=217$ 47～48歳	$n=530$ 45.0±9.1歳
生活習慣改善目標	体重5%減少 脂肪摂取<30% 飽和脂肪酸<10% 繊維 　>15 g/1,000 kcal 中等度の運動 　>30分/日	体重7%減少 脂肪摂取<25% 総エネギー： 　1,200～1,800 kcal 中等度の運動 　>150分/週	体重7%減少 食事と運動の個別指導	食事：25～30 kcal/kg 糖質：蛋白：脂肪 　55～65：10～15：25～30 運動>1～2単位/日 (歩行30～60分, 早足歩行20～40分, ランニング10～20分など)
発症予防効果	58%	58%	50%	45%
文 献	11	12	13	14

表6 生活習慣の改善による糖尿病発症予防効果への年齢の影響 (Diabetes Prevention Program Research Group, 2002[12]より改変)

年齢(歳)	症例数	糖尿病発症頻度(/100人・年)		抑制率(信頼区間)
		対照群	生活習慣改善群	
25～44	1,000	11.6	6.2	48%(27～63)
45～59	1,586	10.8	4.7	59%(44～70)
60～	648	10.8	3.1	71%(51～83)

さらに，生活習慣改善が糖尿病の発症を抑制するということに対する年齢の影響みると，表6[12]に示すように高齢者においてむしろ高い糖尿病発症抑制率を認めている．したがって，高齢期の糖尿病は，生活習慣の改善により十分に予防可能である可能性が高い病態なのである．

加齢とともに糖尿病の頻度の高くなることと，その原因として加齢に伴う身体活動量の低下や過食による肥満の増加が大きな役割をはたしていること，したがって，加齢に伴う糖尿病の増加の抑制には生活習慣の改善が重要であることを述べた．

このような知見が，高齢者の保健指導にいかされ，健康な老後を楽しまれる高齢者の多くなることを期待したい． ［井藤英喜］

■文献

1) 厚生労働省健康局総務課生活習慣病対策室：平成14年度糖尿病実態調査，2003.
2) 「糖尿病」編集委員会：糖尿病実態調査の概要（速報分）．糖尿病 41：325-331, 1998.
3) 井藤英喜：糖尿病．新老年病学，折茂 肇，井藤英喜，江藤文夫，大内尉義，柴田 博，冷水 豊，福地義之助，藤田美明 編, pp 851-864, 東大出版会，東京，1999.
4) Iozzo P, Beck-Nielsen H, Laakso M, Smith U, Yki-Jarvinen, Ferrannini E：Independent influence of age on basal insulin secretion in non-diabetic humans. J Clin Endocrinol Metab 84：863-868, 1999.
5) Basu R, Breda E, Oberg AL, Powell CC, DallaMan C, Basu A, Vittone JL, Klee GG, Arora P, Jensen MD, Toffolo G, Cobelli C, Rizza RA：Mechanisms of the age-associated deterioration in glucose tolerance：Contribution of alterations in insulin secretion, action, and clearance. Diabetes 52：1738-1748, 2003.
6) DeFronzo RA：Glucose in tolerance and aging：Evidence for tissue insensitivity to insulin.

Diabetes 28:1095-1101, 1979.
7) Ferrannini E, Vichi S, Beck-Nielsen H, Laakso M, Paolisso G, Smith U: Insulin action and age. European Group for the Study of Insulin Resistance (EGIR). Diabetes 45:947-953, 1996.
8) Petersen KF, Befroy D, Dufour S, Dziura J, Ariyan C, Rothman DL, DiPietro L, Cline GW, Shulman GI: Mitochondrial dysfunction in the elderly: Possible role in insulin resistance. Science 300:1140-1142, 2003.
9) Barbieri M, Rizzo MR, Manzella D, Paolisso G: Age-related insulin resistance: Is it an obligatory finding? The lesson from healthy centenarians. Diabetes Metab Res Rev 17:19-26, 2001.
10) Roth GS, Lane MA, Ingram DK, Mattison JA, Elahi D, Tobin JD, Muller D, Metter EJ: Biomarkers of caloric restriction may predict longevity in humans. Science 297:811, 2002.
11) Tuomilehto J, Lindstrom J, Eriksson J, Valle TT, Hamalainen H, Ilanne-Perikka P, Keinanen Kiukaanniemi S, Laakso M, Louheranta A, Rastas M, Salminen V, Uusitupa M, Finnish Diabetes Prevention Study Group: Prevention of type 2 diabetes mellitus by changes in lifestyle among subjects with diabetes mellitus. N Engl J Med 344:1343-1350, 2001.
12) Diabetes Prevention Program Research Group: Reduction in the incidence of type 2 diabetes with lifestyle intervention or metformin. N Engl J Med 346:393-403, 2002.
13) Eriksson KF, Lindgärde F: Prevention of type 2 (non-insulin-dependent) diabetes mellitus by diet and physical exercise. Diabetologia 34:891-898, 1991.
14) Pan XR, Li GW, Hu YH, Wang JX, Yang WY, An ZX, Hu ZX, Lin J, Xiao JZ, Cao HB, Liu PA, Jiang XG, Jiang YY, Wang JP, Zheng H, Zhang H, Bennett PH, Howard BV: Effects of diet and exercise in preventing NIDDM in people with impaired glucose tolerance. The Da Qing IGT and Diabetes Study. Diabetes Care 20:537-544, 1997.
15) Rimbert V, Boirie Y, Bedu M, Hocquette J-F, Ritz P, Morio B: Muscle fat oxidative capacity is not impaired by age but by physical inactivity: association with insulin sensitivity. FASEB J 18:737-739, 2004.

5. メタボリックシンドローム

危険因子の重複はフラミンガム研究より，心血管事故に最も密接に関連する病態として注目され，マルチプルリスクファクター（危険因子重複）症候群あるいはメタボリックシンドロームの概念へと発展してきた．マルチプルリスクファクター症候群では喫煙も含めて独立した危険因子の重複の意義を強調しているが，メタボリックシンドロームは共通の病態基盤を有する関連した危険因子を重複する疾患として考えられており，偶発的な独立した危険因子の重複とは一線を画している

メタボリックシンドロームの最も重要な特徴は高血糖，高トリグリセリド（TG）血症/低HDL-C血症，高血圧の重複にあり，ハイリスク者を的確に抽出することを目的としている．メタボリックシンドロームでは互いに関連した危険因子を重複して，リスクの重みが重複していることから，メタボリックシンドロームの心血管事故に対するリスクは非メタボリックシンドロームに比較して一般的に2～3倍程度である．

a. 病態概念の提唱

Reavenらは，米国糖尿病協会のBanting lectureで冠危険因子の重複状態としてシンドロームXを提唱し，現在のメタボリックシンドロームへと連なっている．Reavenらは，最も重要な特徴としてインスリン抵抗性の存在をあげ，インスリン抵抗性を基盤として耐糖能異常，高血圧，高TG血症，低HDL-C血症，高インスリン血症が合併しがちなことを指摘して，終局的には虚血性心疾患に至りやすいことを発表した[1]．本症候群には確立したリスクであるLDLを含まないことも特徴であり，耐糖能異常，高血圧，高TG血症，低HDL-C血症，高インスリン血症は互いに関連したリスクグループを形成するが，LDLは別の独立した

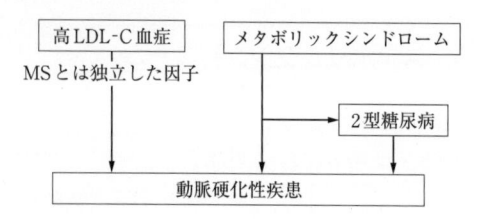

図1 メタボリックシンドロームは動脈硬化と糖尿病の原因となる

表1 メタボリックシンドロームの病態
1. 生活習慣の変化が原因：過食，高脂肪食，高単純糖質食と運動不足による
2. 臨床的にインスリン抵抗性や肥満と密接に関連する
3. 危険因子である高血糖，高血圧，高TG血症，低HDLコレステロール血症を重積しやすい
4. 心血管病や糖尿病の予備軍である
5. 高LDLコレステロール血症は別の病態である

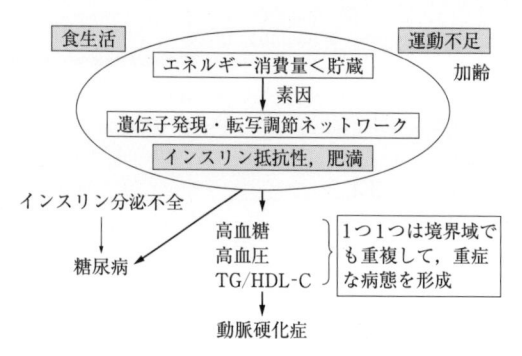

図2 メタボリックシンドロームの病態

危険因子であることを明確にした概念である（図1，表1）．わが国のデータでも同様の結果が得られている[2]．

後にDefronzoらは，インスリン抵抗性を基盤として危険因子が重複する病態をインスリン抵抗性症候群として位置づけ，インスリン抵抗性の役割を強調した．一方，肥満を基礎病態として危険因子が重複して高率に虚血性心疾患を発症することから，Kaplanらは，耐糖能異常，高TG血症，高血圧，上半身肥満の4つの危険因子を合併する病態をdeadly quartet・死の四重奏として提唱した[3]．

メタボリックシンドロームと共通の病態背景を有するその他の危険因子として，ホモシステイン，炎症に関与する高感度CRP，血栓形成に関与するフィブリノーゲン，PAI-1など，いずれも動脈硬化の発症機序と密接に関連するとされる因子があげられている．

b．病態（図2）

生活習慣の欧米化，特に過食，高脂肪，高単純糖質食，と運動不足は体内のエネルギー代謝バランスをエネルギー消費というよりはエネルギー貯蔵の方向に傾け，これが倹約遺伝子仮説にあるように転写調節因子の支配を受けながら種々の糖・脂質調節に関与する遺伝子群や脂肪組織などから分泌される生理活性物質の発現を変化させることになる．もちろん，この遺伝子発現調節は素因や加齢の影響を受けながら修飾され，個体により同じ生活習慣の影響でも代謝異常を生じる場合もあれば生じない場合もありうる．生活習慣の変化に端を発したエネルギー代謝の変化は臨床的に評価できる形としてインスリン抵抗性や内臓肥満を生じ，メタボリックシンドロームの病態基盤が形成される．肥満を生じない場合もしばしば存在し，そのうえで素因や生活習慣に基づいて，インスリン抵抗性，高脂血症，高血糖，高血圧を加齢とともに重複して発症し，メタボリックシンドロームは完成する．

脂肪組織から分泌される生理活性物質は筋肉や肝臓に作用して，インスリン抵抗性の発現などに関与することが主としてマウスを用いた研究により示されている．これらの因子のヒトの病態形成における詳細な意義や役割については，治療介入による今後のエビデンスの蓄積が期待される．

c．beyond LDLの考え方（図1）

従来より多くの危険因子が提唱され，その有効性が大規模臨床研究により検証されてきた．

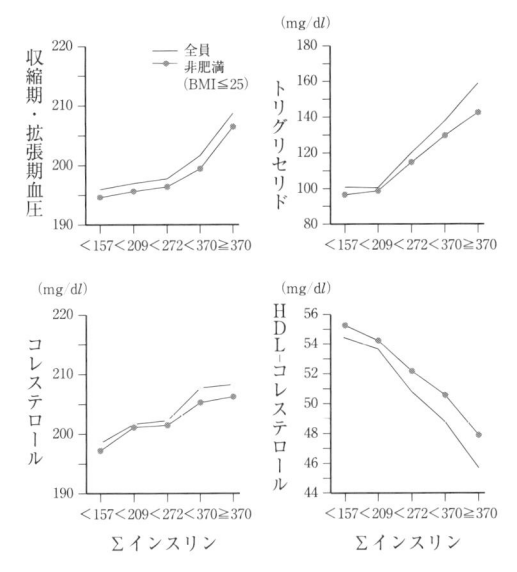

図3 冠動脈危険因子と血漿インスリン値,肥満

高LDL-C血症についてはすでにEBMが確立し,ガイドラインが示されていることから,高LDL血症の次に来るハイリスクグループとしてメタボリックシンドロームが提案された.メタボリックシンドロームでは心血管事故の最も重大なリスク因子であるLDLが含まれていないことが大きな特徴である.LDL代謝は転写因子SREBP2の支配を受けることにより,TG,HDL,糖代謝,血圧,インスリン抵抗性とは比較的独立していることによる.たとえばインスリン抵抗性の是正により必ずしも高LDL-C血症は改善しないことは,診断基準や病態を議論するうえで重要なポイントである.高血圧についてはインスリン抵抗性との関連が多く報告されているが,糖代謝やTG,HDL代謝ほどにインスリン抵抗性とは密接ではなく食塩摂取など多くの他の因子の影響も受けている.筆者らの検討でも,インスリン抵抗性とコレステロールの間に有意な相関関係はなかった(図3).日本人のように肥満の少ない民族においてもインスリン抵抗性とリスク重積との関係は不変であった.

d. 診断基準と展望

危険因子を重複する症候群は,共通してインスリン抵抗性や肥満を中心病態として,高率に虚血性心疾患を発症するハイリスクグループであることから,国際的に呼称の統合が進み,現在のメタボリックシンドロームに至っている.わが国でも8学会が中心となってIDF基準と矛盾のない形で診断基準が作成された.肥満者の増加が国際的にも大きな健康問題であること,病態の基盤に内臓肥満やインスリン抵抗性が存在することなどから,日本肥満学会の定める内臓肥満の基準である臍周囲径が必須項目として取り上げられている[4].インスリン抵抗性は重要な病態であるが,インスリン抵抗性の一般臨床における評価が容易でないことや,実用的見地から今回は内臓肥満を基本とした診断基準が作成された.内臓肥満を中心に,他に高脂血症,高血圧,高血糖のいずれか2つもつ場合をメタボリックシンドロームとしている.肥満の基準を満たさないが,高血糖,高TG血症/低HDL-C血症,高血圧を重複している場合はメタボリックシンドロームと診断されないことは現行の診断基準の最大の問題である.ハイリスク者をスクリーニングするという診療の目的から考えても,今後の見直しが期待される(図4).内臓肥満は国際的な基準の統一がなされていないことや男女差が大きいことが大きな課題であるが,民族差や社会環境の相違もあり,現状では各国の判断に委ねられている.特に女性の肥満は皮下脂肪型であることに留意すべきである.女性の腹囲については,リスク重積や心血管事故との関連において解析が行われつつあり,75〜80 cmがより妥当な数値との報告がなされている.女性の場合には内臓肥満以外の病態がリスク重積や心血管事故に関与している可能性が示唆される.ADAでは高血糖の基準を100 mg/dl以上としており,この数値が国際的には用いられている.広くハイリスク者や食後高血糖をスクリーニングするという立

日本の診断基準（ハイリスク1）	内臓肥満なしのハイリスク者（ハイリスク2）	ハイリスク1＋2
腹腔内脂肪蓄積 ウエスト周囲径≧85cm（男性） 　　　　　≧90cm（女性） 上記に加え以下のうち2項目以上 ①脂質代謝異常 　高トリグリセリド血症 　≧150mg/dl 　かつ／または 　低HDLコレステロール血症 　＜40mg/dl ②血圧 　収縮期血圧≧130mmHg 　かつ／または 　拡張期血圧≧85mmHg ③空腹時高血糖≧110mg/dl	以下の3項目すべて ①脂質代謝異常 　高トリグリセリド血症 　≧150mg/dl 　かつ／または 　低HDLコレステロール血症 　＜40mg/dl ②血圧 　収縮期血圧≧130mmHg 　かつ／または 　拡張期血圧≧85mmHg ③空腹時高血糖≧110mg/dl	以下の4つのうち3項目以上 ①肥満 　ウエスト周囲径≧85（男性） 　　　　　≧90（女性） ②脂質代謝異常 　高トリグリセリド血症 　≧150mg/dl 　かつ／または 　低HDLコレステロール血症 　＜40mg/dl ③血圧 　収縮期血圧≧130mmHg 　かつ／または 　拡張期血圧≧85mmHg ④空腹時高血糖≧110mg/dl

図4　メタボリックシンドロームの診断基準と非肥満ハイリスク者

場からは妥当な数値である．

最近のATPIIIの基準では病態の分子基盤が十分に解明されていないこと，肥満のみに集約されないことから，1つの項目のみを必須項目としてウエイトをおくべきではないという立場とっている．高血糖，高血圧，TG，HDL-C，肥満の3つがそろえばメタボリックシンドロームとするという見解を堅持している[5]．この基準では肥満がなくても，高血糖，高TG血症／低HDL-C血症，高血圧がそろえば，メタボリックシンドロームと診断される．

病態概念に基づいて診断基準が提案され，その有用性が今後評価されることになるが，肥満にしろインスリン抵抗性にしろ，過食，高脂肪食，運動不足を上流とするエネルギー代謝異常を中心にした病態を考えた場合，いずれも上流にある現代の生活習慣によるエネルギー代謝の破綻の下流の1つの臨床的表現形にすぎない．今後，診断基準に対して，リスクの重積や心血管事故に対しての感受性および特異性の吟味が行われるべきである．種々の診断基準により心血管事故リスクが異なることが報告されている[6]．

e．包括的診療の考え方

メタボリックシンドロームの診療ターゲットは粥状動脈硬化症に基づく虚血性心疾患や脳血管障害である．最近ではさらにメタボリックシンドロームは糖尿病発症の重大なリスクとされ，糖尿病発症予防も重要なターゲットとなっている．多くの報告によれば，心血管イベントのリスクは約2～3倍増加し，糖尿病発症は約5倍増加する．メタボリックシンドロームの管理は動脈硬化性疾患および糖尿病発症予防の両面から期待されている（図1）．

正確なリスク評価には，フラミンガム研究で示されるように喫煙やLDLも含む個々の独立したリスクの積み上げが有用であり，個々のリスク管理が動脈硬化診療では行われてきた．一方，メタボリックシンドロームの考え方は従来の個々の危険因子の管理を超えて，共通の病態に基づく包括的な診療を意識していることも重要な特徴である．生活習慣の是正に始まり，ポリファーマシーというよりはオリゴあるいはモノファーマシー，さらに最適な薬物療法を展望する考え方である．

メタボリックシンドロームの考え方を活用す

ることにより，従来の高脂血症，高血圧，糖尿病などの縦割りのガイドラインではカバーしていないおのおのの因子が境界域にあるハイリスク者を，包括的な立場からスクリーニングすることが可能となる．メタボリックシンドロームの背景には，生活習慣の欧米化（高カロリー，高脂肪，高単純糖質，運動不足）が重要な役割を果たすことから，生活習慣の改善が基本的な治療である．薬物療法が必要な場合には，インスリン抵抗性の改善や糖尿病，心血管事故の発症予防を意識した最適な薬物選択を考慮すべきである．　　　　　　　　　　　　　　［山田信博］

■ 文献

1) Reaven GM：Role of insulin resistance in human disease. Diabetes 37：1595, 1988.
2) Yamada N, Yoshinaga H, Sakurai N, Shimano H, Gotoda T, Ohashi Y, Yazaki Y, Kosaka K：Increased risk factors for coronary artery disease in Japanese subjects with hyperinsulinemia or glucose intolerance. Diabetes Care 17：107, 1994.
3) Kaplan NM：The deadly quartet. Upper-body obesity, glucose intolerance, hypertriglyceridemia, and hypertension. Arch Intern Med 149 (7)：1514-1520, 1989.
4) メタボリックシンドローム診断基準検討委員会：メタボリックシンドロームの定義と診断基準. 日本内科学会雑誌 94 (4)：794-809, 2005.
5) Grundy SM, Cleeman JI, Daniels SR, Donato KA, Eckel RH, Franklin BA, Gordon DJ, Krauss RM, Savage PJ, Smith SC Jr, Spertus JA, Costa F；American Heart Association；National Heart, Lung, and Blood Institute：Diagnosis and management of the metabolic syndrome：An American Heart Association/National Heart, Lung, and Blood Institute Scientific Statement. Circulation 112：2735-2752, 2005.
6) Sone H, Mizuno S, Fujii H, Yoshimura Y, Yamasaki Y, Ishibashi S, Katayama S, Saito Y, Ito H, Ohashi Y, Akanuma Y, Yamada N；Japan Diabetes Complications Study：Is the diagnosis of metabolic syndrome useful for predicting cardiovascular disease in asian diabetic patients？ Analysis from the Japan Diabetes Complications Study. Diabetes Care 28 (6)：1463-1471, 2005.
7) Gæde P, Vedel P, Larsen N, Jensen GVH, Parving HH, Pedersne O：Multifactorial intervention and cardiovascular disease in patients with type 2 diabetes. N Engl J Med 348：383-393, 2003.

索　引

欧　文

【A】

ABI　229
ABR　347
abrasion　322
ACTH　44,298
activities of daily living　191
ADH　267
adiposity rebound　476
ADL　191,449
ADL低下　448
adrenarche　299
advanced glycation end products　220
aging　291
AIDS　434
Albright徴候　314
aldosterone　304
Alzheimer型認知症　449
Alzheimer病　82,84,88
androsterone　304
antidiuretic hormone　267
apophysis　145
aromatase　289
arteriolosclerosis　217
arteriosclerosis　217
ASCOT-CAFE試験　200
asymmetrical tonic neck reflex　53
atheroma　223
atherosclerosis　217
ATNR　53
attrition　322
augmentation index　201
augmentation index (AI)　230
automatic walking　51
automatism　49

【B】

BALT　243
Barker仮説　476
Barnettの分類　317
Barthel Index　191,449
Basedow病　307
BBT　278
Blount病　166
BMC　150
BMD　150
BMI　5,469
body mass index　469
body righting reflex　54
Bogalusa Heart Study　473
Bouchard結節　180
Bruch膜　337

Brugada症候群　210
BUA　151
Bリンパ球　243

【C】

Caroli病　245
CASMAS　147
CaSR　312
Chvostek徴候　314
climacteric　291
continuity of being　13
crossed extenson reflex　51
curve of Monson　324
curve of Spee　324

【D】

DA　276
de Quervain病　179
dehydroepiandrosterone　304
DHEA　298,299,300,304
DHEA-S　43,304
DHEA-sulfate　304
Disposable Soma Theory of Aging　295
DL_{CO}　242
Döderlein桿菌　425
Doman-Delcato　49
Doman-Delcato theory　49
DRG　237
ductal plate　245
Dupuytren拘縮　180
DXA　151

【E】

E/A比　205
EC　423
elastic fiber　219
elastin　219
Ellworth-Howard試験　313,314
epiphysis　145
equilibrium reaction　55
equilibrium reaction in sitting　56
Erikson　14
erosion　322
estrogen　273,289
ES細胞　79
ethyocholanolone　304

【F】

failure to thrive　5
Fanconi貧血　39
fast fatiguable　100
fast fatigue-resistant　100
fast type　100
FF型　100

fibrillin　221
flow-mediated vasodilatation　216
％FMD　216
FMD　216
follicle stimulating hormone　288,302
follicular unit　136
Friedewald式　474
FR型　100
FSH　43,288,291,293,302
F型　100

【G】

G蛋白　312
Gardner　103
GDNF　70
GDS　450
geriatric depression scale　450
GFR　267
GH　281,301
GH-RH　301
GH分泌促進因子　301
GIF　301
Gleulich-Pyle法　146
glomerular filtration rate　267
glomerulotubular balance　265
GnRH　274,284,288
GnRHニューロン　288
GnRHのアンタゴニスト　275
Golgi装置　247
gonadotropin　302
gonadotropin releasing hormone　288
gonadotropins　288
Good mother hypothesis　295
grasp reflex　52
grouping現象　101
growth hormone　301
growth hormone-inhibiting factor　301
growth hormone-releasing hormone　301
GTP結合蛋白　312

【H】

HbCO　442
hCG　275
HDS-R　449
head righting reflex　54
Heberden結節　180
Helicobacter pylori　253
Hellmanの歯年齢　317
Hirschsprung病　70
HIV　434
homo erectus　82
homo sapiens　82
hopping reaction　56

hot flash 428

【I】

I-ADL 192
ICD-10 396
IGF-1 45
IGF-1 281, 301
IGFBP-3 301
IGF結合タンパク 301
IGT 494
inhibin 289
instrumental ADL 192
insulin-like growth factor 301
insulin-like growth factor-binding protein 301
IPSS 438
IQ 108

【K】

K-ABC 109
Katz法 449
Kaup指数 5
Kienboeck病 178
Kirner変形 176
Know your body運動 474
Kupffer細胞 249
KYB運動 474

【L】

labyrinthine righting reflex 55
Landolt環 330
Langerhans細胞 129
LDLC 474
Lewy小体 82
LH 43, 273, 288, 302
LHRH 276
LHRHアナログ 149
LHサージ 273, 276, 284
luteinizing hormone 288, 302

【M】

Madelung変形 177
Mahler 14
Marinesco小体 82
MD 151
MDA 166
medin 222
Mini Mental State Examination 449
MMSE 449
Mönckeberg medial calcific sclerosis 217
Mönckeberg型中膜石灰化症 217, 222
Moro reflex 53
Moro反射 53
MRI 74

【N】

NAG 268
National Cholesterol Education Program 474
Na再吸収能 265

Na保持機構の低下 269
nCaRE 312
NCEP 474
neck righting reflex 54
negative Ca-responsive element 312

【O】

OA 182, 183
OAE 347
object constancy 14
optical righting reflex 55
oxytalan fiber 221

【P】

palmar grasp reflex 52
parachute reflex 55
Parkinson病 84, 88
Payer板 254
PCOS 420
PDAY Study 473
phasic reflex 52
phlebosclerosis 225
Piaget 106
pituitary gland 275
Pit細胞 249
placing reflex 51
plantar grasp reflex 52
PMS 421
precocious puberty 422
pre-PTH 312
prepro-PTH 312
presbycusis 344
PRL 275
progesterone 289
PSA測定 440
PTH 311, 313
PTH受容体 312
pulse wave velocity 223
PVW 444
PWV 228, 414, 444

【Q】

QCT 151
QOL 183, 409
ΣQRS 208
QRS幅 209
QT (QTc) 間隔 209
QT延長症候群 211
QUA 151

【R】

RA 151
RAA 484
RDS 232
renal plasma filtration 267
respiratory distress syndrome 232
rooting reflex 53
RPF 267
RR間隔 208, 209
RUS法 146

【S】

Scammon 1
sexually transmitted infections 422
SFD 5
SFD不当軽量児 476
Shellong試験 122
Shneidman 374
sigmoid septum 202
slow type 100
somatopause 45, 301
SOS 151
stepping reflex 51
Stern 12
STI 422
stiffness 151
STNR 53
successful ageing 446
sucking reflex 53
SXA 151
symmetrical tonic neck reflex 53
S型 100

【T】

ΣT 208
T_3 306
T_3受容体 308
T_4 306
Tanner Whitehouse 2法 146
Tannerの5段階区分 282
testosterone 304
Tg抗体 309
Thurstone 106
tilt a board reaction 56
tonic labyrinthine reflex 53
tonic neck reflex 53
tonic reflex 52
TPO抗体 309
tracking 6
TRH 276, 306
Trousseau微候 314
TSH 306
TSH放出ホルモン 306
Turner症候群 149
TW 2法 146
type IIa 100
type IIb 100
Tリンパ球 243

【U】

UCBL型装具 165

【V】

Verga腔 75
vestibulospinal reflex 53
villi 253
vitality index 450
voluntary movement 49
von Meyenburg complex 245
VRG 237

【W】

Wechsler 103
WHO 190
Windkessel効果 222
WISC-III知能検査 104
withdrawal reflex 51

ア

α運動ニューロン 99
α-シヌクレイン 82
愛情遮断 6
アイデンティティの獲得 16
アキレス腱反射 59
悪性新生物 456,478
握力 92,188,403
アゴニスト 275
足型外郭投影図 169
足のサイズ 168
足の成長と発達 162
足踏み反射 51
N-アセチル-β-D-グルコサミニダーゼ 268
アーチサポート 165
圧受容器反射 61
圧反射 200
圧脈波 228
アディポネクチン 47
アテローム 226
アテローム血栓性脳梗塞 445
アトピー性皮膚炎 124,364,453
アポクリン腺 130
アポトーシス 287
アミラセア小体 82
アミロイド 222
アミロイドベータ蛋白 85
アミロイドベータ蓄積症 85
アルコール関連疾患 483
アルドステロン 298,299,300,304
アルファシヌクレイン沈着 88
アルブミン 41,46
アレルギー性鼻炎 364
アレルギーマーチ 364
アロマターゼ 430
アロマターゼ欠損症 149
アンジオテンシン受容体拮抗薬 487
アンジオテンシン変換酵素阻害薬 487
安全対策 394
安全な環境 394
アンドロゲン 127,284
アンドロステロン 304
アンドロステンジオン 130

イ

胃 252
胃がん 480
易寒易熱 24
生きがい感 382
易虚易実 24
育毛剤 143
移行帯 208
胃酸 253

縊首 385
萎縮性胃炎 480
萎縮性腟炎 431
萎縮毛 140
遺書 385
異常感覚 113
異常蛋白蓄積症 85
異常ヘモグロビン血症 39
胃食道逆流 252
胃食道逆流症 252,257
胃食道接合部 251
易趣康復 24
位置覚 112
1歳児 463
一次聴覚野 341
一次予防 488
一秒率 241
一秒量 241
溢流性尿失禁 430,450
胃底腺 253
遺伝子説 270
胃電図 253
移動運動 185
移動制御 186
イヌイート 327
イヌリン 268
意欲の指標 450
医療機関受診事故 394
陰茎 432
飲酒習慣 468
インスリン 45
インスリン抵抗性 45,494,499
インスリン抵抗性症候群 498
インスリン分泌 494
インスリン様成長因子 301
インダストリー 16
インターロイキン 35
インヒビン 276,303
インフルエンザ脳症 249
陰陽論 22

ウ

ウェクスラー式 109
齲蝕 321,366
うちわ歩き 167
うつ病 378,381,449
運動覚 112
運動過程 185
運動器疾患 161
運動機能 97
運動器の機能向上 194
運動習慣 470
運動神経終板 101
運動神経伝導速度 94
運動スキル 185

運動成果 185
運動制御 186
運動耐容能 241
運動単位数 98
運動能力 95
運動パターン 185
運動発達 185
運動パフォーマンス発達 187
運動反応 185
運動不足 475

エ

永久歯 317
永久歯列 317
エイジング 291
永続性の認識 106
栄養改善 194
栄養素摂取量 354
エクリン腺 130
エストラジオール 278,279
エストリオール 279
エストロゲン 42,131,273,278,279,291,303,430
エストロゲン受容体異常症 149
エストロン 279
エチオコラノロン 304
エネルギー 354,359
エラスチン 219
エリスロポエチン 35
遠位尿細管 267
円形脱毛症 140
嚥下運動 251
嚥下困難 447
嚥下反射 60,243
遠城寺式乳幼児分析的発達検査表 71
炎症性サイトカイン 160

オ

老いの自覚 19
黄耆 31
黄体 273
黄体化ホルモン 288
黄体形成 286
黄体形成ホルモン 43,273,302
黄体退縮 286
横断研究 465
黄疸 452
黄斑部 332
オキシタラン線維 221
オーストラリア先住民 326
おたっしゃ21 193
オホーツク文化期人 327
親子のコミュニケーション 462
温度覚 111

カ

γ運動ニューロン 99
外陰炎 422
外陰部違和感 431
外眼筋 333
介護 488
外肛門括約筋 255
介護予防 46, 193, 367, 446
外耳 340
概日周期 120
外耳道 340
外傷サーベイランス 400, 401
外反扁平足 164
外反母趾 173
解剖学的死腔 240
外毛根鞘 134
外有毛細胞 348, 349
潰瘍性大腸炎 481
外来受療率 366
カウプ指数 5
火焔・火災による傷害 397
化学調節 238
過活動膀胱 430, 437
蝸牛 341
蝸牛神経 341, 344
角化 128
角質層透過性 127
角層 128
拡張機能 200
拡張能 204
角膜 331, 336
——の内皮細胞 332
学歴 20
過酸化脂質 81
果実類 356, 362
下肢の内捻れ 167
過剰灌流説 270
過少月経 421
過剰濾過説 270
ガス 385
下垂体 76, 275, 286, 297
下垂体性巨人症 148
ガス交換 242
仮性包茎 432
家族性低カルシウム尿性高カルシウム血症 312
加速度脈波 214
加速度脈波加齢指数 214
下腿三頭筋反射 59
下腿の内捻 167
過多月経 421, 427
肩こり 369
偏りの疑い 4
過短月経 421
過長月経 421
学校教育 464
褐色細胞腫 313
活性型ビタミンD_3 311
活性酸素 131, 310
滑膜関節 181

家庭 378
家庭問題 386
蝸電図 347
可動域 8
可動関節 181
下腹痛・腰痛 421
下部食道括約筋 251
下部尿路症状 438
過膨張 234
からだことば 17
からだの水分含有率 261
顆粒状変化 268
顆粒層 128
顆粒膜細胞 273, 275, 277, 287
カルシウム 311
カルシウム感受レセプター 312
加齢 41, 157, 202, 207, 226, 239, 277, 482, 489
——による死亡率の増加 397, 399
——による生理的機能の低下 399
——による尿濃縮の低下 269
加齢臭 131
加齢性難聴 344
加齢変化 206
カロリー制限 44, 310
川崎病 216
肝 22
がん 456, 478
眼圧 335
感覚運動期 106
感覚過敏 112
感覚障害 112
感覚消失 113
感覚神経伝導速度 94
感覚鈍麻 113
換気機能 240
肝機能障害 476
眼球 330
——の大きさ 331
眼球付属器 330
ガングリオン 179
幹細胞 79, 135
鉗子状咬合 327
カンジダ腟炎 425
間質結合組織説 270
間質結合組織の加齢変化 268
間質の線維化 205
患者調査 366, 373, 400
がん腫 478
間主観的かかわり合い 12
肝常有余 23
関節 181
関節変形 159
関節包 181
関節癒合 181
汗腺 124
肝線維症 245
肝臓 35, 38
冠動脈疾患 485
冠動脈疾患死亡率 474
冠動脈の硬化 203

冠動脈病変 473
間脳 274
感冒の防止 31
癌抑制遺伝子 131

キ

気 29
気管支喘息 117, 453
気・血・水 29
危険因子 473
危険因子重複症候群 497
器質的壁硬化 215
希死念慮 380, 381
希釈能 266
偽性特発性副甲状腺機能低下症 315
基礎体温 278, 279, 280
基礎体力要素 403
偽痛風 314
喫煙 473
喫煙習慣 466, 491
——の出生コホート分析 467
基底層 128
機能性出血 289, 421
機能性尿失禁 450
機能的壁緊張 215
機能的ロッカー 165
稀発月経 420
偽閉経療法 427
基本チェックリスト 193
逆流性食道炎 257
吸引反射 53
球形嚢 342
休止期性脱毛 140
吸収不良 254
吸収不良症候群 259
急性冠症候群 485
吸啜 251
吸啜反射 53
9の法則 125
境界型 493
胸郭 239
鋏状咬合 327
行政調査 3
胸椎後弯 8
胸椎後弯角 8
胸椎弯曲 8
胸部誘導 208
強膜 333
莢膜細胞 275
魚介類 356, 362, 475
虚血性心疾患 483
虚血性大腸炎 260
虚実 28
虚証 28
起立試験 122
起立性調節障害 117, 122
起立性低血圧 62, 122
起立歩行 163
筋萎縮 411
近位尿細管 267
緊急避妊法 423

索　引

筋持久力　403
筋線維　91
筋線維直径　91
緊張　52
緊張性頸反射　53
緊張性迷路反射　53
筋肉　408
筋肉量　47
勤勉性　15
勤務問題　386
金匱要略　413
筋量　100
筋力　92, 403, 408, 410
筋力低下　47
筋力トレーニング群　44

ク

具体的操作期　106
口呼吸　232
屈指症　176
屈折　331, 334
屈折異常　331
屈折力　331
クラミジア　434
クラミジア頸管炎　425
クリアランス　264
クリアランス高さ　174
グリコーゲン　248
グリコサミノグリカン　221
クレアチニン　268
クレチン症　307
グロビン鎖　39

ケ

毛　133
頸管ポリープ　425
形気未充　23
経済・生活問題　385
警察庁　374, 375
桂枝　31
形式的操作期　106
傾斜反応　56
形態の変化　268
経腟的超音波検査法　278
頸椎前弯　8
頸椎弯曲　7
系統進化　328
頸動脈Bモード超音波断層法　444
軽症甲状腺機能亢進症　309
軽度認知症　416
頸部立ち直り反射　54
血圧　213, 490
血圧測定　213
血液　33
血液眼関門　336
血液凝固因子　40
血液成分　41
血管運動神経障害様症状　428
血管運動神経症状　120
血管条　348, 349
血管性認知症　449

血管説　270
血管内皮機能検査　216
血管年齢　213, 217
血管壁の伸展性　215
血球貪食症候群　249
月経　273, 274
月経異常　476
月経血量の異常　421
月経困難症　421, 426
月経周期　420
　　──の異常　420
月経前緊張症　280
月経前症候群　421
血小板　33
血小板凝集亢進　442
血漿レニン活性　300
血清Ca濃度　262
血清K濃度　262
血清P濃度　262, 313
血清クレアチニン　92
血清脂質　474
血中ラジカル生成能　47
ケトン体　248
ケラチノサイト　128
ケラチン　125
下痢　259
限界寿命　82
限局性結節性過形成　246
健康　190
健康寿命　441
健康な生活　465
健康の大切さ　464
健康問題　385, 386, 389
言語自己感　13
言語性知能　105
犬歯　318
原始反射　50, 185
原始歩行反射　343
原始毛芽　133
腱鞘炎　178, 179
現代未病　441
原発性副甲状腺機能亢進症　313
原発性無月経　419
腱反射　59

コ

高LDL-C血症　499
高TG血症　497
抗thyroid peroxidase抗体　309
後遺症　488
高インスリン血症　476, 497
高ガラクトース血症　246
交感神経　114
交感神経幹　119
交感神経系　119
高感度CRP　444
後期高齢者　397
後期老年期　425
口腔乾燥症　257
口腔機能向上　194
口腔ケア　400

高血圧　443, 458, 472, 483, 497
高血圧症　365, 373
高血圧性疾患　366, 367
膠原線維　126, 221
咬合状態　327
咬合面　324
高コレステロール血症　476
虹彩　333
抗サイログロブリン抗体　309
交叉（差）性伸展反射　51
高脂血症　365, 366, 367, 427, 444, 458, 472, 483
鉱質コルチコイド　303
硬毛　134
恒常性　118
甲状腺がん　481
甲状腺機能亢進症　148
甲状腺機能低下症　307
　　軽症の──　309
甲状腺刺激ホルモン　306
甲状腺ホルモン　148, 306
甲状腺ホルモン作用　307
甲状腺ホルモン受容体　307
甲状腺ホルモン放出ホルモン　276
厚生労働省　375, 376
光線性弾力線維変性　131
高中性脂肪血症　476
交通事故　391
交通事故死　396
黄帝内経　27
黄帝内経素問　24, 413
後天性甲状腺機能低下症　148
行動調節　238
高尿酸血症　459, 476
更年期　291, 425
更年期障害　427, 459
更年期症候群　120
咬耗　256, 322, 323
咬耗過程　322
咬耗状態　325
肛門　255
抗利尿ホルモン　267
高齢者　44, 205
　　──の筋力トレーニング　45
　　──の誤嚥による窒息　400
　　──の歩行特性　173
高齢者総合的機能評価　449
高齢者タウオパチー　88
高齢者ブレインバンク　84
高齢未病状態　441
誤嚥　61, 243, 391
　　──の防止　31
語音検査　346
小柄　5
股関節屈曲角度　174
股関節伸展角度　174
呼吸器の機能　231
呼吸器の構造　231
呼吸窮迫症候群　232
呼吸筋　234, 239
呼吸筋疲労　241

後臼歯空隙　326
呼吸性RR間隔変動　209
呼吸中枢群　237
呼吸調節　237
呼吸の経時的変化　232
国際前立腺症状スコア　438
国際比較　387
黒質　76
黒色表皮症　476
国民皆保険制度　416,442
国民健康・栄養調査　353,358,466,468,
　　469,470
国民生活基礎調査　363,367
国立事故防止センター　393
心の健康問題　454
心の問題　454
50m走　95,188,405
五臓　22,27
五臓六腑　30
骨塩　150
骨塩量　150
骨化核　163
骨格　155
骨格筋　91
骨基質　150
骨吸収　311
骨強度　156
　　——の指標　151
骨形成　311
骨質　155
骨腫瘍　178
骨髄　33,38
骨折　47,178,371,408
骨折危険因子　157
骨折危険性　157
骨折頻度　157
骨粗鬆症　7,371,416,427,445,447,459
骨粗鬆症治療薬　159
骨代謝回転　313
骨代謝マーカー　158
骨端核　163
骨端線　282
骨年齢　145,282
骨密度　150,155,429
骨ミネラル　150
骨量　47
骨量測定法　151
ゴナドトロピン　120
　　——のパルス状分泌　284
ゴナドトロピン放出ホルモン　274,284
個別式知能検査　103
コホート研究　465
コホート効果　465,466,467,470,471
コミュニケーション　462
米　356,361
暦年齢　18
コラーゲン線維　129
コルチゾール　44,298,299,304
コルチゾン　299
コレステロール　474
コロニー刺激因子　35

混合髄　33
コンプライアンス　228,240
梶毛　140

サ

細菌性膣炎　425
採集狩猟民　323
再生細胞系　79
再接近期　14
最大呼気流量　241
最大骨量　429
最大酸素摂取量　241,409
最大尿流率　439
細動脈硬化症　217,224
細動脈硬化性脳出血　444
細動脈硬化性ラクナ梗塞　445
サイトメガロウィルス　66
臍部CT　476
座位平衡反応　56
細胞外液　261
細胞死　441
細胞寿命　270
細胞髄　33
細胞内液　261
細胞老化　479
柴朴湯　31
サイレントキラー　484
サイロキシン　306
座高　2
左室駆出率　204
左室内腔径　203
左室肥大　206
冊子縁　253
サーファクタント　232
左房径　203
酸化型アルブミン　46
酸化ストレス　270,310,441,442
残気率　241
3歳児　463
酸素解離曲線　39
3大栄養素　354,359
三半規管　342

シ

死因　383,384
滋陰降火湯　31
死因順位　390
ジェンダー　389
支援的環境　380
ジオプター　331
耳音響放射　347
耳介　340
紫外線　127
視覚　330
自覚症状　363,369
視覚情報　98
自家植毛　138
歯冠近遠心径　326
歯冠半面　326
色覚　334
識別感覚　112

子宮筋腫　426
子宮頸部がん　425
子宮腺筋症　427
持久走　189
糸球体　267
　　——の硝子化　268
子宮体部がん　430
糸球体濾過値　267
糸球体濾過率　264
子宮内膜　273
子宮内膜症　427
軸索　92
軸索ジストロフィー　82
軸索突起　80
嗜好飲料　356,362
視交叉上核　120
自己感　13
事故傾性　377
事故死亡率の国際比較　393
自己破壊傾向　377,378
自殺　383
　　——の概要資料　383,384
　　——の家族歴　378
　　——の可能性　380
　　——の原因・動機　379,380
　　——の死因順位　375
　　——のスペクトル　380
　　——の定義　374
自殺企図　380
自殺傾向　380
自殺行動　380
自殺死亡統計　376,383,385
自殺死亡率　387,388,389
自殺者　374
　　——の心理　381
自殺予防教育　381
自殺率　375,377
時差ぼけ　121
脂質異常症　444
歯周疾患　366
思春期　425
　　——のスパート　281
思春期早発症　149
視床下部　274,286
視神経　333,337
姿勢　7
姿勢制御　186
視性立ち直り反射　55
姿勢反射　58
姿勢保持能力　59
耳石器　342
脂腺　124
自然閉経　427
指尖容積脈波　214
自尊感情　378
下着が汚れる　418
自宅分娩　453
七物降下湯　31
耳長　340
視聴覚機能　20
膝関節　159

索　引

膝関節屈曲角度　174
膝関節伸展角度　174
実証　28
膝部　77
至適血圧　491
自転車ヘルメット　392
自動運動　49
自動血圧計　213
自動歩行　51
シナプス　64, 80
シヌクレイノパチー　82
死の四重奏　498
ジヒドロテストステロン　438
しびれ　112
耳幅　340
脂肪細胞　249
脂肪酸　248
脂肪重量　477
死亡診断書　375, 383
脂肪髄　33
脂肪線条　227, 473
社会的性　389
弱視　331
若年性骨髄単球性白血病　39
斜視　331
射精　433
周育　2
習慣性喫煙症候群　442
周期性嘔吐　117
就業状況　20
集合管　267
収縮期後方成分　214
収縮期前方成分　214
収縮能　204
収縮予備能　204
重心動揺　59
重層扁平上皮がん　426
重炭酸イオン再吸収能　265
重炭酸イオン濃度　266
集団式知能検査　103
肢誘導　207
柔軟性　403
終板電位　102
周閉経期　425
終末糖化産物　220
終毛　134
絨毛　253
事故による死亡者数　391
主観的自己感　13
主観的年齢　18
粥腫　223, 226
粥状硬化症　217, 223, 473
粥状動脈硬化　226
手根管症候群　179
手術療法　427
樹状突起　80
手掌把握反射　52
寿世保元　24
主席卵胞　287
手段的ADL　192, 449
出生環境　453

出生コホート　468, 469, 470
出生コホート分析　465
寿命　410
腫瘍　179
受容性弛緩　253
受療状況　373
受療率　366, 373, 453
純音聴力検査　345
循環器疾患　472
潤腸湯　31
瞬発力　97
純陽　23
消化　254
小学生　464
生機蓬勃　23
症候性肥満　6
硝子体　332, 337
上体起こし　189, 403
小腸　253
情緒的対象恒常性　14
小児　213
　　——の高脂血症　474
　　——の交通事故防止　392
　　——の事故死因　393
　　——の死亡原因　390
小児衛生総微論方　24
小児期における栄養学的問題　473
小児生活習慣病健診　474
小児皮膚疾患　127
小児肥満症　476
小脳歯状核　76
小脳トルペドー　82
小胞体　247
静脈硬化症　225
縄文時代人　326
食育　3
食塩摂取量　483
食教育　464
食後高血糖　499
食事摂取基準　353, 354, 355
　日本人の——　353
食道　251
書痙　179
除脂肪組織　477
除脂肪組織量　410
処女歩行　163, 164
女性更年期　42
触覚　111
ショートフィードバック　277
白髪　143
自律神経　114
自律神経活動　211
自律神経失調症　115
自律性　15
視力　330, 334
視力検査　330
心　22
腎　22
心為火為熱　23
シンエイ資料　169
心エコー図法　202

腎気　27
腎機能　264
心筋虚血　205
心筋梗塞　119, 224, 443, 485, 492
心筋弛緩時間　205
神経管異常　66
神経筋単位　100
神経原線維変化　82, 87
神経膠細胞由来神経栄養因子　70
神経症　454
神経性食欲不振症　420
神経節　119
神経調節　237
神経伝導速度　98
神経反射　238
心血管病　201
腎血漿流量　267
腎結石　313
腎血流量　264
心原性脳梗塞　445
人口動態統計　375, 376, 383, 400
心疾患　456
心室性期外収縮　210
心室の肥大　202
腎重量　264
　　——の加齢変化　268
腎常虚　23
心身症　454
心身症状　17
心身症状　16
腎性骨異栄養症　314
新生児　461
新生児期　452
新生自己感　12
新生児死亡率　453
新生児反射　50
腎性副甲状腺機能亢進症　314
真性包茎　432
心臓　202
腎臓　35
　　——の機能の加齢変化　269
　　——の老化過程　268
　　——の老化の成因　270
心臓病　458, 472
身体活動量　477
身体機能　409
身体発育　1
新体力テスト　95, 188, 403
身長　2
心電図時間間隔　208
振動覚　112
心肺蘇生法の普及　393
心拍数の変動係数　122
真皮　124, 128
深部感覚　112
心不全　205
心房細動　203, 210, 445, 486
心房の拡大　203
親密性獲得　16
信頼　14, 15
信頼関係　462

510　索引

信頼性　192
心理的ストレス　454

ス

随意運動　49
髄外造血　39
推計患者数　373
髄質の老化　270
髄鞘　92
髄鞘化　74,75
水晶体　332,336
推奨量　353
水素イオン排泄能　265
推定エネルギー必要量　358
推定平均必要量　353,358
水分含有率(からだの)　261
睡眠覚醒リズム　461
睡眠時無呼吸　242,476
スキンケア　132
ステロイド　297
ステロイドホルモン産生能　289
ステロイドホルモン受容体　308
ストライド時間　174
ストレス　116,380,381
ストレッサー　454
ストロークユニット　489
ストローマ(間質)細胞　34
スナック菓子　475
スポーツ障害　178
すり足歩行　174
スンプ法　140

セ

清涼飲料水　475
生活機能　190,367,410,441
生活習慣　461
　　──の改善　495
生活習慣病　427,465,472,482,487
生活年齢　107
生活の質　183
性感染症　422,433
生業形態　323
性交痛　427
性差　41,378
星細胞　249
精子発生能　436
脆弱性骨折　156
性周期　273,285
青春期スパート　284
正常域　4
正常月経周期　286
生殖戦略　286
生殖年齢　285
生殖能力　285
精神運動発達遅滞　72
成人循環　198
精神神経障害様症状　428
成人病　487
精神保健福祉センター　381
性成熟期　285,425
性腺機能　281

性腺機能低下　120
性腺機能低下症　149
性腺刺激ホルモン　288,302
性腺刺激ホルモン放出ホルモン　287
精巣機能　436
生存率　410
成長期　135
成長期脱毛　140
成長ホルモン　148,281,284,301
成長ホルモン分泌不全性低身長症　148
静的筋力　403
青年期　375,378
性ホルモン　42,211
精密健診　4
静脈管　197,246
静脈管開存症　246
生命工学工業技術研究所　169
生命予後　490
声門閉鎖反射　61
西洋医学の未病　414
生理的X脚　165,166
生理的O脚　165,166
生理的黄疸　452
生理的脱毛量　136
生理的適応　452
生理的老化　81,128
生理的老化心　482
世界保健機関　158,190
赤核　76
脊髄運動ニューロン　98
脊髄・橋レベルの反射　52
脊髄神経　114
脊髄前角細胞　98
脊髄反射　50
脊柱　7,155
脊椎骨折　157
赤血球　33
接触面　326
舌側鋏状咬合　324
絶対骨折危険率　158
切迫性尿失禁　430,450
セブンカントリースタディ　474
セルロプラスミン　248
セロトニン　120,276
線維性関節　181
線維性骨炎像　313
線維性骨腫病変　227
線維斑　473
前期老年期　425
尖圭コンジローマ　426
全国たばこ喫煙者率調査　467
潜在性二分脊椎　66
前粥腫病　227
全身持久性　403
前操作期　106
喘息　119
前足部横アーチ　173
前庭-自律神経反射　62
前庭神経　342
前庭神経系　343
前庭脊髄反射　53

先天異常　176
先天甲状腺機能低下症　308
先天性凝固因子欠乏症　40
先天性巨大結腸　70
先天性甲状腺機能低下症　148
先天性サイトメガロウイルス感染症　66,68
先天性副腎皮質過形成症　148
蠕動運動　253
前捻角症候群　167
潜伏がん　479
前房深度　335
前葉ホルモン　274
前立腺　479
　　──の推定容積　439
前立腺がん　439
前立腺肥大　438
前立腺肥大症　438

ソ

総患者数　367
早期新生児期　452
臓気清霊　24
総頸動脈内膜中膜複合体厚　216
造血幹細胞　34
造血組織　38
造血微小環境　34
総コレステロール　490
操作運動　185
喪失体験　378,389
増殖相　279
相対危険度　158
早朝覚醒　121
壮年性脱毛症　142
走能力　403
早発思春期　422
臓腑嬌嫩　23
僧帽弁後尖　204
足囲　169
側切歯　318
足長　169
足底角(着地)　174
足底角(離地)　174
足底挿板　165
足底把握反射　52
続発性副甲状腺機能亢進症　313
続発性副甲状腺機能低下症　314
続発性無月経　420
足部アーチ　162
足幅　169
足部プロポーション　172
咀嚼　322
咀嚼サイクル　328
ソフトボール投げ　188
ソマトスタチン　301
ソマトポーズ　301
ソマトメジン　284
ソマトメジンC　45,281
存在の連続性　13

タ

第一小臼歯　318
第一大臼歯　318
第一乳臼歯　317
体位変換試験　62
大黄　31
体温調節　125
体温調節機能　121
体外受精　287
胎外循環　198
体幹　7
体幹筋　10
体幹立ち直り反射　54
体腔上皮化生説　427
退行期　135
退行性変化　154
対光反射　63
第5次循環器疾患基礎調査　210
体細胞分裂増殖　441
第三大臼歯　318
胎児期　452
胎児循環　197,198
胎児胎盤系　279
胎児肺　232
胎児皮質　298
胎児プログラミング　476
胎児ヘモグロビン　39
体脂肪　477
体脂肪率　477
体重　2
体重あたりの水分喪失量　263
体重減少性無月経　420
体重増加不良　5
対称性緊張性頸反射　53
対人交流　20
体性神経　114
胎生毛　134
体積BMD　150
大腿骨近位部　152
大腿骨頸部骨折　156
大腿骨頸部内捻　167
大腸　255
大腸がん　481
大腸憩室　259
耐糖能異常　472,497
大動脈性嚥下障害　258
胎内循環　198
第2次性徴　279,281
第2次性徴　282
第二小臼歯　318
第二大臼歯　318
第二乳臼歯　317
大脳皮質　65,341
大脳皮質神経細胞　64
大脳皮質神経細胞密度　65
胎盤　197
体表面積　125
タイプ16と18　426
タイプⅠ線維　91
タイプⅡ線維　91

大防風湯　31
体力　409
体力・運動能力調査　92
体力概念　402
体力測定　402
体力テストの合計　407
体力の構造　402
タウオパチー　82,86
立ち直り反射　50
立ち幅跳び　188,405
立ち幅跳びパターンの発達　187
脱神経支配　101
脱水　122
脱毛症　140
脱ヨード酵素　306
妥当性　192
田中ビネー知能検査Ⅴ　104
多嚢胞性卵巣症候群　420
タバコ関連疾患　483
多発性ラクナ梗塞　444
多病　492
多要因性　321
担がん率　479
単球　35
短指症　177
胆汁酸　247
男女問題　387
男性型脱毛症　131,137,142
男性更年期　43
弾性線維　126,219,226
男性のBMD　154
男性ホルモン　137
男性ホルモン分泌能　436
男性毛　135
淡蒼球　76
胆道拡張症　245
蛋白摂取　477
蛋白同化ホルモン　45
弾力線維　129

チ

血　29
地域支援事業　193
稚陰稚陽　23
チオ硫酸ナトリウム　268
竹筎温胆湯　31
智歯　318
父親の役割　463
乳探し反射　53
膣炎　425
窒息　391
膣の自浄作用　425
チトクロームP450　248
知能検査　103,108
知能指数　107,108
知能年齢　107
遅発月経　419
遅発思春期　419
チャイルドシート　392
中央値　4
中核自己感　13

中学生　465
中耳　340
中心動脈血圧　200
中枢化学受容器　238
中枢神経系　114
中枢性呼吸調節機構　70
中切歯　318
肘内障　177
中脳レベルの反射　54
中庸　28
長育　2
超音波の減衰率　151
超音波の速度　151
聴覚　339
聴覚伝導路　339
聴覚路　341
長期縦断研究　193
超高速X線CT　444
長座体前屈　189,403
朝食の欠食　475
聴性脳幹反応　347
調節　332
調節力　335
釣藤散　31
腸内細菌　255
腸毛細血管拡張症　260
跳躍力　403

ツ

通院者　373
通院者率　364,373
痛覚　111
ツベルクリン反応　131

テ

手足関節痛　369
低HDL-C血症　444,497
低HDLコレステロール血症　476
低P血症性くる病　262
低T₃症候群　307
低栄養　46,450
低酸素換気抑制　238
低酸素性肺血管攣縮　242
低身長　6
低用量経口避妊薬　421
停留精巣　433
適応　452
溺死　385,391
溺水事故　391
テストステロン　43,300,303,304
テタニー　314
鉄　33,76
テニスボールの遠投　188
デヒドロエピアンドロステロン　130,298,304
テロメア　479
テロメース　479
天癸　23
転倒　47,408
転倒・転落死　397
天然保湿因子　128

512　索引

デンバー発達検査基準　186
伝変迅速　24

ト

同一性拡散　15
洞機能不全　204
投球パターン　187
瞳孔　335
統合失調症　378
瞳孔膜遺残　333
動作性知能　105
糖質コルチコイド　297,299,303
糖新生　494
糖蛋白ホルモン　275
糖尿病　365,366,367,443,458,472,483,491,492
糖尿病実態調査　492
糖尿病性細小血管症　492
糖尿病発症　500
糖尿病予備軍　493
投能力　403
逃避反射　51
頭部立ち直り反射　54
動脈管　197
動脈血ガス分析　242
動脈硬化　226,472
　──の初期病変　473
動脈硬化症　31,217
動脈波波形解析　230
動脈壁硬化　226
動脈瘤　224
透明中隔腔　75
頭毛数　138
東洋医学的未病　414
豆類　356
特定高齢者施策　193
独立歩行　186
突然死　476
ドーパミン　276
飛び降り　385
跳びはね反応　56
ドプラ心エコー法　205
トランスフェリン　248
トリコモナス腟炎　425
トリヨードサイロニン　306
トロポエラスチン　220
トロンボポエチン　35

ナ

内肛門括約筋　255
内旋歩行　167
内臓脂肪型肥満　443
内臓脂肪蓄積　472
内臓肥満　498
内皮細胞　249
内膜移植説　427
内毛根鞘　134
内リンパ電位　349
軟骨　181
軟骨下骨　181
軟骨基質　160

軟骨性関節　181
軟骨内化骨　145
軟毛　134

ニ

2型糖尿病　476,477
握り母指症　176
肉腫　478
肉類　356,362
2歳児　463
20mシャトルラン　189,404
25-OHビタミンD　47
日常生活動作能力指標　191
日光角化症　131
二分脊椎　68
二峰性　93
日本学校保健会　475
日本小児歯科学会　319
日本食品標準成分表　354
日本人の食事摂取基準　353,358
日本人標準骨年齢　147
日本皮革産業連合会　168
日本未病システム学会　414
入院受療率　366
乳がん　480,481
乳犬歯　317
乳歯　317
乳児　462
乳児死亡率　453
乳歯列期　321
乳側切歯　317
乳中切歯　317
乳幼児の運動機能　95
乳類　356,362
尿細管　267
尿細管機能　265
尿失禁　430,450
尿中cAMP　313
尿濃縮能　266
尿閉　430
尿量　266
人間生活工学研究センター　168
妊娠期間　285
認知機能　20
認知機能障害　309
認知症　31,109,445,447

ネ

ネアンデルタール　326,327
ネガティブフィードバック　277,288
寝たきり状態　488
ネフロン　267
　──に代償性肥大　268
　──の老化　268
年間増加量　1
年齢効果　465,466,470
年齢推定　323,324,325
年齢調整死亡率　377
年齢別死亡率　453

ノ

脳萎縮　85
脳下垂体　274
脳奇形　68
脳形成　65
脳頸動脈血流測定装置　444
脳血管障害　445,456
脳梗塞　119,224,492
農耕民　323
脳実質　85
脳神経　64
脳卒中　457,472,483,487
　──の危険因子　488,490
　──の発症率　489
脳動脈瘤　84
嚢胞性二分脊椎　66
脳梁　77
能力の諸段階　190
ノネナール　131

ハ

把握制御　186
把握反射　52
肺　22
胚移植療法　287
肺液　232
バイオマーカー　43,46
肺拡散能力　242
肺活量　241
胚幹細胞　79
肺機能　235
肺嬌嫩　23
背筋　10
背側呼吸ニューロン群　237
肺弾性収縮力　240
ハイドロキシラーゼ　313
排尿機能　266
排尿障害　427,445
肺表面積　233
排便痛　427
肺胞　233,239
肺胞数　233
肺胞道　240
肺胞表面積　240
肺胞マクロファージ　243
廃用症候群　367
排卵　286
ハイリスクアプローチ　491
白質　74
白内障　332
麦門冬　31
長谷川式簡易知能スケール　449
パーセンタイル　4
肌年齢　130
八味地黄丸　31
発育曲線　1
発育迅速　23
発育速度　1
発育の偏り　4
発汗　126

白血球　33
発症者数　489
発達　462
　　運動制御の——　186
　　気道の——　233
　　基本運動の——　185
　　胸郭の——　234
　　起立歩行の——　163
　　投球パターンの——　187
　　肺胞の——　233
　　歩行パターンの——　186
発達段階　394
発病容易　24
ハードケラチン　134
鼻呼吸　232
ばね指　176
歯の形成　321
歯の修飾　327
歯の萌出　317
パラシュート反射　55
バランス運動　97
バランス能力　411
パルス様　288
半夏厚朴湯　31
瘢痕性脱毛　140, 142
反射　57, 185
反射波　228
斑状脱毛　140
反時計回転　208
ハンドボール投げ　188
反応時間　97
汎発性食道痙攣　257
汎発性脱毛　140, 141
反復性臍疝痛症　117
反復横跳び　95, 404

ヒ

脾　22
ヒアルロン酸　129
非移動運動　185
皮下脂肪　125, 281
皮下脂肪型　499
皮下脂肪組織　124, 128, 289
光老化　128
備急千金要方　24
鼻腔　334
微細咬耗　328
非再生細胞系　79
微細線維　220
皮脂　130
皮質　74
微小石灰沈着　221
脾常不足　23
脾臓　35, 38
非対称性緊張性頸反射　53
ビタミン　355, 360
ビタミン B_{12}　33
ビタミン D　315
ビタミン K 依存性　40
ヒト絨毛性ゴナドトロピン　275
ヒトパピローマウイルス　426

——の DNA　426
ヒドロコルチゾン　298
避妊　423
ビネー式　109
皮膚萎縮　131
腓腹神経　93
皮膚線条　476
皮膚の乾燥　131
皮膚の構造と機能　128
皮膚紋理　126
肥満　216, 458, 469, 475, 477, 491
——幼児期からの　475
びまん性脱毛　140
肥満度　6, 490
百寿者　495
表在感覚　111
表象機能　106
費用対効果　159
病的老化　82
表皮　124, 128
病理学的背景　472
ピリオド効果　465, 466
ピリジノリン　221
ピル　421
鼻涙管　334
ピロリ菌　480
貧血　33
敏捷性　403
——の指標　95
敏捷能力　408
頻尿　426
頻発月経　420

フ

ファーストフード　475
フィードバック機構　286
フィブリリン　221
フェオメラニン　135
不感蒸泄　126
不感蒸泄量　263
腹圧性尿失禁　430, 450
幅育　2
腹囲増加　476
複合感覚　112
副交感神経　114
副交感神経系　119
副甲状腺　311
副甲状腺機能低下症　314
副甲状腺ホルモン　311
副腎　297
副腎アンドロゲン　43, 303
副腎皮質刺激ホルモン　44, 298
腹側呼吸ニューロン群　237
附子　31
不正性器出血　289
不整脈　119
物理的環境要因　400
不定愁訴　364, 455
不同視　331
ぶどう膜　333
不妊症治療　280

踏み直り反射　51
フラミンガム研究　497
フリーテストステロン　436
不慮の事故　390, 396
不慮の窒息　399
不慮の溺死　397
フリーラジカル　81
不老長寿　28
プロゲステロン　279, 303, 431
プロラクチン　275
分節的　52
分泌型 IgA　243
分泌相　273
分娩環境　453
噴門腺　253
分離個体化　14

ヘ

β_2 MG　268
β_2 ミクログロブリン　268
β アミロイド　82
β 遮断薬　487
ヘアケア　143
ヘア・サイクル　138
閉眼片足立ちテスト　411
平均寿命　286
平均電気軸　207
閉経　288, 291
閉経年齢　285
平衡感覚　339, 342
平衡機能　408
平衡障害　350
平衡性　97
平衡反応　50, 55
閉鎖卵胞　278
閉塞性動脈硬化症　224, 229, 492
ベイリー乳幼児発達検査基準　186
ヘモグロビン　33
ヘリコバクタ・ピロリ菌感染　258
ペルオキシゾーム　247
変形性関節症　159, 160, 180, 182, 183, 371
変形性脊椎症　7
便通異常　260
弁の硬化・石灰化　203
便秘　31, 259, 426
弁膜症　486

ホ

防御機構　243
包茎　432
膀胱炎様症状　431
膀胱機能　437
防己黄耆湯　31
萌出時期　319
萌出順序　319
萌出年齢　325
傍脊柱筋　10
膨大部　77
泡沫細胞　227
飽和脂肪酸　475

歩隔 174
保健室 454
歩行 186
歩行速度 174
歩行パターンの発達 186
母子相互作用 461
ポジティブフィードバック 276,277
補充現象 347
保存の概念 106
補中益気湯 31
勃起障害 437
ホットフラッシュ 120
母乳 461
母乳栄養児 40
歩幅 174
ポピュレーションアプローチ 491
ホメオスタシス 118
ホメオボックス遺伝子 68
ボール投げ 406
ホルモン依存性転写因子 308

マ

麻黄 31
マグネット反応 50
マクロファージ 227
麻子仁 31
麻子仁丸 31
マスコミ 378
股ズレ 476
末梢化学受容器 238
末梢神経系 114
末梢神経障害 112
末梢神経伝導速度 94
末梢神経の大きさ 92
豆類 362
磨耗 160
マルチプルリスクファクター 497
マンシェット 213
慢性胃炎 258
慢性胃腸障害 31
慢性肝炎 481
慢性関節炎 31
慢性心不全 485
慢性膵炎 260
慢性閉塞性肺疾患 445

ミ

ミクロソーム 248
未熟児 333
未熟児網膜 333
未熟児網膜症 333
水 29
未遂自殺 377
ミトコンドリア機能 494
ミネラル 354,359
未破裂脳動脈瘤 415
未病 413
未病対策 446
耳 339
脈圧 201,228
脈波 226

脈波解析 200
脈波速度 223,228
脈派伝播速度 444
脈絡膜 333

ム

無気肺 234
無歯期 317
虫食い状脱毛 140
ムシ歯 364
無症候性心筋虚血 485
無症候性脳梗塞 415,445
無髄神経線維 92
無髄神経線維密度 93
無髄線維 99
無痛性心筋梗塞 485
ムード 449
無排卵性月経 284

メ

迷路性立ち直り反射 55
メジン 222
メタボリックシンドローム 229,413,
　　　　443,458,472,483,491,497
メラトニン 120
メラニン 129
メラノサイト（色素産生細胞） 129
メラノブラスト 134
面積 BMD 150

モ

毛幹 133
毛球 134
毛周期 135,138
毛小皮 134
毛髄 134
毛乳頭 133
毛髪 138
毛髪相談 138
毛皮質 134
毛母 134
毛母細胞 141
網膜 332,337
毛様体 333
モデル人口 377
門脈欠損症 246

ヤ

夜間覚醒 120
薬剤経皮吸収率 127
薬物療法 427
野菜 356,362
　　——の摂取 475
やせ 6,469

ユ

有棘層 128
有髄神経線維 92
有髄神経線維密度 93
有髄線維 99
有訴者 369

有訴者率 363,369
有病者数 489
有病率 364
有毛細胞 344
幽門腺 253
遊離 T_3 307
遊離 T_4 307
遊離型ホルモン 307
遊離基 81
ユーメラニン 135

ヨ

要介護者数 489
幼学如漆 26
幼科発揮 24
葉酸 34
幼児 463
養生訓 413
腰椎前弯角 9
腰椎弯曲 9
腰痛 369,427
抑肝散 31
浴槽内溺死 397
浴槽のデザイン 400
夜泣き 16
予防 389
夜型生活 475

ラ

ライフイベント 20
ラクナ梗塞 84,444
らせん状咬合面 324
ラセン神経節細胞 348
卵円孔 197
卵黄嚢 38
卵形嚢 342
卵巣 286
　　——の年齢 291
卵巣機能 280
ランドルト環 330
卵胞 273
卵胞径 278
卵胞刺激ホルモン 43,273,288,291
卵胞成熟 286
卵胞発育 278
卵母細胞 286

リ

リウマチ 178
罹患率 364
リジルオキシダーゼ 220
リスクへの暴露 399,400
リソゾーム 247
六君子湯 31
律動性 288
里程標 12
リポ蛋白リパーゼ 444
リポフスチン 81
リモデリング 101
量育 2
両性毛 135

索引　515

両足支持時間　174
臨床的前立腺肥大症　439
リンパ球　35

| ル |

涙器　333
ループスヘア　142

| レ |

レニン・アンジオテンシン・アルドステ

ロン系　484

| ロ |

老化　41, 409
老化色素　81
老化時計テロメア　441
老研式活動能力指標　192
老人性（壮年性）の脱毛　137
老人性膣炎　431
老人性難聴　344

老人性貧血　33
老人斑　82
老年期　425
老年症候群　367, 447
老齢ラット　101
ロールプレイ　381
ロングフィードバック　277

| ワ |

若はげ　131

からだの年齢事典

| 2008 年 5 月25日 | 初版第 1 刷 |
| 2009 年10月20日 | 第 2 刷 |

編集者 鈴 木 隆 雄
　　　 衞 藤 　 隆
発行者 朝 倉 邦 造
発行所 株式会社 朝倉書店
　　　 東京都新宿区新小川町6-29
　　　 郵便番号　162-8707
　　　 電　話　03 (3260) 0141
　　　 FAX　03 (3260) 0180
　　　 http://www.asakura.co.jp

〈検印省略〉

© 2008 〈無断複写・転載を禁ず〉

ISBN 978-4-254-30093-2　C 3547

真興社・渡辺製本

Printed in Japan

前東大 杉本恒明・国立病院機構 矢崎義雄総編集

内　科　学（第九版）

32230-9　C3047　　　　B5判 2156頁　本体28500円
32231-6　C3047　　　　B5判（5分冊）　本体28500円

内科学の最も定評ある教科書，朝倉『内科学』が4年ぶりの大改訂。オールカラーで図写真もさらに見やすく工夫。教科書としてのわかりやすさに重点をおき編集し，医師国家試験出題基準項目も網羅した。携帯に便利な分冊版あり。
〔内容〕総論：遺伝・免疫・腫瘍・加齢・心身症／症候学／治療学：移植・救急／感染症・寄生虫／循環器／血圧／呼吸器／消化管・膵・腹膜／肝・胆道／リウマチ・アレルギー／腎／内分泌／代謝・栄養／血液／神経／環境・中毒・医原性疾患

老人研 鈴木隆雄・老人医療センター 林　泰史総編集

骨　の　事　典

30071-0　C3547　　　　A5判 480頁　本体15000円

骨は動物の体を支える基本構造であり，様々な生物学的・医学的特性をもっている。また古人骨や動物の遺骸を通して過去の地球上に生息し，その後絶滅した生物等の実像や生活習慣等を知る上でも重要な手掛かりとなっている。このことは文化人類学においても重要な役割を果たしている。本事典は骨についての様々な情報を収載，また疑問に応える「骨に関するエンサイクロペディア」として企画。〔大項目〕骨の進化・人類学／骨にかかわる風俗習慣と文化／骨の組成と機能／骨の病気

東邦大 有田秀穂編

呼　吸　の　事　典

30083-3　C3547　　　　A5判 744頁　本体24000円

呼吸は，生命活動の源であり，人間の心の要である。本書は呼吸にまつわるあらゆる現象をとりあげた総合的事典。生命活動の基盤であるホメオスタシスから呼吸という行動まで，細胞レベルから心を持つヒトのレベルまで，発生から老化まで，しゃっくりの原始反射から呼吸中枢まで，睡眠から坐禅という特殊な覚醒状態まで，潜水から人工血液まで，息の文化からホリスティック医療までさまざまな呼吸関連の事象について，第一線の研究者が専門外の人にも理解しやすく解説したもの

東京歯科大 井出吉信編

咀　嚼　の　事　典

30089-5　C3547　　　　B5判 368頁　本体14000円

咀嚼は，生命活動の基盤であり，身体と心のパフォーマンスの基本となる。噛むこと，咀嚼することは，栄養の摂取という面だけではなく，脳をはじめ全身の機能の発達や維持と密接に関わっている。咀嚼を総合的にまとめた本書は医学，歯学，生物学，看護科学，保健科学，介護・福祉科学，医療技術，健康科学，スポーツ科学，栄養学，食品科学，保育学，教育学，パフォーミング・アーツ，心理学などの学生・研究者・実務家，咀嚼と健康の関わりに興味・関心のある人々の必携書。

高戸　毅・天笠光雄・葛西一貴・古郷幹彦・須佐美隆史・鈴木茂彦・谷口　尚・新美成二編

口　と　歯　の　事　典

30091-8　C3547　　　　B5判 436頁　本体15000円

口と歯は，消化管の入口として食物の摂取や会話など多くの機能を有するとともに，外見や印象にも大きく影響を与え，生物学的にも社会的にもヒトの生存および生活にとって，たいへん重要な器官である。本書は，医学，歯学，生物学的知識をベースにして，口と歯にまつわるさまざまな現象をとりあげ，学際的・総合的な理解を通じて，人々の健康保持・増進の願いにこたえられる成書としてまとめられたもの。医療，保健，看護，介護，福祉，美容，スポーツ，心理など広範な内容。

溝口昌子・大原國章・相馬良直・高戸　毅・日野治子・松永佳世子・渡辺晋一編

皮　膚　の　事　典

30092-5　C3547　　　　B5判 388頁　本体14000円

皮膚は，毛・髪・爪・汗腺などの付属器をも含めて，からだを成り立たせ，外界からの刺激に反応し対処するとともに，さまざまなからだの異変が目に見えて現れる場所であり，人の外見・印象をも左右する重要な器官である。本書は，医学・生物学的知識を基礎として，皮膚をさまざまな角度から考察して解説するもの。皮膚のしくみ，色，はたらき，発生，老化，ヒトと動物の比較，検査法，疾患，他臓器病変との関連，新生児・乳児，美容，遺伝，皮膚と絵画・文学など学際的内容。

上記価格（税別）は2009年9月現在